主编简介

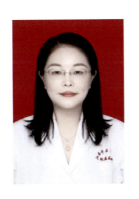

  李华南，女，中共党员，博士、教授、主任中医师，江西中医药大学博士研究生导师、硕士研究生导师。师从国医大师伍炳彩、国医大师施杞、首都国医名师温建民、第五批全国老中医药专家学术经验指导老师邓运明学术经验继承人，国家中医药管理局名老中医药专家传承工作室建设项目邓运明工作室负责人，庐陵医学流派邓氏骨伤派骨干传承人，国家中医药管理局中医药传承与创新"百千万"人才工程（岐黄工程）资助项目第四批全国优秀中医临床人才，江西省省级 C 类高层次人才，江西省"赣鄱俊才"支持计划——领军人才（学术类）。中华中医药学会精准医学分会副主任委员，中华中医药学会骨伤康养平台副主任委员，上海石氏伤科联盟副主席，国家自然科学基金同行评议专家，赣湘晋云鄂桂藏粤等省科技项目评审专家，江西省医学继续教育专家库成员，江西省中医优势专病专科（痛风）负责人，江西省中医药管理局痹证重点研究室负责人等。

  主持和参与国家自然科学基金 4 项，江西省科技厅、江西省教育厅、江西省卫生健康委员会、江西省中医药管理局等各类科研项目 20 余项。发表论文 100 余篇，出版专著 3 部，参编教材 4 部，获发明专利 6 项、软件著作权 6 项，外观专利 1 项，先后培养博士、硕士 40 余人。

  长期致力于慢性筋骨疾病，如痛风性关节炎、骨质疏松的研究，获江西省科技进步奖二等奖 1 项（第一完成人），江西省医学科学奖三等奖 1 项（第一完成人），江西省实验动物学会科学技术奖一等奖 1 项（第一完成人）。

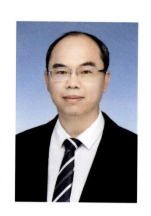

姜 波，主任中医师，医学博士，国家中医药管理局中医药传承与创新"百千万"人才工程（岐黄工程）资助项目第四批全国优秀中医临床人才，第五批全国老中医药专家学术经验继承人，舟山市中医院康复科主任，浙江中医药大学硕士研究生导师，浙江省中西医结合学会保健与康复医学专业委员会常务委员，浙江省康复医学会理事，浙江省中西医结合康复质控中心委员，浙江省医学会物理医学与康复学分会委员，浙江省康复医学会吞咽障碍康复专业委员会常务委员，舟山市康复医学质控中心副主任。师承于国医大师施杞，发表学术论文二十余篇，主持浙江省卫健委课题一项、浙江省中医药管理局课题三项，市科技局科题一项，舟山市卫生局课题二项。擅长中医药治疗各种急慢性病症与筋骨疼痛以及运动损伤、中枢神经病变的康复治疗。

中医骨伤名家经典

主 编 李华南 姜 波

科学出版社

北京

内 容 简 介

本著作由多位国内一线知名中医骨伤科专家学者历时数年编撰、整理而成。全书内容分为绪论、上篇、中篇、下篇，绪论概述中医骨伤科历史渊源及发展历程；上篇以时间为线索，集录中国古代对伤科发展做出突出贡献的医家，从生平、学术思想、所著经典及后世影响等方面展现中医骨伤科的发展与璀璨之路；中篇以我国现行省级行政区域名称为划分线索，展现不同地区对我国近现代中医骨伤科发展做出突出贡献的名家、流派。从个人简介、学术思想、专长绝技等方面，展现我国近现代中医骨伤科百家争鸣、流派纷呈的景象；下篇以疾病种类为线索，论述伤科常见疾病，体现中医骨伤科学"传承精华，守正创新"的发展之路。

本书可供中医临床骨伤科医生阅读使用，也可供中医爱好者参阅。

图书在版编目（CIP）数据

中医骨伤名家经典 / 李华南，姜波主编. -- 北京：科学出版社，2025.6. -- ISBN 978-7-03-081635-1

Ⅰ. R274

中国国家版本馆 CIP 数据核字第 20253Z8V68 号

责任编辑：郭海燕　白会想 / 责任校对：刘　芳
责任印制：徐晓晨 / 封面设计：陈　敬

科 学 出 版 社 出版

北京东黄城根北街 16 号
邮政编码：100717
http://www.sciencep.com

北京中科印刷有限公司印刷
科学出版社发行　各地新华书店经销

*

2025 年 6 月第 一 版　开本：787×1092　1/16
2025 年 6 月第一次印刷　印张：33　插页：1
字数：866 000
定价：**258.00** 元
（如有印装质量问题，我社负责调换）

本书编委会

主　编　李华南　姜　波

副主编　王上增　孙　奎　刘文刚　李西海　邵　敏

　　　　郑昆仑　郭　云　郭　杨　姜劲挺

编　委（以下按姓氏笔画排序）

　　　　马玮玮　叶国柱　刘　铭　刘　晶　华茂奇　孙　杰

　　　　孙伟康　连　勇　吴东雨　应昀峰　张宏伟　邵子晨

　　　　陈　扬　陈晓灵　林晓东　罗序澳　胡烈奎　胡静文

　　　　钟志伟　袁启鹏　徐　涛　黄　鑫　章晓云　程　凌

　　　　谢焕新　虞兵兵　蔡泽斌　潘兆丰　潘娅岚　魏　来

编写秘书　孙伟康

序

"日月五星""阴阳五行"这些中华文明的基因,孕育和促进了中医药学的发展。中医骨伤科学作为中医药学的重要分支,在历代医家的实践、研究中不断成长、壮大,现如今已是流派纷呈,欣欣向荣。新时代,伤科人更是衷中参西,创新发展。现代骨伤科秉承以"筋骨并重,内外结合,动静结合,整体调治"为本的理念,使得骨内科学与骨外科学两翼均得到了快速的发展。在继承的基础上求发展是中医药现代化的必由之路,继承、整理、研究历代医家的学术经验,并弘扬光大,是时代赋予我们的历史使命。我国近五分之一的人口是老龄人口,退行性骨病发病率越来越高,将祖国瑰宝中医药学、中医骨伤科非物质文化遗产发扬光大,普及应用,可以为更多患者带来福祉。中医持续发挥影响力,必须解决"知其然更知其所以然"的核心问题,即将"黑箱变白箱",找寻其中规律,发现机制原理。从骨伤科发展的历程去寻找规律与特色,结合现代科学研究去循证与拓展,是骨伤科创新发展的不二法门。

"江山代有才人出,各领风骚数百年"。近年来,国家中医药管理局启动了中医药传承与创新"十百千"人才培养工程,目前已培养了多批全国优秀中医临床人才。他们是当代中医骨伤界的翘楚,肩挑着我国中医骨伤科学的未来。第四批全国优秀中医临床人才中大部分骨伤科的从业者是我的弟子,他们经过多年的学术熏染和积累,在当地已有一定的学术影响力。他们有意挖掘整理历代骨伤名家的学术思想与临床经验,从医家、流派传承的视角,对中医骨伤科的发展进行了全面的梳理,这是一项艰巨的工作,充分体现了团队的协调精神和较高的学术水平。这也是一项非常有时代意义的著作,内容丰富,设计独特,汇中医骨伤科各流派之大成,便于中医骨伤科医生学习、借鉴。

我一直教导学生要时刻"心怀梦想,不忘初心",将吾之所学发扬光大,在中医骨伤科学这片天地绽放光彩。要多读书,正如朱熹所写:"半亩方塘一鉴开,天光云影共徘徊。问渠那得清如许,为有源头活水来。"临床与科研不能走偏,始终要围绕"发挥中医药特色优势"这一主线,在中医药理论体系指导下,传承历代医家流派的临床经验和技术,培养临床思维能力及一专多能的创新能力。谨记:有梦想,有作为,弘扬中医个体化治疗优势,探究普适诊疗规律,是当下优秀中医医生的历史责任和时代使命!

值此百年新征程之际,遂欣然书语一二,是为序。

施杞

2024 年 12 月

编 写 说 明

中医伤科是祖国医学的精华，护佑华夏苍生数千年。无数医家为伤科的形成、发展穷尽毕生之力，无数地方流派为伤科的繁荣厥功至伟。我们中医人，有责任，有义务去了解、去继承、去弘扬。

作为中医人、伤科的学习者、继承者，去整理古今伤科名家、名流，响应我国对中医药文化和地方流派保护发展的相关政策，展现中医伤科文化，为广大伤科学习者、爱好者提供一方天地，让伤科更好地传承与发展，是我们编撰《中医骨伤名家经典》的初衷。

于是，我们历时数年，搜集资料，遍访名家，力求尽可能全面地展现出我国伤科的繁荣之路，然工作量巨大，从开始到出版，中间时间跨度大，时移世易，一系列的困难，摆在了面前。感谢编委会全体成员数次修订，感谢科学出版社的大力支持。然不可否认，仍有诸多不尽之处，书中如有错误，或涉及个人、流派编撰的不当之处，烦请及时反馈，以便再版时修订改正。

此外，犀牛角和虎骨两种药品已停止供药用，本著作中古医籍或方剂涉及这两药时，仅供参考，建议使用其代用品。根据国家相关规定以及《中国药典》中禁用药品在临床均建议用其相应代用品。

感谢诸君同道，拨冗垂阅。感谢所有为本书出版作出贡献的人，感谢同道的支持与包容，我们期待和诸君一起，共助伤科繁荣，共推民族复兴！

《中医骨伤名家经典》编委会

2024 年 12 月 28 日

目 录

下篇 伤科疾病

绪 论

中华文明源远流长，中医骨伤科的诞生与中华文明并行。回溯到 170 万年以前的远古时期，在中华土地上，就有元谋人的存在，他们在这里生息繁衍，让这片土地成为世界上最富创造性的地域之一。到 60 多万年以前，北京猿人开始创造性地使用石器和火，火的使用极大地促进了中华民族文明的发展进程。在火的使用过程中，我们的祖先发现，火不仅可以取暖和烤炙食物，火的熏烤还可以治疗某些疾病，这便是热熨疗法的雏形。我们的祖先在对抗自然灾害和抗击猛兽侵袭时，经常会导致创伤，对伤口按压、抚摸以减轻疼痛的手法，便是后来理伤按摩手法的雏形。对于伤口的处理，我们的祖先在长期的实践中通常会用一些具有生肌、敛疮、止血作用的外用药物，这也是中医外治法的起源。

历史的洪流向前涌进，在距今约 1.8 万年前山顶洞人的遗址中，专家们发现了石头锤、骨针、骨锥等器具，结合考古发现与推测，山顶洞人的生活以群居狩猎为主，能用砭针治疗伤科疾患。《史记·扁鹊仓公列传》记载："上古之时，医有俞跗，治病不以汤液醴酒，镵石挢引、案扤毒熨，一拨见病之应，因五藏之输，乃割皮解肌、诀脉结筋。"这说明新石器时代已经可以进行外科手术，并且有了专门的职业医生。

夏、商、周三朝在我国的历史上通常被称为奴隶社会，此时的生产力、文化等方面较前都有了长足的发展，医学上也有了较大的进步，"疡医"的出现，预示着中医骨伤科开始萌芽。夏朝受冶炼制造水平的制约，用以治病的器械还多以石器为主，主要是石针、骨针等。龙山文化遗址中陶制酒器的发现以及《战国策·魏策》中"帝女令仪狄作酒而美，进之禹"的记载，说明在夏朝已经掌握了酿酒技术。酒可温通血脉、行气止痛、消毒，酒的产生对治疗创伤性疾病意义重大。商朝时期，青铜器冶炼技术不断趋于成熟。考古学家在殷墟遗迹中出土了众多的青铜器，如刀、针、斧、镞、矢等。青铜器冶炼技术的成熟，使得医疗工具逐渐由砭石向金属器械演化。《韩非子》中提到"以刀刺骨"，说明"刀"已经应用于骨伤科的治疗之中。冶炼技术促进了医疗器械和医疗水平的发展。而汉字的出现和发展，则使得医疗经验得以传承。考古学家们从商代后期的甲骨卜辞和器物铭文中发现，有明确记载的疾病已达几十种，其中疾手、疾肘、疾胫、疾止、疾骨等病名与骨伤科密切相关，还包含了按摩、外敷药物及药熨治病等内容。《针灸甲乙经·序》曰："伊尹……撰用神农本草以为汤液。""汤液"的出现意味着中药内治法和方剂复合使用方面有了较大进步，目前考古发现证实在商代已用活血化瘀药内服来治疗跌打损伤等相关疾病。随着生产工具和生产力的发展，至周朝时，我国农业社会已较繁盛，政治、经济、文化等各方面都有了不同程度的进步，出现了独立的医政部门以及医疗分科。《周礼·天官》中记载："医师掌医之政令，聚毒药以共（供）医事。"在周朝医生分为"食医""疾医""疡医"和"兽医"。其中"疡医掌肿疡、溃疡、金疡、折疡之祝药、劀杀之齐，凡疗疡，以五毒攻之，以五气养之，以五药疗之，以五味节之"。商朝所设疡医就类似于现在的外伤科医生，已经可以熟练使用"祝""劀""杀"等各类方法治疗多种外伤疾病。

东汉文学家蔡邕在注解《礼记·月令》时曰："皮曰伤，肉曰创，骨曰折，骨肉皆绝曰断。"再结合史书记载，可知当时的骨伤疾病已出现不同分型，医生在诊治时候常用"瞻""察""视""审"四种诊断方法。这不仅仅是现在法医学起源的重要佐证，还说明在中国古代中医骨伤科诊断水平已经具有相当高的水平。

春秋战国时期，我国逐渐由奴隶社会过渡到封建社会。政治、经济的发展带动了文化繁荣，出现了百家争鸣的局面。春秋战国时期动乱与发展交织的复杂背景下，中医骨伤科相关理论在这段时期初步形成。1973年，在湖南长沙马王堆汉墓中出土的大量竹简中，有相当一部分为骨伤科医学典籍，这是当时骨伤诊疗技术发展较高水平的重要佐证。如《五十二病方》中记载的疾病有52种，病名103个，其中就包含"诸伤""靳伤""骨疽""骨瘤"等骨伤科病症。其中"痉者，伤，风入伤，身信（伸）而不能诎（屈）"的阐述，是"伤痉"的临床表现，也是对破伤风的最早记载。书中还记载了诸多止痛止血、洗涤伤口、防止创伤瘢痕的办法，特别是将水银膏用于治疗外伤感染的表述，是世界上应用水银治疗外伤科的最早记录。此外出土的《足臂十一脉灸经》和《阴阳脉死候》中记载了"折骨绝筋"（即闭合性骨折）与"折骨裂肤"（即开放性骨折），出土的《帛画导引图》绘有导引练功图谱与治疗骨伤科疾病的文字注释，这些都表明中医骨伤科理论在此时期不断完备。

奠定中医理论体系基础的《黄帝内经》也在这一时期成书。《黄帝内经》是我国最早的医学典籍，书中对人体解剖、病因病机以及治疗方法等均有独特阐述，贯穿于中医学的各个部分，指导中医各学科的发展，其对骨伤科的影响涉及解剖学、生理功能、病因病机等各个方面。如《灵枢·骨度》对人体头颅、躯干、四肢各部骨骼的长短、大小、广狭做出标记。《灵枢·经水》曰："若夫八尺之士，皮肉在此，外可度量切循而得之，其死可解剖而视之。"可见在《黄帝内经》中已有相关的人体解剖学的知识。除此之外《黄帝内经》对人体的骨、脉、筋、肉及气血的生理功能都有精辟的论述，如《灵枢·经脉》曰："骨为干，脉为营，筋为刚，肉为墙。"《灵枢·邪客》曰："营气者，泌其津液，注之于脉，化以为血，以荣四末，内注五脏六腑。"不仅如此，《黄帝内经》中对人体皮肉筋骨和五脏六腑的关系也有较多阐述，其肝主筋、肾主骨、肺主皮毛、脾主肌肉、心主血脉及气伤痛、形伤肿等基础理论，一直指导着中医骨伤科的临床实践。《黄帝内经》对诸多骨病的病因病机亦有阐述，《灵枢·刺节真邪》曰："热胜其寒，则烂肉腐肌为脓，内伤骨，内伤骨为骨蚀……有所结，深中骨，气因于骨，骨与气并，日以益大，则为骨疽。"《素问·痹论》曰："风寒湿三气杂至，合而为痹也。其风气胜者为行痹，寒气胜者为痛痹，湿气胜者为着痹也。"《素问·痿论》将痿证分为五痿，即痿躄、脉痿、筋痿、肉痿、骨痿，并分别加以阐述。此外，《吕氏春秋·纪·季春纪》"流水不腐，户枢不蠹，动也；形气亦然，形不动则精不流，精不流则气郁"的理论，为后世骨伤科动静结合理论奠定了基础。

秦汉时期，国家统一，中央集权政府建立，使得骨伤科临床医学得到更好的发展。西汉初期，淳于意所纂的《诊籍》中便有两则完整骨伤科病案：一则是坠马致伤，另一则是举重致伤。西汉中期的《居延汉简》主要记载了西北边疆戍边军人相关的疾病概况，其"折伤部"中便有骨折创伤的治疗医案。东汉早期的医药简牍——《武威汉简》中论及痹证的有13处。其中载录治疗金疡、外伤方有10余首之多，诸多治疗配伍较之《五十二病方》有明显的进步。成书于东汉时期的《神农本草经》又是一部中医学理论的奠基之作，书中载药365种，其中有百余种药物与骨伤科相关。汉代著名外伤科医家华佗擅长外科手术。他发明麻沸散，用于剖腹术、刮骨术等外科手术。其创立的五禽戏，至今在骨伤科疾病的后期康复中还多有应用。东汉末年"医圣"张仲景总结了前人成就，并结合自己的临床经验著成《伤寒杂病论》，这是我国第一部临床医学著作，与《黄帝内经》《难经》《神农本草经》并称中医四大经典。它在《黄帝内经》和《难经》的理论基础上，以六经论伤寒，以脏腑论杂病，创立了理、法、方、药结合的辨证论治体系，开辨证论治的先河，为现代骨内科学的形成打下理论基础。书中记载的大承气汤、大黄牡丹汤、桃仁承气汤、大黄䗪虫丸等攻下逐瘀的方药，被历代骨伤科医家所推崇。书中还记载了诸多创伤复苏术，如人工呼吸、胸外心脏按压等，至今沿用。

　　从汉代之后，三国两晋、隋唐至五代，这一阶段政局动荡，朝代更迭频繁，国家久经战乱，战争的后果是伤科病人增多，从另一角度看，这一时期也是骨伤科快速发展的时期。晋代葛洪开中医急救专著之先河，著《肘后备急方》，书中"令人两手牵其颐已，暂推之，急出大指，或咋伤也"的阐述，是世界上最早有关颞下颌关节脱位手法整复方法的记载。此外，葛洪还在书中首次总结了有关骨折后竹片夹板固定的方法："疗腕折、四肢骨破碎及筋伤蹉跌方：烂捣生地黄熬之，以裹折伤处，以竹片夹裹之。令遍病，急缚，勿令转动。"在《肘后备急方》中，还有诸多关于开放性创口的处理、腹部创伤肠断裂的缝合方法以及烧灼止血法和复苏术的诸多记载。龚庆宣是南北朝时齐梁间外科医家，其代表作为《刘涓子鬼遗方》。书中对创口感染、骨关节化脓性疾病的治疗及运用虫类活血药治疗金疮等伤科疾病进行了诸多阐述。隋代医家巢元方主持编撰的《诸病源候论》一书，以《黄帝内经》为基础，内容涉及内、外、妇、儿等 67 类病症，书中载证 1700 余条，与骨伤科相关的"金疮病诸候"有 23 论，其中包括腕折（泛指骨折、扭伤等）证候 9 论，以及妇人与小儿金疮、瘀血等证候。书中论述了金疮化脓感染的病因病理，及早清创、彻底清创、正确分层缝合和正确包扎的清创四要点，为后世清创手术奠定了理论基础。从书中记载内容来看，当时在治疗开放性骨折、清除异物、结扎血管止血、分层缝合等方面都达到了很高的水平。《诸病源候论》对破伤风、伤筋、创口不愈合、附骨疽以及肠断裂和颅脑损伤等伤科症候的症状、病因以及治法等都有十分详尽的论述，是我国第一部中医病理学专著。

　　唐代国家一统，政局较前相对稳定，医学上也有了长足发展。素有"药王"之称的唐代著名医家孙思邈著有《千金方》（包含《备急千金要方》和《千金翼方》），此书被称为"中医临床百科全书"，其中诸多内容涉及骨伤科方面。如总结了补髓、坚筋、固骨类的诸多药物，介绍了人工呼吸复苏、止血、镇痛、补血、活血化瘀等疗法，载录了颞下颌关节脱位手法复位后采用蜡疗、热敷、针灸等外治法，丰富了骨伤科的治疗方法。王焘所著《外台秘要》中收录了折损、金疮、恶刺等骨伤科疾病的诸多疗法，把损伤分为外损和内损，列骨折、脱位、内伤、金疮和创伤危重症等五大类。蔺道人，为唐代著名骨伤大家，其编著的《仙授理伤续断秘方》是我国现存最早的骨伤科专著，书中对骨折、脱位、内伤三大类证型进行了详细的论述，总结出一系列治疗骨折、脱位的手法。对传统的筋骨并重、动静结合的理论也作了进一步阐述。对于难以手法复位的闭合性或开放性骨折，主张采用手术复位："凡伤损重者，大概要拔伸捼正，或取开捼正""凡皮破骨出差爻，拔伸不入，撙捼相近，争一二分，用快刀割些捼入骨"。书中采用手牵足蹬整复手法治疗髋关节后脱位，采用"椅背复位法"治疗肩关节脱位可谓沿用至今。对内伤的治疗，提出早、中、晚三期治疗的方案，体现了内外兼治的整体观。

　　中医学在隋唐之后，经过积累，到了宋辽金元时期，可谓达到高潮，中医学的蓬勃发展，极大地推动了中医骨伤科的发展，出现了百家争鸣的繁荣景象。宋代"太医局"下设"疮肿兼折疡科"。元代"太医院"所设的十三科中包含了"正骨科"和"金疮肿科"，当时政策的大力支持，极大地促进了骨伤科的繁荣发展。宋代法医学家宋慈所著《洗冤集录》，是我国现存最早的法医学专著。书中对人体骨骼、关节进行了十分详尽描述。此外，书中所载的致伤原因、症状及诸多检查方法沿用至今。宋代医官王怀隐负责编撰的《太平圣惠方》中对骨折提出了"补筋骨、益精髓、通血脉"的治疗方法。宋代太医局所编《圣济总录》中折伤门部分，总结了宋代以前骨伤科的治疗经验，重点论述了骨折、脱位复位的重要性。这一时期医学百家争鸣的学术氛围十分浓厚，其中最具代表性的为金元四大家，他们对伤科的治疗，也有其独特见解："寒凉派"代表刘完素认为骨伤科的治疗上应注重活血、润燥、生津、甘凉药物的使用；"攻邪派"代表张从正主张伤科的治疗应以攻下逐瘀法为主；"补土派"代表李杲认为"血者，皆肝之所主，恶血必归于肝，不问何经之伤，必留于胁下，盖肝主血故也"，并创疏肝活血逐瘀的方剂——复元活血汤；"滋阴派"代表朱震亨的观点为"阳有余阴不足"，提倡伤科的治疗应以养阴滋补肝肾为本。元代名医李仲南所著《永类钤方》中"风损伤折"卷是中医骨伤科专篇，书中不仅首创过伸牵引加手法复位治疗脊柱屈曲型骨折，还创制了手术缝合针——"曲针"，并提出以"有无粘膝"体征作为髋关节前后脱位的鉴别点。元代危亦林在《世医得效方》中记载"悬吊复位法"治疗脊柱骨折，是世界医学中最早应用此法的医家；在开放性骨折的治疗中，危氏主张采用扩创复位加外固定治疗；在麻醉方面，创制"草乌散"，对后世产生深远影响。

经过历代医家的发展积累，到明清时期，骨伤科涌现了诸多有独特成就的医家，他们在总结前人的基础上，不断创新发展，使得大量的骨伤科专著流传于后世。明清时期，政府层面依旧重视骨伤科的发展。明代，太医院所设十三科中就含"接骨""金镞"两科，后改名为"正骨科"。清代太医院设"疮疡科"和"正骨科"。明代《金疮秘传禁方》中已明确记载用骨擦音作为检查骨折的方法，并主张切除开放性骨折中已被污染的骨折端，以预防感染。明代医家朱橚所著《普济方》对15世纪以来的骨伤科方药进行了汇总，共载方药61739首，并对多种脱位、骨折的方法进行了介绍。异元真人《跌损妙方》中的"用药歌"，在骨伤科医家中广为流传。薛己所著《正体类要》，上卷载骨伤科内伤验案65则，下卷载骨伤验方71首。强调以八纲、脏腑、气血来辨证论治，用药时主张以补气血、补肝肾为主，行气活血次之。李时珍所著《本草纲目》中有170余种药物涉及骨伤科。王肯堂所著《证治准绳·疡医准绳》中对诸多骨折与脱位都有较多精辟论述。清代吴谦所主持编撰的《医宗金鉴·正骨心法要旨》，比较系统地介绍总结了清代以前的骨伤科治疗经验，此书重视理论与实践并重，采用图文并茂形式，将正骨手法总结为八法即摸、接、端、提、推、拿、按、摩。沈金鳌的《沈氏尊生书·杂病源流犀烛》一书，进一步发展了骨伤科的气血病机理论。胡廷光的《伤科汇纂》，收集了清代以前的骨伤科文献，并结合临床加以整理，系统地阐述了各类骨伤、脱位、筋伤的治疗方法。钱秀昌的《伤科补要》也是这一时期骨伤科繁荣发展的重要体现。书中载了相关医疗器械的固定图说，以及周身骨度解释与伤科脉诊。1840年鸦片战争后，伴随而来的是西方文明对中华文明的冲击。西医的传入，使中医在这段时期也迎来了前所未有的危机。骨伤科大夫被称为"走江湖、卖膏药之下九流"，在这段动乱时期，骨伤科的发展基本处于停滞状态，骨伤科的传承范围减小，基本上都是以祖传或师承艰难延续。所幸中医未曾磨灭，宝贵的中医思想在传承中得以存世。这种小范围的师承、家传现象，使得全国各地的骨伤科的学术思想逐渐差异化，不少流派在这段时间产生，比较著名的有河南洛阳的平乐正骨、上海的石氏伤科、南少林骨伤流派等。不同流派各具特色，在当地影响颇大。

新中国成立后，伴随着政治、经济的不断发展，中医骨伤科开始由分散走向集中。全国各地区相继成立中医院，并设骨伤科。在骨伤氛围较好的地区，还建立起了骨伤专科医院。伴随着全国中医院校相继建立，国家政策鼓励中医发展的时代春风，中医骨伤科迎来了新的发展机遇。尚天裕、方先之、石筱山、魏指薪、林如高等一大批骨伤大家，于骨伤科危难中力挽狂澜，为骨伤科的新繁荣开辟道路。随着改革开放的不断深入，西医在中国得到普及，中西医结合发展的优势也不断凸显，传统有效的治疗方法得以推广的同时，先进的科学技术使伤患研究的治疗机制不断清晰。进入新时代，中医骨伤科的建设获得了更大发展，骨生理、骨病理、生物化学、分子生物学、影像学等现代科学技术在骨伤科的研究和临床中得到了广泛使用。中医新药在骨伤科疾病的应用中获得了良好的社会效益与经济效益。中医骨伤科也早已走出国门，中西骨伤科的交流日益频繁，并相互借鉴，中医骨伤科呈现蓬勃繁荣之势。

上篇 古代医家

上篇 古代医家以时间为线索，自春秋始，由明清止，集录了 32 位在历史发展过程中对中医骨伤科学的形成和发展起关键作用、作出突出贡献的医家。从岐黄之道，展现伤科源流。

扁　鹊

太史公司马迁在《太史公自序》中载："扁鹊言医，为方者宗。守数精明；后世修序，弗能易也。"太史公对扁鹊"方者宗"、"弗能易也"的论述，肯定并确立了扁鹊"医宗"的地位。

扁鹊，姓秦，名越人，因其医术高明，被当地百姓以上古神话时期的神医"扁鹊"来称之，后世直接称其为"扁鹊"。关于扁鹊籍贯，《史记》中说为"齐渤海"人，家在"郑"，据考证，大约在今山东淄博临淄境内。而《汉书》中则认为"扁鹊，卢人也"，即今山东济南长清境内。扁鹊故里之争由来已久，各有考证，尚无确切定论。

据考证，春秋战国时期，享誉最高、流传最广的当属扁鹊学派，这也是我国第一个医学流派。虽常言道："言中医必称岐黄。"但究其根源内核，扁鹊学派与岐黄之学相互融合参伍，互为影响，为后世医学的发展完善奠定基础。因此后世对扁鹊的赞誉甚高，常与孔子，乃至尧舜并称。故有"书不必起仲尼之门，药不必出扁鹊之方"的赞誉。王充在《论衡》中也曾说道："故时当乱也，尧、舜用术不能立功；命当死矣，扁鹊行方不能愈病。"王充之论，将扁鹊与尧舜并列，也可谓前无古人。为什么古人会把扁鹊推崇至如此高度呢？从其生平可见一斑。

扁鹊受业于长桑君，关于这对师徒，有一段佳话流传。据传扁鹊曾为客栈的"舍长"（客栈的经营者），而当名医长桑君衣衫褴褛来到客栈时，因其穿着破烂而无人理会。唯扁鹊恭敬待之。之后，长桑君也认可扁鹊的人品与才能，有意倾囊相授。终在相识十年后对扁鹊说："我有禁方，年老，欲传与公，公毋泄。"扁鹊欣然接受，而后长桑君取怀中药言道："饮是以上池之水，三十日当知物矣。"之后便将"禁方书"悉数交给扁鹊。扁鹊按其嘱托，饮"上池水"三十日后，尽得长桑君真传。这段"非其人勿授"的师徒佳话，成为后世医家传道授业的典范。

业成之后的扁鹊，便开始了民间行医之路。其足迹遍布秦、齐、赵、虢、卫等诸侯列国。扁鹊医德高尚，医药并施。精通内科、妇科、五官科、小儿科等。扁鹊行医，并不局限于单一的行医科别：于尊重妇人的赵国他为"带下医"；于"爱老人"的周都洛阳，则为"耳目痹医"；"闻秦爱小儿"，于秦国他为小儿医。精湛的医术和随俗而变的身份，让扁鹊蜚声于世。但春秋战国时代，巫医盛行，扁鹊虽医术甚高，但百姓思想大多混沌，扁鹊的"六不治"就如破晓的晨光，让光明照进混沌，将中国巫医时代推向终结。"人之所病，病疾多；而医之所病，病道少。故病有六不治：骄恣不论于理，一不治也；轻身重财，二不治也；衣食不能适，三不治也；阴阳并，脏气不定，四不治也；形羸不能服药，五不治也；信巫不信医，六不治也。有此一者，则重难治也。"六不治的原则，被后世诸多医家标榜。

扁鹊在行医过程中，将经络理论与实践结合，开创中医四诊：望、闻、问、切。《史记》中载有其见齐桓公"病入膏肓"的故事，通过四诊中的望诊，而知齐桓公之病在腠理、在血脉、在脏腑，最后至骨髓而亡。此外《史记》中还有扁鹊为赵简子诊脉的故事。赵简子生病"五日不知人"，众人无望之时，扁鹊为其切脉言道："血脉治也，而何怪？"意思是从脉象看，病情是可以痊愈的。不久后赵简子果然痊愈。扁鹊以"四诊"而"尽见五脏癥结"，不仅在当时名声大振，更是对中医学发展建至伟之功。除"四诊"外，扁鹊也是运用经络学理论循经取穴治疗疾病的第一人，他游历至虢国使太子起死回生的故事，体现了其针灸治病之技的高超。扁鹊所著《难经》，更是被列为中医四大经典之一，使其思想传于后世。

扁鹊虽处在巫医之术盛行的年代，却凭一己之力试图将巫医时代推向终结，其医术、思想必会为人所惧、所嫉。扁鹊在秦国医好秦武王之病后，武王大喜，欲封扁鹊为太医令，此举遭到秦国太医李醯所嫉，李醯"自知技不如也"，而使人刺杀扁鹊于秦国，一代名医扁鹊至此走完一生。扁鹊虽逝，但其功绩并未随时间消逝。扁鹊所创"四诊"和针灸技艺，为中医药的发展立不朽功勋，而其"医宗"的地位，时至今日"弗能易也"。

（一）学术思想

扁鹊作为正史记载的第一位医家，据传著作有《扁鹊内经》9卷、《外经》12卷等，均已失传。现存的《难经》一书，据传为扁鹊所著。所以其思想我们只能从《难经》和以华佗等医家为代表的扁鹊学派中窥见。《难经》对疾病的病因病机、辨证治则、脉学、诊法以及针灸学，均有诸多论述，并提出许多独创而鲜明的观点。对中医学的发展影响深远。扁鹊的贡献主要体现在创中医"四诊"、成《难经》一书、延承针灸、重治未病等方面。

1. 扁鹊与针灸学

（1）《史记·扁鹊仓公列传》中记载其在虢国"起死回生"治疗太子"尸厥症"时，"扁鹊乃使弟子子阳厉针砥石，以取外三阳五会。有间，太子苏。乃使子豹为五分之熨，以八减之齐和煮之，以更熨两胁下。太子起坐。更适阴阳，但服汤二旬而复故"，而后扁鹊解释道："若太子病，所谓'尸厥'者也。夫以阳入阴中，动胃缠缘，中经维络，别下于三焦、膀胱，是以阳脉下遂，阴脉上争，会气闭而不通，阴上而阳内行，下内鼓而不起，上外绝而不为使，上有绝阳之络，下有破阴之纽，破阴绝阳，色废脉乱，故形静如死状。"这段论述，涉及了胃经、三焦经以及阴阳维脉等。治疗时做到了循经取穴和针药并用，这在中国医学史上尚属首次，开其先河。

（2）扁鹊改进了针具，创用铁针。将灸法与针法并行，确立了针灸疗法。

（3）扁鹊所著《难经》对针灸特定穴的应用具有极大贡献。如阐明俞募穴的治病机理："阴病行阳，阳病行阴。故令募在阴，俞在阳。"完善了针灸十二原穴位理论，扩大了原穴的主治功能，并阐释其治病机理。"脐下肾间动气者，人之生命也，十二经之根本也，故名曰原。三焦者，原气之别使也，主通行三气，经历于五脏六腑。原者，三焦之尊号也，故所止辄为原，五脏六腑之有病者，皆取其原也。"此外，《难经》中首次提出八会穴的概念及主治作用："腑会太仓，脏会季胁，筋会阳陵泉，髓会绝骨，血会鬲俞，骨会大杼，脉会太渊，气会三焦外一筋直两乳内也。"为后世医家的临床应用奠定基础。

（4）首次确定了"奇经八脉"名称，阐明了奇经八脉之起止、循行以及病候主症，以此完善了奇经八脉的理论。

2. 扁鹊与四诊　扁鹊在总结前人诊病方法的基础上，创中医"四诊"（望、闻、问、切），奠定中医学诊断方法的基础。《史记·扁鹊仓公列传》中有"至今天下言脉者，由扁鹊也"以及"尽见五脏癥结，特以诊脉为名耳"的论述，可见扁鹊对于诊脉是十分精通的。扁鹊认为寸口为"脉之大会"、"五脏六腑之所终始"，故可独取之。"独取寸口"和明确提出"寸关尺"的概念是扁鹊较前人的发展。其次扁鹊所著《难经》中言道："脉有轻重，何谓也？然：初持脉，如三菽之重，与皮毛相得者，肺部也。如六菽之重，与血脉相得者，心部也。如九菽之重，与肌肉相得者，脾部也。如十二菽之重，与筋平者，肝部也。按之至骨，举指来疾者，肾部也。故曰轻重也。"以菽法来说明切脉时指法的轻重，也是扁鹊对于脉诊的贡献之处。此外《难经·四难》中说："脉有阴阳之法，何谓也？然：呼出心与肺，吸入肾与肝，呼吸之间，脾受谷味也，其脉在中。浮者阳也，沉者阴也，故曰阴阳。心肺俱浮，何以别之？然：浮而大散者，心也；浮而短涩者，肺也。肾肝俱沉，何以别之？然：牢而长者，肝也；按之软，举指来实者，肾也。"以呼吸定息，来分脉的阴阳，呼出为阳，吸入为阴。心肺为阳，肝肾为阴，以部位高下应之。后世所言"肺主出气，肾主纳气"也是源出于此，足见扁鹊对脉学影响之深远。

3. 扁鹊与治未病 "治未病"思想源于《黄帝内经》中："是故圣人不治已病治未病，不治已乱治未乱，此之谓也。夫病已成而后药之，乱已成而后治之，譬犹渴而穿井、斗而铸锥，不亦晚乎？"扁鹊在行医过程中十分重视"治未病"，其与齐桓公"病入膏肓"的故事中便体现了他见微知著的治未病思想。扁鹊认为齐桓公的病传变先在腠理，后在血脉，再之肠胃，最后骨髓。并提出"疾之居腠理也，汤熨之所及也；在血脉，针石之所及也；其在肠胃，酒醪之所及也，病在骨髓，则病深入里而难治"。及时预见齐桓公之疾，体现了既病防变的治未病思想，遗憾的是齐桓公并未采纳，终致"病入膏肓"而身死。《鹖冠子·世贤》中扁鹊评其兄弟三人的医术时言道："长兄于病视神，未有形而除之，故名不出于家。中兄治病，其在毫毛，故名不出于闾。若扁鹊者，镵血脉、投毒药、副肌肤间，而名出闻于诸侯。"扁鹊此话凸显了他对"治未病"的重视。扁鹊身体力行，为后世医家践行"上工之术"，树立千古典范，影响深远。

（二）经典撷粹

（1）《难经·一难》载："十二经皆有动脉，独取寸口……然寸口者，脉之大会，手太阴之脉动也"、"诊其寸口，视其虚实，以知其病，病在何脏腑也"。《难经》中所言寸口脉可反映五脏六腑之疾病的原因，是因手太阴肺经起于中焦，而寸口则为手太阴肺经的脉之大会，因此可以反映脏腑气血的盛衰，又因五脏六腑之经脉合于肺，故通过寸口脉可以诊察五脏六腑的疾病。

（2）《难经·十四难》曰："一损损于皮毛，皮聚而毛落；二损损于血脉，血脉虚少，不能荣于五脏六腑；三损损于肌肉，肌肉消瘦，饮食不能为肌肤；四损损于筋，筋缓不能自收持；五损损于骨，骨痿不能起于床"、"治损之法奈何，然损其肺者，益其气；损其心者，调其荣卫；损其脾者，调其饮食，适其寒温；损其肝者，缓其中；损其肾者，益其精。此治损之法也"。这是《难经》在病症方面总结提出的以"五损"为病因病机的理论，并给出相应治法。《难经》所载五脏虚损的相关治法，并非单纯补益，而是根据五脏病理生理特点，从整体来论治。

（3）《难经·四十九难》提出："有正经自病，有五邪所伤，何以别之？然，经言忧愁思虑则伤心，形寒饮冷则伤肺，恚怒气逆，上而不下则伤肝，饮食劳倦则伤脾，久坐湿地，强力入水则伤肾。"《难经》以正经（本经）自病与五邪损伤为疾病病因，将病因的分类与脏腑病位相结合，用五行互藏与生克理论分析病机，提出"正经自病"和"五邪所伤"的致病学说。

（4）《难经·三十六难》曰"肾两者，非皆肾也，其左者为肾，右者为命门……命门者，诸神精之所舍，原气之所系也。"《难经·三十九难》强调了命门的重要性，促进了后世"命门学说"的形成与发展。

（三）后世影响

（1）扁鹊所著《难经》在《黄帝内经》的基础上，提出了"寸关尺"的概念。"五脏各有声色臭味，当与寸口尺内相应也。其不相应者病也。"因此通过寸口脉象之变化可知十二经脉及五脏六腑的疾患，此即为其创"诊脉独取寸口"的理论根据。后世诸多医家，如淳于意、王叔和、李时珍、李中梓等均是在《难经》"诊脉独取寸口"基础上加以补充发挥，使中医脉学理论不断完善。《难经》所倡诊法至今仍为临床所应用。

（2）张仲景在《伤寒杂病论·序》中曰："余每览越人，入虢之诊，望齐侯之色，未尝不慨然叹其才秀也。"仲景脉诊仍以寸口脉诊法为主，参以三部脉诊法。他在《难经》"寸口脉"的基础上，提出以"寸口脉"为主，与三部脉诊法互参。可以说是将两者巧妙地结合，各取所长，极大地提高了疾病诊断的准确率。

（3）李时珍所著《濒湖脉学》是对《难经》的继承。"寸口"诊脉法出自《黄帝内经》，而"独取寸口"的诊脉法则首创于《难经》;《濒湖脉学》继承了寸口诊脉方法,并经历代医家不断发展,流传至今。《难经》中载"十二经皆有动脉,独取寸口,以决五脏六腑死生吉凶之法",将"独取寸口"的诊脉法确立,并对此进行了阐述:"寸口者,五脏六腑之所终始,故法取于寸口也。"《濒湖脉学》中论述的脉象皆为寸口脉,源自《黄帝内经》,足见其影响之深远。

(4)《难经》首提"奇经八脉",并对其病证作了简单描述。王叔和所著《脉经》在此基础上,结合临床脉象进行了完善,丰富了经络学说。如督脉病候,《难经》中仅提"脊强而厥",而《脉经》指出:"督之为病,脊强而厥(督脉在背,病即其脉急,故令脊强也)""尺寸俱浮,直上直下,此为督脉。腰背强痛,不得俯仰,大人癫病,小人风痫疾。""脉来中央浮,直上下痛者,督脉也。动苦腰背膝寒,大人癫,小儿痫也,灸顶上三丸,正当顶上"。《脉经》中对奇经八脉的主治增加了癫证、痫证等,这一补充至今临床仍旧常用,溯其根源,仍是对扁鹊《难经》的继承。

淳 于 意

淳于意(约公元前205～前140年,一说约公元前215～前140年),姓淳于,名意。西汉临淄(今山东淄博)人,西汉初著名医学家,因其在齐国做过"太仓公",故后世多称其为"仓公"。太史公司马迁在《史记》中将其与扁鹊合写为一传即《扁鹊仓公列传》,淳于意是唯一被司马迁立传的西汉医家,并与"医宗"扁鹊合传,可见其分量。

据考证,淳于意所生活的年代,为西汉"文景之治"时期,社会相对稳定。虽前有秦始皇焚书坑儒及项羽火烧咸阳之祸,使诸多典籍付之一炬,所幸医学典籍被保护幸免于难,所以自春秋战国以来发展积累的中医学得以流传下来。淳于意年轻时便喜爱医学,据载其"少而喜医方术"、"喜医药"。但是在实际临床应用时,年少的淳于意发现"医药方试之多不验",所以开始了拜师求学之路。因闻公孙光"善为古传方",便拜其为师,在"尽受(公孙光)精方"后,公孙光称赞其"必为国工"。后公孙光自感"吾方尽矣",继而推荐淳于意拜当时名医公乘阳庆为师。当时公乘阳庆年逾七十,而无传人。见淳于意品行上佳,便收其为徒,倾囊相授。"使意尽去其故方,更悉以禁方予之,传黄帝、扁鹊之脉书,五色诊病,知人死生,决嫌疑,定可治,及药论书,甚精。"习医三年后,得公乘阳庆真传,出师行医。淳于意集多家之长,医术高超,在当时声名鹊起。

淳于意常四处行医谋生,行踪不定,《史记》中载:"然左右行游诸侯,不以家为家,或不为人治病,病家多怨之者。"正是因为此,齐王刘则病重,虽欲求治于淳于意,但因其行踪不定,求医不得,最终死去。淳于意也因此被齐王家族问罪获刑。淳于意有五女,小女缇萦为救父上书朝廷,言辞恳切,使汉文帝深受感动,并赦免淳于意。"缇萦救父"的故事也流传至今,成为中华孝道的典型代表。

淳于意在行医过程中,将所治典型患者的信息、病因、诊断、治疗以及预后等一一记录在案。创造出了中国医学史上第一部医案——"诊籍"。"诊籍"中所载医案25例,所涉患者上至王公贵族,下至平民百姓。其病种涉及内、外、妇、儿等诸多领域。为后世研究汉代医学提供了宝贵依据。难能可贵的是,淳于意并未因自己医术而自满偏颇。其"诊籍"所载25例医案中,死亡的达10例,正如他自己所说:"诊病决死生,能全无失乎?"

淳于意的"诊籍"作为我国中医药历史上第一部中医医案,对我国中医病案学的形成和发展具有重要的作用。跨越两千多年的今天,书中的宝贵病案资料,依旧可以为我们的临床行医提供诸多借鉴。

（一）学术思想

1. 创立"诊籍" 司马迁在《史记》中载淳于意之"诊籍"25 案，每案均对患者的姓名、职业、性别、病名、症状、脉象、发病原因、诊疗过程等进行了详细记录，其内容代表了他的学术思想。"诊籍"首创中医传统病案的基本范式，强调了求实的医学态度，是中医医案形成发展过程中具有里程碑意义的古代文献。

2. 重视脉诊 淳于意所著"诊籍"共载 25 案，每一案文均精练，对脉诊的论述也贯穿其中。在春秋战国时期，脉诊已被广泛应用。扁鹊就是那时精于切脉的代表医家。《黄帝内经》集前人脉学之大成，已有"气口成寸，以决死生"的记载。淳于意对脉诊的造诣极高，开创性地提出辨"少阳之界"，辨脉清浊的论断。在所著"诊籍"中，对脉诊的应用已经达到预言生死的地步。淳于意对于中国古典脉学的贡献主要体现在为其发展成为一门独立的学科奠定了基础。"为人治病，必先切其脉乃治之；败逆者，不可治；其顺者，乃治之；心不精脉，所期死生，视可治，时时失之"，淳于意将脉理论联系实践，继承了公孙光、公乘阳庆等大家的脉学临证经验，并将其在临证实践中发扬光大，是中国古典脉学的主要奠基人之一。

3. 强调辨证论治、针药并用 "诊籍"所载 25 个医案中，有 5 个医案提及针灸疗法。这是我国针灸应用于临床的最早记载。一定程度上可以反映淳于意在针灸方面的学术思想。案中记载一患者，"足满而热"，"病得之饮酒大醉"，诊为"热厥"，所用针刺具有清热作用的涌泉穴，体现了辨证论治思想。另有患"龋齿"者，"灸其左大阳明脉外"，配"苦参汤"，这种综合治疗、针药并用的治疗方法，在当时难能可贵。其辨证论治与针药并用的思想在诸多医案中均有体现。

（二）经典撷粹

《史记·扁鹊仓公列传》中载："齐郎中令循病……切其脉时，右口气急，脉无五脏气，右口脉大而数，数者中下热而涌，左为下，右为上，皆无五脏应，故曰涌疝。中热，故溺赤也。"又有济北王侍者韩女腰背疼痛的医案："诊其脉时，切之，肾脉也，啬而不属。啬而不属者，其来难，坚，故曰月事不下。肝脉弦，出左口，故曰欲男子不可得也。"在齐王太后病案中载："……臣意诊其脉，切其太阴之口，湿然风气也。脉法曰：沉之而大坚，浮之而大紧者，病主在肾。肾切之而相反也，脉大而躁，大者，膀胱气也，躁者，中有热而溺赤。"以上三则医案可以体现淳于意在脉学上的思想。淳于意脉学的理论与《难经》中独诊两手"寸关尺"三部以候脏腑病变的论述相符。"诊籍" 25 案中，有 20 案涉及脉象，其所涉及范围已有大、小、浮、沉、滑、涩、数、急、长、弱、代等二十余种脉象，从所载各种病案来看，淳于意证脉合参，可以脉象来辨证论治，判别病情生死转归，可谓神乎其技。

《史记·扁鹊仓公列传》中载："臣意切其脉，得肝气。肝气浊而静，此内关之病也。脉法曰："脉长而弦，不得代四时者，其病主在于肝。"文中所指"肝气"，实则为脉象，"脉长而弦，不得代四时者"，是对此种脉象的具体阐述，淳于意的这段论述是在脉学意义上对肝气学说最早的记载。

（三）后世影响

1. 张仲景与淳于意 医圣张仲景在《伤寒杂病论》序文中说："上古有神农、黄帝、岐伯……，中世有长桑、扁鹊，汉有公乘阳庆及仓公，下此以往，未之闻也。"张仲景的这段叙述可见淳于意在中国医学史中的重要地位。

2. 缇萦救父 "缇萦救父"的故事于清朝同治年间，被收入官方所刊的百孝图中，为后世所传颂。

华　佗

华佗（其出生年代争论颇多，较为可信的推论为145～208年）。字元化，沛国谯县（今安徽亳州）人，东汉末年著名医学家。华佗所处年代，国家动荡，瘟疫肆虐，百姓不堪其苦。正是这种"出门无所见，白骨蔽平原"的成长环境，塑造了华佗憎恶权贵的品质和求医的志向。年轻时的华佗喜爱游学，其足迹遍布中原与江淮地区。《后汉书·华佗传》中载其"兼通数经，晓养性之术"、"精于方药"。游学走方的见闻和对前人思想的继承，为华佗后来的医学成就奠定了基础。《三国志·华佗传》载："沛相陈珪举孝廉，太尉黄琬辟，皆不就。"可知其淡泊。华佗不求仕途，医术全面，热衷于疗百姓之疾苦，与董奉、张仲景并称为"建安三神医"。

华佗医术全面，精通内、外、妇、幼、针灸各科，尤其擅长外科，精于手术，后世多称其为"外科鼻祖"。相传华佗著有《华氏外科方》20卷、《观形察色并三部脉经》1卷、《枕中灸刺经》1卷，以及《青囊经》等，但大多遗失。现存的《中藏经》及《华佗神方》为后人托名而作。对于华佗的学术思想，我们更多的是从《史记》所载的相关事迹中推论得知。但是华佗诸多治病救人的故事，流传千年，不胜枚举。在后世诸多小说传记、影视作品中均有体现，可见其影响之深。华佗一生97岁，在临证中创造了诸多医学奇迹，其发明"麻沸散"并应用于外科手术，在世界医学手术史上开全身麻醉手术治疗之先河。除此之外，华佗所编创用于强身健体的"五禽戏"，以及养生理论，历千年而不衰，时至今日，早已扬名海外，成为中国医学对世界的杰出贡献。华佗风骨历千载而流传至今，后世感念其人，对杰出医家常常以"华佗在世"、"元化重生"誉之。

（一）学术思想及其贡献

1. 促进了中医外科手术的发展　《三国志·华佗传》中记载了华佗行"抽割积聚""断截胃肠湔洗"手术的案例，现在医家多方考证，认为其记载是属实可行的。中医外科有史以来就有手术的记载，如《灵枢·痈疽》中的截肢术，而华佗所行外科手术无论在技术层面，还是在对"麻沸散"的使用上，均是前无古人，极大地推动了中医外科手术的发展，故华佗被誉为"外科鼻祖"。华佗除擅长外科手术之外，对针灸及药物贴敷、熏洗等中医外治法均有独特见解，为中国传统医学做出了较大的贡献，并一直指导着后世医家的实践。

2. 首创麻沸散　华佗所实施的大量外科手术，离不开其所创麻沸散的使用。据传华佗在进行外科手术前，会让病人以酒服下"麻沸散"，进行全身麻醉，使病人在没有痛觉的情况下，开展手术。这对后世使用中药麻醉方面的启发无疑是巨大的。据《华佗神方》中记载，麻沸散是由"羊踯躅、茉莉花根、当归、菖蒲四味药所组成"。对于是否为华佗所用原方，已无从考证。现代专家在参考众多文献的基础上，认为《华佗神方》所载组成，应较接近原方。麻沸散作为世界上最早的麻醉剂，其应用于外科手术进行全身麻醉的时间比西方早了足足一千多年，是中国古代医学史上最重要的发明之一。

3. 编创五禽戏　古人认为七十即为"古稀之年"，而华佗被曹操所杀时年逾九十七岁，可见其长寿。《三国志》中说华佗"晓养性之术，时人以为年且百岁而貌有壮容"。书中将其长寿的原因归于"晓养性之术"。华佗所创五禽戏就是其"养性之术"的典型代表。五禽戏是在总结前人导引、吐纳之术的基础上，模仿虎、鹿、熊、猿、鸟五种动物的神态、习性和运动等特点，以"道法自然"的思想为指导，结合人体脏腑、经络、气血的运行规律，编创而成。相传华佗的弟子樊阿、与《吴普本草》的作者吴普常年练习五禽戏，二人去世时逾九十高龄。五禽戏历经千年，几经沧桑。而华佗"流水不腐，户枢不蠹"的养生观念却从未改变。五禽戏使中国成为世界上最早将运动作为医疗保健的国家，是中国对世界医疗健康所做的巨大贡献。

4. 临床诊治方面 华佗对于疾病的治疗，继承了《黄帝内经》中的阴阳五行学说和整体观念，后世认为有"详辨证，立法不拘一格""精方药，处剂不过数种"的特点。对于疾病的治疗经常多种手段并用，针灸、中药、手术相互配合，诊断水平高超，方法多种多样。在针灸方面，华佗提出"阴虚则不可灸""关节不急，荣卫不壅，不可针"等注意禁忌。

（二）经典撷粹

（1）《三国志·华佗传》中载："若当针，亦不过一两处，下针言：'当引某许，若至，语吾。'病者言'已到'，应便拔针，病亦行瘥"；"太祖苦头风，每发，心乱目眩。佗针鬲，随手而瘥"。华佗之能，并非仅限于外科手术，其方药、针灸外治、养生等方面造诣甚高。从文中的相关描述中可知华佗施针时，取穴极少，且注重针感的传导，效果极佳，往往"随手而瘥"。华佗在临床上当药则药、当针则针、针药并用、刀药并用的医术思想，至今仍启迪后人。

（2）《三国志·华佗传》中载："若病结积在内，针药所不能及，当须刳割者，便饮其麻沸散，须臾便如醉死无所知，因破取。病若在肠中，便断肠湔洗，缝腹膏摩，四五日瘥，不痛。人亦不自寤，一月之间，即平复矣。"文中"断肠湔洗，缝腹膏摩"的记载，证明在当时，华佗已具备较高的外科手术水平，麻沸散在外科手术中的应用，开创了中国医学史的新纪元。

（3）《三国志·华佗传》中载："有一郡守病，佗以为其人盛怒则瘥，乃多受其货而不加治，无何弃去，留书骂之。郡守果大怒，令人追捉杀佗。郡守子知之，属使勿逐，守嗔恚既甚，吐黑血数升而愈。"华佗用激将法治愈郡守疾病，既体现对疾病辨证的重要性，又体现出中医治法不拘于法的特点。

（三）后世评价

1. 华佗与"针灸杂法" 清代医家徐大椿在其著作《难经经释》中载："自古言医者，皆祖《内经》，而《内经》之学，至汉而分，仓公氏以诊胜，仲景以方胜，华佗氏以针灸杂法胜。虽皆不离乎《内经》，而师承各别……其曰秦越人著者，始见于《新唐书·艺文志》，盖不可定然，实两汉以前书云。"此文评价华佗擅长"针灸杂法"，与《三国志》和《后汉书》中华佗擅针灸的论述一致。华佗师承尚无史书佐证，但其"针灸杂法"的技能，究其根源，后世医家认为受《黄帝内经》《难经》的影响较大。

2. 华佗著作失传的原因 华佗并无史书明确记载的传世之作，现流传之本多为托其名。其原因有多种可能。后世众说纷纭。在《三国志·华佗传》中有"然本作士人，以医见业，意常自悔"，文中"自悔"二字，自古医家仁者见仁，多认为华佗对于从医是有所后悔的，其后悔的原因多认为与"太祖闻而召佗，佗常在左右"有关，华佗品行高洁，不愿为当权者驱使，所以"以医见业"，此外书中还载："佗临死，出一卷书与狱吏，曰：'此可以活人。'吏畏法不受，佗亦不强，索火烧之。"所托非人，或许也是原因之一。此外陶弘景在《本草经集注·序》载："而遭汉献迁徙，晋怀奔进，文籍焚靡，千不遗一。"这正是华佗所处时代的真实写照，动乱的时代使著作"千不遗一"，这或许也是华佗著作失传的一个重要原因。

3. 相关评论 陈寿与范晔所著版本的《华佗传》中称华佗"晓养性之术"。邓处中所著《华氏中藏经》也称华佗品性"性好恬淡"。诸多作品均体现了华佗不求功名、以救病活人为己任的高尚品格。

张仲景

张仲景（约150~215年，一说154~219年），名机，字仲景，南郡涅阳（今河南邓州穰东镇张寨村）人。东汉末年杰出的医学家，后世尊其为"医圣"。其传世巨著为《伤寒杂病论》，此书在医学史上的地位辉争日月，成书后直接影响了中医学近2000年的发展，流传至今。张仲景的巨大成就与其人生经历密不可分。

汉灵帝在位时，张仲景曾任长沙太守。据传张仲景任太守期间，便经常在衙门大堂为百姓坐诊看病，这也是中医"坐堂"的由来之一。但其时逢东汉末年，战乱四起，社会动乱，自建安元年（196年）始，更是瘟疫横行，张仲景家族约半数以上族人不幸染病并相继去世，正如其书中所言："余宗族素多，向余二百。建安纪年以来，犹未十稔，其死亡者，三分有二，伤寒十居其七。"众多族人及百姓因瘟疫离世，让张仲景陷入深思之中，最终这种悲痛让他下定决心，放弃仕途，一心钻研医学。张仲景并无医学家传，但他勤求古训，博采众方，遍访名师，数年如一日地在医道上孜孜探索，苦苦寻找医治伤寒的良法。终于，鸿篇巨著《伤寒杂病论》现世。此书被后世誉为"方书之祖"，并与《黄帝内经》《难经》《神农本草经》并称中医四大经典，张仲景亦被后世尊称为"医圣"。

（一）学术思想

张仲景以《黄帝内经》为理论指导，总结前人经验，结合临床而著成《伤寒杂病论》，但历经战乱与朝代更迭，原本已遗失。后经晋代医家王叔和全力搜寻各种抄本并重新编撰整理，命名为《伤寒论》。全书著论有22篇，记述治法397条，载方113首，共计5万余字，北宋时，翰林学士王洙发现了部分内容与《伤寒论》相似的《金匮玉函要略方论》，后北宋校正医书局对其整理编校，取其中以杂病为主的内容，略去伤寒部分的内容，改名为《金匮要略方论》（简称《金匮要略》）。全书共25篇，方剂262首。由此《伤寒杂病论》分为两部，分别为《伤寒论》和《金匮要略方论》，并一直流传至今，是我国第一部从理论实践确立辨证论治法则的医学专著，是后世研习中医的必读之作。

《伤寒杂病论》的问世，标志着中医学从《黄帝内经》的理论层面，向临床医学层面过渡。《伤寒杂病论》不仅系统地阐述了疾病的发生发展以及理法方药等，还首次提出辨证论治的治疗原则。辨证论治是中医学的 大特色，其理论在《黄帝内经》中已基本形成，但是对于如何具体应用到相关疾病的治法方面的论述却不甚明确。张仲景在《黄帝内经》《难经》的基础之上，以六经辨伤寒，以脏腑论杂病，融理、法、方、药于一体，首创辨证论治体系，奠定了中医辨证论治的基础，并将辨证论治理论体系应用于临床各类疾病之中，开辨证论治之先河。此外，《伤寒杂病论》还主张重视"脉证合参"与"治未病"。书中对"脉证合参"的论述，弥补了《黄帝内经》中单凭病症或单凭脉象诊断疾病的不足；而"治未病"思想虽源于《黄帝内经》，实则完备于《伤寒杂病论》，书中诸多论述均体现出见微知著及治未病的思想，如《金匮要略·脏腑经络先后病脉证》中说："夫治未病者，见肝之病，知肝传脾，当先实脾，四季脾旺不受邪，即勿补之；中工不晓相传，见肝之病，不解实脾，唯治肝也。"无论是"脉证合参"还是"治未病"思想，都是张仲景对于中医诊疗体系的完善与发展，对后世产生深远意义。

张仲景的思想因《伤寒杂病论》而流芳百世，世人多认为，仲景学说对临床各学科均产生较大影响，但对骨伤科的影响却较少提及，其实不然，仲景学说实则对骨伤科的产生与发展均有深远影响。

张仲景在《金匮要略》中提出："千般灾难，不越三条：一者，经络受邪，入脏腑，为内所因也；二者，四肢九窍，血脉相传，壅塞不通，为外皮肤所中也；三者，房室、金刃、虫兽所伤。以此详之，病由都尽。"其中"房室、金刃、虫兽所伤"为首次将伤科作为病因单列出来，可以说是骨伤科的雏形。再者张仲景在书中将诸多杂病的病因归于"瘀"所致，其在《黄帝内经》的理论基础上，立"瘀血"病名，并列有专门的"血痹"篇与"瘀血病"篇，载有诸多攻下逐瘀方药，如大承气汤、大黄牡丹汤、桃仁承气汤等攻下逐瘀方。书中对病机"瘀"的论述，对后世骨伤科病理学的形成与发展产生了深远影响。

痹证，主要是泛指因机体正气不足，卫气不固，邪气入侵，导致气血经络痹阻，而引起的一类疾病的统称。在临床上，一些常见的骨伤科疾病虽有发病部位及症状的不同，但因其均存在经络痹阻失用的共性病机特征，故此类骨科疾病也归属于"痹证"范畴。张仲景的痹证理论是在《黄帝内经》的基础上，将理论与实践进行了结合，创制了众多的治痹方剂。对后世医家治疗此类骨伤科疾病具有强大的指导意义和启迪作用。张仲景的痹证理论虽在《伤寒论》与《金匮要略》中均有论述，但更多地集中于《金匮要略》之中，书中根据痹证病因病机、临床症状的不同，对其作了详细的分类及阐述。"痉湿暍病脉证治"篇中论述了湿气盛者致痹的病因病机及其治法；风寒气盛致痹则记载于"中风历节病脉证并治"篇中；血虚受风致痹记载于"趺蹶手指臂肿转筋阴狐疝蛔虫病脉证治"篇中。寒湿痹于腰府而导致的肾着病记载于"五脏风寒积聚病脉证并治"篇中。书中所载的众多治痹良剂，奠定了五体痹证治疗的方剂学基础。对后世骨伤科医家论治此类疾病具有巨大的指导作用。

其实张仲景对于骨伤科的贡献远不止此，其发明的人工呼吸之法，为骨伤科提供了临床急救复苏的技术。骨伤科的临床用药基于其开创的辨证论治体系和"病""症"并辨的理论思想，开骨病诊治之先河，并沿用至今。

（二）经典撷粹

1. 治马坠及一切筋骨损方 《金匮要略·杂疗方》中载有治马坠以及一切筋骨损方："大黄（一两，切浸汤成下），绯帛（如手大，烧灰），乱发（如鸡子大，烧灰），久用炊单布（一尺，烧灰），败蒲（一握，三寸），桃仁（四十九枚，去皮尖熬），甘草（如中指节，炙锉）。上七味，以童子小便，量多少，煎汤成，内酒一大盏，次下大黄，去滓，分温三服，先锉败蒲席半领，煎汤浴，衣被盖覆，斯须，通利数行，痛楚立瘥，利及浴水赤，勿怪，即瘀血也。"仲景的文章，虽言简意赅，但却字字珠玑，意味深远。结合原文论述可知，此方主要治疗因"马坠"或其他筋骨损伤等原因而导致的瘀血留于腹中，产生腹胀及二便不通的症状。方中所用大黄虽为泻下药，却又具活血之效；绯帛烧灰可活血通络；乱发烧灰即为血余炭，既可活血，又可止血，更兼祛瘀之效；"久用炊单布"即为蒸煮食物时所用的炊布，因长期受蒸煮水热之气，使其具有了散热祛水消肿之效；"败蒲"即陈旧的蒲席，可除恶血；桃仁则擅破瘀血；再以甘草调和诸药。仲景此方理法方药具备，旨在攻下逐瘀，使腹中瘀血随二便而去，从而达到"痛楚立瘥"的效果，在骨伤发展史上具有承上启下的作用，既承《黄帝内经》中对堕坠伤主张"先饮利药"的思想，又为后世医家以攻下逐瘀法治疗骨伤科疾病奠定了基础。

2. 人工呼吸法 《金匮要略·杂疗方》中载有人工呼吸法："救自缢死，……上下安被卧之，一人以脚踏其两肩，手少挽其发，常弦弦勿纵之；一人以手按据胸上，数动之；一人摩捋臂胫屈伸之。若已僵，但渐渐强屈之，并按其腹，如此一炊顷，气从口出，呼吸眼开，而犹引按莫置，亦勿苦劳之。"此论述与现代医学常用的心肺复苏术较为相似，为后世骨伤科医家在处理急症时提供了借鉴，可谓开急救医学之先河。

3. 金疮脉症 《金匮要略·疮痈肠痈浸淫病脉证并治》中记载了"金疮脉症"："寸口脉浮微而涩，然当亡血，若汗出，设不汗者云何？答曰：其身有疮，被刀斧所伤，亡血故也。"此处主要论述了"寸口脉浮微而涩"的原因，一般是因为大量出血，因津血同源，同时伴随大量出汗的时候，假如没有出汗，是因为身上有被刀斧所伤而致大量出血。此处虽是在论述因刀斧所致外伤大失血时的脉象，但因古代常发战乱，刀斧之伤颇多，伤筋动骨时有发生。故此论述为后世医家在诊疗因开放性骨折而导致失血患的时候提供了借鉴。

4. 太阳病与葛根汤　《伤寒论·辨太阳病脉证并治》："太阳病，项背强几几，无汗，恶风者，葛根汤主之。"《金匮要略·痉湿暍病脉证治》："太阳病，无汗而小便反少，气上冲胸，口噤不得语，欲作刚痉，葛根汤主之。"至今，若颈椎病出现颈项不适、疼痛、活动欠灵活、伸缩不利等"项背强几几"之证，或伴有畏寒或肩背疼痛等并发症时，仍采用太阳经证来辨证治疗，首选葛根汤。

5.《金匮要略》与痹证

（1）《金匮要略》中对痹证的治法、治则：首先是关于攻邪法的论述，《金匮要略·脏腑经络先后病脉证》中记载："夫诸病在脏，欲攻之，当随其所得而攻之。""诸病在脏"泛指病邪在里而缠绵不愈。"当随其所得而攻之"中的"所得"是指同病邪相结合的意思，即疾病之症结所在。病邪入里，常常与体内的瘀血、宿食、痰、水等相结合，因此在疾病治疗时，应当审症求因，以攻逐邪气之法治之。此法为后世医家临床治疗痹病所借鉴。除此之外，对于瘀血日久者，书中以大黄䗪虫丸治之，大黄䗪虫丸的特点为缓中补虚，方中既有桃仁、大黄等药来通浊行瘀，又含有多种虫类药，且以丸药内服，以此达到峻药缓用的目的。缓中补虚法对于后世医家以虫类药物治疗久痹及顽痹具有一定指导意义。《金匮要略》中从多方面对痹病的治则和治法进行了阐述，如温中行气法、外治法、微汗法、利小便法等，而以上治法被后世医家继承，用以治疗痹证，并且启示后世医家，对痹证的治疗、骨伤科的发展产生深远影响。

（2）《金匮要略·痉湿暍病脉证治》主要论述了外感风寒湿所致的风湿病及湿痹病，认为湿病病机主要以外湿为主，治疗上提倡以发汗、利小便为法。湿邪在表以汗发之，在里者宜利小便以治之。在发汗上认为应"微微似欲汗出"才能使风湿俱去，所载发汗剂桂枝附子汤、白术附子汤、麻黄加术汤等沿用至今。《金匮要略·中风历节病脉证并治》主要论述了以关节变形肿大不能屈伸、肌肤消瘦为特征的历节病，认为其病机为肝肾不足，感受风寒湿邪所致。治疗上以祛风除湿、通阳行痹、舒筋活络为原则，所载方为治疗偏于风湿化热的桂枝芍药知母汤和治疗偏于寒湿的乌头汤；《金匮要略·血痹虚劳病脉证并治》主要论述了因气血不足或感受外邪，使阳气不行，痹阻肌肤以致麻木不仁为特点的血痹病，在其治疗上轻者"针引阳气，令脉和紧去则愈"，重者并伴肌肤酸痛者，服用黄芪桂枝五物汤；《金匮要略·五脏风寒积聚病脉证并治》主要论述了寒湿痹于腰府而导致的肾着病，"身劳汗出，衣里冷湿，久久得之，腰以下冷痛，腹重如带五千钱，甘姜苓术汤主之"。张仲景弥补了《黄帝内经》偏外感论痹的不足。在治疗上提出以利小便法治疗湿痹，微汗法治疗风湿痹病，相兼法治疗历节病，针刺法配合方药治疗血痹病，温中散寒，健脾除湿治疗肾着病等诸多治疗痹证的治法治则。

（三）后世影响

1. 隋唐时期　孙思邈对张仲景的《伤寒杂病论》推崇备至，评价甚高。曾说："伤寒热病，自古有之，名医古哲，多所防御，至于仲景，特有神功。"曾因收集仲景方书之难而发出"江南诸师秘仲景要方不传"的感叹！孙思邈晚年终于寻获《伤寒论》，并尽收于其著作《千金翼方》中，以"鸿其要妙"！并言道："为其方行之以来，未有不验。"敬仰赞佩之心，溢于言表。孙思邈著作《备急千金要方》与《千金翼方》二书，创造性地将仲景之论应用于临床实践。孙思邈因此也成为唐代研究伤寒理论的大家，对继承和发扬张仲景的学术思想做出了卓越贡献。对于骨伤科的治疗，孙思邈在仲景学说的基础上进行了发展，《备急千金要方》中记载的关于"被打""火疮"和《千金翼方》

中记载的"从高堕下""金疮"等内容均为骨伤科范畴,这一论述,极大地促进了后世骨伤科发展。

2. 宋金元时期

(1)张从正,字子和。张子和擅长用吐、下二法来治疗内有伏邪,而复感风寒湿邪的痹病。关于吐法之应用,张子和在《儒门事亲》中载录了医治陈下酒监魏德新的医案:"陈下酒监魏德新,因赴冬选,犯寒而行。真气元衰,加之坐卧冷湿,食饮失节,以冬遇此,逐作骨痹。骨属肾也。腰之高骨坏而不用,两胁似折,面黑如炭,前后廉痛,痿厥嗜卧。遍问诸医,皆作肾虚治之。余先以玲珑灶熨蒸数日,次以苦剂,上涌讫,寒痰三二升。下虚上实,明可见矣。次以淡剂……仆尝用治伤寒汗下吐三法,移为治风痹痿厥之法,愈者多矣。"该医案病证的基本病机为上实下虚,若单纯以肾虚来论治,则难以获得理想的效果。由于患者体内有寒痰,子和先以吐法祛除寒痰,使得邪无所依,疾病自然趋好。此外张子和在下法的应用上亦有代表医案一则:"尝治一税官,病风寒湿痹,腰脚沉重,浮肿,夜则痛甚……所服者,乌、附、姜、桂种种燥热;燔针着灸,莫知其数,前后三年,不获一愈。一日,命予诊之,其两手皆沉滑有力。先以导水丸、通经散各一服,是夜泻三十余行,痛减半。"在此医案中,患者两手脉象沉滑有力,可见其为里实证。对于里实证的治疗,子和常以通为主,以通经散、导水丸来给邪以通路。张子和在此医案中体现了仲景"随其所得而攻之"的治则,里有实邪,里实若不去,表邪则不得尽去,故当先以下法祛其里实,而后再以疏风、祛寒、渗湿之药来治疗风寒湿邪。换而言之,风寒湿邪侵袭入里,常与体内寒痰、宿食等病理产物相互搏结,此时即应参照《金匮要略》中"随其所得而攻之"的原则来治疗,先祛寒痰、宿食等病理产物,使风寒湿邪无所依附,邪去正安,痹病方可愈。由此来看,《金匮要略》对于后世医家以攻逐邪气之法治疗痹病具有很大的指导作用。

(2)李杲,字明之,晚年自号东垣老人,是中医"脾胃学说"的创始人。历节病出自《金匮要略·中风历节病脉证并治》,是以关节红肿,剧痛且不能屈伸为特点的一类疾病,后世多将其归于骨伤科的范畴。李东垣认为历节病的病因,以脏腑功能失调为内因,以外感寒邪为外因。脏腑功能失调,脾为热乘,即无气以动,此时复感风寒,则发为痹证。张仲景在《金匮要略》中记载:"寸口脉沉而弱、沉即主骨……历节黄汗出,故曰历节。"意为肝肾不足,水湿内侵是历节病的主要原因。而李东垣则认为脾热可导致"四肢沉困不收""无气以动",继而导致肝肾不足,又加之复感风寒,最终发为痹病,出现"筋骨为之疼痛,不能动摇"的一系列证候。综上对比二者思想,李东垣从脾热论历节的病因病机是基于《金匮要略》中所述历节是在肝肾不足的基础上。《金匮要略》对其理论的提出起到了指导性作用。除此之外,李东垣还继承了《金匮要略》中所述湿痹是因为外感湿邪,内合于脾,脾虚生湿,内外合邪而致的理论。认为脾胃虚弱,是导致痹病发生的内因之一,李东垣从脾虚论湿痹的理论也是基于《金匮要略》中相关理论提出的。

(3)陈言,字无择,号鹤溪道人,著有《三因极一病证方论》。此书在阐述历节的病因病机时,多从饮酒当风、汗出入水等方面入手,书中所载黄芪桂枝五物汤、芍药知母汤、乌头汤等条文与张仲景《金匮要略》中所载原文基本相符,是对张仲景痹证思想的继承。陈无择在总结张仲景治疗痹证思想的基础上提出支饮致痹论,对后世医家从痰饮入手治疗痹证产生了深远影响。

(4)朱丹溪,名震亨,字彦修。朱丹溪治疗痹证时,在总结继承张仲景所著《金匮要略》的基础上,更加注重痰瘀在痹证发展过程中所起到的重要作用,重视从气血痰饮方面治疗痹证。并且朱丹溪弃《金匮要略》中原有的"历节"之名,另立"痛风"之名。并对其病因进行了详尽的论述。"痛风"之名的提出,是对张仲景治痹理论的创新发展,并一直沿用至今。

3. 明清时期

(1)叶桂,字天士,号香岩,别号南阳先生。所著《临证指南医案》中有说:"积伤入络,气血皆瘀,则流行失司,所谓痛则不通也。久病当以缓攻,不致重损";"风湿客邪,留于经络,上下四肢流走而痛。邪行触犯，不拘一处，古称周痹。且数十年之久，岂区区汤散可效?凡新邪宜急散，宿邪宜缓攻"。叶天士在《临证指南医案》中提出了"新邪宜急散，宿邪宜缓攻"的痹病治疗原则。在治疗久痹顽痹滞于筋骨的病人时，叶天士多采用以虫类药缓攻搜剔的治疗方法。其常用的虫类药物有全蝎、地龙、蛞蝼虫、水蛭、蚕沙等。虫类药擅长搜剔经络，祛风除湿，所以叶天士常用虫类药治疗久痹或顽痹。此外叶天士在治疗时，也经常使用丸剂，例如"以无灰酒煮黑大豆汁泛丸"，意在取其缓攻之效，缓消瘀血的同时又不损伤正气，与《金匮要略》所载大黄䗪虫丸的"缓中补虚"有异曲同工之妙。因此《金匮要略》对后世医家以虫类药治疗久痹顽痹提供了一定的启示作用。

（2）李时珍，字东璧，晚年自号濒湖山人。李时珍极崇尚张仲景之学说，称赞其方为"千古神方"，其著作《本草纲目》涉及经方用药的内容有多达百余处，相关方剂达80余首，几乎囊括了《伤寒杂病论》中全部的经方药物。此外，李时珍继承和发展了仲景学说中的脉学与辨证论治理论，为骨病的诊治和用药提供了更多的借鉴。

（3）吴瑭，字鞠通。清代著名医学家，吴瑭对痹病的认识，以湿热痹为主，所论湿热痹与《金匮要略·痉湿暍病脉证治》中风湿病相似，均风湿兼有热。《金匮要略》所论麻黄加术汤证、麻杏苡甘汤证，多为感受寒邪日久不去，郁而化热。吴瑭在此基础上，还增加了外感暑湿暑热之邪致痹。此外，《金匮要略·痰饮咳嗽病脉证并治》中记载了用于治疗饮热互结于膈间的方剂——木防己汤。吴瑭在原方木防己、石膏、桂枝、人参的基础上去人参，加杏仁、滑石、白通草、薏苡仁而成，并称其为"治痹之祖方"，以供后世医家随证化裁。

4. 近代以后

（1）张锡纯，字寿甫，中西医汇通学派的代表人物之一，开创以中西并用治疗疾病的先河，著有《医学衷中参西录》。张锡纯对骨伤痹证的治疗，重视从内因与瘀血论治，特别是对血痹证的治疗上继承了《金匮要略》中黄芪桂枝五物汤治疗的论述，对经络受寒而致痹的提倡以黄芪温补肌肉。在痹证的治疗上无论是重视从内因调治还是提倡对黄芪的使用上，均是张锡纯对仲景思想继承发展的体现。

（2）近代以来的诸多骨伤流派，其理论或多或少都会受到仲景学说的影响，更有一些流派十分推崇仲景学说，深挖其理论，并不断融合自身流派特点以丰富自身内涵。张仲景所著《伤寒杂病论》一书中首载小柴胡汤，并载有诸多关于小柴胡汤证的论述。为后世医家将柴胡剂应用于骨伤科的治疗提供借鉴。现代相关研究表明小柴胡汤有和枢调胆理骨之功，可疗骨折，具有促进骨骼愈合，祛除瘀血的作用。如享誉全国的上海石氏伤科便善用柴胡，认为该药既能开郁散滞又可以通达上下，适用于治疗伤科内伤瘀痛气滞诸症。

从古至今，各代医家在骨伤科的治疗上，特别是对痹证的认识上，大多继承张仲景的学术思想。鉴于各种原因的不同，历代医家对骨伤类疾病的认识、治疗的角度均会有所差异。所以后世医家在继承仲景学说的同时，也会有诸多独特的创新。究其根源，依旧与张仲景的学术思想密不可分，足见其对后世影响之深远。

葛　洪

葛洪（284～364年），晋丹阳郡（今江苏句容）人，字稚川，自号抱朴子，东晋著名医药学家，三国方士葛玄之侄孙，世称小仙翁，我国预防医学的介导者。

葛洪自幼喜读儒家经典，尤喜"神仙导养之法"。16岁拜师郑隐，其神仙、遁世思想对葛洪影响巨大。葛洪一生著述颇丰，《抱朴子》是其代表作，该书分内、外两篇。内篇20卷，论述神仙方药、养生延年、禳邪却祸之事，总结晋代前的神仙方术，包含守一、行气、导引等，为医药学积累了宝贵的资料；外篇 50 卷，论述人间得失，世事臧否，阐明其社会政治观点。全书将神仙道教理论与儒家纲常名教相联系，开融合儒、道两家哲学思想体系之先河。《抱朴子》的问世，对道教的发展产生了深远的影响，另有《碑颂诗赋》百卷，《军书檄移章表笺记》30 卷，《神仙传》10 卷，《隐逸传》10 卷；又抄五经七史百家之言、兵事方技短杂奇要 310 卷，《金匮药方》100 卷，《肘后备急方》4 卷。唯多亡佚，《正统道藏》和《万历续道藏》共收其著作 13 部。

（一）学术思想

葛洪精晓医学和药物学，主张道士兼修医术。"古之初为道者，莫不兼修医术，以救近祸焉"，他认为修道者如不兼习医术，一旦"病痛及己"，便"无以攻疗"，不仅不能长生成仙，甚至连自己的性命也难保住。《抱朴子·内篇·仙药》中对许多药用植物的形态特征、生长习性、主要产地、入药部分及治病作用等，均作了详细的记载和说明，对我国后世医药学的发展产生了很大的影响。其医学著作《肘后备急方》，书名之意是可以常常备在肘后（带在身边）的应急书，是应当随身常备的实用书籍。书中收集了大量救急用的方子，都是他在行医、游历的过程中收集和筛选出来的。葛洪特地挑选了一些比较容易弄到的药物，即使必须花钱买也便宜，改变了之前的救急药方不易懂、药物难找、价钱昂贵的状况。我国药学家屠呦呦获得 2015 年诺贝尔生理学或医学奖的青蒿素，就受到了《肘后备急方》的启发。葛洪尤其强调灸法的使用，他用浅显易懂的语言，清晰明确地注明了各种灸的使用方法，只要弄清灸的分寸，不懂得针灸的人也能使用。葛洪在坚信炼制和服食金丹可得长生成仙的思想指导下，长期从事炼丹实验，在其炼丹实践中，积累了丰富的经验，认识了物质的某些特征及其化学反应，这也是现代化学的先声。他在《抱朴子·内篇》中的"金丹"和"黄白"篇中，系统地总结了晋以前的炼丹成就，记载了大量的古代丹经和丹法，勾画了中国古代炼丹的历史梗概，也为我们提供了原始实验化学的珍贵资料，对隋唐炼丹术的发展具有重大影响，为炼丹史上一位承前启后的著名炼丹家。葛洪在炼制水银的过程中，发现了化学反应的可逆性，他指出：对丹砂（硫化汞）加热，可以炼出水银，而水银和硫黄化合，又能变成丹砂。在葛洪的著作中，还记载了雌黄（三硫化二砷）和雄黄（四硫化四砷）加热后升华，直接成为结晶的现象。

（二）经典撷粹

葛洪在《肘后备急方》里面记述了"尸注"病，也就是当今的结核病。结核菌能使人身上的许多器官致病，如肺结核、骨关节结核、脑膜结核、肠和腹膜结核等，都是结核菌引起的。葛洪是我国最早观察和记载结核病的科学家。《肘后备急方》中还记载了狂犬病，被疯狗咬了，病人受不得一点刺激，只要听见一点声音，就会抽搐痉挛，甚至听到倒水的响声也会抽风，所以有人把疯狗病又叫作"恐水病"。葛洪杀疯狗取脑髓治疗狂犬病的措施，可以称得上是免疫学的先驱。欧洲的免疫学是从法国的巴斯德开始的。他用人工的方法使兔子得狂犬病，把病兔的脑髓取出来制成针剂，用来预防和治疗狂犬病，原理与葛洪的基本上相似。巴斯德的工作方法当然比较科学，但是比葛洪晚了 1000 多年。

在世界医学历史上，葛洪还第一次记载了两种传染病，一种是天花，一种叫恙虫病。葛洪在《肘后备急方》里写道：有一年发生了一种奇怪的流行病，病人浑身起一个个的疱疮，起初是些小红点，不久就变成白色的脓疱，很容易碰破。如果不好好治疗，疱疮一边长一边溃烂，人还要发高烧，十个有九个治不好，就算侥幸治好了，皮肤上也会留下一个个的小瘢。小瘢初起发黑，一年以后才变得和皮肤一样颜色。葛洪描写的这种奇怪的流行病，正是后来所说的天花。西方的医学家认为最早记载天花的是阿拉伯的医生拉芝斯，其实葛洪生活的时代，比拉芝斯要早 500 多年。

葛洪把恙虫病叫作"沙虱毒"。沙虱毒的病原体是一种比细菌还小的微生物，叫"立克次体"。

有一种小虫叫沙虱,其蜇人吸血的时候就把这种病原体注入人的身体内,使人得病发热。沙虱生长在南方,据调查,我国只有广东、福建一带有恙虫病流行,其他地方极为罕见。葛洪不但发现了沙虱,还明确了它是传染疾病的媒介。他的记载比美国医生帕姆在1878年的记载,要早1500多年。

(三)后世影响

葛洪《肘后备急方》卷一至卷四以内科病证为主,加上胡冬裴辑复内容,共计42篇,涵盖了当今中医内科学的大部分病证,也是岭南中医内科病证的首次记录,如心、脑、肺、脾胃、肝胆、肾系、肢体经络病证等,为岭南中医学的发展奠定了基础。

1. 危重创伤的部位诊断　葛洪对于全身各大致命部位的创伤,提出了科学的见解,他指出:"凡金疮,伤天窗眉角脑户,臂里跳脉,髀内阴股,两乳上下,心,鸠尾、小肠及五脏六腑输,皆是死处,不可疗也"(《外台秘要·卷二十九》)。葛洪所述及的部位,分别是颅脑、肱动脉、股动脉、心、肺、肝、脾等重要血管及脏器所在的解剖部位,这些部位受到创伤,则会出现颅脑损伤,大动脉出血不止,抑或为相应的内脏损伤甚至破裂等证候。他特别强调了血管损伤后,会导致大出血而很快死亡,他说"若中筋交脉血出不可止,尔则血尽杀人"(《外台秘要·卷二十九》),拘于当时的客观条件,要救治这样的危重伤确是非常困难的。葛洪的这些认识,表明他已有了相当高的解剖学水平,对后世产生了很大的影响,如巢元方、异远真人及钱秀昌均引入了致死部位诊断法,而且江考卿和赵廷海还发展了"三十六致命大穴"论,这不能不说是受到葛洪的启迪。

(1)严重脑外伤的诊断及预后:中医理论认为"脑为元神之府",元神受损或神明受扰,则出现一系列临床表现。葛洪对此已有了诊断经验,他所描述的"破脑出血而不能言语,戴眼直视,咽中沸声,口急唾出,两手妄举"的证候,与颅骨骨折所致的颅内血肿或脑干损伤等症状体征极其相似,这在现代医学来说,也属危重之证,故葛氏判断为"死候""不可疗"。而对于单纯颅骨骨折,无脑实质损伤,没有出现上述证候者,属颅脑损伤轻证,葛洪认为其预后多吉,他指出"若脑出血而无诸证候者可疗"(上两条均出自《外台秘要·卷二十九》)。可见,葛洪对脑外伤的诊断及预后已有了较深的认识。

(2)危重创伤的早期处理:葛洪提出危重创伤后应保持安静和情绪平稳,大出血者,要禁食酸咸酒等刺激性食物,否则引起出血不止或伤口感染。他强调"凡金疮出血,其人若渴,慎勿咸食,若多饮粥辈,则血溢出杀人,不可救也。又忌咳怒大言笑,思想阴阳,行动作劳勿多食酸咸,饮食酒热羹孺辈,皆使疮肿痛发,甚者即死"(《外台秘要·卷二十九》),并主张用生地黄汁或大豆赤小豆汁内服,以生津补血。他还提出对危重伤应"禁房室、慎起居",否则"金疮未愈以交接,血漏惊出则杀人"(《医心方·卷十八》),这些认识是很科学的,有重要的临床指导意义。

2. 关节整复　《医心方·卷五》中运用牵引整复关节脱位的方法是世界上最早的颞颌关节口腔内的复位法,至今仍为临床所沿用。在当时葛洪已认识到了骨折必伴有"筋伤",也可出现错位,他称之为"磋跌",而且还指出了骨折可出现粉碎性类型。对"被压榨堕坠舟船车马踏牛触"等原因所致"胸腹破陷,四肢摇折"等胸腹联合伤伴四肢多发性骨折的治疗他也有一定的经验,特别值得称颂的是,葛洪在总结前人用重布包裹固定的基础上,首次采取竹板外固定的方法治疗四肢骨折。其具体方法是"烂捣生地黄熬之,以裹折伤处,以竹片夹裹之,令遍病上,急缚勿令转动,一日可十易,三日即瘥"(《外台秘要·卷二十九》)。这是小夹板固定治疗骨折的最早记载。葛洪已深刻认识到了固定的重要性,因此,他提出了上好夹板后,要马上以布带系缚,勿令转动以防止骨折的再移位。同时,他还利用药物外敷,以凉血活血,《神农本草经》载地黄"主折跌绝筋,伤中,逐血痹,填骨髓",《大明本草》亦云其"助筋骨",葛洪多次运用生地黄治伤。这种以药物外敷,夹板外固定的治疗方法,对后世骨伤科治疗学的发展,产生了极为深远的影响。唐代蔺道人在《仙授理伤续断秘方》中，继承和革新了葛洪的方法和材料，改用杉木皮作夹板，增加了夹板的弹性和韧性，并提出了更加完善的骨折整复及固定理论。因此，葛氏所创的夹板外固定法，开创了中国骨伤科治疗骨折的新纪元，成为一千五百多年来，中医骨伤科乃至现代中西医结合骨科治疗骨折的常规大法之一。《肘后备急方》虽以论治急症为主，但对一些较常见的慢性病或多发病也有较精辟的阐述。其中对于慢性腰痛或腰腿痛的病因及其证治就论述得较为透彻，曰："肾气虚衰，腰脊疼痛，或当风卧湿，为冷所中，不速治，流入腿膝，为偏枯冷痹。"葛洪已明确指出该病乃本虚标实之证，以肾虚在先为本，后为风寒湿邪入侵为标，其症见初起腰部疼痛，并逐渐向下肢放射，以致下肢发生疼痛麻木，最后发展到肌肉萎缩，行动无力。这些描述即为典型的现代所称之"腰椎间盘突出症"的证候，这是世界上对腰椎间盘突出症的最早记载，而且葛氏所提出的治疗方药——独活、附子、杜仲、桂心、牛膝、秦艽、防风、川芎、芍药、细辛、干地黄等药物，均是后世治疗慢性腰痛及腰腿痛的常用药物，也是千金独活寄生汤的基本组成，至今仍为临床广泛应用。葛氏还运用巴戟天、杜仲、牛膝、狗脊、独活、五加皮、山茱萸、桂心、怀山药、防风、附子及干漆等炼蜜为丸，治疗"肾虚腰痛"及"诸腰痛"。而对于急性腰扭伤，葛氏称之为"反腰有血病"，他首次采用酒调杜仲外敷，并结合灸法治疗（以上各条均出自《肘后备急方·卷四》）。这些治疗方药一直为后世所推崇。此外，对跌仆打伤致瘀肿疼痛，或内有瘀血者，葛洪多以蒲黄、大黄、地黄、桃仁、虻虫、茅根及延胡索等，以行气活血，祛瘀止痛，这对后世活血化瘀治疗理论的发展，也有着较大的影响。

龚庆宣

　　龚庆宣（约479～502年），南齐（今江苏南部一带）人，出身于龚氏医学世家，"好方术"，精于外科学，他编撰的《刘涓子鬼遗方》流传至今，是我国现存最早的外科专著，是宝贵的医学遗产。

　　关于书名的由来有个故事：晋朝末年，有个叫刘涓子的在丹阳（今江苏丹阳）郊外夜晚燃灯打靶，忽然在前方出现一个怪物，高两丈多，刘涓子猛地一箭射去，控弦即中，顿时发出雷电般的闪光和暴风雨般的声音。刘涓子感到毛骨悚然，当晚不敢前追。第二天清晨，刘涓子率领着门徒子弟数人跟踪追迹。他们沿着崎岖的道路蜿蜒前行，来到一处僻静幽深的山谷之间，忽而迎面碰到一个拎着瓦罐的童子，便问："小鬼在干什么？"孩子回答说："我家主人昨晚被刘涓子一箭射伤，而今取水给他洗疮。"又问主人是谁，回答说名叫"黄父鬼"。刘涓子一伙便紧紧尾随着小孩，远远望见一所山间茅舍，隐隐听到捣药之声。信步来至门前，遥见屋内三人，一人正在翻阅书本，一人捣药不停，还有一人躺在床上发出痛苦的呻吟。刘涓子等人一齐高声打招呼，表示专程寻访之意。那三个人一听，吓得惊恐万状，立即仓皇逃窜，却将书本和药罐全都遗弃在地上。刘涓子一伙迅速追上前去，将书本拾起来一瞅，竟然是一部医书（《痈疽方》），刘涓子如获至宝，随即把书带走，故取名叫《鬼遗方》，意指以期托鬼神以取效于疾。义熙六年（410年），他跟随刘裕北征，任随队军医，随刘裕北征的过程中，又搜集积累了不少治疗战伤和疮疡的方子，晚年居秣陵时，对自己的医疗理论与技术进行整理，名《刘涓子方》1卷，经姐姐赠给医学世家龚氏家族；或称祖考相传此书至孙道庆，谨案处置有验，于南齐明帝建武二年（495年），因儿子年幼，苟非其人，道不虚行，与龚庆宣邻居，情款异常，临终以《刘涓子方》相赠。龚庆宣喜方术，受而不辞。并谓："既得此方，所治皆效。"南齐永元元年（499年），龚氏鉴于原书"草写多无次第"，便重新加以编次整理，做到"定其前后，族类相从"，而且还补充了若干新内容，这就成了流传至今的最早外科专著《刘涓子鬼遗方》（以下简称为《鬼遗方》）。

　　据考，最初问世的《鬼遗方》原为10卷本，《隋书·经籍志》《旧唐书》《新唐书》所载均为10卷，某些关于《鬼遗方》的内容散见于如《附广肘后方》《备急千金要方》《千金翼方》《外台秘要》《医心方》《证类本草》等书中。有的还注明其所引用的条文是出于《鬼遗方》的"第六卷""第九卷""第十卷"等,其中不少条文是现存五卷本中所没有的,可见现存的五卷本为一残本了。全书5卷,卷一除序言外,论痈疽病因和其鉴别的办法及治疗时的禁忌。但其中也有迷信的成分,如说"百神在耳,不可见血,见血者死""百神在肩,不可见血,见血者死"等;卷二为金疮、外伤治法,列举了许多药方及用药量;卷三为痈疽、发背、妒乳、乳结等疮的治疗方法,也列举了许多药方;卷四为黄父痈疽论,主要是医学理论,也讲了痈疽的治疗方法;卷五内容比较多,有治痈疽方、治疥癣方、治秃发方、治妇人乳肿方、治小儿头疮方、治竹木刺伤方、治火伤方等。

(一)学术思想

1. 强调早诊断与早期治疗　疾病的预后常与治疗的早、晚有着密切的关系,《鬼遗方》说:"夫痈疽者,初发始微,多不为急,此实奇患,唯宜速治之。急治不若速成,成病难救,以此致祸,能不痛哉!"。又说:"唯急唯速,方救生,不可缓慢,缓慢则毒气展引开阔。"(《遗论》)可见刘氏的早期治疗思想与现代医学的治疗观点基本一致,对减轻病人痛苦、提高治愈率、减少病死率等都具有重要意义。

2. 提出辨脓方法　《鬼遗方》卷四:"痈大坚着,未有脓。半坚薄,半有脓。当上薄者,都有脓,便可破之,所破之法,应在下逆上破之,令脓得易出,用铍针。脓深难见,上肉厚而生肉,火针。若外不别有脓,可当其上数按之,内便隐痛者,肉狭坚着,未有脓也。按更痛于前者,内脓已熟也。"此外首次提出以局部有无"波动"为辨脓的指征,把脉搏与体温的变化也看作诊断有脓无脓的重要参考依据。《鬼遗方》以前,在具体辨脓方法上,除《金匮悬解》里"诸痈肿欲知有脓无脓,以手掩肿上,热者为有脓,不热者为无脓"的记述外,尚未见到其他较确切的文献记载。而按照《金匮悬解》里单纯以"热或不热"来判断痈肿有脓无脓,显然是不够的,《鬼遗方》首次提出一些切实可行的辨脓法,为后世医家在痈疽辨脓的诊断上开辟了新的途径,明确地记载了局部触诊方法和有脓、无脓的临床指征,说明当时在辨脓的诊断上已经积累了一定的经验。此外,在继承前人的经验基础上,把脉搏与体温的变化也看作诊断有脓无脓的重要指征,如"复恶寒""脉迟者未成脓也""脉数脓成"等,就是诊断深部脓肿的又一依据。可见,当时已经把脉象、恶寒、发热等机体中毒性反应与蓄脓联系起来了,书中所提出的辨脓原则和方法与现代医学通常所说的有无"波动"感在概念上是一致的。

3. 对头面部炎症危险性的认识　众所周知,因头面部有丰富的淋巴管与血管网,且与颅内血管相连,故一旦感染,就有可能使炎症扩散到颅内而出现险症,特别是包括鼻、唇在内的颜面三角区及耳部周围的炎症更是如此。《鬼遗方》里对这一临床现象多次提出生长在颜面上的炎症"险症"或"害人"的告诫,还有"鼻下人中两处发者为发鬓结毒,攻作寒热交并,亦能害人""鼻骨中并能害人""唯眼后虚处最险"以及"耳门前车接骨处"不可患痈疽等论点。显然,这些记载包括了颜面三角区及耳周围在内的危险区域。从其"攻作寒热交并,亦能害人"一句分析,是指由于炎症扩散而引起的全身感染症状而言。

4. 活血化瘀在创伤科应用　《鬼遗方》对金疮、外伤等病的治疗主张用活血化瘀治则。桃核汤就是其代表性方剂,方中选用了水蛭、虻虫、䗪虫、大黄等药,他的这一见解对后世医家有一定的启发。

(二)经典撷粹

1. 灸法　《鬼遗方》中有"痈疽之甚,未发之兆,饥渴为始。始发之时,或发白疽,似若小疖,或复大痛……,审定之后即灸……"的记载,此外,《遗论》中也提到"神妙灸法"之说,可见当时治疗痈疽已广用灸法了。

2. 薄贴法 刘氏在前人的经验基础上，记述了多种散剂、糊剂、软膏、硬膏等外治方法。如仅以糊剂为例，就使用了新汲水、苦酒、酒、姜汁、鸡子白、猪胆汁等多种调药方法，并因症不同分别应用"冷敷"与"热贴"，可以认为在外科用药上体现了中医辨证观点。值得一提的是中医古老剂型之一的膏药在刘氏的著述中已大量采用。虽然早在《黄帝内经》《后汉书》里就有关于"马膏"与"神膏"的记载，但没有具体方药组成。直到两晋南北朝时期，由于炼丹术的发展，逐步产生了以铅剂，以黄丹为重要原料的膏药使敷贴这一剂型有了进一步发展，这就是目前黑膏药的源头。刘氏在前人经验的基础上，在《鬼遗方》及《遗论》里大量地记载了包括白膏药、松脂膏及黑膏药的制法及临床应用。我国所应用的黑膏药具有收敛、杀菌、生肌等作用，是中医治疗痈疽较为常用的方法之一。

3. 针烙引流法 刘氏在其著述中比较详细地记述了排脓引流的方法。他主张病变浅表者以针刺排脓，病变较深者则用火针。他说："破痈口当合流下三分，近一分针……"又说："所破之法应在下逆上破之，令脓得易出，用排针脓深难见，上肉厚而生肉"以及"针法要脓看，以意消息之，胸背不可过一寸针"等。在这里他不仅告诫人们不同部位的排脓引流应该掌握分寸，而且在具体方法上还强调"应在下逆上破之"，这对顺利引流和防止深层组织的意外损伤具有重要意义。他还强调，对"实处"与"虚处"应该有所区别。他说"痈生实处，不问深浅，有脓便开""凡近筋脉关节虚处，不得乱行针烙"。刘氏所谓的"虚处"显然是指关节腔和神经、血管等较集中的地方而言，他提示人们凡是针刺"虚处"时，必须予以足够的注意，以免发生意外。

4. 纸捻引流 《鬼遗方》中记载了"以白纸作维，维入针孔中……"的方法，这实际上是不自觉地应用了毛细管"虹吸"引流的物理现象，以增强排脓引流的作用。这一方法被后世医家发展成药捻，是中医外科换药常用的方法之一。

5. 水银软膏的应用 《鬼遗方》卷五载有水银膏方三首，即："治病疥癣、恶疮，散热，水银膏方：水银、矾石、蛇床子、黄连以上各一两。上四物两度筛，以腊月猪脂七合和，并水银搅令调，打数万过，不见银，膏成敷疮。若膏少益取并小见疮良""治小儿热疮，水银膏方：水银二两、胡粉二分、松脂二两、猪脂四升，上四味煎松脂，水银气出，下三物，搅令不见银，放冷，以敷疮上"。第三方："治痈疽瘘，水银膏：水银二两半，胡粉二两，松脂二两，猪脂四升，上四味，先煎松脂，水气尽下胡粉，搅令水银尽不见，可敷疮，日三。亦治小儿疳热疮、头疮。"葛洪《肘后备急方》卷五虽有多处记述了水银制剂用于痈疽疮疡之治疗，但从所述尚不能证明出自葛洪，明显为后人整理时所加入，很难证明为葛氏原有，从时间先后来看，亦不能证明早于刘涓子，不能证明《鬼遗方》之三首水银膏方来自《肘后备急方》。况且，今本《肘后备急方》水银之应用尚作粉剂，而《鬼遗方》则清晰说明为膏方，而且强调"消水银"的方法。该方法在欧洲的应用比刘涓子约晚 500 年。欧洲约于 10 世纪始有水银与油脂合剂的记载，约在 13 世纪才详载了水银软膏中的水银消法。

（三）后世影响

《鬼遗方》中对金疮、外伤等病的治疗主张用活血化瘀治则，这一见解对后世医家有一定的启发。如《世医得效方》便用水蛭、大黄等治疗跌打仆伤及其他瘀血症。清代唐容川根据"离经之血便是瘀"的理论，拟出了不少活血化瘀方药并用于创伤的治疗，从而使这一疗法得到更广泛的应用。

对日本外科发展的影响：《日本纪略》约成于日本弘仁十一年（820 年），记有："置针生五人，令读《新修本草》《明堂经》《刘涓子鬼遗方》各一部。兼《少小》《集验》《千金广济方》等中治疮方……令成其业。"可见日本于公元 820 年实施的医疗教育体制已明确规定：针生（外科学生）的教育中将《鬼遗方》作为教材。日本宽平五年（893年）由藤原佐世奉敕所撰《日本国见在书目录》中收有"《鬼遗方》十一，龚庆宣撰"。《鬼遗方》在日本影响大的另一方面由日本医学家丹波康赖于公元982年仿《外台秘要》体例撰《医心方》中十分重视该书可知，该书以《诸病源候论》为病证论述冠首之例，唯独第十五卷痈疽篇部分的医论，未引述《诸病源候论》或《千金方》《外台秘要》之论，几乎全部以《鬼遗方》卷一、卷四内容而罗列叙述，十分显眼，足见丹波氏对该书外科内容的重视。日本医史学家富士川游在《日本医学史》中给予《鬼遗方》对日本外科之发展的影响以高度肯定。

巢 元 方

巢元方（550～630年），籍贯不详。巢元方在隋大业年间医事活动频繁，任太医博士，太医令，业绩卓著。然而《隋书》无巢氏传记，仅宋代传奇小说《开河记》有一段关于巢氏的记载。说隋大业五年八月，开凿运河总管患风逆症，隋炀帝命太医令巢元方往视得疗。巢氏曾奉诏于大业六年（610年）编撰《诸病源候论》50卷，分67门，载列证候1739论，分别列述了内、外、妇、儿、五官、口齿、骨伤等各科疾病的病因与证候，并讨论了一部分疾病的诊断、预后以及预防、摄生、导引按摩、外科手术等一些治疗方法。此书为中国第一部中医病因证候学专著，也是第一部由朝廷组织集体撰作的医学理论著作，在中国医学史上占有重要地位，对后世影响十分深远。书中载"养生方导引法"，大都附"补养宣导"法，"以代药品"。如"风痹手足不随候"，其"补养宣导"法——"左右拱手，两臂不息九通，治臂足痛、劳倦、风痹不随"，对现代医疗体操事业有积极贡献。

（一）学术思想

巢元方以《黄帝内经》为理论基础，对内、外、妇、儿各科67类病的病因与病机、病变与证候作具体阐述，著成《诸病源候论》。《诸病源候论》是我国现存第一部论述病因证候学的专著。又名《诸病源候总论》《巢氏病源》，共50卷。卷1～27论内科诸病；卷28～30论五官科诸病；卷31～36论外伤科诸病；卷37～44论妇产科诸病；卷45～50论小儿科疾病。此书继《黄帝内经》《难经》等仲景著作之后，使中医理论更为丰富。于病因方面尤多创见，使中医病因学说趋于系统、全面。如对传染性疾病之认识，就明确指出"感其乖戾之气而发病"。又如山区多"瘿"病乃其民"饮沙水"之故；岭南"瘴气"系"杂毒因暖而生"等。小明显超出前人见解。于病理及病证方面之论述亦较精辟，超越古人。如消渴病每多发痈疽或水肿，这正是对糖尿病并发皮肤病及泌尿系统感染之最早描述。其论脚气病状曰："自膝至脚有不仁，或若痹，或淫淫如虫所缘，或脚趾及膝胫洒洒尔，或脚屈弱不能行，或微肿，或酷冷而疼痛，或缓纵不随，或挛急……若治之缓，便上入腹。入腹或肿或不肿，胸胁满，气上便杀人。"将脚气一病描绘得细致入微。于妇科则论经产带下、妊娠、无子等类；外科则详述痈疽疔肿诸疮之理、证候及预防等；于创伤外科，则记载有难度较大之肠吻合及血管结扎术等。在证候分类学上亦有较大发展，其别类分门系统而有条理，且征引典籍甚富，如《汉书·艺文志》与《隋书·经籍志》所载近300种、5300多卷医书赖此书而保存，是研究隋以前医学成就的重要文献。

在病因方面，能突破前人的见解，提出新的论点，把当时的病因学提高到一个新的水平。如流行性传染病，在隋代以前，绝大部分都概括为伤寒、温病和时行病，认为是由于气候的变异，人触冒之而发病。但至《诸病源候论》，提出单纯触冒寒毒之气发病，则不传染；如"感其乖戾之气而发病"，则多相传染。所谓"乖戾之气"，很近似于对病原体的认识。此外，更提倡预先服药预防，控制传染，这是一个很大的进步。

关于地方病，如对岭南"瘴气"，指出是由于"杂毒因暖而生"；三吴以东的"射工""水毒"，是由于水源传染；山区多见的瘿病，是由于"饮沙水"而成等。指出了这些疾病的发生与流行与该地区的气候变化、地理条件等有密切的关系，认识到疾病的地方性。另外，对临床症状及诊断方法，也都有所论述。

对于寄生虫病，《诸病源候论》中详细描述许多寄生虫的形态及其传染途径。特别对绦虫，指出是由于吃了半生不熟的牛肉和生鱼所致。并说："白虫相生，子孙转大，长至四五尺，亦能杀人。"观察非常细致，记载也是最早的。

隋以前医家，都认为皮肤病是由风邪或邪热伤于皮肤肌肉所致。而《诸病源候论》则进一步阐明有虫毒为患。如对癞、疥、癣等病，都指出有虫寄生。这是发展了前人的六淫病因学说，已认识到有病原体的存在。对过敏性疾病，如荨麻疹，认为原有"邪气客于皮肤，复逢风寒相折，则起风瘙瘾疹"，认识到发病有致敏原。如漆疮，认为"人有禀性畏漆，但见漆便中其毒"，明确了此病有个体特异性。对于破伤风病，明确指出：在外科，与金创感染有关；在妇人，与产褥感染有关；在小儿，与脐疮感染有关。并且与中风、贼风和风癫等进行了鉴别。特别是对不育症，强调不能单方面责之妇人，与男子亦有关系。全面地分析了不育的原因，体现了实事求是的科学态度。

在病理方面，对很多疾病，有详细的观察和系统的叙述。例如对麻风病病情的发展，症状的变化，都一一详加叙述。再如消渴、渴利、内消诸候，也基本反映现代糖尿病的大体病情。特别是消渴病多发痈疽或成水肿等是糖尿病并发皮肤感染和泌尿系感染的最早记载。又如黄疸病中分别论述急黄、内黄、行黄、犯黄等，补充了《金匮要略》黄疸篇的内容，使黄疸病的证候更加丰富。还有脚气病，从脚缓弱、疼痛不仁，到心腹胀急、上气以至肿满等，叙述了整个病程。对于痢疾，不但记述了不同的类型，而且对兼证、变证的记述，都较详细。又如水肿病，既叙述风水、皮水、大腹水肿和水注，又论及水症、水瘕、水癖等，对水病的论述也较为完备。

本书对病理的论述，是以脏腑学说为核心的。如中风以五脏分证，虚劳分为五劳六极七伤，又归本于五脏。外科的痈疽、疮肿，亦以脏腑经络表里，分析病情的轻重缓急。妇科的月经、带下、妊娠、产后病，亦以冲脉、任脉、心与小肠经论述病情。即便小儿科，亦强调病分先天后天、脏气脆弱、易虚易实等。说明脏腑经络气血虚弱，病邪就能乘虚侵袭，否则邪气不能为害，这是阐发了《黄帝内经》"正气存内，邪不可干""邪之所凑，其气必虚"的精神。同时充分体现了"辨证施治"的学术思想，提倡实事求是的科学态度。例如对伤寒病辨证，以证候为主，把六经病证的变化，集中起来加以比较分析。是继王叔和之后，对张仲景《伤寒论》的又一种整理方法。又如对咳嗽、痢疾、心腹痛等，从新与久、寒与热、虚与实等方面，分析病情。同是口舌干焦，但有心脾病、肺病、胃病和胆病之分；同是大便难，但有成人与小儿，妇人产前与产后之异；同为妇科病，但有已婚未婚、已产未产之别。像这样的辨证精神，贯穿于全书。

本书还发展了证候分类学。把隋代以前和当时的各种病名证候，加以整理，分门别类，使之条理化、系统化。它的分类方法，是首先分科，就全书内容，明显可以看出，是从内科到外科、妇科、儿科的。在各科之中，又以几个方面分类，如病因分类、病理分类、脏腑分类、症状分类等。这些分类方法，各有特点，又互相补充。

（二）经典撷粹

1. 痹病病机 《诸病源候论》既重邪气，又重体虚。"痹者，风寒湿三气杂至合而成痹"，"血痹者，由体虚邪入于阴经故也"，书中从正邪、气血、阴阳的角度论述了痹病的病因病机，"风寒之客肌肤，初始为痹，后伤阳经，随其虚处而停滞，与血气相搏，血气行则迟缓，使机关弛纵，故风痹而复手足不随也""然诸阳之经，宣行阳气，通于身体，风湿之气，客在肌肤，初始为痹。若伤诸阳之经，阳气行则迟缓，而机关弛纵，筋脉不收摄，故风湿痹而复身体手足不随也"。

2. 筋骨辨证　《诸病源候论》最早提出筋骨辨证："夫金疮始伤之时，半伤其筋，荣卫不通，其疮虽愈合，已后仍令痹不仁也。"指人体受到伤害，即使创面能够短时间内恢复到正常水平，但肢体行动仍会异于常人，乃会麻癵不知痛（不仁），这从另一个角度阐述了若单方面地只治疗"金疮"，而忽略"其筋"，治疗结果不理想而致"痹不仁也"。

3. 寄生虫病

（1）寄生虫病因证候的新发展：《诸病源候论》对寄生虫病发病原因、不同病的发病区域、各疾病的证候表现及对寄生虫性状、生活习性和侵入途径等进行了一系列观察记载，至今仍具领先意义。巢元方在论述血吸虫病（古名为射工、溪毒、水毒等）时指出：血吸虫病发病具有地域特殊性，以江南一带的山洞溪水、水泽沼地为该病流行区域。

（2）血吸虫的生活习性、发病季节：巢元方认为血吸虫冬月蛰伏土内，夏月在水内，人行水上及以水洗浴时易患病；雨水过大，便随水流入人家。发病季节多为春秋两季，患者有疫区水域接触的经历。

（3）关于血吸虫病的证候表现：在水毒、射工、溪毒、中水、溪温等病名下均有描述，主要表现为初起寒热恶冷、头微痛、目眶痛、腹痛、心烦、洞泄、齿龈溢血，继则饮食不入，神志错乱恍惚等。并在当时条件下提出一独特的诊断方法：以大蒜数升捣碎放入温水中，令患者自浴，浴后遍身赤色斑纹出现者，即为血吸虫感染。这种方法从今天的角度来看，或许早已落后不足一提，然而对一千多年前的医学及社会发展水平而言，是一大胆的探索和可行的措施。

（4）关于沙虱感染人：巢元方指出系由于在疫区的山洞水泽中洗浴，或阴雨天行涉于草丛中，细不可见的沙虱便"着于人身""钻入皮里"。关于预防发病的方法，巢氏指出应以微火熏燎有可疑接触史者全身，以期沙虱畏热而自行坠地。在关于沙虱病（恙虫病）的记载中，古老的以毒攻毒思想具有免疫学意义上的萌芽作用，巢氏提出在冬季将沙虱研为细屑，合麝香末涂于周身，可预防日后发病。

4. 疥疮病

（1）关于疥疮病：经过详尽的临证观察，巢氏认为疥疮的好发部位为手足之间，而后渐及身。致病原为疥虫感染，疥疮发病部位溃烂处可用尖细物挑出疥虫，而治愈该病的关键在于虫死病除。他指出感染途径为身接，预后善恶在于疥虫侵入体内的数量及深浅程度，治疗时可采用艾灸疮面的方法以杀灭疥虫。

（2）肠道寄生虫的记载：关于绦虫病，巢元方指出是由食入不熟的牛肉导致发病。命名其致病原为"寸白虫"，为九虫之一，每节长一寸而形扁色白。或因食生鱼饮乳酪而致，使寸白虫入侵体内。关于蛔虫，书中称为"蛇瘕"，因蛔虫形状似蛇，发病时多缠绕成团而似瘕，成因在于饮污井之水等不良饮食习惯。巢元方在没有任何可以借助的观察检测仪器的条件下，通过大量精细入微的临床观察和猜测，对于各种寄生虫病的论述大都比较切合实际，对后世影响深远。

5. 过敏性疾患　属于免疫系统功能障碍导致的各种变态反应性疾病。在隋代，人们认识人体免疫系统状态的能力还是非常有限的，而《诸病源候论》中关于"漆疮"的描述，弥补了病因学在这一领域中的空白。巢元方观察到同样接触到漆，有人立即面痒，继之胸、臂、腿及身各部均瘙痒肿起，凡以手搔之，红肿迅速蔓延，重者通身疮毒如豆或大如杏枣，脓肿热疼痛；再次接触，依然发病如初，这类人便是"禀性畏漆"者；而另有许多人终日烧煮漆，却反不为之所害。巢氏认为这是在于人本性中对漆耐不耐之别的禀赋差异，人无论男女大小，皆有耐漆不耐漆者。这对接触过敏性病变的认识，尤其是对个体差异的认识，无疑是十分正确的。

6. 真心病　对"真心病"病因的介绍，巢氏指出：心之正经不可伤，伤之而痛为真心痛，朝发夕死，夕发朝死。更进一步区别发病之预后不同的原因，巢氏强调根本原因在于伤正经者速死，伤支别络脉者乍间乍甚，故原因在于伤损动脉的大小主次之别。

7. 肠吻合术　《诸病源候论》还论述到肠吻合术的实施方法、步骤、术后注意事项等。肠吻合术应用于腹部创伤肠管断裂者，取断肠两端可见者，迅速以针缕如法，边续断肠，后取鸡血涂于缝口上，勿令气泄，推入腹内。术后护理重点在于二十日内研米粥饮服，不可饱食，术后百日方可正常进食。更为惊人的是，《诸病源候论》还记载了大网膜的切除术，包括坏死的大网膜部分血管结扎和大网膜部分切除术。采用生丝线将腹部外伤中受损的大网膜动脉结扎一夜，造成供血区域的扇形坏死，次日将其坏死部分一并切除；切除术后不可立即缝合腹腔，须将腹腔内血汁导出（引流）；缝合部有严格的纵横、阴阳、逆顺、缓急等层次区别，使膝理皮肤，复愈如常。这一记录证明了《诸病源候论》所介绍的腹部外科水平是公元 7 世纪人类外科医学的最高峰。

（三）后世影响

《诸病源候论》是我国医学史上第一部系统总结疾病病因、病理、证候的专著，并对隋以后医学的发展产生了巨大的影响，对祖国医学的发展有突出贡献，为历代医家所推崇。创"补养宣导"法，广泛运用导引法于医疗。

《诸病源候论》具有很大的历史价值。从《汉书·艺文志》到《隋书·经籍志》，所记载的古代中医书籍，有近 300 种，5300 多卷，能流传至今者已经很少，其中一些资料，因此书而得以保存下来。所以要研究隋代以前的中医学术成就，该书是一部重要文献。

该书对唐代以后的医学影响亦是很大的。如唐代的《千金方》《外台秘要》，引用内容很多；宋代的《太平圣惠方》，基本采用该书的分类法，而且每门都冠以《病源》之文。

明代的《普济方》，亦沿用该书体例，引用该书之论；清代的《医宗金鉴》，尚受其影响。至于唐以后各名家，论证病理时，取材于此而加以发挥者，更是难以数计。

宋代、明代官署，还以此书作为考核中医的内容之一。宋代宋绶的序文中说："《诸病源候论》会粹群说，沈研精理，形脉之证，罔不该集。明居处、爱欲、风湿之所感，示针镵、拆引、汤熨之所宜，诚术艺之楷模，而诊察之津涉。"

清代《四库全书总目提要》亦云："其书但论病源，不载方药，盖犹《素问》《难经》之例……《内经》以下，自张机、王叔和、葛洪数家书外，此为最古。究其要旨，亦可云证治之津梁矣。"清代周学海亦说："汉晋之间，明医辈出，类能推见大义，施治有效，故其论颇多可采，历年久远，散佚不可复见矣。独隋巢氏所辑《诸病源候论》见传于世，今日而欲考隋唐以前明医之论，独有此书而已耳……且博采兼收，于人间病名略尽，可不谓勤矣哉！"

孙思邈

孙思邈，自号孙真人，京兆华原（今陕西铜川耀州区）人，是我国隋唐时期著名的医药学家，关于其生卒年，众说纷纭，目前最推崇的说法是 581～682 年，是历史上成就卓著的一代名医，后世因其巨大的贡献，尊称他为"药王""孙处士""鸿儒者""居士者""圣童"。据记载，孙思邈主要著作有 90 余部，其中有近 30 部可以肯定为孙氏著述，其余大部分已佚失，几乎唯有《备急千金要方》和《千金翼方》广传于世。

孙思邈出生于耀县县城东北，距城大约十五华里的孙家源村，该村人民生活十分艰苦。幼年的痛苦经历，使孙思邈看到了疾病的严重危害，进而萌生出学医的愿望，立志以医为业。诵读典籍，汲取他人学术思想，虚心拜访名医，亦不耻下问。652 年，孙思邈撰成《备急千金要方》，被林亿赞为"厚德过于千金，遗法传于百代"。在此 30 年后，又写成《千金翼方》。两书合称《千金方》，是孙思邈一生的智慧结晶和成果的总结，是继《伤寒杂病论》之后，医药学的再一次大总结，是我国现存最早的医学百科全书，对国内外的医学发展具有巨大的贡献。

（一）学术思想

唐代以前的医学资料和临床经验，是孙思邈汲取各家之长的源头，其广博的文、史、哲知识，为孙氏的学术奠定了坚实的基础，唯心与朴素唯物论并存的意识形态，影响着孙氏的思想理论体系。其在骨伤科方面成就亦颇为突出。

中医对骨折损伤所采用的药物疗法，在孙思邈之前就已有一定的经验。但将这些药物进行理论性总结归类，却是孙思邈首创。《千金翼方》中分列了"补骨髓""坚筋骨"和"长肌肉"的药物50余种，并提出了用药物来促进骨髓、肌肉的生长修复，使筋骨坚固、强壮、有力。孙思邈从《黄帝内经》中"肾主骨""肝主筋""脾主肉""肾生骨髓""髓海有余，则轻劲多力""髓伤则销铄胻酸"等肾与骨髓、骨髓与骨的理论出发，首次提出使用药物补肾养髓来促进骨生长修复，调补肝脾以补养气血，理气活血以促进筋、肌肉的生长修复。一千多年来，骨伤科从气血论治、从肾论治的治疗观，是源自孙思邈的。

孙思邈对于骨愈合的病理生理概念，并不是纯属推理，既来源于前人的认识，也源于他长期对骨愈合实践观察所得。从现代药理学角度来看，孙思邈在7世纪对骨等组织生理病理的宏观认识，已被近代微观证明是科学的。他归类的50余种药物，不仅在一千年前是骨伤科从气血调治、从肾论治的常用药，至今也仍是临床常用药。因跌打压撞等损伤所致的瘀血与疼痛等证候，运用化瘀、止血、止痛、补血等方法，现已成为后世骨伤科治疗的常规疗法。

（二）经典撷粹

1. 危重创伤的救治　《备急千金要方·卷二十五》言"金疮出血，其人必渴""烦满危笃证也"。就其病机言，大出血时，元气、阴血随之丧失，心失所养、唇失液润。故失血后烦渴与否，是鉴别诊断亡血的重要依据。其救治原则有三个：首先"登时以药封裹"，"重布裹之"。这种加压包扎的方式，至今仍用于急诊止血。其次"渴当忍之，慎勿咸食。"现代医学认为，出血性休克的患者，因为缺血缺氧，可导致肾血管痉挛。早期一般都有钠水潴留倾向，须禁食水盐。再有伤后"忌嗔怒、大言笑，思想阴阳、行动作劳，多食酸咸，饮酒热羹臛辈"，否则"血动溢出杀人"。情绪波动、不适当的运动或进食刺激性食物，均可能加剧患处肌肉收缩，从而使损伤易破的血管壁再次破裂，造成继发性的大出血。针对此并发症，现代在输血条件未足够充分时，不能轻易手术，更不必说当时的环境了。损伤昏厥，是创伤刺激引起的意识障碍或意识丧失，多发生在"从高处堕落"或"卒然被打损"之后。患者虽无伤口或外出血，但因"血瘀凝积""血门抢心"以致"气绝不能言，状如已死者"。这些症状类似于现代创伤性休克。而《千金方》揭示其病机为瘀血，与休克的病理——微循环障碍，在观点上十分吻合。救治之法："可擘开口，热尿令下咽喉"或将泥土蒸热，用布包熨伤部位，"取痛联止"。在此之后，后代伤科方书几乎都引录、推荐此法，显然有抢救成功的经验。如今，这种热浴、热敷的物理疗法，经过发展改进，已广泛运用于多种骨伤科疾病。"头破脑出，口噤不开"，为颅骨骨折合并脑损伤的危重症。孙思邈创制治疗上部诸窍出血的名方"犀角地黄汤"。除此之外，《千金方》还载："堕伤内损，吐血甚者，用大胶艾汤。"上述治疗经验，至今仍为临床所袭用。

2. 开放性创伤的处理　开放性创伤，唐称为金疮。孙思邈认为：金疮伤口感染"毒气"或"风水"，可致"肿热疼痛，脓坏"，或"角弓反张，口噤不能言"，甚至"毒攻欲死"。因此，对外伤伤口处理，要防治感染和破伤风。

（1）伤口的洗涤与包扎：对于"新创"，需要"沸汤""酒"或"盐水洗，新帛拭干，然后敷膏，以帛裹上，勿令中风"。这种清创消毒包扎方法与现代外科相比较，并无明显差别。并且《千金方》还别开生面地应用哺乳动物的皮肉外敷于创伤局部，如"裹羊皮疗杖疮，新鲜羊肉敷疮口"，疑似为异体植皮的萌芽。

（2）伤口的引流：已感染的创口，则采用引流术，如"若创甚深，未宜速合者，纳少滑石，令疮不时合也"。若出现创口闭合"作脓者"，应及早切开引流，"以锋针当孔上刺之脓"。排脓要彻底，"须臾拔根除"。然后用葱白、薤白、黄连、蒲公英、雄黄、桑白皮、白茅根等煎水冲洗创口，以"除毒去秽"，消炎控制感染。

（3）伤口的缝合：提出对于创面较大的撕裂伤，需清创缝合，如"治马啮人阴卵脱出，推内之，以桑皮细作线缝之"。孙氏的阴囊缝合术，反映了6世纪我国创伤外科的手术水平，较之其他国家医学应用清创缝合术早1000余年。

3. 骨折脱位的诊疗　骨关节创伤主要有骨折、脱位两大病证。《千金方》较早记载了颞颌关节脱位症，称之"失欠颊车"，并提出整复后需采用蜡疗、热敷以助关节功能恢复。对于骨折，《千金方》明确提出：除有"折骨疼痛"之单纯性骨折外，还有一类"骨碎筋伤蹉跌"的复杂性骨折。这里，骨碎即粉碎性骨折，筋伤系神经、肌腱等软组织损伤，蹉跌指骨折移位。后二者均是"骨碎"的常见合并症。骨折的治疗，《千金方》除推崇《肘后备急方》的竹板固定法外，还记载有"若有聚血在折上，以刀破之"的切开复位手术疗法。鉴于单纯夹板外固定常有"举动不能"等功能障碍的弊端，所以孙氏强调，在固定的同时，必须适当进行按摩和功能锻炼。书中详细介绍了捺、捻、顿、细、耸、掘其肩、肘、腕、膝、足的练功方法。这种将外固定和功能活动熔为一炉的骨折疗法，奠定了之后1300余年中医治疗骨折"动静结合"的原则。为了加速骨折愈合，孙氏还提倡内外兼治，筋骨并重，如疗折骨，以生地黄"熟捣，用敷所损伤之处"。合并"伤筋"者，"取蟹头中脑及足中髓熬之内疮中"。由于伤折内动全身气血，因此，必须根据病情有针对性地选用桃仁、红花、人参、当归、川芎、芍药、大黄、接骨木、骨碎补、杜仲、磁石等品内服以活血消肿止痛，续筋接骨生肌。

4. 骨疽、骨瘤的辨治　《备急千金要方》《千金翼方》均有骨疽、骨瘤的专论，骨疽类似于现代的骨髓炎。孙氏科学地认识到其病理性质是久痛不瘥，"疮内生虫，附骨成脓"的一种继发性感染灶，分急、慢性两类，并"喜著大节解"（即多发于大关节），实属难能可贵。《千金方》还首次形象入微地描述了慢性骨髓炎之瘘管及死骨形成的体征特点，曰："深烂青黑，四边坚强，中央脓血汁出，百药不瘥。""瘥而复发，骨从孔中出"。其治疗，如"初得附骨疽，即须急服漏芦汤"。《千金方》将肿瘤分为瘿瘤、骨瘤、脂瘤、石瘤、肉瘤、血瘤六类。这是中医肿瘤学最早的系统分类法，一直沿用至明清时期，其中的一些名词已为现代肿瘤诊断学所用。此外，对恶性肿瘤晚期全身衰竭证候也作了记录："大如杯盂升斗者，不瘥，令人骨消肉尽。或坚，或软，或溃，令人惊悸、寤寐不安，身体蜷缩。"并告诫："凡肉瘤勿治，治则杀人，慎之。"由此可见孙氏已认识到，不适当地切割恶性肿瘤，会诱发转移，加速死亡。对于骨肿瘤及其溃疡期之"恶疮"，《千金方》创制"青龙膏""乌膏""陷肿散"等具有活血化瘀，补肾助阳，软坚散结的内服外用药进行治疗。这些方药后人多有沿用，其治疗大法，更是成为中医治瘤的传统经验。

5. 筋骨痹腰疼的治疗　唐代以前，多数医家针对痹证的认识，仍遵循《黄帝内经》的原则，认为其属风湿寒三气杂合为患。孙氏遵古不泥，结合自己的实践，提出痹有二类："历节痛，筋脉拘挛不能伸"属"诸风"；"腹膝冷痛，筋无力，屈伸不利"，则属"虚劳"。这种活血祛风的治疗宗旨，是后世"治风先治血，血行风自灭"之先声。对于"历节风著人，服诸汤犹胜不治"的患者，还据情施以针、灸、熨、敷、导、贴等疗法。

6. 补骨髓、长肌肉、坚筋骨的药物

（1）补骨髓：孙氏选择补骨髓药物以草部居多，计有 8 味，即干地黄、防葵、菟丝子、天门冬、贝母、淫羊藿、附子、天雄。

（2）长肌肉：孙氏载长肌肉药 29 种，以草部和木部药居多，草部 14 种，木部 6 种。草部药包括藁本、天门冬、干地黄、菟丝子、当归、白芷、蠡实、垣衣、麦门冬、泽泻、薯蓣、石斛、甘草、五味子。木部药包括无食子、枳实、楮实、柏白皮、五加皮、蜀椒。

（3）坚筋骨：坚筋骨药以木部和玉石部药为多，木部 6 种，玉石部 5 种。木部有杜仲、干漆、枸杞、蔓荆实、五加皮、酸枣仁。玉石部包括玉泉、矾石、金屑、空青石、钟乳。

7. 推广葛洪的骨折疗法以及前人的功能按摩疗法　孙思邈介绍并发扬了葛洪诊治骨折脱位以及整复下颌关节脱位的经验，极大地推动了骨折诊断治疗学的进步。具体体现在：孙思邈于《千金方》的"七窍病上"和"被打"卷次中引了葛洪论治骨折的经验，使葛洪时期的骨折治疗技术得以传世，在他之后一百年，蔺道人《仙授理伤续断秘方》一书问世，所应用的骨折固定技术，与葛洪是一脉相通的。而孙思邈在《千金方》中对葛洪经验的继承，起到了承前启后的作用。

除此之外，孙思邈在《千金方》中还介绍了"老子按摩法"来锻炼腕、前臂旋转和肘、肩的功能，锻炼下肢关节的功能，锻炼背肌力及脊柱的功能。并概括其练功的方法为扭、托、顿、挽、直纵（跳跃），按摩的手法为擦、捻、抱、打、推、振、捩、捺八大法。其中练功的五大法，至今还是骨伤科功能锻炼的方法。只不过在此基础上结合了局部解剖生理特点及损伤愈合时期及具体时期的具体应用而已。

（三）后世影响

1. 宋金元时期　宋代是中国医学发展的一个十分重要的转折期。北宋历朝皇帝都将医学视为仁政之一，重医明医，这对当时医学的发展无疑起到举足轻重的作用，对《千金方》的推广产生重大影响，使人们发现并广泛认识到这部著作的医学价值，孙思邈的影响也逐渐扩大。具体而言，孙氏是易水学派的先导，体现在：《备急千金要方》中列脏腑虚实病证，开脏腑辨证之先河；以脏腑为纲，将杂病归于有关的脏腑下，对精气亏虚的治疗，作了探讨和总结，这对后世易水学派的形成有莫大的启迪。到金代时，张元素直接沿袭《千金方》的理论完善了以脏腑寒热虚实作为病机辨证的学说，成为易水学派的开山鼻祖。并且在其处方用药过程中，都体现出孙思邈的学术思想。在此之后，李杲创"脾胃论"和"内伤说"，对脾阳的升发有独到见解，擅长用补中升阳之法。治内伤用补土生金、升降阴阳之法，即受孙思邈"由益气与升阳诸品组成"理论所影响。可见，孙思邈学术思想对李东垣组方和主治的理论影响之大。罗天益详述三焦辨证，逐渐形成了独具学术特色的易水学派。朱丹溪虽承河间之学，但独尊滋阴降火，常以饮食色欲作为箴。这个观点，与《备急千金要方》重视保养精气的学术思想十分契合。孙思邈所强调的纵欲伤害和保精之法，对朱丹溪滋肾阴、泻火的治则治法，在学术理论上是有影响的。除此之外，朱丹溪《格致余论》中论述的养生养老与孙思邈《千金方》的"养性""食治""退居""辟谷"等篇的理论也高度相似。

2. 明清时期　明代张介宾对命门的含义和阴阳互根、精气相生都有着深刻的理解和发挥，他所创制的左归丸、右归丸，具体体现了阴阳互求的奥旨，这一主张与孙思邈的理论及组方有所关联。

3. 近代以后　现代骨伤科和推拿科中，从创伤、脱位、骨折再到骨肿瘤，这些疾病的辨证用药、手法治疗，仍旧存在着孙思邈的学术理论。如肩关节、髋关节脱位在复位前，要用麻醉药物松弛肌肉痉挛，从而使手法复位更容易实现；缝合创伤时，使用肌松剂松弛肌肉，使创口易于缝合；孙思邈所创独活寄生汤更是被用于腰椎间盘突出症、腰椎管狭窄、关节炎、强直性脊柱炎、类风湿关节炎等疾病，并且取得了非常好的临床效果。

不止国内，20 世纪以来，在日本，孙思邈著作的翻刻版本就达 20 余种。1974 年日本还成立了《千金方》研究所，足见孙思邈影响的深远。在美国，许多医学专家在医学杂志上撰文介绍描述孙思邈。有研究者认为预防接种和血清疗法，就是源自孙思邈。英国的科学家把《千金方》中的一些论点，写入《中国科学技术史》一书中，德国慕尼黑大学医史研究所所长和许多医学专家，把孙思邈的著作译成德文并广为传播。此外，朝鲜的《医方类聚》《东医宝鉴》等书籍也是以《千金方》为主要参考编写而成的。越南、新加坡亦有把孙思邈当作神医来供奉的记载。

王　焘

王焘（670～755 年），唐代郿（今陕西郿县常兴镇车圈村王家台）人。他是唐代著名医家，其著作《外台秘要》颇为后人称赞。他不存个人偏见，博采众家之长，在《外台秘要》中，他引用以前的医家医籍达 60 部之多，差不多所有的医家留下来的著作都是他论述的对象，可谓"上自神农，下及唐世，无不采摭"。

王焘从小体弱多病，母亲南平公主身体也不好。他十分孝顺，不解衣带地照顾母亲，还阅读了大量医书，寻找灵方妙药，渐渐地对医学产生了兴趣。王焘曾经担任徐州司马和邺郡太守，后在当时的皇家图书馆——弘文馆任职。自此，他便如饥似渴地在那里阅读晋、唐以来的医学书籍。在系统阅读大量医书的同时，他还认真地作了详尽的摘录，夜以继日，年复一年，积累了大量的医学资料，其中仅古方就有五六十家之多。后来，他被贬职到房陵，遇赦后就近安置在大宁郡，当地气候炎热潮湿，百姓得了瘴气，十有六七难逃一死。他依照随身携带的验方施治，竟然把即将死去的人神奇地救了回来，由此，他便决心发愤编写医书。

（一）学术思想

王焘对唐以前的医学进行了比较全面的整理和总结，不仅于医药学方面有所成就，而且在中医文献学方面做出了巨大的贡献。

1. 中医文献学方面的成就　王氏全面整理保存了从古代到唐初的医学典籍，其所著《外台秘要》中引用文献 69 家 2802 条，除《伤寒论》《诸病源候论》《刘涓子鬼遗方》《针灸甲乙经》等当时尚存医籍外，其他还有范汪的《范氏方》，陈延之的《小品方》，僧深的《深师方》，崔知悌的《崔氏方》，张文仲的《张文仲方》，许仁则的《许仁则方》，甄立言的《古今录验方》，宋侠的《经心录》，谢士秦的《删繁方》，姚僧垣的《集验方》，唐玄宗的《广济方》，孟诜的《必效方》，刘贶的《刘氏方》，李郎中的《近效方》，以及不详姓氏的《救急方》《延年秘录》《备急方》等数十种医籍，这些医籍到宋代都已散佚，由于王焘的引用而得以部分保存。故清人徐灵胎云："唐以前之方，赖此以存，其功亦不可泯。"王氏不仅搜罗详备，笼而不杂，先论后方，次序井然，更出色的是方法严谨，体例统一，对 1104 门所引用的理论和方剂等，都一一注明原始出处和来源、书名和卷数。若该方、论同出于多种医书，也都详列不误，有的还注明作者校勘正误的意见，这是我国医学史上整理医学文献详诠引书卷第的创始。他不但为后世提供了极其丰富的医学资料，为唐以前已遗失医书的辑佚提供了良好的条件，还创立了整理文献的科学方法，为后世树立典范。

2. 对我国医药学多方面的创造性成就的总结和反映　王氏所论包括内、外、妇、儿、五官、精神病、外伤急救与兽医等科，内容广泛。在内科方面，特别重视急性传染病，对伤寒、肺结核、疟疾、天花、霍乱等均有论述，如肺结核，他在《诸病源候论》"虚劳""骨蒸"的基础上，把"肺痨"病的下午潮热、盗汗、面部潮红，以及神经、消化系统的症状，描述得非常细致，并提到若有赤黑色大便或腹水等并发症出现，则是病情发展严重的象征。他还对天花的症状，如发疹、起浆、化脓、结痂的全部过程，以及预后判断都作了明确的说明，可见当时对这些急性传染病的诊断、防治，都达到了较高的科学水平。至于治疗方法，除药物处方外，他还介绍了艾灸疗法、人工急救，以及疾病检查、医疗护理等方面的技术经验。如引《必效方》治阴黄条云："每夜小便中浸白帛片，取色退为验。"这说明当时发明了尿的物理检验。又如引李郎中消渴方云："消渴者……每发即小便至甜。"这是世界上关于糖尿病人小便发甜的较早记载。其他如倒睫病理和用镊子拔除倒睫的手术要求、套管灼法在口腔科治疗上的应用、口腔科烧灼切开口腔脓肿、齿垢剔除和钳残齿根技术、牙齿蛀洞之填充技术等，都由于王焘的整理而保存下来。今天我们能得以知道其较早出现时间，也体现了王氏引书详注出处的重要意义和价值，同时也说明他忠实于前人的高贵品质和治学的严谨态度。

（二）经典撷粹

1. 瘀血之症　王氏所论瘀血之症指坠堕等所致损伤部位的瘀血或瘀血聚腹而不出之症，载方42首，其中12方用了大黄。如"《广济》疗从高堕下，内损瘀血，消血散方……"，其中大黄十二分，跌下致瘀血内留，血行之道不得宣通，瘀积则为肿为痛。故采用"消血散"以除去恶瘀，使气血流通，则可阻止恶血攻心及其他不良后果。阐明了局部损伤和整体的关系，指出在治疗时必须相互兼顾，符合伤科"内外兼治"的治疗原则。再如"《深师》疗从高堕下伤内，血在腹聚不出，疗下血方，取好大黄二两，桃仁三十枚……"，此法是根据《素问·缪刺论》中"有所堕坠恶血留内，腹中满胀，不得前后，先饮剩药"而立法制方的，说明了攻下逐瘀法当时较为流行。

2. 接骨续筋　对于伤骨伤筋的治疗用药，王氏多次提及地黄。或熬之以酒服之；或捣汁服之；或熬之敷伤处再缚以夹板。是取其《神农本草经》"主折跌绝筋，伤中。逐血痹、填髓、长肌肉"之功。《外台秘要》："疗骨折，接令如故，不限人畜地方，取铜铜，错取末揭……和少酒服之；亦可食物和服之。"叙述王氏推崇铜类接骨药。用铜屑治疗骨折来自民间治疗牛马骨折的经验，然后移用于人。此后铜类药在接骨处方中被广泛应用。近代研究显示铜类药物对骨折断端有明显的修复作用。

3. 骨痈疽　用药外敷、外洗，促使痈肿消散是传统的方法。王氏用石灰、湿桑灰、柞栎煮汤或敷；或用甘草或芒硝煮水淋洗疗代指［指（趾）急性骨髓炎］。还主张用赤小豆薄涂令消散。首创著名的"白蔹饭石散"，用鹿角、白蔹、白麦饭石（火煅）为末和酒调敷痈上。对附骨痈王氏强调切开排脓要彻底，切口需在痈疽之下，并注重引流，指出："按之即复者有脓，当口破之，脓出不尽，稍深蚀骨，骨碎出，当以鱼刺导侧际。以下头破，令脓出尽，出尽则骨生愈矣。若恶肉不尽者，食恶肉药去之……，或骨痈，亦名胫疮。亦有碎骨从中出，可温赤龙皮汤洗之，溃肉多者，傅白茹散食去之。后常敷家猪屎散得瘥也。"这说明切开排脓要注意位置以利引流，并介绍了治骨痈的方法方药。排脓之后，当时已认识到必须彻底清除坏死组织和死骨，由于这时期麻醉尚不健全，因此多应用药物外敷行追蚀，积累了追蚀疗法的经验。

4. 辨证论治"内伤"和"外损"　"凡金疮伤天窗、眉角、脑户、臂里跳脉……皆是死处，不可疗也。又破脑出血而不能言语，戴眼直视，咽中沸声，口急唾出，两手妄举，此皆死候，不可疗。若脑出血无死诸候者，可疗。"客观科学地描述了严重创伤的致死部位，对后世创伤科学的发展有一定的影响。在内伤诊治上，王氏对前人的经验进一步验证并加以总结提高。关于吐血症，指出"此病有两种，一者缘坠打损内伤而致此病（指吐血）。一种缘积热兼劳而致此病"。还指出在损伤方面有外损和内损两大类："又此病有二种，一者外损，一者内伤，外损因坠打压损，或手足肢节肱头损伤折骨节，痛不可忍，觉内损者，须依前内损法服汤药，如不内损，只伤肢节，宜依后生地黄一味敷之法，及芥子苏等摩之方。"

（三）后世影响

《外台秘要》成书于天宝十一年（752年），是一部重要的医学著作。全书共40卷，分1104门、载方 6000 余首，涵盖风、外、骨、妇、产、小儿、精神病、皮肤、眼、齿等科。为继《诸病源候论》和《备急千金要方》后的又一巨著。以上三部医书对祖国医学颇有贡献，被后人称其为隋唐时期的三部医学代表作。尤其《外台秘要》是在前两部著作的基础上编撰的，所以无论在理论方面还是方药的应用上都有进一步的发展。

蔺 道 人

蔺道人（一说生于约 790 年，卒于 850 年），姓蔺，名失考，唐代长安（今陕西西安）人。著有《理伤续断方》，后改名为《仙授理伤续断秘方》，书中汇集唐以前骨伤科疾病诊治经验及成就，其理论简洁、内容丰富、着墨不多、言简意赅，总结了理伤正骨基本原则、手法及相关方药，奠定了骨伤科辨证、立法、处方与用药的基础，是我国现存最早的骨伤科专著，具有很高的临床应用价值，奠定了中医骨伤科治疗学基础，对中医骨伤科学的发展起着重要作用。

据传蔺道人为一有学识僧人，精于骨伤理论和医疗技术，唐会昌年间因"会昌法难"流落到宜春钟村结庐隐居，耕作自给。一个偶然机会，蔺道人为钟村一彭姓老者的儿子治好了"折颈挫肱"之骨伤，一时名声大振，求医者日众。他不胜其烦，为图清静，便将理伤疗骨医术传授给彭叟这位宜春钟村人。蔺氏"有书数篇，所授者特其最后一卷"，即今言之《仙授理伤续断秘方》。

（一）学术思想

蔺道人以《黄帝内经》《难经》、道家学说等理论为指导，总结前人及自身诊治经验而著成《仙授理伤续断秘方》，全书共一卷分三论，文字简练，首论"医治整理补接次第口诀"，共有条文 43 条，简明地论述治伤十四步骤、整骨手法、调理宜忌、方药应用要领及原则；次论方论、又治伤损方论记述了内服、外治方剂 46 首，用药 140 味，其中内服方 36 首，包括丹方 3 首、丸剂 12 首、散剂 13 首、汤剂 8 首，外治方 10 首（包括洗药方 5 首，贴药方 5 首）。全书对损伤性骨折、关节脱臼、手法复位、清创缝合、牵引固定、扩创填塞等治疗方法均有叙述。

1. 气血学说　蔺道人提出了"便生血气，以接骨耳"的气血理论，认为对骨折的治疗无论是闭合性骨折的局部治疗，或是开放性骨折的手术治疗，抑或是全身性兼症的调理均需注重整体观念，因机体的某一处损伤皆可能引起全身的气血、经络、脏腑运行障碍或功能的紊乱，若不及时内服药物调治会导致死亡的发生。《仙授理伤续断秘方》曰："凡损伤之症，必有瘀血留内……凡肿是血作……腹有瘀血，灌注四肢，烦闷不安……瘀血不散，腹肚膨胀，大小便不通上攻心腹，闷乱至死者……""凡跌损，肠肚中污血，且服散血药……""凡伤重者，未服损药，先服气药，如匀气散""凡损，……合药断不可无乳香、没药……""……劳伤筋骨，肩背疼痛，四肢疲乏，动用无力。常服壮筋骨、治经络、生气血""治扑损伤折，骨碎筋断，疼痛痹冷，内外俱损，瘀血留滞，外肿内痛，肢节痛倦……常服补损，坚筋固骨，滋血生力，神验不可具述……""治诸伤劳损，腰折筋骨，风湿挛拳。壮筋骨，活经络，生气血"等。蔺道人以不同病理阶段的气血变化进行辨证施治贯穿于全书，为唐代以后骨伤科诊疗技术的发展奠定下了坚实的理论基础，奠定了骨伤科疾病诊断与治疗的基本理论，从而揭开了中国骨伤科疾病诊断与治疗崭新的一页。

2. 治损七步　蔺道人认为凡暴力引起的机体内部气血经络紊乱、脏腑损伤或功能紊乱者统称为内伤，根据不同时期的临床表现创立了七步内伤治损方法，开创了骨伤科内伤辨证论治用药的理论基础。第一步大承气汤或小承气汤或四物汤治疗创伤早期重症，瘀血停积，瘀滞不散，如二便不通则以攻逐瘀积；第二步用黄末药，第三步用白末药，治疗损伤后因败血瘀滞而以肿痛为主症者，宜服用活血散瘀、消肿止痛黄末药，黄末药性味迅猛，而白末药则较缓和，按体质、病程不同而设；第四步乌丸子和第五步红丸子治疗创伤中期，瘀血未清，气血内耗阶段出现"无力""手足缓弱外肿内痛"等症状宜理气活血，散瘀舒筋，强筋壮骨；第六步麻丸子用于创伤后期，气血内耗，经络空虚，筋骨失养，以壮筋骨，活经络，生气血；第七步活血丹则是针对创伤晚期出现的后遗症，以理气活血，散瘀化滞，温通经络。蔺道人所创七步内伤分期诊疗方法是自汉代以来人们采用药物内治创伤骨折经验的理论总结，成为后世骨伤科医生三期辨证论治、处方用药的楷模，至今仍指导着临床实践。

3. 治伤六法　《仙授理伤续断秘方》开篇即总结出治疗开放性骨折十四个具体步骤："一、煎水洗。二、相度损处。三、拔伸。四、或用力收入骨。五、捺正。六、用黑龙散通。七、用风流散填疮。八、夹缚。九、服药。十、再洗。十一、再用黑龙散通。十二、或再用风流散填疮。十三、再夹缚。十四、仍前用服药治之。"对闭合性骨折的治疗蔺道人也总结出六法（麻醉、清创、复位、固定、练功、用药），《仙授理伤续断秘方》曰："凡伤重者，必须用药水泡，然后涂药。凡骨破打断，或筋断有破处，用针线缝其皮（清创缝合法）……凡捺正要时时转动使活（正确复位法）……凡夹缚，用杉树皮数片，留开皆一缝，夹缚必三度（夹缚固定法）……凡损药必热，便生血气，以接骨耳。凡皮破，用风流散填，未破用黑龙散贴（内外用药法）……凡曲转，如手腕、脚凹、手指之类，要转动，用药贴，将绢片包之后时时运动。盖曲则得伸，得伸则不得屈，或屈或伸，时时为之方可（功能锻炼法）。"蔺道人在骨折整复前常用整骨麻药（术前麻醉法）来提高整复效果并减轻病人痛苦，在理伤观察过程中追求动静结合，使骨折的愈合与肢体功能恢复同时并进，避免关节僵直。对开放性骨折"拔伸不入时""以快刀""取开捺正"，术后填涂药物，再用针线缝合其皮肤等手术治疗，对现代中西医结合治疗骨折起着实质性的指导意义。

（二）经典撷粹

1. "椅背复位法"治疗肩关节脱位　《仙授理伤续断秘方》中载"凡肩甲骨出，相度如何整，用椅挡圈住胁，仍以软衣被盛簟，使一人捉定，两人拔伸，却坠下手腕，又着曲着手腕绢片缚之"，首见"椅背复位法"治疗肩关节脱位，该复位方法简便易行，所需耗材少，效果甚佳。出现年代与目前被现代医学界认为有很大优点的阿尔特氏法相比要早1100多年，为后世骨伤科医家在处理肩关节脱位时提供了借鉴。

2. 大承气汤　首载于《伤寒论》，是张仲景专为阳明腑实证所设的苦寒泻下之剂，擅通胃结、救胃阴，是临床上常用的方剂之一。蔺道人在《仙授理伤续断秘方》损伤内治法总则"又治伤损方论"中第一步就提出对大承气汤的使用："第一用大承气汤，或小承气汤，或四物汤，通大小便去瘀血也。唯妇人，别有阴红汤通下。"创伤早期，一般指伤后1～2周，由于血脉受损，瘀血留滞为实，腑气不通，出现腹满胀痛拒按，二便不通等症。大成汤，又名大承气汤，此方是在张仲景的大承气汤的基础上加药而成，逐瘀之力更加猛烈。"专治男子伤重，瘀血不散，腹肚膨胀，大小便不通，上攻心腹，闷乱至死者。"全方由大黄、芒硝、枳壳、厚朴、陈皮、红花、当归、苏木、木通、甘草组成，方中重用大黄4两，泻热通腑，攻下逐瘀为君；辅以芒硝软坚通便；重用大黄，与当归相伍，意在苦寒攻逐与辛温宣透相合。同时佐以行气之品，构成寒温并用，通补结合，气血并行的方剂，达到通则瘀下、不痛、利水之目的。书中大承气汤的应用充分体现了蔺道人倡导气血学说，强调整体观念和辨证施治的原则，是针对损伤早期瘀血重症创立的攻下逐瘀法的重要方剂，为现在骨科临床所利用，在骨伤科仍影响深远。

3. 外治法　《仙授理伤续断秘方》中记载的外用方3首为洗药、七宝散及仙正散；贴药方5首，分别为黑龙散、乌龙角贴、桃红散、掺疮口方及除痕方。其中，洗药方主要用于损伤早期创口的清洗，贴药方主要是在后续治疗中创伤局部用药。由此可见，在骨伤科疾病的治疗中应重视损伤早期创口的清洗及局部用药。

4. 四物汤　《仙授理伤续断秘方》中载："凡跌损，肠肚中污血，且服散用药，如四物汤之类"，"如伤重者，第一用大承气汤，或小承气汤，或四物汤，通大小便去瘀血也"，"四物汤：凡伤重，肠内有瘀血者用此"。首创四物汤，全方当归为主药，伍川芎以活血行气，配熟地黄、白芍补血敛阴，为损伤早期，伤重出血，瘀血蓄积下焦而设，体现了通中寓补，补而不滞，活血不伤血，行气以活血的配伍特点，此方现为临床骨科疾病中所常用，并广泛用于妇科疾病。

5.《仙授理伤续断秘方》与痹证

（1）《仙授理伤续断秘方》中痹证的病因及症状：仙正散方论中载"于损处断处，及冷水风脚，筋脉拘急，不得屈伸，行步艰苦"；小红丸方论中曰"损后伤风湿，肢节挛缩，遂成偏废"；大活血丹论中说"诸般风疾，左瘫右痪，手足顽麻"；黑丸子方论中云"治打仆伤损……百节疼痛，瘀血不散，浮肿结毒……一切风疾，四肢疼痹……行步不前"；白药末方论中述"……手足痿痹，不能举动"。由此可见，伤科后痹证的发生多与损伤后机体感受风、寒、湿邪相关。"凡损，大小便不通，未可便服损药，待大小便通后，却服损药"中还提到跌仆外伤，损及肢体筋脉，气血经脉痹阻，亦与痹证发生有关。归纳其中症状有筋脉拘急，肢节挛缩，关节屈伸不利，四肢疼痛痹冷，手足顽麻痿痹，不能举动，行步艰苦等。

（2）《仙授理伤续断秘方》中痹证的治法方药："治伤损方论"提出"七步用药法"，"第一用大承气汤，或小承气汤，或四物汤，能大小便祛瘀血也……第二用黄末药……第三服白末药……第四服乌丸子……第五服红丸子……第六服麻丸子……第七服活血丹、当归散、乳香散"。又："凡损药必热，便生血气，以接骨耳。"蔺道人用药很好地遵从了《素问·痹论》"凡痹之类，逢寒则急，逢热则纵"的原则，方中多用川乌、草乌、细辛、肉桂之温类药以温通经脉，生血气，祛邪外出，体现"治风先治血，血行风自灭""标本兼治""扶正祛邪"的治疗原则，并启迪后世医家对痹证的治疗。

（三）后世影响

1. 宋金元时期

（1）李仲南与蔺道人：元代李仲南的《永类钤方》辑录了不少《仙授理伤续断秘方》的方药，诸如黑龙散、风流散等。在骨折理伤手法上首创过伸牵引加手法复位治疗脊柱屈曲型骨折，该书对骨折的治疗观点和方法在蔺道人学术思想上进行了一定的传承，极大地促进了骨伤科的发展。

（2）危亦林与蔺道人：元代危亦林所著《世医得效方》，将唐代以来的骨伤疾病治疗手法进一步发展，在骨折的整复技术、麻醉方法及选方用药方面，传承了蔺道人的《仙授理伤续断秘方》的经验。其中，在对骨折的整复技术方面，全面继承、发展了蔺道人所提出的相度、忖度、拔伸、搏捺、捺正等五大整骨手法，首次将力学中的重力知识应用于正骨手法，利用各种身体的重力牵引复位方法，特别是脊椎骨折的悬吊复位法。对于肩关节脱位，危亦林又发明了"杵撑作凳法""架梯坠下法"。蔺道人内服外治法治疗骨伤科疾病的经验极大地开拓了后世的药用治疗思路，危亦林治疗验方从汤药、敷药到洗方，辨证之全，选方之精，药用治法之多样对后世医家具有一定的启迪作用。

2. 明清时期

（1）薛己，字新甫，号立斋，著有《正体类要》，书中主张从脏腑气血角度认识外伤后的肿胀疼痛，在辨证上重视脏腑气血，擅用甘温益气之药治疗骨伤科疾患，始终贯彻辨证论治，其学术思想以气血、脾肾为病机核心内容，以调补气血为手段治伤，对于促进骨折的愈合和损伤的修复均有良好的作用。薛己的"气血理论"与蔺道人的《仙授理伤续断秘方》中的骨伤疾病重视气血理论相符，是对蔺道人气血理论思想的继承。

（2）吴谦，字六吉，清康熙、乾隆年间安徽歙县人，所著《医宗金鉴·正骨心法要旨》系统地总结了清代以前的正骨经验，将正骨手法归纳为"摸、接、端、提、推、拿、按、摩"八法，其中摸法是对蔺道人"相度损处"局部检查法的进一步完善充实，"虽在肉里，以手扪之，自悉其情……盖正骨者，须心明手巧，既知其病情，复善用夫手法……是手法者，诚正骨之首务哉"，说明摸诊可查知骨折、脱位等情况，今演为"手摸心会"，仍是现今骨伤临证常用方法。《医宗金鉴•正骨心法要旨》曰："跌扑损伤，虽用手法调治，恐未尽得其宜，以致有治如未治之苦，则未可云医理之周详也。因身体上下、正侧之象，制器以正之，用辅手法之所不逮，以冀分者复合，欹者复正，高者就其平，陷者升其位，则危证可转于安，重伤可就于轻。"说明了外固定可维持复位，辅助患者复位。蔺道人外固定器具有"杉木皮""绢布"、小夹板等，吴谦在《医宗金鉴》提及"裹帘""振挺""披肩""攀索""叠砖""通本""腰柱""竹帘""杉篱""抱膝"等，对骨折固定进行了发展丰富，优点是不完全控制固定关节，又控制了不利于骨折固定的活动，体现了蔺道人主张的动静结合原则，对后世产生了深远的影响。

3. 近代以后 蔺道人所授"术前麻醉"开全身麻醉之先河，对后世创伤骨科技术的发展做出了重大贡献。"清创缝合，切开复位"的骨伤科手术方法与今日西医骨科治则极其吻合，是现代骨外科技术的雏形，具有极高的实用价值，现今临床仍沿用。"夹缚固定"时强调要观察血运、根据季节定期拆开调整"不可惊动损处"，所用夹缚、压垫需加工，放置方法和缚带松紧度要适宜，通过扎带对夹缚的约束力，纸压垫防止骨断端成角移位或侧方移位的效应力，以及固定下肌肉内在动力和夹缚的以力抗力的不平衡，组织位置得到重新恢复；对四肢损伤使用夹缚托能缓解疼痛，有利于创伤愈合，主张骨折的固定时间必须持续到愈合即"候骨生牢稳，方去夹"。"内外用药"切合临床施治规律，多疗效较好，至今仍为临床骨伤医师所通用。合理的"功能锻炼"，"动静结合"治疗骨折，奠定了当今中西医结合骨伤疾病治疗"筋骨并重、内外兼治、动静结合、医患合作"四原则的总指导思想。

《仙授理伤续断秘方》的问世，是中医骨伤科学发展历程的重要里程碑，标志着中医骨伤科诊断与治疗技术体系的初步形成，揭开了中医骨伤创伤医学的崭新篇章，自其问世以来，他的学术思想和临床成就影响深远，至今仍散发着耀眼的光芒。

宋　慈

宋慈（1186～1249 年），字惠父，建阳（今属福建南平）人，南宋著名法医学家，与理学大师朱熹同出一乡，中外法医界普遍认同是宋慈于 1235 年开创了"法医鉴定学"，因此宋慈被尊称为"世界法医学鼻祖"。宋慈四次出任过刑狱长官，总结执法经验，博采自《内恕录》《平冤录》《检验格目》等数家，"会而粹之，厘而正之，增以己见，总为一编，名曰《洗冤集录》"，于 1247年（淳祐七年）刊于湖南宪治县。宋慈版本《洗冤集录》早已失传，现存最古的版本是元刻《宋提刑洗冤集录》，此书共 5 卷，是一部广泛汇总法医学尸体外表检查经验的书籍，内容丰富，分析透彻。

（一）学术思想

宋慈是历史上伟大的法医学家，其所撰写的《洗冤集录》是当时最具权威性的法医学专著，流传至世界各国，成为各国审理死伤案件的重要参考书籍。宋氏虽然不是医学家，但由于审理案件的死因多数为外伤，所以《洗冤集录》较详细地论述了与骨伤科有关的内容，对中医骨伤科基础理论的发展及临床实践有较大贡献。

1. 对人体外表形态的论述　宋慈总结了宋代以前的尸体和活体检验经验，并规定了检验程序，对组成人体的头、颈、躯干、四肢、外表孔道论述较详。人体正面从头至足观察有"发长、顶心、囟门、发际、额、两眉……两脚腕（两足踝）、两脚面（两足背）、十指爪［指（趾）甲］"；人体后面观察有"脑后、乘枕、项……两腿肚、两脚跟、两脚板（两足跖侧面）"；人体侧面观察有"左侧：左顶下、脑角（额角）、太阳穴（顺部）、耳……外廉朋、脚踝；右侧亦如之"。并将人体各部位连接顺序从手指甲至足跟部位，描述详细而准确，为骨伤科的发展奠定了解剖基础。记载："夫人两手指甲相连者小节，小节之后中节，中节之后者本节，……胫骨前垂直两足跗骨（即距骨），跗骨前者足本节，本节前者小节（远节），小节相连者足指甲，指甲后生者足前跌（脚掌），跌后凹陷者足心，下生者足掌（跖）骨，掌骨后生者踵肉（足跟底部），踵肉后者脚跟也（足跟骨）。"

2. 对骨骼系统结构的论述 《洗冤集录》将人体的骨骼按部位而命名，并有数量记录。头颅骨骼：顶心骨（顶骨）、囟门骨、鼻梁骨（鼻骨）、颏（下颌骨体）、颔（上下颌）骨并口骨、两眼眶（睛明骨）、两额角（左天肾骨即左额骨结节，右天肾骨即右额骨结节）、额骨（凌云骨即额骨正面）、两太阳（扶桑骨，即额骨、颞骨与蝶骨相邻部位）、两耳（玉梁骨，即颧骨，下颌骨外耳门前方）、两肥烦骨（额骨及下颌角及下颌支）、脑后骨（顶骨后部）、乘枕骨（后山骨即枕骨外嵴）。上肢骨骼：肩髃（肩峰）、横髑骨（肩胛骨）、两肩井（两锁骨肩峰端）、两臆骨（两侧锁骨）、左右饭匙骨各一片（肩胛骨体）、臑骨（肱骨）、肘骨（尺骨鹰嘴突）、臂骨（尺骨）、髀骨（桡骨）、腕骨、掌骨，指骨可分为本节指骨、中节指、小节指，并指出手、脚大拇指并脚第五指各有二节；余十四指则并为三节。下肢骨骼：胯骨（髋髎骨）、钗骨（髂骨）、腿骨（股骨）、膝盖骨（髌骨）、臁骨（胫骨）、髀骨（捭骨、腓骨）、内外踝骨、足跗骨（距骨）、指（足、趾）骨。躯干骨骼：颈椎为7个，第七颈椎为大椎骨，胸椎12个，腰椎5个，共24个，"自项至腰共二十四骺骨，上有大髓骨"，"骶椎一个有八孔"，"男女腰间各有一骨，大如手掌，有八孔，作四行"；尾骨1个；胸骨体、胸骨柄以及剑突，并记载"胸前骨三条，并胸前龟子骨（胸骨体柄）、心坎骨（剑突）"；肋骨12对。

3. 确定外伤要害致命处 宋氏根据检验外伤致死的尸体经验，总结出人体有些部位在遭外伤暴力作用时易导致死亡。《洗冤集录·验尸》中记载，头颅、颈部、胸部、两胁肋部、心窝部、腹部、前后二阴及会阴部，均为脏腑及器官所在部位，致伤后易引起内损之证，故定为要害致命之处。

4. 伤痕分析致伤物的性质 《洗冤集录·验他物及手足伤死》记载："见血为伤。非手足者其余皆为他物，即兵不用刃亦是。"明确皮肤破损出血为伤，以及手足及非刃器和其他钝、硬物体致人体的各种伤痕的性质。手足伤包括拳手、脚足伤，如记载："元符敕申明《刑统》，以靴鞋踢人伤，从官司验定；坚硬，即从他物；若不坚硬，即难作他物例。"手足、头额及其他坚硬物打击的损伤局部轻重不同而颜色有异，损伤重者，紫暗微肿，稍重者紫赤微肿，轻者紫赤色，次轻者为青色。并观察伤痕大小去向、长度、形状等。磕伤与他物及手足伤，在伤痕上有明显的区别。人体撞击物体上，称之磕伤。所有他物伤头部时，皮肤无破伤，可伤骨肉。记录："凡他物伤若在头脑者，其皮不破，即须骨肉损也。"

刃器伤痕的特征，可标明何类刃器，或生前死后的杀伤痕的特点，如"斧痕，上阔长，内必狭"，"刀痕，伤口浅者必窄，深者必宽"。尖刃物伤痕为圆形，如"枪刺痕，浅则狭，深必透杆，其痕带圆"。用尖竹之物刺伤痕，创口不齐，方圆不等，如："或只用竹枪、尖竹担斡着要害之处，疮口多不整齐，其痕方圆不等。"人被刃器致死者，伤痕皮肉紧缩，有血凝块，而死后被切割者，皮肉不紧缩，无血凝块，其色白，认为："死人被割截，尸首皮肉如旧，血不灌荫，被割处皮不紧缩，刃尽处无血流，其色白。"

在致命要害之处有刃物伤痕，应探查长、宽、深、浅，以及内脏是否损伤或从伤口突出。如若腹部被伤，腹膜破损，胃、肠、大网膜突出于外者，致命死亡；若是伤胸部，深达胸腔内，心、肺脏损伤死亡；若是喉下伤食管、气管，均断死亡；如若是伤头面可发生骨损，或脑髓外出者可死亡。上述致伤死亡者，必定作致命死亡。

5. 各种死亡的分类 宋慈将死亡分成自缢死、他物手足伤死、火死、汤泼死、病死、跌死、塌压死、针灸死、受杖死、雷震死、虎咬死、压塞口鼻死、硬物致死、牛马踏死、车轮轧死、蚊虫伤死、醉饱后筑踏内损死及服毒死等。

6. 各种死亡的急救方法 若缢者，心下温，不待截断绳索，慢慢解绳抱下，令一人踏其两肩，手拉紧头发，一人手摩擦喉咙、胸上，一人握持臂足屈伸，进行复苏。救溺水者，其方法是将被救者双腿搭救者肩上，二人背靠背行走，倒出腹中之水。其倒背救溺者的方法，目前在现场急救时仍使用。救杀伤者，胸腹膜不破时，则用没药及乳香各一皂角子大，研碎成末，小便与好酒各半筴，同煎口服，外敷花蕊石散或龙骨。又如妇人因争斗导致胎动不安，腹内气刺痛、胀、上喘者，可以川芎一两半加当归半两，共研为细末，每服二钱，以酒一大盏，煎六分口服。对五绝（产、魅、缢、压、溺）及堕打卒死者，心头温，将该人盘腿坐位，将生半夏末用竹管或纸筒、笔筒吹入鼻内，苏醒后，则以生姜汁灌入，解半夏之毒。

（二）经典撷粹

鉴别自杀与凶杀 自杀者用刃器自割，伤口在致命要害之处。如自割喉部，若用左手持刀必起自右耳后，过喉一二寸；右手持刀，必起自左耳后。为"其伤痕起手重，收手轻"。对自杀人的面容记录，"更看其人面愁而眉皱，即是自割之状"，此即与他杀的区别。

《洗冤集录》涉及现代法医学中心内容的大部分，对人体形态、骨骼系统结构记述较详，如尸体现象、窒息、损伤、现场检查。对尸体的检验程序分为初检和复检，并较为详细地规定了各种验尸的方法，比如先看顶心发际、鼻孔、耳窍、喉内、粪门以及产户，凡可纳物藏物之处，均应提防暗插钉签之类。或受光线明暗影响均在考虑之内。此外，他提出了血脉坠下（尸斑）的发生机制与分布，腐败的表现以及影响条件；腐死与外物压塞鼻口而死的尸体所见、缢死所用的绳套分类，缢沟之特征及其影响条件；勒死的特征及其与自缢的区别；骨折生前死后的鉴别；各种刃伤的损伤特征，生前死后及自杀他杀的鉴别，防御性损伤的发现；致命伤的确定；有关未埋尸、离断尸以及火烧、悬缢、水溺、临高扑死（坠落）等各种死亡情况下具体的现场检验方法；各类证物、蛇虫咬伤的鉴别；各种中毒后的症状、急救处理及解毒方法。

（三）后世影响

《洗冤集录》的问世标志着中国古代法医学已经达到顶峰时期，是后世法医学著作的开山之作。正如宋慈在《洗冤集录》中所希望的那样："示我同寅，使得参验互考。"自宋代至现代，其一直被司法检验人员视为宗本，每遇案件必参考此书。对其研究和增益版本不断涌现，如宋元年间赵逸斋的《平冤录》、元代王与所著《无冤录》、明代王士翘的《慎刑录》、清康熙时期陈芳生所撰写的《洗冤集说》、清康熙三十三年（1694 年）的《律例馆校正洗冤录》等皆是以此为蓝本。到了现代，林几教授开创了现代法医学理论，引进了西方解剖技术，对《洗冤集录》中的许多内容提出了异议，但是此书的出现是法医史具有浓墨重彩的一笔，《洗冤集录》对中国法医学做出了划时代的贡献。

李 杲

李杲（1180～1251 年），字明之，晚年自号"东垣老人"，真定（今河北正定）人。东垣为中国医学史上"金元四大家"之一，开创了"脾胃论"，其十分强调脾胃在机体中的作用，因为脾胃属于中央土，居于核心地位，因此其思想理论也被后人称为"补土派"。据《元史》记载："杲幼岁即好医药，时张元素以医名于燕赵间，杲捐千金从之学。"授业于张元素，在其脏腑辨证的启示下，创立"内伤脾胃，百病由生"的论点，对于内伤病，做出了卓越的贡献。东垣著作有《脾胃论》《兰室秘藏》《东垣试效方》《医学发明》等。

（一）学术思想及其贡献

东垣的学术思想是"人以胃土为本"，"百病皆由脾胃衰而生"。治疗诸病，当以温补健胃之法。

1. 脾胃元气论 脾胃学说中第一个重要内容就是东垣首创的脾胃元气论。《黄帝内经》及《难经》中曾有对元气的论述，主要是指先天的肾气。而东垣则在此基础上加以发展，并用来论述其脾胃论的学术思想，曾言："真气又名为元气，乃先身生之精气也，非胃气不能滋之。"这里东垣所说的胃气，实际上指的是五谷之气，以及五谷之气乃胃所化生出来的诸气，如卫气、营气、宗气，以及升发清阳上升之气。他将后天为本的胃土之气与先天为本的肾气之间的密切关系，作为其脾胃论的中心思想。因此得出："元气之充足，皆由脾胃之气无伤，……若胃气之本弱，而元气亦不能充，而诸病之所由生也。"

2. 脾胃论对防病治病的意义 脾胃学说在防病治病上的意义很大，"病从脾胃所生，养生当实元气"以及"其治肝、心、肺、肾，有余不足，或补或泻，唯益脾胃之药为切"，是东垣脾胃论防病治病的理论依据。东垣强调饮食有节，起居有常，谨和五味，以此骨正筋柔，气血以流，腠理以密，如是则骨气以精，延年益寿，可度百岁，而脾胃不受邪侵，则是首务，否则脾胃元气虚，抗病能力势必减弱，贼邪必乘虚而入，所以脾胃内伤系内因，是主要矛盾。

3. 先补后泻 东垣重视脾胃，并强调脾气升发的一面，因此在治疗上，其突出地表现为对促进脾胃升阳益气药物的运用，其主导思想是补中升阳。他与张子和的攻邪法相反，他主张先补，用辛甘发散以促春夏生长之用；阴火炽盛，而上乘生长之气，则应后泻，泻去胸中之热及血中火燥。总的来说是"甘温除热，升阳散火"。其中代表方为补中益气汤及其加味方药，以及升阳散火汤之类。

（二）经典撷粹

跌损从肝求治 东垣对跌仆损伤、恶血留内的看法是："风中肝经，留于胁下，可以中风疗之。"他说："夫从高坠下，恶血留于内，血者皆为肝之所主，恶血必归于肝。不问何经之伤，必留于胁下，盖肝主血故也。"这是东垣对伤后恶血留内，肝主血，而从肝求之的主导思想。伤后疼痛也从肝求之，他认为诸痛皆属于肝，故败血凝滞，应从其所属，故必归于肝。从高坠下，逆其上行之血气，非肝何也？非伤风无汗，既自汗必是化也。以破血行经之药治之，其常用代表方为破血散积汤和地龙散。

（三）后世影响

李东垣的学生颇多，有亲自传授的弟子，也有私塾的门生。其门人中，影响较大者，当为王好古和罗天益。现分别加以介绍。

1. 王好古 字进之，号海藏，元代赵州（今河北赵县）人，大约生于1192年，原与东垣一起学医于张洁古，故属易水学派。他较东垣年幼十二岁，后又以东垣为师。其所著《此事难知》，实际是东垣学习《伤寒论》的心得体会，无私传授给好古，又经好古整理而写成的。另外，尚著有《阴证略例》《医垒元戎》《汤液本草》《汤液大法》和《钱氏补遗》等数十本著作。好古虽宗师易水洁古、东垣之学，但更崇尚仲景，他认为"唯仲景书为群方之祖也"。好古对跌仆坠堕、伤筋损骨亦很擅长，在《医垒元戎》中，他阐述了这方面的学术观点。对登高坠下、箭镞刃伤、重物撞打、心腹胸中瘀血停积不散，以上中下三部分之，以犀角地黄汤、桃仁承气汤及抵当丸之类下之，也有以小便同酒共煎治之，亦可内加生地、当归，也有加大黄峻下。对虚弱之人，则可投用四物汤加穿山甲，也可加用童便煎服花蕊石散。若瘀血去，用复元通气散加当归。对筋骨损伤、中风瘫痪，则投用左经丸之类药方，或用草乌头、枣肉为丸以行诸经。药剂寒热温凉不一，须辨证施用，不可偏执。上述用药思想虽承易水洁古、东垣之学，但更重要的是出自好古所创之"三法五治"。他提出："治病之道，有三法，初中末也。"初治之道，法应猛峻，如伤筋折骨，病初本无阴阳及新感之病，皆当以峻猛疾利之药逐去之；中治之道，因病得之非新亦非久，故法当宽猛相济，养正祛邪并相兼济而治之；末治之道，法当宽缓，是故病已久，邪气潜伏至深，而正气已微，所以当取药性平善而无毒，应养血补气安中。其"五治"系指"和、取、从、折、属"。以热为例，小热，凉药和之；热势稍大，则以寒药取之；热势既甚，当以温药从之；病势极甚，则应以逆制之，或以下夺之。从好古"三法五治"的学术思想，可引出其治伤的规律，初中末三法即为今世骨折三段治法的前身，今日广为骨伤科界同道采用，因此好古对促进中医骨伤科事业的发展，确有重大的贡献。

2. 罗天益 字谦甫，元代真定（今河北正定）人。大约生活于1220～1290年。元初曾为太医，之前曾"从军""随军""承应""随驾"出征。谦甫从东垣学医十三年，东垣三易弟子罗天益所编写的《内经类编》原稿，重新与其"研摩订定，三年而后成"。嗣后，他又以《黄帝内经》《难经》的理论为依据，以其师东垣的学术思想为基础，旁采诸家之说，结合个人的实践经验，编撰了《卫生宝鉴》一书。

3. 崇尚补土派的医家 受补土派学术思想影响者，金、元、明、清各代不乏其人，其中较有名望的首推朱丹溪，他是金元四大名家之一，受东垣补土影响甚深。其次是温补学派的薛己，补肾学派的李中梓以及王肯堂等，均很推崇东垣的补土学术思想。

张 从 正

张从正（1156～1228年），字子和，号戴人，睢州考城县郜城乡（今河南南考县）人。著名医学家，金元四大名医之首。子和的医业系承袭世传，自幼即读医经，刻苦学习《难经》和《素问》，并深得其中要领。后求学于河间刘守真，并推崇其法。但张从正行医不泥古，敢于创新，在其长期医疗实践中逐渐创立了攻邪理论而自成体系，他擅长汗、吐、下三法，往往获得奇效，故流芳于世，时人称其为神医。兴定年间，召补为太医，并随军行医于江淮一带。其平生好读书，喜吟诗，爱饮酒，性格豪爽。因厌恶尔虞我诈，人情淡薄的官场，对"迎送长吏，马前唱喏"的歪风邪气十分反感，遂辞官隐退回归田园生活，寓居隐水之上。当时名人麻征君、常仲明等，宁愿放弃官职，而与子和一起研究医学，并共同完成了名著《儒门事亲》。

张从正所著《儒门事亲》共有15卷，这是一部理论与实践并重的医著，在理论上突出了汗、吐、下三法系源于《难经》《素问》《伤寒论》的攻邪学术思想，并结合本人大量的临床医疗实践经验，列举了许多具有代表性的医案，对后世研习者帮助极大。

（一）学术思想及其贡献

1. 攻邪思想 子和在其《儒门事亲》中指出："《灵枢经》谓，刺与污虽久，犹可拔而雪，结与闭虽久，犹可解而决去。"此即其攻邪理论的重要指导思想，子和看到当时医学界多嗜用补药，不同虚实，滥投补剂，庸工以此讨好病人，病人受害尚不知觉，以致邪气羁留，为害不浅。目睹时弊，痛加斥责，指出："唯庸工误人最深，为鲧湮洪水，不知五行之道。夫补者人所喜，攻者人所恶，医者与其逆病人之心而不见用，不若顺病人之心而获利也。"

子和根据自己多年临床经验总结出除病必须祛邪，而祛邪必须依靠汗、吐、下三法。他的三法是以《黄帝内经》《伤寒论》中有关理论作为基础的。子和掌握其中真谛，从而综合演变出其攻下三法，他认为："先论攻邪，邪去而元气自复。"子和常谓其三法系学自仲景，在论汗、论吐、论下时，经常引用《伤寒论》所论，《金匮要略》论治坠马及一切筋骨伤损时，首选药物即为大黄。他平时十分推崇刘河间的医学思想，不仅在临床上仿效其多用凉药，而且"起疾救死多取效"，同时对刘河间的火热论，也多加以阐发，并应用于攻下三法中。所以说子和的三法是宗奉《难经》《素问》《伤寒论》和师承守真而创立的。

2. 攻下三法　古人治病之思想方法很多，《伤寒论》中就有治病八法的记载，而子和独取其三法。他认为汗、吐、下三法可代替众法，其一生在治病中，汗吐下三法占十之八九，用其他法仅一二，因此他在三法上的运用登峰造极，炉火纯青，积累了大量的临床经验，所以说："所论三法，至精至熟，有得无失，所以敢为来者言也。"

子和认为，邪入人体之路有三，而祛邪之路亦有三。"天之六气：风、寒、暑、湿、燥、火；地之六气：雾、露、雨、雹、冰、泥；人之六味：酸、苦、甘、辛、咸、淡。"过极皆可以伤害人体。"天邪发病，多在乎上；地邪发病，多在乎下；人邪发病，多在乎中。此为发病之三也。处之者三，出之者亦三也。"出之者即为天邪，可汗而出之，人邪可涌而吐之，地邪则可泻而出之，因势利导，使邪气溃退。

（1）汗法："所谓发表者，出汗是也。"凡是具有疏散外邪作用的方和药均将其归属于汗法，因此除了发散解表的内服药物之外，其他如"灸、蒸、洗、熨、烙、针灸、砭石、导引、按摩"，凡解表者，皆属于汗法。

（2）吐法："凡在上者，皆宜吐之"，"一吐之中，变态无穷，屡用屡验，以至不疑"。吐法也不仅限于以药引吐，凡引涎、嚏气、追泪，上行者，皆归属于吐法。

（3）下法："在下之病，可泄而出之。"下法也不仅限于泻下通便，子和将凡有下行作用的方法，皆归属于下法，如催生、下乳、逐水、破经、泄气等。

3. 反对迷信，崇尚科学　张子和十分反对巫术等愚众的迷信活动，不相信鬼神作祟致病。在其著作中虽有"符咒"之类字眼，但全面分析即可看出为后人所加。子和在《儒门事亲·疟非脾寒及鬼神辩》中指出："谬说鬼疾，妄求符，祈祷辟匿，法外旁寻，以致病患迁延危殆。"又言："疟之甚者，则归之祟怪，岂不可笑耶。"其还援引《素问·五脏别论》说："'拘于鬼神者不可与言至德'，何世俗之愚而难化也。"子和在科技尚不发达的年代，迷信鬼神成风的社会能坚决地提出反对迷信，并去揭露其的欺骗性，此种做法是极其可贵的。

（二）经典撷粹

落马坠井、跌仆金刃损伤属于不内外因，既不同于外感六淫，又不同于内伤七情，因此，内既无胸腹之本，外又未受风寒之侵，而是外受有形之物所伤，致使血肉筋骨、脏腑经络受损而成。子和认为落马坠井、闪䐃损折、打扑伤损、杖疮肿发，痛者多有心恙，牙关紧闭者也多因惊涎堵塞于上。因此，他往往先用吐法，后用下法。三圣散（防风、瓜蒂、藜芦）是其吐法的代表方，在他的医案中就有用三圣散来治落马坠井的，或因打扑而生心恙，投用三圣散，如病人虚弱疲惫，可投用独圣散（瓜蒂）吐之，吐后再用安魂宁魄之药。《素问·缪刺论》云："人有所堕坠，恶血留内，腹中满胀，不得前后，先饮利药……刺足内踝之下，然谷之前，血脉出血，刺足跗上动脉，不已，刺三毛各一痏，见血立已。"刺法属于子和攻邪三法之汗法，饮利药以通前后，利药为子和攻邪三法之下法。

古人对堕坠之后，因恶血留内而使腹中满胀，从而无大、小便，首先用下法来通二便，这是有科学根据的。堕坠恶血留内而引起不得前后，可能因脊柱受伤出血压迫或刺激脊髓，脊髓也可直接因堕坠而受伤；有堕坠致使后腹膜间隙血肿，或腹腔内脏腑筋络受伤出血，刺激腰、盆神经丛，这些伤害均可导致不得二便。用攻下法不仅能使二便通利，更主要是能获破积逐瘀之效。子和下法的代表方为导水丸，由大黄、黄芩、滑石和黑牵牛组成，根据辨证可另加甘遂（久病则加）、白芥子（遍身走注痛）、朴硝（久毒宜加）、郁李仁（行滞气、通血脉）；通经散系由陈皮、当归、甘遂组成；神佑丸由甘遂、大戟、芫花、黑牵牛、大黄组成。子和在攻下时是辨证施治的，对壮实劳力、贪食粗辣之人，则多用陡攻之药，如大承气汤、导水丸或泄水丸等；如对年老体弱，有虚中积聚，或富贵之家、城郭之人，则投用缠积丹、三棱丸。

子和在施攻施补的临床实践上之所以疗效甚著，是因为有正确的学术思想和理论指导，而且在辨证施攻施补上的辨证关系把握得好。一方面他不是对所有的病一味施攻，对老弱之人，伤势严重，咯血、便血、诸亡血者，不宜取吐、汗、峻下，即使用下法时，也兼以补法行之，如以四物汤加桃仁、红花、穿山甲，或天真丸、无比山药丸等；另一方面，子和在用攻下药时，是损其有余，有余去除后，相对就自然补其不足了，阳有余而阴不足，则应损阳而补阴；当阴有余而阳不足时，则应损阴而补阳。热则用大黄、芒硝，损阳而补阴也；寒则用附子、干姜，损阴而补阳也。

（三）后世影响

1. 李时珍 明代医药学家李时珍在《本草纲目》中专列一节介绍了张从正"汗、吐、下三法"，并且对三法之药味、用法加以分析和补充。李时珍对攻中有补的学术思想十分推崇，他说："积聚陈莝于中，留结寒热于内，必用之下，陈莝去而肠胃结，癥瘕尽而营卫昌，下之者所以补之也。"

2. 徐彦诚、刘宗厚 他们在所著的《玉机微义》中，十分赞同子和的攻下法，列举了子和关于落马坠井、跌仆伤损的治法，宗厚说："按子和于堕车落马、杖疮闪肭者，俱用峻下。其有心悉牙关紧急者，云是惊涎堵塞于上，俱用三圣散先吐后下，其法虽峻，然果有惊涎瘀血停留于内，痛肿胀发于外者，亦奏捷功。但于出血过多老弱之人，脉虚大者，亦当求责。"宗厚在瘀血和亡血上，支持子和的观点，他强调："瘀血和亡血二者不可同法而治，有瘀血者宜攻利之，若亡血者兼补而行之。"对瘀血壮实之人，以复元活血汤攻之；对老弱之人，则以四物汤加破血、逐瘀、缓下之药。

3. 孙一奎 明代医家孙一奎在其《赤水玄珠》中不仅介绍了子和用攻下法治疗跌仆损伤的论点，以及宗厚支持攻下法的按语，同时还列举了仲景治筋骨损伤时用大黄、桃仁的攻下一方。

4. 何梦瑶 清代何梦瑶也十分认同张子和的学术思想，他在《医碥》中论述了子和攻下法的补泻辨证关系，说："泻此即补彼（如泻火即补水），补此即泻彼（如补火即是驱寒）。故泻即补也，补即泻也。……张子和谓良工治病，先治其实，后治其虚，亦有不治其虚时。庸工治病，纯补其虚，不敢治其实，以为先固其气，元气实，邪自去。不知邪之中人，轻则传久而自尽，颇甚则传久而难已，更甚则暴死。"所以他赞赏子和对有邪积之人，必取吐，汗，下三法。何梦瑶认为："人身气血贵通而不贵塞，非三法何由通乎。"

5. 其他 子和是继守真之后，又一位具有创新精神的医学家。其以独特的学术思想，精湛的医疗技术，震动了当时的医学界，并得到了当时名人麻知几、常仲明等的支持，甚至当时的太医宜企贤，因敬其医术，邀而求教。

朱 丹 溪

朱丹溪（1281～1358 年），名震亨，字彦修，婺州义务（今浙江省义乌市）人，元代著名医学家，因其故居有条美丽的小溪，故名"丹溪"，学者遂尊之为"丹溪翁"或者"丹溪先生"。朱丹溪医术高超，时人患疾常服用一帖药即愈，故时人又赞誉其为"朱一帖""朱半仙"。朱氏早年学习儒学，后改医道，在研习《素问》及《难经》等经典著作的基础上，遍访名医，受业于刘完素的再传弟子罗知悌，成为集百家所长于一体的一代名医。朱氏以三家所论，于攻邪、泻火、补中益气诸法之外，尚嫌未备滋阴大法。因此力倡"阳常有余，阴常不足"之说，首创阴虚相火病机学说，强调人体阴气、元精的重要性，被后世称之为"滋阴派"的创始人。与张从正、李东垣、刘完素并称为"金元四大家"，与张仲景、孙思邈、华佗、李时珍等被誉为中华十大名医，在中国医学史上具有重要的地位。其弟子众多，著有大量的经典医书，是元代最著名的医学家。著有《格致余论》《本草衍义补遗》《局方发挥》《金匮钩玄》等医学著作。

（一）学术思想

朱丹溪学说理论思想内容丰富，涉及学科十分广泛，涵盖了内、外、儿、妇等各科。既有杂病辨治之纲要及临证之经验，又包含摄生调养及治未病思想，现将丹溪主要的学术思想列举如下。

1. 阳常有余而阴常不足论 丹溪所倡"阳常有余而阴不足"的学术思想，是根据天地日月之法，运用天人相应的理论，取类比象，从人发生发展的生理变化，从而提出的"阳常有余，阴常不足"。朱氏在《格致余论》"阳有余阴不足论"篇中论述道："人受天地之气以生，天之阳气为气，地之阴气为血。故气常有余，血常不足。"又云："人身之阴气，其消长视月之圆缺……是有形之后，犹有待于乳哺水谷以养，阴气始成而可与阳气为配，以能成……"丹溪结合《黄帝内经》中"年四十，而阴气自半也，起居衰矣"之论言："人之情欲无涯，此难成易亏之阴气。"在病理上通过临床验证，指出火热为病，多余寒湿；六淫外感寒湿之邪，亦可从阳化热；情志郁怒均可生火，使得阴亏阳亢。丹溪从人之生理病理，训诫世人应珍惜及维护阴精。

2. 相火论 丹溪之"阳常有余阴不足"的理论是其相火论的基础，"两论"相互联系补充，相火论的提出，把金元时期混杂的相火理论理清分明，同时也阐明了火与阴互根互用的关系。在《格致余论》"相火论"篇中，丹溪对相火的内涵、归宿，相火的生理功能、病理状态都进行了论述，其言："相火，天火也。""天非此火不能生物，人非此火不能有生。""相火具于人者，肝肾二部，肝属木而肾属水也。"阐述了相火为先天之火，对人体生命活动的维持十分重要，而肝肾为相火居藏之所。而对于相火的病理，丹溪认为："相火易起，五性厥阳之火相扇，则妄动矣。火起于妄，变化莫测……相火为元气之贼。"根据相火论，丹溪提出了摄养精神，以静制动的养生思想。

3. 气血痰郁论 丹溪首倡"六郁"之说。"气血痰郁"为丹溪治杂病的总纲，丹溪主张一切杂病不外乎于气血痰郁，《丹溪心法》卷二之"六郁"篇曰："气血冲和，万病不生，一有怫郁，诸病生焉。故人身诸病，多生于郁。"又言："郁者，结聚而不得发越也，当升者不得升，当降者不得降，当变化不得变化也。此为传化失常，六郁之病见矣。"此六郁即为气血湿热痰食之郁，并以此创立了六郁汤。王纶在《明医杂著》中论述："丹溪先生治病，不出乎气血痰，故用药之要有三：气用四君子汤，血用四物汤，痰用二陈汤。又云久病属郁，立治郁之方，曰越鞠丸。盖气、血、痰三病，多有兼郁者，或郁久而生病，或病久而生郁……"丹溪之"气血痰郁论"，核心为"气郁""气为血之帅"以及"气郁则血必郁"，丹溪提出"顺气""活血"的治则，以此治疗杂病。可见丹溪对因"郁"致病的重视，越鞠丸的创立也蕴涵着丹溪治疗杂病的精髓，因此越鞠丸被后世广泛运用，且有"杂病宗丹溪"一说。

4. 护养脾胃观 丹溪倡"阳有余阴不足论"及"相火论"，其创立的"滋阴降火"理论形成了滋阴学派，丹溪既精通泻火存阴，又顾护脾胃之阴阳。其在《格致余论》"吃逆论"篇中论述："人之阴气，依胃为养。"又在"大病不守禁忌论"篇中提到："夫胃气者，清纯冲和之气，人之所赖以为生者也。"丹溪认为脾胃之气是人所赖以生存的基本，脾胃受纳水谷而化生，以养阴气，从而补阴配阳，阴平阳秘。

丹溪在《格致余论》"疟论"篇中认为疟之成因："恣意饮食，过分劳力，竭力房事，胃气大伤，其病乃作，深根固蒂，宜其难愈。"其又在"鼓胀论"篇中探其成因时言："今也七情内伤，六淫外侵，饮食不节，房劳致虚，脾土之阴受伤，转输之官失职，胃虽受谷不能运化，故阳自升阴自降，而成天地不交之否，于斯时也。清浊相混，隧道壅塞，气化浊血瘀郁而为热。热留而久，气化成湿，湿热相生，遂生胀满。"丹溪认为外感内伤引起的脾胃受损，易致补阴助阳之功减弱，从而出现阴阳失调，导致疾病产生。

丹溪在临证时十分注重顾护脾胃之气，并形象地把遣药立方比作用兵，《格致余论》"病邪虽实胃气伤者勿使攻击论"篇述："良相良将，必先审度兵食之虚实，与时势之可否，然后动。"丹溪在其《丹溪心法》"六郁"篇中也提出"凡郁皆在中焦"。其入室弟子戴思恭在《推求师意》"郁病"中论言："脾胃居中，心肺在上，肾肝在下，凡有六淫、七情、劳役妄动，故上下所属之脏气，致有虚实克胜之变，而过于中者。其中气则常先四脏，一有不平，则中气不得其和而先郁，更因饮食失节，停积痰饮寒湿不通，而脾胃自受者，所以中焦致郁多也。"因而丹溪重视脾胃之缘故已彰明较著。

（二）经典撷粹

1. 痹、痿分证论治　痹、痿证两病最早见于《素问·痹论》和《素问·痿论》，其中分别对两病作出了详细的论述。在金元以前及丹溪时代，痹证和痿证共指一病，同属于"风"，二者是不分而论治的，这就使得在辨证论治和治疗过程中产生了很多问题，例如滥用辛香温燥之品，因此丹溪另辟蹊径将"痛风"命名为"痹证"，明确提出"痛风"一词，并指出痹证最主要的临床症状是疼痛。朱丹溪著作中有对痛风疼痛的大量详细描述。"痛有常处，其痛处赤肿灼热"是对热痹之证的描述；"两腿痛甚，动则甚痛"描述的是寒痹之证；"四肢百节走痛"描述的是行痹之证；有关于着痹之证的"走注疼痛，或麻木不遂，或半身痛"的描述。清代吴谦曾云"痿病足兮痹病身，仍在不疼痛里分"，指出痹证的主要症状为身体关节酸楚疼痛；痿证则是以身体痿软无力，痿废不用为主要特征，两者区别很大，不能一概从风而论治。敢于对前人理论说不，将痹证、痿证分开论治足以证明朱丹溪是一位思想独立，善于思考的医家，不会被传统束缚。痿、痹分而论之，对后世医家鉴别诊断痿、痹二证的具有十分重要的作用，同时为辨治痹证提供了正确的研究方向。

2. 痛风治疗　"阳有余，阴不足"是朱丹溪最具代表性的学术思想。朱丹溪对痛风的诊治为此思想的具体体现。尤其注重血分之调理，阴液之顾护。如《丹溪手镜》中言，肢体不仁的主要原因为气血不足，常因邪气壅盛，气血运行失常，循行受阻所致；而麻木则因风湿热等邪气陷入血分所致。丹溪还主张血虚、痰阻经络可导致痛风。其认为血属阴液，难生却易耗，致病容易，然而治疗困难。"治血必血属之药，欲求血药，其四物之谓乎"，因此在治疗痛风时丹溪常用四物汤加减治之。《格致余论》"痛风论"篇中所列举的三个医案中东阳傅文案与鲍六案所处方药均为四物汤加减。另外这三则病案均使用了潜行散，即用酒浸黄柏，然后曝干研为细末。其中两则病案合四物汤，黄柏泻火补阴，火热去则阴不耗，与四物汤同服更加具有滋阴养血补虚之效。《医学纲目·卷十二·诸痹》说："潜行散，治痛风……兼四物等汤相间服妙。"四物汤的特点为温而不燥，滋而不腻，补血而不滞血，行血而不伤血，因此朱丹溪以四物汤作为补血调血之常用方，这也是其治疗痛风的关键。

（三）后世影响

丹溪门下宾客弟子众多，养阴学说初时，方药只有大补阴丸等寥寥数种，治法也仅限于滋阴降火，后经他的弟子、门人不断地发展、延伸、发挥、补充，才逐步发展完善。戴思恭、汪机等在其滋阴降火理论基础上发展为气血论治，经王纶发展为阴虚火动之说而日趋成熟。再由薛己创真阴真阳之说，提出用六味地黄丸、八味肾气丸滋阴化阳，而基趋完备。其后，叶天士据此而创治温大法，总以存阴为第一。这些著名的学说均源于丹溪的养阴学说，可见丹溪对祖国医学的贡献之大。

张 元 素

张元素（1131～1234 年），字洁古，金之易州（今河北易县）人。元素自幼聪慧，八岁即应"童子举"，二十七岁试"经义"进士，但因犯"庙讳"而落榜，故弃仕从医。张元素重视脏腑辨证和胃气的顾护，对李杲所创立的以"补土"为核心的脾胃理论具有十分深远的影响，并最终成为"易水学派"理论标志。张元素的学术思想形成后，经过诸多门人弟子和后世医家的继承与发展，在元代成为与"河间学派"并齐的一大流派，两派学术思想相互争鸣，又相互促进，最终带来整个金元医学的繁荣。张元素二十七岁以后，便潜心钻研医学，历经二十多年，临证疗效甚高，其年龄略小于刘完素，因为治好刘的伤寒病而声名大噪，其医术不在刘之下，终成易水学派的开山之祖。张氏医学思想主要源于《黄帝内经》《难经》《伤寒论》、钱乙《小儿药证直诀》以及《华氏中藏经》等。张氏与刘完素同时，故受到刘完素的一定影响，其著作良多，以《脏腑标本药式》及《医学启源》为代表作。其医学成就，可得而言者有二：一是"脏腑辨证"，一是"遣药制方"。其学术思想对伤科脏腑辨证及遣方用药具有重要的指导意义。

（一）学术思想

1. 脏腑辨证说　脏腑辨证一说，始于《灵枢》，如"邪气脏腑病形""本脏""经脉""经筋"，诸篇均是。后来华佗著成《中藏经》，便综而合成为"论五脏六腑虚实寒热生死逆顺脉证之法"十一篇。而后孙思邈撰成《备急千金要方》，更归类列举脏腑虚实病症数十篇。后又有钱乙著《小儿药证直诀》，也以寒热虚实分析五脏之病症。三者并而论之，元化失之略，而邈失之泛，钱乙重点在小儿病症，而六腑又多略。张元素习医学，重视古典著作的同时，又以前人的经验结合自己数十年的临证实践，自成其从脏腑寒热虚实以言病机辨证的学说，较之以之前诸家所辑，属实有所提升。其具体内容，主要包括五个方面，以肝脏为例：首先提出肝脏的正常生理，他说："肝脏本部在于筋，与胆为表里，足厥阴也，旺于春，乃万物之始生也，其气软而弱，其脉弦长而平，病则两胁下引痛。"这就将肝的性质、功能、部位、特征等，都概括地反映出来了。其次列述肝脉六种不同的病理变化，他说："脉急甚，主恶言；微急，气在胁下。缓甚，则呕逆；微缓，水痹。大甚，内痈、吐血；微大，筋痹。小甚，多饮；微小，痹。滑甚，疝；微滑，遗尿。涩甚，流饮；微涩，瘈瘲。"调脉之缓急、大小、滑涩，以定脏腑病症，本出于《灵枢·邪气脏腑病形》，张氏当时以此为根据，但与《灵枢》却不完全相同，因其中已经具备自身经验。又其次叙肝的寒、热、虚、实以及是动、所生诸病。如言："肝中寒，则两臂不举，舌燥，多太息，胸中痛，不能转侧，其脉左关上迟而涩者是也。……肝虚冷，则胁下坚痛，目盲臂痛，发寒热如疟状，不欲食，妇人则月水不来，气急，其脉左关上沉而弱者是也。"所述诸种病变，有本之于《灵枢》者，有取之于《金匮》者，有张元素自己的经验，尤其脉症并举的地方，更是如此。又其次指出肝病的种种演变和预后，如说："脉沉而急，浮之亦然，主胁支满，小便难，头痛眼眩。肝病旦慧、晚甚、夜静。肝病头痛目眩，胁满囊缩，小便不通，十日死。又身热恶寒，四肢不举，其脉当弦而急；反短涩者，乃金克木也，死不治。"这是取之于《中藏经》的。最后从补虚、泻实、温寒、清热几个方面，提出常用的药和方，如："肝苦急，急食甘以缓之，甘草。肝欲散者，急食辛以散之，川芎。补以细辛之辛，泻以白芍药之酸。肝虚，以陈皮、生姜之类补之。经曰：虚则补其母。水能生木，水乃肝之母也。苦以补肾，熟地黄、黄柏是也。如无他证，唯不足，钱氏地黄丸补之。实则芍药泻之，如无他证，钱氏泻青丸主之，实则泻其子，心乃肝之子，以甘草泻之。"张元素主张的这一治则，基本是取法于《素问·脏气法时论》，并结合其医疗实践，才能具体地规定出较标准的药和方来。其他各个脏腑，亦大略如此。这样不繁不简，自成体系，既有理论，也有经验，对脏腑的辨证方法，对后期骨内科脏腑辨证提供了参考价值。

2. 遣药制方论　寒、热、温、凉为药之气也；酸、苦、甘淡、辛、咸为药之味也。气与味合，而成药性，也就是药效作用的根本所在。张元素在医疗实践的过程中，是重视这一问题的，他说："凡同气之物，必有诸味。同味之物，必有诸气。互相气味，各有厚薄，性用不等，制方者必须明其用矣"（《医学启源·制方法》）。药物气味各分阴阳，气为阳，味为阴，阳气主升，阴味主降，此为气味升降的基本理论。但是其中还有厚薄的区分，正如《素问·阴阳应象大论》所言："味厚者为阴，薄为阴中之阳；气厚者为阳，薄为阳中之阴。"从气味中分厚薄，即从阴阳中再分阴阳，说明气薄者未必尽升，味薄者未必尽降。张元素对此理论的体会颇为深刻，曾说："茯苓淡，为在天之阳也。阳当上行，何谓利水而泄下？《经》云：气之薄者，乃阳中之阴，所以茯苓利水而泄下。然而，泄下亦不离乎阳之体，故入手太阳。麻黄苦，为在地之阴也。阴当下行，何谓发汗而升上？《经》云：味之薄者，乃阴中之阳，所以麻黄升上而发汗。然而，升上亦不离乎阴之体，故入手太阴。附子，气之浓者，乃阳中之阳，故《经》云：发热。大黄，味之浓者，乃阴中之阴，故《经》云：泄下。粥淡，为阳中之阴，所以利小便。茶苦，为阴中之阳，所以清头目也"（《医学启源·气味厚薄寒热阴阳升降之图》）。因此，元素在进行药物分类的时候，都是从气味之厚薄以及升降浮沉的作用来区分的，并将常用诸品分为五类：

（1）风升生：味之薄者，阴中之阳，味薄则通，酸苦咸平是也。代表性药物有荆芥、升麻、柴胡、葛根、防风、威灵仙、细辛、藁本、蔓荆子、独活、前胡、羌活、白芷、川芎、天麻、秦艽、牛蒡子、麻黄、薄荷之类。

（2）热浮长：气之厚者，为阳中之阳。气厚则发热，辛甘温热是也。代表性药物有黑附子、延胡索、生姜、川乌头、高良姜、白豆蔻、肉桂、木香、干姜、丁香、益智仁、红蓝花、草豆蔻、桂枝、厚朴、川椒、缩砂仁、吴茱萸、茴香、神曲之类。

（3）湿化成中央：戊土，其本气平，兼气温凉寒热，在人以胃应之；己土其本味淡，兼味辛甘咸苦，在人以脾应之。熟地黄、京三棱、半夏、黄芪、杏仁、甘草、白术、人参、当归、槟榔、橘皮、广茂、青皮、藿香、苍术、大麦蘖、桃仁、紫草、诃子、阿胶、苏木之类。

（4）燥降收：气之薄者，为阳中之阴，气薄则发泄，辛甘淡平寒凉是也，代表性药物有车前子、桑白皮、麦门冬、地骨皮、茯苓、猪苓、木通、灯心草、泽泻、瞿麦、滑石、乌梅、白芍、枳壳、五味子、连翘、天门冬、犀角、丹皮、琥珀、枳实之类。

（5）寒沉藏：味之厚者，为阴中之阴，味厚则泄，酸苦咸寒是也，代表性药物有茵陈蒿、川楝子、龙胆草、地榆、牡蛎、生地黄、瓜蒌根、黄连、汉防己、朴硝、大黄、玄参、黄柏、黄芩、香豉、知母、石膏、苦参、栀子之类。

以气味厚薄以及升降浮沉来概括药物五行之性并对药物进行分类，此为张元素的创见。由于张元素很重视脏腑辨证，在临证遣药时，又发明药物归经之说，他认为取各药性之长，使之各归其经，则力专用，疗效更著。如同泻火药，黄连泻心火，黄芩泻肺火，白芍泻肝火，知母泻肾火，黄柏泻膀胱火，木通泻小肠火，石膏泻胃火，黄芩又可泻大肠火。用柴胡泻三焦火，必佐以黄芩；用柴胡泻肝火，必佐以黄连，泻胆火亦相同。如归经不明，无的放矢，即难以获得确效。不仅如此，他还认为制方亦必须引经报使，才能更好地发挥作用。如太阳小肠膀胱经之病，在上用羌活，在下则用黄柏；阳明胃经与大肠经之病，在上可用白芷、升麻，在下用石膏；少阳胆经与三焦经之病，在上可用柴胡，在下则用青皮；少阴心经和肾经之病，则用知母；太阴脾经和肺经之病，则用白芍；厥阴肝经和心包经之病，在上用青皮，在下则用柴胡。归经是每味药的用药依据，引经则是引导全方主治的效用。药性有专司，制方有专主，则临证疗效必将得到极大的提高。

张元素所制订的制方大法，分风、暑、湿、燥、寒五条，都引自《素问·至真要大论》诸气在泉的治法。说明他从遣药到制方，都是在阐发《素问》气味的理论，又参以五运六气之说，但都是朴素地以木、土、金、火、水、风、燥、寒、暑、湿、酸、苦、甘、辛、咸等相生相制的关系，来阐述疗疾治病的道理，其中颇具辩证法的因素，这是十分可贵的。

总而言之，张元素在脏腑辨证和遣药制方两方面的成就，是在掌握前人成就的基础上，结合自己临床实践经验，经过研究整理而取得的。尤其是发明引经报使之说，直到今日，仍具有很大的现实意义。

（二）经典撷粹

1. 首创"气味厚薄寒热阴阳升降图说"　张氏《医学启源·卷之下》"用药备旨"，以"气味厚薄寒热阴阳升降之图"作为书卷开篇，分别从时补泻法、用药用方、药性药味用法、药用根梢法等，系统讨论中药气味之厚薄、升降浮沉之药性，并以此为中药分类之法，以供后学。《医学启源》引证《素问·阴阳应象大论》中关于药物气味厚薄及药性升降浮沉的论述加以阐述，并举例说明。《医学启源·卷之下》"气味厚薄寒热阴阳升降之图"文中以麻黄、桂枝气味之薄与大黄、附子气味之厚，详尽论述了中药气味厚薄及阴阳升降之理，对于临床用药具有十分重要的指导意义。

2. 归纳药性气味升降浮沉补泻　《医学启源·卷之下》系统总结了药性气味、补泻之理论，论述条理清晰，简洁易懂。从治法纲要而论，则效法于天地五运六气、四时阴阳之理、五行制相兼。以药性为要点进行区分，则可将药性气味分为升和降，并以此作为药性之法的区别。脏腑用药论中，论补虚泻实顺逆脏腑气机升降之性。以用药用方论，用药相同，然君药不同，主治迥异。以药性生熟论，则"熟升生降"，用法有别。以药用根梢论，则"根升梢降"，各药自有阴阳升降之理，现代医者足以明辨。如此等等，张元素列举中药药性气味厚薄阴阳升降之理法及具体制方用药，并以此为则，取名为"药类法象"。

（三）后世影响

张元素以研究脏腑病机为中心，创立了属于自己的学术流派。其治疗脾胃病的方法为易水学派师门传承的家法，其门下弟子众多，且不乏名医大家，其弟子王好古、李东垣均为中国医学史上著名的人物。此外，张氏在药物学上也做出了极大的贡献，其撰写的《脏腑标本寒热虚实用药式》一文，探讨了药物之功效以及其临床应用，后被李时珍收载于《本草纲目》中，由此可见其学术成就之大。

李 仲 南

李仲南（生卒年不详），字中南，号栖碧，元代医学家。居栖碧山中（今浙江），故称"栖碧"山中人。曾修建道院，研习炼丹之道，且好钻研方脉，以奉养母亲，使其高寿。后逐渐悟得炼丹之道并无实用，唯有号脉方药能使母延年益寿，遂搜集古人之医书，去粗取精，夜以继日地苦心研读，以脉、病、因、证、治列为五事，编汇成书，复钤以图，撰成《锡类钤方》。其好友孙允贤以此书略于治法，故为其补订，备述治法。时其母已殁，遂衔哀茹痛，更名为《永类钤方》，于至顺二年（1331 年）发刊于世。

（一）学术思想及其贡献

1. 注重脉、因、病、证、治五位一体　李仲南在《永类钤方》中说道："本之医经，伤寒有法，杂病有方"，"以风、寒、暑、湿四中四伤居于其前，以伤寒、杂病共通为一门"。在疾病的辨证论治上，提出"必审三因，明虚实冷热为治"的思想。注重病证结合，审因论治，辨证求因，强调脉、因、病、证、治五位一体，以图表形式对比论述"伤寒"与"杂病"两大证候的脉、病、证、治等内容，并以三因之说加以阐发，纲目清晰、明了，对临床颇具指导意义和参考价值。在脉、因、证、治四个方面，又特别重视脉象变化对于疾病的辨证及判断病势转归与预后的重要意义。言以脉诊病，指出"古人以脉辨内外伤于人迎、气口。人迎脉大于气口，为外伤，以外感风寒，皆有余之证，见于左手，主表，乃行阳二十五度。气口脉大于人迎，为内伤，……若宿食不消，则独右关脉沉而滑矣"；言病势转归者，如论治怔忡，"心脉浮大而散为平，脉弦为虚，缓为实。怔忡则心血不足，为虚，必弦细而长，是肝之乘心，母之归子，为虚邪，虽病易治"；言预后者，如认为水肿病"脉浮大者生，沉细者死，细若有力可救"。在全婴门，特列专篇"审脉"以辨病之"逆顺"。

2. 重视脏腑辨治　李氏对疾病的辨治思想，多以脏腑、经络为中心，联系气血津液等理论，从其生理功能、病理变化，归纳、分析疾病的发生、发展规律，分辨寒热虚实，因证立法，依法处方。认为"痰喘、膈噎、癫疝、积聚、胀满……皆脏气不行，郁而生痰，随气积聚，变生诸证"，当"先明寒热，次分五脏"。如在阐述肺与大肠虚实寒热的辨治中指出："肺主鼻，在天为燥，在地为金，在体为皮毛，在脏为肺，……为五脏华盖，象天，布清气于皮毛。恶寒，诸气膹郁，病则应见于诸气、皮毛、鼻涕、声音。气若逆，急食苦以泄之。病欲收，食酸以收之。用苦泻之，辛以散之。"在论"咳嗽"辨治时又进一步指出："咳嗽自肺传五脏，脏咳不已，而后六腑受之，六腑受之至三焦受之，咳而腹满不欲食。……尤忌忧思过度，房室劳伤，遂成瘵疾，宜养脾生肺。"如此从脏腑的生理功能及表里和脏腑间的相互关系，论述疾病的病因病机、发展转归及其立法用药，可谓要言不烦，令人一目了然。

3. 强调疏理气机　李氏认为"人禀天地阴阳之气以生，升降周流一身，呼吸定息，往来无穷，皆气所为"；"痰喘、膈噎、癫疝、积聚、胀满……皆脏气不行，郁而生痰，随气积聚，变生诸证"；"五脏之气贵乎于平顺，阴阳之气贵乎于不偏，则津液流通"。以上都强调疾病的发生和气机运行不畅有关，因此李氏在疾病治疗中重点强调气机的疏理。如论中风，提出"治风之法，当以温散通气为先，气通则痰气不熏蒸，风亦自得以摅散矣"；"首以《局方》调治，先当顺气，然后治风，万不失一"。治痰饮，认为"饮虽有六，治法顺气为先，分导次之。温利自小便中出为上，不可汗、下，气顺津液流通，痰饮自下"。在咳嗽的治疗思想上，李氏亦主张"当以顺气为先，下痰次之"。因气血相依，血能载气，气能行血，故治疗外伤，除应用手法整复之外，亦当强调以调气为先，认为"被伤之时，岂无外感风寒之证？且先用三四服疏风顺气药，却看患人虚实，有何证候轻重。若伤重，气血潮作，昏闷胀痛，亦先通气，而后通血，盖血随气行"。

（二）经典撷粹

李氏《永类钤方》中对胸腹外科创伤急救操作作了相关记载，在胸腹部受到外部严重创伤时，他的经验是，所有外伤导致胸部骨折的患者，处理时令患者靠突处站立，用两脚踩着患者两只脚以固定患者，然后用手扳伸其肩掬起其胸脯，骨折即复位。再用药敷贴包扎，但也灵活应变。根据不同情况使用不用复位方法，凡胸脯有拳棒伤，表面有瘀肿，里面感疼痛，要外用贴药，内服活血化瘀药。如刀伤，可用安骨定皮复合伤口，外用贴药掺口，再服用汤药。肋骨骨折时，先用破血法，再用黄云膏贴。胸胁部受伤，血液运行不畅内有瘀血者，用生绿豆汁配生姜汁一起服用，以一健壮者在后按压胸腹，瘀血就会吐出。但凡肠露出，病人将手搭于医者肩背上，随其左右收起，以熟油浸润疮口，整入腹腔，然后打个喷嚏，以桑白皮为线，将伤口缝合，后用断血合口药同济，用细线绑定，再贴绢上再缚。如果秋、冬季节间遇到这种病人，先用断血合口药，再用幼犬一只，割取其腹皮，上药，然后将其敷于伤口上。若肠上有损伤破裂，以灯火照之，如若肠中有气体则不可以用灯火照治。还有一种方法，病人肠出，将其手吊起，用醋煎山豆根汁，服一到二口，然后在患者颈部刺一针，肠出则会自动回纳。如果肠表面上有黑紫斑及有曲缝痕者，如同土有膏，一重黄，一重肉，更有胰子肉出也。肠若出，不可割。如实是膏，不得入，可割除，必须仔细检查再三确认，这应该是目前胸腹创伤处理的最早记载。

骨折复位及筋伤治疗方面，李氏所著《永类钤方》中"风损伤折"卷是中医骨伤科专篇，其中记载了过伸牵引加手法复位治疗脊柱屈曲型骨折，此外，还创制了手术缝合针之"曲针"，用于伤口的缝合，提出"有无粘膝"，并以此体征作为髋关节前后脱位的鉴别，至今仍有临床意义。

危亦林

危亦林（1277～1347年），字达斋。抚州（今江西抚州）人士，后来迁至南丰（今江西南丰）。元代著名医学家，与龚廷贤、喻昌、陈自明等人并列为江西史上十大名医，危氏祖上世代从医。先祖危云仙为宋朝名医，其后医道五世未衰，祖父危碧崖自幼习医，对医学有较深的理解。危亦林亦自幼习医，且天资聪慧，又博览群书，刻苦钻研。其二十岁开始业医，对祖传医术有着深厚的兴趣，其将祖传医书以及验方仔细钻研，并在行医过程中进行验证和改进，医术水平得以日益精进。危亦林精通内、眼、骨、妇、儿、喉等科，其中以骨科为最，为当地富有名望的医家。

（一）学术思想

1. 论治重辨证，唯求病机符　危氏在临证上重视辨证论治，审证求因，以病选方，根据病情开出相应的处方，遣方用药，无所偏袒，用药稳重，善于在前人之基础上创新拓展。在方剂学及治疗学方面，其《世医得效方》中体现得淋漓尽致，后世评价此书不仅是方剂学巨著，更是中医临床辨证论治的临证指南。书中以病为纲，以证为目，根据不同疾病及不同症候，给出相应的治法和方药，充分体现了中医辨证论治，审证求因之特点。例如：在痰饮门中将痰饮分为悬饮、支饮、痰饮、溢饮等不同证候，在治疗上则是悬饮用十枣汤，支饮用茯苓汤，痰饮用参苏饮，溢饮用大青龙汤等。在同病异治上，如诸痹证，寒痹用五积散，风寒湿痹用乌头汤，筋痹用羚羊角汤等。在异病同治上，如五积散一方，有调中顺气，除风祛冷，化痰消饮的功效，主治脾胃宿冷，胸膈聚痰，腹胁胀满，呃逆恶心等多种症候，故在伤寒、诸积、诸痹、臂痛、食积、腹痛等各章节中，凡是见风寒痰湿之证，皆可以此方治之。

2. 师古不泥古，求实为进取　危亦林谨遵祖训，刻苦钻研，尽得祖上真传，即使学富五车，医技高超，仍然不停走师访友，博采众家之长，学术思想上不因循守旧，富有进取精神，在骨伤的处理上率先以"草乌散"作为麻醉药于手术中使用，对于脊椎骨折创立了"悬吊复位法"的整复手法，终成一代名医，流传千古。此外，正是这种进取开拓的精神，才使其大胆冲破师门之规和保守思想的束缚，在其书中毫无保留地公开了许多危氏祖传秘方。例如：在治疗下痢篇中记载治疗五色痢的秘方养脏汤，于耳病门中载有治疗气壅耳聋的秘方降气汤等。这种无私奉献的精神是值得后世学习的，倘若危亦林没有"从实追求，既不泥古以薄今，复不厚今而废古，唯求理与病相符，药与病对"的开拓进取、务实求真的精神，在当时封建保守的社会以及师门规矩森严的限制下，其毫无保留地将祖传秘方公之于众是不可能做到的，这在中医学的历史上是十分少见的。

3. 摄纳新知，以裕其用　危亦林传承家学，又博采众长，吸纳新知，以裕其用。《世医得效方》

中，不仅收载了危氏五代祖传之秘方，还记载了《伤寒杂病论》《肘后备急方》《太平惠民和剂局方》以及《千金方》等古典医籍中的方剂，还有大量疗效确切的民间单方及验方。如在痰厥门中记载了治疗痰厥昏迷的单方：以生青油一盏，灌入喉中，片刻，逐出风痰即立验。在秘涩门中记载了治疗小便不利、小腹胀满的单方：以葱白3斤，切细，炒熟，用帕子包裹，分作两份，更替熨敷于脐下等。正是因为危亦林平素注重民间单方及验方的搜集和发掘，且多于临证施用，而后收辑于《世医得效方》中，由此使得许多险于失传的单方验方得以保存，并流传于世。不仅如此，《世医得效方》还为后世方书的编撰提供了许多可靠的记载以供考据，对于后人研究方剂具有极其重要的价值。

（二）经典撷粹

1. 脊柱骨折复位　《世医得效方》中首次记载了脊柱屈曲型骨折的复位及固定方法，书中记载："凡挫伤脊柱骨折，不可直接用手整复，……须要坠下待其骨直归窠，然后用大桑皮一片，放在背皮上，杉树皮两三片，安在桑皮上，用软物缠夹定，不能屈曲，然后以药物治疗。"指出挫伤即间接暴力是脊柱骨折的重要原因，脊柱屈曲型骨折常常是因此种暴力所致，单纯用手法整复效果往往不佳，因此采用悬吊过伸的复位方式，并于骨折复位后通过木夹板固定。此种复位方式与现在临床应用过伸复位法、石膏背心以及支具过伸位的固定方法治疗脊柱单纯压缩性骨折的原理是一致的，因此可以说危氏的脊柱夹板固定法是当今脊柱屈曲型骨折固定方法的起源，而危氏悬吊过伸复位法则为中医学对世界医学的重要贡献之一。

2. 四肢骨折复位　危氏将关节脱位及四肢骨折总结为"六出臼，四折骨"，"六出臼"是指肩、肘、腕、膝、髋、踝六大关节脱位，"四折骨"则是指肱骨、前臂、股骨、胫腓骨四大长骨干的骨折。危氏《世医得效方》中详细描述了手法整复的步骤及要点，其中主要成就是，将髋关节脱位分为前、后两型。书中载："此处身上骨是臼，腿根是杵，或出前，或出后，须用一人手把住患人身，一人拽脚，用手尽力搦归窠；或是挫开。又可用软棉绳从脚缚倒吊起，用手整骨节，从上坠下，自然归窠。"其复位方法至今仍在临床中应用。危氏复位肩关节脱位的方法有两种，一为"杵撑作凳法"，二为"架梯坠下法"，二法均是通过借助患者自身重力来进行复位的，但即使可能复位成功，然而暴力也比较大，易致肱骨上部骨折，因此后人多不采用。危氏将踝关节骨折脱位分为内翻、外翻两型，并在书中记载了应用牵引进行反向复位的方法，还强调复位时不能单纯牵引，需用揣按等手法进行整复。

3. "草乌散"麻醉运用　危氏在前人的经验基础上，制"草乌散"为麻药，在治疗难复位的骨折时，可用"草乌散"先麻醉，然后再进行复位，还可运用"草乌散"麻醉后进行开放性手术。若服用"草乌散"后麻醉效果未达预期，可加曼陀罗花和草乌五钱，用以加强麻醉之效果，如果达到麻醉效果，则不用加药。并特别强调麻醉药量因人而异，要灵活变动，男女老幼用量皆不同。危氏主张在骨折或脱臼整复之前，应先行麻醉，然后再施术，这与现代骨科的临床治疗手段完全一致；并且是否采取麻醉必须根据患者的年龄、体质、创伤等情况决定，这些麻醉的应用要求与现代医学的麻醉原则基本一致。在欧洲19世纪中叶发明麻醉药之前，日本著名的外科医生华冈青州于1805年即使用了曼陀罗来作为外科手术麻醉药，由此被誉为世界麻醉史上的先例和佳话，然而，其实此药仅为危氏麻醉所用药物的一种，而且与之相较晚了450余年。

4. 活血化瘀法　危氏的活血化瘀法包含三种。攻下逐瘀法常用于治疗跌损重症，尤其适用于胸腹内伤。药物配伍以大黄为主，常配合活血化瘀药或理气药使用，如"大紫金皮散"，此为当时治疗内伤的主要方剂。凉血活血法是治疗跌仆骨折早期瘀血肿痛的法则。在损伤早期，瘀血初聚，正气未虚，瘀血化热，邪正相争，局部往往会出现红肿热的症状，而凉血活血药物，既可清热，又可凉血活血化瘀，恰到其分。在开放性骨折、内伤以及骨折早期的治疗中有着较为重要的临床价值，其代表方剂有"清心药方"。行气活血的方剂，一般外敷于患处用以消肿止痛，内服用以行气活血，化瘀止痛。由于受李东垣之"恶血必归于肝"思想的影响，危氏在治伤方剂中，广泛应用疏肝理气药，如柴胡、丁香、枳壳、陈皮、木香、降真香、沉香、香附、青皮、薤白、茴香、檀香、元胡等。如其"木香匀气散"用以治疗跌伤，行气以活血，从而达到消肿止痛的作用。大抵攻下逐瘀必用大黄，凉血活血常用生地，行气活血见枳壳、苏木、木香为多，一般活血药则用乳没、自然铜、当归等。危氏本着由博返约的原则，筛选了 25 味治伤药，此即为当时活血化瘀之常用药，也为后世少林寺派治伤之要药。危氏在方药上由繁至简的总结及归纳，起到了承前启后，继往开来的作用。

（三）后世影响

危亦林所著《世医得效方》对我国内、外、妇、儿、眼、骨伤等临床各科以及方剂学的发展都起到了促进作用，《四库全书总目提要》言其"是编集其高祖以下五世所集医方，合而成书……所载古方至多，皆可以资考据"。为后世方书的编撰提供了很多可靠的资料，为方剂学的发展做出了巨大的贡献。《世医得效方》中共记载方剂 2500 余首，其中不仅收录了众多古书中的方剂，还包含了大量危氏五代家传秘方，除此还搜集发掘并吸纳了许多民间有效的单方验方。从此书中收集的方剂可以看出，这些方均经过危氏的深思熟虑，方药随功效化裁。所载之方，均与病证联系密切，列举脉因证治、理法方药及服药之禁忌，层次分明，条理清晰，简洁易懂，这不仅仅对临床有着很重要的参考价值，而且也为后世编著方书树立了典范，同时也值得我们今后在编写著作和教材之时借鉴。

胡 廷 光

胡廷光（1796～1820 年），字晴川，号耀山，今浙江萧山人，清代著名医学家。胡廷光出生于伤科世家，传至他，已是三代。他行医治病不收高费，有高尚的医疗作风。他从幼年至少年，除读书之外，还留心医学。后由于科考不中，又在少壮年遭受外伤，即开始研究家藏的陈氏接骨书，认为论述简而不详，而博采各家伤科之精粹，继承先祖的经验，撰而成书，济于后世。胡廷光著有《伤科汇纂》，此书是收辑清代以前有关伤科文献资料经整理而成的，内容比较丰富，为临床应用和研究伤科提供了较丰富的文献资料。

（一）学术思想及其贡献

1. 理论、手法、药物并重　胡廷光认为伤科医生只重视手法、秘方和了解浅薄的医学理论及药性功能是不够的。所以，《伤科汇纂》写成之后，其复考《本草纲目》，发现主治折伤与毒伤者药品较多，而散见于各书籍中也不少。故在前集之后，附加后集，将伤科本草主治冠之于首，搜集各家奇方于后，先叙受伤原因，附以应病之方法，有效验者必录，类分诸门，集附多方；医者可遵此施治，按症选方。胡氏不仅完善了伤科的诊治，而且为缺医少药之乡村提供了自治知识。但胡廷光对此还不满足，又补遗单味药物的功用于后，提出和选录单味药物的性效功能，以便临证选用，是其他伤科专著所不具备的贡献。

2. 录辑次序井然，条理清晰，别出一格　《伤科汇纂》先述经义而后叙骨论，次论手法再详述证治，周身骨节，由顶至足跟，俨然有序。方按类聚，丸、散、膏、丹、饮、汤、药、法，以方名的字数多少进行编排，以次载录，便于查阅。每卷以《灵枢》经文为首，次为历代诸家论注排例，详参姓氏书名，节录原文所述，最后阐述自己的见解，采取引古证今之体例，参考脉诊辨损伤之症及内脏的虚实。所以他广引脉经，详为注解，以便临床参考。《伤科汇纂》载录人身骨骼长短、部位的宽窄及周径尺寸的测量，其测量尺寸，取本人中指中节一寸为标准长度。详加论注沿身骨脉、经筋、骨节及从颠顶至足跟的诸骨。对于一骨有多名，几个骨合为一名者，进行详参细释，统一命名。另外在论述诸骨之后，又引手法治疗经验，复增肚腹、咽喉二条，以补充身图之不足。这为骨伤科医生学习和研究古代解剖知识，提供了有利条件。

3. 规范外伤骨折脱位的治疗步骤 胡氏对外伤骨折脱位，先进行手法复位，然后行外固定，进行关节操练，最后选用方药。在手法上比《医宗金鉴·正骨心法要旨》摸、接、端、提、按、摩、推、拿手法，略有增补，并注于诸骨之下，而且将用肩头捐用足跟蹬的方法，附于注后，以便推广使用。

4. 绘图与歌诀并用 胡廷光在《伤科汇纂》一书中，绘图与歌诀并用，殊与他书。绘图 42 幅，其中有应刺穴图、应灸穴图、应针灸图、骨度尺寸图、部位图、骨图、致命处图、不致命处图、不致命骨图、外固定器具图、外治手法图。歌诀则有病源、脉证、宜忌、针灸、接骨等歌诀。图画能使学者领会要点，而歌诀便于诵记，易学易懂。

（二）经典撷粹

胡廷光在骨伤科疾病的治疗和外固定的方法上有着许多创新，填补了当时的空白，极大地推动了骨伤科的发展。

（1）运用可活动的小夹板固定关节处的骨折。将杉树皮挖空，然后用纸粘裹，用以束缚手肘和手腕，使之能伸能屈。此法为夹扎中之活法也，适用于关节内以及近关节部位的骨折，可防止关节粘连以及关节面磨损。

（2）记载对踝部骨折的整复和外固定方法。踝部分为内踝和外踝，其位置居于小腿之下，脚板之上，交接之处。骨折后可按内、外踝骨折方向进行整拽。其法为："患者坐定，以突出一足垂下，另请一人，将患者膝胫抱住。若患在左足，骨向内侧突出者，医人用两手将患足掰起，上面两大拇指按压在骨陷处，下面余指托在突骨处，以两掌揿在患足跟跗之上，两手托起，而两掌揿落，略带拽势，并齐力一来，未有不入窠臼者。如骨突向外侧者，令患者侧转，使突骨向下，用前法揣入。"此法是在牵引的作用下，逆着骨突的方向进行复位，完全符合复位力学之要求。手法整之后，以杉木皮三大片以及小杉木皮四至五片，对踝部进行超关节的固定。胡氏记录其固定方法是："《陈氏秘传》云：……其杉木皮对踝处各挖一孔，一片要箍得踝骨过，一片要托得踝骨过。又用杉木皮，……前系于膝下，使脚掌不直伸于下也，又令时时屈伸。"虽然踝关节固定，但关节仍然能做屈伸活动，符合动静结合的原则。现在临床上治疗踝部骨折，仍按此固定原则进行处理。

（3）首次记载腰椎过伸性骨折损伤，并提出以"腹部枕缸法"整复。胡氏在"整腰骨陷入用枕法图"中载："腰骨陷入内，皆因筋绷裂，俯伏板凳上，脊背骨肛凸，器且安妥当，手法并按捏，腰背俱一般，莫继致命骨。"又载："陈氏云：夫腰骨脊骨断者，令患人复卧凳上，再用物置于腹，布带缚其肩胛于凳脑上，……外用杉木皮，以纸包裹一片盖膏上，以缓带紧紧缚之，口服加减活血止痛散取效。"胡氏将腰椎骨折分为屈曲性、伸直性，因其治法不同，应辨证施行手法，才能取效。

（4）指出肱骨干骨折的类型和预后。胡氏指出肱骨干骨折可发生重叠以及分离移位，并指出分离移位不易愈合。如记载："又按《陈氏秘传》有骨折断，其手短缩不能归原者，此筋脉紧急弦劲之故。……故接骨秘法要将两手比较，合掌验之，毋使稍有长短歪斜，贻害终身。然而筋急手短易医，筋宽手长难治，此又不可不知也。"

（5）描写了肌肉扭转外力引起的肱骨骨折。如载："有两友赌力，手挽手而拗之，用力过猛，一友膈骨居然有声而断，即大手膊骨也。"

（6）采用黑铅作针以扩探尿道狭窄。如载："又一僧人，地方上亦疑有奸，僧割势自明，愈后唯弱管闭小，仅容一线之宽，小便滴沥甚艰。如用药线用刀割，是再伤之也。因忆铅珠能穿耳孔，开石女窍，遂用黑铅作针梃之，不旬日而大通。"

（7）记载颞颌关节习惯性脱位。胡氏载："一老妇年六旬外，因呵欠脱落下巴，……后又时常脱落，七八次矣。"

（8）主张骨折外固定后进行功能锻炼。胡氏不仅主张骨折外固定后进行功能锻炼，而且还提出了前臂骨折的练功步骤。如说："此臂骨折断，接后不可长挂于项，常要屈伸活动，……令其手上至头，下至膝，前要过胸，后要过背，二十日后能转动亦不为迟。"

（9）创用肩扛法、膝顶法整复肩关节脱位。胡氏曰："肩骨脱臼者，……医立患人肩后，蹲身将肩凑入患人腋下，医者又将患手拿住，徐徐立起身子，肩擦用力，患者身重下垂，患手又被医者两手往下按住，其势不小，则肩臑入臼合缝矣。"如果脱骨在后而手敛前不开者，医者立于患者肩前，余法同前。此法即为肩扛法，比上梯法省力。

（10）用足蹬法整复较大关节脱位或长管骨骨折。如整复髋关节脱位，胡氏曰："如左足出臼，令患者仰卧于地，医人对卧于患人之足后，两手拿住患脚，以右足伸于患人胯下臀上，两手将脚拽来，用足蹬去，身子往后倾倒，手足身子并齐用力，则可入窠臼矣。"

（三）后世影响

1. 伤科命名　清代以前伤科无专科及专著，其资料多散见于各医书或其他有关书籍中。伤科在周代附属于疡医，以后为正骨科、正体科等，胡氏根据病证由损伤所致，命之为伤科。如胡廷光在《伤科汇纂·凡例》中记载："……疡医分掌四症：肿疡、溃疡、金疡、折疡。而金疡者，即为金刃之伤也；折疡者，即为跌扑骨折之伤也。后有专其事者，或称为正骨科，或称为正体科。今即分列科门，总旧损伤以成，故名之为伤科。"解放后，中医高等院校系列教材中，就有《中医伤科学》一书，将伤科设为独立一科。

2. 为后世研究中医伤科提供了重要文献资料　《伤科汇纂》所辑资料，广泛涉及清代之前有关伤科的主要文献。正如胡氏所说："此书，凡属跌闪伤损之论，无不搜罗，专门口授手法，以及村姬野叟之单方，若经验效，尽皆叙入。"该书所辑的资料，范围广泛，内容丰富，既有理论，又有临床实践，既有解剖知识，又有内外治法及方药、治疗手法。内容编排较明晰，资料也较集中。因此，该书不仅有助于临床应用，而且为后世研究中医伤科提供了丰富的资料。

异 远 真 人

异远真人（生卒年不详），明清医学家，其原名已佚，"武术派伤科"创始人。著有《跌损妙方》，为现存最早的武林伤科专著，开创了少林派按穴论治的先河，其不空谈理论，更注重于临床实践，有着重要的实用价值。全书共一卷，第一部分为治法总论，第二部分为用药歌、左右论、血头行走穴道歌以及中药禁忌，根据损伤部位分别列举成7门，全书记载穴位70余个，载方175首，记载了不同部位的骨折的处理方法，还记录了两种开放性骨折的治疗方法。对伤科发展影响较大。

（一）学术思想

1. 创伤首当辨吉凶　真人治伤，首先是根据患者受伤的部位以及损伤的程度，然后结合四诊以判断临床的预后及吉凶，在《跌损妙方》中真人列举了"不治或凶险之证"18 种，其中的颅骨顶骨骨折和囟门损伤所致的脑浆外出，以现在的医疗技术水平，也是难以救治的，而"头破"所致"鼻流黄水""耳背带黑色""眼带青色"等都是颅底骨折的临床表现，其中提及的"脉绝不至"则类似于创伤后的心搏骤停。这些损伤，即使现在也是临床上的危急重症。还有如脊柱骨折所致截瘫，也为临床上难以处理的问题，孕妇下腹部受伤容易导致胎漏甚至流产。这些都是真人在其长期的临床实践中总结归纳出来的。真人在书中所提的"死"或"不治"之症代指病情危重之症。其主要目的是提醒同行或者后人在遇到此类创伤患者时需提高警惕，后来钱秀昌在真人基础上提出三十一"不治"及"八忌"。虽然受限于当时对疾病的认识和科学的发展水平，其有些认识是不对的，但真人判断创伤预后和病情凶吉的经验对当时和后世的帮助都是巨大的。

2. 察目验伤之法 真人诊断内伤，根据《黄帝内经》"五脏六腑之精气，皆上注于目而为之精，精之窠为眼，骨之精为瞳子，筋之精为黑眼……裹挟骨血气之精，而与脉并为系，上属于脑，后出于项中"以及《灵枢·大惑论》的理论为基础，并结合自身的临床经验，总结得出察目验伤之法。因全身各个脏腑均与目有所联系，因此真人认为内伤后目必有异常征象。其在《跌损妙方·左右论》中言："凡受伤不知左右…即看眼珠，亦可知其定所，乌珠色丑者伤在左，白珠色丑又加大红者伤在右。左属肝，右属肺；乌珠属肝，白睛属肺，瞳人属肾。"真人主要是根据五轮所属理论进行内伤的辨证，这一方法虽然直白，但对后世却产生了深远的影响，即便薛己学派的钱秀昌，亦尊真人察目验伤之说，且对此有所创新，他在《伤科补要·至险之证不治论》中说："又有五绝之论，一看两眼白睛上红筋多，则瘀血亦多，若直视无神，不治。"在胡廷光的《伤科汇纂·辨生死》中亦引用了赵徐瑛秘本之验伤五法："一看两眼，眼白有血筋，腹内必有瘀血，筋多瘀多，筋少瘀少，两眼活动者有神易治，两眼无神难治。"其所介绍的察目方法和钱秀昌的方法十分类似。这些医家都是受到真人之启发，是对真人所主张的察目验伤方法的继承和发展。

3. 诊断明确，治法灵活 真人在《跌损妙方·治法总论》中指出："遇有重伤，解衣谛视偏身，血道形色若何，诊脉调和与否。"由此可见，真人相当注重局部和全身的查体，根据望、闻、问、切四诊所得病情资料，审证求因，并结合所伤部位，以及察目验伤等全面分析后，最终做出明确的诊断。真人强调检查要全面细致，不能忽视任何蛛丝马迹，也不可被表象迷惑，他告诫"既表不可复表，要仔细看明"（治法总论），从而避免误诊。这些认识不仅在当时，即使放在今天，也是很值得学习的。真人治疗损伤，不拘于一格，方法灵活且多样，总体可分为内、外治法两大类。内治法中，除按穴列方外，还列举了通用方10首、金创方18首和全身方27首。真人遣方用药时，善用药引，全书175首方剂中，用药引者多达70余首，且药引的种类繁多。无论内外用药，真人均善于用酒作为辅助剂，如酒煎服、酒调服、酒兑服、酒炖服及酒浸洗等方式，以酒行药之力，此亦是真人治伤用药的特点。

4. 用药平和，善用归经 真人将损伤的主要病机归结于气滞血瘀，并称之为"夫跌打损伤，气血不流行"。因此，治疗上真人主张流行气血，用药也多为微温、辛平或甘凉等散瘀之品，极少使用峻猛之剂，其指出当时用药之弊端为"妄投猛剂"。纵观全书，即可窥探真人用药之特色，正如孙应科氏于《跌损妙方·莫刻序》中所评"性皆平和，无迅厉之品；法多加减，寓活泼之机"。同时，真人强调治疗宜早不宜迟，病情拖延可引起严重后果，贻误病情，且容易出现其他并发症。

真人受东垣"恶血必归于肝"之思想的影响，用药习惯选用肝经药以及引经药。真人总结了前人的经验，特别是受到元代危亦林"用药加减法"的启发，根据自己的用药体会，编成《用药歌》而载入《跌损妙方》，"归尾兼生地，槟榔赤芍宜；四味堪为主，加减任迁移；乳香并没药，骨碎以补之"选用入肝经的药物，如以赤芍、归尾、槟榔、生地为主药，然后根据损伤部位及药物归经随症加味，如头部损伤加羌活、防风、白芷；胸部受伤加枳壳、枳实、茯苓皮；两胁受伤加紫荆皮、柴胡、龙胆草。此外，还根据受伤后的临床症状加味。如出现大便秘结，加枳实、大黄；合并小便不通加木通、车前。歌中共有14种加味变化，此既为数百年来少林派治伤方药的基础，又为伤科临床应用引经药之典范。

（二）经典撷粹

明代以前，诸医家治伤均是依照受伤部位及损伤程度进行治疗，但自真人以后，则逐渐建立了按经络辨证及按穴治伤的理论体系。真人于《跌损妙方》中载《血头行走穴道歌》，从而首创"血头行走穴道"论。其歌释义为：人身气血的运行始终有一头相牵，即为"血头"，其运行一昼夜的十二个时辰，分别经过十二个不同的穴道。子时行走至心窝，丑时行走至井泉；寅时行走至井口，卯时运行至山根；辰时走至天心穴，巳时行至凤头穴；午时至中原，未时至蟾宫；申时运行至凤尾，酉时行走至屈井；戌时行至丹肾穴，亥时行至六宫穴。此为真人首次将经络子午流注学说具体运用到伤科中，指导临床治疗。真人主张治伤必须按时取穴，按穴用药，否则，"遇时遇穴若伤损，一七不治命要休"。"血头行走穴道"论是具有一定的理论依据的，是真人多年临床经验积攒的成果。因此，真人的这一观点对后来少林派的形成及发展起到了关键性的作用，并成为少林派按时取穴论治的主要理论基础。至清代，伤科少林派的杰出人物赵廷海，仅尊此说，在《救伤秘旨》中载有《十二时气血流注歌》。赵氏将气血按照时辰注入经络，而真人则将气血按时辰运行到该经络或者与之交会的相应穴位。由此可见，赵氏与真人的学术思想是相通的。

（三）后世影响

《跌损妙方》首创按人体不同部位、穴位用药，根据道家理论"小周天"现象，结合关督流注的理论，创立了《血头行走穴道歌》，提出穴位不同，致伤不同，时间不同，致伤也有不同的理论学说。该书继承及发扬了《仙授理伤续断秘方》的伤科用药经验，书中"用药歌"以上、中、下三部分分别介绍了穴位及方药，书中记载的穴位和治疗方药后来被少林派在治伤中大量使用。书中所载诸如七厘散、八宝丹、生肌散、万应膏等，至今在临床上仍然被大量使用。《跌损妙方》是传统武术类伤科的代表作，也可以说是中国传统医学伤外科的不朽之作，对后世影响非常大。

薛 己

薛己（1487~1559年），字新甫，号立斋，吴郡（今江苏苏州）人，明代医学家。其父薛铠，字良武，精医理，弘治间（1488~1505年）征为太医院医士，以儿科见长。己幼承家学，且博览众书，以疡科和内科而驰名。正德时选为御医，授太医院院判，嘉靖时任太医院院使，中年告归，致力于著述。所著有《正体类要》《外科枢要》《疠疡机要》《内科摘要》等，校注有陈自明的《妇人良方》以及《外科精要》、钱乙的《小儿药证直诀》、朱丹溪的《平治会萃》及其父薛铠编著的《保婴撮要》等书。

薛己以推动医学发展为己任，旁通诸家，于内、外、妇、儿、疠疡诸科无所不攻，于微词要旨，都能寻根究底。他认为不完全掌握外科，就不可能将经络融会贯通，不熟悉《黄帝内经》的，就必不会深究阴阳的变合。内外虽不同科，但其中原理是一致的。所以他在临床上，无论男女老幼，必以求本为治病之第一要义。沈启原曾说他治病"无急效，无近功，纡徐从容，不劳而疾息愈"，这是对他很确切的概括了。

（一）学术思想及其贡献

薛氏治学的中心思想是以脾胃、肾命为主，他说："真精合而人生，是人亦借脾土以生。"所以他的医案治验中，大多是脾、肾亏损的治案。薛氏重视脾胃不亚于东垣，但其重视肾阴却有异于丹溪，这是因为其偏于温补，而慎用寒凉之故。这与薛氏治伤，强调内治，主张补气血、养血活血，即"平补法"的思想是同出一源的。

薛氏在伤科内治法的创见，就是强调整体观念和八纲辨证施治，以气血立论。他认为肢体被外力所伤，必然引起体内经络、气血及脏腑的损伤，如《正体类要·序》所言："肢体损于外，则气血伤于内，营卫有所不贯，脏腑由之不和。"内伤轻者损经络，内伤重者伤脏腑。经络脏腑损伤，均不离气血，因此气血是内伤的总纲。薛氏指出外伤有伤气、伤血之分。伤气可有气滞，如"营卫气滞"可导致"肌肉间作痛"；气虚则"四肢困倦，精神短少"，或见"新肉不生"。伤血则有血瘀，如瘀血在内，可导致"肚腹作痛"或者"大便不通"；瘀血在外，则可见"肿黯"。血虚常因出血过多引起，伤阳络则为衄血、吐血、尿血、便血，伤阴络则为血块、血积及肌肉青黯。此为脏腑亏损，经络失职所致。

薛氏对于伤损内治辨证还强调"求之脉理，审其虚实，以施补泻"，"极变析微"以及"贯而通之"。所以在其治验中，不拘泥于一方一法，随病情变化而施治。其独到见解有以下几点。

1.气滞血凝学说　薛氏认为伤后"肌肉间作痛"实为"营卫之气滞"所致，当以行气为先，"用复元通气散"。若"胸腹胀痛，大便不通"，则为"瘀血停滞也，用当归导滞散通之"。

2.瘀血主肝说　跌打损伤，有恶血存于内者，不论何经，皆以肝为主。盖"肝藏血，属木，生火侮土，肝火既炽，肝血必伤，脾气必虚"。薛氏认为"清肝养血，则瘀血不致凝滞，肌肉不致遍溃"，"用小柴胡加山栀、芩、连、骨碎补以清肝火，次用八珍、茯苓以壮脾胃"。

3.健壮脾胃学说　脾胃乃气血生化之源，化生水谷精微，在内灌溉五脏六腑，在外滋养皮肉筋骨。"内伤下血作痛，脾胃之气虚也，用补中益气汤。外伤出血作痛，脾肺之气虚也，用八珍汤。大凡下血不止，脾胃之气脱也，吐泻不食，脾胃之气败也。苟预为调补脾胃，则无此患矣。"薛氏强调伤后应及时调补脾胃，因为补脾可以生肌长力，助长气血生化之源，有助于修复损伤而收全功。

4.滋补肾命学说　肾命即先天之本，五脏六腑皆根源于此。薛氏关于肾虚的论述有："跌腰作痛用定痛散等药不愈，气血日衰，面耳黧色"，薛氏认为"腰为肾之府，虽肾闪伤，实肾经虚弱所致，遂用杜仲、补骨脂、五味、山茱萸、苁蓉、山药"等药，"不月而瘥"；肝主筋，肾主骨，"筋骨作痛，肝肾之气伤也，用六味地黄丸"；"若骨骱接而复脱，肝肾虚也，用地黄丸"。

5.《正体类要》及其贡献　《正体类要》是薛氏在骨伤科方面的代表著作。该书刊印于1529年，共上下2卷。上卷分为四门：正体主治大法共19条，坠跌金伤治验、仆伤治验、汤火伤治验三类医案64例；下卷为诸伤方药共71首，其所载方药均为总结明代以前的治伤经验，如黑丸子、接骨散、洗药均来源于蔺道人方。同时，他根据自己的临床经验，重点总结了补中益气汤、小柴胡汤、四物汤以及六味地黄汤等在骨伤科中的应用，创立了伤科内治"平补法"（实际是温补法）。这种平补法，在临床运用上，根据内伤的主要症状，即肿、痛进行辨证论治。

薛氏还遵循《活法机要》中的三焦分治之法，选用十味参苏饮、犀角地黄汤、复元活血汤等，按照上、中、下三焦分别进行施治。其方药理论以及辨证施治方法，给骨伤科内治法增添了宝贵的财富，也给后世骨伤科内治法的发展奠定了基础，值得我们深入研究和发扬。

（二）经典撷粹

1.补益肾气思想治骨疾　薛己强调补益肾气在治疗骨伤科疾病中的作用。薛氏但凡遇到脾肾两虚之证，即用补中益气汤加补肾之方治之，临床效果令人满意，对于肝肾之气耗伤者，在选用六味地黄丸的基础上加以补养气血之品治之。跌仆闪挫腰痛，虽然称之为闪伤，但病之根本在于肾经虚弱，薛氏以六味地黄丸加减治之。薛己相当注重筋骨之间的联系，认为筋骨为肝肾之外合，若肝肾气血充足，筋骨则得养而强健。此外，薛己还开创了应用补益剂治疗关节脱位的先河，认为关节习惯性脱位的原因多为肝肾气血不足，气血不足则筋骨失养，进而筋枯松弛，无力固护关节，可用六味地黄丸治之。薛己在治疗骨伤科疾病时，重视运用易水学派之理论，其认为脾胃为气血生化之源，应当重视顾护脾胃，外伤后脾气受损，运化无力，引起食少无寐，可用加味归脾汤治之；内伤之后血瘀作痛，腐肉不去，新肉不生，同时伴有神乏体倦，食欲不振，此皆为脾胃虚弱所致，当以补中益气汤加减治之；外伤导致下血不止，此为脾胃气虚，吐泻不食则为脾胃气败，用调脾和胃之品治之。

2. 伤科用方 《正体类要》中记载了许多关于补气活血的伤科常用药方，主要包括当归补血汤、十全大补汤、独参汤、八珍汤、四物汤、圣愈汤及归脾汤等方。薛氏的主张为"苟内非补剂壮其根本"，其认为补益气血是治疗骨伤科疾病的根本，《正体类要》中也有"宜先清肝养血，则瘀血不致凝滞，肌肉不致遍溃""患处如有瘀血，止宜砭去，服壮元气之剂"的论述，这些观点说明薛氏既注重补益气血，也重视活血，即"瘀血不去，新血不生"，而治瘀不忘扶正也是《正体类要》中提出的重要治则。

3. 后世影响 薛氏首创以内治法治疗骨伤科疾病的先河，其气血脏腑辨证的思想源于《黄帝内经》、李杲及钱乙的学术思想，继而提出"伤诸外必损于内"的学术思想，主张外伤以气血失调及肝肾脾胃等脏腑之损伤为主，主张治疗骨伤科疾病应当具有整体观念以及辨证施治的思想。薛氏气血辨证论治的思想，主要是根据外伤后对于气血之影响，针对气虚、血虚、气血两虚及气滞血瘀与否进行辨证论治，薛氏尤其重视补益气血；其脏腑辨证论治的思想，强调了脾胃肝肾之作用，主张补脾养胃、清泻肝火以及固本培元，其所用方剂多为平补之剂，其治法被后世称为"平补"内治之法。薛己的学术思想被后世历代骨伤科医家继承和发扬，对中医骨伤科的发展产生了较为深远的影响。

陈 实 功

陈实功（1555～1636年），字毓仁，号若虚，东海通州（今江苏南通）人。陈氏自幼年聪明好学，对医学十分热爱，苦心钻研《素问》《难经》等著作，博览群书，医术日益精进，不久便声名远扬，成为当时名医，大江南北求治者络绎不绝，南通、扬州两地外科方面疾病患者，经其治愈者不计其数。由于陈氏看病十分详细，且辨证准确，用药合理，不少疑难杂症患者都被其治愈，因此在当地老百姓中享有极高的声誉。陈氏在其所著《外科正宗·自序》中言："余少时即精研此业，内主以活人心，外则悉诸刀圭之法，历经四十余年；心习方，而目习症，或常或异，辄应手而愈。"此绝非自诩自夸之词，而是有事实依据的。

（一）学术思想

陈氏治病特别强调内外兼治，手术与药物同时运用，主张"内之症或不及其外，而外之症必根于其内"。在内治法上强调理脾胃，曾言："脾为仓廪之官，胃为水谷之海。胃主司纳，脾主消导，……四肢百骸，五脏六腑，皆借此以生养。"这与《黄帝内经》"得谷者昌，失谷者亡""后天以胃气为本"的论点是一致的。

陈氏对肿疡主张以消、托、补三法治之。肿疡初期以温、清、汗、下、行气以及和营之消法为主；肿疡后期以及溃疡早期，则以扶正托毒、透脓托毒和排脓托毒之托法为主；溃疡后期则以补益气血、调理脾胃及滋养肝肾等补法为主。这是以整体观念和动态观念作为指导的辨证论治精神的具体体现，是其学术思想的主要特点之一。

"断根泄毒，毋使内攻"为陈氏学术思想又一特点。其指出"开户逐贼""使毒外出为第一"及"凡欲消疮，先断根本，次泄毒气，使毒自衰，无得内攻为好"。因此，他主张用腐蚀药（如升白灵药、三品一条枪等）、刀针和药线清除坏死的肌肉，助脓管通畅，使毒外排。此外，陈氏还通过拔竹罐吸出脓液，使脓毒外排彻底，促使患处尽快痊愈，以此大大提高了临床疗效，缩短了顽疮恶疽的病程。陈氏另一特点是敢于创新，敢于突破权威和传统，开创了许多手法及手术。如鼻痔摘除术、截肢手术、气管缝合术、下颌关节脱臼之整复手法等。在我国外伤科发展史上，是一个巨大的飞跃。

综上所述，陈氏学派之所以受后世医家推崇，是因为其高明的医术及其为医学事业发展做出了巨大贡献。陈氏不仅在外科方面有很深的造诣和成就，而且对跌仆、金疮等骨伤科疾病亦有丰富的经验。

陈实功云：“跌扑者，有已破、未破之分，亡血、瘀血之故。如从高坠堕而未损破皮肉者，必有瘀血流注于脏腑，人必昏沉不省，二便必难，治当以大成汤通利二便，其人自苏，不醒者则以独参汤救之。寻常坠堕，轻者以复元活血汤调之，又如损伤骨节，筋断血流不止者，以独胜散止之，次用花蕊石散搽之。又有跌断骨节大损等症，此则另有专门接骨扎缚，未及详注也。”

陈氏认为，金疮是刀刃割伤所致，或者是有锐利边缘的器物割伤所致，伤口较浅的话仅仅是流血而已，伤口深的话，割伤血管就会流血不止。皮肤破损者，以桃花散掺之，其血自止；筋断者，如同金刀掺扎。止血后又流血，这样的急症应当用玉红膏擦拭伤口，以其覆盖伤口以促进伤口愈合，筋、骨、肉方断，这样的人面色必定发黄，此时应当外避风寒，禁食生冷之物，这样最终才能无事。失血过多患者，要服用独参汤、八珍汤等救治。

陈氏对骨伤疾病有详细的论述和丰富的临床治疗经验。陈实功认为，患有骨髓炎的人，必然是阴寒体质。平素身体强壮之人，遇到寒邪只是侵袭体表不会入骨。凡是寒邪入骨之人，都是体质虚弱之人，夏秋时节露宿在外，寒湿之邪就会入侵体内，或者是房事之后，所盖被褥单薄，寒气乘虚入侵，因此就犯病。起初则是寒热交替，有点像风邪外侵，随后臀腿疼痛，不热不红，但疼至彻骨，甚至屈伸不利活动受限，日久则由阴变为阳，从寒化为热，热甚则灼肉化腐为脓。这就是痈的发病原因。

对于骨髓炎的治疗方法，其言：“初起寒热作痛时，便用五积散加红花、牛膝发汗散寒、通行经络，或万灵丹发汗亦可；次用大防风汤行经活血、渗湿补虚。又有生于尻臀部位，……间服万灵丹和之。”

“以上之症，皆由元气不足中来，不可误用损脾、泄气、败毒等药，外禁寒凉等法。……溃后元气易复，饮食易进，内肉易实，脓水易干者吉。”“初起，身发寒热，漫肿色白，肢体牵强，疼痛附骨者，险。……溃后，脾胃虚弱，饮食无味，口渴不止，唇白皮枯者死。”

陈氏还强调附骨疽的治疗原则，指出：“初起，发热恶寒，身体拘急，腿脚肿疼，脉浮紧者，宜散之。……愈后，筋骨牵强，屈伸不便者，宜滋养气血，通利关节。”

陈氏又说：“多骨疽（今之慢性骨髓炎形成死骨）者，由疮溃久不收口，乃气血不能运行至此，骨无荣养所致……但肾主骨，宜服肾气丸、十全大补汤先补脾肾；次用艾附饼灸之令温暖，腐毒朽骨自然脱尽，生肌敛口而愈。”

陈氏认为鹤膝风（今之膝关节结核）“乃是三阴亏损之症。初起寒热交作时，亦宜五积散加牛膝、红花，或万灵丹发汗俱可；……终年亦可转重就轻，移步行履，尚可图也”。

（二）经典撷粹

1. 腐蚀药物使用 陈实功在外用药方面十分大胆。他在前人的基础上，结合自己多年临床经验，将腐蚀法进行全面系统的归纳。《外科正宗》中有50余首腐蚀方药，主要分为汞和砷两大种类。其中对药物的配伍、剂型、剂量、适应证以及使用方法均有详细介绍，实用性极高。腐蚀方药因其显著的解毒化腐功效，常被用于治疗疮、脓肿、瘘管、痔疮、瘰疬、瘜肉、胬肉、粉瘤等疮疡肿毒之证。三品一条枪治疗疔疮走黄可立马见效，用结毒灵药方治疗梅毒结节效果也极佳。蟾蜍丸可用于治疗脑疽；以紫霞丹软化结节；银杏散治妇人阴中作痒及生疮；瘿瘤用枯痔方；痔疮及五瘿六瘤蒂小头面大者，用煮线方等。

陈氏尤善使用轻粉。在陈氏的50多首腐蚀方药中，就有30余首方中用到轻粉。陈氏还创造性地将此药制成了不同剂型以满足临床的不同需要,一切化脓肿疮疡均可以此药治疗,解毒效果甚好,并灵活地根据不同病症配伍不同药物,因证选药。

陈氏对腐蚀药的使用炉火纯青,别具一格。他曾言:"坚而不溃,腐而溃之,溃而不敛,补而敛之,皆活也。"除此之外,他对腐蚀药的提炼制作也十分精通,为后世留下了许多很有价值的方药,对后世影响很大,极大地推动了中医药外治法的发展,后世外治法很大部分是在陈氏外治法的经验基础上发展而来的。

2. 刀圭之法　陈氏曾说道:"余少日即研精此业,内主以活人心,而外悉诸刀圭之法。"从话中我们不难看出陈氏对刀圭之法的重视程度,因为大部分外科方面的顽疾,内治法的效果往往不佳,唯有通过外治才能见效。除此之外,他不泥古自缚,勇于突破创新,开创了一条独具一格的刀圭外治法之路,是继华佗以后的又一个擅长刀圭疗法的外科学家。

在其著作中记载有铍针、刀剪、钩、铜筋、铜管、乱麻团、软铁丝纤、丝线、绢条、绷带等手术器材,还记载切开排脓术、拔牙术、眼睑肿物割除术、剪割坏腐术、鼻痔套除术、药线枯痔术、腹腔穿刺排脓术、咽喉骨刺取除术、颞下颌关节复位术等手术操作。不少手术方式由于操作简便,临床效果好,一直沿用至今。

除了手术外,陈氏还自创了其他大量的外治操作法,如艾灸法、药物熏洗法、沐浴法、药物贴敷法、垫棉法等。由于疗效确切,操作简便,多数仍然在临床上使用。

《外科正宗》一书,内容丰富,囊括了大部分外科疾病,对所记载各种疾病的病因病机、诊断、治法及方药、预后及预防都进行了详细论述,对中医外科疾病的体系进行了完善和丰富,提高了中医外科学理论水平,丰富了临床经验,对后世外科医家具有非常深远的影响。

3. 树立崇高的医德医风　陈氏的"医家五戒十要",是论述医德的代表之作,对后世的影响极大,特别是其中对同行之间关系的论述,首先提出疑难杂症要会诊的观点,其曾言:"凡乡里同道之士,切不可生轻侮傲慢之心,须谦和谨慎,年尊者恭敬之,有学者师事之,骄傲者逊让之,不及者荐拔之。"他对某一需要截肢的患者主张会诊,谓:"凡治此,不可一己医治,必与高明众议,听患者愿情割取,况此症首尾吉凶,变驳难定,故不可轻易用之。"这种坦荡的襟怀,谦逊好学的态度,尊敬他人,克制自己的思想作风,是值得后辈敬仰和学习的。

（三）后世影响

陈氏的著作《外科正宗》是一部承前启后,具有独创精神的外科巨著,此书特点是理论与临床实践紧密相连,内外治法结合,实用性、科学性很强。全书共计 4 卷,从痈疽原委论到医学十要论,计分 157 类,卷一总论述痈疽的病因、诊断与治疗方法;卷二至卷四论各种外科疾病,计 100 余种,从病因、症状,到治疗、内外用药、手术操作及预后等,详列细举,层次分明,结构清晰,实乃我国外科学之巨著也。因此,清代医学评论家徐大椿曾逐条对《外科正宗》加以评述,并在其自序中言:"此书所载诸方,大要已具,又能细载病名,各附治法,条理清晰,所以但凡有学外科者问余当读何书,则要令其先读此书,以此为入门之地。"由此可知,这是一部"列症详,论治精"的外科专著。

张 景 岳

张景岳（1563～1640 年）,名介宾,字会卿,号景岳,别号通一子。初居四川绵竹,明代初年以军功任绍兴卫指挥,迁居于郡城会稽之东,就此成为会稽（今浙江绍兴）人。张景岳自幼天资聪慧,通读六经和诸子百家,通易理、天文、兵法之学,尤其精通医术。其父张寿峰为定西侯门客,素来通晓医理。景岳自幼从父学习,13 岁跟随父亲游京师,从金英学医,并钻研书、史。壮年又游河北，随军出山海关，历经碣石（今河北昌黎东南）、凤城（今属辽宁），渡鸭绿江。数年之后，双亲更老，家里更贫穷，加上当时辽西局势，对军政之志已不可为，57 岁时便决意返回绍兴。回乡后专心医学，从事临床及著述。20 年后去世，享年 77 岁。同时期的医家受其影响颇多，如浙江省鄞州区赵养葵，其子赵贞观，明清之际的浙江省鄞州区高斗魁、姚江黄宗羲、黄宗炎，吕留良，江苏吴江张路玉等，均受张景岳的温补学说的影响，为其传人。

张景岳的主要著作以《张氏类经》与《景岳全书》流传最广，其次晚年撰写《质疑录》一书传世。《张氏类经》是以《灵枢》启《素问》之微，《素问》发《灵枢》之秘，将两书合撰，历经 30 年，易稿四次，写成此书，天启四年（1624 年）写自序。《张氏类经》32 卷，从内容分别归类，详述五行生化及经脉所在，并绘图解说。西安叶秉敬称它为"海内奇书"，为它作序。此书天启年间刊印，乾隆年间《四库全书》有著录。

《景岳全书》64 卷，成于 1621 年，博采前人精义，考验玄微，以自成一家之言。其书统论阴阳六气及先贤得失；二著伤寒为典，杂证为谟，妇人为规，小儿为则，痘疹为诠；三采药味300 种，以人参、附子、熟地、大黄为药中四维，更推人参、地黄为良相，大黄、附子为良将；四创四药方，分补、和、寒、热、固、攻、散，名叫新方八阵；五采集古方，也分八阵，又叫古方八阵；六别辑妇人、小儿、痘疹、外科。大皆以温补为宗，然而主张太过。因此传其说者，功与过参半。

（一）学术思想

金元以后，明代许多医家继承河间、丹溪之学，各执一说，保守成方，多用苦寒药，常致损人脾胃，克伐真阳，形成了苦寒时弊，薛己对此质疑说："世以脾虚误为肾虚，辄用黄柏、知母之类，反伤胃中生气，害人多矣。"景岳援引经旨，精心研究，在理论方面宗《黄帝内经》《难经》，并详参唐、宋、金、元及明代各医家（如王冰、许叔微、李东垣、薛己等）的学术思想，在临床实践中以培养元气，温补肝肾为主，成为温补派宗师。他的学术思想和医学成绩对后世影响之大，金元四大家无可与他相比。

张景岳的学说，以温补为宗，反对寒凉。他论苦寒的谬误说："凡物之生死，本由于阳气。顾今人病虚者，十常八九不知此阴气正阳气之根也。阴不可无阳，阳不可无阴，故物之生也。生于阳，而物之成也；成于阴，则补者当先补阳。"又说："自河间主火之说行，而丹溪以苦寒为补阴之神丹，举世宗之。……实热者邪火也；邪火之盛，元气本无所伤，故可以苦寒折之；亦不可过剂，过则伤元气。虚火者，真阴之亏也；真阴不足，岂苦寒可以填补；人徒知滋阴之可以降火，而不知补阳可以生水，吾故曰：使刘、朱之言不息，则轩、岐之道不着。"

张景岳又说："金元以来，河间刘守真立诸病皆于火之论。丹溪朱震亨立阳有余阴不足及阴虚火动之论。后人拘守成方，不能审求虚实，寒凉攻伐，动辄贻害。"因此他竭力挽救其偏颇，说："人之生气，以阳为主。难得而易失其唯阳，既失而难复者亦唯阳。"他专以温补为主，颇足以纠鲁莽灭裂的弊病，对于医术不为无功。至于沿袭其学说者，不考虑证候的本末，气血的盛衰，过补过温，谓其为王道，不知误施参桂，也可戕人，然而矫枉过正，其失误与寒凉攻伐则相当。病情万变，用药也应当因病制宜，不可拘于一格。因此张景岳的温补学说是救误应时的，医生们应当各求其所宜，不可胶柱鼓瑟，偏执一说。

（二）经典撷粹

1. 对损伤内证的认识和治疗 张景岳认为损伤瘀血内停与肝经有关。他说："凡跌损伤，或从高坠下恶血流于内。不分何经之伤，皆肝之所主，盖肝主血也。故凡败血凝滞，从其所属而必归于肝，多在胁肋小腹者，皆肝经之道也。"他对损伤内证的治法，据部位、体征、体质确定治则。如说："凡胸满胁胀者，宜行血。老弱者，宜行血活血。腹痛者，宜下血。"又根据瘀血之有无，元气之虚实进行辨证施治。提出："若打扑坠堕，稍轻别无瘀血等症，而疼痛不止者，……故凡治此证，须察所患轻重，有无瘀血及元气虚实，不可即行攻下，致成败证。盖打扑坠堕，皮肉不破肚腹作痛者，必有瘀血在内，宜以复元活血汤攻之。老弱者，四物汤加红花、桃仁、穿山甲补而行之。若血去多烦躁，此血虚也，名曰亡血，宜补其母。如不应，当独参汤补之。"

张氏应用热童便以酒为饮内服，治疗内损之证，不需辨证，疗效显著，但有时不可服用。他主张："凡损伤不问老弱有无瘀血停积，俱宜服热童便以酒佐之，推陈致新，其功甚大。若胁胀或作痛或发热烦躁，口干喜冷，唯饮热童便一瓯，胜服他药，他药虽可取效，但有无瘀血，恐不能尽识，反致误人，唯童便不动脏腑，不伤气血，万无一失。然唯胃虚作呕及中寒泄泻者不可服。"

2. 腰痛辨证施治 张景岳对腰痛的辨证在前人经验的基础上又有了进一步的发展。他说："腰痛证旧有五辨：一曰阳虚不足，少阴肾衰；二曰风痹，风寒湿著腰痛；三曰劳役伤肾；四曰坠堕损伤；五曰寝卧湿地。虽其大约如此，然而犹未悉也。盖此证有表里、虚实、寒热之异，知斯六者，庶乎尽矣，而治之亦无难也。腰痛之证，辨其因而治之。"他认为："腰痛证凡悠悠戚戚、屡发不已者，肾之虚也；遇阴雨或久坐痛而重者，湿也；遇诸寒而痛，或喜暖而恶寒者，寒也；遇诸热而痛，及喜寒而恶热者，热也；郁怒而痛者，气之滞也；忧愁思虑而痛者，气之虚也；劳动即痛者，肝肾之衰也。当辨其所因而治之。"

腰与脏腑经脉有关，所患腰痛者，多属真阴不足，治疗则培补肾气为主。患实邪腰痛者，则少见。他提出："腰为肾之府，肾与膀胱为表里，故在经则属太阳，在脏则属肾气，而又为冲、任、督、带之要会。所以凡病腰痛者，多由真阴之不足，最宜以培补肾气为主；其有实邪而为腰痛者，亦不过十中之二三耳。"

张景岳治疗腰痛时，善于辨证施治，他把腰痛分为真阴虚、风寒及湿邪在经、寒热、外伤、妇人腰痛诊治之法。如对真阴虚腰痛的论治，他说："腰痛之虚证十居八九，但察其既无表邪，又无湿热，而或以年衰，或以劳苦，或以酒色斫丧，或七情忧郁所致者，则悉属真阴虚证。……凡肾水真阴亏损，精血衰少而痛者，宜当归地黄饮及左归丸、右归丸为最。若病稍轻，或痛不甚，虚不甚者，如青娥丸、煨肾散、补髓丹、二至丸、通气散之类，俱可择用。"

对外伤腰痛的辨证施治之法，他说："跌扑伤而腰痛者，此伤在筋骨，而血脉凝滞也，宜四物汤加桃仁、红花、牛膝、肉桂、玄胡、乳香、没药之类主之。若血逆之甚而大便闭结不通者，宜《元戎》四物汤主之，或外以酒糟、葱、姜捣烂罨之，其效尤速。"

张景岳对于朱丹溪治腰痛之法有质疑，并纠正其谬误。他说："丹溪云：诸腰痛不可用参补气，补气则疼愈甚；亦不可峻用寒凉，得寒则闭遏而痛甚。此言皆未当也。盖凡劳伤虚损而阳不足者，多有气虚之证，何为参不可用？又如火聚下焦，痛极而不可忍者，速宜清火，何为寒凉不可用？但虚中挟实不宜用参者有之；虽有火而热不甚，不宜过用寒凉者亦有之，若谓概不可用，岂其然乎？……余为诊之，则六脉洪滑之甚，且小水不通而膀胱胀急，遂以大厘清饮倍加黄柏、龙胆草，一剂而小水顿通，小水通而腰痛如失。若用丹溪之言，鲜不误矣，是以不可执也。"

3. 后世影响 张景岳对于中医来说是一个无法绕开的话题。张景岳所著《景岳全书》，无论是其全面性、整体性以及辨证性，还是对后世的影响性，都是极其巨大的，张氏继承了《黄帝内经》中的诸多思想理论，并结合自己多年的临床经验加以总结，为我国医学发展做出了贡献，为后世学习医学打下了很好的基础。

赵 献 可

赵献可（生卒年不详，约活动于16～17世纪），字养葵，自号医巫闾子，鄞县（今浙江宁波鄞州区）人，行医活跃于明代万历至崇祯年间。《鄞县志》中有记载："赵献可好学淹贯，尤善于《易》而精于医。"他悬壶行医于中原各地，因其医术高超，在当时是家喻户晓的名医。其一生淡泊名利，不求荣华富贵，心系天下百姓，云游四方，所到之处为百姓解决病痛，人称其为逸士、游仙。

赵献可十分推崇东垣学派的学术思想，而自己又受业于薛己，他是以阐发其师薛己之学而著名的，由于创造性地发挥了"命门学说"，而独重视肾水及命火。其师薛己是温补学派的代表人物，以脾肾并举，而无上下，而献可则以肾命太极为主，认为相火和真水在命门作用下，周流于五脏六腑，这是先肾而后脾胃之说。

赵献可编撰了《素问注》《经络考》《医贯》《内经钞》《正脉论》等著作。由于他认为先天之火乃人生立命之本，养身、治病莫不以此理"一以贯之"，因此他所撰的《医贯》书名就是由此主导学术思想而来的。《医贯》流行较广，也是补肾派的理论基础之作，对后世的影响较大。

（一）学术思想及其贡献

赵献可学尊东垣，追其渊源，应属易水学派，但他又师承薛己，为温补学派中有影响的人物。由于他在前人的基础上，不断完善了自己的学术观点，特别是他精通于易学，将命门视为一身之太极。《易》说以"一阳陷入二阴之中"，从而构成"坎"卦。坎为水，水中有阳才能化气从而产生生命。坎为"水气潜行地中，为万物受命根本"，赵献可的学说依据命门在两肾中间构成坎卦，两肾因命火的作用才能够化气而有生命，故认为肾与命门是人身受命的根本。

1. 提出"命门学说" 赵献可创造性地发展了"命门学说"。他在《医贯》中说："命门位于两肾之间，命门左边小黑圈是真水之穴；命门右边小白圈是相火之穴，此一水一火俱无形，日夜潜行不息。""命门即在两肾各一寸五分之间，……是为真君主，乃一身之太极，无形可见。两肾之中，是其安宅也。""命门为十二经之主。""盖此一主者，气血之根，生死之关，十二经之纲维。"还提出"边属阳，越人谓左为肾，右为命门非也，命门即在两肾各一寸五分之间，当一身之中，《易》所谓一阳陷于二阴之中"。赵氏十分详细地描述了命门的所在位置，自其主张此说之后，则首倡命门位于两肾之间。认为命门在形态上是无形的；在功能上是先身而生，启发生命，是一身之主宰，主持各脏腑的功能活动。赵献可此观点与同一时期张景岳的观点有相似之处。此后，清代的林珮琴、陈修园、张璐玉等著名医家也皆持此说。自此，中医的肾间命门学说开始流行于世。

2. 主张"一身之主非心而为命门" 赵献可认为《素问·灵兰秘典论》中虽说"心者君主之官"，但又有"主不明则十二官危"之说，心包括在十二官之内，故"主不明"之主，非心主，而是另有一主，如系心主，则当云"十一官危"。作为十二官之主的既非心，当为命门。赵氏否定《黄帝内经》之言，创立命门为一身之主学说，实乃突破性的创新，观其《医贯》中的"内经十二官"篇，即可明悉赵氏所论之理。其认为命门为人身之主，有命门然后生心，有心后生肺，肺生皮毛，有肺后生肾，肾生骨髓，有肾后才能与命门相相合，如心无命门之火，则神明昏而万事不能应，心之所以任物者谓之心，不能应万事矣，所以主不明则十二官危。赵氏强调了把命门当作人身的主宰，由此推论出养身治病者以命门为君主，而加意于"火"，足见命门是生机所系。

3. 肾水命火之内涵外延 古人将"火"分为先、后天两种，后天之火属离火，乃有形之火，为水所克；先天之火属乾火，为无形之火，为水所生，命门以一阳陷于二阴之中，一阳为火，二阴则为水，因此命门为水中之火，即阴水中所藏的阳火，属先天无形之火的范畴，故此赵氏说："命门无形之火，在两肾有形之中，为'黄庭'，故曰五脏之真，唯肾为根。"肾阴真水与其中所藏的命门之火，具有相依而不相离的特点，为人一身真阳所系，如果临床上出现火有余，究其因则为水不足，故不能祛火，而应以水补火，补水以配火，由此达到阴阳之新平衡，若火不足，则不能泄水之有余，而应水中补火，即益火之源，以消阴翳，补阴以促火足。

4. 相火龙雷论　赵氏发展了王冰的"微者逆之，甚者从之"的学术思想，提出：命门内寄相火，相火藏于命门，认为火可分为人火和相火，相火即龙雷之火，人火乃心火实火。对于人火，治法上应当采用苦寒直折法；对于相火应以火治之，火属无形之火，赵氏对于相火以及龙雷之火之间的关系提出："今人率以黄柏治相火，殊不知此相火者，寄于肝肾之间。此乃水中之火，龙雷之火也。若用黄柏苦寒之药，又是水灭湿伏，龙雷之火愈发矣。龙雷之火，每当浓阴骤雨之时，火焰愈炽，或烧毁房屋，或击碎木石，其势诚不可抗。唯太阳一照，火自消灭。此得水则炽，得火则灭之一验也。"

5. 阴阳五行论　赵氏认为阴阳之原起源于无说（即无极而太极之说），世人一般谈及阴阳则以为是气血，不知火为阳气之根，而水为阴血之根，阴阳水火同出一根而不相离，或知水火为阴阳，却误以为心肾为水火之真，人身肝、心、肺、脾、肾五行俱存。因此运行于五脏六腑之间为无形之相火，无形之肾水，其根源于先天太极之真，凡属有形即为后天而非真非虚。赵氏在这里说明的是无形相火和肾水为阴阳之根，因之说"阴阳虚名，水火者实体，即人之真元。"

赵氏对五行学说亦有别见：认为诸书五行唯一，独火有二，此言似是而非，论五行各有二，不独是火，五行又名有五，五五二十五，五行各具一太极。说："世人皆曰水克火，而余独曰水养火；世人皆曰金克木，余独曰木克金；世人皆曰土克水，余独于水中补土；世人皆曰木克土，而余独升木以培土。谁知君相二火，以肾为宫，水克火者，后天有形之水火。水养火者，先天无形之火也。"赵氏把五行中的水火说成有先天无形和后天有形两种，说五行之妙用专重水火，因此就归结于命门的水火。

（二）经典撷粹

论治喘证倡用补阴解郁　《难经》中记载道：人体呼出气体依赖的是心和肺，吸入空气依赖于肾和肝。因此临床上对于喘证往往要先考虑肝肾，而其中又以肾中水火不足为其最根本原因，赵献可主张火有余是水之不足以制火也，阳之所以有余，是因为阴之不足也。任何上逆冲上之火，都是出于肝肾下焦冲任的相火，因此称之为冲逆。肾水虚衰不能上制相火，故"相火偏胜，壮火食气，灼伤肺金，气机失调，故而喘"（《医贯·喘论》）。凡由阴虚而喘者，都是肾中真阴虚损造成，须要用六味地黄滋养肾阴，加门冬五味大剂煎饮，以壮水之主，则水升火降，达到一个平衡状态，喘自然就消失了；若是阳浮而喘，气不归原，便当助接真元之气，使其返本归原，其法先以养正丹、八味丸、安肾丸之类，用人参生脉散送服，自觉气稍微平稳之后，然后用大剂量人参、黄芪等补剂，加破故纸、牛膝、阿胶等，又用八味丸加河车混合为一丸，饥饿时候就可服用，这样才能治愈。这是赵氏论治阴虚发喘之证的病因病机解释与治法方药。如是其他原因的喘，赵氏说阳虚致喘，李东垣已经将其病因病机、治法方药论述得相当详细了；外感喘证，仲景也已经论述得很清楚了。他强调对于喘证"临证不可拘于一定，当察其脉之迟数，视其禀之弱强"，强调的是在临床上要灵活多变，不可死板固守一方一法。说明喘证的病因各异，治法也随病因变化而变化。他主张确定是风寒喘证时，则用仲景青龙汤；真知其暑也，则用白虎汤；真知其湿也，则用胜湿汤；七情郁结，则四磨四七汤主之；又有木郁、火郁、金郁、水郁、土郁，皆能致喘。因此，赵氏对五郁致喘论治也有独到之处，如论火郁致喘时说又有一种火郁之证，六脉脉象皆微涩，甚至沉伏，四肢发冷，甚至四肢厥逆，气促而喘，却似有余，而脉不紧数，欲作阴虚，而按尺鼓指。赵氏认为这是火郁在体内太久，阳气被阻在内，不能营运于表温养全身导致身冷脉微而闷乱喘急，治疗上不可用寒凉之药，但又不可以热药，只能用逍遥散加茱连之类的药物，宣散郁结在内之热，只要出汗则愈，恢复后仍要服用六味地黄，养阴和阳。

（三）后世影响

赵献可是著名的温补学派代表医家，其所提出的"肾水命门学说"在中医学上有很高的地位，对后世医家的影响也极其深远，极大地丰富了"命门学说"的理论和内涵，对当今传统医学的发展也具有重要的作用。赵献可的命门学说，无论在阐明命门的位置、功能以及病证，还是在指导临床各科疾病的治疗上，都有其独到之处。其观点鲜明，影响深远，对于后世中医学"命门学说"的理论研究以及临床运用均有重要的参考价值。

陈 念 祖

陈念祖（1753～1823 年），字良友、修园，号慎修，后改字修园。清代福建长乐县溪湄村人。陈念祖幼年丧父，家徒四壁，随祖父陈居廊学习，半儒半医。因善作对句，便露头角。二十岁补诸生，兼从事医学。1792 年（乾隆五十七年）于乡试中举。1793 年未中进士，留寓京都。时任刑部侍郎伊云林罹患中风症，不省人事，手足瘫痪，汤米未进十余日，都门众多名医均言不治。陈念祖则以两大剂将其治愈，名震一时，前来求诊者络绎不绝。翌年，内阁大学士和坤染病足痰，无法上朝，特请陈念祖诊治，念祖用狗皮和药敷于患处，十日而愈。狗皮膏的制造使用，为陈念祖首创。和坤强令其留住，并许以念祖太医院使，均被陈念祖辞谢。当年秋天，陈托病归家，自此两度不赴会试。1800 年（嘉庆五年）再赴京会试，未中。第二年碰上大挑，陈念祖被分到直隶保阳（河北保定）。直隶傅廉访使，素闻陈念祖的名声，为其医案题诗，有"东皋制艺慎修医，万顷汪洋孰望涯"之句。1802 年秋底，因母病回乡，不久其母病故，在家居丧数年。1808 年（嘉庆十三年）春，又赴保阳补缺供职。候补三年，改分到磁州。1813 年（嘉庆十八年）转枣强县。1814 年（嘉庆十九年）实授威县知县。陈氏在职时，善于体察民情，德高望重，任期未满，就升任同知。1817 年（嘉庆二十二年）又升迁为直隶州知州，1818 年（嘉庆二十三年）代理正定府知府。次年因年老请求退休，时年 66 岁。1823 年（道光三年）病故，享年 70 岁。陈念祖著述甚多，所撰诸书深入浅出，文字流利通俗，但能表达高深奥妙之医理，便于初学者理解。署陈念祖之名可考的著述有《伤寒论浅注》6 卷、《神农本草经读》4 卷、《金匮要略浅注》10 卷、《时方妙用》4 卷、《新方八阵砭》4 卷、《十药神书注解》1 卷、《难经浅说》4 卷、《伤寒方论》4 卷、《重订柯注伤寒论》《伤寒类方集注》《灵素集注节要》12 卷、《伤寒论读》《金匮读》《南雅堂医案》8 卷、《急救异痧奇方》1 卷、《经验百病内外》1 卷等。由于陈氏著作简明扼要，切于实用，200 年来不仅传遍海内，风行于世，而且国外亦有仿印传本，可见他对祖国医学贡献之大。

（一）学术思想

陈念祖立志学医，是受祖父陈居廊、进士孟超然影响。陈氏博览群书，学识渊博，精通医理，初入医林时师从名医蔡茗庄，由于其天赋极高，加之刻苦钻研，医术日渐精进。陈念祖目睹当时医生竞相崇尚唐宋以后各科方书，而不学古圣的《黄帝内经》《难经》《神农本草经》以及张机诸书，认为这样学习并不合理，所以他学医上溯炎黄，专门尊崇张机，数十年不倦，自《千金方》以下不问。因此，陈氏学术以《黄帝内经》《神农本草经》《伤寒论》以及《金匮要略》为宗，尤其对《伤寒论》颇有研究，具有尊经思想；反对温补学派学说，所著《景岳新方贬》则对张景岳提出批评。他的《伤寒论浅注》对原书不增减一句一字，不移换一节，可见他尊古之坚决。

陈念祖曾言李杲治病以脾胃为主，升举清阳，温燥渗行，虽医法未达醇正，但也是难能可贵的。

而张景岳以八阵立说，不宗正法，因而受到陈氏的批评。陈平常立论，多以小建中汤为主，虽然世人有不认同的，但他独具一格的作风，实在非常人所能及。其古方加减论，方药离合论，方制古今煎、服药法，景岳八阵砭等，都是祖述黄帝、岐伯、张机等论著之奥秘，示后学以大法，驱异说而究正宗的。

陈念祖治学主张对己要求深入浅出，返博为约，对人则要求由浅入深，从简及繁。曾鼓励门人子弟道："文章报国，尚挟时命以行，若能为良医者，随在可活人，诚儒者之分内事也。"对来请求学医者，念祖必先教其自著的《伤寒论浅注》《金匮要略浅注》二书，要求门人取法于上。他的儿子陈蔚说："家严此二书，稿凡三易，自喜其深入浅出。"

陈念祖在《医学从众录》中，详述了风痹痿三证之病因病机、临床症状及治疗大法，并指出："风、痹、痿三证之不同，近世尚不能辨而混同施治，误人不浅。"

"风者，肢节走痛也。《内经》谓其贼风，后人言之痛风，又谓其白虎历节风。"根据其表里寒热虚实之不同，进行辨证用药。

"痹者，闭也。为风寒湿杂至，合以为痹，与痛风类似。但风为阳受之，痹为阴受之，虽然行痹属风，痛痹属寒，着痹属湿，但三气之合，自当以寒湿为主。风为阳邪，寒湿为阴邪，而阴主闭，闭则重着沉痛。"从发病机制上对风与痹二证作了透彻的分析对比，指出两者有阴阳之别。治疗上"皆古圣经方，当知择用"。

"痿者，两足痿弱不痛也。"并承《黄帝内经》之说，将痿又分五痿：肺痿、心痿、肝痿、脾痿、肾痿。在治疗上，仍主张《黄帝内经》"治痿独取阳明"之大法，方以虎潜丸和加减四斤丸为主。

（二）经典撷粹

陈氏非常推崇东汉张仲景的学术思想，将张氏称为"仲师""医圣"。他曾经说过："医门之仲师，即儒门之宣圣。"对张氏所著《伤寒论》《金匮要略》爱不释手，评价极高。他秉承严谨的治学态度，对《伤寒论》仔细钻研，一生之中对此孜孜不倦地研究，时常感慨，"叹高坚""仰之弥高，钻之弥坚"。晚年将自己多年经验总结成书出版，著有《伤寒医诀串解》（简称《串解》）6卷，采用分经论治法，对《伤寒论》一一作了详尽、系统的论述归纳，现将其内容略举其例：

陈氏将太阳病分为经证、腑证和变证三类。头痛项强、发热恶寒为经证常见症状；腑证由于表邪不解，循经而入膀胱；经证要辨虚实，腑证则辨蓄水和蓄血。在经之虚证表现为恶风、自汗、脉缓，宜桂枝汤；无汗、脉浮紧则为实邪，宜麻黄汤主之；桃仁承气汤主蓄血证，在腑之蓄水证则用五苓散。汗下失宜多易导致变证，有从阴和从阳之别。阳虚从少阴阴化；而阴虚从阳明阳化。桂枝汤、四逆汤主从阴化；而白虎加人参汤主从阳化。又如少阴，陈氏《串解》认为：少阴之邪有从寒化和热化两个方面。寒化者应当用回阳之法，热化当用救阴之法。回阳有附子汤、真武汤、四逆汤，除此之外，附子细辛汤和微发汗的麻黄附子甘草汤也可回阳；救阴则有猪肤汤、猪苓汤、甘草汤、桔梗汤、苦酒汤、黄连阿胶汤等救阴之方，又有急下存阴之大承气汤，攻邪救阴法等。这样的分经方法，若不是治学严谨，学术水平非常高，领悟六经六气要旨的人，是不能将《伤寒论》分析串联得这样条理清晰、简洁明了的。

钱 秀 昌

钱秀昌（具体生卒年不详），字松溪，上海人，生活于清嘉庆年间（18～19世纪）。钱氏自幼开始学习医书，但觉医理深奥，自感不足，又遍访名医家。一次偶然机会，因折断左臂而得到杨雨苍治愈。故而"因一时之痛苦，触平昔之衷怀"，跟随杨雨苍老先生学习伤科，由于勤奋好学，深得杨先生宠爱，授以接骨入骱之法，秘传治伤之方，传予正骨心法之要旨。钱氏深得其要领，经反复实践，医技大增，深得病家敬仰，成为清代伤科名医。

钱氏著有《伤科补要》，于嘉庆十三年（1808年）刊行。全书4卷，仿《医宗金鉴·正骨心法要旨》编排，论骨折脱位复位固定有10则，论跌打损伤有17则，附方共92首，均配以歌诀，还载有秘方47首，骨折复位技术除集前人及同辈的经验外，还加有自己的经验。治伤原则方药多遵薛己学说，可谓平补派在清代的代表作。

（一）学术思想及其贡献

1. 金疮论治　钱氏认为金疮为刀斧剑刃所伤，故而称为金疮。金疮之色，最佳者为淡红色，吉多凶少；最恶者为紫黑，凶多吉少。患金疮者，应忌咳嗽呕哕，宜避风为妥。他认为：风属巽木，为肝之气也。疮属庚金，为肺之候也。若疮口被风邪所客，木旺生火，反克肺金，则成破伤风。其表现为疮口浮肿，溃烂流脓，且易变生诸症，甚则出现憎寒壮热，口眼歪斜，身体强直，角弓反张等危急症状，抢救不及时者，病属极危。其诊断应辨别疮口深浅、脉象虚实、年龄长幼、禀赋厚薄。如果胃气健旺，则饮食正常，预后良好。对于金疮的治疗，钱氏认为：初期，轻者，出血，用止血絮封住伤口，急止出血，待其结痂则可自愈；重者，即血管断裂致血液喷流，外用如圣金刀散，并用止血絮包扎，血液止住以后，若肿胀破溃，则清除前药，外涂玉红膏，并外盖陀僧膏，用以止痛生肌。钱氏强调：凡受伤初期，切勿热汤淋洗，以防遭受汤火之毒。若疮口肿溃流脓，则用甘葱煎洗净，然后掺入金枪铁扇散以收湿拔脓，另外敷玉红膏以止痛生肌，防护风邪，则可免后患。

钱氏认为：人被兵器所伤致出血者，必然多见口渴，不应随意给热汤或热酒，这种病人有八忌：一为骂怒，二为喜笑，三为高声，四为劳力，五为妄动，六为热羹粥饮，七为过酒，八为酸咸。此八者若犯，则鲜得生者。

同时也有五不可治：一为伤脑，二为伤天仓，三为伤臂中跳脉，四为伤大小肠，五为伤五脏。以及四难治者：脑破髓出，咽喉中沸声，两目直视，并痛在不伤处。又见出血不止，前赤后黑，或肌肉腐烂，寒凝坚实，则其疮难愈，有此四者，均不可疗。

2. 治伤法论　钱氏推崇薛己治伤学说，认为跌打损伤，坠堕碰撞之证，当专从血论。所以损伤后要及时治疗，如不及时治疗就会出现瘀血停积或亡血过多的重症。如皮不破但内损者，其多有瘀血停滞于内，宜攻利之；若皮开肉绽，出血过多者，当补而行之。除此之外，还要观其所伤之上下轻重深浅的不同以及经络气血多少的差异，先除去瘀滞，然后再和营止痛。

凡跌打损伤之证，恶血留于体内，不论何经，皆应以肝为主。肝主藏血，因此败血必归于肝，所以疼痛多位于胁肋小腹，而治疗应以疏肝、调血、行经为主。钱氏认为临证时，必须察脉的虚实，审视病症的轻重，治疗应分老幼强弱，按其病在上、中、下焦的部位而施治。此外，其还认为：若能张口服药者则可治，不能进药者则危。病伤者必须忌湿地而当风坐卧，忌食硬物生冷，忌服寒凉药物，怕其血凝难化，从而留下后遗症。

（二）经典撷粹

1. 手法治疗　钱氏接骨入骱，主要靠手法，他认为手法即是两手按其筋骨，使仍复于旧位。临床上，伤情有轻重之分，因此手法应有所差异。疾病痊愈的快慢及有无后遗症，完全依赖于手法实施成功与否。在实行手法之前，对人体的十二经脉排列走行，必须了如指掌。在施术时，机触于外，巧生于内，手随心转，法从手出。或拽之以离而复合，或推之而复位。或正其斜，或完其阙。骨有截断碎断斜断之分，骱有全脱半脱之别，筋有弛纵卷挛，翻转离合，皆在其肉内，以手扪之，自当悉其情。

他认为：受伤危及性命者，如七窍上通脑髓，而膈近心君，四末受伤，痛苦则入心。如果元气素充，则败血易清，近期可愈；若元气素弱，一旦被伤之，势必难治，如若手法再误，则万难挽回，故尤当慎之。

他还告诫医生要心明手巧，了解病情，善用手法，治疗多收显效。如果草率治疗，则误人匪浅，故应临证多而治法变。

钱氏对接骨颇有经验，他认可《伤科补要》的观点："接骨者，使已断之骨合拢一处，复归于旧位也。凡骨之断而两分，或折而陷下，或破而散乱，或岐而傍突，相其形势，徐徐接之，使断者复续，陷者复起，碎者复完，突者复平，皆赖乎手法也。……凡人断臂与断膊，断腿与断胻，绑法相同，治分上下。或用器具，与形体相得，随机变化可也。"

2. 外用治伤法　钱氏外用治伤法，如运、熏、灸等法，均有其独到之处，但他认为此法可用于宿伤，不可用于新伤，因为新伤者血还未归经，施用怕有瘀血攻心之患。

（1）运法：凡最轻之伤，先用瓜皮散，次用麦麸一升，胡葱一把，酒药十丸，醋炒香附一升，同入锅中炒热，以醋烹之，待片时，乘热布包，运动患处，冷则换易，待其患处汗出如油即可。

（2）熏法：凡宿伤在皮里膜外，虽服行药却不能除根，则服瓜皮散，次用落得打草、陈小麦、艾叶共三味，以河水共煎一锅，滚透入小口缸，取横板一块，令患人坐板上，再将单被盖其身，其汗立至不可闪开，恐汗即止，病根不清也。

（3）灸法：瘀血在骨节中，恐其发毒，先服瓜皮散，并用生炭烧红地皮，以醋烹之，再将稻草摊上，单被为席，使患人卧于上，取厚被盖暖，使其汗出如雨下，再服胜金散而安。若气虚之体不可用此。

（三）后世影响

钱氏编著的《伤科补要》具有很高的实用价值，该书阐述了钱氏丰富的治伤经验和独一无二的学术思想。古代医学和钱氏在继承前贤伤科成就的基础上，确定度量之标准，填补伤科之空白，修齐前贤之未备，祛除沉疴之要，对中医伤科学之发展做出了巨大的贡献。作为后辈，我们应当学习钱氏的学术思想和丰富的治伤经验，并且应该学习其谦逊好学、实践创新、勤于总结的治学态度。

李 时 珍

李时珍（1518～1593年），字东璧，晚年自号为濒湖山人，湖广黄州府蕲州（今湖北蕲春）人，明代著名医药学家。李时珍与"医圣"万密斋齐名，古有"万密斋之方，李时珍之药"一说。李时珍自嘉靖四十四年（1565年）起，先后到武当山、庐山、茅山、牛首山及湖广、南直隶、河南、北直隶等地收集药物标本和处方，并拜渔民、樵夫、农夫、药工、捕蛇者等为师，参考历代医药方面等书籍达925种，"考古证今、穷究物理"，记录了上千万字的札记，弄清楚了许多疑难问题，共历经27个寒暑，三易其稿，最终于明万历十八年（1590年）完成了其192万字的巨著《本草纲目》，被后世尊为"药圣"。此外，李时珍对脉学也颇有研究，其著述有《濒湖脉学》《奇经八脉考》等。

（一）学术思想

李时珍在临床实践中发现了明代以前的众多本草书中存在着不少的错误、遗漏或重复的地方，李时珍认为这些误差错误不仅在临床上会导致辨证论治用药难，而且会不利于病人的治疗，甚至触及生命的安危，因此需有一本新的本草专书来改变现状，于是时珍下定决心要重新编写一部具有指导意义的本草专著。

1. 重视理论与实践的结合　李时珍在编写《本草纲目》过程中认真总结归纳前人的经验及成就，他亲自调研，深入普通百姓的日常劳作中，寻访探药。另外，还向有经验的药农、野老、棉夫、猎人、捕蛇者、渔民等广大劳动者人民请教，并亲自到深山老林实地考察和收集各种动植物、矿物标本。而且，对某些具有特殊临床意义的药物还亲自栽培养植、试服，以便能够对其有更加正确深入的了解，以此上升至理论高度。经过不懈的努力以及辛勤的劳动，详各个朝代文献记载，以唐慎微之《经史证类备急本草》为其基础，进行大量的整理、归纳、补充，并加入自身的发现与见解，终于撰成《本草纲目》。

2. 在药学药品分类上的创新　李时珍在《本草纲目》中提出了新的药物分类方法，他按照"从贱至贵"的原则，即从无机到有机，从低等到高等进行分类，与进化论的观点很符合，是当时世界上最先进的分类法。李时珍把药物分为水、火、土、草、谷、菜、果、木、虫、鳞、介、禽、兽、人、金属及器服共16部，包括60类。每味药物标注其正名为纲，纲之所应则为目，纲目层次清晰。系统地对每味药物进行了仔细的校对、注解、纠错、正误、集解，并将修治、气味、主治、附方、附录等项注释于后，从药物到历史、形态、功能、方剂等都进行了十分详细的论述。李时珍对药物的观察、研究补充了之前本草的很多不足之处，增加了新经验，丰富了本草内容。

3. 在脉学上的成就　李时珍著的《奇经八脉考》一书，对病因、病机、治法，均参考诸家学说荟萃而编，创制气口九道脉图，阐发《黄帝内经》要旨，而详述诊法。李氏摘举其父的《四诊发明》编著《濒湖脉学》，纠正《脉诀》的失误，把脉分为27种，剖析极为精密，对于体状、相类、主病等三者都作了七言歌括，以便诵习。

4. 李时珍严肃的科学态度　李时珍科学地纠正了以往本草专著中的部分谬误，如将易混为一物的葳蕤及汝萎分清；把易误认为百合的卷丹和易误为兰草的兰花区别开来；将同是一物却容易被误认为两药的虎杖与南星改正；把误归于草类的生姜和薯蓣归为菜类等。

李时珍通过科学的总结，驳斥了以往记载食雄黄、水银可成仙的说法，纠正了一些违反科学常识的观点。例如水银，其指出："大明言其无毒，本经则言其久服可成神仙，甄权其言可还丹元母，抱朴子以其为长生之药。而六朝以下贪生者服食之，莫不致成废笃而丧厥躯，不知几许人矣！方士固不足道，本草岂可妄言哉？"又如"草子可变鱼"等之类的违反科学的见解，时珍对其均一一给予说明更正。

（二）经典撷粹

1. 对骨伤科用药有独到之见　李时珍在《本草纲目》中对各类损伤所用药物都作了详细论述，其善用单味药治疗各种疾病，复合药不过五六种，都效果显著。例如外物压迫伤所致的损伤，将胡桃仁捣碎，然后配以温酒服用则立竿见效，又比如筋骨损伤者，用接骨木半两以及乳香半钱，配以芍药、芎劳、当归、自然铜各一两，捣为碎末。若止伤损，则用酒制成丸剂。若为粉碎性骨折，先用此方敷贴，然后口服即可。如果是外伤性截指，指节断离，用真苏木捣碎外敷，然后用蚕茧包扎，几日就可恢复如初。李时珍认为外伤性腰痛为打坠、损伤、闪肭、闪整等原因所致。他提出跌打损伤所导致的腰痛，都有瘀血凝滞于腰府，用炒破故纸、辣桂、炒茵陈等分，捣碎成末，配以热酒服用，因此腰痛应主行血。又如闪挫腰痛，用橙子核炒研，酒服三钱即愈。上述是李时珍对损伤病症用药的特点，为以后骨伤科医家应用药物治疗损伤奠定了基础。

2. 注重外治，方法多样　李时珍精通外治法的使用，其用法多端，变化多样。有敷贴法、熏蒸法、熏洗法等。如治疗跌打损伤所导致的局部瘀血肿痛时，将紫苏叶捣烂然后外敷于患处，起到活血化瘀、消肿止痛的作用；将一些药物用醋调制后外敷用于治疗局部冷痛；加黄酒热敷以加强治疗跌打损伤功效；用药物煎汤浸洗患处，用以治疗关节扭伤；用中药煎汤洗澡，用以治疗筋骨疼痛；熏蒸发汗以治疗风寒湿痹；用菊花、陈艾叶制作护膝用以治疗膝关节风湿疼痛。李时珍同时还注重内外兼治及一药多用，如将龙葵的茎叶捣碎成汁口服，然后以剩余药渣外敷于伤处用以治疗坠伤，药尽所用。李时珍的外治思想及方法予后人众多启示，如当今许多外治方法及膏药即是从《本草纲目》中发掘出来的。

整复和固定是骨折治疗的重要手段，16 世纪时，李时珍便提出了骨折须用竹夹板进行固定，方可使骨折愈合的主张，并且强调了对于骨折需内外兼治。

3. 擅用酒服，简便验廉 《本草纲目》中所记载的药剂种类十分丰富，有外敷、外洗、熏洗、贴敷、内服的丸剂及汤剂等，然而酒服治疗伤科疾病则为李时珍之专长。在"土鳖虫"条之下，载有"土鳖生者擂汁酒服"；在"水蛭"条下，载有"水蛭，新瓦焙成细末，酒服一钱。食顷作痛，可再一服，痛止。便将折骨行药封，以物夹定，调理"；治疗筋骨损伤，"急取雄鸡一只刺血，量患人酒量，或一碗，或半碗，和饮，痛立止，神验"；治疗腰部痹痛，"用巨胜子二升炒香，薏苡仁二升及生地黄半斤，袋盛浸酒作饮"；治疗扭闪腰痛，"以神曲烧赤，淬酒饮之"。这些都体现了李时珍对酒服的重视，现代医学研究证明酒服法是一种科学的服药法。还有大量简便验廉的方法，在如今骨伤科临床上仍被广泛运用，且疗效十分确切。

（三）后世影响

李时珍在中国是家喻户晓的医药学家、文学家以及植物学家，他为人类的医疗事业的发展做出了无法磨灭的贡献。李时珍所著《本草纲目》，是中国古代医药学最高成就的代表，也充分展现了我国传统文化和古代医学的深厚底蕴。英国著名的生物学家达尔文曾对《本草纲目》做出极高的评价，称其为"中国古代的百科全书"以及"东方医药巨典"。不仅如此，英国科技史专家李约瑟也曾赞誉李时珍及其著作，其在书中留下的渊博知识与展现的过人才华将不受时间之影响，定当流传千古。诺贝尔奖的获得者屠呦呦也曾言《本草纲目》这一著作对她带领的研究团队发现青蒿素起到了相当大的作用。在莫斯科大学大礼堂的走廊墙壁上所展示的 60 位世界著名科学家画像之中，李时珍就位列其中，由此可见国外对李时珍做出的贡献是十分肯定和敬服的。1951 年，在维也纳所召开的世界和平理事会议上，李时珍被推荐评为"世界文化名人"。2011 年，《本草纲目》同《黄帝内经》一道入选联合国教科文组织所认证的《世界记忆遗产名录》。李时珍所著《本草纲目》不仅对中国药物学的发展做出了很大的贡献，还对世界医药学、植物学、动物学、矿物学、化学等学科的发展产生了较为深远的影响。中华中医药学会的会长王国强曾言："李时珍的一生，是上下求索、坚韧不拔、执着追求真理的一生；是纯粹崇高、德业不朽，为人民群众谋健康福祉的一生；是硕果累累、彪炳史册、勇攀医学高峰的一生。"

王 肯 堂

王肯堂（1549～1613 年），字损仲，号损庵，一字宇泰，自号念西居士，金坛（今江苏金坛）人。王肯堂出身在官宦之家，其父王樵为进士出身，官达刑部侍郎。王肯堂自幼聪明好学，九流百家无所不探。乡试中举，次年会试不第。公元 1589 年中进士，并选庶吉士，授翰林院检讨博览群书，声名显著于馆阁。自中进士，人更馆，读中秘书；课艺之外，与馆生畅议时务以及里历、太乙、王通之学。又曾与郭澹论数纬，与董其昌论书画，与利玛窦论历算，与曾柏大师论禅理。所以王肯堂博学多识，见识甚广，多才多艺，又精于书法与医学。

王肯堂编著的《证治准绳》一书，于 1602～1608 年间完成，全书共 44 卷，王肯堂除医书之外还有《郁冈斋医学笔麈》数十卷，《尚书要旨》30 卷，《论语义府》20 卷，《洗冤录笺释》30 卷等众多著作。王肯堂的著作，在古今学者中，能与之相提并论的不多。而他的《证治准绳》内容广而细，详而有要，对于寒温攻补，无所偏主，集明代以前医学之大成，为明代医书之冠。

（一）学术思想

王肯堂重视医学实践和理论的发展，对临床学科的各种病证进行辨证论治，是他学术思想的核心。王肯堂说："因证检书而得治法，……虽然大匠之所取乎与直者绳也。"其代表著作《证治准绳》包括类方、伤寒、杂病、疡医、女科、幼科等共六科，故又称《六科准绳》。全书以证治为主，每证引据《黄帝内经》《伤寒杂病论》以及金元各医家学说，综合其自身观点见解加以论述，内容丰富，条理清晰，议论持中，选方较精。

王肯堂对外科、骨伤科疾病的诊治有丰富经验，并记载创伤手术缝合方法，骨折、脱位的整复方法及外固定方法。王肯堂对骨伤科的贡献如下。

1. 对急诊处理的总结　王肯堂将腹部皮肤外伤根据伤口严重程度分为皮肤裂开、全层裂开，而全层裂开者必有肠大网膜膨出；指出检查肠断或破裂可确定治疗预后，并且首次提出肠还纳方法及闭合创口的方法。《证治准绳》记载："肚上被伤，肚皮俱破，肠露出在外，肠全断者难医，伤破而不断者，均可治疗。"其中记载肠还纳法为："凡肠出，可以病人手搭于医人肩，随其左右收起，用麻油润疮口，整入腹，以通关散吹鼻响嚏，令肠自入，再用桑白皮线，向皮内缝合，后以封口药涂于伤处，外以补肌散，以鸡子清调匀敷贴，或以散血膏更妙。"又提出："肚皮裂开者，用麻缕或槌桑白为线，亦用花乳石散敷于线上，用须从里重缝肚皮，不可缝外重皮，留外皮开，药掺，待生肉。"检查肠上有孔的方法为："若肠上有小损孔，以灯火照之，肠中若有气射灯，则不可治。"对腹壁创口大小的处理原则为："凡皮破、骨出差臼，拔伸不入，搏捺皮相近三分，用快刀割开些，捺入骨，不须割肉，肉自破了可以入骨，骨入后，用补肉膏敷贴。疮四傍肿处留疮口，用补肌散填之。"王肯堂对腹部外伤诊断治疗论述详尽，以清创缝合外敷药膏治疗为主，以促进伤口愈合。

2. 对骨折复位方法及预防感染有详细论述　王肯堂提出对于开放性脱位切开复位方法和对开放性脱位手法不能复位者，可将创口扩大至骨端再进行复位。如记载："凡皮破骨瘫出臼者，拔伸不入，搏捺皮相近三分，用快刀割些捺入骨，不须割肉，肉自破了，可以入骨。骨入后，用补肉膏敷贴疮四旁肿处，留疮口，用补肌散填之。"开放性脱位，伤口及骨端有感染者，不应缝合创口，应保持创口引流通畅，防止伤口骨端感染，造成化脓性关节炎等严重后果，方法简单效果好，符合开放伤时间长，污染严重这一类疾病治疗原则。

（1）脊柱骨折或脱位的复位方法：王氏对颈椎、胸椎、腰椎骨折或脱位，根据自己临床治疗经验总结出了一套有效的整复方法，有的方法流传至今仍在临床中被广泛使用。如颈椎骨折移位复位方法："凡高处跌堕，颈骨捽进者，用手巾一条，……又一法，令患人卧床上，以人挤其头，双足踏两肩即出。"该方法是以用绳索或医者之手，沿躯体纵轴方向牵拉头部，使错位之骨复位。腰椎骨折应用牵引局部按压法整复："凡腰骨损断，先用门扇一片放地上，一头斜高些，令患人覆眠，以手伸上，攀住其门，下用三人拽伸，医者以手按损处三时久，却用定痛膏、按骨膏敷贴。"胸椎屈曲骨折不可用手整复，采用后伸悬吊方法复位并行外固定。其法为："背脊骨伤，凡挫脊骨，不可用手整顿，须用软绳，……用软物缠夹定，莫令曲，用药敷之。"这种复位方法适合腰椎屈曲型骨折的整复，符合复位原理，为后世医家所沿用。

（2）头颅、四肢骨折及脱位的诊治：头颅部损伤可分轻重，治疗分难易。王氏指出："凡脑骨伤碎，在硬处可治，若伤太阳穴不可治。若欲洗，宜用熟油和药水洗，或和温茶洗之。"又指出："脑两角、后枕或两眉有伤者，可治……若顶心有损，则难治。"肩关节脱位的复位可用椅靠法整复。其法为："凡肩膊骨出……使一人捉定，两人拔伸，坠下手腕，又着手腕绢缚之，按捺平正，却以定痛膏、接骨膏敷贴，绢片缚之。"又一方法是上梯法："用两小梯相对，木棒穿……放身从上坠，骨节自然归臼矣。"上述两种整复肩关节脱位的方法，目前在临床中仍然被应用。

髋关节脱位可分前后两型，前脱位粘膝征阴性，后脱位粘膝征阳性，以此鉴别及确定整复手法。王氏指出："凡辨腿髋骨出内外者，如不粘膝，便是出向内，从内捺入平正。如粘膝不能开，便是出向外，从外捺入平正，临机应变。"内外踝骨折，应用足踏法整复。如记载："若或内外踝骨折，……用脚踏直拽正按捺平正，却敷贴前膏。"髌骨骨折手法整复后用抱膝固定，如记载："凡膝盖损断，……可用竹箍箍定，敷药夹定，要四截缚之，膝盖不开也。"王肯堂对骨折及关节脱位，均采用手法复位，"拔伸捺正"，外敷接骨膏或定痛膏等，然后再行外固定（其固定器材为杉树皮、竹片），以苎麻或绳作结扎带，结扎三条，松紧适度。如记载："若束缚要杉木浸软，去粗皮，竹片去黄用青……以小绳三度缚，缚时相度高下远近，使损处气血相续，有紧有宽。"此法符合现代外固定要求。

3. 对外科用药有诸多见解　王肯堂提出急症用药的原则："颠扑伤、刀石伤、诸般伤损至重者，皆先服清心药，次服清小便，三服去血药……先用此急救，次服止痛药，即二十五味药中加减用。"又记载："凡损伤妙在补气血，俗工不知，……在上者，宜饮韭汁，或和粥吃，切不可饮冷水，血见寒则凝，但一丝血入心即死。"对重症提出，损伤病人的虚实不同，用药则有区别和有禁服之物。如重伤服用治伤药，不可用酒，仅承起气，腹胀胸满闷，稍缓和后则用酒水煎或汤浸酒。整复骨折脱位时，先用麻醉药，防止发生疼痛。王氏说："整时先用热酒磨草乌，……或苁草擂水服，不可用盐解之。若吐加生姜汁。"

（二）经典撷粹

1. 气管吻合术　王氏在长期的临床实践中总结出许多外科手术的操作和技巧，对当时的外科手术水平有很大推动作用，《证治准绳》中对气管切开术有记载道："凡割喉者，先以丝线缝内喉管，却缝外颈皮，用封口药涂敷，外以散血膏敷贴换药。"这是气管切开术的最早记载，也是较符合临床规范的，后世在此基础上不断创新改进。

2. 外伤手术处理　王氏在《证治准绳》中有许多关于外科手术的记载，如对于耳廓、唇、舌外伤的处理。对耳廓被砍伤者，提出："凡耳斫跌打落或上脱下粘，……却用竹夹子直上横缚定，缚时要两耳相对轻缚住。""若缺唇缺耳，先用麻药涂之，却以剪刀剪去外些皮即以绢线缝合……八日剪去线"。又提出："凡刀斧斫磕跌破上唇而拨缺者，用绢片一小条，……及如前法整顿，次换末敷药。或无肿，不须敷药。"以上治疗方法论述详细，符合目前外伤的处理原则，有临床实用价值。

3. 对外固定器材的创新与使用　王氏熟练掌握以及运用历代以来的小夹板固定术，并在此基础上大胆创新夹板式样，将夹板分为正副夹板，使损伤处坚固，"凡断筋损骨者，先用手寻其断端，再用手法整复以使其筋骨平复，再用外用药膏敷贴，用正副夹板固定。……药上用副夹，用竹片去里竹黄，亦如指大，疏排夹缚"。对于长骨骨折采用局部小夹板加超关节的硬托板进行固定，提高了骨折治疗的疗效。对于关节脱位，则指出"如出臼，曲处要时时曲转，使活处不强"，要求复位后使用夹板固定时先用纱布进行包裹固定，以使关节保持一定的活动度。另外，王氏还使用鹅翎加竹夹制作而成的头部固定器用来固定耳廓离断伤。

（三）后世影响

王肯堂所处的年代，是一个社会高速发展的时代，医学、科技、文学上有着巨大的成就，如《本草纲目》《徐霞客游记》《农政全书》以及《天工开物》四大科学著作，均为当时所在领域之集大成著述。王肯堂的《证治准绳》亦是当时医学类书籍的代表性著作。王肯堂历经数年，花费大量时间和精力编写《证治准绳》，总结自己的临证经验，博采众方，翻阅经典医书，口述誊抄。书中收录的诸多方剂，至今仍在临床应用，对后世影响深远。

吴　谦

吴谦（1689～1748 年），字六吉，安徽歙县人，清代著名医学家。曾任太医院院判，屡受朝廷赏赐。乾隆年间，太医院令钱斗保参阅内府所藏医书，并征集民间家藏医书以及验方，分门别类，去其驳杂，取其精华，补其未具，发其未发，共编著医书二部：简明者为初学诵读之用，详尽者为医生参考之用。后来征书命令中止，经进一步商议，决定专编一书。吴谦奉旨编撰医书，与同官刘裕铎为总修官，其著作主要有《医宗金鉴》。《医宗金鉴》由于其理论性较强，编排简明概要，用药精准，被清朝规定为当时医生的必读书籍之一。因此，此书具有承前启后的历史作用，对后世影响较为深远。

（一）学术思想

吴谦传承了王肯堂的学术思想，系统地总结了清代之前的伤科经验，对于人体中的各个骨骼，内外治法，记述最为详细，既有理论，又有实践，图文并茂。《正骨心法要旨》在仿王肯堂《疡医准绳·损伤门》的基础上，增加了"释义""手法总论"和"器具总论"，载有骨折、复位以及固定器材图十幅，记载各种骨折脱位四十个部位（包括颅骨），较《疡医准绳》内容增加了三倍，复位技术也有所发展；用药则与《疡医准绳》大同小异，由博而约更进了一步，仅列方 38 首。书中所载方法疗法以部位之不同而用药有变，是受少林派治疗方法影响之故，而所载内伤辨证以及治法，则是宗薛己的《正体类要》。因此，可以说《正骨心法要旨》是集少林派和薛己一派用药经验于一家之作。

1. 运用骨骼系统的解剖知识指导治疗　从历代文献的记载中可以看到，历代医家对骨骼系统中大体结构已有了概念性的认识，自宋代以后，关于躯干和四肢骨骼关节结构的记载已经比较符合实际。吴谦同历代从事伤科的医家一样，对骨骼系统的结构亦是十分重视的，在所著的《正骨心法要旨》中，谈及正骨均列骨骼结构于前，在"手法总论"中则更进一步地强调需明辨骨骼经筋所在位置，言："盖一身之骨体，既非一致，而十二经筋之罗列序属，又各不同，故必素知其体相，识其部位，一旦临证，机触于外，巧生于内，手随心转，法从手出。"这对治疗有着重要的指导意义。

2. 对临床诊断的贡献

（1）摸法：即局部检查法。《正骨心法要旨·手法总论》言："虽在肉里，以手扪之，自悉其情……是则手法者，诚正骨之首务哉。"这些论述，强调了整复前行手法检查进行诊断的重要性。《正骨心法要旨·手法释义》又言："摸者，用手细细摸其所伤之处，或骨折、骨碎、……筋走、筋粗、筋翻、筋寒、筋热，以及表里虚实，并所患之新旧也。先摸其或为跌扑，或为错闪，或为打撞，然后根据法治之。"18 世纪中医骨伤科对骨折的诊断是建立在"摸法"的基础上的，同时结合受伤原因、外力情况、局部肿痛、畸形以及摸骨时的声响，来鉴别骨折，这种检查诊断骨折的方法，至今仍为临床运用的方法之一。

（2）臀努斜行征：为《正骨心法要旨·胯骨》中描写的一种髋部损伤的体征。如曰："胯骨，即髋骨……再遇跌打损伤，瘀血凝结，肿硬筋翻，足不能直行。"即髋部损伤后，患肢往往会因髋部肿痛而致跛行。若是筋受损伤，患者行走时则多见脚尖着地；若是髋关节后脱位，患者行走时伤侧臀部则向后外方突出，从而导致身体呈倾斜姿态。这种"臀努斜行"的体征，是在髋关节脱位后，因患肢短缩，骨盆向后代偿，适应下肢应力而产生的。由此可见，"臀努斜行征"是创伤后髋部软组织损伤和骨折脱位临床常见的体征。

（3）重视部位、类型及诊断：《正骨心法要旨》记载了颈椎、胸椎、腰椎、胫腓骨、肩胛骨、肱骨、肘关节、尺桡骨、肋骨、股骨、膝关节、髌骨、足踝部、掌骨等 30 多个部位骨折或关节脱位，并继承了蔺氏、危氏分类诊断的经验，首次将颈椎骨折脱位分为四型（总括为屈曲型、伸直型），并描述了颈椎骨折脱位合并截瘫、颅脑损伤、肱骨骨折合并缺血性坏死以及骨筋膜隔室综合征等。这种分类诊断法对于骨折的整复、固定治疗以及预后有着重要的指导意义。

3. 对复位方法的贡献 明清时期的骨折复位方法，以闭合复位手法为主。对开放性骨折仍运用隋唐时期产生的扩创复位或切开去除碎骨的复位法。此时期的切开复位手术没有很大的进展，而闭合复位的方法及技巧则发展迅速，并积累了大量珍贵的经验。

所谓手法，《正骨心法要旨·手法总论》说："夫手法者，谓以两手安置所伤之筋骨，使仍复旧也。"在施行手法前，除强调要明辨局部骨、关节结构外，还强调要明确诊断骨折移位的情况，在施行手法时，注重轻、巧、稳、准和软组织保护。《正骨心法要旨·手法释义》中精辟指出："但伤有重轻，而手法各有所宜。其痊可之迟速，及遗留残疾与否，皆关乎手法之所施得宜、或失其宜，或未尽其法也。"又说："法之所施，使患者不知其苦，方称为手法也。……或其人元气素壮，手法亦不可乱施，若元气素弱，一旦被伤，势已难支，设手法再误，则万难挽回矣。此所以尤当审慎者也。"并指出正确运用手法，是正骨医生最主要的基本功。这些论述，具有一定的代表性，因此后世从事正骨者，均尊此为圭臬。《正骨心法要旨》在手法技巧以及方法上均有所发展，如将正骨手法归纳为摸、接、端、提、推、拿、按、摩八法。

摸法：既是临床诊断的主要方法，又是运用各种复位手法进行治疗的过程中的基本手法，也就是《正骨心法要旨》中所言的"手随心转，法从手出"。

接法：为《正骨心法要旨》中总结的手法。接不仅是手法，而且是运用各种手法及外固定物治疗骨折的最终目的。《正骨心法要旨·手法释义》说："接者，谓使已断之骨，合拢一处，复归于旧……器具分先后而兼用之，是在医者之通达也。"

端法：《正骨心法要旨·手法释义》说："端者，两手或一手擒定应端之处，酌其重轻，或从下往上端，或从外向内托，或直端、斜端也。"端法，可纠正骨折的侧方移位、断端分离及旋转移位。

提法：《正骨心法要旨·手法释义》说："提者，谓陷下之骨，提出如旧也。其法非一，有用两手提者，有用绳帛系高处提者，有提高后用器具辅之不致仍陷者。"此法施力较大，因此明清正骨科医生在运用提法时，一般根据局部情况进行轻提或重提。《正骨心法要旨·手法释义》指出："倘重者轻提，则病莫能愈；轻者重提，则旧患虽去，而又增新患矣。"

推拿法：《正骨心法要旨·手法释义》载："推者，谓以手推之，使还旧处也。拿者，或两手一手捏定患处，酌其宜轻宜重，缓缓焉以复其位也。"此法一般于骨折复位之后施行，常用于治疗肌腱损伤及损伤后所致功能障碍。

按摩法：《正骨心法要旨·手法释义》载："按者，谓以手往下抑之也。摩者，谓徐徐揉摩之也。"骨折或跌伤后，运用按摩法，可以使骨折端更加贴合，利于消散血肿。"按其经络，以通郁闭之气，摩其壅聚，以散瘀结之肿。"此法多于骨折复位后施行或用于治疗软组织损伤。

以上八法是骨伤科整复骨折时常用的基本手法，体现出筋骨并重，恢复功能为主的治疗观点。

（二）经典撷粹

外固定器具和固定技术 吴谦在理论和实践上均充分认识到了外固定在骨折治疗中的重要性，即通过外固定达到维持骨折复位和辅助复位的目的，《正骨心法要旨·器具总论》指出："跌仆损伤，虽用手法调治，恐未尽得其宜，以致有治如未治之苦，则未可云医理之周详也。因身体上下、正侧之象，制器以正之，用辅手法之所不逮，……再施以药饵之功，更示以调养之善，则正骨之道全矣。"由此可见，固定所用器具在当时已经相当受重视，固定方法也依骨折部位的不同而有所差异。"器具总论"中总结了数十种器具，如裹帘、攀索、叠砖、腰柱、抱膝等。

"裹帘"即为蔺道人所言之"绢片",为晋代以前骨折固定的主要器材。自唐朝以后,以绢布制成的"裹帘"常用于"悬腕"和包扎固定关节部位的骨折及脱位。因此《正骨心法要旨·器具总论》言:"因患处不宜他器,只宜布缠,始为得法,故名裹帘。"其中"始为得法",即是指此种固定物在起固定作用的同时,也能保持一定的关节活动度。此法之运用,体现出了"动静结合"的治疗原则。

"攀索""叠砖"法,是危氏悬吊法与《普济方》"兜颈坐罂法"方法的发展。《正骨心法要旨·器具总论》提出"凡胸、腹、腑、胁、跌、打、碰、撞、垫、努,以致胸陷而不直者",即指躯干部位的损伤或骨折,均能治疗,并认为此法可"使气舒瘀散"。此法为:使患者双手攀挂于高处的两个绳环上,两足之下各垫砖三块,患者站于砖上,双手抓绳,医者稳住患者腰部,助手逐次将砖块移除,使其直身挺胸,如此重复三次,其足即可着地。此法包含着生物力学原理,近年来,中西医结合治疗骨折已根据这一原理,创造了治疗脊椎屈曲型压缩性骨折的临床治疗新方法。

"腰柱",《正骨心法要旨·器具总论》言:"以杉木四根,制如扁担形,宽一寸,厚五分,长短以患处为度,俱自侧面钻孔,以绳联贯之。"用于腰椎关节、软组织损伤者,并可在其内面敷上药物,视患处具体情况将腰柱排列于脊柱两旁,有保护腰椎稳定的作用,是最早记录"腰围"使用的记载。

"抱膝",《正骨心法要旨·器具总论》载:"抱膝者,有四足之竹圈也。"用于髌骨骨折的固定,抱膝圈固定法最早见于明代朱橚的《普济方》中。《正骨心法要旨·器具总论》又言:"其法将抱膝四足,插于膝盖两旁,以竹圈辖住膝盖,令其稳妥,不得移动,再用白布宽带紧紧缚之。"

对损伤内证的贡献:凡暴力所引起的损伤,引起机体气血、脏腑及经络功能紊乱者,称为损伤内证。历代文献对其均有论述。《正骨心法要旨》《正体类要》有关损伤内证论述之精华,对于多种损伤内证的病因、病理及临床表现均作了深入的论述,并提出了具有独到见解的施治原则。如《正骨心法要旨》载"今之正骨科,即古跌打损伤之证也。专从血论,须先辨或有瘀血停积,或为亡血过多。然后施以内治之法,庶不有误也。"又载:"凡跌打损伤、坠堕之证,恶血留内,则不分何经,皆以肝为主。"此外,还对每一种损伤内证,均配有相应方药和随证加减方法,这些经验,对于今天的临床仍有参考意义。

（三）后世影响

研读经典是中医教育不可缺少的一部分,从唐代"太医署"到清初,医学院校使用的教科书通常是《伤寒论》《金匮要略》等。自金元以来,医学流派兴起,各种学说层出不穷。为了发展自己的医学理论,贯彻自己的观点,各学派纷纷著书论说,由此出现了大量的私立医学教科书。摘要考文出现于清代,尤其是乾隆时期。在医学领域,对经典的尊崇盛行,对经典医学书籍的注释也极为盛行。《医宗金鉴》的出版,使其成为最权威的教材,规范和统一了教材标准,为后世的医学教材出版提供了经验。

王 清 任

王清任（1768～1831 年）,直隶玉田（今河北玉田县）人,清乾隆时期名医,字勋臣,又名全任。王清任自幼习武,初为武生,后行医于北京数十载,因医术过人,声名远扬。其十分重视实践,大胆创新,敢于质疑权威。在行医中他恪守:"夫业医诊病,当先明脏腑"。当他在研究古人的脏腑论和绘制人体图谱时,发现古人立论诸多自相矛盾之处,就决心要更正这些错误。王清任通过实践,亲自对尸体进行解剖,很快了解正常人体器官解剖结构和位置,于是绘制成人体解剖图谱,从而纠正了古人在脏腑解剖关系上的错误。另外,王清任十分重视对气血的研究,尤其擅长活血化瘀之法,这对骨伤科跌仆坠堕、折骨伤筋的临床治疗很有帮助。因此,他的许多药方,例如血府逐瘀汤、补阳还五汤等至今在临床上广为运用。

《医林改错》是王氏的名著，从书名上即可看出，他是一位敢于革新和挑战权威的医家，从改错的内容，以及为改错所从事的许多工作来看，其为救治大众的疾苦，冲破封建礼教的约束，进行尸检，提倡人体解剖。因此，王清任及其著作《医林改错》对促进传统医学的发展，推动骨伤科的现代化和进步起了重要作用。

（一）学术思想及其贡献

1. 提出"业医诊病，当先明脏腑" "业医诊病，当先明脏腑"，否则"本源一错，则万虑皆失"。王清任主张"著书不明脏腑，岂非痴人说梦，治病不明脏腑，何异于盲子夜行"，可见其对脏腑解剖十分重视。他在阅读前人的书籍时发现前人描绘脏腑时，很多绘图描述的与正常人体解剖结构不符，很多理论存在矛盾之处，于是他想更正前人的一些错误观点。王清任在河北行医期间，恰逢当地瘟疫盛行，无数小孩深受瘟疫折磨之苦，当时疫情十分严重，其不畏艰难，不惧辛苦，一直坚持出诊看病，同时对多具尸体进行解剖，并将解剖所见一一进行详细绘制和注解，有遗忘之处，后又多次赴停尸房，再次进行尸检，遇到不清楚不理解的地方，又虚心请教于他人，最终凭借大量的解剖经验，为推动医学事业和提高后人对人体解剖认识做出了巨大贡献。王清任通过尸检，观察到颈总动脉、升动脉、主动脉及各个分支，以及腹腔内各主要动、静脉的形状和位置；他还发现肺为两叶，与之相连的气管有两分支和许多小支气管分支，从而更正了古人肺居左，有二十四孔行气的错误认识。

2. 创新性地提出脑髓学 王清任在做了大量的解剖后提出了"脑髓学"学说。他通过解剖发现了视神经与脑的关系，提出了"灵机、记性，不在心在脑"的新观点，这对古人的那一套理论冲击是非常大的，对古人的心主神明的观点，提出了不一样的观点。除此之外，王清任还提出了"治病之要诀，在明白气血，无论外感内伤，所伤者无非气血"的气血学说。在临床上，其十分推崇此说法，治法上以补气逐瘀为主，在"审气血之荣枯，辨经络之通滞"的原则指导下，结合自己丰富的解剖和临床经验，自创新方31个，其中著名的药方有补阳还五汤、解毒活血汤、通窍活血汤、五逐瘀汤等。王清任所创之方，多为补气活血化瘀之方，在证治上屡见功效，活人不少。这些方剂在当时名噪一时，如当时名医张澜坡见二方治瘀极为有效，其多次访求，才知二方皆出自王清任《医林改错》一书。王清任的活血化瘀方直至今日尚被广泛地用来治疗冠心病、中风所致半身不遂等病，特别是骨伤科医家用来活血逐瘀，疗治伤损功效极佳，实为伤科之首选药方，对促进我国骨伤科的发展是有重要贡献的。

（二）经典撷粹

1. 治疗中风偏瘫 王氏对中风导致的半身不遂的理解在当时来说可谓是独一无二，他主张元气亏损为该病之根本，当元气亏损达一半以上时，外界一些诱因就会致气血向半身聚集，另外半身则是气血亏损不足状态，气之推动是人体活动的原动力，气不足推动无力，因此出现不遂症状，王氏在这一理论的基础上创制了以补气为主，活血化瘀为辅的补阳还五汤，其君药黄芪用量达120g，当效果不明显时则加量日服两剂，黄芪用量达每日240g，发生偏瘫时，无论病因是出血性还是缺血性的，在后遗症期，都会有脑微血管不通畅的表现。根据王氏理论，可以推断脑微小血管不通畅的主要原因是元气不能推动血液的运行而造成瘀血。要使其恢复正常，就必须使用能大补元气而又不过于芳香燥烈的药物，同时还要使用足量的活血化瘀药物才能达到这一目的。因此，王氏选择了黄芪，并运用了比一般使用量高10~20倍的剂量，说明他已经证实了该病的病因，并且十分到位和透彻。实践证明，王氏的用量是十分合理而且有效的。

2. 五逐瘀汤

（1）血府逐瘀汤为王氏活血化瘀方剂中最具代表性的方剂，由桃红四逆散和四物汤组合而成，具体方药为桃仁、枳壳、甘草、红花、川牛膝、柴胡、当归、赤芍、生地、桔梗、川芎，其中生地清热凉血，合当归可养阴润燥，使瘀去而阴血不伤；桃仁、红花、当归、川芎、赤芍活血祛瘀；柴胡解郁疏肝，升举阳气；桔梗开宣肺气，合枳壳升降气机；牛膝祛瘀通经，引血下行；甘草调和诸药。诸药相合，可共奏活血祛瘀，行气止痛之功，主胸中血瘀之证。

（2）膈下逐瘀汤由牡丹皮、五灵脂、延胡索、红花、当归、赤芍、香附、枳壳、桃仁、乌药、川芎、甘草组成。香附、乌药、枳壳调气疏肝；红花、桃仁、五灵脂、赤芍、牡丹皮、延胡索、川芎、当归活血通经，行瘀止痛；甘草调和诸药。诸药相配伍，使得气血开，郁滞解，有行气破血消癥之功效。膈下逐瘀汤破瘀之力较强，用于治疗膈以及上腹部血瘀癥积等病。

现代药理学研究表明，膈下逐瘀汤对于呼吸、心血管、消化、泌尿生殖道系统及妇科疾病有着很明显的疗效。有研究人员通过临床试验发现膈下逐瘀汤可明显增加全身毛细血管的灌注量，此外还有杀菌、抗炎、调脂、抗血小板聚集、改善微循环以及防止血栓形成的作用，是治疗冠心病之心绞痛的有效方药。膈下逐瘀汤可以抗幽门螺杆菌和厌氧菌，调节胃壁细胞胃酸的分泌，增强胃黏膜的保护作用以及提高受损胃黏膜的自我修复能力，是治疗慢性萎缩性胃炎和胃溃疡的有效方药。研究发现，膈下逐瘀汤可抑制宫缩，也可扩张血管、改善血运、镇静止痛。

（3）少腹逐瘀汤由五灵脂、生蒲黄、小茴香、川芎、当归、官桂、延胡索、没药、赤芍组成。方中官桂、小茴香温阳散寒，配生蒲黄、五灵脂、赤芍、当归以止血，配延胡索、川芎、没药以活血止痛。诸药合用，共奏温阳散寒、行气止痛、活血化瘀之功，用于治疗少腹血瘀之证。

（4）通窍活血汤由川芎、红花、桃仁、麝香、葱白、大枣、当归、赤芍、生姜、黄酒组成。方中川芎、红花、桃仁、赤芍行气以活血化瘀；麝香辛香走窜，具有较强的开窍通闭功效，其入心经血分，可行血中瘀滞，并开经络之壅塞，用以通经散结止痛；葱白辛温发散，解表透邪，调理气血，行气活血而止痛；二药相合，温阳通气，通窍活络，与活血药相配，则可借活血之力增加通窍之效。生姜、大枣调和营卫，黄酒则温通阳气，通经络而开窍，诸药合用则可消瘀通络，用于治疗四肢头面部血瘀之证。

（5）身痛逐瘀汤由香附、当归、红花、羌活、牛膝、川芎、地龙、黄柏、生黄芪、苍术、五灵脂、秦艽、桃仁、没药、生甘草组成。方中羌活、秦艽祛风除湿，散寒止痛；当归、川芎、地龙、桃仁、红花、五灵脂、没药、香附行气活血化瘀，通络止痛；牛膝通活血通经，强筋健骨，疏利关节；苍术、黄柏除湿；生黄芪补气升阳，气足则推动血脉运行。诸药相合起通经活络、活血止痛之效，主要用于治疗瘀血痹阻经络所导致的肢体活动受限之痛或全身性疼痛。目前研究发现，身痛逐瘀汤有较好的消炎止痛作用，并可以有效地治疗胸腰椎单纯性楔形压缩性骨折。

（三）后世影响

《医林改错》中载有 33 方，这些方药都是王氏几十年临床经验的总结，他说："记于脏腑后，兼记数症，不过示人以规矩。"可见这些只是他几十年临床经验的一部分。王清任的补阳还五汤以及五逐瘀汤等名方，至今在临床上被广泛应用，并且有显著的临床疗效，其通过活血化瘀的思想治疗半身不遂的经验对后人的影响也是巨大的。

沈 金 鳌

沈金鳌（1717～1776 年），今江苏无锡人，字芋绿，号汲门，晚年号尊生老人。早年习儒，博闻识广，涉猎广泛，经史诗文以及医卜星算，都很精通。其至中年，仍然屡试不中，故矢志攻医，于临证各科，皆甚精通。沈氏以通博闻名，喜好搜集以及阅读医学卫生一类的书籍，曾说："范文正有一言，不为良相，当为良医。"他的医术经苏州叶天士同门孙庆曾传授。40 岁以后，努力钻研医学。沈金鳌认为，医书或论证而无方，或有方而无证，或讲脉而不讲药，或讲药而不讲脉，道理往往见于剩简残编之中。因此他综合归纳并研究平日所读方书，探讨其意义和道理所在，或采取前人的话或抒发自己的见解，参阅考订，编著医书。

沈金鳌一生著作很多，在文学和医学上都有很高的成就。著有《芋绿堂文稿》和《尚书随笔》等，部分录呈《四库全书》。在医学上的著作有《诸家主病诗》1 卷、《脉象统类》1 卷、《幼科释谜》6 卷、《妇科玉尺》6 卷、《要药分剂》10 卷、《伤寒论纲目》18 卷、《杂病源流犀烛》30 卷，共 7种，总计 72 卷，总名为《沈氏尊生书》。此书广泛吸收了自《灵枢》《素问》到宋、元、明诸家医书的精华，参照脉证，剖析深入，条理井然，对于寒温攻补无所偏主，诊断病的所在，而投以药。书成于 1773 年，附有自序。10 年后，由他的门人奇丰额作序付印。

（一）学术思想及其贡献

沈金鳌出身于举人，精研医术，博览群书，吸取其精华，在临床诊治检查仔细，辨证准确，因病用方，其所开出的药方常有奇效。他的学术思想是推崇温凉补泻，并注重温补且有发展。沈氏编著的《杂病源流犀烛》中论述跌仆闪挫的历史渊源及症治、金疮、杖伤都有涉及，对骨伤科的发展有一定贡献。

1. 外伤后气血的变化 沈金鳌认为跌仆闪挫可造成气血俱伤，突然的跌仆闪挫，先是造成气的耗伤，然后耗损血，终于气血俱伤，他还认为突然的跌仆闪挫，会导致体内气机运行不畅，气机不畅则会壅聚一处，同时气的功能失常，可以导致血凝，他提出："气运乎于血，而血本随气以周流，故气凝则血亦凝。气凝在何处，则血亦凝在何处。"外伤肿痛与气滞血瘀有密切关系，气血病变是百病之源也，他说："气滞血瘀，则作肿作痛，诸变百出。"沈金鳌对气血在伤病的变化论述较详。除此之外，沈金鳌还认为皮肉筋骨伤损可导致经络脏腑受损害，沈氏提出，经历跌仆闪挫的人，为一身皮肉筋骨之损伤，当气滞时，则可见血瘀，对于机体的损伤，是由外至内，继而经络脏腑俱伤。他说："书上所说的伤科，还包括通常所说的内伤，不能只关注外而不注重内，要明白伤虽在外但必定有损于内，因而提出内治之法，伤科治疗的就是脏腑经络之间的疾病。而为之行气，为之行血，不得徒从外涂抹之已也。"

2. 注重情志，善调气血 重情志，在妇科方面尤为明显，《妇科玉尺》中沈金鳌认为，妇科疾病多由外伤六淫、内伤七情、饮食劳倦所生。其中，尤易为七情所伤。其言："妇女之欲，每甚于丈夫，故感病亦每易于丈夫。又况嫉妒忧患，系恋爱憎，入之深，着之固，情不自抑，不知解脱。由阴凝之气，郁结专滞，一时不得离散，非若阳气之偶有所抑，毕竟易于发散，故其为病根深也。"一切血气病，宜用延胡索散，理气活血止痛；如血气冲心，则可用当归、红花、官桂、没药、苏木、青皮之红花散；如忧思积虑以致干血痨，可用月红汤等。因气所致崩漏，治疗应当调肝泻火止血，方用小柴胡汤加丹皮、山栀、龙胆草。因气所致胎动不安、小产者，宜用加味归脾丸及加味逍遥散等。因气而致伤脏者，治疗用人参、黄芪、当归、肉桂、川芎、白芍、炙甘草、姜、枣等补虚药物。气血为妇女月经及生育之根本，沈金鳌在"求嗣"篇中强调"男养精，女养血"，主张"求嗣之术，不越男养精，女养血，两大关键"。并且认为养血之法，莫先于调经，其法则另详经脉门，因此在月经门突出了养气血之关键。

3. 运功导引，预防养生 在《杂病源流犀烛》中沈金鳌认为导引气功可以祛病延年增寿，足以补足方药所不及。沈金鳌于每病方论之后，均注有运功导引之法，详细介绍了周天、艮背、行庭、归元、通关、涤秽等功法，用以辅助治疗。在养生防病方面，如"动规十二则"中言："身若安和，气不必运,宜当守静定息,节饮除欲,则百病不生。"书中对运功之方法亦有详尽的描述,如:"动气当由后而前,不可逆行,行后定要收归回原位。"除此,对于却病坐功时、入定看书时、观光玩月时、嬉笑场中等场景,其内容亦详尽。

同时,沈金鳌强调养生调摄,主张节欲保精。其认为:"养生之士,先宝其精,精满则气壮,气壮则神旺,神旺则身健,身健而少病,内则五脏敷华,外则肌肤润泽,容颜光彩,耳目聪明,老当益壮矣。"沈金鳌并不主张直接摒弃房事,而是主张房事有节。主张节欲保精,修身养性是其一个方面,若能养精生精,则精可更充足,气可更旺盛,体魄可更为强健。此外,沈金鳌赞同袁了凡的养精之法:"一寡欲,二节劳,三息怒,四戒酒,五慎味。"提出:"节欲保精外,又得所以养精生精之妙,人果遵而行之,亦何患精之不充乎?精之既充,更何患气之不壮,神之不固乎?"其生精之法,当主药饵及食疗。药饵如"补天大造丸",专能强壮元阳,滋补肾水,有天地交泰之妙,为滋阴补阳之佳品,久服可助延年益寿。又如"三精丸",久服可轻身延年,返老还童等。食疗重营养,尚易消化之品。对年老多病之人,如云:"进稀粥,静养调理为要。"认为"淡食谷味,最能养精"等。

4. 语录陈薛伤科治法之长著为一篇　沈金鳌认为自古以来各朝各代伤科著作虽多,但主要是薛立斋的分症主治法以及陈文治按处施治的方法。若将此二人的治伤特点相结合,则伤科治法就得以完善。陈文治治伤的特点,是按头颅、颜面、牙齿、胸胁、肚腹、四肢等处,辨明骨折、脱位、筋伤、创伤,进行内外兼治。如胸骨被钝器所伤,外肿内痛,外宜贴敷定痛膏,内宜服用破血药,利于祛瘀血。薛立斋则按胁肋胀痛、作渴、腹痛、出血、昏愦、小腹引阴茎作痛、瘀血作痛、血虚作痛、青肿不消、腐肉不溃、新肉不生、瘀血流注腰脊柱、两足至黑、眩晕、烦躁、发热、胸腹痛闷、作呕、喘咳、创口痛诸证,分主证、兼证,辨虚实、伤轻伤重,详审施治。

5. 以脉象判断伤病轻重　沈金鳌广泛搜集各家医书中有关对伤病预后脉象的记载,然后作为临床参考。他说到《脉经》中有记载:从高处跌落的人,体内有瘀血而且腹部胀满,这种人脉象如果坚强则可以存活,脉象微弱者则死。此外,外伤破损且有瘀血停积于体内之人,其脉坚强实则可生,虚细涩则死。失血过多之人,其脉象虚细涩则可生,坚强实则死。《古今医鉴》中记载道:跌仆损伤、失血过多,脉当虚细,如若有急重症这类患者大多数不能久活。《医学入门》中记载道:凡骨折损伤,只损伤筋骨者可治,内损脏腑,又破阴子,其脉急疾者,不可治。《世医得效方》曰:如果损伤重要脏腑,观其脉虚促,则危矣。

(二)经典撷粹

1. 杖伤治疗　沈金鳌认为所有杖伤患者,都应用补益气血药物治疗,然后察其先天之禀赋胆气,怀抱之不同,酌剂制方者也。他认为朱丹溪的"杖疮只是血热作痛,用凉血去瘀血为先……专以凉血清热为主"的治法也是符合临床的。但医生临证应灵活变通,不可墨守成规,榆木死板,思想被束缚。沈金鳌的治法是辨证论治,按证用方。如初杖者,以行血解毒为主,三日后宜托里排脓;心境抑郁者,应畅其情志,解其郁结;气血虚弱而有瘀血,必要通过补来行滞;痛甚者急为定痛,或有瘀血作痛,先刺破放出恶血,然后再贴膏药。又如对杖疮青肿、杖疮未破、杖疮已破、杖疮出血,以乃杖疮溃烂久不愈,或受杖责后,疗甲烂肉,疼痛难忍,不能起动者,均提出治法,并指出:杖疮伤口黑陷,乃毒气攻心,精神恍惚烦闷并且有呕吐者,这种人一般不能久活。他对杖疮的病机阐述也较为详尽,认为:"盖血滞则气壅瘀,气壅瘀则经络满急,经络满急故肿且痛。"

2. 金疮的诊治　沈金鳌论述金疮的概念清楚而详细,凡是临阵对敌,受枪剑箭簇伤或斗殴金刃伤,自刎伤,跌磕铁器之伤,均称为金疮也。他提出金疮应内外兼治,可分治与不治之症。沈氏提出伤破肚皮,肠与脂膏(大网膜)俱出者;或金疮出血不止;或血出不止,成内漏者;或紊血在腹,或出血闷绝,或被斫断筋,或被斫断指,或发肿疼痛;或被刀刃所伤而犯内,血出不止,或中风角弓反张，甚至痉强欲死；或伤湿溃烂，不生肌肉；或疮口久不得合，或针刺入肉，或箭簇入骨，或在咽喉胸膈不得出；或被箭射伤，或拔箭无血，其人将死，或中药箭，才伤皮肉，便觉闷脓沸烂而死，凡若此者，其治法均应以调血为主，因为"盖金刃所伤，必有瘀血停积，故必先逐去瘀……血甚者，必当大补气血"。

（三）后世影响

沈金鳌选录记载伤科书中对外伤有效的"急救"方法、各种证候的治疗方法及方药。如选录《世医得效方》"凡堕压死者，急安好处，以袖掩其口鼻上一食顷，候眼开，先与热小便饮之，若初觉气绝，急擘开口，以热小便灌，利去瘀血"及《本草纲目》《医学入门》中急救致死者的方法。沈金鳌重视伤科的证治之法，重点选择介绍如出血不止或瘀血停积、损伤肿痛、瘀血流注紫黑、伤破阴囊、睾丸脱落、断指、穿断舌心、出血不止、擦落耳鼻、跌仆损伤、呕血不止、恶心、惊悸、昏迷不醒、手脚部各有六出臼、四骨折、骨节损伤、肘臂腰膝出臼蹉跌、破伤风等辨证施治的方药，并录载消除外伤瘢痕的外用药，以及介绍沈氏自己治疗脑髓震动的经验。沈金鳌继承前人治伤之精华，为后世伤科治法创新奠定了基础。

赵　濂

赵濂（生于1816～1821年之间，卒于1897年），今江苏丹徒人，字竹泉，清代著名医学家。终身致力于医学事业，以高明的医术闻名于世。赵氏撰写的著作有《医门补要》《伤科大成》《内外验方》及《青囊立效方》等，其中《医门补要》是其代表性的著作。《伤科大成》则是其在外科治疗经验上的总结。在其医学生涯中，不仅研读了《黄帝内经》《伤寒杂病论》《难经》《千金方》《外台秘要》等古典医籍，也对金元之后的主要医学流派的著作颇有研究。赵氏擅长诊法，尤其精于望诊和切脉，临床上对各科病证了然于心。其中在外科方面，赵氏得到了有丰富临床经验的医生的指导，因此其在外科方面的成就尤为显著。在治法方面，赵氏既精通古法，又不恪守成规，善于变通和创新，在医学史上有着突出贡献。

（一）学术思想

1.根据病位施治　根据病位施治是赵濂的一大贡献。他认为："大都男子，气从左转，伤上部者易治，伤下部者难治，以其阳气上升也。女人血从右转，伤下部者易治，伤上部者难治。以其阴血下降也。先以砂仁泡汤，和吉利散服之，再进顺气活血汤，复以砂糖花酒，下和伤丸五粒。"

肩部损伤者，"伤肩者，左边则气促面黄浮肿，右边则气虚面白血少。使患者低坐。一人抱住其身，将直，用推拿法，令其筋舒，一手捏其肩，抵住骱头，齐力拔出，然后弯曲其肘，骱内有响声，乃复其旧位，用布条扣臂于项下。服行气活血汤。一月完全"。

胸部受伤者，赵濂认为："胸为气血往来之所，伤久必咳嗽，高起满闷，面黑发热，先进疏风理气汤，再以行气活血汤，从前面碰打跌伤胸膛者重，从后面者轻，用手法按摩之。""伤两肋者，气喘大痛，睡如刀割，面白气虚，先以行气活血汤，次进和伤丸。如筋骨断者，敷定痛散，贴损伤膏，用布扎数转，服接骨药。""伤处红高肿作痛者，乃瘀血为患，寒热交作，日轻夜重，兼之腰痛。肥人多气虚，瘦人多郁怒。急下琥珀散，次以和伤丸，后进药酒而安。"

2.手法施治　赵濂认为在接骨之前首先要做的是要了解骨折的情况，然后要用手仔细触摸骨折受伤之处，或者是骨断、骨碎、骨歪、骨整、骨软、骨硬，或者是筋强、筋柔、筋断、筋走、筋歪、筋正、筋粗、筋翻，或为跌仆，或为闪错，或为打撞，然后依法而治之。

对已察明的骨折要求用接法，是使已断之骨合拢处，恢复原来对位对线，使有形变者恢复原来的形状，使粉碎性骨折拢聚，使突起者复平，手法接骨完成后，再以器具固定。

对骨折前后移位，应采用端法，即医者以一手或双手，握住应端之骨，上下移位者由下往上端，左右移位者由外向内端。可直端，可斜端。如果为分离骨折者以手端之，送至原位，要保持对位对线良好，不使歪斜，这样骨缝才能合，骨折愈合后才无短缩的后遗症。

对有下陷的骨折应采用提法，使其恢复到正常，治疗时可用两手提，也可用绳帛系高处提，提后用器具辅之，不使其陷下。如果重者轻提，则病不愈，轻者重提，反增新患。赵濂主张骨折复位后，采用推拿法，进行整理，用手推之，使其组织还原于原来的位置，用两手或手捏定患处，缓缓以复其位。或因筋急而难于转摇，或筋纵而难运动，或骨节稍有错落不合缝者，以推拿手法通经络活气血。

对于骨折合并脱位患者，使其恢复原来的解剖位置，临床上具体处理方法要根据具体情况来制定，或先拽而离之，或先推之就而复位，或矫正斜移位，或完整其缺，他认为：凡伤都有轻重之分，接拿有合宜不合宜之法。所以愈合快慢，有无遗留后遗症，全赖所施手法。体质强壮者则容易恢复愈合，体质弱正气不足者则不容易愈合，如果手法上再有失误，则更难恢复。

赵濂主张凡损伤，先煎代痛散熏洗，然后将断骨拿直，令其相对，平正按摩，恢复其生理位置，再施以定痛散，铺盖艾绒，绑之杉木板，取其紧直。

赵濂对肩、肘关节脱臼有比较充分的认识，他善于采用前人总结出的有效复位方法进行治疗，并非常强调复位后的固定位置，认为不按要求去做，必遗留残疾。对肩关节脱臼，整复固定后要选用独活桂枝汤；肘关节脱臼，选用吉利散。

髋、膝关节脱臼，他的认识比较完全，对髋关节脱臼他依然采用正反复位法，且复位之后局部贴上损伤膏，服用生血补髓汤，以防日后髋关节功能发生障碍。

他对小腿骨折的诊治经验比较丰富，认为"小腿有二骨，一大一小，断根者易治，断两根者难治。直挺者易治，分两段者难治"。并指出此骨折一定要用木板固定。

对踝部骨折亦有初步的认识，认为踝骨易出易入，凡损伤不能过早负重运动，如果行走过早，会使骨斜出。"向内歪者，则内踝突出肿大，向外歪者，则外踝突出肿大"。对踝部骨折的病人应"待气血充足，方可行动"。

关于颈椎骨折，赵濂经验也较丰富，他认为："如颈项跌入腔内，尚活动，掉至左右，治以提法。头低不起，治以正法。头顶歪斜，治以整法。面仰头不能低，或筋长骨错，或筋聚筋强，治以推正接整法。能起坐行动者轻，昏迷不语，痛极硬肿者重。"这些都是他对颈椎骨折的类型、症状以及治疗的经验。

（二）经典撷粹

1. 金属拔脓管 将薄铜片制成筷子般粗细的管子，长度约两寸，其中空似细竹，将其缝隙焊接起来，一头磨平，一头磨成斜尖样。使用时用尖的一头插入化脓之处，很快脓液就会从管中流出。这种拔脓管子，物体虽小，形似平常，但在当时来说，在外科病症的脓液引流上是一个不小的改进。这也和现在的排脓术原理是一样的。

2. 痔漏挂线法 用细铜针穿药线，右手持针插入漏管内，左手执粗骨针（要圆秃，头镌深长槽一条，以便引针）插入肛门内，钓出针头，与药线打一抽箍结，逐渐抽紧，加纽扣系药线梢，坠之七日管豁开，掺生肌药一月，收口。赵濂的挂线疗法，文字表达简洁易懂，其粗骨针的制作方法也是独一无二。目前对于痔漏的治疗，"挂线"仍属有效且常用的治疗方法。

3. 铁针入肉治法 赵濂指出，如果不小心铁针误入肌肉内，往往进针深度十分深，不易摸到并取出，此时往往惊慌失措，不知如何处理。赵濂对此的处理方法是，先于进针处周围轻轻按摩，使周围肌肉松懈，然后以吸铁石探测按摩处，越靠近铁针，磁石对针的吸引力就越大，患者很容易感觉到，确定了针所在位置后，再以手指按捺铁针所在之处，进针处触之必然较硬，用以手指挤压进针之肉，用刀割开皮肤，然后持钳子将针夹出，用长肉药收口。用吸铁石辅助检查铁针所在位置，此为赵氏联系临床实际的一个创举。此外，书中还介绍了铁钩入肛之治法，对于后人也颇有启发。

4. 疔毒走黄的治疗 疔毒走黄，即指因疔疮失治所导致的败血症，赵濂治疗这种病症的效方，颇有精义。方药组成如下：牛蒡子、牡蛎粉、草河车、皂角刺、野菊花、没药、僵蚕、连翘、银花、蒲公英，以绿豆包煎为引。此方对于早期患者确有效果，每日2剂，每隔4小时服用一次。现代临床研究表明，此方对于一些青、链霉素过敏以及无效的病例，是一种相当值得尝试的治疗方法。

5. 先天性肛门闭锁的治法 "一女孩生下无肛门，先用药线，穿挂肛上皮，四日吊豁，随以披刀，挑破肛之正门，外用细木尖长寸许，裹以薄棉，插入刀口，三日使皮肉不得复连，乃成完全人矣。"从这一案例的治法中可以看出，赵濂善于思考，敢于创新，其用薄棉包裹细木尖，而后插入刀口的措施，说明其在施术时已经注意到术后粘连等问题，并能对其予以妥善解决，这对于当时的医学认知水平来讲是难能可贵的。

6. 尿道扩张术 "一人龟头忽生皮包住，只一线之孔通马口（尿道口），小便极难，用细鹅毛管寸许，插入孔内，后渐换粗毛管插之，外以布袋套住玉茎，欲溺去之，溺过仍然包插，久久其孔可宽，小便自畅。"早在7世纪中期，《备急千金要方》中就有用葱叶尖导尿的描述，但赵濂用鹅毛管由细渐粗地扩张尿道，以治疗多种原因导致的尿道狭窄及尿潴留，体现了治法上的变化发展。

（三）后世影响

赵濂通过其多年的学习和临床实践，总结归纳了个人学习的临床体会及心得。其曾在《医门补要·自序》中说道："医贵乎精，学贵乎博，识贵乎卓，心贵乎虚，业贵乎专，言贵乎显，法贵乎活，方贵乎纯，治贵乎巧，效贵乎捷，知乎此，则医之能事毕矣。"由此可知，赵濂习医目的十分明确，其谦虚好学，严于律己，精益求精，临床讲求效果，并以简单易懂的文字交流学术经验，这亦体现了赵濂严谨的治学态度及其精辟的见解。

张锡纯

张锡纯（1860～1933年），字寿甫，近代医学家，今河北盐山人。自幼聪明好学，饱读诗书，有深厚的文学基础，后为完成其父的医学遗志，改行从医，精研《黄帝内经》《神农本草经》《难经》以及仲景著作、历代著名医家学说。30岁后开始接触并学习西医，既善于化裁古方，又能撷取中西医之精粹，并将其互参互通。治疗时主张顾护脾阳、胃阴，善治中气下陷、痰饮、结胸、气郁等杂症，疗法上别具一格，每多化裁古方、揉合中西治法。辛亥革命时，曾任军医随军行医，1916年于沈阳创设立达医院，担任院长，10年后定居于天津，设立国医函授学校，广泛传播中医，宣扬中西汇通，尤其中西医生理解剖学以及中西药结合之原理。其平生之学术见解和医治心得，皆汇集于《医学衷中参西录》一书中，此书常有关于汇通中西医理论及疗法的惊人之见，在当时颇有影响，因其高明的医术及德高望重的地位，医名显赫。

（一）学术思想

张锡纯在其著作中记载了西医对人体的解剖认识，包括血液的运行通道、精虫之说、心脏所在位置及其解剖结构、肝脾胰所在位置及其生理功能等，并在后面附有相应的中医理论学说，以此体现中医与西医在人体生理结构及功能上的异同点。以下则以血脉运行、肝脾解剖位置及功能等为例介绍张锡纯的学术思想。

1. 关于血脉运行 张锡纯在其著作中引用西方人所理解的："人身有血脉管、微丝血管、回血管。血脉自左上心房转落左下心房，入于血脉管。由血脉管入微丝血管，以散布于周身，内而脏腑，外而肌肉……复还左上心房，如此循环不已。"此即为西医之所谓体循环和肺循环，人体与外界进行气体交换建立在人体解剖结构的基础上，主要依赖于肺，以此维持人体正常生理。张锡纯认为，以上西方人之言论看似新颖，但这理论早就在扁鹊的《难经》中有记载，只不过表达方式不一样而已。《难经·一难》云："寸口者，脉之大会，手太阴之脉动也。……营卫行阳二十五度，行阴亦二十五度，为一周也，故五十度复会于手太阴。寸口者，五脏六腑之所终始，故法取于寸口也。"寸口被认为是五脏六腑之血气相通的汇合点，故其功能之发挥可以决定五脏六腑之死生。

张锡纯言："人之脏腑皆有血脉管与回血管。其回管之血，由心至肺将碳气呼出，是诸脏腑之回血管至此而终也。吸进氧气，其血乃赤，归于心而散布于诸脏腑，是诸脏腑之血脉管自此而始也。"其将肺归属为血液循环之枢纽，呼气即血液循环终，吸气即血液循环始；对于中医而言，寸口则为手太阴肺经之动脉，"寸口之动脉遂可分其部位而应诸脏腑矣"。西医血脉运行依赖于肺，而中医则赖于寸口，加之寸口为肺经之动脉，因此经脉运行这一说，中、西医的观点事实上是相通的。

2. 关于肝脾的位置 《淮南子》中言肝右脾左，西医则以解剖理论对肝脾进行定位，但是通过解剖生理证明："脾固居胃之左方下侧，然其与胃通也，乃从脂膜相连处右行。其上与肺通也，乃右行假道于胃膜以入于十二指肠。其与周身相通也，乃从脾动脉右行，开口于大动脉干。脾虽居右，其脉管皆以左发挥；肝固居于腹腔之右侧上部，而其吸收脾与胃中之血液，乃由肝静脉之血管向左下方吸收而来，是肝脏血液循环之机能皆中医所谓肝左脾右，其言左右，非肝居左侧，而是其功能发挥在左。"《十四经发挥》言"肝之为脏，其治在左，其脏在右胁右肾之前"，恰为此证。医学家根据肝左脾右，"治病者，诚以肝虽居右，而其气化实先行于左，故肝之脉诊于左关。脾虽居左，而其气化实先行于右，故脾之脉诊于右关口。按此脉诊治病则效，不按则不效"。

综合中、西医对肝脾位置的论述，不难看出，中西医的源头实际是相通的，但中医侧重于功能，而西医偏重解剖。通过西医对于肝脾功能的研究，也可证明肝居于右，联系机体左侧功能，而脾居于左，与机体右侧功能联系。因此中西在功能上相通，故而可以中西交会，合而诊病。

3. 西医所谓脑血管病，即为中医之中风 患者猝然昏仆，意识丧失，中医谓之为中风，西医称之为脑血管病，因脑血管血流增加，压力升高导致脑血管破裂而成。实为名异而因机同，《素问·调经论》言："血之与气，并走于上，则为大厥，气反则生，气不反则死。"所谓厥者，即为昏厥眩仆也。大厥之证，气血相并而上行，其上走过极，必定导致脑充血，若其气上走而不反，则血必愈随之上行，由此可致脑中血管破裂。因此，可见中西之理相通。在《中西医结合内科学》一书中，早已经将脑血管病与中风相互联系，并结合论而治之，实为中西汇通之典范。张锡纯曾创立建瓴汤方，重用牛膝、赭石以引血下行，并辅以镇肝、清火、降胃、敛冲之品，此方对于脑血管破裂出血不严重者，一般都十分有效。

4. 关于治疗用药 张锡纯用药简便效验，皆因其对药物性味了然于心，在论述中、西医药物功效上的互通之处时，以石膏、龙胆及黄连为例，分别论述中西之观点，并对比融合，以丰富对药效的认识，拓展其临床应用范围。对于外感实热证，中医多用石膏加以治之。石膏有先天生成及后天合成的区别，前者多含硫、氧、氢、钙等，其性凉且能散，卓有功效；后者则多为煅石膏，石膏经过煅烧则硫、氧、氢多已丧失，其钙经煅烧后又甚黏涩，可代以卤水点豆腐，切不可用于治疗外感实热。西人皆言之石膏无效，是因为西方多投煅石膏治病，故疗效甚差。"迨其后用天生石膏，知其凉而能散，大有功效，遂将石膏列入石灰基中。"由此看来，西医确采中医之药，用以治外感实热，多弃后天之石膏，而纳先天之石膏，实为西医求中之范例。

（二）经典撷粹

1. 对症用药　张锡纯在治病的时候，习惯对症用药，并且喜重用单味药。他认为如果治病时选择正确的药物并重用哪一味药，是有可能挽救那些急重症患者的，并测试药物的实际效力。石膏是一种特殊的退烧药，山药是一种疗效很好的常见药。既济汤中含有山茱萸和熟地，因为其可回阳固脱，莱菔汤中重用生龙骨、山茱萸、牡蛎，用以固脱，硝菔通结汤中重用莱菔子、朴硝，用以顺气通便，荡痰汤中重用代赭石、大黄，用以祛喉中之老痰。其中，大黄用量虽猛，但有其病即应该对症治疗，恒有多用而不碍者，治癫狂脉实者，可用大黄至二两。

2. 善用生药　张锡纯主张，有些药物宜生用，生用则药力浑全，炙用或煅用则药力减弱，无效甚至引起反作用，如石膏、黄芪、山药、乳香、没药、鸡内金、赭石、大麦芽、牡蛎、山楂、白芍、龙骨、蜈蚣、水蛭、赤石脂、甘草等。张锡纯认为水蛭最宜生用，切忌火烧；乳香、没药也宜生用，若炒制则药效会大减；桃仁需生用，以此取其生发之气；牡蛎、龙骨若用以滋阴降火、收敛兼开通者皆不可煅；山药宜生者煮汁饮之，不可炒用，否则无效；代赭石生用性味厚重坠，能降胃止血，亦能生血，且丝毫不伤气分，若煅用不仅生血之效大减，且具有开破之性，多用则会令人腹泻。

（三）后世影响

张锡纯在沈阳创建的"立达医院"，在当时是医疗水平非常高的医院，曾于天津创立国医函授学校，培养了大量的医学人才。其在当时的医学刊物上，发表了许多耳目一新的文章，在医界产生了极大的影响。张氏声名远扬，与当时江苏杨如候、陆晋笙及广东刘蔚楚齐名，被誉为"医林四大家"，其又与慈溪张生甫和嘉定张山雷合称为海内"名医三张"。极负盛名的《医学衷中参西录》一书，是张锡纯一生刻苦向学的心血结晶，也是其长期临床实践经验的总结，更是其创新精神与创新实践的丰硕成果。作为卓越的临床医学家和中西医汇通派的著名代表，张锡纯在中国医学史上占有重要的地位。学习其创新精神，对发扬并传承伟大的祖国医学具有重要的意义。

中篇　近现代医家及流派

中篇 近现代医家以我国现行省级行政区域名称首字母汉语拼音排列，各省（市、区）的骨伤名家、流派，先介绍名家，再介绍流派；分别以姓氏或流派汉语拼音首字母排序，展现我国各地区对近现代中医骨伤科学学科建设及地方流派建设作出贡献的伤科医家。从名家、名流展现伤科百花齐放、百家争鸣的景象。

安　徽　省

陈　先　进

陈先进，1964 年生，安徽涡阳人，主任中医师，硕士生导师，安徽省国医名师。1985 年毕业于安徽中医学院，一直在芜湖市中医医院骨科从事临床工作。曾先后赴洛阳正骨医院、安徽省立医院、上海长海医院等处进修。1997 年师承于全国名老中医戴勤瑶医师，2000 年出师，获国家中医药管理局批准为第二批全国老中医药专家学术经验继承人；同年被评为"安徽省首批中医学术带头人"；2018 年再获国家中医药管理局批准为第六批全国老中医药专家学术经验继承工作指导老师，2021 年完成传承任务。2006 年 11 月至 2008 年 11 月曾参加中国援外医疗队。曾任芜湖市中医医院骨二科主任、特色骨伤科主任，现任关节一科主任。是全国跟骨骨折专业协作组成员之一。兼任中国中医药学会运动医学分会常务委员，安徽省中医骨伤科专业学术委员会副主任委员，安徽省中西医结合专业学术委员会副主任委员，芜湖市医学会骨科分会副主任委员，芜湖市中医药学会骨伤科分会主任委员。主持省市课题 3 项，发表论文 20 余篇；主编并出版专著《安徽戴氏正骨术》；担任副主编编写高专教材《骨伤专业技能实训教程》。担任安徽中医药大学硕士生导师多年，先后培养了 10 余名硕士研究生。成立安徽省名老中医工作室，培养学生多名；每年牵头举办省或市级中医骨伤科继教学习班，对于中医技术的研究与传承起到了一定的作用。

陈先进在 30 余年的临床一线工作中，勤勤恳恳，认真负责，临床治愈率及患者满意率较高，在市内及周边城市享有一定声誉。任科主任 20 余年来，带领全科人员努力钻研业务，积极引进新技术，使得本专科在业务发展方面进步较大。该科可以独立开展多种 3~4 级手术，例如全髋关节的置换与翻修，全膝关节置换，脊柱骨折、脱位的复位固定等。积极引进关节镜技术，可独立开展前后交叉韧带重建、半月板成形与缝合等手术，每年开展关节镜手术近 400 台次，尤其在跟骨骨折的治疗上，运用微创技术取得了较为满意的疗效，在该骨折的临床研究方面走在了全国的前列，发表了多篇相关学术论文。

2009 年陈先进创立特色骨伤科，该科室以继承、发扬传统中医技术为特色，不开刀治疗多种四肢闭合性骨折、脱位，每年可使得 100 余名有手术指征的患者免于手术，其功能恢复不低于手术效果。充分发挥了中医"简、便、廉、验"的优势，受到广大群众欢迎。

他潜心研究全国名老中医戴勤瑶的临床经验，将安徽省著名的戴氏正骨流派技术，进行了全面系统的整理和总结。对于戴氏正骨的学术渊源、学术思想、诊疗特色与临床验证，进行了尽可能详尽的叙述，实现戴氏正骨经验的第一次全面总结，该成果已通过省厅组织的课题验收。

（一）学术思想

1. 强骨柔筋，内外兼治　初识在骨，回首尤为重筋。凡骨折之病症必伴随筋肉之损伤，治疗上当然以正骨、强骨为本，柔筋、舒筋为要。骨为支架，筋为桥索，无论动静，皆为枢纽，得骨正而无筋顺，则肢体不能复用；得筋顺而无骨立，则萎软无以成形。正所谓刚柔并济，筋骨协调。

有形之伤，必先整形。但凡骨折、脱位之证，必先使骨骼、关节归其原位，肢体经脉方可理顺通达，内治药物才有可能到达病所发挥作用。若经脉扭结、瘀阻，气血不通则痛、肿胀诸症加重。陈先进在治疗中一贯重视手技的作用，概因于此。

瘤伤疾患虽多数为劳逸、外伤等不内外因导致，但骨骼、筋脉遭受损伤，必然导致脏腑、经络功能失调，治疗时应内外并治，不可偏废。然伤科疾患与内科不同，大都标急本缓，首当外治其标，外治方法的选择及效用往往成为整个治疗过程中的关键。

2. 古法今用，以今释古　在中医学史上，每一个时代都经历着"古法"与"今病"的矛盾。因为时代在前进，社会在变革，人类的科学文化知识在更新，人们的生存环境、条件在改变，人类的疾病谱和卫生保健需求在变化，已有的理论方法不能满足治病的要求，这就迫切要求医学研究者站在新的角度上研究"今病"，认识"今病"，以便治疗"今病"，更好地为人们的卫生保健服务。在研究、认识"今病"的过程中，需要运用新的科学文化知识、技术手段，以获取新理论，创立新方法，突破以往的"古法"，用新理论和新方法来指导"今病"的治疗，取得新疗效。历史上每一次研究"今病"突破"古法"的飞跃，都推动了中医的发展。如《伤寒杂病论》的问世突破了《黄帝内经》"古法"的框架，创立了"六经"辨证论治和脏腑议病体系，奠定了临床医学基础；金元医家承宋代改革变法派的余绪，力主创新，特别是四大家的崛起，使中医理论与实践发生了质的飞跃；明清时期，由于温疫的流行，已有的理法无法治疗新出现的疾病，促使医家们另辟蹊径，抛开传统的框架，深入实践，从而弄清了温病的病因病机，明确了治疗，创立了新理论，而成为温病学派，推动了医学发展。如此等等，均足以说明传统中医学是在"古法"与"今病"的矛盾运动中不断发展的。

陈先进在临床治疗中仍然保留了诸多古法，比如小夹板技术、熏洗治疗以及诸多骨折正骨手法。其正骨手法中牵拉弹压复位胸腰椎骨折即传承于古法，也用今天的科学对其进行阐述及优化。其操作时让患者取俯卧位，上胸部与骨盆以棉被垫高，使腹部以下空虚，以让腰椎前凸增大，使脊柱前纵韧带紧绷，提拉压缩的椎体前缘，形成一定程度的复位。一助手站在患者头侧，双手置于患者腋下做牵引固定；另有两个助手立于尾侧高处，各握住患者左、右足踝部，向后上方牵引；术者站立侧方，一手压住患椎棘突（应压住患椎及其上、下椎体共三个棘突），另一手掌压于第一手背，用力向下按压以达到复位。按压时，嘱患者调匀呼吸，呼气时发出声音，使按压与呼气同步，可以避免岔气。按压频率由慢至快，节奏明确；按压重量由轻到重，有弹性感，以患者能够承受为度。以上操作使前纵韧带进一步牵拉，反复多次按压让压缩的椎体尽可能恢复高度，对于预防后凸畸形及遗留的腰背痛有着较好效果。

3. 法出临床，实用科学　现代医学与传统医学的融合摩擦经历了一个多世纪，作为中医骨伤人，当不能故步自封。陈先进在长期的医疗实践中，在坚持中医诊治思想的同时不断借鉴现代医学的诊断治疗优势，逐渐形成了"法出临床，实用科学"的诊治思想。他认为望闻问切以及实验室、影像学检查，是对伤科患者不可或缺的主要诊断方法，临床中四诊合参，不可偏废。其尤其重视查体中摸诊的重要性，其认为"筋骨之伤，摸诊最重"，无论骨折、筋伤，受伤的部分可产生水肿、瘀血、增生、瘢痕或者畸形等变化，体表温度及触感也会随之改变，通过仔细对损伤部位反复触摸，结合观察肢体及局部的形态变化，形成对疾病的大致印象。随之通过相应 X 片、CT、MRI 及相关实验室检查验证自己对于疾病的判断。在治疗上，多主张保守为主，但疾病之盛衰非人力可定，现代人对于康复的定义也早已不仅仅是能用就行，在面对严重损伤或退变时陈先进也多采用微创手术治疗。如对于严重的跟骨骨折，关节的塌陷翻转，传统的手法复位仅仅能恢复跟骨的宽度及长度，但关节面的失平整无疑预后很差。陈先进正骨尤重复位机理，复位之前通过详细了解病史、询问损伤时姿态，结合 X 片骨折移位情况判断损伤机制，后再以逆损伤过程，制定复位方案，其间兼顾使用杠杆应力，通常施法连贯，一气呵成。对于跟骨骨折的患者，通过"手摸心会"，感受骨折严重程度、成角移位方向，结合 X 线片判断患者为外翻或内翻损伤，手术复位过程中依据跟骨损伤形态改变顺序，逆向整复。将患肢摆放为易于术者操作的体位（通常为俯卧位，患肢屈膝 90°，有利于判断跟骨力线），先"拔伸牵引"，解除断端的嵌插，恢复跟骨的长度，再从跟骨两侧相互"推挤"，恢复跟骨的宽度，最后通过"屈伸关节"以跟距骨间韧带为杠杆，牵拉塌陷的关节面达到初步整复的目的，在跟骨恢复长宽之后通过透视下克氏针翘拨、空心钉固定进一步恢复跟骨高度及维持骨折端稳定性。此类治疗病例经过临床随访及病例回顾获得了不亚于传统切开复位钢板内固定的疗效，且创伤小、恢复快、并发症少。

4. 理循自然，倾向不及　保守与手术，是临床医师手中的两套方法，相辅相成，缺一不可。过分强调某一种方法都不是明智的做法。

一般人认为，保守的核心是求简，应用手技使骨折归位、筋伤恢复，是对机体损伤最小的治疗方法。而手术的精髓在于求精，利用开放获得的极大便利，直视下可以获得精准的复位和坚强的内固定，当然更加有利于骨折的恢复。两者相比较，借助器械的方法理所当然地具有不可比拟的优势。更何况，随着科技的进步，手术条件的改善，手术并发症的风险已大大降低，内固定物在功能上不断推陈出新，最大限度地满足了固定的需求，因此，在对治疗方式的选择中，手术疗法能够成为大多数医生的首选也就不足为奇。然而，我们千万不要忽视了人体自身的修复功能，那才是最好的治疗师。人体的骨骼系统的自我修复具有天然优势，我们人为地治疗，每超过一分一毫，都是一种过分的干扰。因此，对于干扰度的把握，就成了考验术者智慧的无形标准。普通人要清晰地理解"大师"的能力是困难的，同样，我们也难以把握人体自身修复功能在人性化的病体上所能达到的程度。于是，如何积极地顺应和帮助自身修复功能起到最大的作用，使骨折自然康复，就成为骨科医生首先考虑的问题。在治疗方法介于过与不及之间，大多数医生选择的是前者，他们相信现代科技的作用较为有力。但也有一些人却保守地选择不作为或少作为，因为在他们心中，积极地顺应自然，相信自然，似乎更为可靠。"有病不治，常得中医！"我们大概属于此。

（二）专长绝技

1. 触诊"尤重摸诊"　陈先进将摸诊的方法，形象地概括为"轻摸皮，重摸骨，不轻不重摸筋脉"。用轻柔和缓的触摸，去感受体表温度，寻找疼痛范围，触摸肿胀的软硬及有无波动；用较重的力量触摸畸形或异常活动部位，可感受骨断（其音重而短）、骨碎（其音复而散乱）、骨歪、骨整及移位方向、脱位与否、断骨连接的牢固程度；用中等力度去触摸筋伤部位，可感知筋强、筋柔、筋正、筋断、筋粗、筋翻、筋寒、筋热、筋结等，从而得知损伤病灶是在肌肉、肌腱、筋膜、血管、神经等具体部位，通过摸诊得到的信息，能较准确地反映病损的部位、性质和程度，从而为下一步治疗打下基础。

2. 小夹板技术

（1）取材：陈先进使用的小夹板，取材多为杉树皮。按季节采伐，并根据临床需要灵活裁剪。

（2）作用机制：陈先进将小夹板作用机制概括如下：用力量相等、方向相反的外固定力来抵消骨折断端移位的倾向力；以外固定装置的杠杆来对应肢体的内部杠杆；通过外固定装置，把肌肉收缩活动使骨折移位的消极因素转换为维持固定、矫正残余移位的积极作用。

（3）适用范围：小夹板适用于四肢闭合性骨折整复对位后；四肢开放性骨折，创面较小或经处理创面已愈合；四肢骨折经手术治疗切口愈合后，仍需辅以外固定者；一些关节脱位整复后的固定及四肢软组织损伤的制动。

（4）辅助材料：压力垫。以棉纸或卫生纸制成，安放在夹板内层，起集中应力作用。其形态、大小、厚薄随需要而定。一般有平垫、分骨垫、塔形垫、梯形垫、月牙垫、合骨垫、大头垫、空心垫等形态。放置方法有一垫法、二垫法、三垫法和多垫法，一垫法适用于髁部的撕脱骨折，或轻度角状移位骨折；二垫法适用于骨折侧方移位者；三垫法适用于成角移位者；多垫法适用于碎裂骨折移位者，如肱骨髁上骨折。衬垫以棉纸或绷带2～3层均匀疏松包裹皮肤，以防压疮。绷带作夹板外加压缠绕使用。

（三）经验方

1. 藤药方

处方：伸筋草 30g，刘寄奴 30g，独活 30g，红花 20g，秦艽 20g，防风 25g，艾叶 25g，透骨草 25g，宣木瓜 25g，威灵仙 25g，三棱 25g，莪术 25g，牛膝 25g，桑枝 25g，活血藤 25g，路路通 25g，海桐皮 25g，苏木 30g，赤芍 25g，川椒 25g。

用法：将诸药共装一布袋中，扎紧袋口，放入蒸锅中加热约半小时，取出后用干布包好，敷患处。

功效：温通经络，舒筋止痛。

主治：关节拘挛；风寒湿痹。

指征：骨折后期关节屈伸不到位，确系韧带挛缩、关节囊粘连所致者；功能性腰痛、无器质性损伤者。

2. 蟹龙接骨丸

处方：山涧石蟹 20g，地龙 30g，接骨草 30g，甜瓜子 20g，脆蛇 30g，地鳖虫 30g，血竭 20g，川断（川续断）30g，自然铜 30g，苏木 20g，路路通 20g，龙骨 30g，川牛膝 20g，骨碎补 30g，透骨草 20g，朱砂 15g，白芍 30g，红花 20g，木香 20g，伸筋草 20g，元胡 20g，丹参 30g，黄芪 30g，制乳没各 15g。

用法：诸药共研细末，胶囊代丸，日服两次，每次 5～10g。

功效：接骨续筋，温通经络。

主治：骨折迟缓愈合。

指征：骨折后期体虚肢冷、腰膝酸软、舌淡苔薄白者。

戴 勤 瑶

　　戴勤瑶，男，1932 年生，安徽含山人，主任中医师，教授，全国老中医药专家学术经验继承工作指导老师，安徽省国医名师，芜湖市第五、六、七届政协常委，芜湖市第十二届人大常务委员会委员，享受国务院政府特殊津贴。曾任芜湖市骨伤研究所所长、中国人才研究会骨伤分会理事、全国中医骨伤科学术委员会委员、中华全国中医学会芜湖市分会理事、安徽省中医骨伤科学术委员会副主任委员、安徽省中医推拿科学术委员会副主任委员。1986 年荣获全国卫生文明先进工作者称号。1991 年被授予全国"五一"劳动奖章和"全国优秀卫生工作者"称号，1997 年获"安徽省十佳健康卫士"称号及安徽省名老中医称号。2 次被评为安徽省劳动模范，4 次被评为芜湖市劳动模范。

　　戴勤瑶是戴氏正骨法第六代代表人物，戴氏正骨技术集大成者，承袭了中医骨伤推拿南派手法及家传"八字推法""拔络法""盘运法"等治疗手法，以轻柔准确、深透有力、持久而均匀为特长，辨证施法、数法联合、相互并使、一气呵成，对软组织损伤有显著疗效，在皖南一带独树一帜。在 60 余年的医疗实践中，传承不泥古，创新不离宗，将戴氏正骨技术不断发扬光大，在临床、教学、科研等方面，均取得丰硕成果。在安徽的中医骨科流派发展中，形成了"南戴、北张、皖中丁氏（丁锷）"三派鼎足支柱，引领着骨伤科的发展。以戴氏正骨技术为支撑的芜湖市中医医院骨伤科，历经 60 余年的发展，现已成为拥有 300 张骨科床位、七个病区、60 余名医生的临床科室，是安徽省骨伤科专业学术组组长单位。

（一）学术思想

安徽戴氏正骨技术起源于清嘉庆年间（1800 年左右），至今已有 200 多年历史，在《含山县志》中有这样的描述："戴氏正骨疗法，中药配方，结合运用小夹板，治疗筋骨损伤；戴氏创造的雷火神针疗法，治疗筋骨损伤后遗症、腰肌内湿劳损有奇效。"戴家祖上多行医业，从先祖戴庭泉公（1759～1841 年）始，专修伤科，而后代代相传，未曾间断，至戴勤瑶已传至第六代。戴勤瑶诊治疾病，外治与内治并举，手技与药物同施。其学术思想应用在临床工作中，核心为保守与和谐，即尽可能应用保守的方法，达到调和阴阳、祛除病痛的目标。他的"主动顺应自然，发挥人体自身修复功能"的理念，充分地体现了"天人和谐"的精神。

戴勤瑶学术思想概括起来有以下几点。

1. 内外兼治，尤重外治　骨伤疾患虽多属劳损、外伤等不内外因导致，但骨骼、筋脉遭受损伤，必然导致脏腑、经络功能失调，治疗时应内外并治，不可偏废。然而伤科疾患与内科不同，大都标急本缓，首当外治其标，外治方法的选择及效用往往成为整个治疗过程中的关键。戴勤瑶认为"有形之伤，必先整形"。但凡骨折、脱位之证，必先使骨骼、关节归其原位，肢体经脉方可理顺通达，内治药物才有可能到达病所发挥作用。若经脉扭结、瘀阻，气血不通则疼痛、肿胀诸证加重。戴勤瑶在临床治疗中一贯重视手法的作用，概因于此。除强调手法的作用外，戴勤瑶在外用药的使用上尤为擅长。数代传人研制了散剂、膏剂、酊剂、灸剂、熏洗剂、丹剂等多种外用药剂，效用灵验。戴勤瑶认为跌打、扭挫损伤，伤力多由外而内，伤情外重内轻。从表皮给药，从伤处给药，可以直达病所，事半功倍。

2. 治伤调理，重在气血　戴勤瑶认为气血辨证是伤科辨证的要点。气为血帅，血为气母，气血调达，身体平和，血气不和，百病乃生。伤科疾患多为血瘀、血虚之证，然从气而治，通过补气、导滞之法兼治气虚、气滞，往往可收事半功倍之效。研读戴勤瑶传统方剂，不难看出，调理气血一法是戴勤瑶正骨技术中治疗骨伤疾病的基本大法之一。诸多方剂如止痛接骨散、舒筋活血续骨丸、接骨舒筋活血止痛膏、伤力活血散等，无一不是从气血而治，且贯穿应用于骨伤治疗的全过程。

3. 骨损筋伤，均须补肾　肾主骨生髓，骨赖髓以充养，肾精虚少，骨痿化源不足，可致骨枯、骨痿，此为老年人、体弱人易生骨折，且骨折后不易愈合之根本原因。治病当求其本，对骨折病人中后期应用大量滋肾填精，或温煦肾阳之品，根据体质辨证选用滋肾填精、温煦肾阳，或联合应用是戴勤瑶的常用做法。对于劳损所致慢性筋伤痛症，因其过劳日久，亦可引起肝肾亏虚，筋脉失养而发病变，如临床常见之颈肩腰腿部、足跟部疼痛等症，治疗时戴老也多从补益肝肾入手，兼理气血，常可获效。如戴勤瑶治疗痹证，每每以独活寄生汤加减化裁，即体现了重视补益肝肾的思想。

4. 辨证施技，同病异治　治疗骨折、筋伤时，戴勤瑶强调要辨证施法（技），坚持辨证与辨病相结合。对于骨折重视损伤机制的分析，对于筋伤重视中医辨证分型，结合病人体质、发病原因、病程长短、主症特点等多方面因素，制定有针对性的个性化治疗方案。例如治疗腰椎间盘突出症的推拿手法，就有常规手法、"三步四法"大推拿、踩跷法、牵抖推扳法等多种手法可供选择使用。即便是在治疗骨折等常见病症时，医者也要仔细研判病情，分析受伤机理，预估恢复程度，最后制定出一套完整的治疗方案及应急预案，而针对性较强的个性化方案是不应该仅简单复制的。

戴勤瑶伤科的学术思想和临床技术，是由数代传承人倾注心血，逐步丰富完善起来的。戴勤瑶伤科经过几代人不懈努力，又博采众家之长，在骨伤科治疗上形成了一套独具特色的理论和治疗方法，对安徽中医伤科的发展起到了重要的推动作用。

（二）专长绝技

1. 摸骨触筋诊查技术 望、闻、问、切是诊视伤科患者不可或缺的重要诊断方法，四诊合参，绝对不可偏废，作为以手法见长的正骨技术，尤其强调摸（切）诊的重要性。无论骨折、筋伤，受伤的部位均可能出现水肿、瘀血、僵硬、挛缩、增生、瘢痕、畸形等变化，随之发生的体表温度及触感的变化，通过双手在损伤局部进行反复仔细的触摸，观察肢体及局部的形态变化，结合病史、症状、体征进行综合分析，才可得出明确的诊断。戴勤瑶认为"筋骨之伤，摸诊最重"。他将摸诊的方法形象地概括为"轻摸皮，重摸骨，不轻不重摸筋脉"。用轻柔和缓的触摸，去感受体表温度，寻找压痛范围，触摸肿胀的软硬及有无波动；用较重的力量触摸畸形或异常活动部位，可感知骨断（其音重而短）、骨碎（其音复而散乱）、骨歪、骨整及移位方向，脱位与否，断端连接的牢固程度；用中等力度去触摸筋伤部位，可感知筋强、筋柔、筋正、筋断、筋粗、筋翻、筋寒、筋热、筋结等，从而得知损伤病灶是在肌肉、肌腱、筋膜、血管、神经等哪些具体部位，准确地反映病损的部位、性质和程度，为下一步治疗提供可靠依据。

2. 完善理论独创手法 中医骨伤历代各家各派对手法应用的研究较为深入，研究内容相当丰富，涉及范围相当广泛，各派由于研究重点不同，全国各地的传统中医伤科世家各有特色，但各家骨伤技能总的原则不外乎柔中有刚，刚中求柔，刚柔兼施，或因人、因症、因病制宜。戴勤瑶认为医生通过熟练的手法诊断与治疗损伤性疾病是中医伤科医师必须熟练掌握的基本功，主张辨证施法，施法视人是最基本的诊治原则，诊治过程中推崇尚天裕老先生的正骨理论，以"动静结合、筋骨并重、内外兼治、医患合作"为骨折治疗原则，但他对其又作出进一步重要补充，"动静结合，以动为目的；筋骨并重，筋更重于骨；内外兼治，外治为主法；医患合作，以医为主导"，真正地体现了戴勤瑶的正骨技术精髓，并以此为指导，结合长期的医疗实践，在"正骨八法"的基础上，广采推拿诸流派之长，结合临床经验，对伤科推拿手法进行了不断改造与创新，逐渐形成了一套以"八字推""提拿弹""点拨""提抖""揿压""盘运"与"按法"等手法为主的伤科推拿手法，并以辨证论治为指导思想，主张"几法复合使用，提高手法治疗之功效"，手法使用强调"以刚统柔，刚柔相济，因人施法，随症加减"，其中八字推法、盘运法最有特色。

（1）八字推法：术者伸直拇指，屈食指指间关节，使虎口张开成"八"字形，以拇指指腹、食指中节背部接触患者皮肤，做直线推动；常用于棘突两旁。其主要作用为：理顺筋肉，舒筋活络，消瘀退肿。

（2）盘运法：用双手的全掌挟住一定的部位，以指掌带动皮肉做快速搓揉并上下来回盘旋，用于四肢及腰部，常作为治疗的结束手法。本法相似于搓法，所不同之处在于双手做盘状旋转。其主要作用为和血行气，疏松关节经络，消除肌肉疲劳。

3. 特色小夹板技术

（1）杉树皮小夹板的制作：戴勤瑶治疗骨折多使用小夹板固定，因皖南山区多产水杉，故取材多为杉树皮。杉树皮夹板的选材与制作较为讲究，一般选树干直径在 40cm 以上、无虫蛀、无大节、无纵裂的杉树，于秋季采伐。先分别于树干距地面 30cm、200cm 处环形切开树皮达木质层，两环之间用利刀纵行割开一缝，小心完整地剥下树皮，勿折叠，置干燥处摊平压实，待自行阴干后方可使用。此类小夹板韧性和可塑性好，吸水性及透气性较佳，轻便，使用时用刀削去表皮，留用木质层，使厚薄均匀，可根据临床需要剪裁制作。夹板四边要削光滑，棱角处修圆，两端要剪成弧形，并稍压软之。一般上肢夹板厚度为 0.2～0.4cm，下肢夹板厚度为 0.3～0.5cm。固定夹板宽度之和应相当于肢体周径的 4/5，夹板之间留有一定的间隙。夹板长度视骨折类型而定，一般较稳定的骨折固定肢体长度的 4/5 及相邻关节，不稳定的骨折须固定上下两个关节。

（2）月牙形小夹板的创制及应用优点：因而放置后多呈斜坡状，加压后月牙板可向矢状轴与冠状轴同时施压（以尺骨鹰嘴骨折为例），矢状轴压力使远端折块向前，但为骨性组织（肱骨滑车）阻挡，因而使关节面平整；冠状轴加压则可使远端向近折端靠拢，对位后的骨折面因而嵌合得更紧密。夹板的内环弧度不仅与形体吻合，还对骨折块起着抱聚、合拢的作用，尤适于移位不大的粉碎性骨折。使用方便：本法所固定的骨折，多为近关节部位的体表标志处骨折，此处骨折容易准确放置夹板。杉树皮夹板易塑形，量体制作，与体表吻合充分，加压后作用力均匀，一般不会发生压疮，也不易移位，起到了夹板与压垫的双重作用。临床上多使用一块月牙板，视病情需要，也可多块合用，如治疗髌骨粉碎性骨折，常以 8～10 块月牙板呈套叠式外固定，其作用类同于抱膝圈。

（3）髌骨骨折小夹板套叠式外固定技术：一般闭合性髌骨骨折，除骨折后远端过度翻转、严重粉碎性骨折、手法无法复位而需手术治疗者外，均可应用本法。按患者髌骨大小，分别剪成小号半月形夹板 4 块（1.5cm×5cm），中号半月形夹板 6 块（2.5cm×8cm），大号半月形夹板 2 块（4cm×18cm），托板 1 块（6cm×20cm），压垫 1 个（用毛头纸或桑皮纸叠剪成与髌骨形状相似，但略小于髌骨，厚约 1cm 的压垫）。手法整复后，助手紧紧固定髌骨上下边缘（防止股四头肌牵拉使断端再次分离），术者在局部包上纱布、用绷带缠绕 2 层后（环形包扎法），在紧靠髌骨上下极边缘处各放置中号半月形夹板 1 块，继用 4 块小号半月形夹板，分别沿髌骨外缘放置在髌骨的内上、内下、外上、外下方，再将 4 块中号半月形夹板放置在髌骨的上、下、内、外边缘，紧紧压住先放置的 6 块半月形夹板（2 块中号、4 块小号）形成套叠式。助手固定好夹板，防止滑脱移动，术者用绷带缠绕 1～2 层后，同时在髌骨上下边缘包扎时将绷带反折，使压力加大，以便更好地发挥夹板的作用。再将 2 块大号半月形夹板，紧紧压住髌骨内外侧的中号半月形夹板，将托板放置于膝关节后侧，压垫放置于髌骨前方，仍按上述方法包扎，最后用 2 根布带分别扎在髌骨上下边缘，固定膝关节于伸直位（170°～180°）。

4. 弹力带技术　选用市售宽约 4cm 的弹力松紧带，长度视需要而定。经检测其拉伸度为 100%～150%。也可用其他规格弹力带作替代。

（1）作用机制：①以弹力带被拉伸后产生的拉力，作用于长管骨的两端，使骨折的近、远端相互挤压，达到对合紧密的作用；②辅以完善的小夹板装置，预防因纵行挤压而可能发生的再移位或成角。

（2）适应证：①肱骨干骨折经手法复位、夹板外固定后，断端仍有分离移位者；②肱骨干骨折，断端是横断形或短斜形者；③肩锁关节脱位早期，复位满意者。

（3）禁忌证：①小夹板外固定疗法的所有禁忌证；②肱骨干骨折，断端呈长斜形或粉碎性等不稳定性骨折；③肩锁关节陈旧性脱位。

（4）辅助材料：①小夹板装置的全部材料，包括杉木皮小夹板、衬垫、压力垫、扎带等；②别针，作固定弹力带之用；③衬垫，垫于骨突处，防止压疮。

（5）注意事项：①遵循小夹板外固定的所有注意事项；②定期复查 X 线片或透视，根据断端分离程度调整弹力带松紧度；③固定早期断端可能有少许成角畸形，如对位尚可，可不必处理，待 3 周后断端有软连接时，再行矫正成角畸形；④弹力带着力的肢体两端，骨突处要加衬垫，预防压疮；⑤指导患者做等长收缩之功能锻炼；⑥肩锁关节脱位患者，经此法治疗，可能不能完全复位，须事先说明。

（6）弹力带的特殊应用：使用弹力带辅助杉木皮夹板以固定骨折、脱位，是戴氏正骨技术中的一大特色。利用弹力带可持久加压的特性，运用于外固定装置中，可以矫正骨折的分离移位以及脱位后的关节分离，不仅使用方便，而且确有效果。产生分离移位的骨折或脱位的部位大都在上肢，这是站立位下上肢的自身重力所致。其中肱骨干骨折、肩锁关节脱位这两种疾病最易导致分离移位。戴勤瑶的临床实践也充分证明了应用本法的优良疗效。值得注意的是：一是要选择好适应证，对于肱骨干骨折复位后断端不稳定者，以及肩锁关节复位后对位不满意者，均不要勉强使用；二是注意保持合适的弹力带压力，过紧、过松均为不适合，可能导致诸如骨折端成角畸形、再移位、压疮、血循环障碍等并发症。

5. 药物外治 戴勤瑶认为跌打、扭挫损伤，伤力多由外而内，伤情外部较重，而内部较轻。戴勤瑶历来秉承戴氏骨伤用药特点，外病外治，同时也重视内病外治。从表皮给药，从伤处给药，直达病所，可以起到事半功倍之效。故戴氏伤科外用药物剂型颇多，有粉剂、膏剂、酊剂、水煎剂、丹剂、灸剂、酒制剂等。

戴勤瑶擅长应用的药物有接骨草、土鳖虫、伸筋草、血竭、山涧石蟹、寻骨风、骨碎补、广三七、当归、自然铜、延胡索、干地龙、海桐皮、续断、红花、桃仁、乳香、独活、威灵仙、熟地等。

戴勤瑶常用传统方剂有骨折损伤接骨丹、止痛接骨散、接骨舒筋活血止痛膏、止血提毒生肌散、舒筋活血续骨丸、伤力活血散、雷火针、膏药等。

（三）经典医案

1. 治疗膝骨关节炎医案一则 患者，女，63岁。

主诉：双膝疼痛1年余，加重1周。

患者1年前开始出现双膝关节疼痛症状，上下楼梯时症状明显，休息后可缓解，未就诊，近1周疼痛症状加重来诊。查体：双膝局部压痛，屈伸不利，畏寒肢冷，不耐行走站立，舌苔薄白，脉沉紧。影像学检查（DR）示：双膝间隙变窄，髁间棘稍变尖，骨赘增生。

诊断：双膝骨关节炎，辨证为肝肾亏虚。

治则：补肾活血，散寒止痛。

处方：丹参15g，川断15g，怀牛膝10g，葛根15g，淫羊藿10g，秦艽10g，干毛姜10g，黄柏15g，大云10g，延胡索12g，杜仲30g。14剂，水煎服，日1剂，早晚分服。配合外用熏洗一号方：艾叶、三棱、莪术、红花、牛膝、活血藤、伸筋草、透骨草、干地龙、威灵仙、百部、路路通、海桐皮、川椒各20g，虎杖、寻骨风各30g。5剂，水煎外用熏洗，3日1剂，每日2次。

二诊：双膝疼痛减轻，屈伸活动欠佳，舌脉同前。处方：口服药物同前，14剂。熏洗一号方中伸筋草、透骨草、干地龙、威灵仙加至30g，加用独活、赤芍各20g，5剂。用法同前。

三诊：双膝休息时无明显疼痛，不耐行走，屈伸活动改善，舌苔薄白，脉沉缓。继用抗骨增生方巩固疗效。

按语：膝骨关节炎虽以膝部疼痛不适等实证来诊较多，但究其病因，实为肝肾亏虚。戴勤瑶在治疗膝骨关节炎时主张标本兼治，治本为主，以达到"澄其源则水自清，灌其根则枝乃茂"（《类经·治病必求于本》）的目的。该患者年老，肾气日衰，骨失所主，肝气衰，筋不能动，而不耐行走站立，不荣则痛。素体内虚，风寒湿气内侵入络，致气血瘀阻，经脉不行，不通则痛。戴勤瑶采用活血通络、散寒止痛之红花、活血藤、伸筋草、干地龙、路路通、川椒等直接熏洗患处，使药效直达病所，祛除膝部寒湿之气，疏通经络，血活气行则痛自止。内服怀牛膝、淫羊藿、杜仲补益肝肾，丹参、川断、秦艽、延胡索活血通络止痛，贯彻了中医骨伤科治疗疾病的"筋骨并重、内外兼治"的治疗原则。

戴勤瑶认为，本病本虚标实，治当活血化瘀，益气健脾，补益肝肾，从而改善膝关节的疼痛、肿胀症状，延缓膝关节软骨及周围软组织退变和继发性骨质增生的发生，达到治疗膝骨关节炎的目的。戴勤瑶在临床中常运用内服自拟的抗骨质增生方、外用熏洗一号方，治疗辨证为肝肾亏虚证的膝骨关节炎。其中，抗骨质增生方主要由丹参、川断、怀牛膝、葛根、淫羊藿、秦艽、肉苁蓉、延胡索、杜仲等组成，以达到活血化瘀、补益肝肾的功效。熏洗一号方由艾叶、三棱、莪术、红花、牛膝、活血藤、伸筋草、威灵仙、路路通、寻骨风等散寒通络、活血止痛药物组成，煎汤熏洗患膝，使药物作用直达病所，事半功倍。

2. 治疗腰椎间盘突出症医案一则　患者，男，53岁。

主诉：腰痛及左下肢放射性痛半年余，加重1周。

患者半年前开始出现腰痛，逐渐出现左下肢放射性痛。咳嗽、打喷嚏时疼痛加重，行走活动、站立体位疼痛有明显加重，卧床休息后疼痛稍缓解，夜寐欠安。检查：腰肌痉挛、脊柱侧弯畸形，腰椎屈伸活动受限，L_4/L_5、L_5/S_1 棘突间及左旁压痛+，并有左下肢放射痛，小腿外侧、足拇趾浅感觉稍减退，足拇趾背伸肌力左右对称。挺腹试验（+），直腿抬高试验左 50°，右 70°，直腿抬高加强试验左（+），右（-）。X 线平片检查：腰椎侧弯、生理曲度改变、椎间隙高度改变、椎体上下缘骨质增生。CT 检查示：L_4/L_5、L_5/S_1 椎间盘突出。

治疗：采用非手术疗法，以手法治疗为主。

手法治疗：按压复位的方法：病人取俯卧位，在前胸及髂腹部各垫一枕，使下腹稍悬空，用大被单折叠后分别绕过骨盆及两肩，腋部髂部用棉垫保护，由两人分别向上下牵引。术者双手重叠对正 L_4/L_5 或 L_5/S_1 突出部位，做有节律的快速按压，频率每分钟约 120 次，持续约 25 分钟，使突出的椎间盘复位。

术后一般卧床休息 10～14 天，3 个月内不宜弯腰或抬重物，以防再发。

特色治疗："三步四法复位法"操作步骤如下：

准备：腰椎牵引 30 分钟，施以推法、𢏳法，放松肌肉。

第一步：牵引按压法（一法），患者俯卧，胸及骨盆垫枕，前后方向由助手牵引，术者于腰部按压 5 分钟左右。

第二步：后伸斜扳法（二法），患者俯卧，医者一手握住患者膝上，另一手按在 L_4～L_5 椎旁向后做斜扳法，左右各两次；摇晃旋转法（三法），患者侧卧，施行摇晃旋转腰部，左右各两次。

第三步：直腿牵张法（四法），患者仰卧，一助手按住骨盆，一助手被动抬高一侧下肢 90°，术者双手抱住足前部，做向下弹压动作 3 分钟，双下肢各做 1 次。

最后，患者俯卧，按揉臀部，双下肢牵抖 3～5 分钟。

复诊：腰痛及左下肢放射性痛均有明显缓解，咳嗽、打喷嚏时疼痛未见明显加重，行走活动较前灵活，站立体位疼痛没有明显加重。

按语：病人确诊后，除有大小便功能障碍、广泛肌力和感觉减退或瘫痪的病例外，均可首先采用非手术疗法，包括卧硬床休息、牵引、按压复位等治疗。戴勤瑶治疗本病常规使用牵引、推拿、中药内服等方法，牵引下按压手法是一种使椎间盘突出复位的手法，该法通过牵引、按压、摇晃等手法促进椎间盘的还纳，通过直腿牵张法以解除神经根的粘连，可使突出复位或部分复位。

（四）代表方剂

1. 接骨舒筋活血止痛膏

组成：寻骨风 50g，鲜茅根 40g，地鳖虫 40g，骨碎补 40g，当归 40g，川芎 30g，自然铜 40g，乳香 30g，没药 30g，红花 30g，川续断 40g，九香虫 30g，玄胡 20g，苏木 20g，活血藤 20g，五加皮 30g，血竭 30g，伸筋草 40g，桑枝 20g，接骨草 50g，牛膝 20g，秦艽 20g，桃仁 20g，山涧石蟹 20g。

用法：诸药晒干、切碎，打成细粉，掺入约三分之一的面粉，拌匀后备用。用时取适量，以滚开水冲调呈稠糊状，摊于纱布上敷患处。每日换 1 次。

功效：接骨消瘀，行气止痛。

主治：骨与软组织损失初期肿痛较甚者；风寒湿痹疼痛较甚者。

2. 透敷方（效验方）

组成：麝香、丁香、红花、宣木瓜、白芷、羌活、独活、当归、乳香、没药、川芎、木香、血竭、续断、肉桂、狗脊、王不留行、山奈。

用法：以上药物各适量，诸药共研成粉。将桐油及铅丹倒入锅中拌匀成土红色，每 500g 油膏中加药粉 80g。使用时取药膏适量置于恒温贴片上热敷，也可摊于狗皮上晾干备用，用时烘热变软即可贴用。

功效：温经散寒。

主治：风寒湿痹证。以腰膝酸软、冷痛者为适宜。

3. 药浴方（效验方）

组成：艾叶、桑枝、透骨草、大血藤、独活、海桐皮、路路通、红花、秦艽、伸筋草、丝瓜络、寻骨风、防风、干地龙、威灵仙、杜仲、半夏、虎杖。

用法：上药各适量，浓煎。装至每瓶 500ml 备用，使用时倒入热水中。

功效：温经通络，散寒止痛。

主治：风寒湿痹证。以腰背部肌肉酸痛紧绷者（如肌筋膜炎）为佳。

4. 腰椎间盘突出症常用方

组成：全当归 15g，川断 15g，红花 10g，鸡血藤 10g，杜仲 15g，宣木瓜 10g，枸杞 15g，黄芪 20g，牛膝 10g，秦艽 10g，威灵仙 15g，制乳香 10g，制没药 10g，羌活 10g，陈皮 10g，甘草 5g，紫丹参 15g。

用法：水煎服。

功效：活血祛瘀，行气散寒。

主治：慢性腰腿痛。

丁 锷

丁锷（1934～2017 年），男，安徽舒城人，教授，主任医师，硕士生导师，全国名中医，安徽省国医名师，全国第二、四、五批老中医药专家学术经验继承工作指导老师。曾任安徽中医学院第一附属医院中医外科、中西医结合外科、骨伤科主任，教研室主任。安徽省中医药学会常务理事，骨伤专业委员会主任委员，中华全国中医药学会骨伤科学会委员，国家自然科学基金评审专家，《中医药临床杂志》《中医正骨》《中国骨伤》《中国中医骨伤科杂志》《中医临床与保健》等学术刊物编委。1992 年起享受国务院政府特殊津贴，2007 年被中华中医药学会授予"首届国医骨伤名师"称号。首批"中医药传承特别贡献奖"，安徽省"优秀共产党员"荣誉称号获得者。

丁锷从事中医临床、教学和科研工作约 60 年，主张中西结合，以中医为主。强调用现代医学方法检查诊断，分清全身和局部的病理改变，按照中医理论辨证施治。在临床实践中总结出"消瘀接骨散""颈椎活血片"等 9 个自拟方，其中"消瘀接骨散的临床及实验研究"获安徽省高校科技进步奖三等奖。

（一）学术思想

1. 辨证施治、整体观念治疗骨伤病　整体观念是中医学的重要思想，贯穿于辨证、治疗的整个过程。局部疾病是整体病理的具体反应，反之亦然。丁锷认为，中医这种整体观念无疑是治疗疾病的重要思想，但在诊治具体疾病，特别是一些骨外科疾病时应该辨证灵活地运用整体观念，正确地处理好整体与局部的关系。一味地强调整体统一，忽视局部损害的重要性，忽视局部损害对机体的可能影响，也是违背科学的。例如急性化脓性关节炎，虽然可因身体内部细菌感染引起，可以出现寒战、高热，苔黄、脉数等全身症状，但同时多有关节局部严重的红肿热痛和脓液，此时在全身中西医清热解毒、扶正抗炎的同时，必须突出关节穿刺、药物外敷、手术引流等局部治疗，否则即使全身炎症消退，关节局部也将遗留功能障碍。又如腰椎间盘突出症，多数可以用中药内服等方法缓解炎症甚至消除瘀浊突出，但如突出巨大，压迫神经严重则应考虑局部手术解除压迫。丁锷认为，所谓辨证的整体观即是在强调整体的同时，更注重整体与局部的辨证关系，要根据具体病情辨明此时此刻整体与局部的主次轻重。当局部组织损害严重，全身反应剧烈时，应全身、局部并重同治；当全身情况稳定而局部损害突出时，应以局部治疗为主；当因局部损害导致全身病变或全身、局部病情均重但局部损害更为突出时，在二者同治的同时，仍应重点处理局部损害。丁锷认为，这种辨证的整体观是诊断、处理骨外科疾病的重要原则。

2. 辨证求因，审因论治治疗骨伤病　辨证是临床的关键，也是正确治疗的基础。只有正确地辨证求因，才能够审因论治。例如颈椎病，一般认为其原因是颈椎骨关节的退变、增生，而退变增生的原因多责之于肝肾不足，筋骨失养，治疗也多以补肝肾、强筋骨为大法，但临床疗效往往并不令人满意。临床观察也发现不是所有的肝肾不足者都出现颈椎或其他骨关节增生退变，也不是所有颈椎增生退变者都出现临床症状，通过治疗而症状消失者其骨关节退变增生并未消除，这些疑问都提示颈椎病症状的出现至少并不完全责之于骨关节退变增生和肝肾不足。通过大量的临床观察和研究，丁锷认为，肝肾不足乃中老年人生理改变的自然规律，增生主要是骨关节退变的代偿反应，或者是症状出现的前置基础因素，作为医者对这些生理变化只能延缓其发展，不可逆转。颈椎病等的基本病机应该是气血湿浊瘀阻，经络阻塞不畅，是局部组织的炎症及炎性物质刺激、压迫的结果。丁锷以此病因拟用活血化瘀通络法治疗并研制颈椎活血胶囊内服，达到了颇为理想的临床疗效。对颈椎病这种病因病机的独特理解和分析充分体现了丁锷辨证求因，审因论治的诊疗思想。

3. 攻邪祛实、活血通络治疗骨伤病　在骨伤科疾病的具体治疗方法选择上，丁锷深受张子和、李东垣和王清任的思想影响，擅长攻邪祛实，活血通络。他认为，骨伤疾病从病因看大多与外伤、劳损、六淫等外因有关，从病机病理看大多为瘀浊、痰湿所致，因此治疗上提倡攻邪为先，善用活血化瘀、通络止痛法。他不仅将活血通络法用于骨折脱位等外伤疾病的治疗，也用于颈椎病、腰椎间盘突出症、髌骨软化症、膝骨关节炎、股骨头坏死、强直性脊柱炎、类风湿性关节炎等骨科疑难病的治疗。丁锷根据每个疾病、每个病人的具体情况，提出并使用活血化瘀、活血和营、益气活血、软坚散结、攻坚破积、温经通络、通络止痛、温经通窍、祛风通络、养血通络多种具体治法；他既善于辨证使用活血通络的中药内服，也善于使用活血通络的中药外敷、熏洗，他创制的"消瘀接骨散""骨疽拔毒散""颈椎活血胶囊""关节熏洗方"以及"腰突散""强脊舒""骨蚀宁"等方药无不都贯穿了活血通络的思想。活血化瘀、通络止痛法可谓其众多治法中的核心法则。丁锷的这些诊治思想和临床经验不仅得到了长期临床广泛的验证，而且也被实验研究所证实，已有数十篇相关论文、著作出版、发表，更有一些正在被其研究生、学术经验继承人学习、整理、研究。

4. 以中为主，中西结合治疗骨伤病　祖国医学博大精深，阴阳五行、气血经络等理论对我们的临床诊断和治疗有着极其重要的指导价值。以解剖学、病理学、生理学为基础的西医，治疗疾病靶向性明确，成为当今世界医学主流。两者相比，中医的优势一是理论丰富、方药众多，二是强调人体与自然、局部与全身的整体观念，强调"证候"与治疗方法的辨证关系。西医的优势在于诊查手段的先进性、对局部病变病理认识的深刻性及对应治疗（特别是手术）相对的彻底性。如何融会传统中医和现代西医的优点，发展体现时代精神的现代中医之路，成为既不拘泥于古老中医，又不完全西化的现代中医，成为目前临床中医界一大困惑。丁锷在长期的医疗实践中，在坚持中医诊治思想的同时不断吸取西医的长处，逐渐形成了"西学中用，以中为主，中西结合"的诊治思想。所谓"西学"，是指包括西医学的现代科学技术，所谓西学中用，就是运用包括西医学的现代科学技术来整理、发扬传统中医，并与之结合，就如西方医学与影像学结合那样，使传统中医从古代哲学的束缚中解脱出来，与不断发展的自然科学结合，最终形成新的医学。丁锷认为，很多情况下中医的证候代表疾病的"本"，西医的局部病理改变代表疾病的"标"。一般情况下先治本后治标，先治全身证候后治局部病损，或标本同治；但当局部组织病损为疾病的主要矛盾"本"时，则应先治局部。例如对腰腿痛患者，首先通过病史、体格检查、X线片或CT检查确定为腰椎间盘突出症，分析明确突出物的大小、位置以及对硬膜、神经根的影响，然后以中医脏腑、气血理论分析临床表现，确定其中医病因病机（如瘀浊内聚）以及当下的具体证型（如气滞血瘀），最后以相应中药内服。如突出物巨大，甚至压迫马尾神经，则应选择行手术摘除突出的腰椎间盘组织。

丁锷的这种学术思想既继承了中医的传统理论和方法，又体现了西医的先进技术；既融合了中西医的精华，又摒弃了中西医的缺陷。从某种意义上说，丁锷的这种思想和方法才是真正意义上的中西医结合，才是真正意义上的新中医（或现代中医）。它既不同于传统意义的中医，更有别于一般的西医。

（二）专长绝技

1. 分型辨治颈椎病 临床上丁锷根据颈椎病的临床表现将其分为痹痛、眩晕、痉症三型施治。对于痹痛型颈椎病，其主要症状为颈部伴有上肢的异麻、疼痛。主要病机丁锷认为可能是湿浊瘀阻、经络痹塞不畅。遂拟活血化瘀、通络止痛中药制成颈舒胶囊，连续内服。曾随访300例患者，收效颇佳。此药已经卫生部批准为三类新药（国卫药准字 Z20010153）。动物实验证实颈舒胶囊能显著降低痹痛型和眩晕型颈椎病的致炎、致痛物质，是治疗颈椎病的治本之药。由于该病临床表现繁杂，除主症外标症甚多，因此临床诊断明确后，治本同时必须兼顾其标。如眩晕、猝倒、视物模糊、血压偏低者，加服加味补中益气汤以举气升清、营养清窍；恶心呕吐严重者，加服加味温胆汤化痰降逆；肢体麻木者，配服芍药甘草汤加天麻、防风、僵蚕以和营祛风；肝阳上亢、头晕目眩、血压偏高者，配服天麻钩藤饮加代赭石等，标本同治，则疗效更佳。对于痉型颈椎病，丁锷认为突出的椎间盘即中医所谓的有形顽痰瘀浊，阻络于筋骨，病位深，非虫类药物不能祛除，自拟龙马穿山散（丁锷验方，由地龙、制马前子、炮山甲、水蛭、蜈蚣、全蝎、冰片组成。共研极细末混匀，装胶囊服用，每日2次，每次1～3g）治疗。丁锷应用此方治疗脊髓型颈椎病、肢体瘫痪及中风后遗肢节僵、硬、痛、麻等症，多获良效。

2. 破血逐瘀通络治疗腰椎间盘突出症 腰椎间盘突出症是因腰椎间盘退变、纤维环破裂、髓核突出刺激或压迫神经根而出现腰腿痛麻等症状的一种疾病，是骨伤科临床最为常见的病种。丁锷认为突出的椎间盘就是中医有形的顽痰瘀浊，阻滞经络而致腰腿痛麻。丁锷根据既往用软坚散结、消癥化积的中药治疗甲状腺腺瘤和多发性纤维瘤而获良效的经验，用自拟腰突散研末吞服（药由炒枳壳、蜈蚣、全蝎、地龙、土鳖虫、水蛭、广木香、延胡索、三棱、莪术、姜黄、血竭、冰片组成。上方共研细末，每日2次，每次5g），半个月为1个疗程，连用2～4个疗程，收到很满意的临床疗效。

3. 活血和营、攻坚破积治疗股骨头缺血性坏死　股骨头缺血性坏死病程长，致残率高，病人痛苦大（主要是活动痛），一直是骨科领域的一个难题。迄今为止，仍病因不明，缺乏理想的治疗方法。本病属中医"骨蚀"范畴，丁锷认为其致病原因与缺乏文明的生活方式、过食肥甘、宿酒蓄毒、劳倦伤损等不无关系。其病理机制，学说颇多，但最终总以缺血坏死为主。丁锷根据中医"活血、祛瘀、生新"的理论，结合自己治疗脱疽有效药物的实践，筛选出活血和营、攻坚破积的药物组成"骨蚀宁Ⅰ号"（由炮山甲、当归、川芎、蜈蚣、全蝎、土鳖虫、地龙、水蛭、三棱、莪术、肉桂、冰片、三七组成，加工成药粉，每次 5g，每日 2 次）、"骨蚀宁Ⅱ号"（炮山甲、当归、川芎、土鳖虫、地龙、龟板、仙灵脾、鹿茸片、血竭、海星、肉桂、冰片、三七），通过大量病例观察，发现其对Ⅰ、Ⅱ、Ⅲ期股骨头坏死有止痛、促进坏死骨吸收和新骨形成的作用，总有效率可达 90%以上。其中Ⅰ、Ⅱ期坏死的股骨头通过连续 2 年左右服药，坏死区基本能修复重建，肢体功能恢复正常。Ⅲ期坏死的股骨头，在治疗过程中，致密坏死骨及囊变透光区，由更加疏松清晰（似乎坏死加重），逐渐至骨密度均匀，囊变区模糊，最后囊变消失，坏死骨与正常骨质密度一致，骨小梁重新出现，唯轻度塌陷的部分未见修复（儿童骨骺炎则可完全修复）。对Ⅳ期股骨头坏死，骨蚀宁内服基本无效。

4. 补肾强督、祛邪通络治疗强直性脊柱炎　强直性脊柱炎是一种疑难顽症，致残率颇高。目前中西医尚无理想的治疗方法，其发病隐渐、早期症状轻微，易被忽视，很少获得治疗。至病变进展、症状持续加重、前去就医并获得明确诊断时，病程至少 1 年，而此时的骨关节受累已较重，失去了早期治疗的良好时机。故在临床上应抓住腰和臀部疼痛伴有明显晨僵、骶髂关节挤压痛的早期症状，及时摄骨盆平片和进行实验室检查（HLA-B27）、骶髂关节磁共振检查，早期明确诊断并恰当治疗至为重要。丁锷认为本病属于肾督亏虚，气血不畅，风寒袭入筋肉关节而成痹证。强直性脊柱炎在病程演变中，要善于抓住疾病的某个阶段的某个特殊表现即主要矛盾，或主寒，或主热，或主虚，或主痰，或主瘀等，可分四型论治。肾虚邪痹是强直性脊柱炎基本病机，立养血益气、补肾强督、祛邪通络为强直性脊柱炎基本治疗法则，活血化瘀法贯穿强直性脊柱炎治疗始终，确立脊舒散［丁锷经验方，由黄芪、当归、白芍、雷公藤（去根、皮，先煎）、青风藤、蜈蚣、乌梢蛇、威灵仙、细辛、狗脊、肉桂、冰片组成，共研细末装胶囊，每日 2 次，每次 5g］为治疗本病主方，湿热证用新加黄柏苍术汤［由黄柏、苍术、制南星、防己、威灵仙、苡仁、蜈蚣、雷公藤（去根、皮，先煎）、海风藤、络石藤、追地风、制乳香、制没药、忍冬藤组成，水煎服，每日 1 剂］。丁锷治疗强直性脊柱炎多中药散剂和汤剂同用，更投虫类药物入骨搜风剔痰、化瘀通络，每获良效。

5. 活血祛风通络，培元固本治疗类风湿关节炎　类风湿关节炎属于中医学"尪痹"的范畴，丁锷指出类风湿关节炎病因病机复杂，邪顽势笃，非一方一药旬日可效，临床不仅要辨证施治，而且需采取综合措施，即对症治疗、辨证治疗、培元扶正三方面结合。倡导"养血荣筋、固本益气、以补为通、扶正祛邪"等治疗思想，重视先后天脾肾的调养，治疗中常配合中药熏洗、外敷，调养动静相宜。丁锷认为针对关节肿痛的症状治疗很重要，此虽治标之举，但对减轻痛苦、鼓励患者治疗信心十分重要。药用痹苦消（丁锷经验方，由地龙、蜈蚣、三七、制马钱子组成，共研细末，每日 2 次，每次 1～3g）、骨疽拔毒散外敷，必要时亦可选用非甾体抗炎药，以缓急性症状，充分体现了急则治其标的思想。在此基础上丁锷根据本病的演变过程和临床表现辨四个证型分别论治。湿热痹阻证：受累关节（多为对称性、多发性小关节）肿胀、疼痛、压痛、局部灼热或全身乏力、低热、脉弦数、舌质红、苔白腻或黄腻。治宜清热除湿，宣痹通络。取新加黄柏苍术汤合利湿消肿汤化裁。药由黄柏、苍术、生南星、忍冬藤、土茯苓、大腹皮、茯苓皮、车前子、川牛膝、雷公藤（去根、皮，先煎）、青风藤、白花蛇舌草、血竭（研末吞服）组成。水煎服，每日 1 剂。风寒阻络证：受累关节肿胀、畸形、疼痛、活动受限，症状反复发作，每遇天气变化、受寒着凉即加重，舌质淡或边有瘀点、苔薄白或黄、脉沉细或细数。治宜祛风湿、活血通络为主。药用制附片、黄芪、当归、丹参、赤芍、白芍、羌活、独活、青风藤、络石藤、桂枝、威灵仙、仙灵脾、补骨脂。另外用中药五加皮、白芷、丁香、小茴香、桂枝、石菖蒲、红花、花椒煎水熏洗以温经通络，祛寒止痛，每日1次。痰瘀痹阻证：痹证日久，关节畸形、肿大、僵硬、活动受限为主，肌肉刺痛，肌肤紫暗，面色黧黑，或有皮下结节，舌质暗红或有瘀斑、瘀点，苔薄白或黄，脉弦细或细涩。治宜活血化瘀，祛痰通络。药用黄芪、丹参、赤芍、防己、雷公藤、青风藤、鸡血藤、追地风、三棱、莪术、土茯苓、威灵仙、细辛、桂枝。水煎服，每日1剂。并嘱加强患肢功能锻炼。脾肾亏虚证：痹证日久不愈，肌肉瘦削，关节变形，腰膝酸软，骨节烦痛，僵硬活动受限，筋脉拘急，常伴乏力，纳差，眩晕，心悸，气短，脉细弱，苔薄，舌淡无华。治宜培补脾肾，补气养血。药用生晒参、全当归、绵黄芪、杭白芍、云茯苓、陈皮、白术、女贞子、狗脊、生地、枸杞。共研细末，每日2次，每次5g。丁锷尊古不泥古，勇于创新。久病入络，丁锷善用虫类药，发挥虫类药透骨搜风剔络、通络止痛、破血化瘀等功效，确能逐顽痹起沉疴，祛邪而不伤正；善用藤类等引经药，引药直达病所，事半功倍；巧伍妙遣，善用药对；敢用治疗毒药如制附片、细辛、半夏、制南星、雷公藤、马钱子等以毒攻毒，因丁锷讲究配伍、炮制、煎法等，未见副作用，效果满意。

6. 健脾渗湿、泄热通络治疗痛风性关节炎 丁锷根据痛风性关节炎的发病症状急缓分为急性发作期和缓解期以论治。急性发作期患者主要表现为突发下肢关节红肿灼痛，痛不可忍，状如针刺、刀割，多于夜间突然发病，活动痛增为主症，舌红苔腻、脉洪大或弦数等。辨证多属湿热瘀浊下注关节，停于局部，阻滞气血运行，经络之气不通则痛。以清热利湿通络泄浊为治，结合外用药物。方选四妙散合五苓散加减内服，局部蜜调骨疽拔毒散（丁锷经验方山药、白矾、玄明粉天南星、冰片）外敷。对病久，反复发作的急性期，丁锷认为久病入络，加用虫类药物以搜剔筋骨间顽痰瘀浊，疏通经络，如蜈蚣、全蝎、地龙等。必要时可服用新癀片或非甾体抗炎药，以期尽快控制症状，减轻患者痛苦，增加患者治疗疾病的信心。缓解期关节症状消失，以健脾促运为主，方选苓桂术甘汤合参苓白术散加减。但缓解期患者常难坚持煎煮服药，可予以中药颗粒剂或将药物加工为粉末装胶囊，方便患者长期服用，同时嘱患者适当运动、多饮水、低嘌呤饮食。

7. 活血通络解毒治疗脱疽（血栓闭塞性脉管炎） 丁锷认为脾肾阳虚是脱疽发病内因，阳虚不能温煦四末，风寒湿邪乘虚侵袭，寒主收引，四肢末端经脉闭塞，血行不畅，瘀血阻滞经脉，瘀久化热蕴毒，热盛肉腐，趾（指）端坏死，甚至脱落。故患者可见趾（指）端红肿、疼痛，以瘀、热为主；趾（指）端溃烂，紫暗色黑，趺阳脉微，甚至不可打及，则以热、毒为主，即血脉痹阻及痹郁化热成毒两个阶段。《验方新编》中的"四妙勇安汤"是治疗脱疽的名方，由金银花、玄参、当归、甘草组成，有清热解毒、活血止痛之功。然丁锷认为四妙勇安汤方中诸药用量太大，煎煮和服用均有不便，而且活血破瘀之力不足。丁锷将此方减量增味，每日2剂，以取其长补其短。临床上脱疽在发病之初表现为疼痛跛行肢冷脉微者，四妙勇安汤去金银花加桂枝20g以温阳通脉；化热成毒，肢端肿痛暗红时，去桂枝加金银花30g清热解毒。更加五虫散（丁锷经验方，由蜈蚣、全蝎、水蛭、土鳖虫、地龙组成，研末，以上方药汁冲服，每次3～5g，每日2次）通脉解毒，剂重药峻力专，配合汤药服用，多年验证，每能获良效。

8. 中药外用为主治疗膝骨关节炎 丁锷认为膝骨关节炎的病因虽与肝肾不足、气血亏虚有关，但更与风寒湿邪入侵、慢性劳损等密切相关。对于单纯X线片显示骨质增生而无症状者丁锷除了对患者进行健康教育，要求患者改变或减少不正确生活、运动方式外，一般不予以特殊治疗，对有症状者根据临床及影像学表现分期施治。其中并发明显膝内翻或膝外翻者，或关节内游离体、半月板撕裂明显者，丁锷建议行关节镜或人工关节置换手术治疗。对于没有明显手术指征的膝骨关节炎患者以"膝痹病"论治，多采用中药外用为主治疗。证属寒痹型膝骨关节炎，膝关节疼痛，得热则舒，遇寒加剧，局部皮温低，膝关节无积液。治疗上予以活血、温经、止痛。药用熏洗方（丁锷经验方），煮沸后倒入盆内，先熏后洗患膝，每日1次。熏洗后蜜调消瘀接骨散（丁锷经验方，由花椒、五加皮、白芷、桂皮、川芎等组成，共研细末）外敷膝关节，每日1次，每次外敷6~8小时，对消瘀接骨散过敏者需禁用。证属湿痹型膝骨关节炎（伴发慢性滑膜炎、关节内积液）主要表现为患膝疼痛不剧，肿胀明显，按之应指波动，活动不利。治宜活血利水，消肿止痛。予以利湿消肿汤（丁锷经验方，由黄芪、萆薢、三棱、莪术、大腹皮、茯苓皮、土茯苓、川牛膝、车前子、桔梗组成），每日1剂，水煎服。同时骨疽拔毒散（丁锷经验方）蜜调外敷患膝，每日1次。

（三）验案撷粹

1. 治疗膝骨关节炎医案一则　李某，女，63岁，农民。

主诉：患者诉左膝反复疼痛2年，加重5天

病史：曾于外院多次口服非甾体抗炎药及关节腔内注射等治疗，疼痛缓解不显，刻下见其屈膝下蹲及上下楼梯等均见明显疼痛，左膝稍肿胀膨隆。

查体：可见关节屈伸活动受限，股骨内髁压痛（+），浮髌试验（-）；舌紫暗，苔薄黄，脉弦紧；膝关节X线片提示髌骨上下缘、股骨内外髁及胫骨隆突处可见骨质增生。

诊断：膝骨关节炎。

治则治法：化瘀止痛，兼补肝肾。

处方：①独一味胶囊（康县独一味生物制药有限公司，国药准字Z10970053，每粒装0.3g），每次3粒，每日3次；②熏洗方煎水后熏洗患膝，每晚1次；③消瘀接骨散（安徽中医药大学第一附属医院，皖药制字Z20050067，每袋装50g），100g蜂蜜调膏，外敷膝部，每晚1次，每次6~8小时，在上方中药熏洗后使用。

过敏者停用，并嘱患者减少下蹲动作，不适随访。上述方案治疗2周为1个疗程。

二诊：遵医嘱治疗2周后，患者诉患膝疼痛大减，上下楼梯已显著改善，原治疗方案调整为：停用中药熏洗方，加用盐酸氨基葡萄糖片（四川新斯顿制药有限责任公司，国药准字H20051301，0.24g）口服，每日3次，每次2片；继续独一味胶囊口服及消瘀接骨散外敷。此治疗方案持续2周，不适随访。

三诊：患者自诉疼痛已全消，可完全下蹲，上下楼梯速度已明显增快及疼痛已无，股骨内髁稍有压痛。治疗方案调整为：停止口服独一味胶囊，继续消瘀接骨散外敷以除余瘀血，盐酸氨基葡萄糖片继续口服以保护软骨。此方案继续治疗2周，同时嘱其长期进行左侧股四头肌膝关节功能锻炼。随访1年，未见复发。

按语　患者中老年女性，年过六旬，肝肾俱亏，又加多次治疗未果，瘀从中生；且患者长期从事重体力劳动，严重损耗膝关节，气血不畅而致瘀，膝部经络受瘀阻遏，发为骨痹，而见膝痛难忍。治疗予独一味胶囊口服联合消瘀接骨散外敷，内服加外用，共起散瘀止痛之效，又加中药熏洗方增强祛瘀效用，并补其肝肾。二诊时见疼痛大减，故继予独一味加消瘀接骨散治疗方案祛瘀止痛，去熏洗方以防活血太过，另加盐酸氨基葡萄糖片营养软骨，阻遏膝关节软骨破坏的进展。三诊时患者疼痛已消，但股骨内髁有压痛，余瘀未尽，故予消瘀接骨散继续外敷化瘀，盐酸氨基葡萄糖口服给予软骨保护，为防对肝肾功能造成损害，故去独一味胶囊；因患者2年间左膝部疼痛，致使其废用，故嘱其加强股四头肌功能锻炼，增强患者治疗满意度。

2. 治疗腰椎间盘突出症医案一则　赵某，男，49岁，安徽寿县人。

主诉：腰腿疼痛反复发作1年余，加重2周。

现病史：自诉不明原因出现腰腿疼痛，时轻时重，年余未愈，近2周疼痛加重，剧痛难忍，转侧困难，左下肢痛麻明显。刻下见坐卧不安，腰脊前佝右斜，不能挺直，挽扶跛行，举步艰难。舌淡红，脉弦紧。

查体：L_4/L_5、L_5/S_1 压痛，放射痛（+）、直腿抬高试验右 $70°$、左 $15°$，加强试验左（+）、右（-）。CT 提示：L_4/L_5 椎间盘向左后突出约 0.7cm，L_5/S_1 椎间盘突出约 0.4cm。

诊断：腰椎间盘突出症。

辨证：患者年近五旬，肝肾渐衰，筋骨退变，或因负重、闪扭，或因积劳成损，以致筋肉破裂，瘀浊积聚，阻滞经络，不通则痛。

治则治法：逐瘀破积，通络止痛。

处方：全蝎、干地龙、土鳖虫、水蛭各 30g，蜈蚣 25 条，炒枳壳、姜黄、木香、延胡索各 20g，三棱、莪术各 10g，冰片 6g。

上方共研细末，每日服 2 次，每次 5g。辅以新癀片内服，每次 4 片，每日 3 次，剧痛减轻后停服。

辨证调护：嘱卧硬板床休息。

二诊：自服药后腰腿痛麻逐渐减轻，刻下已能直立行走，自理日常生活，直腿抬高试验左侧可达 $45°$。唯初服上药有恶心厌食，1 周即好转，肝肾功能正常。其瘀浊虽减，但凝结未散，原方去水蛭加肉桂 10g（定名为腰突散 II 号）以化瘀解凝，再进 2 剂。

三诊：腰腿痛麻消失，直腿抬高右 $90°$、左 $70°$，加强试验（-），但抬腿时有轻度牵拉不适感，L_4/L_5、L_5/S_1 压痛基本消失，无放射痛，唯恐瘀浊凝结未尽，再予补阳还五汤加肉桂、土鳖虫 7 剂。

处方：黄芪、地龙、土鳖虫各 20g，当归 15g，川芎、赤芍、桃仁、红花各 10g，肉桂 5g。每日 1 剂，水煎服。嘱其逐步进行腰背功能锻炼。后因足跟痛来诊，告知腰腿病自 2 年前治愈，至今未复发。

（四）经验方

1. 消瘀接骨散

组成：花椒 20g、五加皮 50g、白芷 50g、桂皮 20g、川芎 50g。

功效：温经通络，行瘀止痛。

方解：方中川芎活血化瘀，消肿止痛，五加皮、桂皮、花椒温经通络。现代医学研究表明活血化瘀、温经通络的中药可以改善损伤组织的血液循环；五加皮可降低毛细血管的通透性；花椒可扩张血管。诸药合用，外敷易于穿透皮肤，共获活血化瘀，消肿止痛，促进损伤组织修复的作用。

主治：各种急、慢性损伤后的局部肿胀、疼痛、活动障碍。

用法：上述药物研成粉末，用少许饴糖或蜂蜜调成糊状即可使用。取该药膏适量敷于患处，外用洁净的纱布或棉布覆盖固定即可。每 24 小时更换一次，1 周为 1 个疗程。

临床应用：本方广泛用于骨伤科的急慢性损伤。急性腰扭伤以该药外敷后 10～20 分钟即可止痛；新鲜骨折复位后外敷 10 分钟止痛，1～2 天即可消肿，明显缩短骨折愈合的时间。在慢性损伤中，对髌骨软化症、跟痛症、肩关节周围炎、肱骨外上髁炎（网球肘）、颈椎病、腰背肌筋膜炎等有良好疗效。

2. 活血通络汤+蛇蝎散

活血通络汤组成：桃仁泥、本红花、全当归、正川芎各 10g，杭白芍 20g，威灵仙 20g，北细辛 6g，宣木瓜 30g，川牛膝 15g，路路通 10g，伸筋草 15g，建神曲 10g。

蛇蝎散组成：蜈蚣，全蝎，乌梢蛇。

功效：活血化瘀，通络止痛。

方解：方中桃红四物汤活血、养血、行血。伸筋草、路路通、木瓜祛风除湿、舒筋活络，配合川牛膝引药下行止痹痛。细辛、威灵仙二药均辛散温通，性猛善走，入里达表。以"开通"见长，两药联合应用的止痛效果显著,建神曲健脾和中,固护脾胃。蜈蚣、全蝎、乌梢蛇乃民间治疗神经诸痛的验方蛇蝎散,虫类药能深入筋骨脉络,有攻剔痼痰瘀浊之功效,非一般草木之属能比。蜈蚣、全蝎为治风要药,善于走窜,祛风除湿通络、化痰散结。

主治:腰椎间盘突出症,多因肝肾亏虚或长期劳倦,复感风寒湿热之邪外侵而致病。

用法:煎服,每日 1 剂。蛇蝎散共研细末,每次 5g,加入上方药液冲服,每日 2 次。

3. 脊舒散

组成:黄芪 60g、当归 30g、白芍 20g、雷公藤 30g(去皮、根)、青风藤 20g、蜈蚣 30 条、乌梢蛇 30g、威灵仙 20g、细辛 6g、狗脊 40g、肉桂 10g、冰片 6g 等。

功效:养血益气,补肾强督,祛邪通络。

方解:本方遵"治风先治血"之意,立养血和营、益气祛风、补肾通络为法。以黄芪、当归为君药,两药甘温益气养血,其中黄芪用于当归之中,功用尤在补血生血、补气固表、利尿托毒等诸多功效,现代药理研究证实黄芪富含硒,有止痛效果,有双向免疫调节功能,促进机体代谢,改善心功能、降压保肝,调节血糖,抗菌等作用;当归能升能降,气轻而辛,内润脏腑,外达肌表,专能补血,又能行血,补中有动,行中有补,诚血中之气药,亦血中之圣药,有补血、活血、化瘀生新等功效,常伍生地、白芍等补肾柔肝、养阴生津,制风药燥性;雷公藤祛风除湿,通络止痛,解毒消肿,现代研究其有抗炎镇痛、免疫调节、改善微循环、抗组织肿胀等功效,其机制可能与降低滑膜细胞过度增殖有关,其毒副作用大,用量宜控制在 10g,偶用至 12~15g,使用时去其皮、根等毒性强的部分入药,掌握正确的煎煮方法,需先煎或蒸煮 30~60 分钟入药;其性味辛、苦、凉,同时配合黄芪、当归、白芍、生地等甘缓之品以去其毒性;青风藤、蜈蚣、乌梢蛇、威灵仙均能祛风通络以除痹痛,细辛、狗脊、肉桂温阳补肾,冰片性微寒,佐制辛温太过。全方养血益气,祛风通络,滋补肝肾,切中病机,疗效卓著。

主治:强直性脊柱炎。

用法:共研细末,日服 2 次,每次 5g。

注意事项:临证中,除药物治疗外,特别强调强直性脊柱炎患者需要进行长期的、规律的功能锻炼,以促进关节及肢体功能的改善,增强体质,防止外感而诱发或加重本病,保持正确的生活习惯和适当的饮食调节。方中雷公藤毒性较强,注意使用剂量、煎煮方法,同时避免年老体弱、儿童、有生育要求、造血和肝肾功能异常等患者使用;使用过程中密切监测血常规、肝肾功能等以便及时处理。

4. 腰突散

组成:炒枳壳 20g、蜈蚣 25 条、全蝎 30g、地龙 30g、土鳖虫 30g、水蛭 30g、广木香 20g、延胡索 20g、三棱 10g、莪术 10g、姜黄 20g、血竭 10g、冰片 6g。

功效:行气活血,破积散结,舒筋活络。

方解:方中蜈蚣、全蝎均有镇痛作用,两药伍用,相得益彰,增强通络止痛之力,能调节中枢及周围神经。故用于神经性疼痛效果最佳而为首选。《医学衷中参西录》云:"蜈蚣,走窜之力最速,内而脏腑,外而经络,凡气血凝聚之处,皆能开之。"现代药理研究表明蜈蚣具有镇痛抗炎作用,能明显降低肿胀组织中前列腺素 E_2 的含量,对组胺、5-羟色胺等炎症介质引起的关节肿胀有明显的抑制作用。地龙通络止痛利肢节,具有抗血栓抗凝作用,能明显抑制红细胞、血小板的聚集,降低血浆纤维蛋白原含量。土鳖虫、延胡索等行气活血化瘀,消瘀散积。现代药理研究表明此类活血化瘀药能扩张血管,降低血小板、红细胞的凝聚性,降低血液的黏稠度,改善血管通透性及微循环,消除炎症,改善局部营养状况,促进组织修复与再生,有利于骨关节及周围软组织、神经的恢复。水蛭活血行气利水、枳壳行气之力甚强,有"冲墙倒壁"之功,推动诸药到达病所。木香除助枳壳行气外，尚能顾护胃气。全方以虫类药物为主，强调了虫类药物能深入筋骨络脉，攻剔痼结瘀痰，追拔沉混气血之邪，以使"血无凝着，气可宣通"。三棱、莪术、姜黄、血竭均能破血消瘀、行气止痛。冰片具有散热止痛之功。诸药合用共奏活血化瘀，强筋健骨，通痹止痛之功，使筋骨得养，瘀血祛除，经脉通畅，从而消除病痛。

主治：腰椎间盘突出症。

用法：共碾细末，每日服 2 次，体壮者每次服 5g，体弱者每次服 3g。

李济仁

李济仁（1931～2021 年），男，安徽歙县人，中共党员，皖南医学院弋矶山医院中医科主任医师，皖南医学院终身教授，国家级非物质文化遗产"张一帖"代表性传承人，全国首届 30 位国医大师之一，中国中医科学院首届学部委员，首批全国 500 名老中医，首批全国老中医药专家学术经验继承工作指导老师，首批全国中医药传承博士后合作导师，首批全国 7 名《内经》专业硕士研究生指导老师，首批"中国百年百名中医临床家"，首批国务院政府特殊津贴获得者，中华中医药学会终身成就奖获得者，兼任世界中医药学会联合会方药量效研究专业委员会会长、世界中医药学会联合会风湿病专业委员会名誉会长、世界中医药学会联合会网络药理学专业委员会名誉会长、中华中医药学会终身理事。2017 年获得中央宣传部、中央文明办、中央军委政治工作部、全国总工会、共青团中央、全国妇联评选表彰的第六届全国道德模范提名奖，荣登"中国好人榜"，其家庭被评为全国文明家庭。

他誓卫医道，诚信行医，力求用最小的成本、最短的疗程治愈病人，一直秉承舍医送药的优良传统。行医以来，他拯疾济羸，以仁心仁术、济人济世为铭，诠释大医精诚要义。不仅在医术上继承"张一帖"，更是将"张一帖"舍医送药的传统延续传承，成长为具有 460 余年历史的国家级非物质文化遗产"张一帖"的传承人。他始终秉承"孝悌忠信，礼义廉耻，自强精进，厚德中和"的家规家训，他的 5 个子女也在中医药不同领域各有建树，成为当代中医传承的典范。

他突破家传囿规，进行开放式的医学传承，讲究立言，培养指导了一批研究生作为传人，形成了一个博士团队，初心不改，执着于中医事业的发展，校注整理新安医著，潜心提炼新安医学诊治特色和规律，带领学生还原了 668 位新安医家、400 余部新安医籍原貌，主编《大医精要——新安医学研究》等书，并厘清和阐明了新安医学对急、危、难、重病症的诊疗经验和规律。还以《黄帝内经》为宗，理论与临证互作阐发，确立中医医学地理学、中医时间医学等新的学术，以及体质学说、五体痹病、五脏痿病等研究专题，提出"痹痿统一论"等系列学说，制定"辨治顽痹四法"，创立效方验方，对于医术，孜孜以求，凡有所悟、所思、所得，均述诸笔端，数十年来聚沙成塔，独著和主编《济仁医录》《新安名医考》《痹病通论》《痿病通论》等学术专著 14 部，发表学术论文 100 多篇，获省部级科研奖励 5 项，并参编《黄帝内经》《中医基础理论》等高等学校规划教材，著书立说，传承发展新安医学，对新安医家学术思想与诊疗经验的传承与创新起到重要示范作用，在中医理论与临床的研究上硕果累累，成为新安医学研究奠基人。

（一）学术思想

1. 八纲辨证，重视寒热　阴阳、表里、寒热、虚实八纲辨证是中医学辨证论治之大法，在中医学发展中占有重要地位。李济仁积 60 余年临证之经验，提出从"寒热理论"入手辨治痹证，执简驭繁，疗效甚著。李济仁认为，痹病诊治大法应从病因入手，先明其纲目，再究其条目。先从寒热入手，而后再据此分为寒痹偏风型、偏湿型及单纯寒型，热痹偏风型、偏湿型及单纯热型等。这样起到提纲挈领、执简驭繁的效果，使临床辨证具有可操作性与准确性。

李济仁主张，寒痹主症为关节肌肤触之冰冷，疼痛部位较深，喜按打叩击，关节活动障碍，特点是畏寒明显，关节疼痛得热则舒，纳少便溏，舌淡苔薄，脉沉弦缓，具体又有偏风、偏湿、单纯寒型之不同。临床治疗常以桂枝附子汤治疗为主。偏寒者，加制川乌、制草乌、补骨脂等；偏风者，用桂枝附子汤合蠲痹汤加减；偏湿者，用桂枝附子汤合防己黄芪汤加细辛、苍术、白术、山药等。热痹主症为关节肌肉红肿热痛，其痛及皮、及骨，轻按重按均不可耐，运动障碍，特点是关节疼痛得冷则舒，舌质红，苔黄厚而干，脉数，也有偏风、偏湿、纯热之不同。临床治疗以自拟清络饮为主，其组成为苦参、青风藤、黄柏等。偏阴虚者，多用清络饮加地骨皮、牡丹皮、丹参；偏风者，加羌活、独活、防风、川芎；偏湿者，加防己、泽泻等。

2. 固本培元，重视脾肾　李济仁作为新安医学"张一帖内科"的第十四代传人，浸淫中医，深谙新安，特别推崇倡导"固本培元"学说的汪机、孙一奎等医家。汪机为明代四大名医之一，创立"营卫一气""固本培元"学说等，临床擅用参芪培补脾胃中焦之元气。孙一奎同为新安固本培元派代表性医家，创立"动气命门"学说，临证常用参、芪、桂、附之药，壮补命门之火，温补下元，疗效显著。

李济仁认为，脾胃为后天之本，气血生化之源。脾主肌肉，统四维。脾胃健运，中气充足，升降相因，脏腑气血运行调畅，疾病难生；反之，脾胃失健，中气不足，升降失司，脏腑气机运行受阻，百病由生。肾为先天之本，主藏精，元阴元阳寄居之所，肾中阴阳为五脏六腑阴阳之根本。《景岳全书·传忠录·命门余义》中有"五脏之阴气，非此不能滋"，"五脏之阳气，非此不能发"的记载。肾气充盛，命门火旺，正气固护，生命原动力充足，外邪难侵；反之，肾元亏虚，命门火衰，正气不固，病邪侵袭人体而致病。痹病病程长，寒热虚实错杂，痹病外感湿邪，外湿内侵，合于内湿，伤及脾胃，中气失运，周身气机运行不畅，脏腑功能失调，疾病迁延；痹久致虚，久病及肾，肾气虚衰，肾阴不足，命门火衰，先天之本受损，疾病难愈。李济仁对于痹病的治疗，常投以益气通络活血方、蠲痹汤等，喜用黄芪、党参、川乌、草乌、杜仲、川续断、桑寄生等药。

3. 虚实夹杂，重视痰瘀　痹病的发病皆因劳逸不当、年老体衰，风、寒、湿、热、痰、瘀等邪气留滞肢体筋脉、关节、肌肉，经脉闭阻，不通则痛。本病基本病机演变是本虚标实，虚实夹杂，病情胶结，迁延难愈。而在痹病致病因素中，李济仁注重痰瘀之邪。痰瘀之邪不仅是痹病日久出现的病理产物，而且还是痹病发生之原因。

李济仁认为，痰浊之邪是机体津液代谢障碍所形成的病理产物。其作为疾病的致病因素，留滞机体，阻滞气血之运行，影响脏腑之功能，造成更为复杂的病理结果，导致顽痹发生。瘀血之邪是机体内血液运行不畅，积存体内的病理产物。其阻滞于经脉的运行，不通则痛，痹病由生。故叶天士在《临证指南医案》中云："痹者，闭而不通之谓，正气为邪所阻，脏腑经络不能畅达，皆由气血亏损腠理疏豁，风、寒、湿三气得以乘机外袭，留滞于内，致湿痰浊血流注凝涩而得之。"痰瘀之邪常互为因果，相兼致病。痰浊为有形之邪，停滞在脏腑经络组织之中，必然会阻滞气血之正常运行，发生瘀血之证。瘀血之邪，停留在脏腑经络之中，影响津液之输布、排泄，造成痰浊之证。故朱丹溪提出"痰和瘀均为阴邪，同气相求，既可因痰生瘀，亦可因瘀生痰，形成痰瘀同病"的论点。李济仁临证时常应用益肾清络活血方、加味三妙丸等方，常用桑寄生、淫羊藿、炙黄芪、炒当归、活血藤、鸡血藤、青风藤等药。

4. 治养结合，重视调摄　李济仁对《黄帝内经》颇有研究，特别对于《黄帝内经》的"治未病"理论体会尤深。《素问·四气调神论》中载："是故圣人不治已病治未病，不治已乱治未乱，此之谓也。夫病已成而后药之，乱已成而后治之，譬犹渴而穿井，斗而铸锥，不亦晚乎！"李济仁常常将"治未病"理论应用到痹病的防治中去。

由于痹证病程较长，胶结难愈。李济仁在诊治过程中，注重治养结合，"三分治，七分养"，将日常的调摄融入诊疗过程中去，经常向患者宣教养生保健常识，总结出"适寒温、调饮食、怡情志、多运动"十二字方针。李济仁常谓本病的发生与气候、环境、情志等密切关联，平常应特别注意避风、防寒、保暖，少去潮湿之地，秋冬等寒冷季节骤变时更应注意"适寒温"；平素饮食应以清淡为主，少食肥甘厚味、煎炸烹烤之品，防止湿滞脾胃，内外之邪合而致病；注意情志的调理，移情易性，使肝气条达，气机畅通；日常应加强锻炼，增强体质，提高抗病御邪能力。真正做到"未病先防，既病防变，瘥后防复"。

（二）专长绝技

李济仁针对痹证的病证特点，认为痹证在短时间内难以完全治愈，故治疗时应以某方为主，大法基本不变，辅药随证加减，以体现变中不变、不变中有变的规律，守法守方相当重要，切不可主方、大法变动不休。他针对痹证的每一证型，均确定了大法、主方。治疗上除针对寒热分治外，多兼以祛瘀、化痰、通络、扶正。寒、热的状态可持续于痹证病变的始终，随病程的演进以及病理的复杂程度变化，也可兼有脏腑、气血等其他辨证方法。

1. 寒痹 主症为关节肌肤触之冰冷，疼痛部位较深，喜按打叩击，关节活动障碍，特点是畏寒明显，关节疼痛得热则舒，纳少便溏，舌淡苔薄，脉沉弦缓。偏风者，则恶风，遇风刺痛，疼痛走窜不仅限于骨节筋间，还在关节周围肌肤，舌淡苔薄白而干，脉缓；偏湿者，则见骨节皮肤酸胀疼痛，疼痛部位以肌肉为主，舌淡苔薄白而腻；单纯寒型者，则无偏风、偏湿症状，而出现一派纯寒之象。其总的病机为寒凝络脉，络脉瘀阻，不通则痛。治疗以桂枝附子汤为主。偏寒者，加巴戟天、补骨脂、仙灵脾、片姜黄等；偏风者，用桂枝附子汤合蠲痹汤加减，其中必备川芎、当归、丹参；偏湿者，用桂枝附子汤合防己黄芪汤加细辛、苍术、白术、山药等。

2. 热痹 主症为关节肌肉红肿热痛，其痛及皮、及骨，轻按重按均不可耐，运动障碍，特点是关节疼痛得冷则舒，舌质红，苔黄厚而干，脉数。偏风者，则骨节间似风走窜，病变累及多关节，恶风，汗出，舌质红，苔薄黄，脉浮数；偏湿者，多见关节肿大，按之剧痛，下肢为甚，活动障碍明显，舌质嫩红，苔黄厚腻，口渴饮水不多，口黏口淡；单纯热型者，则无偏风、偏湿症状，而出现一派纯热之象。此乃湿热之邪壅于络脉，络脉瘀阻，则见局部红肿热痛。治疗以自拟清络饮为主，其组成为苦参、青风藤、黄柏等。偏热者，多用清络饮加地骨皮、丹皮、丹参；偏风者，加羌活、独活、防风、川芎；偏湿者，加防己、泽泻等。

3. 顽痹 是对痹证屡发不愈，形成肢体关节变形，难以屈伸，步履艰难，甚则卧床不起，肌肉瘦削，身体羸弱者之称。其病机主要为病久痰瘀胶着于络脉，络脉不和，则病久难已。李济仁对顽痹的治疗常从虚、从瘀、从痰辨治，如合并痿证者则痹痿同病，从肝肾论治，用此四法辨治，取效颇佳。

4. 用药经验 对寒痹的组方，李济仁认为附子、川乌、草乌是不可缺的，但此3味药峻猛且有毒性。附子辛温大热，有毒，走而不守，性烈力雄，有补火回阳，通经散结之功，善治一切沉寒痼冷之证，为祛散阴寒的首选药物。川乌、草乌的作用基本相同，均具有明显镇痛和局麻作用。

对热痹的组方，李济仁重视应用苦参一药，认为苦参有清热燥湿、祛风解毒之良效。以苦参治疗痹证，与《圣济总录》中治疗肌痹之苦参丸属意相近。同时，常配用功擅祛风除湿、舒筋活血、通络止痛的青风藤诸药。

李济仁在痹证治疗中，还十分重视引经药的应用，此对痹证获效起着很大作用。如上肢疼痛，常用片姜黄、桂枝；下肢疼痛，常用独活、怀牛膝、宣木瓜、五加皮；腰背疼痛可加川断、杜仲、狗脊、功劳叶；骨节疼痛可加威灵仙、补骨脂；肌肉疼痛，可加雷公藤等。

择时施治是李济仁治疗痹证的又一重要特色。他认为痹证的服药时间最好在早晨与夜睡前各服

1次，因痹证患者活动以晨起为甚，其疼痛夜间加剧。晨、晚分服中药，意在病作前及时截治，有利于药效的发挥，控制病情发展，同时宜注意环境的冷暖，防止外邪侵袭，而且还应长期进行功能锻炼，以防止关节挛缩、变形，加快功能的恢复。

痹证的常用中药，雷公藤被公认为是治疗痹证的有效药物，其有清热解毒、祛风除湿、消肿止痛的作用，李济仁对该药的应用体会是雷公藤能明显地减轻肌肉、经脉关节之疼痛，但不宜过久、过量服用。

（三）经典医案

1. 治疗行痹医案一则 黄某，女，62岁。

主诉：周身关节疼痛4个月，加重10天。

病史：周身关节呈游走性疼痛4个多月，曾在当地医院就诊，诊断为类风湿关节炎，服用布洛芬、泼尼松等治疗后缓解，自行停药后症状反复。本院查血沉（ESR）65mm/h，类风湿因子777.5U/ml，抗"O"、C反应蛋白均正常。近10天双手指间关节疼痛伴肿胀。刻下：神清，精神差，乏力，双手指间关节肿胀，疼痛，晨起僵硬，双手不能握起，纳差，便秘，舌红苔腻，脉弦。

诊断：行痹（风湿阻络，脉络不和）。

治法：祛风胜湿，活血通络。

处方：秦艽15g，苦参15g，炒黄柏12g，粉萆薢15g，青风藤12g，海风藤15g，忍冬藤15g，络石藤15g，鸡血藤15g，活血藤15g，淡全虫8g，土茯苓30g，片姜黄10g，川桂枝10g，炙蜈蚣2条，黄芪60g，火麻仁30g。14剂，每日1剂，水煎服。

二诊：精神状态较前好转，双手指关节疼痛、肿胀明显减轻，但仍有周身关节游走性疼痛，晨僵，余无不适，舌质淡红，苔薄白，脉沉细。守首诊方去火麻仁，加雷公藤10g（先煎），蒲公英30g。14剂，每日1剂，水煎服。

三诊：服上药后周身关节游走性疼痛渐缓，仍有晨僵，纳差，余无其他不适，舌质淡红，苔薄白，脉细弦。守首诊方去火麻仁，加藿香15g，佩兰15g，延胡索15g，焦三仙各20g。每日1剂，水煎服。

四诊：四肢关节仍时有痛感、晨僵，纳可，舌质淡红，苔薄白，脉细弦。守首诊方，去火麻仁，加雷公藤12g（先煎）、八楞麻12g、乌梢蛇15g。每日1剂，水煎服。

五诊：四肢关节疼痛好转，晨僵减轻，纳可，舌质淡红，苔薄白，脉细弦。前方加制川乌、制草乌各12g（先煎），片姜黄加至25g，乌梢蛇减至12g。每日1剂，水煎服。

六诊：四肢关节无明显疼痛，无肿胀、晨僵等症状，纳可，二便调。今日复查：类风湿因子587.5U/ml，ESR 20mm/h。前方去粉萆薢，加广木香15g（后下），片姜黄减至10g。每日1剂，水煎服。患者服药后已无明显疼痛，继服上方巩固疗效，随访至今疼痛未发作。

按语：痹证的形成非单一因素，其临床表现为多个部位多个症状的综合。李济仁在把握诊断关键的同时，亦对其成因及部位的错综之态有所倚重。行痹者，痛处行而不定。本例患者以游走性疼痛为特点，李济仁用藤类药物以达其肢。青风藤、海风藤作为常用药对，二者均可以祛风湿、通经络，治疗风湿痹痛，但二者又有差异，前者镇痛之功著，后者善治络中之风，阻游走性疼痛。配伍忍冬藤以祛络中之热毒；络石藤通络祛风以通络中之滞；鸡血藤通络舒筋，活血补血，专通络中之血；活血藤祛风活络，散瘀消痛，以除关节之肿胀。李济仁又倚重其刻下上肢关节疼痛较显，故用片姜黄、川桂枝以引经达其病所。久病必伤其正，李济仁喜用大剂量黄芪益气固表为其扶正护本，补而不滞，治疗痹证尤为适宜。土茯苓入络，不仅利湿而且通络，搜剔湿热之蕴毒，依证型而定其用量，有时可用至200g，亦无不良反应。李济仁之所以用蜈蚣2条，是因为患者晨僵明显，蜈蚣对于僵挛肿痛功效颇佳。患者日久不愈，病情反复，李济仁又加雷公藤、制川草乌等药以止痛，加乌梢蛇用其走窜之性，引诸药至病所，自脏腑而达皮毛。祛风湿药往往易伤及脾胃，李济仁对于患者的饮食、二便、睡眠情况毫不怠慢，常用广木香、陈皮、砂仁等药以理气健脾。另外，李济仁每于暑湿之际根据病人情况酌加藿香、佩兰等药以清热化湿解暑、和胃醒脾。总结此患者用药，以祛风通络为主，兼顾健脾利湿，随证辅用补气养血、引经药，各司其职，面面俱到。

2. 治疗痛痹医案一则 向某，女，34 岁。

主诉：周身关节疼痛反复发作 2 年余。

病史：患者周身关节疼痛反复发作，双手晨僵明显，双中指关节轻度肿胀，恶寒。于 2009 年 1 月在本院风湿免疫科确诊为类风湿关节炎，曾多处求治，疗效不佳。本院查类风湿因子 187U/ml，C 反应蛋白 9.32mg/L。现时值冬令，上述症状逐渐加重，纳可，二便调，夜寐尚可，舌质淡红，苔薄白，脉细弦。

诊断：痛痹（风寒湿痹证）。

治法：祛风散寒，利湿通络止痛。

处方：秦艽 15g，羌活 15g，独活 15g，八楞麻 12g，制川乌、制草乌各 12g（先煎），雷公藤 12g（先煎），黄芪 60g，苦参 15g，炒黄柏 12g，粉萆薢 15g，青风藤 15g，忍冬藤 20g，鸡血藤 12g，活血藤 12g，淡全虫 8g，制乳香、制没药各 12g，土茯苓 30g，焦三仙各 20g，炙蜈蚣 2 条。每日 1 剂，水煎服。

二诊：服上药后周身关节疼痛稍缓解，诉偶有胃胀不适，纳食尚可，二便调，寐安，舌质淡红，苔薄白，脉细。守前方去苦参，加鹿衔草、豨莶草各 20g。每日 1 剂，水煎服。

三诊：药进 15 剂后周身关节疼痛较前明显缓解，无胃胀，恶寒已不显，纳可，二便调，夜寐可。守上方去焦三仙、苦参，加路路通 15g，豨莶草 20g，乌梢蛇 9g。每日 1 剂，水煎服。

四诊：服药后周身关节疼痛减轻，余无明显不适，舌质淡红，苔薄白，脉细弦。守前方，去路路通，加老鹳草 30g，片姜黄 20g。每日 1 剂，水煎服。

五诊：药后周身关节疼痛进一步缓解，无其他不适。舌淡红，苔薄白，脉细弦。复查类风湿因子 91U/ml。守上方去制乳香、制没药，加怀山药、伸筋草各 20g，乌梢蛇加至 12g。每日 1 剂，水煎服。

六诊：服药后周身关节疼痛较稳定，晨僵减轻，睡眠、饮食、二便正常，舌质淡红，苔薄白，脉细。守前方去雷公藤，加老鹳草 30g，乌梢蛇 12g。每日 1 剂，水煎服。之后以上方为基础加减治疗。

按语：患者以全身关节疼痛为主，又肢冷畏寒，舌质淡红，苔薄白，脉细弦，可谓痛痹。系因络脉感受外邪，寒湿蕴阻，气血不得宣通，筋无所养，不能束骨所致，以寒为重，兼夹风、湿二邪。李济仁拟"温经羌独汤"散寒除湿，祛风通络止痛。本方羌活、独活皆为辛苦温燥之品，为一常用药对，其辛散祛风，味苦燥湿，性温散寒，故皆可祛风除湿、通利关节。其中羌活药力雄厚，比较峻猛，能直上颠顶、横行手臂，故善祛上部风湿；独活药力稍缓，能通行胸腹、下达腰膝，善祛下部风湿，两药相合，能散一身上下之风湿，通利关节而止痹痛。川乌、草乌有温经散寒、通络止痛之功，且具有明显镇痛和局麻作用。同时，配用雷公藤祛风除湿、消肿止痛、通经活络，对疼痛以关节周围组织，尤其是肌肉疼痛为主者，疗效较好。八楞麻又名接骨草，有良好的舒筋活络之效。鸡血藤、活血藤养血活血、祛瘀舒筋止痛，鸡血藤养血之功优于活血藤，而活血藤更适于活血，李济仁喜二味并用，以冀补血而不滋腻，活血而不伤气。淡全虫、蜈蚣祛风止痉、攻毒散结，其功专力雄，为治久痹、顽痹之要药，为防其耗血散血，配伍黄芪补气养血。秦艽祛风湿、疏经络而利关节。土茯苓泄浊解毒。用鹿衔草、豨莶草加强祛风湿、强筋骨而利关节。青风藤、萆薢、忍冬藤等功擅祛风除湿、舒筋活血、通络止痛。为减轻祛风湿药对胃肠道的刺激加用焦三仙消食和胃。李济仁认为痹证难在短时间内完全治愈，故治疗时应以某方为主，大法基本不变，辅药随证加减，以体现变中不变、不变中变的规律。李济仁指出守法守方相当重要，切不可主方、大法变动不休，他针对痹证的每一证型，均确定了大法、主方。治疗上除针对寒热分治外，多兼以祛瘀、化痰、通络、扶正。且先生一再强调辨病一定要与辨证相结合，才能发挥中医特色。

孙　奎

孙奎，男，1969 年生，安徽怀远人，主任医师，医学硕士。出身于淮北平原，自幼体质较弱，受赤脚医生堂姐的影响，对临证基本要求有所了解。当时农村缺医少药，患病后就医困难，其父也常给予引导，在心灵深处对学医渐有萌芽。1988 年考入北京中医学院针灸学专业，1993 年 7 月北京中医学院毕业，2007 年安徽中医学院获医学硕士学位。1993 年至今于安徽中医药大学第二附属医院工作。现任安徽省针灸学会理事，安徽省中医药学会骨伤专业委员会常务委员，安徽省中西医结合学会理事。长期从事中医骨伤临床工作，对中医骨伤科疾病如颈肩腰腿痛、骨关节炎有丰富的临床经验。

2007 年起先后参与国家中医药管理局"十一五""十二五"重点专科（骨伤科）、国家中医药管理局重点学科（针灸学）、安徽省"十二五"重点专科（专病）建设项目骨伤科、安徽省 2017 年省级临床重点专科（骨伤科），以及国家临床重点专科建设项目（中医专业）针灸科、魏福良全国名老中医药专家传承工作室等项目建设工作。安徽中医药大学第二附属医院第二周期人才项目学科带头人，安徽省骨伤科质量控制中心专家组成员。从事中医骨伤系统疾病临床诊疗与研究工作 20 多年，发表论文 30 多篇，编写专著 5 部。

（一）学术思想

20 多年来，孙奎坚持发挥中医理论思维，运用中医中药、针灸推拿技术，在传承和研究传统医学及名老中医临床经验学术思想的基础上，勤于钻研，积极探索"颈肩腰腿痛"的诊治方法，针对临床疑难杂症及中医优势病种进行潜心研究，不断创新提高，积累了丰富的临床经验，形成了特色诊疗方案，提出了自己的学术思想。

1. 辨病辨经辨证，三辨结合　颈椎病是一种常见的颈段脊柱慢性退行性疾病，多与颈椎退变、劳损、外伤有关，因颈部稳定结构破坏，颈椎节段肌力平衡失稳，神经根、椎动脉、脊髓、交感神经等不同组织结构受累，临床表现为颈背部及上肢疼痛，手指麻木，眩晕，头痛，下肢无力，行走不稳，涉及脏腑、气血、经络多个方面。因此，现代针灸临证诊治时，辨病重在辨别疾病类型，辨别发病部位、辨别受损组织、辨别发病机理，选取不同穴位；辨经重在精通经络主治病症、精熟经络循行、精练经络诊查；辨证重在辨明风寒湿外邪之不同，理清气血阴阳之不足，区分经络脏腑之受损。针灸临证时，辨病、辨经、辨证三者结合，才能辨清病位所在，脏腑归属，经络定位，证候区别；才能分析寒热病性，虚实病势，辨证准确，立法明确；才能确定治疗方案，严谨处方，选穴定穴、确定补泻手法；既发挥传统针灸学理论指导的优势，又吸纳现代医学理论的优点，兼收并蓄，推动现代针灸学科的发展。

2. 腰椎病调筋整骨，解除压迫　腰椎相关疾病多与筋骨有关，筋束骨、骨张筋，筋骨关系较为密切，筋联络骨骼，维持腰椎活动，而骨主要起到支持躯体功能。《黄帝内经》说："诸筋者皆属于节"，"筋，束骨而利机关，主全身之运动"。所以筋的主要功能是连属关节。"骨为干"，就是说骨是立身之主干，骨骼的主要作用是支持人体，保护内脏，避免遭受外力损伤。腰椎病不仅涉及筋，同时涉及骨，筋骨同病比较常见，筋骨位置不正，常累及神经、血管，从而引起相应症状。治疗宜筋骨并重，调筋即可整骨，整骨也可调筋，骨正筋柔即可达到解除压迫的目的。

3. 膝关节调整肌力，重在平衡　膝骨关节炎早、中期的患者，以膝关节周围疼痛为主，关节活动无明显受限，可以通过针灸、推拿、口服药物、玻璃酸钠关节腔注射等治疗获得疗效，但也有些患者疗效欠佳，疼痛顽固，痛点明确，病程较久，疗效不满意。经团队多年临床观察发现膝关节炎多与膝关节失稳有关，经针灸、手法、小针刀松解、运动疗法以及肌力锻炼综合治疗，能改善膝关节周围的肌力失衡，解除疼痛，延缓病情的进展，改善患者的生活质量，推迟关节置换的时间。由此提出调整膝关节肌力平衡理论，运用及指导临床，提出针刺联合手法、针刺联合运动疗法、针刀联合功能锻炼等多种方法，在调整膝关节肌力平衡理论的指导下，完成多个方法干预的临床观察，发表多篇论文。

4. 肩关节松动平衡，积极锻炼　肩周炎在临床上较为常见，因早期不被重视，发展到冻结期，仍有部分患者不寻求积极治疗，严重影响了治疗及康复。肩周炎多与年龄、体质以及轻微的外伤有关，早期因疼痛轻微，未予过度关注，病程稍久，即出现肩关节僵硬，活动严重障碍，形似冻结。关节僵硬是其主要症状，松动肩部，滑利关节是为主要治疗方法，由此提出"松动平衡，积极锻炼"的思想。"松"就是让冻结肩关节周围的肌肉、筋膜尽量放松；"动"就是让冻结的肩关节尽可能最大幅度地活动；"平衡"就是通过各个方向的反复运动，适当的肌力锻炼，使肩关节周围的肌力、筋膜的张力恢复正常，既能稳定肩关节，又不影响肩关节的滑利活动。

（二）专长绝技

1. 颈椎病辨病论治技术　颈椎病是临床较为常见的疾病，因其受损的组织结构的差异，临床表现多样，病因病机也千变万化，在长期的临床诊疗过程中没有统一、有效的治疗方案。孙奎经跟从魏福良老师学习，临床研究，总结出三辨选穴治疗颈椎病针灸经验，其中辨病论治是针灸治疗的首要技术。

辨病就是辨别病因、明确病机、确定病位、辨识疾病、区分类型的过程。论治是根据辨病结果选择适合的治疗手段施以治疗的方法。辨病论治颈椎病主要体现在病因、病机的辨别，其次体现在病位、受损组织的辨别，最终是其不同类型的辨别，并由此选取相应的穴位，施以不同的针刺治疗方法。辨病有不同疾病的辨别、同一疾病不同病位辨别、同一疾病不同受损组织的辨别、同一疾病不同病因的辨别、同一疾病不同病理机制的辨别。如根据发病部位不同，选取穴位不同，神经根型颈椎病常选取颈椎下段夹脊穴，椎动脉型颈椎病常选取颈椎上段夹脊穴，脊髓型颈椎病常选取脊椎中段督脉、夹脊穴，交感神经型颈椎病常选取颈椎横突压痛明显的部位。

2. 腰痛辨证施治技术　腰痛针灸治疗以八纲辨证、气血筋骨辨证等中医基础理论为依据，结合辨经定位进行辨证，可提高辨证的准确性，选取穴位，提高针灸临床疗效。初次发病，有外部损伤史，症见腰腿痛，痛有定处，双下肢麻木重着，腰部僵硬，舌质紫暗，瘀斑，脉涩。多损及督脉、膀胱经，辨证为督脉、足太阳膀胱经瘀血阻滞，治宜活血化瘀，舒筋理气。针灸以督脉、足太阳膀胱经的穴位为主。瘀血阻滞治宜行气活血，可取足厥阴肝经太冲等穴。有受凉史，起病较急，症见腰痛时轻时重，酸胀重着，转侧不利，遇冷加剧，得温则减，舌苔白腻，脉沉细。辨证为足太阳膀胱经寒湿阻络，治宜祛风散寒，利湿通络。针灸以足太阳膀胱经的穴位为主，适当配合足少阴肾经、足太阴脾经的穴位，腰部夹脊穴等。因感受风湿热邪，起病较急，或感受寒湿之邪、外伤瘀血阻络，日久化热，病程较久。症见腰痛，伴有热感，腿痛为胀痛或跳痛，小便浊黄，口苦，舌苔薄白或黄腻，脉弦数。辨证为足太阳膀胱经风湿热痹，治宜清热化湿，宣通经络。针灸以足太阳膀胱经的穴位为主，可配合足太阴脾经、足阳明胃经的内庭、三阴交等清热利湿。病程日久，或见于禀赋不足、年老体弱患者，症见腰痛而酸软，双下肢乏力，腰痛遇劳加重，休息后减轻，喜按喜压，舌苔薄白，脉细。辨证为足厥阴肝经、足少阴肾经之肝血亏虚、肾气不足，治宜补益肝肾，通利筋脉。针灸以足厥阴肝经、足少阴肾经、督脉、足太阳膀胱经为主，常选用命门、肝俞、肾俞、太溪。

3. 膝痹病三辨选穴技术　膝痹病患病日久，病情复杂，关节活动困难。多由风、寒、湿等侵袭，或肝肾不足、气血亏虚、脾失健运、筋骨失养引起，发病部位以膝关节为主，也可累及大腿、小腿部位肌肉，影响膝关节肌力平衡，因病因不同、临床表现各异，为辨病、辨经、辨证选取穴位组方进行针灸治疗提供了依据。辨病取穴常取膝关节局部穴位，如犊鼻、鹤顶、内膝眼、阴陵泉、阳陵泉、梁丘等，辨经取穴常按病症所在经脉的不同，选取相应经脉远端或近端上有异常反应的穴位，辨证取穴常根据辨证结果选取，如风邪甚者，加膈俞、血海；寒邪甚者，加肾俞、关元；湿邪甚者，加阴陵泉、足三里；热邪甚者，加大椎、曲池。

此方中梁丘、犊鼻、阳陵泉、足三里皆为局部取穴，遵"腧穴所在，主治所在"之义。梁丘具有主治膝关节肿痛和下肢不遂的作用；犊鼻能通利关节，主治膝关节肿痛、麻木、屈伸不利，为治疗膝关节疾患的主穴；阳陵泉系胆经之合穴，也是八会穴中之筋会，有疏肝利胆、清热除湿、舒筋利节的作用；足三里系胃经之合穴，有健脾化湿、疏通经络、镇静止痛的作用。

4. 肩周炎松动平衡技术　肩周炎的确切病因尚未明了，中医认为，气血虚损、血不荣筋为内因，风寒湿侵袭为外因。因气血虚损，腠理空虚，筋失濡养，风寒湿邪侵袭肩部，经脉拘急所致；或因劳损、外伤致肩部软组织损伤，治疗不当，血气凝滞，气机不畅，血不荣筋，而致肩部肌肉萎缩、痉挛或粘连，使肩关节周围肌力失去平衡。治疗宜松动肩关节，恢复其肌力平衡，除行针刺疏经止痛外，松动关节常用被动松动术和主动松动术，被动松动先前屈肩关节，待达到一定范围后，上举达到150°左右，可以做被动外展肩关节，到达80°，可以配合积极主动的松动训练，前屈、外展、上举肩关节，接着积极进行肩关节主动功能锻炼。肩关节被动前屈，肩关节被动外展，前后晃肩法，环转摇肩法，背后拉手法，恢复肩关节的前屈、上举、外展、后伸等功能，增强患者战胜疾病的信心，积极主动的功能锻炼更能保持疗效。

（三）经典医案

1. 治疗腰痛医案一则　张某，女，42 岁。

主诉：腰臀部及双下肢后侧疼痛 1 个月。

现病史：1 个月前无明显诱因下出现腰部及双下肢疼痛，左下肢疼痛为甚，行动日益困难。曾诊断为坐骨神经痛，经中西药治疗，疗效不明显。现患者卧床不起，翻身困难，腰臀部及双下肢后侧麻痛沉重，左下肢尤甚，活动患肢则疼痛加重。恶风寒，头痛，小腹胀满，小便不利，小腿微胀，面黄无泽，舌质淡红，苔白滑厚腻。

体检：脊柱向左侧弯，在第四、五腰椎棘突两侧有明显压痛，并向左侧下肢放射，直腿抬高试验（+），委中、承山等穴有明显压痛，膝腱和跟腱反射存在，小腿后侧感觉减退。

辅助检查：CT 示：L_4/L_5 腰椎间盘突出伴有椎管狭窄。

辨证分析：腰臀部及双下肢后侧疼痛，恶风寒，头痛，小腹胀满，小便不利，舌质淡红，苔白滑厚腻，四诊合参，症在足太阳膀胱经，因风寒湿邪侵袭经络，经气痹阻不通，阻于腰腿部，不通则痛，而发为腰腿痛。病在足太阳膀胱经，属风寒湿痹，湿邪为胜。

中医诊断：腰痛病（寒湿痹阻证）。

西医诊断：腰椎间盘突出症。

治法：温经散寒，化气行水，通络止痛。

处方：肾俞、大肠俞、腰阳关、环跳、委中、承山、三阴交，均取双侧。

刺灸法：肾俞、大肠俞、腰阳关针用补法，环跳、委中、承山、三阴交针用泻法，使针感沿经传导，得气后，留针 40 分钟，间断行针，腰部诸穴留针时加用艾盒温灸。每日 1 次。

二诊：治疗 10 次后，小便量增多，腹部及下肢肿胀减轻，但疼痛略有缓解。孙奎认为湿邪减弱，寒邪仍在，寒湿凝聚、经络受阻，当配阳陵泉、太冲、昆仑温经散寒、活血通络。

三诊：治疗 10 次后，腰部及双下肢疼痛缓解，活动尚可。

按语：辨经是以经络学说为主要依据，根据经络的循行分布、属络脏腑、联系器官、生理功能、病候特点等来确定疾病的经络归属，从而选择相应的经络治疗方法。辨证是中医学不可分割的部分，在辨经的基础上仍需要进行辨证，辨其外感内伤和表里虚实不同，从而进行分证论治。如有肾亏体虚所致的肾虚腰痛，感受外邪所致的寒湿腰痛或湿热腰痛，以及气滞血瘀所致的瘀血腰痛，临证当分清标本虚实、轻重缓急，方能无失其宜。本症为足太阳膀胱经痹证，以湿为胜。急取足太阳、足太阴，不仅急则治标，同时化气行水，即为治本。肾俞、大肠俞、腰阳关则为此方之关键，用补法兼局部艾盒灸，补命门真火，助气化，散寒凝，以增强通阳化气行水之力。三阴交醒脾化湿，行气宽中以消胀满；肾俞且能纳气归肾以助膀胱之气化；再用环跳、委中、承山、三阴交祛风湿之痹痛，疗经络之拘挛，且有利小便、消水肿之效。紧紧抓住风寒湿致疼痛之主证，肾俞、大肠俞顾里胜湿，局部艾盒灸温里扶阳，除痹止痛。再配阳陵泉、太冲、昆仑以活血通络、行气止痛。

2. 治疗膝痹医案一则 费某，女，86 岁。

主诉：左膝关节疼痛 5 个月。

现病史：5 个月前无明显诱因下出现左膝关节疼痛，行走活动时疼痛加重，上楼、下楼时疼痛较甚，接受过针灸、消炎止痛药物治疗，症状有所缓解。但行走稍久，左膝关节疼痛加重，腰膝酸软乏力，晨起时关节僵硬，舌质淡、苔薄白、脉细。

体检：左膝关节局部肿胀，关节周围广泛压痛（+），髌骨摩擦试验（+），关节活动度 10°～90°。

辅助检查：X 线示：左膝关节间隙稍变窄，髁间隆突变尖，在胫骨内侧、外侧边缘及髌骨下缘有骨赘形成。

辨证分析：患者，女性，年过八旬，肝肾已衰。肝藏血、主筋，肾藏精、主骨，肝肾亏虚，精血不足，骨弱髓空，髓失所养，关节不利，肝虚无以养筋，肾虚不能主骨，筋骨失养，筋挛节痛。肝肾渐亏，脏腑功能减弱，气血运行无力，经络阻滞，经气运行不畅，发为本病。总以肝肾亏虚为本，经气受阻为标，属本虚标实之证。

中医诊断：膝痹病（肝肾亏虚证）。

西医诊断：膝骨关节炎。

针灸处方：内膝眼（左）、犊鼻（左）、阴陵泉（左）、阳陵泉（左）、血海（左）、足三里（左）、梁丘（左）、鹤顶（左）、肝俞（双）、肾俞（双）。

刺灸法：每次于双侧肾俞、肝俞行捻转补法，患侧膝关节局部穴位均行平补平泻针法，针刺得气后，留针 40 分钟，其间行针 1 次，每日针刺 1 次，10 次为 1 个疗程。内膝眼（左）、犊鼻（左）行温针灸。

二诊：左膝关节疼痛稍缓解，晨起关节僵硬消失，活动仍感不利，上楼、下楼及长时间行走时疼痛较甚，腰膝酸软乏力。治疗方案同前。

三诊：2 个疗程后，左膝关节疼痛消失，行走活动正常。

按语：运用中医理论辨证论治膝骨关节炎应从肝脾肾三脏入手，标本兼治，强调局部与整体治疗相结合，防病与治病相结合的理念。充分认识肝脾肾三脏的虚损是膝骨关节炎发病的根本内因，风寒湿外淫的侵袭和外伤劳损则为重要的发病诱因，膝骨关节炎的病机特点是肾虚络阻，治疗宜从补肾通络立法。针灸治疗宜选取背俞穴和膝关节局部穴位，以达到标本兼治，脏腑、经络兼顾的目的。膝骨关节炎系增龄性疾病，往往随着年龄增长而发生、加重。祖国医学认为该病属于痹证中的骨痹、膝痹。系因年老肝肾不足，筋脉失于濡养，更兼长时间站立、行走，劳累磨损致骨质疏松。骨质增生引起膝关节肿胀疼痛、行走不利。肝肾亏虚是其本，选取肝俞、肾俞进行针灸治疗，可以有效地促进肝肾功能的恢复，增强人体正气和抗御外邪侵袭的能力，在膝关节局部取内膝眼、犊鼻穴，位于髌韧带内、外侧凹陷处，针刺两穴皆可透达膝关节腔内，疏通关节腔内气血作用强烈。梁丘、血海之间有着互补、相辅的关系。在经络联系上梁丘属足阳明胃经，血海属足太阴脾经，互为表里关系，调气理血，相互配合。阳陵泉、阴陵泉皆位于膝下，同为合穴，在发挥局部治疗作用的同时，两穴经气相通，有舒筋活络、疏利关节的作用。艾叶苦辛，性温热，乃纯阳之品，其辛能发散，苦能泻热，温能行气活血，热能胜寒，且其气味芳香，可升可降，善通诸经，启闭开窍，行血中之气，气中之滞。针灸并用，以疏通局部气血，舒筋通络治标，标本兼治，诸症悉除。

3. 治疗项痹医案一则　岳某，男，50 岁。

主诉：颈部僵硬酸痛、活动不便 4 年余。

现病史：长期伏案工作，颈部僵硬酸痛、活动不便 4 年余。3 年前颈部 X 线片示：椎体骨质增生。被诊断为颈椎病，间断接受推拿治疗，症状反复发作。现症见颈部僵硬酸痛，活动明显受限，肩背部疼痛，无头晕、恶心，偶有偏头痛，长时间低头工作，或劳累，或受凉后症状明显加重，夜寐安，纳可，二便调，舌质淡红，苔薄白，脉弦。

查体：颈肩部肌肉僵硬，有轻度压痛，颈部活动受限，叩顶试验（+），臂丛神经牵拉试验左（+）、右（+），双上肢皮肤浅感觉未见异常，双肱二头肌腱反射、肱三头肌腱反射均正常，双上肢肌力正常。

辅助检查：MRI 示：C_4/C_5、C_5/C_6、C_6/C_7 椎间盘突出，硬膜囊受压。

辨证分析：神经根型颈椎病是中老年人的常见病，平素工作劳累，伏案书写较久，或长期睡眠姿势不当，枕头高低不适，使颈部骨节筋肉遭受长时间的过分牵拉劳损，于气候转变或感受风寒湿邪时颈部疼痛发作加剧，本病归属于祖国医学之"痹证"范畴。正如《素问·痹病》云："风寒湿三气杂至，合而为痹也。"风寒湿邪阻滞经络，气血运行受阻，不通则痛，故而痹痛；营血运行不畅，肌肤不荣，故麻木不仁。患者因气候转变，感受风寒湿邪，风寒湿邪阻滞经络，日久致气血运行受阻，不通则痛。

中医诊断：颈痹病（风寒湿阻络证）。

西医诊断：神经根型颈椎病。

治则：疏风散寒，通络止痛。

针灸处方：风池、天柱、颈夹脊、大椎、肩井、肩髃、天宗、曲池、后溪。

刺灸法：双风池向对侧眼球斜刺，天柱，C_3、C_5 夹脊穴，大椎，肩井向下斜刺，曲池、肩髃、天宗、后溪毫针直刺，采用平补平泻法，使患者颈肩部均感酸胀，留针 30 分钟。颈夹脊、大椎穴艾盒灸。肩髃温针灸，颈肩部拔罐，留罐 5 分钟。

二诊：针灸治疗 10 次后，颈肩部疼痛基本消失，颈项部活动尚好，心情好转。

按语：颈椎病是一种常见的颈段脊柱慢性退行性疾病，因受累的组织结构不同，临床表现各异，神经根受累多表现颈背部及上肢疼痛、手指麻木；其病因多与颈部外伤、劳损、退变等因素有关，病机除与脏腑、气血、经络有关外，现在还从颈部力学稳定结构遭到破坏，导致颈椎节段性不稳进行辨证分析。受累组织多、病因复杂，产生多种临床症状，给诊断治疗带来较大困难，临证诊治时，应尽量辨清病位、辨证准确，立法明确，处方严谨，才能获得较好的疗效。该患者因长期劳作，寒邪侵袭，局部经脉阻滞而发病。故治疗上以疏风散寒、通络止痛兼加疏肝安神。祛风要穴风池、大椎、曲池在针刺时注重手法，通过针尖所刺的方向，使肩背部全方位获得针感，以达疏风散寒、通络止痛；颈夹脊、大椎穴艾盒灸，温经散寒、通络止痛，痛止则神安。根据"经脉所过，主治所及"

的原则，采取局部与远道取穴相结合的方法，近取颈夹脊穴以疏通局部气血，风池、大椎、天柱穴散寒通阳；远取后溪穴通调督脉经气，调理肌肉筋脉，加强活血止痛作用，如肩井、肩髎、天宗穴为手太阳小肠经穴，太阳主表，小肠经分布于肩部，与肩部关系密切，针刺上述诸穴，可以祛表邪，止痹痛。后溪是八脉交会穴，通督脉，可以调节阳气，散寒止痛。诸穴、诸法合用，则共奏祛散寒邪、通络止痛、安神之功。

王　峰

王峰，男，1961 年生，安徽肥东人，主任中医师，教授，硕士生导师，安徽省名中医，江淮名医。1984 年毕业于安徽中医学院中医临床专业，获学士学位。在校学习期间，对中医骨伤产生浓厚的兴趣，受业于国家级名中医丁锷教授。同年留校并被分配至安徽中医学院第一附属医院骨伤科工作至今。其间（1985～1986 年）曾在河南洛阳正骨医院参加全国中医骨伤科进修班进修学习一年。2001 年获选为全国第二批老中医药专家学术经验继承人。2005 年受聘为中医骨伤专业硕士研究生导师。2005～2006 年主要承担并完成国家"十五"科技攻关项目"名老中医学术思想、经验传承研究——丁锷学术思想和临证经验研究"课题，2007 年获得"首届全国中医药传承高徒奖"。2018 年获得"江淮名医"荣誉称号。

先后任安徽中医药大学骨伤教研室主任，安徽省中医院（安徽中医药大学第一附属医院）骨伤中心主任兼骨一科主任。中华中医药学会骨伤专业委员会常务委员，安徽省骨伤专业委员会主任委员，中华医学会安徽省骨科分会委员，中国医师协会安徽省骨科分会委员，安徽省康复医学会脊柱微创外科常务委员，安徽省骨科学会脊柱学组成员，中国残疾人康复协会第四届肢体残疾康复专业委员会微创学组常务委员，安徽省骨科质量控制中心专家组副主任委员，全国高等中医院校骨伤教育研究会常务委员，中国人才研究会骨伤人才分会常务委员；先后在国家级、省级专业学术刊物上发表学术论文数十篇；主编、参编了《现代中医辨病治疗学》《现代老年骨科学》《强直性脊柱炎》《中医临床精要》（安徽省继续教育考试教材）、《骨与关节损伤临床研究》（中医骨伤专业研究生教材）、《中医骨伤科学》（中医骨伤本科教材）等多部学术专著，参与并完成省部级科研项目 2 项。

在 40 余年的从医生涯中，王峰教授既受到传统的中医师承教育，又得到现代大学教育的系统升华。在不断的临床实践中形成了自己的学术思想和临证经验。

（一）学术思想

1. 倡导以中为本，西学中用　阴阳五行、经络气血、藏象、整体观念、辨证施治等思想、理论是中医学的精华。这些思想、理论对我们的临床诊断和治疗有着重要的指导价值。西医学的优势在于诊疗手段的先进性、对局部病变病理认识的深刻性及对应治疗（尤其是手术）的彻底性。王峰在长期的医疗实践中，在坚持中医诊治思想的同时不断吸取西医的长处，逐渐形成了"以中为本，西学中用"的诊治思想。所谓"以中为本"，是指坚持以中医学的精华部分为本，即"守正"。所谓"西学中用"，就是运用包括西医学的现代科学技术如 X 线、CT、MRI 来整理、发扬传统中医，并与之结合，使传统中医从古代哲学的束缚中解脱出来。他认为，在诊治疾病时，首先要详询病史、详细进行体格检查，然后结合化验、影像等现代科技手段来明确疾病诊断，掌握疾病局部的基本病理改变，然后以疾病的临床表现为基础，结合舌脉，以中医的阴阳、气血、脏腑、经络等理论为指导，在辨别疾病病因病机的同时确定当下的具体证候，最后以处方治疗。

2. 强调整体观念，注重辨证施治　王峰认为整体观念应贯彻于诊疗的整个过程。整体观念是指人体与自然界具有统一性，同时人体各部分也具有统一性，人体局部的疾病是整体病理的反应，反之亦然。因此，临床中可以通过药物内服、外用等方法来治疗疾病。在诊治具体疾病，尤其是骨外科疾病时应当辨证灵活地运用，正确地处理好整体与局部的关系。例如细菌感染引起的膝关节急性化脓性关节炎，不仅会出现高热、寒战、苔黄、脉数等全身症状，也会有膝关节局部红肿热痛及脓液，此时在清热解毒、扶正消炎的同时，也必须采用关节穿刺、手术引流等局部治疗措施，否则即使全身症状改善，也会留有关节局部的功能障碍。又如腰椎间盘突出症，多数可以用中药内服等方法缓解临床症状，若突出巨大乃至脱出，压迫神经则应考虑局部手术解除压迫。辨证的整体观，是不仅要强调整体，更要注重整体与局部的辨证关系，要根据具体病情辨明整体与局部的主次轻重。当局部损害与全身情况均严重时，应二者并重同治，当全身情况稳定而局部损害严重时，应以局部治疗为主，当因局部损害导致全身病变，或全身、局部病情均重但局部损害更为突出时，在二者同治的同时，应重点处理局部损害。例如膝骨关节炎，一般认为其病因是骨关节的退变、增生，而退变增生的原因多责之于肝肾不足，筋骨失养，治疗多以补肝肾、强筋骨，但临床疗效往往不佳。王峰通过临床观察发现不是所有的肝肾不足患者都出现膝骨关节的增生退变，也不是所有膝骨关节退变者都会出现临床症状，而通过治疗症状消失者，其骨关节退变增生并未消除，这些都提示膝骨关节炎临床症状的出现或轻重并不完全归因于骨关节退变增生和肝肾不足。王峰认为，肝肾不足是人体生理改变的自然规律，增生主要是骨关节退变的代偿反应，作为医者对于这些生理性退变只能延缓其发展，而不可逆转。

3. 主张临证察机，内外同治 王峰在骨伤科疾病治疗上采取病证结合、内外同治。所谓病证结合是指在通过西医的检查手段确定疾病诊断的基础上，运用中医学理论确定疾病基本的病因病机，然后处方用药。内外同治是指在具体处方用药时将内服中药与局部治疗相结合，以外补内，以内促外。在骨伤疾病的具体治疗方法选择上，王峰深受张子和、李东垣和王清任的思想影响，擅长攻邪祛实，活血破瘀，健脾益肾。他认为，骨伤疾病从病因看大多与外伤、劳损、六淫等外因有关，从病机病理看大多为痰湿、瘀浊所致，因此治疗上提倡以攻邪为先，善用活血化瘀、通络止痛法。他不仅将活血通络法用于骨折脱位等外伤疾病的治疗，也用于颈椎病、腰椎间盘突出症、膝骨关节炎、股骨头坏死、强直性脊柱炎、类风湿关节炎等骨科疑难病的治疗。他根据每个疾病、每个病人的具体情况，提出并使用活血化瘀、活血和营、益气活血、软坚散结、攻坚破积、温经通络、通络止痛、温经通窍、养血通络多种具体治法。他既善于辨证使用活血通络的中药内服，也善于使用活血通络的中药外敷、熏洗，他创制的"活血通络汤""骨关节炎熏洗方"以及"颈椎病热奄包"等方药均体现了活血通络的思想。

（二）专长绝技

1. "健肾壮骨汤"治疗骨质疏松症 骨质疏松症可归属于"骨痹""骨痿"范畴。《素问·痿论》："肾气热，则腰脊不举，骨枯而髓减，发为骨痿。"《素问·长刺节论》曰："病在骨……寒气至，名曰骨痹。"《中藏经》："痹者，风寒暑湿之气，中于人脏腑之为也……入于肾则名骨痹"，"骨痹者乃嗜欲不节，伤于肾也"。《诸病源候论》："肾主腰脚、肾经虚损、风冷乘之，故腰痛也"，"夫腰痛，皆由伤肾气所为。肾虚受于风邪，风邪停积于肾经，与血气相击，久而不散，故久腰痛"。巢元方认为骨质疏松症的发生当外邪与肾虚并重，肾气虚为发病根本，在此基础上又遇外邪侵袭，正不敌邪，引发不通或不荣而致疼痛。"补土派"李东垣认为"内伤脾胃，百病由生"，并围绕此观点著有《脾胃论》一书，该书记载"脾病则下流乘肾……是为骨蚀，令人骨髓空虚，足不能履地"，指出"骨蚀"者病位在骨，病因病机与脾胃虚弱密切相关，以骨乏无力、足不能履地为特征。王清任首次在《医林改错》中提出"痹有瘀血"的独到看法，其曰："凡肩痛、臂痛、腰疼、腿疼，或周身疼痛，总名曰痹证"，"元气既虚，必不能达于血管，血管无气，必停留而瘀"。王峰纵观历代医家对其病因病机的描述，认为骨质疏松症多属肝肾亏虚、气血不畅，其发生是一个漫长的过程，久病必瘀，因此，在"肾主骨"理论指导下，治疗当以补益肝肾、强筋健骨为主，佐以活血化瘀。同时骨质疏松症是自然规律，作为医者应当遵循自然规律，减缓骨质增生的发展进程，而不能逆转。如通过西医 X 线检查确诊的骨质疏松症，若伴有病理性骨折，在行经皮椎体后凸成形术治疗椎体骨折的同时，必须重视中医"补肝肾，强筋骨"等抗骨质疏松治疗。

2. "跟痛熏洗方"治疗跟痛症　王峰认为，跟痛症主要由于足部过度劳累，局部筋骨受损，气机不畅，瘀血阻滞，"不通则痛"，或因年老体弱以致肝肾不足，骨痿筋弛，髓不养骨，"不荣则痛"。临床上跟痛症多见于中老年人。不论是跟骨骨刺刺激脂肪垫、跟骨滑囊炎，还是因跟骨内高压引起的足跟痛，王峰认为，其根本均为瘀血阻滞，气机运行不畅，从而局部出现无菌炎性水肿刺激神经末梢引起疼痛不适。因此，治疗中先采用中药熏洗患足，促进局部血液循环，起到行气活血、化瘀止痛的作用。同时使用木棒或木锤击打跟部疼痛区域，以扩张局部皮肤血管，促进药物吸收，使活血化瘀的药物直达病所，同时击打点可改变软化后跟骨骨刺的方向，减轻骨刺对跟部脂肪垫及滑囊的刺激使无菌炎症更易消退。在治疗的同时，必须注重整体观念，嘱患者多休息，年老体弱者应注重滋补肝肾。

3. "活血通络汤"治疗神经根型颈椎病　神经根型颈椎病是临床常见病，可归属于中医学"痹证"范畴。《证治准绳》："项痛头晕非是风邪，即是气挫，亦有落枕而成痛者……由挫闪及久坐而致颈项不可转移者……肝虚无以养筋，故机关不利。"《张氏医通》："肩背痛，脊强……项似拔，此足太阳经气不行也……或观书对弈久坐而致脊背痛也。"《杂病源流犀烛•颈项病源流》："颈项强痛，肝、肾、膀胱病也……三经感受风寒湿邪，则项强。"王峰认为，本病的病因病机为过劳损伤颈项、跌仆闪挫等造成颈项部筋脉损伤，风寒湿邪气侵袭颈项部，从而使颈项部气血运行不利，气停血瘀，进而导致"不通则痛"，或素体虚弱、年老肝脾肾不足等因素造成颈项部气血亏虚，经筋失去气血滋养，"不荣则痛"。而临床中以气滞血瘀型神经根型颈椎病最为常见，因此他集合古今名方及长期的医疗实践，拟出经验方活血通络汤内服配合颈椎病热奄包外用，内外同治，疏通经络，使血活瘀化气行。

（三）验案撷粹

1. 治疗骨质疏松症医案一则　程某，女，75 岁，退休。

主诉：跌倒后腰背部疼痛，活动不利 6 小时。

病史：因跌倒致腰背部疼痛，活动受限。

诊查：X 线片示"L_1 椎体压缩性骨折"。MRI：L_1 新鲜压缩性骨折。骨密度 T 值小于-1。舌暗红，苔薄白，脉弦涩。

临床诊断：L_1 椎体新鲜压缩性骨折；骨质疏松伴有病理性骨折。

辨证：患者年近八旬，肝肾亏虚，《素问•脉要精微论》记载："骨者，髓之府……骨将惫矣。"认为骨的生长、发育，均有赖于肾精的滋养，肾脏所藏精气决定着骨骼的强健与否，肾精足则髓充，肾精乏则髓枯，由于骨质疏松症的发生是一个漫长的过程，久病必瘀，故骨质疏松伴有椎体压缩骨折患者大多为肝肾亏虚型兼有血瘀证。因此，在"肾主骨"理论指导下，治疗当以补益肝肾、强筋健骨为主，佐以活血化瘀。

治法：球囊扩张椎体后凸成形术+补肝肾、强健骨、活血化瘀。

处方：口服健肾壮骨汤（桑寄生 20g，杜仲 30g，山茱萸 20g，熟地黄 30g，骨碎补 15g，白芍 20g，怀牛膝 20g，补骨脂 10g，桃仁 15g，地龙 20g，陈皮 10g，肉桂 10g，炙甘草 10g）。14 剂，每日 1 剂，早晚分服。

复诊：1个月后复查X线片：L$_1$椎体成形术术后改变，骨密度T值小于-1。原方继用14剂，每日1剂，早晚分服。

三诊：3个月后复诊腰背部无疼痛，骨密度T值小于-1。

按语：随着年龄的变化，人体骨矿的含量也随之变化，女子"四七，筋骨坚，发长极，身体盛壮"、丈夫"四八，筋骨隆盛，肌肉满壮"，接近西医学证实的男女骨峰值的年龄；女子七七、丈夫八八与男、女发生骨量明显丢失的年龄段相吻合。骨质疏松伴有病理性骨折在行球囊扩张椎体后凸成形术后，应及时抗骨质疏松治疗，减缓骨质疏松的进程。

2. 治疗跟痛症医案一则　张某，男，59岁，工人。

主诉：右足跟痛伴活动受限1年余。

病史：劳累后出现右侧足跟部疼痛，晨起时疼痛明显，足跟不能下地，需步行数步后方可缓解，但行走久后亦疼痛加剧。

诊查：患肢足跟疼痛，压痛，外观无明显改变。X线片可见跟骨跖筋膜起点处骨刺增生明显，舌质暗红，苔薄白，脉弦涩。

临床诊断：右足跟痛症。

辨证：长期劳作，损伤足跟处筋脉，瘀血阻滞，气机运行不畅。

治法：活血散瘀，行气止痛。

处方：跟痛熏洗方（五加皮、丁香、炒小茴香、花椒、香白芷、红花、石菖蒲、桂枝各10g）。5剂，2日1剂，每晚煎水熏洗患足，熏洗过程中用木锤或木棒击打足底约10分钟，以疼痛能忍受为度。

复诊：二诊时患者跟痛明显缓解，晨起时基本无痛感，唯步行远时尚有疼痛不适，遵原方继用5剂，并继续采用棒击。

按语：患者年近六旬，肝肾渐衰，筋骨不充，加之足部劳损致使局部骨质增生，经脉瘀阻，气血运行不畅而出现疼痛不适。虽然肝肾亏虚是跟痛症的发病基础，但局部气血瘀滞是疼痛的根本原因，因此要抓住主要矛盾，辨证施治。在治疗上王峰采用局部中药熏洗，可使药物直达病所，加之在熏洗后采用棒击可扩张局部毛细血管，使药物更容易吸收，同时在骨刺经过熏洗软化后棒击可改变骨刺的方向，从而解除骨刺对局部软组织的刺激，使局部的炎性水肿更容易消除。

（四）经验方

1. 健肾壮骨汤

处方：桑寄生20g，杜仲30g，山茱萸20g，熟地黄30g，骨碎补15g，白芍20g，怀牛膝20g，补骨脂10g，桃仁15g，地龙20g，陈皮10g，肉桂10g，炙甘草10g。

功能：补肝肾，强筋骨，活血。

主治：骨质疏松症。

用法：水煎服，每日1剂，早晚分服。

方解：本方重用杜仲、白芍、熟地黄共为君药，补肝肾、填精髓、益精血，肾精足则骨髓充，肝气舒则骨骼强劲有力。以骨碎补、桑寄生、补骨脂、山茱萸补肾强骨、益肾固精；地龙、桃仁、怀牛膝亦为臣药，活血化瘀、疏通经络，一为治病求本，祛瘀生新，二取补而不滞，助精微布散之意。陈皮、肉桂同为佐药，前者理气健脾，醒脾开胃；后者补肾助阳，温经通脉，以温促通，助血运行。炙甘草调和诸药，为使药之用。处方以补为主，补中有消，消补兼施，切合病机，机圆法活。

应用情况：本方疗效可靠，未见不良反应。

禁忌：孕妇禁用。

2. 跟痛熏洗方

处方：五加皮、丁香、炒小茴香、花椒、香白芷、红花、石菖蒲、桂枝各 10g。

功能：行气活血，化瘀止痛。

主治：跟痛症、髌骨软化症、膝关节炎。

用法：每日 1 剂，水煎取汁 1500ml，将药渣与药汁一起倒入木桶中，足置于桶中，上覆盖毛巾以熏洗患处。

方解：五加皮，性味为辛、苦、温，辛主发散，苦性燥湿，温可补益祛寒，药物入肝、肾经，为祛风除湿、补益肝肾、强筋健骨之药。对风寒湿合而发病，痹病日久体虚，腰膝酸痛，行走活动不利，筋脉拘挛者，可达到外祛病邪，内扶正气，标本兼顾，以求邪气不可干之效。丁香，性味为辛、温，可温通经脉，发散风寒，主入脾、胃、肺、肾经，亦可温肾助阳而暖腰膝。花椒，性味辛、温，药物归经为脾、胃、肾经，功效与丁香相似，但花椒在《本草纲目》中被称为纯阳之物，其祛风湿，止痹痛效果更佳。炒小茴香，性味辛、温，可温中散寒止痛，归肝、肾、脾、胃经，与丁香、花椒共用，同属温里药，可增强温经散寒之效，并且该三药皆入肾经，同时能够温肾补火，助阳通脉。香白芷，为解表药中的发散风寒药，性味辛、温，归肺、胃、大肠经，可解肌发表，辛散温通，以祛肌表之邪。同时该药尤善止关节疼痛、筋脉拘急、屈伸不利等由风寒湿痹所诱发的全身关节不适。红花，性味辛、温，入心、肝经。功主活血祛瘀，通经止痛。主治局部血行不畅，经脉瘀滞所致损伤疼痛，煎服与外用均可达到相应治疗效果。石菖蒲，性味辛、苦、温，具有温通散寒，祛湿止痛的功效，且可理气活血化瘀，正如李时珍所论道："菖蒲气温味辛，乃手少阴、足厥阴之药。"桂枝，性味主辛、甘、温，归心、肺、膀胱经。具有调和营卫，发汗解肌之功效，同时又可温经通脉，散寒止痛以治寒凝血脉之疼痛。红花与石菖蒲、白芷、桂枝相互为用，温里药助血行于脉中，彰显活血化瘀之法。该方力主温通，药物归经以肾经为主，循经入药，正如《灵枢·经脉》所论述："肾足少阴之脉，起于小趾之下，斜走足心，出于然谷之下，循内踝之后，别入跟中。"方中温中补虚与祛风散寒并用，同时予以活血化瘀，全方诸药并用，温补命门之火以扶正，发散风寒化瘀以祛邪，标本兼顾，对跟痛症有良好的治疗效果。

应用情况：对于跟痛症，临床疗效显著，无不良反应。该方的临床疗效确切，深受广大患者的欢迎。

禁忌：皮肤破损者禁用。

3. 活血通络汤

处方：红花 30g，桃仁 30g，枳壳 20g，桂枝 20g，炙甘草 10g，葛根 20g，川芎 20g，白芍 20g，蜈蚣 10g，羌活 20g，乌梢蛇 10g。

功能：散寒除湿，活血通络。

主治：颈椎病、肩周炎、膝骨关节炎。

用法：水煎服，每日 1 剂，早晚分服。

方解：本方重用红花、桃仁为君药，红花药性辛温，功活血通经，散瘀止痛，首载于《新修本草》，为红花的干燥花，于夏季花色由黄转红时入药，《本草纲目》称其善于活血、止痛、通经、消肿。桃仁甘苦，首载于《神农本草经》，为山桃的干燥成熟种子，于果实成熟后取用，功活血祛瘀，止咳平喘，善苦泄破瘀，是治疗跌打损伤等瘀血证的必需品，其有小毒，使用时炮制减轻毒性入药，《珍珠囊》称其可治血结、破蓄血。二者合用，旨在活血化瘀，通经止痛。川芎辛温，功活血行气，祛风止痛，首载于《神农本草经》，以干燥根茎入药，善治气滞血瘀诸症，《本草汇言》指出其上行头目，下调经水，中开郁结，乃血中气药，《本草备要》指其善"搜风散瘀，止痛调经"。白芍苦酸微寒，功养血调经，柔肝止痛，敛阴止汗，平抑肝阳，首载于《神农本草经》，以干燥根茎入药，善治四肢挛痛，《神农本草经》："主邪气腹痛，除血痹，破坚积。"二药合用助君药散瘀止痛。枳壳性味辛、苦、酸、微寒，功理气宽中，行滞消胀，善治气滞诸症，助君药行气活血亦为臣药。桂枝性味辛、甘、温，功发汗解肌，温通经脉，助阳化气，其首载于《名医别录》，以肉桂的干燥嫩枝入药，其既可温通经脉散寒止痛治寒凝血滞之肩臂痛，又可助阳行水散水湿痰饮。《药品化义》言："专行上部肩臂，能领药至痛处，以除肢节间痰凝血滞。"《本草疏证》："桂枝能利关节。"葛根性味辛、甘、凉，功解肌退热，生津止渴，升阳止泻，透疹，首载于《神农本草经》，以干燥根入药，善治外邪郁阻经气不利之项背强痛。二药合用既可助君药活血散瘀，又可解肌缓急，共为臣药。羌活辛、苦、温，功祛风胜湿止痛，解表散寒，首载于《神农本草经》，以干燥根茎和根入药，其入膀胱经，长于治风寒湿邪痹阻所致肩背肢节疼痛，《珍珠囊》："去诸骨节疼痛。"乌梢蛇性甘、平，功祛风通络止痉，首载于《药性论》，以乌梢蛇的干燥体入药，性走窜，善搜风邪，透关节，通经络，与活血通络之品合用则祛风通络之力更甚。蜈蚣性味辛、温、有毒，功通络止痛，攻毒散结，息风镇痉，善治风湿痹证。与乌梢蛇合用旨在通络止痛，二者共为臣药。炙甘草甘温，在本方中既可缓急止痛又可调和诸药，《医学启源》："调和诸药相协，共为力而不争，性缓，善解诸急。"诸药合用，使血活瘀化气行，则诸症可愈。

应用情况：本方疗效可靠，无不良反应。

禁忌：孕妇禁用。

张 建 华

张建华，男，1965 年生，安徽含山人，主任中医师，教授，硕士生导师，安徽省江淮名医。1986 年毕业于安徽中医学院中医系中医专业，获学士学位，受业于国家级名中医丁锷教授。毕业后一直在安徽中医学院第一附属医院骨伤科工作。1991 年于安徽省立医院进修学习，2011 年于顺天乡大学富川医院（韩国）骨科研修学习。

先后任安徽中医学院新安医学教改班导师，第四批全国老中医药专家学术经验继承人，安徽省中医药学会骨伤科分会常务委员，中华中医药学会骨伤科分会常务委员，中国中医骨伤科杂志副主编。2021 年获得"江淮名医"荣誉称号。主持安徽省高校省级自然科学研究项目及安徽省卫生健康委员会科学研究项目两项，参加科研工作 10 余项，发表论文 20 余篇，参编著作近 10 部，参编了《新安医学研究集成临床研究》。

（一）学术思想

1. 温肾通督　《医学衷中参西录》云："凡人之腰痛，皆脊梁处作痛，以实督脉之；肾虚者，其督脉必虚……"《难经·二十八难》曰："督脉者，起于下极之俞，并于脊里，上至风府，入属于脑。"提出督脉从腰骶至颈椎行于脊背正中。《类证治裁》曰："肾气逆冲，夹脊而上攻背痛者，系督脉主病。"《素问·骨空论》曰："督脉为病，脊强反折。"《灵枢·经脉》云："督脉之别，名曰长强，挟膂上项，散头上……实则脊强，虚则头重。"说明督脉与脊柱多关节僵硬、强直等症状的发生有关。督脉为"阳脉之海"，总制诸阳，督脉阳气虚衰，推动温煦筋骨作用减弱，则背脊畏寒。同时，肾阳为全身阳气之根，故针对肾虚督寒所导致的腰痛等病症时，要须柔筋利节，温通督脉。

2. 阴阳辨证为基础治不寐　在临床中遇到不寐患者，以阴阳辨证为基础，从卫阳之气入手，明确阴阳出入是人体寤寐之关键，从而辨证用药。然而随着当今社会压力的增大，生活节奏的加快，肾脏的封藏之性已被人们忽视，正如《黄帝内经》云："今时之人不然也，以酒为浆，以妄为常，醉以入房，以欲竭其精，以耗散其真。"张建华指出六淫中寒邪易伤阳气，阳气以肾阳为本，寒邪直中则损伤肾阳，肾阳亏虚则卫外失固，真阳外泄，导致阴阳失衡，气机失调，发为疾病，故治病时应牢牢把握肾主藏，以期达到阴平阳秘之效果。

3. 治未病 "治未病"思想是中医学的特色和精华，其概念最早见于《素问·四气调神大论》："圣人不治已病治未病，不治已乱治未乱，此之谓也。"又如《灵枢·逆顺》曰："上工治未病，不治已病。"表明中医学很早就开始重视疾病的预防。疾病的发生，多是因外邪侵入人体而致病，而邪气变化多端，发展迅速，若卫外之气不足，则邪气就会有由表入里，由浅入深，由轻转重之趋势。所以，早期防治显得尤为重要，正如《素问·宣明五气》中指出"久视伤血，久卧伤气，久坐伤肉，久立伤骨，久行伤筋"；《素问·上古天真论》中提到"虚邪贼风，避之有时，恬淡虚无，真气从之，精神内守，病安从来"，说明正确的预防是减少疾病产生、保持身体健康的主要因素。"治未病"思想具体包括三个方面：未病先防，既病防变，预后防复。在临床中张建华非常重视"治未病"思想的应用，比如针对膝骨关节炎患者他认为"防"比"治"更重要。针对早、中期膝骨关节炎患者，尽早诊断，早期功能锻炼或药物干预膝关节退变进程，则与"既病防变"思想保持一致。

（二）专长绝技

1. 温肾通督法治疗强直性脊柱炎 强直性脊柱炎病因至今未明，大多数学者认为基因及环境等因素综合作用引起疾病，对本病无明确的根治方法，多为缓解疼痛。《素问·生气通天论》曰："阳气者，精则养神，柔则养筋。开阖不得，寒气从之，乃生大偻。"督脉乃"阳脉之海"，总督一身之阳气，调节全身气血阴阳，但督脉又归属于肾，肾主一身之阳气，为身体阳气之根，肾阳不足，督脉或受寒，或难以得到温煦，则表现出脊背僵硬等不适感。临床中强直性脊柱炎多分为肾虚督寒证、肝肾两虚证、痰瘀痹阻证、湿热痹阻证、寒湿痹阻证，其中肾虚督寒证最为常见，针对强直性脊柱炎的诊治，张建华认为应当督肾同治，自拟经验方温肾通督汤，同时张主任也强调功能锻炼的重要性，在内治的同时联合五禽戏锻炼，通过主动运动脊柱、四肢等关节，达到舒筋活络、通利关节的目的，从而防止关节僵硬、脊柱强直。

2. 温阳潜阳法治疗不寐 张建华指出卫气在白天行于阳经，则阳经之气盛而主动，神出即寤，这个时候人精力充沛，卫气在夜晚行于阴经，则阴经之气盛而主静，神静入舍即寐，这个时候人会觉得疲乏困顿，想要休息，即《黄帝内经》所谓："夫虚者，阳气出也；夫实者，阳气入也。"至于阳气在寤寐中的地位，张建华引用郑氏理论，即郑钦安所谓："一阳本先天乾金所化，故有龙之名。一阳落于二阴之中，化而为水，立水之极，水性下流，此后天坎卦定位，不易之理也。"郑氏将先天元阳比作为真龙，真龙当潜藏于深水之中，是人体的正常状态，亦为寤寐。张建华认为，肾阳宜藏，肾水宜暖，把握好阳气之特点，才能更好地认识其作用，才能正确看待真阳存内，阳密乃固，出入平衡这层关系。张建华认为，阴阳者，水火也，五行中唯火有君相之分，君火在上即心阳，相火在下即肾阳，君相在位则疾病不易生，君相离位，相火妄动则疾病丛生。诸多医家的论述，无不体现出阳气的关键作用。在治疗此类疾病时也要求我们把握肾主封藏、阴阳升降出入平衡的原则。对于肾阳亏损，阴寒内盛，虚阳上僭外越治应以温阳潜阳为原则。

3. 中西结合治疗膝骨关节炎 现代医学认为膝骨关节炎是从轻到重，逐渐发展变化的一种疾病。其发生发展与多种因素如高体重、湿冷环境、创伤、过度劳累以及大量的膝关节负荷等有关。而初期的软骨损伤还可以修复，因此早诊断早治疗对膝骨关节炎患者显得至关重要。"治未病"思想是中医学的特色和精华。膝骨关节炎患者病情具有慢性复发性特点，其发病机制尚不明确，尽早对高危人群进行干预，减少患病风险，才是预防膝骨关节炎的最佳措施。多数学者通过研究发现，针对膝骨关节炎病情特点，"防"比"治"更重要。现代医学的这种"防治"思想与中医学"治未病"思想中的"未病先防"不谋而合。针对早、中期膝骨关节炎患者，尽早诊断，早期功能锻炼或药物干预膝关节退变进程，则与"既病防变"思想保持一致。所以，发扬中医药特色，将"治未病"理念运用到膝骨关节炎的防治中是非常有必要的。现代医学的治疗模式多在于对症治疗的情况下减少危险因素产生，而中医学的治疗观念则讲究整体治疗。肾为先天之本主骨生髓，肝藏血主筋，脾为后天之本主四肢肌肉。膝骨关节炎的病机发展主要为本虚标实之证。年老体衰，肝脾肾三脏亏虚，风寒湿三邪趁机侵犯机体，从而发病，正如《素问·上古天真论》曰："七八，肝气衰，筋不能动，天癸竭，精少，肾脏衰，形体皆极。"膝为筋、骨、肉之大会，由肝脾肾三经所系，因此，张建华认为临床治疗中不能单独补肾壮骨、疏肝通络、温阳健脾等，需从整体观念出发，辨证论治，筋骨肉并重，肝脾肾并举，充分发挥中医药"整体观"理念和"治未病"思想在膝骨关节炎治疗过程中的运用。

（三）验案撷粹

1. 治疗强直性脊柱炎医案一则　李某，男，32岁，职员。

主诉：右髋痛伴活动受限2年。

病史：2年前无明显诱因出现右髋部疼痛，当时未重视，后症状渐进式加重。

诊查：腰部偶有僵硬，右骶髂部疼痛明显。腰部前屈50°，后伸15°，侧曲20°，双侧"4"字试验（+）。ESR 42mm/h，C反应蛋白38mg/L，HLA-B27（+）。骨盆平片：双侧骶髂关节部分钙化、增生，间隙模糊。四肢冰凉，畏寒喜暖，睡眠差，大便干，小便正常。舌淡，苔白，脉沉细无力，尺脉尤甚。

临床诊断：强直性脊柱炎。

辨证：肾阳不足，寒凝督脉证。

治法：温肾通督。

处方：口服温肾通督汤，药用黄芪30g，制川乌15g，防风10g，淡附片15g，干姜15g，炙甘草15g，麻黄10g，细辛5g，枸杞子15g，淫羊藿15g，补骨脂15g，菟丝子15g，茯苓10g，桂枝10g，乌梢蛇3g，酸枣仁20g，肉苁蓉15g，火麻仁10g。21剂，每日1剂，水煎服，早晚各1次。辅以五禽戏功能锻炼，早晚各1遍。

二诊：患者右髋部疼痛较前明显减轻，腰部僵硬感明显好转，纳眠可，二便调。舌淡红，苔薄白，脉细弱，尺脉尤甚。复查C反应蛋白37mg/L，ESR 25mm/h。上方去酸枣仁、肉苁蓉、火麻仁，加青风藤15g，鸡血藤15g，川芎10g。21剂，每日1剂，水煎服，早晚各1次。辅以五禽戏功能锻炼，早晚各1遍。

三诊：患者右髋部无明显疼痛，腰部僵硬感消失，查体见颈部前屈、后伸、侧弯无明显受限，腰部前屈70°、后伸25°、侧曲30°，双侧"4"字试验（-）。ESR 6mm/h，C反应蛋白5mg/L。上方去青风藤、鸡血藤、川芎，加杜仲15g，巴戟天15g。28剂，每日1剂，水煎服，早晚各1次。辅以五禽戏功能锻炼，早晚各1遍。

按语：本案例为典型的强直性脊柱炎活动期，一诊时患者腰部偶有僵硬，右髋部疼痛明显，四肢冰凉，畏寒喜暖，睡眠差，大便干，小便正常，舌淡，苔白，脉沉细无力，尺脉尤甚，考虑肾元不足，寒凝督脉，加之大便干、睡眠差，在温肾通督基础上加用酸枣仁宁心安神，肉苁蓉、火麻仁润肠通便。二诊时患者右髋部疼痛较前明显减轻，腰部僵硬感明显好转，纳眠可，舌淡红，苔薄白，脉细弱，尺脉尤甚，辨证为肾虚督滞，上方去酸枣仁、肉苁蓉等药，加青风藤、鸡血藤、川芎行气祛风通络。三诊时患者症状基本消失，考虑患者病久导致肝肾亏虚，加用杜仲、巴戟天补肝肾，强筋骨。

2. 治疗阳虚不寐医案一则　吴某，女，78岁，退休。

主诉：入睡困难4年。

病史：患者久患失眠，每日靠服用地西泮入眠，夜寐 4 小时左右，睡眠质量差，多梦易醒。

诊查：口干口苦，平时易出汗，偶有牙痛，大便 2 日一行，稍干，舌淡苔润，脉沉尺弱。

临床诊断：不寐。

辨证：胆气不降，阳虚不寐证。

治法：温阳潜阳，利胆助眠。

处方：潜阳封髓丹。淡附片 15g（先煎），砂仁 6g，龟甲 30g，炙甘草 10g，黄柏 10g，柴胡 10g，黄芩 10g，煅龙骨 30g（先煎），磁石 30g（先煎），煅牡蛎 30g（先煎）。7 剂，水煎服，每日 1 剂，分早晚服用。

复诊：患者自诉睡眠状况较前好转，现安眠药已间断性服用，前方继服 10 剂，煎服法同前。

按语：此不寐为阳虚不寐型，肾阳亏虚，阴寒内盛，虚阳上逆僭越，其胆气不降故见柴胡证，其虚阳外越故见汗出。此方若看成柴胡加龙骨牡蛎汤，也即为《伤寒论》治疗少阳枢机不利所致不寐之经典方，此型不寐治疗上始终把握"阳不入阴，阴阳失交"的病因，其潜阳封髓丹为治疗虚阳上浮或外越之经典方剂，张建华治疗少阳胆气不降阳虚不寐证，尤善于在温阳潜阳剂中加入柴胡剂。

（四）经验方

1. 温肾通督汤

处方：黄芪 30g，制川乌 15g，防风 10g，淡附片 15g，干姜 15g，炙甘草 15g，麻黄 10g，细辛 5g，枸杞子 15g，淫羊藿 15g，补骨脂 15g，菟丝子 15g，茯苓 10g，桂枝 10g，乌梢蛇 3g，肉苁蓉 15g。

功能：温肾通督，散寒通滞。

主治：强直性脊柱炎、腰椎间盘突出症、骨质疏松症。

用法：每日 1 剂，水煎取汁 500ml，分上下午饭后 2 小时温服。

方解：黄芪补气升阳，制川乌、淡附片、干姜温经通脉，散寒止痛，四者共为君药；炙甘草补脾益气和中，茯苓健脾宁心祛湿，枸杞子、淫羊藿、菟丝子、补骨脂、肉苁蓉温肾补阳，养血生精填髓充盈督脉，共为臣药；桂枝、防风引邪外出，麻黄开腠理，使邪有出路，细辛香窜猛烈，通行十二经，开利九窍，乌梢蛇祛风湿、通经络，止痉，共为佐药，疏通经络，通利筋脉，筋骨通则经脉荣；炙甘草可调和诸药为使药。

应用情况：临床疗效确切，深受广大患者的欢迎。

禁忌：肝肾功能不全者禁用。

2. 潜阳封髓丹

处方：淡附片 15g（先煎），砂仁 6g，龟甲 30g，炙甘草 10g，黄柏 10g，柴胡 10g，黄芩 10g，煅龙骨 30g（先煎），磁石 30g（先煎），煅牡蛎 30g（先煎）。

功能：温阳潜阳，利胆助眠。

主治：不寐。

用法：每日 1 剂，水煎服，早晚分服。

方解：附子辛热，能补坎中真阳，真阳为君火之种，补真火即是壮君火也，龟甲一物，质硬，得水之精气而生，有通阴助阳之力，炙甘草补中土，取其土能伏火之意，经云"火无土不潜藏"，龙骨、牡蛎、磁石均为重镇潜阳之品，三物合用又有"三石潜阳方"之妙用，故治法体现出了温阳潜阳之观念，砂仁醒脾开胃，柴胡疏肝利胆，黄柏、黄芩清降相火，且防附子助阳太过。

应用情况：疗效可靠，无不良反应，疗效好且安全性高。

禁忌：肝肾功能不全者禁用。

3. 膝痹舒

处方：干姜 10g，桂枝 15g，白芍 15g，炙甘草 6g，炙麻黄 10g，白术 10g，知母 20g，防风 10g，附片 20g，细辛 6g，茯苓 20g。

功能：温阳扶正，祛风散寒，除湿通络。

主治：膝骨关节炎。

用法：每日 1 剂，水煎服，早晚分服。

方解：此方以附片为君药，义在温阳扶正，散寒除湿，肾阳为一身阳气之本，阳气亏虚，则机体更容易受到外邪侵袭。方中用桂枝、干姜共为臣药，旨在加强附片温阳之功，达到温中散寒，助阳通脉之功，正所谓"阳气者，精则养神，柔则养筋"。麻黄、防风合用具有解表散寒、祛风的作用，加用细辛，是为麻黄附子细辛汤之意，可增强附片之作用。白芍敛阴，缓急止痛，防止精微之气随阳气通达而散发太过，与桂枝相配伍，有调和营卫之功效。白术、茯苓健脾胃、除湿邪，巩固后天之本。知母性寒，有利水消肿之功，防止温阳太过而伤阴。甘草调和诸药，还能补脾益气，缓急止痛。全方寒温并用，即除湿散寒祛风，又能补益肝肾健脾，有散有收，从而达到扶正祛邪之功。

应用情况：疗效好且安全性高。

禁忌：肝肾功能不全者禁用。

朱 俊 琛

朱俊琛，男，1965 年生，安徽巢湖人，主任中医师，教授，博士生导师，安徽省江淮名医，安徽省名中医。任安徽中医药大学第二临床医学院骨伤教研室主任、骨一科主任，并担任中华中医药学会骨伤分会委员，中华中医药学会针刀专业委员会常务委员，中国民族医药学会针刀医学分会常务理事，中国民族医药学会疼痛分会常务理事，安徽省中医药学会骨伤专业委员会副主任委员，安徽省中医药学会针刀医学专业委员会副主任委员，安徽省中西医结合学会骨伤专业常务委员，安徽省康复医学会风湿骨关节病首席委员，安徽省针灸学会理事。同时担任《中国中医骨伤科杂志》《安徽医药》等期刊编委。朱俊琛始终坚持务实创新，在临床、教学、科研三方面协同发展，精勤不辍。

（一）学术思想

1. 筋伤治法，首重切诊　朱俊琛认为颈肩腰腿痛类的筋伤疾病，临证应注重精准施治，中医望闻问切四诊中，尤其重视切诊，骨伤科的切诊非止于切脉，更多的为切体（按诊），差之毫厘谬以千里，通过近乎"苛刻"的切诊，结合现代解剖学认知，常常能发现疑难颈腰腿疾病的关键所在，如上、下锯肌损伤、肩胛上神经卡压综合征、臀上皮神经卡压综合征、坐骨结节滑囊炎、肋骨末端综合征等疑难疾病诊治的关键点，掌握治疗操作要领，再行精准施治，常常随手奏效，手到病除。

2. 施针之处，得气为先　朱俊琛在治疗筋伤类疾病时，尤其擅长使用针灸和针刀治疗，在精准切诊的基础上，强调施针得气的重要性。得气，又称气至，一般是指针刺入人体腧穴一定深度或在施以提插、捻转等手法后，针刺部位获得的经气感应，现代也称为针感或针刺效应，它是针灸临床起效的关键和标志，古代医家医籍中对得气多有阐述，窦汉卿撰《标幽赋》曰："气之至也，如鱼吞钩饵之浮沉；气未至也，如闲处幽堂之深邃！""气至速而效速，气至迟而不治。"其重要性不言而喻。朱俊琛认为针刺或针刀作用的部位其软组织的结构会发生相应改变，如果是针刺此时医者指下会出现滞涩感，如果小针刀治疗，随着松解的进行，局部针下感觉会由紧变松，患者治疗部位产生酸、麻、胀、重、痛、热、蚁走感等感觉，以此为得气标准，掌握得气操作的要领，结合精准施治，临床疗效会大大提高。

3. 筋骨并重，标本兼治　朱俊琛认为颈肩腰腿痛类疾病的辨证应注重标本兼治，注意整体与局部辨证相结合，局部辨证一般以筋伤为主，多表现为疼痛麻木症状，气滞血瘀证多见，为其标，整体辨证一般以肾阳虚多见，其本为骨之失养。朱俊琛主任指出"肾主骨生髓，肝主筋"，颈肩腰腿痛类疾病，多为退行性病变，时常夹杂局部瘀阻之证，临床施治常标本兼治，补肾温阳与活血化瘀同用，针对不同患者，侧重点有所不同。急性起病者，应以活血化瘀为主，或者局部施以针灸、小针刀等外治法使气血流通，病症速去。而慢性疾病或者缠绵难愈者，如果单纯局限于局部外治法，往往病情会有反复，难以获得持久的疗效，这时候就应该在局部外治法的基础上重用补肾温阳内治法以治其本，骨壮则筋强，少量加入活血化瘀之品，缓缓图之，以使肾阳得固，气血流通，顽痹得除。《素问·生气通天论》中写道："阳者卫外而为固也。"就是说阳气有抵御外界邪气，使身体屏障牢固的作用。阳气足的人防御能力强一些，阳气弱的人抵抗力弱一些。明代医家张景岳说："天之大宝，只此一丸红日；人之大宝，只此一息真阳，凡阳气不充，则生意不广。"就是说天上最珍贵的东西，就是那仅有的一轮红日，而人体最重要的东西，就是那一息真阳，真阳就藏在肾里。《素问·生气通天论》说："清静则肉腠闭拒，虽有大风苛毒，弗之能害。"就是说阳气比较旺盛的人，他的肌肉、汗孔比一般人要坚实，在这种情况下，即使遇到比较厉害的寒邪，他的身体也会体现出一定程度的抵抗力，不至于生成大害。

（二）专长绝技

1. 水针疗法（改良骶管注射）+大推拿治疗腰痛病（难治性腰椎间盘突出症）　腰椎间盘突出症急性期疼痛是临床常见病，对于针灸、推拿、牵引、药物等常规治疗不能缓解的病例，或腰椎间盘突出症术后复发的病例我们采用骶管注射+大推拿手法治疗（有内固定不做大推拿），往往能够起到明显的效果，有效地缓解患者病痛。骶管注射技术又称为骶管裂孔硬膜外注射技术，是一种风险较小、使用简便、行之有效、费用低廉的疗法。是治疗急性期腰椎间盘突出症的有效方法，它对无菌技术要求较高，对穿刺角度（尤其骶管裂孔变异的患者）要求较高，对药物配伍要求准确、药物剂量要求适量。朱俊琛通过长期实践，对注射角度、药物成分和配比浓度均进行了改良，运用该技术每年为约 100 例腰椎间盘突出症患者解除了痛苦，得到了患者和社会的认可，并被安徽电视台《人与健康》栏目专访报道。改良骶管注射操作方法：药液配伍：0.9%生理盐水 14ml，2%利多卡因 5ml，复方倍他米松 1ml；注射量 20ml（可依据患者体型酌量增减），注射速度 5ml/min，4～5 分钟内注射完毕。操作：患者俯卧位，将骶管裂孔处提前做标记，常规消毒，做好注射前准备，选用 5 号注射器针头，向头端方向（略偏向患侧）将针头保持矢状面 30°～45°、冠状面 5°～10°穿刺进入骶管，待有突破感阻力感消失时，回抽无血后，将药物注射完毕，观察无头痛、头晕、心悸等不良反应后，行大推拿治疗。大推拿操作方法：①患者俯卧于推拿治疗床上，先于腰腿部采用按压、滚揉、拿捏等手法放松治疗 10 分钟，将胸腹部及双侧髂嵴以软枕垫高，使腹部悬空，术者立于患者左侧，双手叠加用掌根向下快速而有节奏地按压病变的节段间隙，共计 50～100 次。②仰卧位：行屈髋屈膝拉伸，髋内收外展和直腿抬高拔伸动作，当直腿抬高约 90°时，用力背伸踝关节共 5 次，先患侧后健侧。③侧卧位：行腰椎斜扳及单腿后伸扳法，先患侧后健侧。④俯卧位：术者及助手分站患者两侧，一手托住患者的膝部，同时用力缓慢向上抬起，一手紧压在腰部患处，当腰后伸到最大限度时，两手同时用力做相反方向的扳动，共 5～10 次。术后卧床休息 24 小时，带腰围逐渐下地负重，若效果不理想，可重复做 2～3 次，每周 1 次。

2. 水针疗法（改良颈椎间孔注射）+特色牵引治疗项痹病（神经根型颈椎病急性期）　神经根型颈椎病的急性期根性痛一直是骨科比较棘手的急症，疼痛严重者有时经脱水及止痛药物治疗均无法有效止痛，而颈椎间孔注射能够快速消除神经根水肿炎症，达到迅速止痛的效果。但颈椎间孔注射是一项难度较大、风险较高的操作，对操作者的临床经验和解剖基础有很高要求，稍有不慎会引起严重并发症，朱俊琛主任通过长期临床实践，对注射方法进行了改良，总结摸索出一种安全有效的注射方法，结合卧位牵引治疗，能够快速解决根性疼痛，因疗效好，社会影响不断扩大。具体治疗操作方法：①卧位牵引：牵引时将头侧床脚抬高 10cm，将牵引滑轮固定于患者头侧床边，患者仰卧位，将枕颌牵引带固定于患者头部，保持头部前屈 0°～15°，牵引时牵引力线处于水平中立位，起始重量 6～12kg，牵引重量以患者感觉有拉力为度，最大不超过自身重量的 20%，每次 20～40 分钟，每日 2 次，连续 1～2 周。②改良颈椎间孔注射：患者仰卧位，项背部垫以软枕，使颈椎保持过伸位，同时令患者头向健侧扭转 30°～45°，使颈部舒张开，充分暴露胸锁乳突肌，大多数患者可于胸锁乳突肌后缘扪及颈椎的横突尖，结合其症状及影像学资料，一般在病变部位的横突尖部可触及明显压痛点，此横突尖确定为注射部位并做标记。行常规皮肤消毒，取 5 号针于标记处约呈 75°刺入皮肤，深抵颈椎横突尖，此时将针尖稍拔出，针尖略刺向前下方，当出现明显的落空感或患者上肢触电感时，停止进针，回抽针筒无回血后，缓慢注射配伍的合剂 10ml（2%利多卡因 1ml＋复方倍他米松注射液 1ml＋0.9%生理盐水 8ml，注意利多卡因浓度应严格控制在 0.3%以内，过高会引起霍纳综合征），操作过程中，边注射边回抽，一旦回抽有血，立即停止注射。操作完成后注意观察患者生命体征 1h，注射治疗每周 1 次，连续 2 周。传统颈椎间孔注射，需要 CT 或 C 型臂 X 线机定位穿刺，且有刺伤神经血管的风险，而朱俊琛经过改良注射方法，运用横突定位法，以切诊为基础，以痛为腧，通过横突尖骨性标志定位，结合患者影像学资料，一般能够较快定位，且针刺于横突尖部骨性凸起处，安全性大大提高。

3. 针刀松解治疗寰枕筋膜挛缩型颈椎病（颈性眩晕；枕大、枕小神经卡压综合征）　寰枕筋膜挛缩型颈椎病是上颈椎退变引起的一系列症状的统称，主要是长时间低头工作或受凉后导致寰枕筋膜炎性水肿逐步发展为慢性劳损、失去弹性、变性挛缩，进而牵拉枕骨，寰枕间隙变窄，导致椎动脉被压和枕小、枕大神经被牵拉，患者伴有头晕、颈枕部顽固性疼痛、偏头痛等症状，部分患者或伴有恶心呕吐、视物不清，严重影响患者的生活质量和身心健康。朱俊琛通过针刀松解治疗该种特殊类型颈椎病，能够较快缓解患者头晕、颈枕部顽固性疼痛、偏头痛等症状，临床获得患者广泛赞誉。针刀松解操作方法：取俯卧位（带头洞的治疗床最好），前额压在软枕上，触及寰枕筋膜压痛点或枕小、枕大神经卡压点，以此作为进针点，以痛为腧，刀口线与颈椎棘突连线平行，针尖斜向上，以触及枕骨为宜，接触骨面后，横向切割 3～5 刀，避开枕骨大孔，若寰枕筋膜局部有挛缩，压痛明显，可提起筋膜，针刀向枕骨方向平刺松解。进针的层次分别是皮肤、浅筋膜、深筋膜（寰枕筋膜）。听见寰枕筋膜被切开时有"咔嚓"声音，局部松解后出刀，压迫针孔直到局部不出血，术后 24 小时保持局部干燥。有的颈性眩晕或顽固性偏头痛患者经一次针刀治疗后明显缓解，有的经过 2～3 次治疗后能够基本治愈。

4. 水针疗法（臂丛麻醉下一次性松解）＋特色手法治疗冻结期肩周炎　肩周炎为临床常见病，早期治疗效果往往较好，但对于冻结期的患者采用针灸、推拿、药物等治疗，疗程往往较长，患者比较痛苦，影响患者的日常生活和工作。朱俊琛从医 30 余年来运用臂丛麻醉下一次性松解治疗肩周炎冻结期，其疗程短、费用低、痛苦少、恢复快。松解后结合特色手法推拿、中药熏蒸、针灸、针刀等辅助治疗，为广大患者所接受，是一种积极有效的治疗措施。肩关节松解操作方法：常规术前准备，患者仰卧于手术床上，先进行锁骨上肌间沟臂丛神经阻滞麻醉（有时候要配合肩胛上神经阻滞、关节腔注射），等肌肉完全松弛后进行手法松解（若没有临床基础，请麻醉科会诊穿刺注射）。操作者一手固定患肩，一手握住患侧腕部，反复环形转动肩关节，幅度由小到大，以进一步放松肩部肌肉，然后术者一手握住患肢前臂，一手握住肩部，将患肢外展 90°，再将患肢向头部方向上举，并徐徐向床面方向按压，直至将上肢贴到床面，臂上举达 180°，然后扶患者挺腰坐稳，将患肢徐徐内旋，使手指触及对侧肩胛骨，手在头后能摸到对侧耳朵；患肢内收使肘关节达胸骨中线，肘关节贴至胸部，掌心到达对侧肩部；患肢屈肘，术者将患肢手掌背面紧贴患者背部，使其肩关节内收屈肘，顺势徐缓用力牵引，使其手指尽量触及对侧肩胛骨下角，当手下有失去阻力感觉，提示粘连已被有效松解。松解后指导患者做上肢功能锻炼，麻醉药物代谢后，可配合非甾体抗炎药口服。

5. 针刀+艾灸治疗顽痹证（顽固性颈腰背痛）　　顽固性颈腰背痛类疾病，是临床比较棘手的问题，困扰着临床医生，采用常规治疗方法效果不明显的病例，朱俊琛采用小针刀治疗，取得了较好的疗效。以胸背肌筋膜炎为例，针刀操作方法如下：患者取俯卧位，在背部寻找确切的压痛点，大多数压痛点位于$T_3 \sim T_6$棘突旁3～5cm肋骨上（有的位于肩胛骨的背侧与肩胛冈的上缘，偶有位于肩胛骨的前侧，即肩胛下肌的附着点），用记号笔做标记，用碘伏常规消毒皮肤，左手拇指切按标记点，右手持平刃针刀自标记点进针，刀口线与肌纤维平行，针体与肋骨垂直，直达肋骨面，确定为肋骨面后，在肋骨面上对局部粘连组织行疏通剥离，对明显硬结行通透剥离，一般2～3刀即可，大多患者针后明显感到轻松。若疼痛不能明显缓解，7～10天后可行第2次针刀治疗，注意针刀刺入的角度，与肋骨呈垂直进针，有时针刀一次不能探及肋骨，可在浅位试探，直至探及肋骨方可切割剥离，不可深刺，亦不可滑入肋间隙，以防刺破胸膜，形成气胸。每次治疗2～4点，根据病人反应及病情确定治疗次数，每周1次，一般不超过3次。大多患者为风寒湿阻型，每次针刀治疗后24小时，用温灸器行艾灸治疗。

6. 针刀+中药内治法治疗膝骨关节炎　　膝骨关节炎的早中期有些病例，通过针灸、推拿、口服药物、注射玻璃酸钠等治疗方法能够缓解症状。但也有一些病例疗效欠佳，朱俊琛通过针刀外治、中药内服，往往能取得较好的效果，使不少患者免于关节置换，对于晚期惧怕或不能耐受手术患者也能明显改善生活质量。膝骨关节炎针刀操作方法：采用针刀痛点松解治疗，患者平卧，患侧膝下垫软枕或关节屈曲50°～60°，在膝关节周围寻找痛点，尤其在内外侧副韧带起止点、髌韧带止点、鹅足滑囊、髌下脂肪垫及关节间隙附近寻找，每个痛点均用记号笔做标记，消毒后常规铺巾，选取其中3～5个严重痛点，运用四步进针法，使用Ⅰ型4号汉章牌小针刀，拇指在痛点适当加压，针刀刀口平行肌纤维方向于加压处快速刺入，行纵向疏通和横向剥离，以纵向疏通为主，局部如果有明显条索或硬结，可局部切割2～3刀，感到刀下明显松动，即刻出针，无菌纱布按压止血，局部无菌敷贴外敷，每周1次，一般行2～3次针刀治疗（有少量患者后关节囊疼痛明显，可寻找压痛点行针刀治疗）。配合中药汤剂口服，以补益肝肾、行气活血为法，以朱俊琛自拟经验方补肾活血汤加减，收效良好。

7. 骨盆牵引治疗老年性腰椎间盘突出症和腰椎管狭窄症　　牵引技术在临床广泛使用，但对于老年性腰椎间盘突出症或腰椎管狭窄症患者，若同时合并有内科疾病，体质较弱的患者，难以承受电动牵引（肋弓下与髂骨上同时捆绑），患者尤其伴有心肺疾病患者。朱俊琛采用床边较长时间（20～40分钟）骨盆牵引（1日2次），结合特色针灸、手法推拿、辨证使用中药等，安全有效，给不少患者缓解了症状，减轻了痛苦，提高了生活质量。牵引治疗可有效恢复脊柱力学平衡，减轻神经根的水肿、充血，有效改善局部微循环，消除致痛炎性物质的刺激。朱俊琛认为卧位牵引治疗的原理能松动病变部位的上下关节突关节，纠正椎间小关节紊乱，使腰椎恢复正常解剖位置，使神经根管内的容积增大，并能改变突出髓核与硬脊膜神经根之间的空间位置关系，从而减轻或解除突出物对硬脊膜和神经根的压迫，改善局部血液供应，有利于局部水肿及无菌性炎症的吸收，缓解腰部肌肉和骶棘肌的紧张状态，相应地松弛或增宽椎间隙，增加神经根管和椎管内容积，能有效缓解腰椎间盘突出症、腰椎管狭窄症患者的临床症状。

（三）验案撷粹

1. 治疗重度膝骨关节炎医案一则 孙某，女，73岁，退休工人。

主诉：双膝疼痛伴活动受限10年余，加重1个月。

病史：患者诉10年余前在日常生活中开始出现双膝疼痛不适，久行及上楼时症状尤为明显，症状时轻时重，曾在外院就医，建议行全膝置换手术治疗，患者惧怕手术，每有疼痛时自服布洛芬缓解疼痛。1个月前患者劳累受凉后出现双膝肿胀疼痛加剧，不能站立行走，自行服用布洛芬后疼痛稍好转，但仍然不能长时间站立行走，爬楼非常困难，且伴有腰膝酸软，严重影响日常生活，遂来求诊。

诊查：神清，双膝肿胀，内翻畸形，局部皮温较高，双膝周广泛压痛（+），内侧间隙压痛最明显，髌骨摩擦试验（+），双膝回旋研磨试验（+），双膝侧方挤压试验（-），抽屉试验（-），双膝关节活动度：伸屈5°～90°。末梢感觉、血运正常。舌质淡暗，苔白，脉沉弦，舌底静脉迂曲。

辅助检查：双膝正侧位片：双膝内侧间隙变窄，局部骨质增生，膝关节内翻畸形。MRI：双膝关节退行性变伴多发软骨慢性损伤；膝关节腔及髌上囊积液；双膝前、后交叉韧带水肿。

临床诊断：双膝骨关节炎。

辨证：患者日常生活中起病，病程迁延日久不愈。症见膝周疼痛，屈伸不利，当属于祖国医学"膝痹证"之范畴。患者年过七旬，脏腑之气已衰，肝肾亏损，肝主筋藏血，肾主骨藏精，肝肾不足则筋骨失其所养，不荣则痛，故症见肢体疼痛，活动受限，且伴有腰膝酸软，结合舌质淡暗，苔白，脉沉弦，此为肾虚血瘀之象。

治法：双膝局部痛点针刀松解+补肾活血汤中药内服。

针刀松解方法：在膝关节周围寻找痛点，于内侧副韧带起止点、髌韧带止点及关节间隙附近寻找4～5处严重痛点，每个痛点均用记号笔标记，消毒后常规铺巾，运用四步进针法，行针刀纵向疏通和横向剥离，感到刀下明显松动，即刻出针，无菌纱布按压止血，局部无菌敷贴外敷，每周1次，共2～4次（有少量患者后关节囊疼痛明显，可寻找压痛点行针刀治疗）。

中药处方：熟附子15g，赤芍10g，防风6g，黄芪30g，炒白术10g，羌活10g，炒川断15g，仙灵脾15g，细辛3g，炙甘草15g，独活10g，当归12g，土茯苓20g，萆薢20g，益母草30g，怀牛膝20g。共7剂，每日1剂，水煎服。

复诊：患者疼痛好转，膝关节肿胀较前明显减轻，触诊膝关节局部仍有两处明显压痛点，予以局部针刀松解治疗。中药原方减益母草、萆薢，继续服用1周。

三诊：患者已经可以正常行走，上下楼时仍有膝关节酸痛不适，触诊膝关节局部无明显压痛点，予以中药原方去土茯苓、萆薢、益母草，继续服用2周症状基本消失。

按语：本例患者为双膝重度关节炎，双膝反复疼痛10年余，关节变形，局部已经形成软组织挛缩，需要急则治其标，予以膝关节局部针刀松解治疗，使软组织挛缩好转，再用汤药内服，方用自拟补肾活血汤加减，方中熟附子补肾温阳，独活辛苦微温，善治伏风，除久痹，且性善下行，以祛下焦与筋骨间的风寒湿邪，羌活祛风除湿止痛，黄芪行滞通痹，赤芍散瘀止痛，细辛祛风止痛，防风祛一身之风而胜湿，萆薢祛风除痹，当归养血和血，益母草利水消肿，土茯苓通利关节，川断、仙灵脾、牛膝以补益肝肾而强壮筋骨，白术、甘草健脾益气。如患者肿痛严重，可加用泽泻、黄柏清热利湿消肿，骨质疏松严重者，可加用狗脊、菟丝子、覆盆子等增强补益肝肾作用之品。

2. 治疗胸背肌筋膜炎医案一则 徐某，女，49岁，教师。

主诉：反复发作背部疼痛3年。

病史：患者自2007年起常因反复出现背部酸胀疼痛而就诊于多家医院，早期服用止痛药物、推拿、热敷等方式治疗症状可缓解，但在劳累和受凉后仍再次发作。近半年来患者自诉每晚常伏案备课 4 小时以上，自觉背部冷痛且伴有重物压迫感明显，经此前治疗方案及卧床休息等方式症状未见减轻，严重影响日常生活及工作。

诊查：背部肌肉僵硬，局部压痛，以 T_3～T_6 棘突两侧旁开 4cm 左右区域压痛明显，可触及疼痛结节，舌质淡红，苔白腻，脉沉细。胸椎 X 线检查无异常。ESR、类风湿因子、抗"O"检查正常；HLA-B27（-）。

临床诊断：胸背肌筋膜炎。

辨证：由于长期劳累且风寒湿之邪侵袭机体而出现背部冷痛重着，休息后未减轻，受凉加重，背部气血运行不畅，痹阻肌肉筋膜，"不通则痛"发而为病，久之正气虚损，卫外不固，而加重症状。

治法：精准施术，针刀松解，舒筋缓急，恢复机体动静平衡。

处方：在无菌针刀室给予患者背部触诊阳性反应点针刀松解治疗。

复诊：2 天后患者背部疼痛明显减轻，但仍有少许疼痛结节，夜间可正常入睡。给予中药膏膜联合温灸器艾灸，隔日 1 次，治疗 3 次。

治法：祛风散寒，除湿通痹。

处方：以黄芩 20g，黄连 20g，黄柏 20g，大黄 6g，羌活 12g，独活 12g，延胡索 10g，威灵仙 12g 为主要方药制作膏剂涂抹于背部患处，再以长方形木质温灸器置于其上行艾灸治疗。

三诊：1 周后复诊患者背部疼痛仅余一处酸胀不适之点。

处方：再次给予针刀松解治疗 1 次，并指导其进行健脊强身功能锻炼。

四诊：1 周后复诊患者背部无疼痛，临床症状消失，患者可正常生活而无影响。

按语：本例患者为胸背肌筋膜炎，多因劳损或风寒湿邪侵犯，导致胸背筋膜、肌肉损伤、粘连或变性，产生无菌性炎症水肿，刺激神经引起胸背痛。通过针刀治疗患者背部肌筋膜疼痛结节之处，既能松解胸背肌筋膜粘连之所，改善局部血液循环，又能调整患者背部疼痛阈值，促进无菌性炎症物质吸收，从而使肌肉恢复动态平衡，达到舒筋缓急的目的。祖国医学多认为本病多为风寒湿邪痹阻机体而诱发，且缠绵难愈，运用中医外治之法，以中药膏膜涂于患处皮肤表面，以渗透肌肤而利吸收，同时运用温灸器艾灸方式，加强其温经通络之力，并助其深入肌肉筋骨之间，助其祛风散寒、除湿通痹之效。最终患者临床症状消失，恢复正常生活。

（四）经验方

1. 补肾活血汤

处方：熟附子 9g，赤芍 10g，防风 6g，黄芪 30g，炒白术 10g，羌活 10g，炒川断 15g，仙灵脾 10g，细辛 3g，炙甘草 15g，独活 10g，当归 12g，土茯苓 20g，萆薢 20g，益母草 10g，怀牛膝 10g。

功能：补肾温阳，活血祛瘀，散寒消肿。

主治：膝骨关节炎、膝关节滑膜炎、髌骨软化症、创伤性关节炎、下肢陈旧筋伤等。

用法：每日 1 剂，水煎取汁 400ml，分上下午饭后 2 小时温服。

方解：熟附子补肾温阳，川断、仙灵脾、牛膝以补益肝肾而强壮筋骨，独活辛苦微温，善治伏风，除久痹，且性善下行，以祛下焦与筋骨间的风寒湿邪，羌活祛风除湿止痛，黄芪行滞通痹，赤芍散瘀止痛，细辛祛风止痛，防风祛一身之风而胜湿，萆薢祛风除痹，当归养血和血，益母草利水消肿，土茯苓通利关节，白术、甘草健脾益气。如患者肿痛严重，可加用泽泻、黄柏清热利湿消肿，骨质疏松严重者，可加用狗脊、女贞子、覆盆子等增强补益肝肾作用之品。以上诸药合用，补肾温阳，强壮筋骨以治其本；活血祛瘀，散寒消肿以治其标，共奏标本兼治之效。

应用情况：本方药临床应用已 30 多年，疗效可靠，未见不良反应。该药的临床疗效确切，深受广大患者的欢迎。

禁忌：孕妇禁用。

2. 益气通督养血汤

处方：黄芪 60g，桂枝 10g，白芍 10g，赤芍 10g，川芎 6g，当归 10g，地龙 15g，杜仲 10g，续断 10g，三七 5g，炮附子 15g，蜈蚣 1 条。

功能：益气养血，强脊通督。

主治：脊髓型颈椎病、神经根型颈椎病。

用法：每日 1 剂，水煎取汁 400ml，煎煮时间 1 小时以上，分上下午饭后 1 小时温服，神经根型颈椎病可加用葛根、姜黄、全蝎，如疼痛剧烈需加大蜈蚣用量，并加制川乌以散寒止痛。4 周为 1 个疗程，神经根型颈椎病一般 1 个疗程即可，脊髓型颈椎病需连续治疗 3～6 个疗程。

方解：本方为朱俊琛通过长年实践，使用黄芪桂枝五物汤、补阳还五汤、当归养血汤三组经方化裁加减而成。方中重用黄芪益气补中，行瘅通滞，当归补血养血，补血养筋，体现"治风先治血，血行风自灭"；炮附子辛热，其性走而不守，能通行十二经，祛风湿、利关节、止瘅痛；桂枝温经通瘅；续断、杜仲补益肝肾；白芍柔肝理脾，使肝木条达而脾土自强，川芎行气活血，赤芍、三七活血化瘀，地龙祛风通络，蜈蚣搜风止痛。以上诸药合用，益气养血，强脊通督以治其本；散瘀止痛以治其标，共奏标本兼治之效。

应用情况：本方药临床成方应用已经 20 多年，针对神经根型颈椎病可随手奏效，疗效可靠，如果针对脊髓型颈椎病，尤其部分严重脊髓受压患者虽手术治疗仍有后遗症，此类患者如能坚持服用，常有意想不到的疗效，本方可适合脊髓型颈椎病患者长期服用，未见不良反应，疗效好且安全性高。

禁忌：孕妇禁用。

周 正 新

周正新，男，1968 年生，安徽舒城人，医学博士，主任中医师，教授，博士生导师，安徽省名中医，第四批全国老中医药专家学术经验继承人，师承全国著名中医骨伤科专家丁锷教授及袁浩教授。

1989 年毕业于安徽中医学院，获中医专业学士学位。1996 年毕业于安徽中医学院，获得中医骨伤专业硕士学位。2004 年毕业于广州中医药大学中医骨伤科专业，获博士学位。安徽省中医骨伤专业委员会副主任委员，安徽省骨质疏松学会委员，中国中医药研究促进会股骨头坏死专业委员会副主任委员，中国中医药研究促进会骨伤科分会常务委员，中华中医药学会骨伤科分会委员，中国中西医结合学会股骨头坏死专业委员会委员，国家"十一五"规划教材《中医骨伤科技能培训》和《安徽中医药大学学报》《中医药临床杂志》编委。国家自然科学基金网评专家。主持或参与研制的药物有颈椎活血胶囊、接骨续筋胶囊、消瘀接骨散和骨疽拔毒散等，主治颈肩腰腿痛、骨折、软组织损伤和关节肿痛等病症，正在研制的药物有骨蚀宁胶囊，前期临床观察治疗股骨头坏死，疗效确切。参与研究的省教育厅课题"消瘀接骨散治疗骨折和软组织损伤的临床与实验研究"，通过省级科技成果鉴定，并获得省高校科技进步奖三等奖，参与"十五"国家科技攻关课题"丁锷学术思想和临证经验研究"1 项，主持安徽省科技攻关课题 1 项。

（一）学术思想

1. 肝脾肾皆虚则气滞血瘀 肝贮藏血液，其可以调节全身血量的充沛，很好地辅助血液的运行，而血液中含大量营养的精微物质才得以运送到关节筋骨处，营养筋骨。《黄帝内经》言："肾主身之骨髓""其充在骨"。肾为"先天之根本"，主藏精，主髓，人体的精气最早是由肾精所化，先天之精越充足，人体骨髓化生越有充足的养分，进而越好地促进人体骨骼的生长发育。肝和肾在血液与精气互根互用，精血同源，即人体血液是由人体精气经过气化生成，同样精液也需要体内的血液来充养，两者相互转化共同滋养机体。平常人如果先天禀赋不足，导致肝肾得不到营养，进而损伤肝肾功能，影响气血运行受阻，人体骨骼肌肉得不到滋养，易引起局部滋养不足而出现坏死症状，因此肝肾不足导致的气血运行变化，进一步演化出气滞血瘀，如股骨头坏死追其根本就是肝肾损伤。

2. 活血利水消肿 周正新认为骨伤科疾病的内治基本治则一直是活血化瘀、利水消肿。古籍《临证指南医案》曰"久病血瘀，瘀从便下"、《血证论》云"瘀血无处可留……化而走小便"，即合理运用活血利水治疗瘀血的方法，使久瘀之血得以行散，运行的道路不再阻塞，机体里的有毒物质"化而走小便"排出于身体之外。所以在临床上，活血化瘀要兼顾利水的治疗，利水同时勿忘行血活血，兼顾二者，才能获得较好的疗效。

3. 补气活血 气血是人体生命活动的根本，骨伤科疾病的病因病机与气血变化密切相关。正如《素问·调经论》云："人之所有者，血与气耳……气血不和，百病乃变化而生。"周正新认为，从中医角度看，骨折及手术导致出血，出血即血去，血去则血虚，而血为气之母，血虚则气无以依附，随之脱散，故血虚常伴气虚，故益气补血法为常用治疗方法。

（二）专长绝技

1. 中西结合治疗股骨头坏死 股骨头坏死属于"骨痹""骨蚀"等范畴，其病因病机多为肝肾亏损、正虚邪侵、气滞血瘀。《素问·阴阳应象大论》曰："肾生骨髓"，"在体为骨"。《素问·五脏生成》认为："肝之合筋也，其荣爪也"，"诸筋者，皆属于节"。《灵枢·刺节真邪》指出："虚邪之入于身也深……内伤于骨为骨蚀。"周正新根据多年治疗股骨头坏死的临床经验认为股骨头坏死以肝肾亏虚为根本原因。肝藏血，肾藏精，由于肝肾亏虚，血亏精乏，血亏则气不足，气不足则血液运行无力，血液瘀滞，出现气滞血瘀。因此股骨头坏死总结起来就是以肝肾亏虚为根本，表现外在为气滞血瘀的虚实夹杂的一种复杂疾病，针对其中医发病机理，补肝肾，活气血，在临床中取得显著效果。

2. "活血利水消肿方"治疗术后水肿 张仲景曾就水肿形成的病理原因提出"血不利则为水"的见解；古籍《血证论》也有类似发病成因记载："瘀血流注于脉外，发为肿胀，乃血变水之证"，"气伤痛，形伤肿"。古人早就发现"瘀血"虽为部分筋骨肌肉损伤的病理产物，却也是导致肿胀形成的主要原因。手术容易导致患者正气亏虚，气机逆乱，瘀血停滞，水湿运行受阻，机体经脉不通则为痛。同时《血证论》也有"血结亦病水，水结亦病血"的相关论述，主张瘀血和水肿两者关系互为因果，共同组成手术后并发症的发病诱因。故治疗股肿也要从行气活血、祛瘀这个思路下手。"瘀血……堵塞气之往来，故滞碍而痛，所谓痛则不通也"，说明了离经之血不能得到化解消散而致疼痛。损伤初期血瘀气滞，肿痛兼作。《素问·举痛论》记载"脉虚则痛"，筋脉肌肉因血液亏虚就不能得到很好的滋养，随之会发生拘急疼痛。所以无论伤于何处，只要为外伤出血，总的病机即为离经之血瘀结于脉外，血瘀不通则痛。同时阴阳、气血等亏虚，人体肌肉、脉络得不到滋养，进而引起疼痛。所以说对于骨折的治疗，重点在血，需要及时运用攻下逐瘀法治疗体内的淤积之血，跌打损伤，脉络受损，离经之血瘀留于肌肤腠理脏腑之间，壅塞经道，变症多端，瘀血不去影响新血的生成。又因气血互根互用，气的运行顺畅与否关系到血的运行，而血瘀也可阻滞气机，因此要同时治疗气血。

3. "加味八珍汤"治疗骨折术后隐性失血

随着科技的进步以及医学的发展，大手术在各级医院的普及率越来越高，很多医者发现存在着术中出血量与血红蛋白的下降程度不符合的情况，后者往往远多于前者，这就说明了手术过程中存在着未能察觉的失血，称之为"隐性失血"。八珍汤具有益气活血的作用，在骨伤科的疾病中，尤其是在高龄或者气血虚弱的患者中，常常被运用。周正新在临床中在八珍汤的基础上加入黄芪、牛膝，使临床疗效更加显著。

（三）验案撷粹

1. 治疗早期股骨头坏死医案一则 张某，女，39岁，职员。

主诉：右髋痛伴活动受限2年余。

病史：2年余前劳累后出现右髋部疼痛，活动受限。无外伤史及服用激素史，不嗜酒。

诊查：右下肢跛行，右髋内收、外展、外旋及屈曲均受限，右腹股沟压痛（±）。舌淡红，苔薄白，脉弦涩。X线：右股骨头坏死。MRI：右侧股骨头坏死。

临床诊断：右股骨头坏死。

辨证：肾虚血瘀证。

治法：补肾生骨，通血活络。

处方：骨痹痛消方（丹参15g，补骨脂15g，赤芍12g，淫羊藿12g，何首乌12g，川芎10g，当归10g，川断10g，土鳖虫10g，肉桂4g，水蛭3g，甘草6g）。28剂，嘱患者休息，严禁直立及负重。

二诊：髋痛较前减轻，无明显不适，效不更方。原方继用28剂。

三诊：髋部仍有活动痛，休息时无疼痛，活动较前改善。复查X线较前无明显改变，舌脉同前，坏死瘀浊未除，原方加三棱、莪术各10g。继用28剂。

四诊：髋痛较前明显改善，活动尚可，肝肾功能正常。复查X线囊变区较前清晰。

按语：周正新认为股骨头坏死病机的核心是"瘀血阻络，筋骨失荣"，而瘀血在股骨头坏死的病程中一直存在，因此在治疗的全程中均应贯彻"活血生新"这一思想。

2. 治疗术后水肿医案一则 刘某，女，68岁，退休。

主诉：左膝关节置换术后，关节肿胀1周。

病史：患者1周前行左膝关节置换，术后出现关节肿胀，活动受限。

诊查：左膝压痛，浮髌试验（＋）。X线：左膝关节置换术后，假体在位。舌暗，苔薄，脉弦涩。

临床诊断：关节术后水肿。

辨证：湿热瘀滞证。

治法：活血祛瘀，利水消肿。

处方：活血利水消肿方（茯苓皮30g，大腹皮30g，盐车前子30g，炒苍术15g，土茯苓15g，川牛膝15g，萆薢10g，金银花10g，黄柏10g，醋莪术7g，三棱7g），7剂，每日1剂，早晚分服。

复诊：1周后复查，膝关节压痛减轻，浮髌试验（＋），原方继用14剂，每日1剂，早晚分服。

三诊：左膝压痛（－），浮髌试验（－），活动可。

按语：本例患者膝关节置换术后，手术损伤关节部位筋脉，气血运行不畅则肿痛。活血化瘀要兼顾利水的治疗，利水同时勿忘行血活血，兼顾二者，才能获得较好的疗效。

（四）经验方

1. 骨痹痛消方

处方：丹参15g，补骨脂15g，赤芍12g，淫羊藿12g，何首乌12g，川芎10g，当归10g，川断10g，土鳖虫10g，肉桂4g，水蛭3g，甘草6g。

功能：补肾生骨，通血活络。

主治：股骨头坏死。

用法：每日1剂，早晚分服，水煎服。

方解：本方之中丹参、川芎、赤芍、土鳖虫、水蛭属于活血化瘀药物，均能通畅血脉，消散瘀血；当归、何首乌属于补血药，甘温质润，与活血药配伍，共达补血活血之效，祛邪尚可安正；淫羊藿、补骨脂、川断属于补阳药，能补一身之元阳，与甘润之当归、制首乌相配达到"阳得阴助，生化无穷"之效；肉桂能温中祛寒，通经止痛；甘草属于补虚药，不但能够补益心脾还可调和药性，更能佐治土鳖虫之毒。

应用情况：该药的临床疗效确切，深受广大患者的欢迎。

禁忌：肝肾功能不全者禁用。

2. 活血利水消肿方

处方：茯苓皮30g，大腹皮30g，盐车前子30g，炒苍术15g，土茯苓15g，川牛膝15g，萆薢10g，金银花10g，黄柏10g，醋莪术7g，三棱7g。

功能：活血化瘀，利水消肿。

主治：关节水肿。

用法：水煎服，每日1剂，早晚分服。

方解：本方重用茯苓皮、盐车前子、大腹皮为君药，行利水消肿之效，臣以醋莪术、三棱等破血行气，促进久瘀之血的消散，同时加强君药利水祛湿；而川牛膝具有活血利水之效，将瘀血败滞从小便引出，金银花、黄柏等寒凉之品可清解瘀血所化之热，苍术、土茯苓、萆薢均能利水渗湿，以助君药。诸药配伍，共行利水消肿、活血祛瘀之功效。

应用情况：本方疗效可靠，未见不良反应。

禁忌：孕妇禁用。

3. 加味八珍汤

处方：人参15g，麸炒白术20g，茯苓10g，黄芪20g，当归20g，川芎15g，白芍12g，熟地黄12g，牛膝15g，甘草6g。

功能：气血双补。

主治：贫血。

用法：水煎服，每日1剂，早晚分服。

方解：方中人参、熟地黄相配，补气益血，共奏君药之功；白术、茯苓利水渗湿，益气健脾，协人参补脾益气，当归、白芍养血和营，以助熟地黄滋阴补血，四药共行臣药之职；川芎、牛膝入血分，血中气药，活血行气、通畅血脉，使之补益而不瘀阻，为佐药，配黄芪，药效更显著；再使以甘草调和诸药。八珍汤实际为四君子汤及四物汤的合方，益气与养血两者兼顾。其配伍特点为补气行气兼顾，补血和血同行，达到补而不滞，活而不伤之效。

应用情况：本方疗效可靠，未见不良反应。

禁忌：无。

北 京 市

冯天有

冯天有（1942～2020 年），男，天津人，少将军衔，国医名师，教授，主任医师，新医正骨疗法创始人，骨伤名家，博士生导师，享受国务院政府特殊津贴。

第四军医大学毕业后，冯天有发现部分常见职业病用西医难以治疗，开始向多位业界高手虚心求教，摸索总结出了"新医正骨疗法"，在临床应用中屡见奇效。

（一）学术思想

1. 椎体位移　单（多）个椎体位移的观点，由冯天有在国内首先提出。他认为，损伤退变性疾病的基础，即为脊柱平衡失调，脊柱物理诊断系统即为其所创，其中以"棘突四条线"触诊法为主，而"脊柱（定点）旋转复位法"为其对应治疗方式。对脊柱、关节、软组织等疾病的机制，作了新的阐述，在诊断及治疗上亦有新的进展。

2. 脊柱内外平衡　神经、肌肉、韧带、骨骼及关节等，均为脊柱内外平衡因素，其协调一致，是人体开展各种活动的重要基础。若各种因素破坏了脊柱的内外平衡，将引起一系列改变。一旦出现椎间孔狭窄、椎管矢状径减小等变化，机体将做出相应调整，如颈（腰）肌强硬、僵直、疼痛、活动受限及脊柱曲线改变等都可能会出现。一旦代偿性变化对周围组织产生刺激或压迫，就产生相应的临床表现。

3. "腰型"变化四步规律　冯天有认为腰椎间盘突出症患者有四种变化：椎体轻度位移，神经根为突出髓核压迫，致腰腿疼痛、腰椎失稳的产生，人体的姿势发生改变。为保持平衡，人体进行自我调节，腰曲变平、腰骶上移、旋盆翘臀及旋腰挺胸四种变化将相继出现。通过外在变化可判断疾病内在发展程度及阶段，做到心中有数。

4. 椎体棘突四线触诊　椎体棘突四线触诊法，为冯天有所创。通过触摸、比较中心轴线、棘突侧线、棘突顶线、棘突尖线四条线，来判断棘突是否歪斜及其歪斜程度。此法为单（多）个椎体位移规范了评价方法，为疾病的诊疗、鉴别提供了客观依据。

（二）专长绝技

脊柱定点旋转复位法治疗腰椎间盘突出症　冯天有创立脊柱定点旋转复位法治疗腰椎间盘突出症，在施术时感觉所触及病人椎体"位移"是纠正单（多）椎体位移的客观表征及取得临床疗效的依据。根据对损伤性脊柱疾病发病机制的新认识，同时吸取了中西医治疗损伤性脊柱疾病的优点，摒弃了其弱点，在治疗方法上创用脊柱定点旋转复位法。它是目前保守疗法中科技含量最高的新方法。脊柱定点旋转复位法，复位瞬间医生将病人重心落在患椎单侧关节突关节上，使脊柱暂时处于失稳状态，再拨动偏歪棘突。同时，通过医生复位的拇指使患椎承受了直拉力旋转分力，并且运用杠杆力而易于复位。手法稳、准、轻、巧。

脊柱定点旋转复位法具体操作：以患椎棘突向右偏歪为例，病人端坐于方凳上（无靠背），两脚分开与肩等宽。医生正坐于病人之后，首先用双拇指触诊法查清偏歪棘突。右手自病人右腋下伸向前，手掌部压于颈后部，拇指向下，余四指扶持颈部（病人稍低头），同时嘱病人双脚踏地，臀部正坐不准移动。助手面对病人站立，两腿夹住病人左大腿，双手压住左大腿根部，维持病人正坐姿势。医生左手拇指扣住偏向右侧的棘突，然后右手拉病人颈部使身体前屈 40°～60°（或略小），继续向右侧（尽量大于 45°），在最大侧弯位医生右上肢使病人躯体向后内侧旋转，同时左手拇指顺向左上顶推棘突立即可觉察指下椎体轻微错动，往往伴随弹响声。患椎棘突向左偏歪者，医生扶持病人肢体和牵引方向相反，方法相同。

对于损伤性脊柱疾病，临床上施脊柱定点旋转复位法，配合分筋、理筋、镇定等轻巧确切的手法恢复病变部位的正常（或代偿）解剖位置，是其主要诊治手法。同时，纠正患处解剖位置与治疗无菌性炎症相结合；影响患处病理改变的内外平衡因素兼治；手法治疗后适宜休息与功能锻炼兼顾。临床上收到较好疗效。

葛云彬

葛云彬（1899～1960 年），男，江苏江阴人。14 岁拜常熟伤科名医韦鸿海为师学医，深得业师青睐，故而倾囊相授。葛云彬先后于金坛、武进等地行医，后至上海、常州、苏州等地设立诊所。

1955 年奉调进北京，任中国中医研究院任西苑医院骨伤科主任及外科副主任。葛云彬擅用手法治疗伤疾，临床常用损伤紫金丹、肩关节习惯性脱臼方内服治伤。

（一）学术思想

1. 整体观念　不能单纯注意骨折局部情况，而应及时地注意伤者全身情况，每一部位的骨折和形成骨折的形态均不一样，各自有各自的特点。

2. 早期整复　在整复时间上、原则上，要求争取尽早一次满意复位，最好在伤后 1～4 小时内进行，此时局部肿胀不严重，便于手法操作，有利于促进骨折迅速愈合，尤其是儿童，因骨折愈合快，更要求早期整复。一般不应等肿胀消退后再进行，否则不易取得满意效果。整复前，先揉伤肢的肌肉筋腱，促进气血循环，再挤压肿胀局部，手法力量需轻柔，均匀持久，局部肿胀即可减轻，有利于手法整复。

3. 筋骨并治　在骨折的同时，必然会伤及筋脉、肌肉等软组织。因此在治疗骨折时必须要筋骨并治，如在整复骨折时，要进行分筋理筋，调理筋脉促进气血畅通，便于瘀血的消散吸收，也便于骨折之整复，调整固定的夹板时也要调整疏理筋脉，即使在固定过程中，其两端的关节筋腱也要进行活动。如此筋骨并治，可减轻患者痛苦，缩短疗程，关节功能恢复也快。

4. 对位与对线　在骨折进行整复后，矫正了各种移位，即对位、对线完全良好，称为骨折解剖复位。这对骨折的愈合和功能的恢复是最为有利的。对某些骨折不能达到解剖对位时，可根据病人的年龄、职业、骨折的时间和部位的不同，达到骨折愈合后能恢复功能即可，称为功能性复位。新鲜骨折功能复位标准为旋转移位、分离移位必须完全矫正，骨干骨折的成角移位，要求基本上矫正，即对线基本良好。

5. 动静结合　动静结合指的是骨折整复后固定与活动的对立统一。骨折对位后需要固定，而肌肉筋腱等组织又需要活动，强调固定，则影响了活动；强调活动，则又妨碍固定。所以必须二者有机地结合起来。使骨折既要早期愈合，又要使肌肉筋腱尽早恢复功能。固定与活动是相对的，而不是绝对的。在固定中的骨折局部，要相对稳定，而其他部位要有必要的活动；在活动的关节要相对的活动但也需要有必要的限制。一般在固定的初期以静为主，固定后期以动为主，大量实践证明，这个原则是促进愈合、缩短疗程、早期恢复功能的关键。

6. 功能训练　人的肢体是在人的活动中发达起来的，使用则兴，不用则废。倘若在骨折固定的数周中，强调了静，骨折愈合虽好，但因长时间不动，就会出现肌肉萎缩，关节强直，丧失活动功能，因此强调动静结合，就要早期进行些必要的主动与被动的功能锻炼，在骨折整复固定后，就进行肌肉主动收缩锻炼，在不影响骨折固定的情况下，活动的关节均应进行必要的活动和功能锻炼。在固定时要废除那些不合理的超关节固定，进行功能锻炼应当循序渐进。从肌肉主动收缩开始到进行关节的活动锻炼，一定要在医生指导下进行。

7. 捏筋拍打　骨折复位达到临床愈合，即可拆除固定，进行正常的活动锻炼，此时加上捏筋拍打，更有利于疏通经络，运行气血，加强血液循环，有利于骨骼改造塑形，促进正常的功能恢复，捏筋与拍打的手法由轻渐重，有利于机体的适应过程。

葛氏正骨的治疗原则可概括为：骨是筋之架，筋是骨之铠，骨断筋不断，筋断骨不连；正骨先正筋，迂双两处分。伤处四下揉，瘀血自消散；瘀散骨自长，筋骨一起强。固定是固定，必须结合动；屈伸与旋转，主动被动练。捏紧加拍打，筋骨齐复健。

（二）专长绝技

1. 善用峻毒之品——雪上一枝蒿　葛云彬善用雪上一枝蒿，其通过临床观察发现患者若疼痛屡治不效，酌加适量雪上一枝蒿，往往效如桴鼓。葛云彬对于此药应用的灵感来源于张仲景的乌头汤，其认为乌头汤中乌头毒性较剧、用量偏大却能够做成吸收快、奏效速的汤剂，其关键在于煎煮的时间和蜂蜜的使用。蜂蜜味甘性缓，虽为汤剂，实乃缓缓吸收之意；此外高温长时间煎煮可以大大减少乌头的毒性，破坏其有效成分。在此基础上，葛云彬发现雪上一枝蒿类似于乌头，其不良反应多为乌头碱所致，若通过一定条件的煎煮后其毒性可大大降低，而能够充分发挥药效。其具体方法为：雪上一枝蒿 3～8g、蜂蜜 6 勺（约 60mL）、清水 600mL（以没过药物为准），三者混合加热煎煮 1 小时后，再加其他药物和水浓煎至 150mL 左右，分 2 次温服。虽雪上一枝蒿煎煮剂量较大，但不良反应较小，临床应用安全有效。尽管如此，葛云彬临床应用还强调需要向患者交代清楚，且需要综合考虑患者禀赋、居住环境及时间季节等多方面因素，能够做到三因制宜、心中有数。

2. 善用活血及虫类药　葛云彬临证在腰痛的治疗中喜用、善用活血化瘀及虫类药。葛云彬认为，急性发作期可选用小剂量的活血药，养血和血，温通血脉；当病情缓解后，可加重活血化瘀药物的剂量；腰痛日久，反复发作者，可以活血化瘀为主配合搜风通络的药物。中医经典认为"血不利则为水"，而现代医学研究表明，腰椎间盘突出症导致的腰腿痛主要是髓核组织压迫，神经根充血水肿，局部炎性反应剧烈而致。

（三）验案摘粹

患者，男，56 岁。

主诉：腰痛牵及右下肢 1 年余，加重 2 周。

既往有扭伤史。患者 1 年前扭伤后出现腰腿痛，予以卧床休息，口服镇痛药物后病情缓解。近 2 周患者自觉腰痛加重，活动后尤甚，不能行走。查体：腰椎生理弧度变直，活动明显受限，强迫体位，L_4～S_1 棘突及棘旁压痛、叩击痛（+），右下肢放射痛（+），梨状肌局部压痛（+），直腿抬高试验左 70°（-），右 30°（+），右下肢拇背伸肌力较对侧弱，皮肤感觉及腱反射轻度减弱，病理征未引出，马鞍区轻度麻木，日本骨科协会评估治疗（JOA）评分 10 分。查腰椎 CT 提示椎管狭窄，L_4 / L_5 椎间盘向右侧突出（巨大型），硬膜囊明显受压。四诊摘要：患者腰腿痛明显，伴有下肢重滞麻木胀痛，舌暗红，苔薄白，脉浮弦紧。

诊断：腰椎间盘突出症（风寒湿痹型）。

治法：患者及家属因经济问题要求接受中医药保守治疗，遂嘱患者急性期绝对卧床休息；予以葛云彬经验方雪上一枝蒿方口服以达祛风散寒除痹，除湿通络止痛之效。方药组成：雪上一枝蒿 5g（先煎），桂枝 10g，白芍 15g，知母 15g，生白术 45g，附子 10g，防风 10g，麻黄 5g，地龙 12g，威灵仙 20g，蜈蚣 1 条，全蝎 3g。14 剂，与蜂蜜水同煎（具体煎法同上），每日 1 剂，分 2 次服用。

患者用上方 2 周后复诊，腰腿痛较前明显好转，能够站立和短时间下地行走，偶觉腰部轻度乏力酸胀，舌暗红，苔薄白，脉濡细。查体示：L_4～S_1 棘突及棘旁压痛、叩击痛（±）、右下肢放射痛（-），直腿抬高试验左 70°（-），右 60°（±），右下肢拇背伸肌力及腱反射基本正常，皮肤感觉仍较弱，大小便正常，JOA 评分 18 分。自述服用过程中未出现口麻、眩晕、心慌等不适。患者邪去之六七，虚实夹杂，本虚标实，上方去麻黄、蜈蚣、全蝎峻猛之剂，加用川断、杜仲、熟地黄、枸杞子、鹿角霜以固腰府、强筋骨、生精益髓，继续服用 2 周。

2 周后复诊患者腰腿痛基本消失，能够正常下地行走，查体基本正常，生活质量明显提高，JOA 评分 26 分。患者要求继续中药治疗巩固疗效，予以独活寄生汤加减调服善后，具体方药：独活 10g，桑寄生、杜仲、怀牛膝、细辛、茯苓、肉桂、川芎、党参、甘草、当归、干地黄各 9g，鹿角霜 30g，生白术 45g，山药 30g。半年后电话随访，患者参加工作，腰腿痛未发作。

刘寿山

刘寿山（1901～1980 年），名泉，字寿山，男，北京人。幼习针灸，后拜文佩亭先生为师，继承其整骨理伤经验。曾任东直门医院骨科主任。《刘寿山正骨经验》为其临证经验之总结。

刘寿山毫无保留地将自己的经验传于后人。臧福科、奚达、王育学、孙树椿、孙呈祥等人，均拜在其门下，其中以臧福科最为出名。臧福科将其正骨手法和理论，发展到治疗脏腑疾病的新高度，而秘授的"宫廷理筋术"，亦为其所掌握，并成为新一代传承人。

（一）学术思想

治筋宜柔　手法在骨伤疾病中的作用十分重大，向来为医家所重视。尽管各家手法略有差异，然都是在前人基础之上，增减变化而来。其要领，不外乎"持久、有力、均匀、柔和"八字。

刘寿山认为，柔且韧乃筋之常态，治筋之时，宜柔不宜刚。在施治过程中，必须顺其生理，初起用力宜轻宜弱，缓而施之，以柔制刚，待患者能够耐受，再顺应节奏逐渐加力，切不可使蛮力，生拉硬拽。此外，手法之"准备、治疗、结束"三阶段均需施行。

（二）经验方

接骨紫金丹

处方：松节、苏木、川乌、血竭、降真香、制乳没、自然铜（煅醋淬 7 次）、水蛭、地龙、土狗各等分。

功能：逐瘀活血，止痛接骨。

主治：各种骨折。

用法：研细末，炼蜜丸，每丸 10g，每次 1 丸。

马在山

马在山，男，1922 年生，山东沂水人，系五代骨伤科世医传人，15 岁起专门随父亲研习医经与骨伤科。其编著的《马氏中医治疗股骨头坏死》，在大量科研资料的基础上总结其宝贵而丰富的临床实践经验，1995 年获得全国优秀科技图书一等奖，马老创制的生骨片于 2000 年 5 月 19 日通过国家新药评审。其自主研发设计的"颈椎曲度牵引器""腰椎曲度牵引器"获国家专利。曾主持"马氏秘方骨丸治疗股骨头缺血性坏死的临床研究"，获北京市中医管理局科技成果一等奖。马氏疗法对促进死骨吸收、加速新骨增生、对坏死的骨质修复有明显作用，具有国内领先水平，为治疗股骨头缺血性坏死提供了一种新的有效的非手术疗法。

马在山历经 80 年的临床实践，除诊治骨伤科一般疾病外，对股骨头缺血性坏死、骨折迟缓愈合或不愈合、风湿性关节炎、类风湿关节炎、骨关节病、骨质疏松症等疑难病症的治疗取得了满意的疗效。1990年成为全国首批老中医药专家学术经验继承工作指导老师。

（一）学术思想

1. 内治法强调分期辨证论治、专方专用　马在山根据股骨头缺血性坏死呈阶段性演变的特点，将其分为早、中、晚期3个阶段，寻找各期的病理实质（证候特点）来立法处方用药。股骨头缺血性坏死初起多为邪实，以祛邪为主。证型多为气滞血瘀型和风寒湿痹型，前者马在山以自拟的活血生骨方加减，后者以复方小活络丸和蠲痹汤加减。中期以本虚标实为主，正邪斗争，不分伯仲，故以补虚祛邪兼顾。证型和对应的方药如下：气虚血瘀型以补阳还五汤加减；痰瘀痹阻型以马在山自拟的健脾祛瘀生骨方加减；肾虚血瘀型以马在山自拟的补骨方加减。晚期以本虚为主，故以补虚为主。证型多为肝肾不足型和脾肾两虚型，前者以六味地黄丸和独活寄生汤加减，后者马在山以自拟芪参活骨方加减。

任何疾病的发生发展都处于动态变化之中，股骨头缺血性坏死在其发展过程中多表现为虚实夹杂的证候。在临床治疗时，应针对每一位患者当下的证候特点，四诊合参，辨证施治，在遵守基本方的基础上根据兼症加减。同时该病的特点是进展演变缓慢，故治疗的周期就较长，一般需要治疗2～5年，故一旦调准药物，守方坚持服用就很重要。因此，马在山将常见的4个中医证型——气滞血瘀型、痰瘀痹阻型、肾虚血瘀型、脾肾两虚型对应的药方开发成院内制剂活血生骨片（由石菖蒲、土鳖虫、煅自然铜、百草霜等组成）、化痰祛瘀生骨颗粒（由半夏、茯苓、姜黄、骨碎补等组成）、补骨片（由骨碎补、鹿角胶、血竭、红花、黄芪等组成）、芪参活骨胶囊（由党参、黄芪、骨碎补、补骨脂、水蛭等组成）。马在山用药遵循一定规律，无论哪一证型均要有补肾固肾药，但不同证型所占比重不同，最常用到的是骨碎补。其次由于股骨头的解剖生理特点和股骨头坏死的病机特点，股骨头坏死形成的痰、瘀深入骨骸，胶结难愈，常规活血药难达病所，故必用走血分的化瘀圣药血竭，同时配合善于在组织深部运行的虫类药如土鳖虫、水蛭、穿山甲等。为防祛瘀药伤正气，还需用黄芪、党参等护卫正气。

2. 手法、外治法均倡导精准辨位、规范操作　马在山认为，骨伤疾病的局部病变和全身改变同时并存，且局部病变往往是疾病的主体，患者在口服中药调节全身的同时，还要针对局部病变痛点精准辨位，施术。只有内外同治，整局兼顾，筋骨并重，才能取得好的疗效。马在山常用中药浴（全身浸浴、腿浴）、中药热敷、穴位贴敷、中药离子导入等外治法。马在山特别指出，在进行中药热敷、穴位贴敷、中药离子导入操作前，要仔细摸诊，找准局部痛点才能有效进行治疗。而最能体现马在山外用中药治疗特色的是中药浴，由于股骨头的血液供应是来自股深动脉的分支，而股动脉是在髂腰肌中走行，其分支走行在髋关节周围的肌肉群，而全身中药浴借助药物的作用和温水的热效应、浮力可缓解髂腰肌及髋周肌肉群的痉挛从而解除股动脉及其分支的痉挛，促进股骨头的血供恢复，减轻髋关节的疼痛。中药浴充分体现了中医简、便、效、廉的特点，广泛应用于股骨头坏死的临床治疗。

马在山运用点穴、叩、揉、捏、推、拿、按、摩、牵、抖、**㨰**、搓、摇、散、伸、屈十六法，结合自创的马氏动静结合"三步六法"使股骨头坏死的手法治疗规范化、标准化，保证了操作者的治疗质量。在操作手法时，马在山强调要稳而有劲、柔而灵活，刚柔相济、持久深透，并指出手法治疗时医患互动的重要性，只有随时观察患者的反应，潜心体会手下的感觉，采取相应的手法和力度，随机应变，才能真正做到心随手转，法从手出，取得好的治疗效果。

马在山还建立了髋关节功能锻炼法。包括：①立姿练习法的3种动作：扶物下蹲、立姿摆动患肢、立姿内外旋转。②坐姿练习法的5种动作：坐姿屈髋法、坐姿抱膝法、坐姿打开法、坐姿分划法、蹬踏活动法。③卧位运动法的 7 种动作：仰卧蹬空屈伸法、仰卧跪法、仰卧髋屈分法、仰卧肢体摆动法、仰卧内外旋法、仰卧髋屈开合法、俯卧开合法。科学合理的髋关节功能训练可以最大限度地发挥患者的潜能，有助于改善髋关节周围的血液循环，滋养髋关节周围的肌肉经络，提高髋关节屈、伸、胀、缩和内外旋转的肌力，缓解肌肉挛缩，提高髋关节的刚度，最大限度地恢复髋关节功能。

（二）专长绝技

中药熏熥、熏洗是中医外治法之一。《素问•至真要大论》记载："摩之浴之，薄之劫之，开之发之，适事为故。"指出在治疗上，或用按摩法，或用洗浴法，以迫病邪于外，或开泄发散，总以适合病情为宜。临床外用药大致可分为敷贴药、搽擦药、熏洗湿药与热熨药四种，其中以熏洗药应用最为广泛，它是通过中草药对伤患部位的热熥和熏洗所产生的温热促进药物渗透，起到调节经络、舒筋活血、通利关节、祛风散寒、消肿、解痉止痛等治疗作用。传统的熏洗法，是将药物置于锅或盆中，加水煮沸后，先热气熏蒸患处，待水温稍减后用药水浸洗患处。一般每日 2 次，每次 15～30 分钟。对于肩、背、腰等部位，需要别人帮助，而采用药袋熏熥法，为了保持药袋的温度，还有的采用两个药袋交替加热使用，但不少患者反映："熥药好，就是太麻烦，受不了，很难坚持使用。"马在山为了解决熏洗药的麻烦，使患者便于应用，改进了熏熥法，具体方法是：把一剂药（240g 左右）装入布袋内缝好，布袋长 1.1 尺，宽 8 寸（布袋比热水袋稍大）放在清水内浸透，然后放在笼屉上蒸 10～15 分钟，药袋温度在 42℃ 左右，在床上先铺一块塑料布，将药袋放在患部，再在药袋上加放一个灌好热水的热水袋，以保持恒温。再把塑料布包裹好，以防污染衣物。每次热敷 60 分钟。以后每天将药袋蒸热蒸透便可使用，每剂药连续熏熥 8 次，每日 1 次。好处有四点：其一是操作简单易行，临床效率提高。其二是价减效不减，原有的贵缺药用疗效相近的廉价药代替，如急性子代替红花，因这种药渗透力强，消肿、活血化瘀功能超过红花，泽兰代替当归，其疗效相同。其三持续有效地维持治疗状态。其四突出人文关怀。对熏熥体位的选择，可根据病患而定，如熏熥肩部可取坐式或侧卧式，颈部可取坐式、仰卧或侧卧式，腰、背、胯部可取仰卧或侧卧式，胸、胁、膝部可取仰卧或侧卧式。马在山采用的仰卧熏熥法，更有独到之处：在熏熥腰、背时，可先在床上铺一块塑料布，将腰背两侧用被褥或枕头垫高，中间空着不垫。然后在中间先放一个热水袋，上面再放药袋，患者仰卧在药袋上，用被褥垫平，盖上衣物，这样可熏熥 1 小时，药力即可充分发挥，而患者又不会感到疲劳与不适。熏洗法适用于四肢、腕、踝关节和手足等部位，此法更为简便。一般先将药物倒入盆等容器内，加水煮沸后，先熏后洗。熏时将患处置于容器药物之上，为了使药力集中不易散失，热度能持久一些，应用毛巾或布单覆盖患部和容器，待温度减至可将手或足放于药液里时，将手或足浸入药液里持续 10 余分钟。药量根据患病部位和轻重而异。如踝腕关节常用量在 120g 左右，可连续熏洗 6～7 次。

（三）经验方

活血生骨片

处方：自然铜、血竭、土鳖虫、穿山甲、百草霜、川芎、丹参、赤芍、黄芪、当归、石菖蒲、生甘草。上药均等量，经粉碎加工，制成糖衣片。

功用：活血化瘀生新，行气通络止痛。

主治：股骨头坏死。

用法：饭后 1 小时黄酒送服，每日 3 次，3 个月为 1 个疗程，治疗期间配合功能锻炼，避免负重。

方中自然铜、血竭、土鳖虫、穿山甲入肝经，逐瘀破积，通络止痛，接骨续筋有奇效，乃为本方君药，百草霜、川芎、丹参、赤芍活血消肿，化痰止血，可散凝滞陈聚之物，黄芪、当归补气生血，强筋健骨，善治损伤日久气弱血虚之证，共为臣药，石菖蒲理气化滞，散风除痹为佐药，生甘草调和诸药，黄酒温通血脉，以助药力，共为使药。诸药相合，共奏活血化瘀生新，行气通络止痛之功效。

应用情况：活血生骨片对创伤性股骨头坏死的疗效是肯定的，并且对早中期病人的疗效好于晚期病人，这提示治疗本病的关键在于早期诊断，早期治疗，最大程度地减少病变范围，维持关节功能，获得良好效果。

禁忌：孕妇禁用。

尚 天 裕

尚天裕（1917～2002 年），男，山西万荣人，在中西医结合治疗骨折这一研究方向上共培养了医学博士 14 名，硕士 47 名。从多学科、多层次、多角度、多方法对骨折治疗的临床和基础进行了深入研究，承担了 4 项国家自然科学基金、4 项国家中医药管理局基金课题。获省部级科技进步奖10 项，国家级科技进步奖 4 项。共发表骨伤科文章 171 篇。主编及参与著作 34 部，主编的《中国接骨学》一书已被译为英、日、德等多国文字，在海外广泛发行。尚天裕教授为人廉洁正直，生活简朴，待人宽厚，正派公道。曾 7 次获得天津市、北京市劳动模范。1979 年获全国劳动模范，1980年获卫生部优秀党员，1986 年获中国中医研究院优秀教师，1988 年荣获世界文化理事会授予的"爱因斯坦科学奖"，1999 年获 "中国接骨学最高成就奖"，2001 年获 "中西医结合贡献奖"。

尚天裕教授曾担任九三学社中央委员，第五至八届全国政协委员、国务院学位委员会学科评议组成员、中华中医药学会常务理事、中国中西医结合学会常务理事、骨伤科专业委员会主任委员、《中华骨科杂志》和《中国骨伤》杂志主编。

（一）学术思想

治疗骨折微创理念的基本内容如下。

尚天裕生前一直反复强调并且身体力行的治疗骨折微创理念准则可归纳为以下 8 点。

（1）骨折多是由外伤造成的，除个别情况外，患者的身体在伤前是健康的。因此，不要把骨折患者视作病人，应积极地创造条件，让其尽快地恢复接近正常人的生活。

（2）肢体是人体的运动器官，其生理特性就是活动；骨骼是人体的支架，是活动中的杠杆，具有接收应力及负重的生物性能。任何违反肢体生理性能和剥夺骨骼生物性能的措施都是有害的。

（3）骨组织有强大的再生及塑形改造能力。治疗骨折时应该为患者创造有利条件，避免二次伤害干扰和破坏骨组织的自身修复能力。

（4）对骨折的整复、固定只是为骨折愈合创造了条件，骨折能否较快地愈合，关键在于血供与活动。功能活动，可以促进血液循环，增强组织代谢，加速骨折愈合。

（5）治疗骨折是目的，而所采取的措施更多是针对软组织的。"骨肉相连，筋能束骨"。骨折移位是被动的，而肌肉收缩活动是主动的。在骨折愈合以前，骨折断端间的活动是绝对的，而固定只是相对的。对骨折愈合不利的活动，要通过人的意识加以控制，使骨折断端的不利活动减少到最低限度，而对骨折愈合有利的活动，要尽情发挥，以保持骨折断端持续接触，紧密嵌插，可促进骨折愈合及新生骨痂的塑形改造，提高新生骨的抗折能力。

（6）骨折的愈合，骨组织的再生，一般是先由断裂骨骼周围软组织形成骨痂，机体主动将骨折断端"焊接"起来，恢复骨骼的支架作用，而后按照骨组织的生物性能去塑形改造，逐渐恢复正常骨质结构，一般将这种方式称为间接愈合。动物实验证明，在特定条件下，骨折解剖对位及进行坚强内固定，骨折处的间隙很小，骨折断端的哈佛氏（Havers）管可以直接增生，经由活的皮质骨跨过坏死的骨折断端架桥直接连接，这称为直接愈合，但由于坚强内固定产生应力遮挡，骨质疏松萎缩，愈合慢，质量差，故易于再骨折。

（7）我们治疗的对象是人而不是物，从表面上看来，是医生给患者治疗疾病，实际上医生只能是按照疾病发生、发展的客观内在规律，为患者战胜疾病创造有利条件，任何医疗措施需通过患者机体的内在因素和主观能动性才能发挥作用，不应该将患者置于被治的地位。要治病首先要治人，在一定条件下，患者的精神状态和主观能动性对疾病的发生、发展及转归起着关键作用，患者才是治疗中的主力。

（8）骨折治疗大体上分为手术治疗、非手术治疗和介于二者之间的有限手术治疗（半侵入），都各有其适应证。多数学者认为，假若非手术疗法能够取得手术疗法同样的效果，还是以非手术疗法为宜。人们应做那些非做不可的手术，而不要做那些手术指征模糊的手术。手术常会破坏骨折部位的血运，降低骨折的自主修复能力，把闭合性骨折变成开放性骨折，其并发症和后遗症不可控，在我国的现有条件下更应慎重，一切应从患者的利益出发，为患者服务，而不是相反。

（二）专长绝技

1. 创新发展了中医传统的八大基本正骨手法　尚天裕经反复临床实践，最早运用现代骨科术语阐述了最常用的中医"正骨八法"，并首先称之为八大"整复手法"。他最早论述"整复"是治疗骨折的首要步骤。清代吴谦等所编《医宗金鉴·正骨心法要旨》提出的"正骨八法"——摸、接、端、提、按、摩、推、拿是中医宝贵经验。西医利用现代科学技术，在麻醉剂及 X 线的帮助下对骨折整复术提出严格要求。中西医结合方法整复骨折，以现代解剖学为基础，正确地认识骨折后肢体的生理、病理规律，吸取中、西医的原有经验，针对每个不同部位类型的骨折，将应用的不同的整复手法，总结为 8 个基本整复手法：①手摸心会；②拔伸牵引；③旋转屈伸；④端提挤按；⑤摇摆触碰；⑥夹挤分骨；⑦折顶回旋；⑧按摩推拿。1966 年，尚天裕将此 8 种"骨折整复手法"详尽地编写进《中西医结合治疗骨折》一书。经过实践总结出新的整骨十大手法：手摸心会、拔伸牵引、旋转回绕、屈伸收展、端挤提按、摇摆触碰、按摩推拿、成角折顶、夹挤分骨、对扣捏合。

2. 创新发展中医小夹板固定治疗骨折　尚天裕与孟和在国内最早开展了小夹板固定治疗骨折的力学研究，用砝码和气囊压垫方法测试木板的弹性、布带的约束力、纸压垫的效应力及伤肢不同周径和固定不同时期的约束力等，并对局部外固定机制进行了探讨。该研究对局部柳木夹板外固定治疗骨干骨折的力学研究等，奠定了中西医结合治疗骨折生物力学研究的基础。阐述了小夹板外固定等治疗骨折的生物力学机制，提供了其临床应用的生物力学理论基础和基本力学数据，积累了中西医结合治疗骨折生物力学研究资料等，丰富了中西医结合治疗骨折的方法学和理论体系。

创新研制出各种类型的外固定器械，其中骨穿针外固定是半介入疗法，具有操作简单、对股骨颈及股骨头血供影响小、适用范围广、力学系统稳定的优点，其设计符合生物力学原理。中国骨伤科学者在中西医结合小夹板治疗骨折的临床和生物力学研究基础上，发展衍生出了平衡固定牵引器（天津医院、山东文登正骨医院，1983 年）、抓髌器（天津医院金鸿宾，1983 年）、锁骨固定带、鹰嘴钩、踝钳复位固定器等，并创立了具有鲜明中西医结合特点的"中医骨折复位固定器疗法"。

3. 运用唯物辩证法指导中西医结合科研的典范　尚天裕善于用辩证唯物主义思想指导临床与科研实践，指出在骨折治疗中，固定与运动同样重要，骨折愈合与功能恢复应相辅相成，局部与整体需要兼顾，外力只有通过患者机体的内在固定力才能发挥作用。在这 4 对矛盾中，固定与运动是诸对矛盾中的主要矛盾，在各对矛盾中，后者又是各对矛盾的主要方面。按照对立统一的辩证关系，提出"动静结合"（固定与运动相结合）、"筋骨并治"（骨折愈合与功能恢复同时并进）、"内外兼治"

（局部与整体治疗兼顾）、"医患配合"（医疗措施与患者的主观能动性密切配合），从而打破了西医"广泛固定、完全休息"的观念。尚天裕创建的以"动静结合"为核心，小夹板固定为特点，手法整复与早期主动和被动功能锻炼为主要内容的中西医结合治疗骨折新疗法、新理论、新体系，使我国中西医结合治疗骨折的疗效达到：骨折愈合时间较过去缩短了1/3，全部疗程缩短了1/2，95%以上肢体功能恢复满意，患者少受痛苦，医疗费用较前降低，骨折病罕有发生，骨折不愈合率由过去的5%～7%下降至0.04%。在国际骨科学界有着极高的评价。中西医结合治疗骨折研究取得的成绩，成为1970年全国中西医结合工作会议上被肯定的22个中西医结合典型之一。

孙 树 椿

　　孙树椿，男，1939年生，河北蠡县人，首届全国名中医，中国中医科学院首席研究员，主任医师，博士生导师，首批国家非物质文化遗产清宫正骨的代表性传承人，世界中医药学会联合会骨伤专业委员会会长，中华中医药学会骨伤科分会第一至三届委员会副主任委员，中华中医药学会骨伤科分会第四、五届委员会主任委员，北京中医药学会骨伤专业委员会第一、二届委员会主任委员。孙树椿担任学会领导期间，倡议并主持编写了《中医骨伤科常见病诊疗指南》，于2012年7月1日发布、8月1日执行；组织评选了"骨伤名师"两届33位、"骨伤名科"19家；提出的"骨伤科学是在中医理论指导下研究人体运动系统损伤和疾病的预防、诊断、治疗及康复的一门学科"这一骨伤科学定义，获得了业界广泛赞同；提出论证骨伤二级分科9个。曾兼任《中国中医骨伤科杂志》编辑委员会主任委员和执行主编、《中医正骨》杂志名誉主编。20世纪80年代，孙树椿组织全国21所高等中医药院校骨伤系同行编写了14本骨伤专业系列教材，至今仍是中医各科中唯一的一套系列教材；先后主编出版的著作有《刘寿山正骨经验》《临床骨伤科学》《中医药治疗颈痛》《骨伤名师二十三讲》《清宫正骨手法图谱》等10余部。主持研发的国家级新药"颈痛颗粒""腰痹通胶囊"获批生产并广泛应用于临床，新药外用制剂"通宁凝胶"正在审批中；在其担任新药评审专家期间，促成骨伤科研发治疗骨折、骨质疏松、股骨头坏死等的中成药品种得以审批，填补了这一领域的空白。孙树椿行医以来为骨伤科事业的发展做出了杰出贡献。

（一）学术思想

　　中医理论认为，筋的功能主要是连结关节、约束骨骼、支配关节功能活动。《素问·痿论》云："宗筋主束骨而利机关也。"筋通过对骨骼的约束，附在骨上收缩与弛张，产生屈伸和旋转运动。《素问·五脏生成》云："诸筋者皆属于节。"人体关节之连结，主要依赖筋加以包裹约束。因此，当外界致病因素导致筋伤后，筋束骨无力影响骨的正常生理功能，同时关节的正常生理功能也会受到影响。《医宗金鉴·正骨心法要旨》总结常见的筋伤疾病有"弛、纵、卷、挛、翻、转、离、合"等。对于筋伤疾病，孙树椿认为手法治疗是中医学的一大优势，手法外可作用于筋骨损伤处，内可达脏腑组织，调节机体的生理功能，使百脉畅通、五脏安和，临床应用只要因势利导，刚柔相济，轻、巧、柔、和，即能取得良好疗效。

（二）专长绝技

1. 辨病与辨证相结合　辨证施治是中医学的基本法则。人体气血循行全身内外上下、皮肉筋骨、五脏六腑、四肢百骸，无所不至，故人体无论何处损伤，首当其冲伤及气血。临床所见的内、外伤，其基本的病机均是伤后气血运行失常而发生一系列的病变。因此在脏腑辨证、卫气营血辨证及经络辨证等中医辨证体系中，骨伤科首重气血辨证，临证时需辨证明确，方能医治有效。在筋伤的临床治疗中，应该在"辨证施治"的基础上，灵活运用"辨病施治"的方法。有病就有证，辨证才能识病，两者是密不可分的。临床诊治时，既要辨证又要辨病，只有病、证合参，才能选用适当的方药、正确的手法。另外，在筋伤疾病的诊疗过程中，还要对伤筋的部位、程度等作出明确判断。孙树椿认为，辨明特定的病变部位及表现是决定手法治疗效果的关键。正如《医宗金鉴·正骨心法要旨》所说："夫手法者，谓以两手安置所伤之筋骨，使仍复于旧也。但伤有重轻，而手法各有所宜……故必素知体相，识其部位。"所以，孙树椿认为医者平时应加强手法基本功的训练，做到"手摸心会"，是避免发生"心中了了、指下难明"窘状的关键。

2. 手法的正确运用　对于手法运用，孙树椿历来强调因势利导、轻重结合，做到柔和、均匀、持久、有力。正如《医宗金鉴·正骨心法要旨》所说："法之所施，使患者不知其苦，方称为手法也。"但在临床中如何才能做到使患者不知其苦而病变消失呢?那就是要很好地做到刚柔相济，用力要缓稳柔和，先轻后重，逐渐增加力度，以调节机体的生理状态和改变机体的病理变化，从而达到治疗疾病的目的。手法要经过医者长期的磨炼才会具有一定的"功力"，达到"深透"的效果。经过严谨的锻炼，医者的手就会寻找到患者深部的病变结节或条索，并加以治疗最终达到好转治愈。正如《医宗金鉴·正骨心法要旨》所说的："一旦临证，机触于外，巧生于内，手随心转，法从手出。"手法的疗效靠的是手法本身"筋喜柔不喜刚"，在手法运用上尤其强调轻柔和缓、外柔内刚，使患者在并不感到痛苦的情况下症状获得缓解或痊愈。手法的特色正是在于轻、巧、柔、和。

3. 药物的有效配合　对于筋伤疾病强调手法治疗的同时，也应重视药物的配合应用。可从西医角度诊断其为何种疾病，然后按中医理论进行辨证，即使是同一损伤，也要根据患者的年龄、性别、体质灵活运用。

4. 重视功能锻炼　中医骨伤强调"三分治疗，七分锻炼"，"练功疗法"是治疗筋伤疾患的重要方法，与手法、药物等治疗方法有着相辅相成的作用。"练功疗法"可以防治许多疾病。应用"练功疗法"时要注意以下几点：首先要详查病情，合理选练；其次要动静结合，主动为主；最后要循序渐进，贵在坚持。

（三）验案撷粹

1. 颈椎病　刘某，女，22岁。

主诉：颈部不适2周。

初诊：患者2周前不慎受凉，继而出现颈部不适，活动不利，热敷后缓解，仍反复发作，为求系统治疗，来院就诊。症见患者颈部不适，活动不利，颈肩背发僵、怕冷，遇寒痛增，得温痛减，舌淡，苔薄白，脉浮紧。查体颈椎活动受限、僵硬，颈肌痉挛，第5棘突两侧有压痛。臂丛神经牵拉试验（-）。X线片示颈椎生理曲度变直，余未见明显异常。

临床诊断：颈型颈椎病（风寒湿型）。

治法：先予揉捻法、**㨰法**等手法松解痉挛的肌肉；再予劈法、散法、拿法等手法捋顺颈部肌肉组织。手法治疗后，患者临床症状明显好转。3日后复诊，症状基本消失，继续手法治疗1次，并嘱其注意保暖，坚持进行颈部功能锻炼。后随访1年无复发。

按语：治疗颈椎病的手法一般分三步进行。在整个手法的运用中，对痉挛软组织的放松甚为重要，可以说是取得疗效的基础，而不定点旋转手法则是治疗的关键。放松手法首先是预备手法。在治疗中，尤其重视预备手法的应用，通过轻柔的㨰、按、揉、捻等方法可以舒筋通络，宣通气血，放松颈部痉挛僵硬的肌肉。快速有效地放松痉挛的软组织，找准"筋结"是关键。不同的组织损伤，其筋结的形态不一。如韧带损伤，在损伤处可触及豆大的筋结；肌肉损伤，可在肌肉中触摸到块状或条索状粗细不等的筋结。经长期临床实践，孙树椿发现，不同类型的颈椎病患者，可找出不同部位、形状各异的筋结。

（1）不定点旋转法：是治疗手法，可调整颈椎曲度和小关节紊乱。该旋转法要领是在向上牵引的同时，将颈椎缓慢旋转到最大角度达到弹性固定，然后瞬间发力旋转，以使各节段颈椎自上而下被动转动。生物力学实验表明，颈椎在弹性固定后，被动旋转时其作用力均匀分布到各椎体的小关节。急性损伤和慢性劳损均可引起颈椎的"筋出槽、骨错缝"，它相当于西医学所指的椎体失稳、小关节紊乱范畴。长期劳损可造成颈椎退变，骨关节增生、粘连，并出现相应的临床症状。"筋出槽、骨错缝"是颈椎病的重要病理环节，也是施行手法治疗的解剖学、生理学和生物力学基础。

（2）善后手法：最后应用善后手法，以轻柔的劈法、散法、拿法进一步解除肌肉痉挛，改善血运，增加局部血液循环，消除软组织的炎性反应，从而疏风通络、消炎止痛、调和气血。正如《素问·举痛论》所云："按之则热气至，热气至则痛止矣。"

2. 腰椎病的诊疗　任某，女，56岁。

主诉：腰部疼痛伴双下肢麻木3个月。

初诊：患者3个月前，因劳累出现腰部疼痛并伴有双下肢麻木，经外院诊断为腰椎间盘突出症，要求住院手术治疗，患者为求中医保守治疗，求治于我科门诊。症见腰部疼痛伴双下肢麻木，腰部活动受限，睡眠不佳，舌暗淡、脉弦涩。查体腰肌紧张、痉挛，腰部活动受限，$L_3 \sim S_1$ 叩击痛，L_3/L_4、L_4/L_5 椎间隙旁开1cm处压痛明显，膝反射减弱，直腿抬高试验（+），加强试验（+）。X线片示腰椎生理性曲度消失，$L_3 \sim L_5$ 椎体缘骨质增生，L_3/L_4、L_4/L_5 椎间隙狭窄，椎间关节对位正常。MRI提示腰椎生理曲度变直，L_3/L_4、L_4/L_5 腰椎间隙变窄；L_3/L_4、L_4/L_5 椎间盘纤维环突出，相应双侧椎间孔略变窄，硬膜囊略受压，椎管前后径无变窄；脊髓及马尾神经形态、信号未见异常；椎旁软组织未见明显异常。

诊断：L_3/L_4、L_4/L_5 腰椎间盘突出症。

治法：活血化瘀，祛风除湿，行气止痛。予中药腰痹通胶囊口服，每日3次，每次3粒，餐后服。配合腰部手法治疗，手法操作：先予患侧㨰法、摩法、指揉法、掌揉法、散法、按压法等松解手法放松痉挛的腰部肌肉，然后以三扳法治疗，最后予仰卧晃腰法。

3日后复诊：患者腰痛症状明显缓解，腰部活动自如。继续手法治疗，3～4日1次。共治疗1个月临床症状消失，嘱其适当做鲤鱼打挺、摇椅势等腰部练功进行腰背肌锻炼。随访1年无复发。

按语：急性损伤往往由于突然扭转或负重而引起腰背筋膜、骶棘肌、韧带和关节囊等软组织扭伤、牵拉或部分撕裂伤，可伤及单侧或双侧。损伤后伤处疼痛、僵硬发板，并且可在髂后上棘、骶骨背侧面及腰椎横突处出现压痛，腰部活动受限。慢性腰部损伤则由于急性期未能及时治疗或治疗不当，而使撕裂出血之组织不能很快恢复，血肿机化，引起组织间粘连而残留慢性腰痛。诊治急性腰部伤筋时，除遵循"辨证论治"的原则外，强调要与"辨位、辨因施治"相结合。所谓"辨位"，就是认清损伤的具体部位。急、慢性伤筋及伤筋兼痹等症，包括的范围较广，就部位而言包括腰背、正腰部、下腰部及腰骶部；"辨位、辨因施治"是根据人体损伤部位、损伤机制的不同，采取相应的治疗手法及药物，使瘀血消散，机体功能得以恢复。因此它是伤科外治法特有的精华所在，它与辨证施治及辨病施治相辅相成，相得益彰。

吴定寰

吴定寰（1928～2008年），男，吉林人，字于一，满族镶黄旗人，中共党员，原籍吉林省吉林市。清廷御医夏锡五夏老之女婿，得其真传。1954年，吴定寰跟随夏锡五老先生，在北京中医学会门诊部工作，任骨科医生。1958年，北京中医学会门诊部更名为护国寺中医门诊部，吴定寰任骨科负责人。1974年，护国寺中医门诊部再次更名为西城中医院（现北京中医药大学附属护国寺中医医院），吴定寰任骨科主任；1974 年，吴定寰任北京中医学会常务理事，北京中医学会正骨按摩委员会主任委员；1987 年，晋升为主任医师，任北京市中医药大学教授，同年担任北京市卫生局高级职称评审委员会委员至今；1992 年担任北京市老中医药专家学术经验继承工作指导老师，1996 年担任全国老中医药专家学术经验继承工作指导老师；被国务院评为有特殊贡献的科学家，享受国务院政府特殊津贴。吴定寰深得宫廷正骨之真传，潜心研习，继承和发扬了上驷院绰班处（清代正骨医疗机构）的正骨手法，形成了自身"知详、备细、心慈、术狠"和"轻、柔、透、巧"的治疗思想和鲜明的手法特点。同时，擅长使用骨科熥药治疗各种筋伤疾病。

（一）学术思想

吴定寰对上驷院绰班处正骨手法的使用，提出了"知详""备细""心慈""术狠"的指导思想。强调手法治疗的前提应以"知详""备细"为主。手法的施行应以"心慈""术狠"为操作基础。

1. 知详　对患者的病情要进行详细的了解，做到心中有数。医者在施行手法治疗之前，必须要对患者病情做详尽的了解，包括病史、症状以及患者的主诉，必须有明确的诊断，对损伤部位的情况要认真地进行望、闻、摸、比，做到手摸心会、心知详备。《医宗金鉴·正骨心法要旨·手法总论》云："盖一身之骨体，既非一致，而十二经筋之罗列序属，又各不同，故必素知其体相，识其部位，……"准确了解损伤的具体部位、性质、损伤发生发展的始末因素，做到医者对损伤部位的具体情况拥有最直接的体会。当然对于那些明显的骨折、脱位和软组织损伤也需要以手扪之，使医者进一步了解损伤的具体情况，真正做到"知其体相，识其部位"。《医宗金鉴·正骨心法要旨·手法总论》云："骨之截断、碎断、斜断，筋之弛、纵、卷、挛、翻、转、离、合虽在肉里，以手扪之，自悉其情。"提示我们摸法可以为诊断提供非常重要的参考资料，同时摸法也是手法操作的基本功。知详的另一层含义，是指医者必须对各种治疗手法了熟于胸，针对不同损伤、不同部位的治疗手法的操作必须娴熟。因为相同部位的不同损伤，或者是不同部位的相似损伤，对具体手法使用要求也截然不同。这就要求医者具有扎实的基本功，对治疗手法的操作方式和操作原则必须认真研习掌握。

2. 备细　对拟施手法的力度、方向及手法操作技巧要胸有成竹，手法操作务必施术到位，切忌敷衍了事。拟用的药物、器具要认真准备，放置于手边随时可以取用。

3. 心慈　施术前应根据医者既往的临床经验充分估计到患者对所施手法的各种可能发生的反应，施术时要密切观察患者的反应，尽量减少患者可能产生的痛苦；医者需心中有法，才能法从手出。意指医者需充分详知患者伤情，结合伤情定出所需之法，一旦施术，必不敢迟疑。

4. 术狠　在"知详""备细"和"心慈"的基础上，一旦施术，要大胆、准确、迅速、彻底。切忌施术不彻底，心生杂念，这样会导致施术无根，无章无法，治疗效果自然不佳。"知详""备细""心慈""术狠"的治疗思想也即《医宗金鉴·正骨心法要旨》所说："故必素知其体相，识其部位，一旦临证，机触于外，巧生于内，手随心转，法从手出。……使患者不知其苦，方称为手法也。"

（二）专长绝技

1. 正骨手法

（1）轻：主要讲动作要轻，不用暴力手法同样能达到治疗的目的，使患者在心理上易于接受。轻的另一层含义，我辈以为可谓之"清"，意指手法要清楚。医者在施术前需明确掌握各种手法的具体操作方法，强调手法功力深厚及到位、手法操作娴熟准确，切忌混杂不清、手法夹杂、忽东忽西、跳跃不定，强调手法的连贯性与准确性。

（2）柔：是手法用力柔和，强调刚中有柔、柔中有刚、刚柔相济。手法的力量要根据患者病情，并结合医生自身功力运用。对新伤用力要轻，动作要缓；而陈旧伤要逐步加重用力；对于体质较弱、病情较重的患者治疗时要徐徐用力，以能耐受为限；对于身体强壮，病情较轻的患者，用力时使患者感到患处有沉重感或酸痛即可。切忌一味用狠，以免增加患者的痛苦和造成不必要的新的损伤。

（3）透：是手的力量要直达病处，使每一个手法都达到治疗的目的。手法是否深透除了需要平时的刻苦磨炼，还与治疗时精神集中密不可分。医者用双手"体会"病患损伤的情况是治疗的基础，用"心"指导双手施术是治疗的过程，以"术"直达患处消除病症为治疗的目的。医者将双手置于患处做机械运动是手法治疗的外在表现，用"心"在病患的深处"施术"才是手法治疗的本质和核心。中医正骨的手法治疗不是简单地用双手做简单、重复的机械运动，而是在"心神"的指引下做的一种能量的输出。"心"手并用才能使手法的作用直达病所，充分发挥手法的作用。就像《医宗金鉴·正骨心法要旨·手法总论》中讲的："机触于外，巧生于内，手随心转，法从手出。"而且在"心神"的指导下施用手法，手法自然就会刚柔相济、和缓深透，达到"法之所施，使患者不知其苦"的效果。无"心"之手法就像无源之水，无根之木，力度难以维持。而有"心"之法犹如有源之水，力量连绵不绝。同时还能避免由于手法过重、过猛、过于生硬而造成的局部肌肉、筋腱、经筋等软组织损伤。

（4）巧：吴定寰正骨手法在治疗骨折或脱位上突出一个"巧"字，主张用"巧劲儿"进行骨折的整复和脱位的复位，并巧妙利用患者的心理，四两拨千斤，依顺患者自身的经筋之力，达到顺势复位之效。拔伸是治疗骨折脱位的必要手段，欲合先离，离而复合。但在具体使用上，吴定寰正骨手法有着自己的特点。如骨折重叠移位明显者，须对骨折处进行平稳、持续、有力的牵引；对成角畸形者，应轻轻牵引以矫正为主，尽量避免软组织的二次损伤，以免加重局部软组织的充血肿胀而影响愈后功能；在骨折断端有软组织嵌入的情况下，过于用力进行牵引只会造成软组织的二次损伤，需轻轻试用不同方向牵引和抖动方可使嵌入的组织解脱而成功复位。以上的正骨手法中都有牵引，但牵引与拔伸还有所不同。牵引是治疗医生与助手对抗牵拉产生的力，是被动的，意指拔伸中的"拔"。"伸"是患者自身主动伸展产生的力，是主动的。医者拔要轻柔平稳、持续有力，并嘱咐患者主动伸展患肢，这样才能提高疗效、减轻痛苦。正所谓"千斤硬拔，不如一两伸拉"。另外，"巧"又是"轻""柔"的综合体现，含有巧妙之意，吴定寰手法治疗"使患者不知其苦"，正是通过"轻""柔"来达到"巧"的目的，以患者付出最小的痛苦来达到最佳的治疗效果，尽最大可能避免二次损伤。

2. 骨伤施药　退行性膝关节病是临床常见的一种严重影响老年人生活质量的疾病，可导致老年人膝关节肿痛、行走困难，且反复发作，临床治疗难度较大。吴定寰认为，退行性膝关节病中医辨证为：肝肾亏虚、风湿内敛、寒凝痹阻、筋脉不通。故骨科煨药在药物组成、配料上选择活血化瘀，通经络，补肝肾中药为主，以杜仲、川续断、牛膝补肝肾、强筋骨；以红花、鸡血藤、血竭、乳香、桂枝、补骨脂活血通经，温经通脉，舒筋通络；以独活、木瓜、海螵蛸、羌活、透骨草、伸筋草、防风祛风胜湿，通痹止痛。综合全方，使其补益肝肾、温经通络、活血舒筋、通痹止痛，从而达到促进局部血液循环，加快新陈代谢，疏通经络，促进炎性分泌物吸收的作用；并通过熏煨的方式来祛病邪于外，开泄发散，从而达到治疗的目的。吴定寰运用骨科煨药的具体药物组成：川续断、鸡血藤、补骨脂、木瓜、海螵蛸、透骨草、伸筋草、防风各15g，红花、乳香、羌活、独活、牛膝、杜仲、桂枝、血竭各12g。将骨科煨药打碎成粗末，均匀洒入 2 两白酒（50%Vol 以上）并搅拌均匀，均分为两份装入两个 25cm×10cm 的布质口袋中，缝好袋口，置于蒸锅上蒸，待水开后慢火蒸15 分钟，取出布袋稍放凉，待皮肤可承受时，将药袋放于患处行热敷治疗。每次热敷治疗 20 分钟，每日 2 次。10 天为 1 个疗程。治疗后的药袋置于阴凉处晾干，可反复使用 5 次，再次使用时将白酒均匀洒于药袋表面即可。

清宫正骨流派

清宫正骨流派是目前发展较为全面且具有一定规模的流派。其代表性传承人孙树椿是第一批国家级非物质文化遗产"中医正骨疗法"传承人，师从清宫上驷院绰班处传人刘寿山先生。

清宫正骨流派源远流长，明末清初，战乱频频，在同明王朝作战中，满蒙八旗兵常发生坠仆跌折、关节脱臼及跌打损伤，在这种情况下，善于接骨按摩的骨伤科蒙古医生应运而生，并积累了宝贵的经验，据《清史稿·卷二百八十九》记载："善治伤，有中矢垂毙为拢镞，敷良药，寻伤愈。"。又："天命中有患臂屈不能伸者，令先以热镀熏蒸然后斧椎其骨，操之有声即愈。"绰尔济是当时最著名的蒙古医生，他将其特效医术传授给广大的满蒙八旗士兵，培养了大批的满蒙八旗骨伤科医生，满语称之为"绰班"。清代顺治初年设有御马监，顺治十八年改阿敦衙门，至"康熙十六年改为上驷院。雍正六年定卿为三品"（《清朝文献通考·卷八十三·职官七》）。当时上驷院的主要任务是为清朝宫廷及骑兵驯养马匹，因满蒙八旗绰班医生主要随同骑兵一起调动，并为受伤的将士治伤，所以为数众多的领侍卫衔的蒙古绰班医生属上驷院管辖。据《清史稿》记载："上驷院兼管大臣，无员限。卿二人，正三品。其属……蒙古医生长三人，正六品。副蒙古医生长二人，八品。绰班长二人，初无品级。雍正元年定正七品……"这段记述说明了从顺治年间到康熙、雍正年间上驷院内一直设有"绰班"御医职位。此时尚未形成正式的医疗机构，医学理论也未统一，手法亦未形成统一流派。

至乾隆年间，朝廷对医疗机构进行整顿，尤其对上驷院管辖内负责正骨按摩的蒙古绰班医生给予了高度重视，并对医生的选拔、教学、官职、责任方面进行了明确的规定，据《钦定大清会典事例》记载："乾隆六年奏准（上驷院）额定阿敦侍卫二十一人"，"十一年奏准，于蒙古医内拔选医道优长，堪充教习者，授为蒙古医生头目二人。给予八品虚衔顶戴，令其教习蒙古医生"。当时朝廷的制度是在三旗的士卒中挑选懂得正骨技术者，每旗选十名，由上驷院管理，叫"蒙古医士"，晋升的最高职称叫"蒙古医生长"。乾隆七年由吴谦、杨裕铎等人编辑的《医宗金鉴》终于刊行，《医宗金鉴·正骨心法要旨》则被上驷院绰班医生视为金科玉律，它所阐述的学术思想使得上驷院绰班医生在医学理论上得到统一，也标志着上驷院满蒙绰班医生"正骨心法学派"的诞生。

至嘉庆末年、道光初年，朝廷对太医院作出整顿，据清《太医院志》记载："旨以正骨科划归上驷院，蒙古医生长兼充。"从这时起，上驷院绰班处正式成立，并成为清朝宫廷大内唯一的骨科医疗机构，开始进入全盛时期，学术思想和医疗技术日臻成熟。上驷院绰班处宫廷正骨 2008 年入选国家非物质文化遗产保护名录。清宫正骨以治疗跌打损伤为基础，坚持"轻、柔、透、巧"的手法治疗为主，中药药物治疗为辅，在治疗筋伤、骨折、腰颈疾病等方面多有独到之处。从绰尔济、伊桑阿、德寿田算起，历经刘寿山、孙树椿，现已传至第七代。

清宫正骨流派传承脉络：蒙古医生绰尔济实为清宫正骨流派的鼻祖，至乾隆年间，上驷院最著名的是注重手法，辅以药物，法药并举的蒙古绰班御医伊桑阿。至道光年间，上驷院绰班处最著名的是主张以摸法为纲，八法相辅相成的蒙古医生德寿田。德寿田门下弟子有桂祝峰（正白旗蓝领侍卫）等。桂祝峰门下弟子有文佩亭等。文佩亭门下弟子有刘寿山（北京中医学院）等。刘寿山门人有孙树椿（中国中医科学院）等。

（一）学术思想

清初中期，代表性绰班御医绰尔济、觉罗伊桑阿提出"重技法，更重视心法"的正骨理念。乾隆七年（公元1742年），由吴谦等编纂的《医宗金鉴·正骨心法要旨》很大程度上沿用或参考了上驷院绰班处正骨医生的治疗经验和学术见解，因此其是蒙、满、汉历代正骨医生学术思想与临床经验的总结。《医宗金鉴·正骨心法要旨》的出现，标志着清宫"正骨心法学派"学术体系正式形成。该书刊行后成为绰班处的主要学习资料，是其正骨教学的理论基础。清宫正骨流派的学术思想主要有以下几个特点：以《医宗金鉴》正骨内容为理论基础；重手法，辅药物，法药并举；摸法为纲，八法相辅相成；功法、功力并重；技巧与功力并重。上驷院绰班处重视正骨八法的运用，在进行教学和治疗时要求能够熟练运用八种基本手法，做到动作协调连贯、外柔内刚、刚柔相济。"一旦临证，机触于外，巧生于内，手随心转，法从手出，以手扪之，自悉其情，法之所施，使患者不知其苦，方称为手法"，是清宫正骨对手法治疗的要求。由于绰班处的教学方式为师带徒，多数临床经验凭口传心授而代代相传，因此没能留下更多的文字资料。

（二）流派治法特点

1. 筋喜柔不喜刚　在手法运用上强调轻巧柔和、外柔内刚，力量由轻渐重，治疗中遵循"法之所施，使患者不知其苦"。其治疗手法一般分三步进行：预备手法、治疗手法、善后手法。预备手法，用轻柔和缓的按、揉，使局部粘连松解、肌肉痉挛缓解、炎症消除。治疗手法，以伸屈法、摇法、戳法、旋转法、扳法、抖法、归挤法为主，规整关节紊乱。善后手法，以推、拿、摩、散、搓、顺等为主。三种手法均讲究用力柔和、稳妥、深透，共同达到解决患者痛苦的目的。

2. 辨位施术　正如《医宗金鉴·正骨心法要旨》所说："故必素知其体相，识其部位，一旦临证，机触于外，巧生于内，手随心转，法从手出。"在治疗病人时，病人体温（体温高者多暗示新伤或局部的感染，体温低者多为寒性病证）、皮肤的干湿、肌肉有无弹性、关节的灵活度、肿胀的范围、张力大小等都是医者通过双手触诊得出来的。再通过两侧的对比，在做手法治疗时才能做到"明病性、辨病位，方随法立、法随证出"。

3. 辨病与辨证结合　有病就有证，辨证才能识病，两者是密不可分的。临床诊治时，既要辨病，又要辨证，只有病、证合参，才能选用适当方药，恰当的手法；内治与外治相辅，同时外伤筋骨，往往内动脏腑，《正体类要》提出"肢体损于外，则气血伤于内，营卫有所不贯，脏腑由之不和……"。

4. 动静结合，主动为主　在筋伤的治疗恢复中，动是积极的，动静结合，取长补短，相辅相成，练功的目的就是通过促进气血的流动以加强肢体关节的活动，防止并发症的发生，促进损伤组织的愈合，"动静结合，主动为主"即是功能练功的基本法则。

5. 筋伤辨治，气血为要　《杂病源流犀烛·跌打闪挫源流》："跌扑闪挫，卒然身受，由外及内，气血俱伤病也。"临床所见内、外伤，其病机是伤后气血循行失常，由之而发生一系列的病变，因受伤局部疼痛、青紫瘀肿明显，血伤肿、气伤痛症见清楚，而内伤却分有形无形、虚实夹杂，或以气伤为主、累及于血，或以血伤为重、损及于气；且因气血伤损的程度不同，可分别发生气滞、气逆、气闭，或血瘀、血虚、血热等相应病变，临证时更需辨证明确，方能有效医治。

王氏脊椎疗法

王氏脊椎疗法起源于清代顺治年间。相传民间中医王汝清擅用竹罐治疗外科疾病。后来从军，为解决治疗清军因受毒箭枪伤生病和死亡，他在原竹罐疗法基础上，博采众长，不断探索改良，终于有所成就。后因该治法疗效可靠、治愈率高，而被清宫御用。王氏脊椎疗法传至第四代王昭恩时，其治法理论已接近成熟完善。清朝末年，外军侵华，此疗法被流传回民间，流传至今已十四代。2011年，王氏脊椎疗法在第十三代传人王兴治的努力下被列入国家非物质文化遗产名录。自从离开宫廷御医体系，王氏脊椎疗法一直在民间低调传承。第十二代传人王广太和第十三代传人王兴治都是通过传统师带徒模式学习的。王兴治的儿子王旭毕业于湖北中医药大学中医学专业，是王氏脊椎疗法第十四代传人。

学术思想与治法特点

1. 创新工艺，规范器具

（1）玻璃针：王氏脊椎疗法第一步即使用特制的针具，在患者脊椎周围的穴位上行刺络放血疗法。之前用的多是用瓷碗摔出的针，不仅浪费，且成功率比较低。王兴治改革后，使用玻璃针，即用玻璃刀划玻璃，划出针的形状，再一个一个地掰。全靠经验和力度，稍有不慎，玻璃器具便不会成形。其失败率相当高。因为来之不易，所以一直以来这个针不用到坏就不换。过去医疗条件差，开水烫就是消毒，但利用开水烫这种土办法，显然不符合现代医疗规范。因此，王兴治十几年前就琢磨如何让玻璃针可以一次性使用。在他的不断努力下终于研发出生产玻璃针的磨具，从此，玻璃针开始批量生产，也解决了针具的卫生隐患问题。

（2）改良竹罐：之前治疗时用的竹罐是永久性的，用完清洗干净后，再继续放药水里煮。如此循环使用的竹罐使患者对卫生条件是很难接受的。于是，王兴治便又开始想办法，许多次实验后，终于也把反复使用的小竹罐变成了一次性的。竹子本身就是药，有清利、解热、祛风、化痰的功效，与其他药配合起治疗作用。

2. 弹针刺络，竹罐拔瘀　中医认为脊柱病的病机与风寒闭阻、筋脉劳损、气滞血瘀、肝肾不足等有关。竹罐疗法是先把竹罐放在中药汤里煮，然后将患处的皮肤用针刺破，再趁热将药煮竹罐扣在患处。药罐在吸力作用下可以将局部瘀血吸出，达到祛瘀通经的治疗效果。与此同时，药气充斥罐内，药液充满罐壁，药罐吸附于局部皮肤时，可实现一定程度的药物透皮吸收，作用于患处。

运用竹罐疗法治疗颈椎病很普遍。但是同样是竹罐，王氏脊椎疗法的竹罐有什么神奇之处？其中的关键在于48味药组成的秘方。这个祖传秘方是四方合方，由附子、海风藤、红花、伸筋草等药组成，集祛风除湿、活血化瘀、舒筋活络、补气养血为一体，针对大部分颈腰椎的病症都有良好疗效。

王氏脊椎疗法真正的辨证施治并不是在药方上，而是在经络和穴位。根据"经脉所至，主治所及"的原理，选择阳经为主，阴经为辅的经脉，再针对不同的病人、不同的病症，循经选穴，使药物直达病灶，并将致病因素风、寒、湿、痰、浊直接祛除以疏通经络，使失养的肌肉、韧带、筋膜、椎间盘得到修复，从而达到治病的目的。

在中医外治法获得广泛社会认可的今天，王氏脊椎疗法因其高治愈率有着广泛的发展空间和光明的发展前景。如何让家传疗法更好地传承和发展是王兴治和王旭父子需要长久思考的问题，任重而道远。

重　庆　市

郭　剑　华

郭剑华（1945～2022 年），男，四川荣县人，主任医师，教授，博士生导师，全国名中医，川南郭氏第六代传人，擅长以中医疗法治疗颈、肩、腰、腿痛疾患。

（一）学术思想

1. 筋伤顽疾，法推综合　郭剑华主张中医综合治疗特色，倡导运用《黄帝内经》天人合一观、整体观，辨证论治的思维方法去诊治疾病，推崇药内、药外功夫相结合的思想，采用中医综合治疗方法，应用中药内服、外敷、熏洗、针、灸、推拿、功能锻炼、心理疗法等治法优化组合，充分发挥各种疗法间的优势互补，创新地制定出了操作规范、专病专治的中医综合治疗优化方案及临床路径，弥补了单一疗法的缺陷，提高了临床疗效。

2. 筋伤疾病，防治并重　筋伤之患，多由慢性劳损所致，积劳成疾。郭剑华认为治疗此类疾病时，"治未病"的思想不可或缺，做到防治并重；不但要积极配合治疗，而且功能锻炼要贯穿诊疗始终，循序渐进；此外，相应功能锻炼操亦由郭剑华所编排，以促进患者康复，预防疾病复发。

（二）专长绝技

1. 融汇经典，善用经方　郭剑华善以经方治筋伤。若筋伤之疾症见肢体麻木、疼痛，中医辨证属"血痹病"之营卫不足、寒客血脉证者，异病同治，运用黄芪桂枝五物汤为基础方，加减当归、独活、全蝎等治疗，取得显著疗效。根据疾病的浅深新旧、患者体质的差异，调整用药剂量的大小、比例，为运用经方治疗筋伤疾病扩大治疗思路。善用扶助正气、滋肝温肾之品治疗正虚；善用攻坚走窜、祛风通络、疏经搜剔之虫类药深入经络、攻剔痼结治疗筋伤顽疾、瘀痰顽固之症；善用具有毒性的制川乌、制草乌治疗急性期疼痛剧烈的筋伤疾患等，疗效颇佳。

2. 取穴精练，针法独特　郭剑华临证活用循经取穴、远端取穴等方法；主张针灸配伍处方要因人、因病辨证选穴；主张选穴宁少勿滥、穴少而精练，通过优化组合减少副作用，提高临床治疗效果。郭剑华继承经典、传承家学，喜用温针灸，其摸索出的"快速捻转进针法"，疗效显著。

3. 推拿手法，讲究技巧　郭剑华强调推拿要"法从心出""手上长眼"。主张医者不仅要精准施术，巧柔用劲，力至病所，还要调动患者意识，让患者在享受中治好病。

4. 心理疗法，贯穿其中　郭剑华认为，心理疗法极其重要，可直接影响疗效，应合理地引进并运用心理疗法，进而提高疗效。

（三）验案撷粹

治疗肩周炎医案一则　戴某某，男，56岁，务农。

主诉：左肩痛、活动受限1年，加重1个月。

病史：因左肩痛、活动受限1年，加重1个月就诊。

诊查：左肩痛、活动受限，肢冷。自服止痛药物无效。现口不干苦，大便溏。

中医诊断：肩痹病（寒湿阻滞，经脉不通证）。

西医诊断：肩周炎。

治法：温经散寒，通络止痛。

处方：肩舒汤方。当归15g，羌活12g，桑枝20g，粉葛15g，桂枝12g，白芍15g，猪苓12g，细辛6g，茯苓30g，白术15g，生姜15g，炙甘草6g。7剂，水煎服，每日1剂，早晚分服。

二诊：左肩部酸胀疼痛减轻，左肩关节活动范围有所增大，大便溏有所改善。虽寒湿减轻，经络却通而不畅，续开前方7剂。

三诊：诉左肩部酸软微痛，左肩关节活动功能接近正常，大便成形。此寒湿之邪已去，而正虚之候现，用药当以扶正为主，当补气血、强肝肾，以图治其本，原方去猪苓、茯苓、桑枝，加鸡血藤15g，黄芪30g，党参12g，仙灵脾15g，巴戟天12g，杜仲12g。10剂，水煎服，每日1剂。随访半年痊愈。

按语："肩周炎"属中医"冻结肩""肩痹"范畴，郭剑华认为本病的发生，以气血不足、肝肾亏损为内因，风寒湿瘀为外因，针对筋伤疾病的病因病机，早期应祛风除湿，后期宜益肝肾，强筋骨。

燕青门正骨派

燕青门正骨派以燕青门武医立本，创立于清康熙三十七年（即 1698 年），传承至今已逾 300 年，已传至第十代，是传统武术和正骨医学相结合的一门经验性极强、疗效显著的临床医学。燕青门正骨派疗法以口传心授的方式，在历代的掌门弟子中传承，历经 300 多年的发展，脉络清晰，人才辈出。

（1）第一代张长兴（张先师）：迷踪拳一世祖师。山东兖州人，精通迷踪拳，于清康熙三十七年，为纪念燕青诞辰 600 周年创立了"燕青门"，初期多针对同门习武造成的各类骨伤骨病进行诊治，其技法以口传心授的方式，在历代的掌门弟子中传承，孙通为其亲传弟子。

（2）第二代孙通：山东泰安人，生于清雍正年间，是张先师亲授杰出弟子，武艺精深，武德高尚，从来不轻易伤人。他与对方交手，常常谦让几分，共同切磋艺技。对恃强逞雄不可一世的对手，他常用点穴法使对方失去搏击能力，然后握手言欢。因此，孙通名震江湖，人称之为"铁腿孙通"或"万能手孙通"。后隐居河北沧州孙家庄，收徒教拳。由于他教授有方，教出了几个好手，其中最突出的有赛胜英陈善、王继武、杨鸿宾和张跃廷。晚年远游东北，后返经天津，授徒于静海。清末著名爱国武术家霍元甲创办精武体育会，主张摒弃门户之见，提倡发展武术，强国健身。这一壮举，遂使迷踪拳享名全国，饮誉东南亚以至全世界。孙通正是由于对武术事业胸怀壮志，不辞艰辛，精益求精，成为一代宗师。名师门下出高徒。在孙通的辛勤培育下，沧州地区迷踪拳名家辈出。为振兴中华，推广武术运动，做出了卓有成效的贡献。本固而枝荣，渊源而流长。有志于研究、挖掘中华武术者，也许从前辈武术家孙通的事迹中可以得到启迪。

（3）第三代陈善：陈善又名陈万善，生于清乾隆年间沧州城东孙庄子村。自幼好武，常常在家中苦练举砘子、攀杠子、折软腰、翻跟头，在村中有大力士之称。闻孙通来沧县姚官屯收徒授艺，陈善立即前去拜师。因家穷，秋收给师傅收拾庄稼，冬天就背着挑筐柴禾去师傅家，把炕烧热后再练习武艺。几年下来，孙通祖师看陈善忠厚老实，有恒心且有习武天赋，便倾囊相授。陈善更加刻苦练习，将师傅的武艺全部继承，尤其精擒拿卸骨之法。孙通祖师去世后，陈善遵师傅遗嘱，在沧州城东孙庄子村授艺。陈善武功好，尤善刀、枪，与多人比试皆胜，人称"赛胜英"，但从不以强凌弱。收徒数百人，其卸骨推拿法传授其子陈光治。陈光治生于清道光年间（1821～1850 年），继承父陈善之教，精燕青拳艺，擅长八卦奇门枪及刀剑棍棒等武术，其燕青架子之功尤深，年六十，其父方将点穴卸骨术传之，故沧州武术界称其为"卸骨匠"。

（4）第四代余桐波：余桐波，生于 1858 年，陈善亲传弟子，他为人忠厚、性情温和，做事刻苦认真，每日五更必起床苦练武艺，风雨无阻，寒暑不辍，遇不平必助弱者，深受百姓爱戴，也受其师青睐，其师晚年授其卸骨疗伤之术，并叮嘱其行医治病时勿忘将技艺相传，余谨遵师命，收徒 100 余人，最具代表的有其子余顺义、李霖春、王金山等人。

（5）第五代李霖春：李霖春，字雨山（1899～1975 年），祖居沧州东门里，生于武术世家，名贯京、冀、秦、川，爱国将领张学良曾慕名礼聘为师，为民国初期沧州武林中著名的武术大师。他7 岁开始跟父亲李国因学功力拳，11 岁时又拜在余桐波门下学艺。李霖春天资聪慧，勤奋好学，不但精于拳技，还是内外科正骨、接骨高手。因在亲叔伯兄弟中大排行第八，故在沧州街上又人称"李八爷"。扶危济困、仗义行侠，是李霖春的人生信条。他家除了耕种庄田外，在街里还开着个"永生堂"药铺。李霖春侠肝义胆，把金钱功名看得很轻，不管走到哪里，路见不平，总是拔刀相助，从而他威名鹊起，从学者如云。民国九年（1920 年），长沙督办张继尧曾拜李为师；民国十七年（1928年），南京市中央国术馆馆长张之江礼聘他莅馆任教，民国十九年（1930 年），夏鹤一驻沧州任团长，慕名拜李为师；民国二十四年（1935 年），张学良在武昌行营任职，又慕名礼聘李先生为师……。他的得意高足有姜容樵、于伯谦等。1975 年，李霖春因病在沧州谢世，终年 76 岁。

（6）第六代赵锦才：赵锦才又名赵云阁（1904～1968 年），沧州人，师从李霖春。赵锦才不仅练就了一身好武艺，更是接骨疗伤高手，是集医术、武术于一身的武术界、中医骨科界名家，擅长燕青、螳螂武功、三节棍、擒拿技巧。1936 年入中央国术馆任教官。赵锦才同中央国术馆馆长张之江、副馆长张树声关系十分密切。抗战开始后，赵锦才经中央国术馆推荐，任国民政府中央训练团中校教官。随张树声入川，侍卫左右。赵锦才身材魁伟，相貌堂堂，能练善打，武功高强，被称为张门的"四大金刚"之首。当时赵锦才还在重庆开设骨科诊所，匾牌即为冯玉祥所题。1953 年代表西南地区到天津参加全国民族形式体育表演及竞赛大会，荣获金牌，后多次进京参加全国武术比赛。

燕青门正骨疗法经燕青门第六代传人赵锦才于 1935 年由沧州带到重庆，并在重庆得以传承。燕青门第七代传人朱正刚更将燕青门正骨疗法予以继承和发扬，使其成为誉满巴蜀地区的重庆民间传统正骨疗法之一。今第八代传人朱怀宇任燕青门·正刚骨科医院院长。

为了有效保护燕青门正骨疗法的传统技艺，2009 年 11 月国家将燕青门正骨疗法列入国家非物质文化遗产名录，并投入国家非物质文化遗产专项保护资金，加强对燕青门正骨疗法传统技艺的保护。组织有关专家成立专门小组对其传承的正骨疗法进行收集和整理。挖掘燕青门传统秘验方作为科研产品进行专项开发，恢复传统拜师习俗，有针对性、重点地选择医德高尚、医技突出的青年医生学习燕青门正骨疗法技艺，把更多的优秀青年骨科医生培养成为燕青门正骨疗法特色专科人才。

由于燕青门正骨疗法具有深刻独到的医学理念和中正内敛的文化内涵，作为国内中医骨科重要学术流派，影响深远，且具有较高的中医骨伤医学流派文化传承价值和较高的民族医药文化传承价值。2011 年，经申报、专家评审委员会评审、社会公示和复核，并征求非遗保护国际联席会议成员单位意见，其被评定为国家非物质文化遗产项目。2012 年 11 月，经国家中医药管理局批准确立全国首批中医学术流派传承工作室之燕青门正骨派传承工作室。有针对性、重点地选择医德、医技高尚的中医硕士研究生、博士研究生及博士后，培养中医骨科中、高级人才，使之成为燕青门正骨疗法的新一代传承人，将国家非物质文化遗产进一步发扬光大！

（一）流派学术思想

燕青门正骨派经过千年更迭的经历与实践，将燕青拳与正骨医术相结合，用于行医救人，正骨疗伤。骨性复位手法千姿百态，但各有所长，骨折复位其根本在于将偏位或旋转的骨块恢复到正常位置，手法有高下之分，功力与独门绝技有深浅。燕青门正骨法正骨简洁、实用，优势在于对疾患的诊断，在众多流派中独树一帜。古人云："法虽有定、变通在人、标本先后、轻重多寡之间，用乎法而不泥乎法，神乎法而不离乎法，神而明之、存乎一心，所当克克、致义者尔。主某病症，必为某病灶，施众手法在前，而此主病灶在后，多用功夫，从其重也。盖病灶有主次，治有缓急，相为表里而相济者也，运气为力，凡推必准，祛病之能，如汤泼雪。"

燕青门正骨流派在燕青拳的基础上，武医结合，博采诸家之长，兼收并蓄，独树一帜，秉持"德为医之首，术为医之本"，"上明天理、下明地理、中明人理、深明医理、通晓哲理"的祖训，既强调手法，又重视用药。归纳总结出"燕青门正骨九法"和"软伤九法"，制定出了一套独特有效的规程，保证其对骨伤、骨病的诊疗具有满意的疗效。

（二）流派特点

1. 正骨九法　燕青门正骨九法来源于燕青拳，其动作轻灵敏捷，灵活多变，讲究腰腿功，脚下厚实，功架端正，发力充足。

（1）仙鹤抿翅：摸骨知病如"红尘万象迷人眼，体味感悟在自身"。"摸而知之者，摸其骨骼形态，感其变化，以知何处有恙，疾患何如也！"整复骨折前，医者用手触摸骨折部位，要求手法先轻后重，由浅入深，从远到近，两头相对，确切了解骨折端在肢体内移位的具体方位。结合 X 线片所显示的骨折端移位情况，在头脑中构成一个骨折移位的立体形象，以达到"知其体相，识其部位，机触于外，巧生于内"的目的。

（2）拨云见日：用于克服肌肉拮抗力，矫正患肢的短缩移位，恢复肢体的长度。

（3）猿猴缩身：主要适用于矫正骨折断端的旋转及成角移位，尤其适用于靠近关节部位的骨折，这种手法可弥补单纯拔伸牵引的不足。

（4）虬龙得势：用于纠正骨折之侧方移位，侧方移位可分为前后侧（及上下侧或掌背侧）移位和内外侧（左右侧）移位。要求实施手法时用力要适当，方向要正确，医者手指与患者皮肤紧密接触，避免在皮肤上来回摩擦而引起损伤。

（5）风摆荷叶：适用于横断、锯齿形骨折，经过上述手法后，骨折一般基本复位，但其断端间可能仍有间隙，为了使骨折端紧密接触，增加稳定性，术者可用双手固定骨折部，由助手在稳定的维持牵引下，左右或前后方向轻轻摇摆骨折远端，直到骨折断端间的骨擦音逐渐变小或消失及矫正残余移位。

（6）顺水推舟：适用于骨折复位后，起到调理骨折周围软组织的作用，可使扭转曲折的肌肉、肌腱随着骨折复位而舒展通达，这对关节附近的骨折尤为重要。

（7）伯乐拴马：适用于矫正两骨并列部位骨折的侧方移位，如胫腓骨、尺桡骨、掌骨干或跖骨干的骨折。

（8）擒龙掰角：主要用于矫正重叠移位明显，而单靠手力或牵引力量常不能完全矫正其重叠移位者，实施如折顶手法。

（9）画影指路：用于矫正背向移位的斜行、螺旋形骨折，或有软组织嵌入的骨折，使用如回旋手法。

2. 软伤九法

（1）怀中抱月：旨在固定对手使其不能发力活动。流派手法：挤压整复关节。

（2）回身靠肘：埋敌之根、御敌之势。流派手法：整理结构、顺应筋脉。

（3）粘蝉顾后：是借敌之虚而懂敌之势，顺应敌之虚实。流派手法：引导发力，梳理其运动方向。

（4）随后填瓦：因势而发、因势而变、见撩而进、漏虚即实。流派手法：支撑关节、消除抵抗、解除痉挛。

（5）珠帘倒卷：用手拧腿盘旋、缠绕滚裹卷拿。流派手法：舒筋通络、解痉止痛。

（6）童子提炉：提之敌，用俯捋之劲牵动敌之基根。流派手法：松解粘连、理顺筋脉。

（7）采荷拵篮：拵敌之来势，御敌之攻击。流派手法：调整关节的紊乱，缓解肌肉痉挛。

（8）掸落风尘：御敌之势而代其佛掸。流派手法：调整阴阳，贯通筋脉。

（9）拉弓射虎：过度伸展制敌发力。流派手法：舒展筋脉、滑利关节。

（三）流派代表方或临证医案

1. 内服方

方名：损伤秘方。

组成：三七粉 9g，红花 20g，桃仁 20g，当归 20g，赤芍 25g，牡丹皮 30g，怀牛膝 15g，川芎 12g，杜仲 15g，续断 20g，桂枝 10g，伸筋草 30g，透骨草 30g，舒筋草 30g，水蛭 3g，延胡索（醋制）15g。

功用：活血化瘀，消肿止痛。

主治：一切损伤，诸凡骨折、脱位、伤筋等。

用法：每日 1 剂，水煎服，1 日 3 次，每次 150ml（三七粉另包冲服）。

方解：方中桃仁、红花、三七粉、牡丹皮、水蛭、川芎活血化瘀，消肿止痛；当归、赤芍补血活血，行气止痛；怀牛膝、透骨草、杜仲、续断、延胡索活血通筋，祛风除湿，通利关节；续断接骨续筋，调血脉；伸筋草、舒筋草祛风散寒，除湿消肿，舒筋活血；桂枝温通经脉，助阳化气。诸药相合，共奏活血化瘀、消肿止痛、舒筋活络之效。

2. 临证验案 陈某某，女，58 岁。诊断：左桡骨远端粉碎性骨折。中医治法：燕青门骨折手法整复术（以燕青门拨云见日手法矫正重叠移位，运用虬龙得势手法以矫正骨折远端侧方移位，运用擒龙掰角手法以矫正骨折背侧移位）+燕青门接骨止痛粉外敷+骨折夹板外固定术（维持牵引下将 4 块小夹板超腕关节固定，用 3 条系带捆扎，调整松紧适度，前臂置于中立位，屈肘 90°，悬吊于胸前），内服协定方损伤秘方。定期复查 X 线片，术后 2 个半月功能恢复如初。

福 建 省

林 如 高

林如高（1888～1986 年），男，福建福州人，曾任福建省政协第四、五届委员，中华医学会福建分会和福建省中医学会常务理事，福建中医学院骨伤顾问，福州市中医学会名誉会长和福州市林如高正骨医院名誉院长。曾为中国人民解放军总参谋长罗瑞卿大将和国家领导人王震、万里等人治愈骨伤，因此名噪京华。祖父林达年系清代骨伤科名医，父林邦勋亦系医家。

幼年聪明好学，15 岁跟随父亲学习正骨技术，刻苦精研，历经数载，医道与日俱增。民国二年（1913 年）和民国七年（1918 年）祖父、父亲相继去世。林如高遵循"医道万千、唯德为重"的祖训，继承祖传正骨技术和秘、验方，以医济世。林如高 20 岁开始独立行医，他从不满足于先人的诊疗经验，在实践中不断探索，年轻时，常于清明季节，趁里人移墓拾骨机会，不避阴秽，跳入坑穴，深研人体骨架，修正祖传的骨骼图，遇有骨折遗痕的骨骸，如获至宝，反复量比精研，从实践中补修了人体解剖的骨骼系统课程。林如高主动献出 102 个祖传秘方，1977 年 11 月编汇成《林如高正骨经验》，18 万多字。另有《林如高骨伤验方歌诀方解》《林如高练功三十六法》《林如高敷药法》《林如高正骨经验精粹》等书正式出版，并用现代科学成功研制"林如高骨伤电脑诊疗系统"。1977 年以来，在省内外医刊发表专业论文 30 余篇，分别获得国家和省市级科技成果奖。1978 年 8 月，林如高获全国医药卫生科学大会奖，9 月又获得福建科学技术成果奖，1985 年 6 月成立"福州林如高正骨医院"。其生平事迹被列入《中国科学家辞典》现代第三分册。1986 年 3 月 18 日病逝，享年 98 岁。

（一）学术思想

林如高精通医理，不倦学习中医经典著作和历代名家骨科专著，在骨伤科治疗中，有独特之处，认为"红伤"，不能头痛医头，脚痛医脚，而要"望、闻、问、切、摸、比"六诊合参，根据骨折部位的声响，判断其程度和性质，准确入微。在治疗骨伤症时，还注意患者的气血虚实情况，发扬祖传正骨技术，动作熟练，重而不滞，轻而不浮，柔中有刚，刚柔相济，又以触摸、拔伸、持牵、按压、提托、推挤、摇转、分骨、反折、理筋十法形成自己独特的正骨手法，体现了"机触于外，巧生于内，手从心转"。其治疗骨伤的丸、散、丹、膏配伍精当，疗效显著。对治疗骨不连、骨质增生、骨髓炎、椎间盘突出及股骨头无菌性坏死等骨科疑难症，也深有研究。林如高把气功运用于骨伤科临床，编写一册《骨折练功歌》，指导骨折病人在正骨后，分期练气功，促进断骨愈合和体力恢复。他医德高尚，技术精湛，行医80余载，治愈万人，备受爱戴，素有"妙手回春的活神仙"之称。林如高重视骨科后继人才培养，不仅致力培训林家子孙20余人成医，使其继承祖传正骨技术，还先后为福建省举办四期中医正骨进修班，有120多名医界人士参加学习，他毫无保留地将其临床诊疗技术和祖传秘、验方授予族外同仁。晚年，他打破戒律，欣然将祖传秘、验方公献于世。为更好继承他的正骨诊疗经验，发展中医骨伤科专业，同福建省中医学院与福建省计算中心共同研制了"林如高骨伤电脑诊疗系统"，使其医疗经验以活的形式保存下来；福建省还成立了林如高学术研究会，发行《林如高骨伤研究》刊物；福州市组建了林如高正骨医院。

2014年1月，经福建省文化和旅游厅、民政厅批准，"福建省林如高纪念馆"在林如高故居建立。纪念馆的正式开放，将为弘扬传统中医文化、传承林如高医德医术提供重要平台。

（二）德艺双馨

1. 悬壶济世扶贫　林如高继承先辈遗愿，牢记"医道万千，唯德是重"重托，为民正骨疗伤。他医德高尚，技术精湛，悬壶济世，为患者解除痛苦，在民间留下了许多传奇故事。1948年，闽侯尚干乡民林禾尚年仅6岁的小女儿林莹，不慎被石头砸断小腿胫骨，因无钱延误了治疗，导致外露骨头变黑，创口溃烂，高热昏迷。父母不忍心看着女儿被伤痛折磨，在夜深人静时，流着泪抱着奄奄一息的女儿来到江边。此时，幸好巧遇渡口好心的艄公，艄公劝其求助林如高救小孩一命，说："盘屿林如高技高人善，对穷苦人很好，不收钱也会治疗。"说着拉着他们前往盘屿林如高家中。已经入睡的林如高得知情况，立即起身诊断，施药包扎后说："你女儿伤很重，是开放性粉碎性骨折。"接着，他又说："为方便治疗，女儿就住在我家，我知道你家困难，你们先回去吧！过两个月来接她。"林禾尚见女儿有救，千恩万谢回去了。林如高视女孩为自家人，悉心照料。2个月后，其父前往探视，女儿已能行走。其父喜出望外，连连跪地磕头叩拜。林如高连忙将他扶起说："不谢，不谢！救人是我的本分！"临别时，林如高还把家中饲养的一只大公鸡送给他，让他为小女儿补养。这只大公鸡原是家人特地饲养为他做60岁大寿之用的。60岁大寿在民间是大喜事，少了大公鸡，家人感觉可惜。林如高却笑了笑，对家人幽默地说："治病重要，做寿没有大公鸡，用面粉捏只'面鸡'替代吧！'面鸡'无皮又没骨，全是'精肉'，保证大家个个喜欢。"

2. 悉心医治大将军　展览柜中陈列着罗瑞卿大将的一根拐杖，林子顺深情地回忆起父亲为罗瑞卿大将治腿的故事。1975年秋，中国人民解放军总参谋长罗瑞卿大将经张爱萍将军介绍，慕名到福州向林如高求诊。罗总长说："林老先生，我在北京就听说您是个正骨神手，周总理特地给我批了假，来请您治病。我还要为人民工作啊！"林如高先把自己双手放在胸口温热，才开始仔细检查、按摩、推拿。他说："罗总长，我一定要把您的腿治好！"此前，罗总长曾到几个大城市大医院治疗，未见效果。林如高采取按摩、推拿，并配合外部熏洗和内服中草药的方法，每周3次到梅峰宾馆罗总参谋长住处诊治，风雨无阻。有一回，梅峰宾馆突然停电。为了不误治疗，已经88岁高龄的他端着药，一步一步，一层一层，踏着打了蜡的光滑楼梯向上爬。地板太滑，他便脱掉鞋子，光着脚板踏上9层。罗总长很受感动，热泪纵横，拉住林如高的手说："谢谢，谢谢！"在林如高精心诊治下，经过一段时间，罗总长的腿慢慢有了知觉，渐渐能拄着小拐杖，步行一二百米的路了。临别时，罗总长在梅峰宾馆大坪上照了一张自己能站立行走的相片，连同一根手杖送给林如高作纪念。当年，罗瑞卿夫人郝治平始终陪同照料治疗。她对林如高的医德医术同样钦佩。她在《一代神医林如高年谱》一书中，满怀深情地写道："在为瑞卿同志治疗中，我亲身感受到老人高超的医术和高尚的医德。罗总长特将拐杖送给林老作纪念，这使我十分感动。回到北京后，邓大姐代表周总理前来看望瑞卿同志。瑞卿同志当即向她汇报了治疗情况，交谈中，对林如高医师的医术和医德倍加赞扬。周总理听邓大姐转述这一情况后，立即指示：要把林如高的医疗经验整理出来，留给后代，为人民服务。罗瑞卿同志向福建省委的负责同志传达了总理的指示。"福建省委省政府遵照周恩来总理指示，立即由省卫生厅牵头，组织"林如高正骨经验整理小组"，选派了福建中医学院张安桢、王和鸣、陈新民等主任医师协助林如高儿子林子顺医师，系统整理成了林如高有关骨伤、固定、治疗、用药的《林如高正骨经验》一书。同样接受过林如高治疗的王震同志为这本书题写了书名。随后又陆续整理出版了介绍养生及促进患者肢体功能恢复的《林如高练功三十六法》；收集秘、验方162个，编成《林如高骨伤验方歌诀方解》以便从业者记诵、理解和应用；此外还编写《林如高骨伤敷药法》《林如高骨伤验方集》《林如高骨伤临床经验》《一代神医林如高年谱》等七本著作。林如高医德医术不仅在福州家喻户晓，还享誉海内外。

3. 医德双馨，声名远扬　许多海外乡亲以及国际友人不远万里慕名求医。一位巴拿马的货轮华裔船长患腰椎间盘突出症多年。1977年，他专程跑到美、法、西德等国的几家大医院求医，都认为"非开刀不可，但开刀也没有把握，难免有后遗症"。这样的治疗和预后，他难以接受。他来福州求助林如高，经内服外敷中草药，配合推拿及牵引法，痊愈康复，不留"暗疾"。对此，他非常满意、非常感激，一再表示要在他所能到达的海外口岸宣传"神医"。林如高秉承"医道万千，唯德是重，救人一命，胜造七级浮屠"的祖训，牢记周总理指示，一心一意培养骨伤科后继人才。培养了海内外1000多名中高级骨伤科医生。1985年，在福建省委书记项南的关心下，福州市创办了全国唯一以老中医命名的中医正骨专科医院——林如高正骨医院，林如高和儿子林子顺主任医师分别担任名誉院长和院长。项南书记亲自书写院牌。林如高正骨医院一边为患者治疗，一边继续开展科研、培训新人工作，医疗教学效果也进一步提高。福建省骨伤研究所所长王和鸣回忆，"林如高正骨经验整理小组"又陆续出版了《林如高骨伤经方集》《中医临床家——林如高》《南少林骨伤奇人林如高》等多部著作，并用于临床和教学。一位海外学员写藏头诗颂扬林如高正骨医院："林木青草出新药，如火红艳耀中华。高超医术治万人，正骨国手乐千家。骨伤病患齐称颂，医道园中称奇葩。院校精心育新秀，闻名中外人人夸。"林子顺介绍，以林如高正骨医术为代表的传统中医正骨疗法与西医治疗相比有不少优势，最明显的就是中医的上夹板比西医的包石膏更科学，更有利于骨折治疗的功能性恢复，而且不易造成肌肉萎缩；同时中医正骨疗法能减少手术带来的痛苦，避免后遗症，严重骨质疏松患者、低龄幼儿以及高龄老人骨折患者，更适宜采用中医接骨术治疗；另外，正骨手法费用低廉，医疗费用不到西医治疗费的十分之一。当然中西医各有特点和优势，要取长补短，比如对一些开放性骨伤和陈旧性骨伤，以及血管破裂、神经受损等患者，就必须中西医结合治疗以达到最佳治疗效果。作为林如高的继承人，年过古稀的林子顺依然坚持在医疗第一线，并出国诊治授课，还经常组织义诊。他说，有生之年最大的愿望就是传承好林如高的医德医术，弘扬"医道万千，唯德是重"的为人民服务精神，让中华医药文明世代造福人民。

林 子 顺

　　林子顺，男，1943年生，福建福州人，主任中医师，曾任福州林如高正骨医院院长，福建省政协委员，福建省林如高学术委员会主任委员，中国人才研究会骨伤分会资深会长，福建省骨伤研究所主任、高级研究员、功勋学科带头人，中国骨伤名医大师等职。林子顺系清代嘉庆年间骨伤圣手林达年嫡曾孙，中国著名骨伤专家林如高先生儿子，林如高医术正宗传承人。林子顺自幼跟随父亲林如高学习骨伤科医术，受到林如高精心的传授和培养。作为传统的中医骨伤科学术带头人，他不负众望，刻苦学习，经过长期实践和潜心钻研，在骨折、脱位、骨不连、骨髓炎、腰腿疼痛、肩周炎、伤筋、陈伤旧患等病症的诊治上获得很高的造诣而闻名海内外。在整理和继承林如高医术经验上，林子顺全身心地投入。罗瑞卿将军在医院治疗期间，语重心长地嘱咐他："要把你父亲的医疗经验和验方、秘方整理出来，把他的医术发扬光大，造福人民。"周恩来总理生前曾指示："要把林如高医疗经验整理出来，留给后代，为人民服务。"经过近 30 多年的努力，他先后整理出版《林如高正骨经验》《林如高练功三十六法》《林如高骨伤验方歌诀方解》《林如高骨伤敷药法》《林如高正骨经验荟萃》《林如高骨伤验方集》《中医临床家林如高》《一代神医林如高年谱》《南少林骨伤奇人林如高》《林如高正骨手法》（录像带）等 10 余本医学专著，分别由人民卫生出版社、中国中医药出版社、福建省人民出版社和福建科学技术出版社等正式出版发行。《林如高正骨经验》荣获 1978 年度全国医药卫生科技大会奖和福建省科技大会成果奖。《林如高正骨经验荟萃》全书 80 多万字，是新中国成立以来在整理老中医医疗经验方面的大工程之一，受到国内外专家同仁的高度评价，并荣获福建省首届中医药科技图书一等奖和第二届世界传统医学大会"超人杯"奖。1986 年初，林如高先生与世长辞，从此林子顺执掌林如高正骨医院，为医院的发展倾注心血，特别是在医院迁移重建中，他全身心投入新院址的门诊大楼、病房大楼、林如高先生纪念室等的建设。他通过努力抓管理、抓医疗质量，使医院规模从原来的 100 张病床扩展至 200 张病床。医疗设备存量由原来的 1000 万元提高到 3000 万元。医务人员由原来的 150 人增加为 300 人。医院在巩固原来有特色的基础上引进了"外展架治疗先天性髋关节脱位""鹰嘴钳治疗尺骨鹰嘴骨折""杠杆治疗陈旧性肩锁关节脱位"等 10 余项新技术，推动了传统专科医院诊疗技术的提高，使医疗水平整体上了一个台阶。

学术思想

1. 辨证治疗骨折，注重手法整复　整复、固定、功能锻炼和内外用药，是治疗骨折的四项基本方法。林子顺在治疗骨折过程中强调：不能只着重借助外力整复与固定，而忽视肢体内在的动力；不能只稳妥固定，而忽视功能活动；不能只重手法，而忽视药物治疗；不能只注意局部，而忽视了整体与发挥病人的主观能动性。若顾此失彼，则效果不佳。正确整复，使移位的骨折段恢复正常（或接近正常）的解剖关系，是重建骨骼支架作用的基本条件。但骨折愈合需要一定的时间，必须合理地局部外固定，使骨折断端保持合理位置直至骨折愈合。

2. 有控制地适当地功能锻炼　锻炼可以恢复伤肢功能，防止肌萎缩、筋腱挛缩、骨质疏松、关节僵硬等并发症，又能加速骨折愈合。内外用药能活血祛瘀、舒筋续骨，即调整机体气血、经络、脏腑的生理功能，又促进局部骨折的愈合。所以，正确的复位、合理的固定、及时恰当的功能锻炼、有效的内外用药是保证骨折愈合的基本原则。林子顺推崇《医宗金鉴·正骨心法要旨》，他常说"手法乃正骨之首务"，即整复是治疗骨折的首要步骤。整复的方法有闭合复位与开放复位两类，闭合复位又有手法复位和持续牵引等方法，持续牵引既可复位，又可固定。整复时间越早越好，因为骨折后周围软组织逐渐发生充血、渗出而肿胀，在肿胀未发生之前（伤后 2～3 小时）手法整复容易获得良好效果。但对严重骨折，合并昏迷或休克患者，不能立即整复，应首先积极抢救生命，待全身情况稳定后才能考虑整复。

3. 伤筋与骨折、脱位相互之间的关系鉴别　严重扭伤常伴有骨折，骨折时周围筋肉往往合并损伤，严重的关节扭伤多伴有关节半脱位，脱位整复后遗留的问题即是筋伤。林子顺对筋伤的研讨采取究本溯源的方法。他指出，《周礼·天官》就有"以酸养骨，以辛养筋，以咸养脉，以苦养气，以甘养肉"等论述，《黄帝内经》阐述了筋伤的病因病理和治疗大法，《素问·血气形志》说"病生于筋，治之以熨引"，把热烫与导引（练功）作为治疗筋病的主要方法；隋代巢元方《诸病源候论·风四肢拘挛不得屈伸候》说："遇风邪则伤于筋，使四肢拘挛，不得屈伸。诊其脉，急细如弦者，筋急足挛也。"

4. 阐发痹证病因，崇尚辨证论治　林子顺认为，"痹"是闭而不通的意思。当人体骨、关节及筋肉遭受风寒湿邪侵袭后，经络阻闭，气血运行不能畅通，肢体产生疼痛、麻木、酸楚、重着及关节肿胀、拘挛、弛纵、屈伸不利等症状，统称为痹证。《素问·痹论》曰："风寒湿三气杂至，合而为痹也。"指出风寒湿邪是本病的病因，同时根据邪气偏盛分为行痹、痛痹、着痹。《素问·痹论》还依发病季节与部位不同将痹证分为"五痹"，曰："以冬遇此者为骨痹，以春遇此者为筋痹，以夏遇此者为脉痹，以至阴遇此者为肌痹，以秋遇此者为皮痹。"若痹证经久不愈或复感于邪，由浅入深，可内舍五脏六腑。《素问·痹论》又说："骨痹不已，复感于邪，内舍于肾；肌痹不已，复感于邪，内舍于脾；皮痹不已，复感于邪，内舍于肺。"对于痹证的病因病机、辨证分类以及疾病转归等，《黄帝内经》均作了较详细的描述。后世一些世家又称本病为历节、痛风、中湿、风湿、走注、白虎风、鬼箭风等，但近代通常仍以痹证作为这一类疾患的总称。人体发生跌打损伤后、患处气血凝滞，经络阻闭，且周身体质减弱，正气下降，易感受风寒湿邪，故损伤后常并发痹证，且病程缠绵。

王 和 鸣

王和鸣，男，汉族，1943 年 12 月 27 日出生，福建省福州市人，中共党员。现任福建省骨伤研究所所长、福建中医学院教授、主任医师、博士生导师。兼任世界中医药学会联合会骨伤专业委员会执行会长、中国中西医结合学会常务理事、福建省中西医结合学会副会长、中华中医药学会骨伤科分会副主任委员、全国高等中医院校骨伤教育研究会常务副理事长、福建省社区卫生协会副会长、国家药典委员会委员、家药品监督管理局药品审评专家、全国老中医药专家学术经验继承工作指导老师、《中国中医骨伤科杂志》执行主编、《中医正骨》杂志副主编等职。撰写或参编《中医骨伤科学基础》《南少林骨伤秘方验案》《南少林理筋整脊手法图谱》《中西医结合微创骨科学》《骨科学》《图解骨科内伤杂病治疗手法》《骨伤科学》等书。

1965 年 7 月，王和鸣毕业于福建医科大学医学系，后任福建医科大学附属协和医院骨外科医师，1976 年 4 月至 1977 年 4 月在上海市第六人民医院骨科进修，1978 年 6 月调入福建中医学院。此前，福建中医学院顾问、著名骨伤科老中医林如高先生曾医治原解放军总参谋长罗瑞卿将军的腿伤，效果良好，周恩来总理获悉后指示:要把林如高老中医的医疗经验整理出来，留给后代，为人民服务。在福建省委、省政府的关心与支持下，他受福建省卫生厅和福建中医学院派遣，师从林如高老中医学习传统中医骨伤科 3 年 6 个月，同时协助福建中医学院张安桢教授与林如高的儿子林子顺医师整理林如高老中医的医疗经验。1982 年初到天津医院师从著名中西医结合骨科专家尚天裕教授，当年 10 月在卫生部第一期中西医结合骨科进修班结业。1984 年 5 月任福建中医学院骨伤系副主任，1987 年 9 月任骨伤系主任，1992 年 6 月至 2006 年 2 月任福建中医学院副院长，1993 年 2 月至 2001 年 12 月任福建省中医药研究院院长。

（一）学术思想

1. 医武结合，中西并重，动静相交，医患同修　王和鸣教授是南少林骨伤流派的重要传承人之一，他将武术中的理念和技术与骨伤科治疗相结合，开创了一条独特的康复路径。在传统武术中，人体被视为一个有机的整体，每个动作都需要全身协调才能完成，这种整体观同样适用于骨伤康复。王和鸣认为，通过借鉴武术中的运动原则，可以更有效地帮助患者恢复肢体功能，提高生活质量。在实际操作中，王和鸣强调了以下几个方面：

全身协调性：武术训练注重身体各部位的协调运作，这有助于增强患者的肌肉力量和关节灵活性，从而促进受伤部位的功能恢复。

功能性锻炼：采用特定的武术动作作为康复锻炼的一部分，这些动作能够有针对性地加强受损区域周围的肌肉群，减少再次受伤的风险。

手法按摩：运用武术中的手法进行按摩和调整关节，不仅能够缓解疼痛，还能促进局部血液循环，加速骨折愈合过程。

心理调适：武术修炼还包括对意志力的培养，这对于提升患者信心、克服康复过程中遇到的困难具有积极作用。

王和鸣师从南少林骨伤流派，继承和发扬了流派"禅、医、武"结合为主要特色的学术思想。其中，"禅"和"武"，一"静"一"动"，被很好地应用在筋伤的防治之中。"禅"属"静"，指的是内心保持清净，有智慧，有度量。医患均可通过练习少林禅功提高自己。对医者来说，能使我们在看诊及治疗时心无旁骛，不因患者的身份、态度等受影响，专注于病情，找到治疗的关键。对患者来说，能提高战胜病痛的信心和耐心，平心静气，肝气得舒，肝主筋，肝舒则筋柔，同时又兼具培本固元之功效。此法对于久病不愈、年老体弱之肝肾亏虚证患者具有较强的辅助作用。"武"属"动"，指武术功夫及功能锻炼。对医者，练习少林武术，如易筋经、鹤拳等可以强身健体，气足神聚，更好地为患者施术。对患者，在筋伤后期需积极行功能锻炼，练习有针对性的功法或其中某些分解动作可大大提高康复进程，如"云手"动作，通过手、眼、身的协同动作，以腰为轴，眼随手动，意气相随，使身心兼修，气血调和，对眩晕、改善平衡协调能力及上肢功能恢复疗效显著。

王和鸣主张在保持中医特色的基础上，积极吸收现代医学的新理论和技术。他认为，虽然中医有其独特的优势，如辨证论治能够针对个体差异制定更合适的治疗方案，但现代医学在诊断技术和某些治疗方法上也有明显优势。因此，在实际工作中，他会根据患者的具体情况灵活运用多种方法。当面对复杂的骨折情况时，王和鸣可能会首先选择现代外科手术来进行精确的骨骼复位和固定，确保结构稳定。随后，在术后康复阶段，则更多地依赖于中医药物、针灸以及其他传统治疗方法来促进伤口愈合，缓解疼痛，加速组织修复。对于长期存在的慢性损伤问题，如关节炎、肌肉劳损等，王和鸣会结合中医的内外兼治策略，一方面通过中药调理改善机体状态，另一方面借助物理治疗和功能锻炼来增强患处机能，达到标本兼治的效果。通过这样的中西医结合方式，王和鸣能够在保留传统中医精髓的同时，充分利用现代医学的优势，为患者提供更加全面有效的医疗服务。这种方法不仅提高了临床疗效，也为推动中医骨伤科学的发展做出了重要贡献。

2. 注重科研，个体施治　王和鸣在骨质疏松症、软组织损伤等多个领域进行了深入探索，并取得了一系列重要成果。他通过对骨质疏松发病机制的研究，提出了新的预防策略，这些策略不仅有助于减缓骨质流失的速度，还能提高骨骼的密度和强度。此外，他还对中药的作用机理进行了系统研究，揭示了多种中药成分在促进骨折愈合、减轻炎症反应等方面的具体机制。这些研究成果为开发新型药物奠定了坚实的基础，也为临床治疗提供了新的思路。

因人制宜：王和鸣始终坚持"因人制宜"的原则。他认为每位患者的体质、病情都有所不同，因此不能简单套用固定模式来进行治疗。他注重从整体出发全面评估患者状况，包括年龄、性别、生活习惯等因素，从而制定出最符合个人特点的治疗计划。例如，对于年轻患者，可能会采用更为积极的治疗方法；而对于老年患者，则会更加注重温和且有效的治疗措施。个体差异性：王和鸣非常重视对患者个体差异性的尊重。他通过细致入微的诊断和治疗，提高疗效。在处理老年人的骨质疏松时，他会特别注意其生理特点和潜在并发症，采取更为温和且有效的治疗措施。例如，对于伴有高血压或心脏病的老年患者，他会选择副作用较小的中药，并结合针灸、推拿等非药物疗法来缓解症状。这种个性化的诊疗模式不仅提高了治疗效果，还增强了患者的治疗体验和满意度。通过这种综合性的诊疗方法，王和鸣能够更好地满足不同患者的需求，确保每一位患者都能得到最适合自己的治疗方案。他的这种理念和实践，不仅体现了中医辨证论治的核心思想，也为现代医学提供了宝贵的借鉴。

（二）专长绝技

1. 南少林正骨手法　源于南少林武术，强调力量的精准运用和对人体结构的深刻理解。南少林正骨手法融合了武术中的力量运用和人体解剖学知识，具有独特的操作技巧和治疗效果。这种手法不仅在技术上独树一帜，而且在临床应用中展现了显著的优势。王和鸣在传承南少林理筋整脊手法的基础上将临床所用手法归类为理筋整脊基础手法和整脊被动类手法。理筋整脊基础手法包括触按、摩捋、推刮、拿捏、弹拨、揉搓、点穴、振颤、滚摇、扳旋、牵抖、叩击法等 12 种。基础手法可作为被动手法实施前的准备，让患者达到充分放松，降低痉挛处组织的张力，最大程度地减少与施术者的对抗，使被动手法有效实施。同时，其本身具有的疏通经络、活血行气、通调脏腑的功效，亦能促进患者尽快康复。在治疗颈椎病、腰椎间盘突出症、膝关节炎、肩周炎、肱骨外上髁炎（网球肘）、踝扭伤、腰肌劳损等多种筋伤疾患上功效显著。整脊被动类手法按颈部、胸部、腰部不同部位，分前屈、后伸、中立、坐位、卧位等不同体位组合应用，辨证施术共 36 种。王和鸣最具代表性的被动类手法有应用于颈部的卧位旋颈法及腰部的侧卧斜扳法。具体如下。

卧位旋颈法：患者仰卧位，根据患椎的不同将头部伸出床边或置于枕上，医者站立或坐在患者头部前方，双手分别置于下颌及枕后部。施术时，医者先牵引颈部，并轻轻摇晃，使颈部肌肉放松，在维持牵引下，辅助施术手置于枕后部以帮助保持头部稳定，主要施术手变换手型至"勾手"，大拇指抵住患椎，其余四指勾住下颌部，而后逐渐用力使患者颈部向左或向右旋转至最大活动范围处时施以"巧力寸劲"，将患椎整复归位，此时多可听闻弹响声。此方法对于落枕、颈肌筋膜炎、颈椎小关节紊乱症及神经根型颈椎病等具有松解肌肉痉挛，调节骨错缝，解除神经根压迫的功效。

侧卧斜扳法：患者侧卧位，下面的下肢自然微曲，上面的下肢根据患椎屈髋屈膝至一定角度，医者面对患者站立。施术时，医者两手或两肘分别扶按患者的肩前部及髂嵴部（其中主施术手以"勾手"勾住患椎），而后作相反方向逐渐增加活动幅度的用力扳动，常可听到弹响声。此方法在急性腰扭伤、腰椎间盘突出症及腰椎小关节紊乱症的治疗中具有较好的疗效，常可一次解决病患的痛苦，做到"弯腰进诊室，挺胸回家中"。

2. 中西并重，善用引经，未病先防，防治结合　王和鸣诊治骨质疏松症时不拘泥于陈规，他认为在临床诊断该病时不仅需要采用中医四诊法望闻问切，还需结合影像学检查和血液检查，这样通过中西医诊断相结合以确诊不同类型的骨质疏松症，避免误治和漏治等。并且会根据不同的证型选用不同的引经药，比如姜黄尤善于行肢臂而除痹痛，其功效为蠲痹止痛、活血行气，是治疗肩臂疼痛的要药；牛膝善于滋补肝肾，能引药下行，通经活血；独活可以止痹痛、祛风除湿，但最适合下肢关节寒湿疼痛者。

王和鸣认为骨质疏松症未发病之前中老年人应以预防为主，主张"治未病"，同时在治疗时根据骨质疏松症的病因病机进行辨证施治。他还嘱患者多晒太阳，适时补充钙制品，以提高骨密度。另外，骨质疏松症的患者发生骨折的概率非常大，骨折后又可能引发废用性骨质疏松，加重患者病情，因此在生活中骨质疏松症的患者应该特别加强自我保护，防止骨折的发生。随着年龄增长骨质逐渐发生退行性病变，就会产生骨质疏松，而人体机能的衰老与肾气联系密切，所以预防骨质疏松应补肾为本，防止肾气早衰，晚婚晚育、房事有节、适当锻炼、减轻疲劳都是很好的预防措施。因此，王和鸣认为治疗骨质疏松症时应以补肾强骨为根本，防治相结合，并依据中药善于调理脏腑阴阳，针灸长于通经疏络，调畅气机，整脊利于治疗肌肉骨节，推拿理筋有助于治疗筋肉挛急，综合运用以上治疗方法，以实现筋骨并重、内外兼治、动静结合、医患配合，最大程度地解除骨质疏松患者的痛苦。

3. 内外兼治 被誉为中医外治大师的清代医家吴尚先，字师机，对中医外治十分精通。他在《理瀹骈文》中记载"外治之理，即内治之理，外治之药，亦即内治之药，所异者法耳"。足以见其外治理论，是以内治为基础，并在内治理论的指导下研究、建立的。王和鸣善用外治方处理筋伤，利用与内治法一样贯穿整体观念和辨证论治的思想，通过望、闻、问、切四诊合参，选用施治药物。外用药物通过皮肤渗透进入体内发挥疗效，药力直达病所，安全有效，达到加速康复的目的。例如损伤初期脉道受损，血气外出，聚于局部，凝成血肿，阻塞经络，瘀滞而痛。治疗原则是祛瘀通络、消肿止痛。方用郁金、姜黄、当归尾、泽兰、苏木活血祛瘀，消肿止痛；栀子、紫荆皮泄热利湿，凉血解毒；生川乌与生草乌辛热祛寒散湿；五加皮、穿山龙祛风湿，舒筋络；楠香行气舒筋消肿，并能增加药散黏性，以发挥外用药物性能。损伤后风寒入络损伤后气血虚弱，正气不足，风寒乘虚入络则出现痹痛；或因风痰壅盛，发生瘫痪。方用生南星、生半夏、天仙子化经络风痰，解痉起痿；生川乌、生草乌祛风除湿，温经止痛；大黄泻火凉血，逐瘀通经；紫荆皮消肿解毒，活血通络。

《正体类要·序》曰："肢体损于外，则气血伤于内，营卫有所不贯，脏腑由之不和。"阐明局部筋伤通过气血、经络可影响脏腑和全身。王和鸣从整体观念出发，辨病和辨证兼顾，将筋伤的发生、发展、转归的连续性及阶段性与三期辨证用药相结合，并根据病因病机、损伤的部位不同，选用方药，达到标本兼治的效果。例如颈椎病治疗应益气活血，通络止痛，补肾壮骨，选用颈椎病汤（王和鸣经验方）。药物组成：黄芪 30g，丹参 15g，白芍 15g，木瓜 9g，葛根 20g，天麻 9g，延胡索 9g，威灵仙 9g，淫羊藿 9g，续断 12g，牛膝 9g，甘草 3g。方以黄芪、丹参为君，益气活血，通经止痛。白芍养血，柔肝止痛；延胡索活血行气止痛，二者为臣。佐以淫羊藿、续断、牛膝补益肝肾，强壮筋骨；木瓜、威灵仙祛风胜湿，通络止痛；葛根解肌升阳，天麻祛风通络，同时二者具有引药上行头部之功效。甘草调和诸药，为使药。此方对各型颈椎病均有疗效，尤以神经根型疗效显著。肩周炎治疗原则是祛风散寒，益气活血，选用肩凝汤（王和鸣经验方）。药物组成：羌活 6g，姜黄 6g，当归 12g，白芍 9g，黄芪 12g，防风 6g，延胡索 9g，桑枝 20g，桂枝 20g，炙甘草 3g，生姜 5 片。本方在《百一选方》蠲痹汤的基础上，将赤芍改白芍，增强柔筋止痛之功效；加延胡索行气止痛；桑枝、桂枝温经通络，亦能载药至上肢部。方中姜黄、当归行气活血止痛；黄芪益气固表；羌活、防风祛风通络；生姜散寒温经；甘草缓急止痛，调和诸药。此方对辨病辨证准确之风寒湿痹证肩周炎患者无不见效。腰痛选用补肾壮筋方（王和鸣经验方），药物组成：熟地黄 15g，淮山药 12g，茯苓 9g，泽泻 9g，山茱萸 9g，牡丹皮 9g，当归 12g，牛膝 9g，续断 12g，杜仲 9g，白芍 9g，延胡索 9g，青皮 6g，五加皮 9g。本方为治疗肾阴虚的经典方"六味地黄丸"的基础上化裁而来，加续断、杜仲补益肝肾，强壮筋骨；五加皮祛风除湿；当归、牛膝养血活血；白芍柔肝止痛；延胡索活血止痛；青皮疏肝理气，共奏补益肝肾、祛风除湿、活血养血、理气止痛之功。此方对无明显下肢症状的老年患者疗效尤甚。

（三）验案撷粹

南少林整脊联合龙胆泻肝汤治疗带状疱疹 患者，男，56 岁，公务员。

初诊时间：2021 年 8 月 10 日。

主诉：左侧腰臀部、会阴部红色皮疹伴疼痛 10 天。

病史：患者于 10 天前无明显诱因出现左侧腰臀部、会阴部红色米粒至黄豆样大小的丘疱疹，呈簇带状分布，伴随明显灼痛及触痛，以夜间为甚，就诊于皮肤科门诊，诊断为"带状疱疹"，给予甲钴胺片 0.5mg，每天 3 次，口服；普瑞巴林胶囊 75mg，每天 2 次，口服；炉甘石洗剂外用等对症治疗。经规律治疗 6 天后，大部分疱疹仍难以收口，皮肤出现渗出、糜烂，部分结痂，左侧腰臀部及腹股沟处呈烧灼样疼痛，严重影响日常生活。今日患者为缓解疼痛，求治于门诊。病程中有口干口苦，小便黄，无尿频、尿急、尿痛、小便难解，无双下肢放射痛、乏力等不适，纳食、睡眠一般，大便正常。查体：左侧腰臀部、会阴部、大腿前后侧片状大面积红斑、疱疹、渗出、糜烂、部分沉着斑，疱疹皮损附近触痛明显，腰椎生理弧度稍变直，腰部前屈后伸、左右侧屈活动度正常，腰椎棘突及椎旁轻压痛，骨盆左侧略高，左腿略长于右腿，双下肢肌力肌张力正常，双肾区无叩击痛。舌红苔黄腻，脉弦。

诊断：中医诊断为蛇串疮（肝经湿热下注）；

西医诊断为带状疱疹，腰椎退变。

治法：清利肝经湿热，舒经通络止痛。

处方：南少林整脊手法。定点斜扳法；中药内服：选方龙胆泻肝汤，组成：龙胆草 15g，酒黄芩 10g，炒栀子 10g，柴胡 10g，生地黄 15g，车前子 15g，泽泻 30g，木通 10g，甘草（生）6g，当归 15g，水煎服，一日 1 剂，早晚分服。

复诊：8 月 16 日，患者自觉症状明显缓解，刻下症见：左侧腰臀部、会阴部、大腿前后侧红斑明显淡却、疱疹基本消失，部分皮损遗留色素沉着斑，神经痛及触痛基本消失，查体：腰椎生理弧度略存在，腰椎棘突及椎旁压痛无，余检查正常。

按语：患者素有饮酒史，长期饮酒以致脾失健运，湿浊内停，郁而化热，湿热搏结，泛溢肌肤，故发为疱疹；湿性重浊，亦袭阴位，病邪下行阻滞足阴经经络，经气不宣，气滞血瘀，"不通则痛"；年过半百，体瘦，肝肾不足，肾主骨，肝主筋，腰为肾之府，部分筋骨失于濡养，"不荣则痛"，故疱疹发生部位及疼痛主要分布于腰椎旁及"上腘内廉，循股阴，入毛中，环阴器"的足厥阴肝经循行部位。舌苔脉象亦可佐证。治疗中以清利肝经湿热、舒经通络止痛为主法。口服中药则以清利肝经湿热为主，兼通络止痛。方用龙胆泻肝汤，其组方中以"凉肝猛将"龙胆草、苦寒之性黄芩，二者共清肝经实火，泻肝经湿热；其中龙胆草作为君药，"专泻肝胆之火，主治目痛颈痛，两胁疼痛……凡属肝经热邪为患，用之神妙。其气味厚重而沉下，善清下焦湿热"，足见龙胆泻肝汤专泄下焦湿热之力。栀子可清三焦之火并引火下行；重用泽泻、车前子及木通清热利湿，使湿热之邪有所去处，在此木通取常规用量，孕妇慎用，禁用关木通，易导致严重肾毒性。肝体阴用阳，又为藏血之脏，肝经有热，易耗伤阴血，故用生地黄、当归滋阴养血，亦防上述苦寒药物加重伤阴；柴胡作为肝经使者，引方中各药入肝经，并使以甘草调和诸药性、缓肝急。龙胆泻肝汤整体"以泻为主，兼以补虚"，配方严谨，层层相扣，疗效突出，为肝胆湿热及肝胆实火之良方。运用南少林整脊手法在于通督调脊，疏通经筋，故而气血和、筋骨调，通则不痛。中医上认为所有经筋皆由远及近从四肢末端，结聚关节骨骼部，走向躯干脊骨及头面部，与现代医学上的神经虽走行有所不同，但脊柱周围贯穿脊神经及血管去营养及支配相应区域，与中医督脉汇聚一身阳气濡养周围经筋及其走行部位有异曲同工之妙。一旦脊骨结构出现改变，该处督脉经的阳气难以温煦机体，机体阳气衰减，正气不足，邪必然所凑，经筋受阻或失去濡养，形成疼痛。《灵枢·经筋篇》中提及足厥阴筋"结于阴器，络诸筋"，属于腰骶丛宗筋，与该患者疱疹及疼痛发生位置，即疱疹病毒侵犯坐骨神经支配区域相吻合，故利用南少林整脊手法独特的动、静力平衡调整足厥阴筋与骨功能作用间的关系。术者手法作用于下腰椎及骨盆关节进行推动，根据下腰椎及骨盆关节的功能解剖和生物力学特点，纠正异常力学，结合带状疱疹的病理改变，从而改进局部肌肉及皮肤营养，促使受邪肝经气血流通、筋骨阴阳平衡，有效缓解该患者带状疱疹神经痛。

杨希贤

杨希贤（1908～1991 年），男，福建福州人，生前曾任福建中医学院推拿科主任医师、科主任，福建省人民医院按摩科主任医师，中国中医药学会推拿学会理事、顾问，中国中医药学会福建分会理事、顾问，福建省推拿专业委员会主任委员、名誉主任，福建省推拿学会主任委员。担任《中国医学百科全书——推拿学分卷》编委。发表学术论文 30 余篇。并在福建中医学院、福建医学院、卫生学校等教授推拿专业课程，桃李遍及八闽。除此之外，他以严谨务实的科学态度，耗费大量心血，编成《杨希贤疗伤手法》等书。他还以务实的科学态度，倾注大量心血，编成专业工具书三卷：《三十五年来推拿论文资料目录索引》《三十五年来手法治疗骨伤科论文资料目录索引》《三十五年来气功论文资料目录索引》，其中的《小儿消化不良按摩疗法》更是被中国科学技术情报研究所选送苏联进行学术交流。还出版了《推拿疗法》《杨希贤疗伤手法》《"握固"，"翅拇指"，"翅掌"等指、掌、腕力量训练法》《健康起居法》《自我保健十二段锦》《自我保健二十势》等，均是临床、科研方面的宝贵资料。杨希贤的推拿经验部分以视频形式编入《中国传统医学推拿手法流派锦集》录像片中，并译为英语、日语向各地区发行。

杨希贤早年跟随岳父陈少苍学医，尽得其传，精研岐黄，悬壶榕城长达 50 余年，既有丰富的临床经验，又有独特的学术见解。他最常治疗颈椎综合征、肩关节周围炎、腰椎间盘突出症、各种软组织损伤，内伤杂病如消化不良、胃脘痛、遗精、阳痿、泄泻以及妇、儿科疾病等也极为擅长。不仅继承了传统的中医推拿的精髓，还博采众长，锐意创新，自成一家，长期亲临于临床、致力于教学，为弘扬和发展中医推拿事业做出了巨大贡献。

（一）学术思想

1. 强调整体观念，注重辨证施治　杨希贤重视中医辨证论治思维在推拿医学中的应用，强调要突出整体观念为主的诊治思想和预防为主的指导思想。

（1）疾病的证候有多种多样的表现，病理变化极其复杂，且病情又分轻重缓急。所以杨希贤常常提到在临证时，要做到"因人而治，因病而治，因部位不同而治"。人可分男女老少强弱，病可分虚实寒热表里，病变部位有深有浅，治疗时有时令气候、地理环境之别，因此治疗亦要从整体观念出发，审证求因，全面了解，进行认真、详细的分析研究，全面考虑，才能正确认识疾病，做到真正掌握治疗主动权。治疗时，既注重局部，又兼顾全身，再选取相应的穴位和恰到好处的手法，从而达到疏通经络，平衡阴阳，通达内外，扶正祛邪的效果。这样既有局部治疗之效，又有全身调节之功。

（2）杨希贤强调要加强对中医临床各科基础理论的研究和实践，希望我们认真刻苦钻研，发挥其精粹妙用，如经络、阴阳、五行、藏象、营卫气血等学说和人体解剖学等，并要求中西贯通，这对从事推拿医学研究工作的人来说，更为重要。他还耐心教导临床医生要写病历，做必要的检验项目，以供临床诊断、疗效观察，或用作科研资料。

（3）对病因、诊断以及辨证论治的学习探讨中，杨希贤认为：当懂得医理，掌握理法方药，按照四诊、八纲来辨证施治时，先辨病因，再辨病机，探索病理，并分析内外因规律，罗列病证和客观的指征；为了能更有治疗的依据，还要注重脉证相参。因疾病千变万化，同病异治，异病同治，因此，制定正确治法、选择合理方药、明了穴道和循经走络，运用适宜手法，各方面密切配合，并重视预防，则疗效显著。

（4）杨希贤医术精湛，论治之时，胸有先见，灵验精奥，故而深受病人所崇敬。他提出：各种证候，其外因多由风寒湿邪所起，内因则多由气血痰郁所致。又云：卒然作痛，亦可属内伤范畴。跌打扭伤，挫仆损伤，均从外伤论治。推拿时，同样使用推、抹、拿三种手法，轻重快慢却并不相同。治外伤时的手法，宜轻快而兼重；内伤型痛，则宜缓慢、柔而带轻。若内外并发，或卒痛，甚发为痼疾，则手法轻重快慢应视证灵活运用。以头痛为例：同样使用推、按、抹、拿四种手法，治疗内伤头痛着重于柔和深稳，动作缓慢轻巧，通常由深至浅，才可达预期效果；治疗外感头痛手法也要柔和，但宜先浅按其经穴，而后再轻快渐至微重，再由浅至深，由深至浅的往返施治，皆能为病人所接受且见效。若是内外因并发致头痛，则以扶正气为主来治疗。此乃杨氏多年的临床实践的经验总结。

（5）诊治腰椎间盘突出症时，杨希贤有其独到之处，根据辨证，常取肾俞、环跳、殷门、委中、承山、昆仑诸穴，主要用推、按、揉、拿、斜扳、摇晃、背等手法及配合医疗练功。这样具有补肾培元，疏通经络，松弛腰肌，行气活血，松解神经根粘连，返纳突出物等作用。因杨氏取穴精确，手法得体，所以在诊治腰痛范畴的病症中，疗效极佳，深受患者的欢迎。杨希贤十分推崇明代《正体类要》中所提出的"肢体损于外，则气血伤于内，营卫有所不贯，脏腑由之不和，岂可纯任手法而不求脉理，审其虚实，以施补泻哉"，在临证时，也始终遵循"从整体出发，全面端详病症，辨证施治"的理论。

2. 重视手法与练功　伤分轻重，病有急缓，人分强弱，证有虚实。故治愈之迟速及遗留残疾与否，一定程度上取决于施术者手法是否稳妥熟练。

杨希贤非常重视临床上手法的应用，他手法实用、精练、利索，一招一式都极具针对性和目的性。常以推、按、揉、摩、拿、拨、滚、摇8种手法作为基本手法，其中，对按、揉二法最为看重，且认为按法"按而留之"看起来静止不动，实际上体内是在运动着的；揉法"揉以和之"，老少皆宜。前者可产生"针刺"感。后者则能柔和力透。按、揉二法互相配合，协调应用，灵活变化，施行运用全身。概括为动作简洁，主次分明，有条不紊，静中有动，刚柔并济，以巧力代蛮力，法之所施，不知其苦。这是杨希贤引以为豪的临床经验，在诊治中屡见奇效。

除此之外，在临床中，杨希贤还强调"点""线""面"三者的结合。"点"指压痛点，是病变在体表的反映，由于损伤致气滞血瘀，经络阻塞不通，使气血运行不畅，"不通则痛"，则"以痛为输"，即以压痛点作为刺激点，从而"不通"变"通"，使痛变不痛。"线"是指经络所循行路线或解剖学上的肌腱、神经纤维所走行的方向，通过对"线"施用手法，从而使线路舒畅疏通。"面"是指整个所要治疗的部位，是"点"和"线"的扩大，通过对"面"施行手法治疗，则可在较大范围内活血化瘀，消肿止痛，通畅气血，从而使组织归位，三者相互联系，互相影响，疗效确切。

手法是医生用力的方法和技巧，手法的稳准熟练将直接影响疗效。杨希贤强调练功有双重含义，一是医生自身练功，增强体质，增加手劲、指力。二是指导患者练功，改善症状，提高疗效。

杨希贤十分推崇赞赏清代《伤科汇纂》中的歌诀："上不与接骨同，全凭手法及身功，宜轻宜重为高手，兼吓兼骗是上工，法使骤然人不觉，患如知也骨已拢，兹将手法为歌诀，一法能通万法通。"勉励我们要重视练功，勤奋练功，循序渐进，坚持不懈，持之以恒，做到意、气、力三者紧密结合，这样才能达到"一旦临证，机触于外，巧生于内，手随心转，法从手出"的境界。杨希贤认为，这些原理虽然众所周知，但是要真正做到就非得花工夫不可。故推拿医生亟须勤研古训，博采众长，扬长避短，汲取精华，使自己的手法技巧日益精湛。

杨希贤认为，"有诸内，必形于外"，"督脉之为病，治在骨上"。他潜心研究督脉，并认为"督脉是万病之源"，"督脉不和，周身不安"，"欲知脏腑如何，则莫如诊督脉"。

（1）督脉循行与脊椎：《难经》中论督脉："起于下极之俞，并于脊里，上至风府，入属于脑。"这与现代脊髓的概念几乎一致。杨氏说："研究督脉，要发皇古义，融汇新知，运用现代解剖学以及神经生理学知识。"这样，则深知督脉行于背正中线，为"阳脉之海"，而与其最密切的是脊柱。脊柱乃人体中轴，具有支持体重，传递重力，保护脊髓和神经根等作用，脊柱前屈、后伸、左右侧屈及左右旋转活动，都以椎间盘的髓核为杠杆作用支点，整条脊柱中以颈、腰段活动度较大，故而受伤机会也相对较多。杨希贤说："脊椎中，以韧带、椎间盘、纤维环薄弱处，脊椎交界处，活动度大的脊椎，易于损伤，在致病因素诱发下，会出现相应的临床症状。”

（2）督脉-脊神经-交感神经：督脉循行于脊柱的后正中线，其与脊神经、交感神经关系可从解剖学中探知，脊髓每个节段发出一对脊神经，按照脊髓神经节段的关系支配着全身各部皮肤、肌肉和内脏器官。交感神经节在颈、胸、腰、骶部位的分布，与足太阳膀胱经在背部的分布比较靠近，清代医家张志聪说过，“太阳，督脉相通”，“五脏之俞本于太阳，而应于督脉。”足太阳膀胱经中背俞穴，从肺俞到膀胱俞，由上至下的顺序和从肺到膀胱的解剖位置是基本一致的，其脉气按相应脊椎的背俞穴与督脉相通，并深入体腔，通达体腔内的各脏腑器官。“督脉之为病，治在骨上”，这句话寓病因学于治疗学之中，中医所指的“骨”，本质上说，就是“脊椎”，导致督脉经气不畅的因素是什么呢？就是“骨”，归纳起来，不外乎由椎间盘退行性改变或突出，椎旁软组织劳损，风、寒、湿邪气侵袭，骨质增生突入椎管、横突孔或椎间孔，韧带变性等造成脊椎稳定性降低，一旦遭受外力冲击、扭挫、姿势不良、高枕、超量负重等，便造成脊椎关节微小移位，以及脊髓、血管、脊神经、副交感神经或交感神经受刺激、压迫，从而产生一系列病症，杨希贤指出，“骨”遭受损伤，颈、项、腰腿痛都与之有关，更重要的是，内科，妇科、小儿科的众多疾病，都与之相关。

督脉，“督”有监督全身器官之意。它主要存在部位是背正中线，相当于中枢的“脊髓”；目前已知，全身各处皮肤、肌肉和内脏器官都被相应脊髓节段所支配，因此，内脏有病常在督脉及两侧出现“遭难信号”。杨希贤以“有诸内，必形于外”的学术思想，据其岳父所传授的经验，创立出独特的督脉诊治法，即医者的手指在患者的督脉触诊，按压，迅速并准确诊断疾病的方法。具体包括望诊、问诊和触诊。

在临证时，杨希贤对头面及上肢的疾病多检查颈椎，胸腹部疾病多检查胸椎，腰及下肢部疾病多检查腰椎，他非常重视督脉触诊压痛点，认为压痛点是经气在体表的集聚点，它既是疾病的反应点，又是治疗的刺激点，即治疗的“着力点”和“作用点。”临床实践证明，督脉的诊断和治疗十分符合现代医学的神经节段的划分，通过手法对督脉上的反应点的刺激，使其产生冲动因子传入所属脊髓节段，在高级中枢的支配下，通过躯体神经和相应的内脏神经的反射联系及相互作用，达到调整内脏功能的治疗目的。

3. 师从创新，按揉独特　在上百种的推拿手法中，杨希贤筛出按、摩、揉、推、拿，拨、㨰、摇的 8 个基本手法，尤其推敲陈少苍医师的“按揉”二法，他说：“先岳对按法十分讲究，其力量应由轻到重，直至产生压迫感为度，更要做到‘按而留之’，‘内动而外不动’。”并强调：“按法是一种‘针’的刺激，相当于九针中的‘圆针’、‘针’及‘指捏’、‘刺’、‘抓刺’之类，使用揉法也要严格，在按法的基础上，要做到‘轻勿离皮，重勿着骨’，不移开接触穴位做回旋动作，于皮下软组织发力。“他施按法时讲究：①按的方向要垂直，“按而留之”。②辨证辨病，证分虚实，病别轻重，实证肌肤偏硬，按之需以“刚”，用“柔”则难以祛邪，虚证肌肤偏软，忌“刚”用“柔”，以“刚”则易伤正，真正做到刚中有柔，柔中有刚，刚柔并济。③辨病位深浅，就是辨病位是在皮、肉、筋还是在骨，按之由浅入深，对病位浅者，用力过大，则力过病所，反之，病位深者，用力过小，则力未达病所，则难以收效。

总之，杨希贤施术，讲究用力的方向、大小，对辨证、辨位，灵活运用，体现“触感是手法的神气，手法是触感的外形，以神御形”的真谛。深究杨氏能达到“机触于外，巧生于内”境界的秘诀，自然是“冰冻三尺，非一日之寒”，杨希贤时常强调“工欲善其事，必先利其器”，“少而精”的练功是他独特的观点，以《易筋经》中“三盘落地”和“韦驮献杵”锻炼身体，至于指功，除惯用沙袋或者两人互相练习外，以“握固”“翅掌”“翘拇指”“虎爪”等手法持之以恒练功，要达到“深透、有力、持久、柔和”内含的“内功，翻气功”境界，这样，才能蓄力于掌，于指出力，非伤害性地激发经络中经气，按之则“热气至”“血气散”，按之则能“顺”，顺则松，松则通，通则不痛，营则不痛，达到通经活络，开通闭塞，祛寒止痛的作用。

（二）验案撷粹

治疗腰椎间盘突出症医案一则　陈某，女，45岁，干部。

主诉：腰痛3个月。

病史：3个月前因参加球赛，不慎扭伤腰部，当晚即感疼痛，俯仰不灵。经过连续服药、针灸等，未见好转，并且疼痛逐渐反射至左下肢外侧，不能下蹲，行走困难，稍微久立，即感患腿酸胀不适。某医院 X 片诊断为 L_4/L_5 椎间盘突出，建议手术治疗，患者不同意，经介绍前来本院按摩施治。

检查：脊柱明显侧凸，无生理前凸，后伸困难，有持续性疼痛并放射至左下肢后侧。下肢运动障碍，膝腱反射亢进，跟腱减弱，足趾背伸减弱，抬腿左15°，右70°。腰部活动检查，前俯40°，后仰5°，左弯20°，右弯10°。

中医诊断：腰痛病（气滞血瘀证）。

西医诊断：L_4/L_5 腰椎间盘突出症。

治法：选双腿，压腰部，侧扳，揉腰腿，运下肢。休息片刻后，起床。一次治疗就此结束。每日施术1次，一般以20分钟为度。在开始时，每日治疗1次，以后可以根据情况隔日治疗。20次为1个疗程，第1疗程做完，休息1周后，再继续第2疗程。

结果：第1、2次就诊，均系专人搀扶前来，门诊治疗，依照上法治疗后，能自己扶杖而来，到第5次能弃杖行走。连续治疗10次后，症状完全消失，2周后能恢复工作。随访观察10个月，未见复发。

（三）经验方

1.舒颈汤

组成：龙骨20g（先煎），灵磁石20g（先煎），葛根9g，姜黄9g，羌活10g，防风6g，丝瓜络10g，赤芍10g，桂枝6g，松节15g，甘草3g。

功用：祛风解肌，通络止痛。

主治：颈椎病、落枕、颈部扭伤等症。

2.壮腰舒筋汤

组成：归尾9g，川芎9g，红花6g，续断10g，枸杞9g，地鳖虫5g，沉香3g，制乳香6g，桑寄生10g，乌药9g，泽兰9g，牛膝10g。

功用：行气活血，通络止痛。

主治：急性腰背部伤筋，积瘀肿痛。

3.壮腰补肾汤

组成：枸杞9g，杜仲9g，独活9g，当归9g，熟地黄16g，续断10g，牛膝10g，穿山龙15g，补骨脂9g，威灵仙15g，桑寄生10g，制草乌5g。

功用：调补肝肾，活血壮筋。

主治：腰部慢性伤筋，腰膝酸痛。

张 安 桢

张安桢（1932～2005年），男，福建龙海人，福建中医药大学教授、主任医师、博士研究生导师，我国著名骨伤科专家，曾任世界骨伤科联合会首席顾问、中国中医药学会骨伤科分会第二届理事会副理事长、全国高等中医院校骨伤教育研究会副会长、中国中医研究院客座研究员、《中医正骨》第一届和第二届编辑委员会顾问等，曾任省政协第五、六、七届委员，享受国务院特殊津贴。福建中医药大学于1981年在全国首先创办中医骨伤科学专业，这一开创性举措在张安桢的推动下得以实现。作为学科创建初期的核心人物，张安桢与王和鸣共同编著《中医伤科学基础》，为中医骨伤科学的系统化、规范化教育奠定了坚实基础。张安桢作为南少林骨伤流派的代表性人物，对闽派骨伤科的形成和发展做出了重要贡献。

张安桢毕生致力于科研、教学和临床，先后主持并完成国家自然科学基金项目、教育部及国家中医药管理局等部门多项重大课题，发表了"肩部损伤应用腋管固定的力学原理""活血化瘀法治疗股骨头无菌性坏死"等100多篇极具实用价值的文章，他提出的很多理论至今还应用于骨科临床。在教学过程中，张安桢逐步总结教学经验，并将其整理编纂成为符合时代发展的、结合了西医学思想的规范教材：如中医药院校教材《中医骨伤学》、海外教材《中医正骨》、《中医骨伤科学基础》以及关于伤科治疗经验的《伤科内伤诊治法》等，这些著述至今仍为培养新世纪骨科栋梁的重要文献。

（一）学术思想

1. 追本穷源，推崇基础理论　张安桢认为，中医学基础理论是现代骨伤科学发展的基石。张安桢博览古籍，汲取精华，坚持教学与临床并重，他认为中医学基础理论为辨病治病的根源，临床应以此为主导，并借鉴历代骨伤名家经验，为患者减轻痛苦。张安桢从源头探讨骨伤科学的发展，重视中医学基础理论在临床诊疗中的地位，编纂《伤科内伤诊治法》，为骨伤科学发展做出了巨大的贡献。

2. 继承创新，倡导辨证论治　张安桢遵从先师的经验，按气血盛衰辨证结合疾病部位辨证的理论，治疗时根据患者体质，加减用药，在临床中取得了显著的疗效。张安桢虚心好学，将望、闻、问、切，辨证论治在疾病诊疗中一以贯之，总结临床经验，编纂书籍，在其巨著《伤科内伤诊治法》中以辨证论治思想为主导，将损伤分为内伤和外损，内伤的辨证主要强调气血、经络、脏腑的损伤，而外损的辨证主要强调伤皮肉、伤筋、伤骨。其思想在尊重传统中医基础之上，将现代科学知识和方法融入其中，并提出了辨证伤科疾病的独到望诊见解："观眼辨耳望唇诊治法"。观眼诊病法是指根据眼结膜和巩膜之间血管的改变及瘀血点的出现，来诊断受伤的部位、疼痛的性质以及发病的时间，如损伤点出现在眼内眦靠近瞳孔处，则可诊断该患者损伤位于腰部，如果该损伤点颜色淡如云彩，散而不聚者则该患者损伤在气分，余可以此类推。辨耳诊病法是指以耳朵表面络脉的颜色及出现的瘀点来诊病，如左耳尖上有黑色或红色点向外扩散，则提示左腋下有损伤。望唇诊病法是指依据口唇黏膜周围出现的小血管、瘀血点、白色小疱疹等来判断疾病的一种方法；如在上唇（部位）出现则提示病在背部；在下唇（部位）出现（则）病在胸部；在两嘴角出现则病在腋下。观眼辨耳望唇诊病法应用明确简单，为临床诊断疾病提供了更为全面的确诊经验和依据。张安桢在治疗疾病时始终遵循四诊合参、治病必求本，其提出的观眼辨耳望唇诊病法更具体的补充了中医学诊断疾病的方法，提高了临床医师诊断疾病的准确率。

3. 强调伤科诊病三期辨证，筋骨并重　张安桢认为骨伤初期，筋骨损伤早期，血离经脉，形成血肿，阻塞经络，气滞血瘀。《素问·阴阳应象大论》曰："气伤痛，形伤肿"。吴昆注为："气无形，病故痛；血有形，病故肿"。张老认为，损伤者局部必有肿痛之临床表现。若要镇痛，必须活血。血不活则瘀不能去，瘀不去则骨不能接。故当以活血化瘀为先；骨伤中期：骨折伤筋中后期，常因气血亏损或是卧床少动，筋肉萎弱无力，伤在上肢则手臂不能活动，伤于下肢则步履无力，伤处躯干则俯仰受阻，伤损关节则屈伸不利。故应以温经行血，接骨续筋；骨伤后期：筋骨损伤后期，断骨初步愈合而未坚实，筋肉微弱乏力，功能尚未恢复。而且损伤日久必致气血虚弱，气滞血凝。故应以化瘀通络、理伤镇痛、补骨续筋。

（二）专长绝技

为了提高医学诊疗技术，张安桢放眼于科学的前沿，强调科技与医学相结合治疗疾病，提出了骨伤与电脑结合诊治骨伤科疾病、创立了海螵蛸作为骨移植材料、研制了"自动调压式小夹板"等先进的理论与技术。

1. 开创"骨伤与电脑结合"研究名老中医经验的先河 为了林如高的医疗经验系统的继承下来，张安桢与福建省计算机中心联合，共同研制出了林如高电脑骨伤诊疗系统软件，该系统可对各种骨折进行诊断、辨证施治，经电脑辨证后可以出具相应处方、疾病证明书等多种功能，在临床治疗中取得了可喜的成绩。目前，该系统仍为祛除患者的痛苦发挥着巨大的疗效，现代临床中部分电脑骨伤治疗仪为该系统的延续。

2. 首次创立海螵蛸作为骨移植材料的理论 在骨科临床中，各种原因造成的骨缺损为治疗骨损伤的一大难题，为了解决骨缺损造成骨骼修复水平低下的难题，国内外学者寻找各种材料来替代已缺损的骨骼，然而已发现的材料都存在许多不足，为了解决以上难题，张安桢放眼于科学前沿，倡导中西医结合，为骨科医生排忧解难，他将海螵蛸处理之后，植入桡骨缺损的家兔体内，并于 2 周后通过行 X 线片及组织学观察，研究发现海螵蛸经过适当的处理后，其生物相容性及成骨作用均较好，可以作为骨缺损骨移植的替代材料。张安桢首次提出了中药海螵蛸做为骨移植材料的替代品，并通过动物实验证明了其生物相容性及成骨作用，虽然海螵蛸还未应用于骨缺损的治疗，但张安桢的最新理念不仅给我们研究海螵蛸与骨缺损疾病方面提供了新的思路，而且也为现代骨科异体骨移植的研究指引了方向。

3. 研制"自动调压小夹板" 在治疗闭合性骨折疾病中，小夹板的应用会造成以下并发症：如前臂筋膜间隔综合征、下肢缺血坏死、皮肤大面积压疮、缺血性肌挛缩、骨折成角畸形愈合、关节僵直等，这些并发症严重地影响着患者的生活质量，为了解决普通小夹板所存在的不足，张安桢潜心设计研究一种更好的小夹板—自动调压小夹板。其原理是在夹板贴近身体的一侧放置自动充气囊，根据肢体压力自动调节充气囊的松紧度来实现对骨折端的固定，此方法在治疗闭合性骨折患者中取得了满意的疗效，并于 1994 年成功的申请了专利。为了使自动调压小夹板更加完善，张安桢在前期工作的基础之上研制出全自动药磁电夹板，这种夹板将压力用电压传感器以电压形式传出后，送入比较器，通过与设定的电压值进行比较后调节夹板的压力，来实现对闭合性骨折的固定，同时在夹板靠近身体一侧，根据临床症状不同，放入不同治疗作用的配方药物，使药物直接通过患部体表进入机体起到治疗的作用，这种夹板集固定、治病于一体，在闭合性骨折的治疗当中为较先进的器械。目前虽然临床中对以上两种小夹板的应用较少，然而张安桢当时制备该种小夹板体现了骨伤科治疗疾病动静结合的思想，在当时减少了普通夹板所存在的不足，如肌肉的缺血坏死、神经的损伤等。

（三）验案撷粹

1. 治疗中心型骨肉瘤医案一则 患者，女，50 岁，农民。

主诉：几年前体力劳动后自觉左大腿下段有隐痛，休息后减轻，无明显肿胀。渐而出现针扎样疼痛，痛处有进行性增大的质硬肿块，边界不清，活动度差，皮肤表面可见明显的静脉，局部皮温显著升高，压痛，无水肿，无发痒，无皮肤感觉障碍，无发热寒战，行走后疼痛加剧，跛行。于当地医院行 X 线、CT、MRI 检查、病理检查。诊断为"中心型骨肉瘤"。当时医院建议其到上级医院行手术治疗，患者术后一年开始出现咳嗽、且痰中带有血丝。再次就诊于给其行手术的医院，行肺部 CT 显示右肺出现微小转移灶。但患者家境贫寒，无力再承担高昂的治疗费用，遂寻找中医治疗，以期遏制病情。患者当时经人介绍来诊，来时见其身体消瘦，面色发白，毫无血色，自述发病治疗以来体质量减有 20 余斤（1 斤=0.5kg），睡眠差，大便三、四日一行，脉沉无力，尺脉尤甚，舌淡白。

中医诊断：癥瘕（脾肾阳虚）。

西医诊断：中心型骨肉瘤。

治法：活血化瘀、行气散结、温补脾肾。

方药：方以芪癥方加减：黄芪 20g，党参 12g，麦冬 9g，补骨脂 15g，甘草 5g，田七 9g，牛黄（冲服）0.15g，蛇胆 1 枚，麝香（冲服）0.1g，巴戟天 15g，肉苁蓉 15g，山海螺 15g。取药 7 剂，水煎服，每日 1 剂，早晚分服。

二诊：治疗 7 天后，咳嗽大为减轻，咳痰量少，仍有少许血丝，大便干结两日一行，脉微细、苔薄黄。张安桢仔细诊查后嘱于原方中加芦荟 6g 再服 7 剂，水煎服，每日 1 剂，早晚分服。

三诊：治疗 7 天后，患者诸症大减，仍有咳嗽，但已无咳痰及痰中带血，患者精神爽朗，其为感激。经仔细诊查给予芪癥胶囊日后服用。患者续服芪癥胶囊，并合理注意饮食起居，随访至今，未见病情反复。

按语：阳化气，阴成形。如见 X 片示日光散射状的成骨性反应，即是虚阳浮越的阳虚表现。如见 X 片示缺损的溶骨性表现即是阴虚。此是张安桢将传统中医与现代医学结合而成的诊断，在临床上颇具指导意义。该病例的患者由于诸症已解，也并未再行西医检查以确定肿物是否消散。张安桢曾教诲："在治疗肿瘤的判定方面，应以宿主的机体反应来定，诸症解除，患者生活质量改善就是最好的指标，而不应以肿瘤是否消退作为标准"。循证医学疗效评价指标包括终点指标和替代指标，在恶性肿瘤的治疗中患者生存时间和生存质量是疗效判定的终点指标，肿瘤大则属于替代指标。

2. 治疗腰椎间盘突出症医案一则 陈某，女，26 岁。2013 年 8 月 13 日初诊，无明显诱因左下肢疼痛 5 个月，从大腿后侧放射至小腿，呈持续性，活动或夜间睡眠变换体位时疼痛明显，长时间坐位或行走时疼痛加重，天气变化及晨起时出现间歇性跛行，曾于当地医院行按摩及针刀等治疗，效果不明显。8 月病情加重，并出现腰部疼痛难忍，故来就诊。查体：腰部活动稍受限，前屈 30°，背伸 10°，左、右侧弯 10°，直腿抬高试验阳性，加强试验阳性，第 3、4、5 腰椎棘突及棘间均有明显压痛，左侧跟腱反射减弱。辅助检查：腰椎 CT 示：L_4/L_5 椎间盘向后突出约 0.45cm，神经根及硬膜囊受压。辰下：腰部及双下肢持续疼痛，从大腿后侧放射至小腿，肢体倦怠乏力，饮食及睡眠差，二便尚可，舌苔紫黯，边有齿痕，脉涩而弱。

中医诊断：腰痛病（气虚血瘀型）。

西医诊断：腰椎间盘突出症。

治法：以理气化瘀、补骨续筋。

方药：以壮骨强筋汤加减，熟地黄 12g，怀牛膝 9g，川芎 6g，黄芪 12g，人参 3g，甘草 3g，续断 9g，桃仁 6g，红花 3g，补骨脂 9g，骨碎补 9g，煅自然铜 9g，制乳香 3g，制没药 3g。7 剂，水煎服，每日 1 剂，早晚分服。

二诊：治疗 7 天后，患者自觉双下肢麻木无力感觉已有缓解，基本活动已逐渐恢复，舌红苔薄白，齿痕消失，脉象细弱。在原方基础上稍作调整：熟地黄 12g，怀牛膝 6g，川芎 6g，黄芪 6g，人参 3g，甘草 3g，续断 9g，当归 9g，红花 3g，补骨脂 9g，骨碎补 3g，煅自然铜 3g，制乳香 3g。继服 1 个月，水煎服，每日 1 剂，早晚分服。

三诊：治疗 7 天后，患者腰部及双下肢已无明显疼痛，坐立、步行亦无疼痛感，基本活动恢复。治疗效果满意，原方继服 1 周，水煎服，每日 1 剂，早晚分服。同时嘱患者仍不可剧烈运动，平素坚持"拱桥"和"飞燕"等腰背部功能锻炼，合理饮食。后期复诊未见异常。

按语： 骨伤科疾病治疗的基础是辨证施治，坚持骨与软组织损伤并重，局部与整体兼顾的治疗原则。临床灵活把握三期分治原则，内外兼施，在治愈患者损伤，减轻患者痛苦，恢复患者肢体功能等方面效果显著。

章 宝 春

章宝春（1913～1982 年），男，浙江杭州人，少时师承嵩山少林寺"铁鞋和尚"之高徒周荣江。他跟师学艺 7 年，勤学苦练，潜心钻研，练就一身少林武功，学得一套治创疗伤的医术及药理处方。1938 年艺成出师后，他加入少林国术团，为各地骨伤病患者诊疗，解决百姓骨伤病痛。1940 年章宝春明白，仅凭国术团流动式地为百姓治疗骨伤病远远不够，只有让更多人习得本领，才能造福更多人。他毅然离开少林国术团，到漳、厦两地开设"章宝春伤科诊所"，并收徒传授骨伤疗法。

1955 年 6 月他加入漳州市中医第五联合诊所，隔年，诊所组建成立龙溪专区中医院，创建了骨伤科。自此，在闽南地区，渐渐形成了"章氏正骨手法结合多层小夹板外固定术""章氏闪火推技术手法加火罐疗法""望眼诊伤"等专业技术特色的章宝春骨伤流派。

1964 年浙江省卫生厅指派中医学院毕业生李克继承章老学术经验，大中专毕业生也相继分配进入骨伤科，为骨伤科发展奠定坚实的基础。20 世纪 70 年代，医院指定麦少卿与章宝春的儿子章道胜医师一起总结整理编写章宝春学术经验，1974 年，福建人民出版社出版《多层小夹板固定法》；1982 年福建科学技术出版社出版《章宝春伤科临床经验》。

（一）学术思想

1. 注重整体的观念 章宝春在中医学理论基础上，结合骨伤科的特点注重整体观点，重视人与自然的统一性，综合运用气血、五脏辨证，根据闽南地区温热潮湿的气候、体质多为湿热的特点，遵从骨伤三期辨证理论整体辨证。

2. 详查病情，随症为治 每个骨伤患者受伤机制不同，体质各异，根据症情之阴阳、寒热、虚实之不同，损伤机制的不同，随症加减，灵活变通。

3. 医武结合，筋骨并重，动静结合 章氏正骨手法是把少林武术的技击方法融入了整骨技法，更重视骨与关节的生理解剖和骨折的病理机制，主要采用拔、旋、端、折、顶、分、挤、按等手法，手法操作强调"稳、准、轻巧"，对骨折诊疗贯彻"医武结合、筋骨并重、动静结合"的原则。

4. 调理气血，外理筋骨 立足中医气血的学说，在理筋手法上注重气血调理，通过调理气血以达到扶正祛邪、疏通经络的目的。

（二）专长绝技

1. 章氏手法治疗前臂双骨折——折顶反折端提法 术者双手环抱折端，双拇指由背侧向掌侧推按骨折远端，余四指端提骨折近端，先向掌侧加大成角，至感觉双骨折端背侧骨皮质互相抵触后骤然向背侧端提反折纠正成角畸形及掌背侧移位，然后在骨折端以手法捏压尺桡骨之间的掌背侧，使骨间膜紧张纠正侧方移位。最后沿尺桡骨的体表标志触摸，对于仍有少许成角及侧方移位者，予以按压手法即可。而对于不同水平的双骨折，可先整复稳定的一根，另根骨采用端提回旋挤压手法即可复之。

2. 章氏的闪火推伤法 章宝春对推伤拔火罐疗法进行改进，除对新鲜挫伤所产生的局部硬结痛有作用外，更适应于陈旧性的损伤，特别对于多年的损伤，气血凝滞，顽固性的酸痛，效果特别显著。

3. 望眼诊伤 运用中医学根据经络和脏腑的关系创立的"五轮"和"八廓"的学说，通过观察结合角膜与巩膜之间脉络的变化，以诊断胸背部陈旧伤的部位和性质，确定治疗用药的一种特殊的伤科望诊方法。

4. 三期辨证 章宝春采用当地地道的中草药材，遵从骨伤三期辨证，自制了许多伤科丹、膏、丸、散，如"章宝春疯伤膏""章宝春推伤药酒""复方活血散""润肺七厘散"等。制剂适合闽南地区多湿热、病患多瘀的特点，具有祛湿、消肿、化瘀功效，在骨伤患者中应用，疗效显著。

（三）经验方

1. 章宝春推伤药酒

组成：泽兰 240g，苏木 180g，当归 60g，川芎 60g，生地 90g，细辛 30g，川续断 60g，红花 90g，桃仁 120g，丹皮 60g，桂枝 45g，海桐皮 60g，石菖蒲 90g，白芥子 30g，紫荆皮 45g，煅乳香 60g，煅没药 60g，五加皮 60g。

上药加入米酒 12.5kg，浸泡 49 天，纱布过滤澄清，密封备用。

在腰部疼痛区域以拇指点按寻找痛点，后用手沾药酒在痛点施以按揉、**滚**、弹拨、理筋手法；在痛点拔火罐 2～3 分钟；起罐后在原扣罐部位用梅花针扣刺数下；继以药酒 4～5ml 加 95% 乙醇倒入瓷盘中点燃，以手沾燃烧之药酒在痛点处行闪火拍打 3 分钟；在原扣罐部拔罐 8～10 分钟；起罐后用消毒棉球擦净在针刺点被吸出之瘀血，敷贴东方活血膏。本法 2 天治疗 1 次，4 次为 1 个疗程。

2. 润肺七厘散 归尾炭 60g，血余炭 120g，牛膝炭 120g，山楂炭 60g，红花炭 60g，三七 60g，川贝 60g，煨于术 120g，焦山栀 30g，粉甘草 30g。

上药研粉，20g，每日 3 次。

3. 接骨丹 茯苓 10g，桔梗 7g，儿茶 5g，当归 12g，田七 15g，地鳖虫 3g，酒大黄 8g，煅自然铜 15g，血竭 3g，莲子 13g，红花 13g，骨碎补 10g，沉香 3g。

接骨丹用法：将上述中药研粉，加入 10% 比例淀粉，过筛，烘干加入 4% 的硬脂酸镁搅拌均匀，制成颗粒压片，每片 0.3g，成人每日 3 次，每次 7 片，儿童每日 3 次，每次 3～4 片。

龙岩余氏骨伤学术流派

龙岩余氏骨伤学术流派是南少林骨伤学术流派的重要组成部分。龙岩余氏骨伤学术流派源于南少林骨伤流派，创始人余添辉自幼习武，1910 年开始学医，疗伤济世。1954 年创办余添辉伤科诊所，1958 年携弟子余占鸿、余占煌创建福建省龙岩市中医院伤科。此后龙岩余氏骨伤学术流派第二代传人余占鸿创建龙岩县人民医院，第三代传人余庆阳先后创建龙岩市第一医院骨伤科、龙岩市博爱医院骨伤科。余氏骨伤直接传承弟子达百余人，遍布福建省甚至国内外。龙岩余氏骨伤学术流派经百年的医疗实践，形成其具有独特骨伤学术思想、诊疗特色技术并具较大影响力的学术流派。目前，余氏骨伤科已制定 123 个骨伤病种诊疗常规、3 个操作规范，总结疗效可靠验方 54 个，外治膏、散、酒制剂 23 个，膏滋药酒 11 个和正骨手法、推拿手法、正脊手法、针灸法、针刀法、颈腰椎牵引、敷贴法、烫熨法、熏蒸法、汽蒸法、督灸疗法、穴位埋线、砭石疗法、刃针等 14 种创新治疗技术。

如百年传承的新鲜草药水鬼蕉，作为骨伤科和外科临床外用药物，它疗效可靠，作用安全，毒副作用极小，是治疗急性创伤骨折，软组织损伤，头、胸和腹部内伤，骨筋膜隔室综合征的可靠药物。2013 年被中华中医药学会授予首届民间特色诊疗技术项目。余氏创新的外敷中药制剂，已成系列。如川黄膏（大黄、黄柏、红花、当归、水鬼蕉、了哥王等），具有活血祛瘀、清热、消肿等功效，在应用于骨折、软组织挫伤、热痹、热毒肿痛等方面，疗效可靠，作用迅速。余氏骨伤在保守和微创治疗骨折脱位、腰椎间盘源性腰腿痛、颈椎间盘外源性颈臂痛、髋膝骨关节病、骨质疏松症、强直性脊柱炎、痛风性关节炎等方面都形成独特的诊疗方案和康复护理规范，临床疗效满意，达到省市先进水平。

"攻玉巧用他山石，不为羁縻但求新。"余庆阳长期从事骨伤科医疗、科研工作，积累了丰富的医学专业基础理论知识和临床工作经验，熟悉本专业国内最新动态，通过潜心研究中医经典理论和现代解剖学、病理学、影像学、诊断学，并相互融会贯通，在临床实践产生独特见解。

从1988年首先应用颈督脉硬膜外腔注射技术到2010年应用腰椎督脉针刺椎间盘内外臭氧消融术，流派不断对余氏骨伤中医督脉针刺理论加以消化、融合，创造了当时闽西地区七项领先或第一技术。1990年，余庆阳首先应用颈硬膜外麻醉下手法松解治疗冻结肩，解决松解肩关节粘连手法引起的疼痛问题。1992年，余庆阳首先引进高频超声检测技术研究梨状肌病变与坐骨神经痛的关系，极大地提高了梨状肌病变的诊断水平。1995年，又进一步创新，采用留置硬膜外导管持续颈硬膜外麻醉下手法，患者可在无痛状态下，持续进行肩部功能训练5天，度过早期炎症期。目前为止，余氏骨伤应用现代影像延伸望诊技术创四项闽西第一。

"勤者兴，惰者亡，一个流派的兴衰，与传承人息息相关。"如今，年过七旬的余庆阳仍坚持在龙岩市中医院看诊，耕耘于"余庆阳名中医工作室"，而龙岩余氏骨伤学术流派的传人不仅分布于福建各地，遍及闽西各级医院及卫生院，还传播于省外甚至海外，在弘扬中医、传承中医、促进中医的学术与事业发展道路上扬鞭奋蹄。龙岩余氏骨伤学术历代传承人重视收集临床民间验方，同时，重视骨伤科文献学习与整理，总结接骨古方441个，内伤与伤筋的古方493个。通过大量临床应用，甄别筛选，总结提高，形成余氏创伤系列内服方剂20个，外用方剂27个，其中鲜草药方2个。广泛应用于脏腑、气血、经络、皮肉筋骨损伤，临床疗效显著可靠。

（一）流派学术思想

"西为中用"，坚持传统与现代结合，是继承基础上的创新。现代的骨伤科，所诊治的病种有骨折、筋伤，还有各种各样的损伤和风湿病痛。骨伤科要强调准确的诊断和精准的定位。现代的科技和西医的诊疗技术，能够使得诊断更明确，定位更加精准，尤其是深部的病位、病灶，比如一些重要器官、神经血管周围的病位，要求定位得更准一些。通过"西为中用"，就更加突出了中医特色优势的发挥，比如在正骨、针刺、推拿的时候，使它疗效更高，适应证更宽，安全也就更有保障，实际上也是一个守正创新的过程。

龙岩余氏骨伤学术流派独特、创新的诊疗技术如下。第一种是骨伤内治法，在治疗腰椎间盘突出症、骨质疏松症和风湿病方面疗效很好。一些病人本来需要手术，用了这些内治的方药，不用再手术了。这些药方，还可以做成药酒、膏滋等，可以广泛地运用。第二种是理筋手法。这些理筋手法龙岩余氏也总结了十几套，就是颈、肩、腰、腿、四肢关节，都有一套手法。运用这些手法，有的可以达到立竿见影的效果。第三种是姜泥灸疗法。第四种是中草药的外治法。第五种是创新技术，是腰椎管的督脉和足太阳经的针刺法，这些方法就是在腰椎上针刺。在传统疗法里，针刺得很浅，不能（刺）超过一寸。现在我们运用了创新技术和解剖，在影像引导下，我们可以刺到腰椎间盘内外，刺到神经内外，所以治疗腰腿痛、腰椎间盘突出症立竿见影，效果非常显著。最后一种，就是骨伤科的健康教育法。健康教育法，在我们诊疗过程中，大概要占据我三分之一的时间。做什么？就是跟病人讲解，这个病怎么得来的，分析病因。通过分析病因之后，让病人在工作中，在劳动中，在健身及运动中，甚至生活起居中，懂得避开这些造成疼痛的因素，然后配合治疗。通过健康教育，通过教授正确（合理）的生活方式，使得患者好得快，争取不复发。

（二）流派特点

1. 内治　地鳖汤合剂经 50 年临床应用，在治疗严重创伤骨折方面疗效可靠，1998 年为市级中标课题，通过对 200 例简明损伤定级（AIS）-创伤严重程度（ISS）评分法为 16～24 分的严重病人分组进行对照观察，发现该方具有减轻蛋白分解，促进蛋白合成，减少脂肪分解，降低血糖消耗，减少肝糖原分解等作用。相关论文发表于核心期刊《中国中医骨伤杂志》，被评为省级优秀论文三等奖。胸伤系列合剂治疗肋骨骨折、肺挫伤等胸部内伤方面，对于改善呼吸、减轻胸痛等作用迅速，疗效较高。

2. 外治　水鬼蕉作为骨伤科和外科临床外用药物，疗效可靠，作用安全，毒副作用极小，是治疗急性创伤骨折、软组织损伤、软组织血肿，头、胸和腹部内伤，骨筋膜隔室综合征的可靠药物。

川黄膏具有活血祛瘀、清热消肿功用。在应用于骨折、软组织挫伤、热痹、热毒肿痛等方面，疗效可靠，作用迅速，疼痛缓解率可达 100%，功能改善率达 94.7%。

龙岩余氏骨伤学术正骨技术优势显著，特色鲜明。骨伤科在余庆阳的带领下，坚持中医特色，应用传统保守治疗方法，绝大多数骨折都可以不开刀，不上钢板。治疗时不痛苦，不出血、无创口，骨折愈合率高、医疗风险少，医疗费用低。对于一些难治的、不适合保守治疗的骨折，十几年来也采用了微创疗法治疗骨折，即不切开皮肤，用钢针经皮穿针进行内固定手术，同样达到不出血、骨折愈合率高、医疗风险少，无须二次切开取内固定物等优点。骨折复位满意率、愈合率和功能恢复方面均达到省内或国内先进水平。

（三）流派代表方

1. 余氏滋肾活血汤

组成：熟地黄 30g，枸杞 15g，山茱萸 10g，女贞子 10g，元参 10g，沙参 15g，麦冬 15g，桃仁 10g，骨碎补 15g，丹皮 10g，当归 10g，川芎 10g，红花 10g。

功效：补肾滋阴，祛瘀止痛。

主治：腰背疼痛剧烈，或轻微用力造成骨折，痛点固定，叩击痛明显，翻身转侧困难，一侧或两胸胁窜痛。可伴有全身骨痛、肢体酸楚、乏力、驼背、身长短缩，下肢肌肉痉挛痛。五心烦热，颧红口干，不寐盗汗，小便黄少，大便干结，唇红，舌质红，无津，苔少或无苔光滑，脉细数、细弦。

用法：上方水煎成 400ml，每日 1 剂，分 2 次服。

方解：熟地黄、枸杞滋肾填精补髓为君，骨碎补、丹皮、当归、川芎、红花、桃仁活血祛瘀生骨为臣，山茱萸、女贞子、元参、沙参、麦冬养阴补肝生津为使。

临床应用疗效显著，服药 3～5 天腰背疼痛明显减轻。汤剂可连续服 30～60 天，膏剂可连续服用 3～6 个月。如阴虚改善或转为肾精亏损，则可与余氏壮骨活血汤交替使用。本方无毒副作用，长期服用可预防再发生骨质疏松性骨折。

2. 余氏壮骨活血汤

组成：杜仲 15g，淫羊藿 15g，鹿角胶 15g（烊化），熟地黄 15g，怀山药 15g，山茱萸 15g，枸杞 15g，骨碎补 15g，丹参 30g，赤芍 15g，桃仁 10g，当归 10g，川芎 10g。

功效：滋肝补肾，活血通络。

主治：轻微用力造成腰背疼痛剧烈，痛点固定，叩击痛明显，一侧或两侧胸胁窜痛，翻身转侧困难，下肢肌肉痉挛痛。X 线摄片可见胸腰椎压缩改变。可伴有全身骨痛、肢体酸楚、乏力、驼背，身长短缩。舌淡胖，或淡红，或舌有瘀点、瘀斑，苔薄白，脉细无力、沉弱。

用法：上方煎成400ml，每日1剂，分2次服。

方解：杜仲、淫羊藿、鹿角胶温补肾精，为君药；熟地黄、怀山药、山茱萸、枸杞滋肝养阴，为臣药；骨碎补、丹参、赤芍、桃仁、当归、川芎活血通络，接骨续断，为佐药。

临床应用疗效显著，服药3~5天腰背疼痛明显减轻。汤剂可连续服30~60天，膏剂可连续服用3~6个月。无毒副作用，可预防再发生骨质疏松性骨折。

3. 余氏壮腰通络汤

组成：地鳖虫10g，桃仁10g，当归15g，川芎10g，地龙10g，熟地黄15g，狗脊30g，寄生30g，独活15g，穿山龙15g。

功效：活血通络，补肾壮腰。

主治：突发腰痛，或轻微外力扭伤、闪伤腰骶部疼痛。本方经40年临床应用，疗效可靠，服药后3~5天即见效，如配合中药熏蒸或手法治疗疗效更佳。

用法：水煎服，每日1剂，可连续服用1~3周。嘱病人卧床休息，轻者3天，重者2周，以配合药效发挥。

方解：地鳖虫、桃仁活血化瘀为君药，当归、川芎、地龙活血通络为臣药，熟地黄、狗脊、寄生、独活、穿山龙补肾壮腰通络为佐药。

（四）流派临证医案

1. 治疗骨质疏松医案一则　林某，男，73岁，退休职工。患者腰痛酸痛多年，曾搬物致胸腰椎压缩性骨折，骨密度检查显示重度骨质疏松，曾肌内注射鲑鱼降钙素注射液治疗，但患者反复腰背酸痛，严重时打喷嚏即致胸腰背部疼痛，翻身转侧活动受限，1年内多次发作，严重困扰患者并影响日常生活。

查体：患者体胖，神志清楚，面色较白，痛苦表情，动作小心迟缓，未见驼背畸形，胸背脊柱较广泛压叩痛，舌淡胖，舌底脉络暗，苔白，脉缓。胸椎正侧位片示：胸腰椎严重骨质疏松，双凹变，其中T_6、T_8、L_1多处椎体压缩改变。

中医诊断：①骨痿（肝肾阳虚，瘀血阻滞证）；②陈旧性胸腰椎体多发性骨折。

西医诊断：①骨质疏松症；②陈旧性胸腰椎体多发性骨折。

治法：滋肝补肾，活血通络。

用余氏壮骨活血汤。连续内服15剂。

二诊，患者精神较好，胸腰背痛好转，二便正常，不能久坐，胸腰背仍有压叩痛，舌淡白苔少，脉缓，考虑仍肝肾阳虚为主，治法补肾壮阳，佐活血通络，守方同前继续服30剂。患者近1个半月疼痛已基本消失，未再发骨折，考虑患者骨质疏松较严重，须长期服用，改用壮骨活血汤配方熬制膏剂连续服用半年，配合饮食调护、骨质疏松体操等。患者1年后复诊精神良好，日常生活基本无碍，每日散步晒太阳，体操锻炼，症状基本得到缓解。

2. 治疗颈性眩晕医案一则　赖某，女，47岁，永定人，门诊患者。患者1个月前无明显诱因出现头晕目眩，体位变动时明显，夜寐不安，多梦，偶欲呕，伴少许口干口苦，无头痛，无听力下降，无视物旋转，无双上肢放射性麻痛，无双下肢无力感，无胸腰椎束带感，就诊于余庆阳工作室门诊。

检查：颈较僵，活动稍差，双侧斜方肌及胸锁乳突肌痉挛压痛，双上肢肌力感觉正常，反射正常，双侧霍夫曼征（－），双侧臂丛神经牵拉试验（－），压顶试验（－）。舌质偏红，苔薄黄腻，脉弦滑。颈椎X线片示：颈椎退行变，钩椎增生变尖明显，颈椎生理曲度变直稍反弓，椎体前后缘增生。

中医诊断：颈性眩晕（痰湿中阻，肝阳上亢证）。

西医诊断：颈性眩晕。

治疗经过：健脾祛痰祛湿、滋阴平肝潜阳。术苓半夏汤加天麻 15g、熟地黄 15g、玄参 10g、麦冬 10g。上方每次加水 600ml，共煎 2～3 次，去渣滓取药汁 200ml，分早晚餐后温服，连续 7 剂。1 周后患者复诊：上症消失。

3. 治疗腰椎间盘突出症医案一则　邱某，男，36 岁，龙岩市人。入院前 1 天前因不慎滑倒臀部着地，外伤后出现腰部疼痛，坐卧均痛，腰部前屈后伸活动受限，伴左下肢后外侧放射性麻痛，呈刺痛锐痛，夜间及休息仍痛，不得寐，打喷嚏、咳嗽等使疼痛加剧。无大小便失禁，无间歇性跛行。患者就诊前于院外私人诊所热敷，手法效果欠佳，今因痛甚就诊于余庆阳主任门诊，行腰椎间盘 CT 检查示：L_4/L_5 椎间盘向左后突出，压迫硬膜囊，左侧 L_5 神经根受压。既往平素久坐腰酸痛史，休息后疼痛自行消失。

检查：神志清楚，语言清晰，营养良好，呼吸平顺，强迫卧床体位，查体合作，舌质暗红，舌边有瘀点、瘀斑，脉弦。脊柱居中，腰部肌肉僵硬，腰椎生理曲度变直活动受限，前屈 30°，后伸 10°，L_4～S_1 左侧脊旁压痛，双侧梨状肌无压痛，梨状肌紧张试验（－），左直腿抬高试验 45°（＋），加强征（＋）；右直腿抬高试验 80°（－），双"4"字试验（－），双屈膝屈髋试验（－），双下肢皮肤感觉正常，双膝反射正常，双跟腱反射正常，双下肢肌力、肌张力正常，双巴宾斯基征（－），压颈试验（－）。腰椎间盘 CT（2012 年 10 月 31 日，龙岩市中医院）示：腰脊柱居中，腰椎生理曲度正常，诸椎体缘可见骨质增生，L_4/L_5 椎间盘向后突出约 0.5mm，压迫硬膜囊，左侧 L_5 神经根受压，相应节段椎管未见狭窄。

中医诊断：腰痛病（血瘀证）。

西医诊断：腰椎间盘突出症（L_4/L_5）。

治法：活血祛瘀，舒筋止痛。

方用通督活络汤，7 剂。嘱患者严格 24 小时卧床休息。

二诊：7 天后复诊。患者自诉腰及下肢痛已基本消失，腰部活动正常，久坐腰部尚有酸痛，查体双下肢直腿抬高试验左 70°（－），右 80°（－），左第一脚趾背伸肌力 4 级，左跟腱反射较右侧减弱，舌质淡红，苔薄黄，脉弦。辨证患者仍处腰痛病急性期，证属瘀血阻络。治法继续活血祛瘀，舒筋止痛，守方同前继续服 7 剂。可适当腰围保护下床活动，卧床时每天进行腰腹平衡导引术。

三诊：患者症状全部消失，自我感觉痊愈。患者外伤引起瘀血阻络，经中药活血通络现病邪祛除，但考虑患者平素久坐有腰酸痛，腰为肾之府，患者有肝肾亏虚之象，方药改为滋补肝肾的补肾强筋汤（熟地黄 15g，枸杞 15g，杜仲 15g，补骨脂 10g，苁蓉 15g，怀牛膝 15g，巴戟 15g，当归 10g，寄生 30g，狗脊 30g，续断 12g，山茱萸 20g）加减。加强腰腹平衡导引术及注意劳逸结合，不宜久行、久立和久坐，限制下蹲及弯腰，防外伤及适宜运动锻炼等。

南少林骨伤流派

南少林骨伤流派起源于少林，迄今已有 100 多年的历史，历经几代传承人的不断努力现已形成了"禅、医、武"为理论体系、独具特色的南少林骨伤流派。传承体系：唐初少林和尚智空大师—道光年间南少林铁珠和尚（1821～1850 年）—林达年（1837～1913 年）—林邦勋（1870～1918 年）等—林如高（1888～1986 年）等—张安桢（1931～2005 年）、王和鸣、林子顺等—名老中医传承人，福建中医药大学骨伤专业博士、硕士、学士及进修人员等福建中医药大学骨伤专业第二代博士、硕士、学士及进修人员等。清代高盖山上建有妙峰寺、鹤巢寺，由擅长武术的少林高僧主持，迄今妙峰寺内尚保留有几座酷似河南嵩山少林寺的高僧塔墓。清代道光年间，盘屿出了个英俊少年，身材魁伟，天资聪颖，拜南少林高僧铁珠为师，练就了一身好武艺，尤其以"金狮拳"闻名遐迩，冠魁闽中，他就是林如高的祖父——林达年。在习武同时，寺僧还传授正骨治伤秘法，林达年潜心学习，并通读历代骨伤经典著作，打下牢固的医学基础。林达年青年时代结识一位游方老郎中，因老郎中无子嗣，见林达年为人忠厚老实，遂传授其丰富的伤科医疗经验，并馈赠其平生所藏的医书，使林达年的医术更加成熟、精湛。1884 年，法国舰队进攻驻扎在福州马尾港的福建水师，马尾港海战爆发，林达年出于爱国义愤，立即乘船奔赴前线，奋勇抢救我军受伤官兵。1902 年，福建总督在福州跑马场从马背上跌下，致左大腿骨骨折，特请林达年医治，经整复固定后，疼痛顿消，总督大悦，特备宴招待大夫，须臾林达年起身告辞曰："天色已迟，城门将关，容吾出城。"总督说："不必挂虑，宴罢送你回府。"即令解除宵禁，城门敞开。此事在福州城传开，一时成为佳话，名医林达年家喻户晓。后林达年将医术传给孙子林如高，林如高自幼聪颖好学，祖父林达年将其视为掌上明珠，对林如高耳提面命，悉心传教。经过刻苦学习，林如高深得家学真传，医道与日俱增，终成一代名医。

（一）学术思想

1. 辨证治疗骨折，注重手法整复　整复、固定、功能锻炼和内外用药是治疗骨折的四项基本方法。正确整复，使移位的骨折段恢复正常（或接近正常）的解剖关系，是重建骨骼支持支架作用的基本条件。但骨折愈合需要一定的时间，必须合理地局部外固定，使骨折断端保持正确的位置，直至骨折愈合。有控制地进行适当功能锻炼，可以恢复上肢功能，防止肌肉萎缩、筋腱挛缩、骨质疏松、关节僵硬等并发症，又能加速骨折愈合。内外用药能活血祛瘀、舒筋续骨，既调整机体气血、经络、脏腑的生理功能，又能促进局部骨折的愈合。所以正确的复位、合理的固定、及时恰当的功能锻炼、有效的内外用药是保证骨折愈合的基本原则。

2. 究本溯源，善治筋伤　凡是人体各关节及筋络、肌肉等软组织遭受外来暴力撞击、强力扭伤、牵拉压迫、跌仆、闪挫及经久积劳等原因所引起的损伤，而无骨折、脱位或皮肉破损的，均称为筋伤。"伤筋动骨"是林如高常引用的俗语，伤筋与骨折、脱位相互之间的关系是非常密切的，严重扭伤常伴有骨折，骨折时周围肌肉往往合并损伤，严重的关节损伤多伴有关节半脱位，脱位整复后遗留的问题即是筋伤。

3. 阐发病机，崇尚辨证论治　痹是闭而不通的意思。当人体骨、关节及筋肉遭受风寒湿邪侵袭导致凡经络阻闭，气血运行不能畅通，肢体产生疼痛麻木、酸楚、重着及关节肿胀、拘挛、弛纵、屈伸不利等症状，统称为痹证。林如高认为痹证的病因分为外因与内因两方面。外伤劳损、风寒湿邪侵袭属于外因，素体虚衰或内有蕴热属于内因，内因与外因交织，相搏形成各种不同的证型，如行痹、痛痹、着痹、热痹等。若病情进一步发展，病邪由浅入深，由经络而至脏腑，可产生相应的脏腑病变，转为深重，痹固难愈。林如高主张痹证的治疗以内治为主，建议采用外敷、熏洗、针灸、理筋等外治方外治法，根据不同的证型，辨证论治。

4. 论述痿证病因病机，主张治痿独取阳明　林如高认为痿证指肢体痿弱不用，是人体遭受损伤，邪毒内侵或正气亏损后，发生以肢体筋脉弛缓、软弱无力、肌肉萎缩、不能随意运动为特征的病证。临床以下肢痿废，不能步履较多见，故称"痿躄"。林如高根据肺主毛，心主血脉，肝主筋，脾主肌肉、肾主骨等理论，将痿证分为痿躄、脉痿、筋痿、肉痿、骨痿等五痿。林如高认为痿证需要与痹证鉴别。痿证以筋骨痿软为主症，一般不疼痛；而痹证则多有疼痛症状，肌肉萎缩乃因肢体长期废用而逐渐形成的。两者病因病机与临床表现各有不同，不能混淆。针对痿证的治疗方法，林如高指出，《素问·痿论》有"治痿独取阳明"之说，所谓独取阳明，即注重调理脾胃，培土固体。脾胃功能健旺，饮食增进，气血津液生化充足，脏腑功能旺盛，筋脉得以濡养，有利于痿证的恢复。故临床治疗时不论药物内治或针灸、推拿，均应重视调理脾胃这一原则。但造成痿证的病因除脾胃虚弱外，还有经髓外伤、肺热叶焦、湿热浸淫、肝肾亏虚等，故治疗还包括活血化瘀，清热润肺、清热利湿、补益肝肾等，临床应根据患者具体情况辨证施法。

5. 按病程三期辨证施治、按部位论治及按子午流注论治

（1）按病期三期辨证施治：根据损伤的发展过程，其通常分为初、中、后期。初期（一般在伤后 1～2 周），由于气滞血瘀，需消瘀退肿。中期（一般在伤后 3～6 周），虽损伤症状改善肿胀瘀阻渐趋消退，疼痛逐步减轻，仍应以活血化瘀、和营生新、濡养筋骨为主。后期（一般在伤后 7～8 周以后），瘀肿已消，但筋骨尚未坚实，功能尚未恢复，应以坚骨壮筋、补养气血为主。

（2）按部位论治：人体的气血运行，循十四经和脉道，周流不息。既然十四经有不同穴位，那么不同穴位受伤后导致气血凝滞后，就会出现不同症状，所以治疗的方药也应有所不同。根据损伤"专从血论"的普遍规律给予通用方或主方，然后判断气血在经络中的流注的不同部位与产生的不同症候加引经药物。

（3）按子午流注论治：气血在经络中日月循时流注的规律，称为"子午流注"。按照子午流注规律，将人体各部位的属性归两仪、分四象、定八卦、循十二时辰，凡伤其十四个主穴，则给验方治疗。

（二）流派治法特点

南少林整脊手法特点为医武贯通（整脊手法与南少林功夫结合）、动作贯通（手足相随，以腰为轴）、气息贯通（全神贯注，动作与呼吸配合，一气呵成）。医武贯通即整脊手法与南少林功夫结合，"拳起于易，理成于医"，要求动作贯通，躯干与肢体的动作要求协调连贯，在"手随心转""手足相随"的同时，以腰为轴，"腰者要也"，腰为全身的枢纽，故腰部活动与整脊手法的配合尤为重要；还要注意手法与气贯通一气，意识主导下的手法需与呼吸相配合。当实施上升和内合的手法时，要吸气；当进行下降手法时，要呼气。手法和气息紧密结合，内外兼施，亦体现了中医的整体观。

（三）流派代表方或临证医案

1. 代表方

（1）消肿散

组成：透骨草 90g，楠香 180g，煅石膏 250g，骨碎补 90g，穿山龙 90g，紫荆皮 90g，侧柏叶 150g，黄连 60g，黄柏 60g，天花粉 90g，芙蓉叶 90g，菊花叶 90g。

方解：凡骨折、脱位、筋伤之初期，伤处必定肿胀，严重者或夹缚固定不当，则可造成整个肢体急剧肿胀。此时可用消肿散治之，方中黄连、黄柏、芙蓉叶、菊花叶、石膏消热燥湿泻火解毒；天花粉清热散结；紫荆皮、穿山龙、透骨草、楠香祛风胜湿，消肿止痛，侧柏叶凉血止血；骨碎补补肝肾、续筋骨。综上所述，本方主要具有清热凉血，消肿定痛之功用。

主治：骨折、脱位、筋伤初期。

用法：共研成细末，用蜜水各半，调拌成糊状，每日敷贴 1 次，每次 8 小时。

（2）舒筋活血洗剂

组成：土牛膝 15g，伸筋草 15g，透骨草 15g，红花 15g，骨碎补 15g，秦艽 9g，桑寄生 15g，五加皮 9g，木瓜 29g。

方解：骨折、脱位后期，瘀血凝聚，筋节不伸，应予以活血通络，祛风舒筋，方中红花活血祛瘀；透骨草、伸筋草、五加皮、秦艽、木瓜祛风湿除湿，舒筋活络；桑寄生、骨碎补强筋续；土牛膝通利关节，引药下行。故本洗剂适用于下肢骨折、脱位后期的熏洗。

主治：下肢骨折脱位后期瘀血凝聚，筋节不解。

用法：水煎熏洗，每剂加黄酒 60g，每日 1 剂，熏洗 2 次。

（3）续骨散

组成：穿山龙 30g，骨碎补 30g，煅狗骨 90g（焙灰），煅自然铜 60g，毛螃蟹 60g，楠香 120g，侧柏叶 30g，鹿衔草 30g。

方解：骨折中后期，断端已复位，筋络已理顺，但筋骨虽有连接却未坚实，且因后期气血运行不畅，风寒湿邪乘虚侵袭经络。故本方用穿山龙舒筋活血、祛风除湿；骨碎补、煅狗骨、煅自然铜、鹿衔草补益肝肾，强筋壮骨；侧柏叶清热凉血；楠香舒筋消肿；毛螃蟹清热、散瘀。故本散具有温经化瘀，续骨舒筋之功。

主治：骨折中后期。

用法：共研粉末，用酒水各半调成糊状敷贴患处（冬天用温米酒调拌），每日 1 次，每次贴 8 小时。

2. 临证医案

（1）治疗骨折医案一则：患者王某，男，65 岁，福州汽车修配厂退休工人。

主诉：左髋部剧痛 5 小时。

病史：患者于 5 小时前被自行车撞倒，当时左髋部剧痛、肿胀不能站立，未经任何处理，由他人送来诊。

诊查：患者面色红润，表情痛苦，呻吟不止，舌淡，脉弦紧。左下肢呈短缩、内收、外旋畸形，左髋部肿胀，髋外侧部皮下青紫瘀斑，范围约 12cm×10cm，股骨大粗隆处压痛明显，被动活动左下肢时，伸髋部疼痛加剧。据测量左下肢比右下肢缩短 5cm。X 线片：股骨粗隆间骨折，顺粗隆间型，远端向上移位约 5cm。

中医诊断：骨折病（气滞血瘀证）。

西医诊断：股骨粗隆间骨折。

治疗经过：入院后按屈髋屈膝法整复，由助手固定盆骨，医者握其膝部和小腿，先屈髋屈膝 90°向上牵引，然后伸髋、内旋、外展即达复位。复位后查双下肢等长，置左下肢于外展 30°中立位，做皮肤牵引，重量 5kg，局部外敷消肿散，内服退癀消肿汤，练踝背伸、股四头肌收缩活动。2 周后左髋部肿痛减轻，改敷消毒散，内服壮骨强筋汤，继续按上法练功。4 周后左髋部无肿胀与压痛，解除皮肤牵引。X 线片：骨折端对位对线良好。以舒筋活血洗剂熏洗左髋，下地练扶杆站立、脚踩跷板、双拐行走等活动。6 周后患者可不扶拐行走。

屈髋屈膝法具体步骤为：患者仰卧，助手固定骨盆。医者握其膝部与小腿，使膝、髋均屈曲 90°向上牵引，纠正缩短畸形。然后伸髋、内旋、外展，以纠正成角畸形，并使骨折面紧密接触。

（2）治疗颈椎病医案一则：患者黄某，女，42 岁，福州钟表店职工。

主诉：肩颈酸痛 2 年。

病史：患者颈肩部反复酸痛已 2 年，每当工作劳累时疼痛加剧，并可放射至右侧前臂和手部，常伴有头痛、头晕。本次于 1 个月前开始颈、肩、上肢疼痛，无法正常工作，多方治疗未见效，遂转来本院。

诊查：患者面色正常，舌淡，苔白，脉滑，颈部较硬，项筋稍肿胀，$C_5 \sim C_6$ 压痛，可触到条索状物，头颈部向右侧转动受限。X 线片：颈椎生理前凸减少，C_5/C_6 椎间隙变窄，$C_5 \sim C_6$ 钩突骨质增生。

中医诊断：颈痹（气滞血瘀证）。

西医诊断：颈椎病（神经根型）。

治法：按颈椎病理筋手法步骤施行，每天 1 次，配合枕颌牵引，内服颈椎病方，练颈部各方向活动。经 12 次手法治疗后，患者症状消失出院，嘱平时加强颈部功能锻炼。随访 4 年未复发。

按语：神经根型颈椎病的手法步骤为患者取坐位，医者站在患者背后，双手掌根部在患者颈项部两侧揉筋，并从耳根后向肩部平推；然后双手叠按患者肩内侧筋肉，并用双手拇指指腹在颈根部双侧按揉；接着一手按额顶部，另一手拨筋肉；最后医者一手按住患者头顶后部，另一手托住下颌部，然后将颈部徐徐摇转，向左向右，从右向左，再逐渐将颈部极度后伸，然后扶正。

广 东 省

陈 基 长

陈基长，男，1938 年生，广东潮阳人，主任医师，教授，博士生导师，全国第三批老中医药专家学术经验继承工作指导老师，全国中医骨伤科重点学科学术带头人，享受国务院政府特殊津贴。历任广州中医药大学骨伤科教研室主任、广东省中医药科技专家委员会委员、广东省中医骨伤科学会顾问、广东省中医药事故鉴定委员会委员、广东省中西医结合股骨头坏死协会副主任委员、国家药品监督审评专家、中华医学会科技奖评审委员。

1964 年，陈基长毕业于广州中医学院，毕业后长期在学校和第一附属医院从事医疗、教学、科研工作。陈基长精通中西医，临床上常运用西医的诊断与中医的辨证合作治疗骨伤科疾病，而且擅长以中医正骨手法治疗骨关节损伤、小儿骨伤、老年骨伤，在关节内骨折、骨关节炎、陈旧性骨折、股骨头缺血性坏死等领域也有相当深入的研究。鉴于陈基长临床工作的突出贡献，广东省中医药管理局评选其为"中西医结合优秀工作者"。陈基长主持的广东省中医药管理局、国家中医药管理局的相关科研课题，在 1989 年和 1990 年荣获广东省高校科技成果奖一等奖和科技进步奖二等奖。

陈基长的教学方式生动形象，治学严谨，经常教导学生科学的东西来不得半点虚假和浮夸。鉴于陈基长在教学领域的重大贡献，广东省教育厅将其评为优秀研究生导师、优秀教师、广东省高校教育先进工作者。陈基长先后参与编撰《简明中医临床诊疗常规骨伤科教学》《教授谈专业骨伤科专业》《中医伤科学》。

陈基长寄语中医后学者："生命在于运动，运动是活力的源泉，健康是人生的财富，勤奋是事业成功的保证，理论是道理，实践出真知。"

（一）学术思想

1. 骨折临证重整体

（1）骨伤急重，重视全局：陈基长强调了创伤科临床诊断中的辨证。应全面收集患者诊查资料，运用中医思维辨证分析，制定相应方案。骨科临诊，首先要保证生命体征，不仅要处理局部创伤，而且要忽视一般情况。同时，我们也应该密切关注患者生命体征的变化。在治疗得当，相对平稳后，再行全面、细致的诊查，详细了解病情，而后施以治疗。

（2）正骨治疗，不忘理筋：陈基长提出，骨伤临诊不能忽视肌腱的治疗。在每例骨折的治疗中，手法复位后，应在牵引固定下，按走行方向按摩平滑局部肌腱，然后以扎带捆扎夹板，保护固定。施以手法，可使肌肉得松，出槽之筋复位，利于消肿及功能恢复。

2. 正骨手法重原理 陈基长认为，想获佳效，必须掌握断裂位移的力学原理，灵活运用。在临床上，手法操作失败或效果不理想是由操作不当造成的。共同原因如下：

（1）未遵循"欲合先离，离而复合"原则：临床上股骨粗隆或股骨颈骨折患者，胫骨结节牵引后1周，下肢外展、内旋和缩短畸形没有改善，这与骨牵引无关；不是牵引重量不足，而是骨折部位有缩短、插入或成角畸形。对骨折患者，应先矫正骨折畸形，调整方向，而后施以牵引，方能有效。

（2）拔伸牵引方式有误：陈基长认为，牵引方式的选择很重要，正确的操作可以减少骨折，错误的牵引方式不会产生足够的治疗力量。以桡骨远端骨折为例，临诊双手应牵拉骨折远端而不是手指，未通过手腕，力量没有遭到削弱，重叠位移将相对容易矫正。

3. 正骨治伤重功能　陈基长主张伤后进行早期功能锻炼。

（1）早期肿痛甚而断端不稳。锻炼方式包括上肢悬臂、握拳、耸肩等，例如手指握拳和"抓空增力"等动作，而下肢则可以静态收缩股四头肌和伸展踝关节。

（2）中期肿痛减而断端稳，组织始粘连。锻炼方式以关节自主屈伸为主，上肢可练握拳，下肢可以做单个关节屈伸如足背屈伸运动，直到多个关节协同工作。

（3）后期骨痂成而断端稳，组织正常。锻炼方式以关节自由运动为主。陈基长认为，早期锻炼，可加速关节面的修复，尽早恢复关节功能。

4. "痹证学术思想"

（1）强调整体观：临诊应重视骨科及创伤科的辨证诊断，了解病人，要以整体观念进行全面检查，只有在一般情况稳定及符合创伤科特点时，再行细致诊疗，方达安全及疗效保障的目的。对痹证的诊疗，应全面收集患者信息，中西医结合考虑，运用中医整体观辨证，以便做出更准确的诊断。痹证的病机在于"虚""邪""痰""血瘀"之间的密切关系，传变复杂，只要及时正确治疗，切断复杂病理的恶性循环，恢复正气，痰瘀消散，气血顺畅，疾病就能治愈。如若诊治不得及时，邪与虚、邪与痰瘀，相互成为致病因素，难以化解而愈。

（2）重视辨证与辨病结合而不泥古：痹证，祖国医学最早记载于《素问·痹论》："风寒湿三气杂至，合而为痹也""其风气胜者为行痹，寒气胜者为痛痹，湿气胜者为着痹也"。又曰："热者、阳气少为痹热。"历代医家对痹证的阐述及分类多有论述，有"五体痹""五脏痹""五因痹"。拥有属性肌肉酸痛、紧张、麻木、肿胀、变形、四肢屈伸不利等都属于痹证。在现代医学中，疾病的范畴是广泛的。陈基长认为，应首先掌握具有上述特征性症状的疾病，采用现代医学检查方法（如血液检查和影像学检查）进行诊断，了解痹证的部位、性质和程度，以便对临床诊断、治疗和预后建立正确的指导，但要注意不要依赖现代医学诊断手段，仍以疾病综合征为主要诊断依据，辨证论治"正虚""邪侵""痰瘀"等痹证的主要病机，实现辨证与辨病相结合，遵循中医治疗原则，疗效显著。

（二）专长绝技

1. "以通为用"，巧用内外结合治疗法　痹者，闭也。痹证其机理为经络受阻，应以通为用，在辨证论治的基础上，应根据病变部位的深度和病程的长短，选用特异性药物，或益气，或化痰，或温阳。加之患者多年老体衰，应注意补肝肾、强筋骨，补充肌肉和骨骼，防止骨髓流失。与此同时，膝骨关节炎常表现为关节疼痛，关节活动能力不足，四肢困重。治法上应该主张活血化瘀，疏通经络止痛，使气血到达皮肤纹理及内脏肌肉骨骼，恢复动态平衡。因此，陈基长认为，该病的发病机制是以肝肾亏虚、气滞血瘀为基础，治疗应以补肝肾、行气活血、化瘀为主。在大量实践的基础上，陈基长研制出了治疗膝骨关节炎的骨炎定。

对于痹证，陈基长强调内外结合。如在治疗网球肘（肱骨外上髁炎）时，初期引用激素疗效较好，中期虽然疗效准确，但复发率高，晚期亦甚。因我们忽视内在因素，只注重外在治疗的原因。如能拟蠲痹汤内服，外治隔姜灸，内外兼治，标本兼顾，则疗效显著，无复发。

2."标本兼治"治疗骨关节感染性疾病 骨关节感染性疾病包括骨髓炎、化脓性骨关节炎、骨关节结核,无论中医、西医,均属难治之症。而陈基长"病—证—法—方(药)"的诊治模式,可发挥巨大作用。临诊先辨病,再探深浅、病性及程度,而后结合病理,再辨证,明邪气、知气血、晓经络。因此病转变迅速,故治病宜早、宜速。

(三)验案撷粹

1.治疗膝骨关节炎医案一则 王某,女,51岁,退休人员。

主诉:双膝关节疼痛半年。

病史:无明显诱因出现双膝关节疼痛半年。

诊查:双膝疼痛,关节屈伸不利,微肿,上下楼困难、需扶杖而行,腰膝酸软,形体肥胖,舌暗淡胖,苔白,脉沉细。X线片示:双膝关节间隙变窄,骨质增生。

中医诊断:膝痹(肝肾不足,气虚血瘀证)。

西医诊断:双膝骨关节炎。

治法:补肝益肾,益气活血,通络止痛。

处方:杜仲、黄芪各30g,骨碎补、补骨脂各12g,川牛膝、独活各15g,红花6g,两面针、木瓜各20g。共7剂,每日1剂,水煎服,药渣热敷膝关节。

二诊:膝关节肿胀消退,腰膝酸软明显减轻,上下楼梯仍然困难,四肢乏力。上方去独活,再服7剂。

三诊:膝关节活动改善,上下楼扶杖步态较稳。上方去两面针、杜仲,加茯苓20g,炙甘草5g,陈皮10g,再服7剂。

四诊:双膝已不痛,屈伸功能改善,上下楼无须扶杖,舌红、苔白,脉弦。上方去陈皮、茯苓、炙甘草,加桑枝、络石藤各30g,威灵仙20g,川芎15g,甘草5g,再服7剂,病情稳定。诊后均嘱患者加强对膝关节的功能锻炼,适当活动。半年后随访,患者双膝已不肿痛,行走自如。

按语:本例中,患者证属肾气虚兼瘀阻脉络,因此治以补益肝肾活血通络为主。方中以补骨脂、木瓜、骨碎补强筋骨、补肝肾;川牛膝、红花、独活祛风活血;黄芪益气通络;两面针行气止痛、散瘀消肿;杜仲补肝肾、强筋骨作用。二诊时,关节肿消痛减,故减祛风活血药。三诊兼有脾气虚弱,故以基础方加陈皮、茯苓、炙甘草。待关节诸症缓解,舌脉以脉络不畅为主,则守原方加威灵仙、络石藤、桑枝、川芎,甘草祛风通络以巩固疗效。

2.治疗痛风医案一则 刘某,男,68岁,工人。

主诉:左足第一跖趾关节肿痛1天。

病史:患者于2003年5月16日无明显诱因出现左足第一跖趾关节肿痛1天。

诊查:左足部第一跖趾关节红肿热痛,局部有压痛,未触及骨擦音,足趾活动受限,四末沉重,渴不欲饮,胃纳不佳,大便黏腻,尿少而黄,舌红,苔黄腻,脉滑数。实验室检查:尿酸480μmol/L。

中医诊断:痹证(白虎历节,湿热下注阻络证)

西医诊断:左足痛风性关节炎。

治法:清热利湿,宣痹通络。

处方:四妙丸加味。

复诊:1周后左足第一跖趾关节无红肿热痛,局部无压痛,足趾活动可。尿酸:370μmol/L。

按语:本例中,患者证属湿热下注阻络,因此治以清热利湿为主,故选用四妙丸加味。方中黄柏苦寒清燥降泄,善除下焦之湿热,故为君药。苍术苦燥温散,善燥湿除痹;薏苡仁淡渗甘补微寒,善利湿除痹。两药合用,助君药祛除下焦湿热,故为臣药。牛膝苦泄降,平而下行,既善活血通经、通利关节、利尿，又能引药下行而直达下焦，故为使药。全方配伍，清利苦燥，共奏清热利湿之功，故善治湿热下注之痹病。

（四）经验方

1. 膝骨关节炎基础方

组成：补骨脂、川牛膝、骨碎补各 12g，黄芪 30g，木瓜 20g，红花 5g。

功效：补益肝肾，温阳补血，散寒通滞。

主治：膝关节炎、足跟痛等。

用法：水煎取汁 300ml，分上下午两次于饭后 2 小时温服，每日 1 剂。

方解：方中以骨碎补、木瓜、补骨脂强筋骨、补肝肾；川牛膝、红花祛风活血；黄芪益气通经络。急性期缓解，关节肿消痛减，减祛风活血药。

应用情况：本方药临床应用疗效可靠，未见不良反应，深受广大患者的欢迎。

禁忌：孕妇禁用。

2. 骨炎定方

组成：黄芪 30g，木瓜 20g，骨碎补 15g，补骨脂 15g，川牛膝 15g，红花 5g，制川乌 6g。水煎服。加减：膝关节积液加薏苡仁 30g，泽泻 15g，车前子 15g；下肢静脉曲张加白芍 20g，桃仁 15g，威灵仙 15g，甘草 6g。

功效：补益肝肾，益气活血。

主治：足跟痛、膝骨关节炎、膝关节积液等。

用法：每日 1 剂，水煎取汁 300ml，分上下午两次于饭后 2 小时温服。

方解：方中牛膝、红花活血化瘀止痛；骨碎补、补骨脂补肝肾，强筋骨；木瓜舒筋活络；黄芪补气行血；制川乌温经止痛，因病程长，同煎而少量且久服。若有积液，施以薏苡仁、泽泻、车前子利水消肿；伴下肢静脉曲张者，加威灵仙通经活络，桃仁活血，加芍药甘草汤用以改善下肢血液循环。

应用情况：本方临床应用疗效可靠，未见不良反应，安全性高。

禁忌：孕妇禁用。

陈 渭 良

陈渭良，男，1938 年生于广东南海。主任医师，硕士生导师，中医骨伤名师，全国老中医药专家学术经验继承工作指导老师，曾任中国骨伤治脊学会荣誉会长，中华全国中医学会佛山分会理事长，中华中医药学会骨伤科分会顾问，中华中医药学会外固定学会理事等职。

陈渭良从事骨科临床、科研及中医教学工作超过 60 年，先后研制了"外用伤科黄水"等多达 90 多种骨伤科及内科杂症的内外用药，为外用中药治疗开放性损伤独辟蹊径，经多年的临床使用，收到良好疗效。出版了《中医病证诊断疗效标准》《骨折与脱位的治疗》《实用骨科外固定学》《中医急诊医学》等多部著作，有 10 多项科研课题获得省部级科技进步奖。

（一）学术思想

1. 治伤当重脾胃　传统的中医骨伤理论认为：肾主骨，肝主筋，骨折病人在中、后期的治疗重点是补益肝肾。而在长期的临床实践工作中，陈渭良发现一部分骨折或筋伤的病人虽按照三期辨证施治，却仍难以痊愈。通过对临床的细致思考研究，陈渭良意识到了在创伤早期，按照三期辨证的方法，使用大量的活血化瘀药物，极易伤及脾胃，出现腹泻无力、食欲不振等症状，加之病人气血已伤，脾胃又失运化水谷精微之功，故难以痊愈。而在疾病后期，单纯使用补益肝肾的药物，滋腻甘润，容易阻碍脾气，导致精微吸收不足，从而影响机体功能的恢复。

陈渭良翻阅了大量的古籍，从李东垣的《脾胃论》中获得大量启发，并借鉴到中医骨伤科的辨证施治当中。他认为岭南地区骨折病人的中、后期治疗应以补脾胃为主，并且要针对病人的具体情况来选择合适的补脾胃的方法。对于气血受损的病人，应当注重补脾的同时益气养血；对于湿邪困阻中焦脾胃，阻碍气机升降者，则应以燥湿健脾为主；有食积者则需消食化积。只要消化系统功能恢复良好，病人的体质就可以增强，身体康复就快。经过大量的临床实践，脾胃论治取得了良好的效果。

再如，缺血性骨坏死的病理复杂，病因不明确，治疗困难，历来是中医骨伤科的棘手问题。为攻克这个难题，陈渭良认真分析研究了成人股骨头坏死以及小儿骨软骨炎的典型病例，得出缺血性骨坏死的病理是本虚标实，其中肝、肾、脾为本为虚，而骨头坏死可造成局部压力较高，从而导致血液供应障碍而形成标实。查明病理，找出症结所在后，陈渭良针对性地组方制成"骨宝丸"，骨宝丸有补益肝肾、健脾益气、活血通络之功效，配合外敷温经散寒，强筋壮骨之药，内外兼治，疗效十分明显，治愈好转者甚众。

2. 骨伤科杂病从气血辨治 陈渭良继承和发扬了岭南伤科气血治法的独特之处，认为治伤以理气祛瘀为要务。祛瘀必须充分运用于伤科治疗的全过程。正如《伤科补要》所言："更察其所伤上下轻重浅深之异，经络气血多少之殊，先逐其瘀，而后和营止痛。"

陈渭良结合临床经验，提出伤科疾病伤及经络血脉，从而导致出血或者瘀血积聚等病症时，血脉损伤有流、留、结的变化过程。"流"即是流血、散气，出血是伤科中的首要症状，陈渭良主张局部急救止血，并要求掌握各种局部止血的方法。出血多者可出现气随血脱，真元不固，四肢厥冷的危候，"有形之血不能速生，无形之气所当急固"，此时要投以大补元气之剂，如独参汤等，以达固气摄血之功。"留"即是止血后出现瘀血留滞、气滞，在辨证上又可分为阳证、阴证和半阴半阳证，需分别运用清热解毒、益气通阳、活血化瘀法和温阳活血法。"积"即是气结、瘀血积滞，局部硬实，枢机受累，关节活动障碍，或是疼痛绵绵，日久不散，治疗以破瘀行滞散结为法。跌打损伤治愈后，遇节气更替或逢阴雨天气或逢湿热，受伤之处每作疼痛，甚则作寒作热，此乃瘀血着而不去，留伏经络之间。陈渭良称之为"伏瘀"，此乃气结、瘀血积滞之顽症。他认为祛瘀不嫌迟，切勿将祛瘀的治法机械地用受伤时间的长短来划分，应当以临床症状为主，治伤必理气、通络活血，有瘀便祛，强调将理气活血贯穿于伤科杂病全过程，并且不能局限于内治法，要广泛运用中医外治法如艾灸、针灸、推拿等。

（二）专长绝技

1. 创立"正骨十四法" 陈渭良将李氏伤科正骨手法总结为"佛山市中医院正骨十四法"，由触摸辨认法、摇摆转动法、提按升降法、抱迫靠拢法、内外推端法、扩折反拨法、擒拿扶正法、对抗旋转法、拔伸牵引法、接合触碰法、屈伸展收法、顶压折断法、扣挤分骨法及旋翻回绕法组成。强调医者首先要充分掌握各手法的操作步骤及意义，再通过触摸辨认及影像资料，了解病因病机，而后依据病情，挑选合适的手法，施行治疗。"正骨十四法"是传统正骨术与现代医学的有机结合，简便而高效。1992年国家中医药管理局成立专项"正骨十四法的原理探讨及力学研究"，1996年通过专家鉴定达国内先进水平，1997年该研究成果获得广东省中医药管理局科技成果奖三等奖。

2. 善用外用药 陈渭良不仅长于外用之药，亦创制新药。临诊之时，不仅施用古法，更研发、规范了临床用药。如其研制的"伤科黄水"，主要用于跌打损伤，积瘀肿痛，以及风毒内侵，红肿热痛，具有清热解毒、活血化瘀、消肿止痛、祛腐生肌的作用，在损伤早期的治疗中，疗效显著。

陈渭良还根据自己的临床实践，筛选出如治疗骨伤的去伤片、九节茶、三七丸等一系列骨伤制剂和佛山红药、渭良伤科油、舒筋洗药等内外系列制剂，这些制剂的研发，不仅规范了专科治疗，拓宽了中药的给药途径，而且方便患者，提高了治疗效果。

3. 临证用药，大破大立，获效如神　陈渭良熟识药性，精通配伍技巧，往往能"药到病除"。不仅善治骨伤，而且还善治内、妇、儿科疑难杂症，被同行专家誉为"中医临床专家"。他认为，为了达到良好的临床疗效，临床用药应敢于突破传统剂量定式，因为用药量是影响临床疗效的重要因素。如三七小剂量使用止血，中剂量使用促进血液循环，大剂量使用破血；桂枝在桂枝汤中用量较大，意在取其温经散寒，解肌发表之效，祛除在表风邪，但是在五苓散中桂枝用量轻，则取其温通阳气，以增加膀胱气化功能。用量不宜过大的比如花、叶等芳香走窜、轻宣发散的药物；药力平缓的熟地、质重的石膏以及贝类、矿石类药物必须重剂才能有较好的疗效。

而单味独用，用量宜重，复方配伍，用量宜轻，汤剂用量宜重，丸剂、散剂用量宜轻。小儿和老人用量应低于中年人，体弱患者可轻于体质壮实者。

陈渭良认为，要及早祛邪，重病药轻害人不浅。逐瘀须彻底，不然就是关门留寇，后患无穷。凡有毒的、峻烈的药物，用量宜小。慎重使用，避免中毒或耗尽正气，如"细辛不过钱"。但对一些特殊患者反而要铤而走险以"大毒治大病"，不可千篇一律。这些认识充分体现了陈渭良坚实的中医功底和优秀的学识。

（三）经验方

1. 渭良伤科油

组成：大黄、地榆、黄柏、栀子。

用法：外用，取适量搽敷患处，每日3～5次；或遵医嘱。孕妇慎用。

功效：解毒散瘀，消炎止血，消肿止痛。

主治：损伤疼痛，烫火灼伤，蚊虫咬伤，无名肿毒等。

2. 伤科黄水

组成：黄芩、黄连、大黄、栀子、白矾、薄荷、苦参、虎杖、紫草、丹参、川芎等。

用法：外用，湿敷患处，每日1～2次。

功效：活血化瘀，抗炎消肿，祛腐生新。

主治：跌打损伤，软组织及骨骼损伤，包括闭合性、开放性创伤以及创伤感染。

蔡　荣

蔡氏骨伤学术流派起源于近代的广州，蔡忠是清末民初广东骨伤重要人物之一，是蔡氏骨伤流派创始人。年少习武与学医，成年后悬壶济世，行医积德。创制了著名的跌打妙药"万花油"，畅销东南亚，赢得医界好评。是民国初广州西关著名的骨伤科医生，同时将蔡氏骨伤技艺传授于后代儿、媳及孙辈。

蔡氏骨伤流派第二代传人蔡景文、梁敦娴（蔡荣的母亲），师从蔡忠，尽得蔡忠医术精髓。在广州、香港行医数十年，使蔡氏骨伤科医术在粤港两地得到了传播与发展。并将蔡氏骨伤医术传授于第三代蔡荣、蔡其鸿。

蔡荣（1921～1980年），男，又名蔡其生，广东海康人，是蔡氏骨伤流派第三代传人。全国著名的中医骨伤科专家，中医骨伤科教授，岭南伤科的代表人物之一。1974年、1975年连续两年获"广东中医学院先进工作者"称号。1977年担任广东省第四届政协委员，1978年担任广州中医学院中医骨伤科学副教授，1978年获"广东省名中医"称号。蔡荣从医从教30余年，是中医药教育界的一代宗师，其学术思想、医疗经验、教育思想、丰富阅历，教育着一代又一代中医骨伤科医学生，深得好评，在骨伤科学术界中产生了很大的影响。

（一）学术思想

1. 对骨伤治法理论研究的贡献

（1）引入内科的病因病机及辨证学说：蔡荣从脏腑理论出发，结合骨伤科的特点，总结出了骨伤科的脏腑、经络、气血、皮肉、筋骨、精津的病机，弥补了骨伤科病因病机理论的不足，并有其独特的见解。他认为，当人体受到内外因影响，不产生局部皮肉、筋骨组织的损害时，每一个因素均能导致脏腑、经络、气血和津液的功能直接或间接趋于不平衡，因此出现一系列症状。骨关节损伤和疾病主要是皮肉筋骨病的损害，引起经络阻塞、气血凝滞、精液亏耗，或瘀血邪毒由表入里，导致脏腑不和；脏腑不和，也可以由里达表，引起经络、气血、精津的病变，从而导致皮肉筋骨病损。

在论述脏腑时他说："如脏腑不和，则经络阻塞，气血凝滞。皮肉筋骨失却濡养以致引起肢体病变。"又说："损伤之症，恶血留内。不分何经。败血凝滞，从其所属，必归于肝，因血以肝为主。"说明骨损伤的病理改变与脏腑的症状密切相关，存在因果关系。损伤可向脏腑器官内部扩散，脏腑器官的病理变化也可引起局部反应诱发损伤。

在论述经络时他说："经络的病候主要有两方面：一是脏腑伤病可以累及邻近经络和所属经络，又可以内传脏腑；二是经络运行阻滞，影响循行所过组织器官的功能，导致出现相应部位的症状。"他举例说，胸部内伤，胸部对应产生疼痛，风邪乘虚侵入肾经和膀胱经时，两经循行的腰腿部产生疼痛感；外感邪毒导致的经络阻塞、气血凝滞诱发骨疮疡病。当邪毒从表面向内扩散时可以扩散到脏腑器官，同时脏腑器官的内部病理变化可以扩散到体表，这些变化都是通过经络传导产生的。

在论述皮肉时他说："伤病的发生，或破其皮肉，是犹壁之有穴，墙之有洞，无异于人的门户洞开，容易发生感染；或气血瘀滞逆于肉理，则因营气不从，郁而化热，有如闭门留邪，以致瘀热为毒；或皮肉失养，导致肢体痿弱，功能障碍。"他还举例说明，如皮肉破损，可引起破伤风。

在论述筋骨时他说："筋骨损伤和疾病可累及气血，损伤能伤筋，伤筋亦能损骨，伤筋损骨还可累及肝肾之精气。肝肾气充的人，筋骨盛长，筋骨损伤后修复较快；肝肾气衰的人，筋骨衰弱，筋骨损伤后修复迟缓；筋骨损伤之后，如果肝肾得到调养。就能促进筋骨修复。"

在论述气血时他说："损伤和骨关节疾病，必然累及气血，引起气血病变。"

在论述精津时他说："肾藏精、主水，津液的生存、分布、调节和转化，都与肾有着密切关系""津是渗透、润泽于皮肉、筋骨之间，有温养充润的作用；液是流注、润滑于关节、脑髓之间，有濡养空窍的功能。因此，精与津液的变化，能使皮肤润泽、肌肉丰满、脑髓补益、骨髓充盈、筋骨劲强"。又说："津虚则液亏，可致气血虚衰，又能引起津液不足。"蔡荣的"精气伤、津液损"和"精津亏损，则失神"的理论，对创伤重症的辨证施治具有重要的临床指导意义。

（2）总结出伤科内治十法与外治十三法：蔡荣对伤科病机有独特见解，因而形成颇有伤科特色的辨证论治原则。他把伤病局部诊断与脏腑经络辨证、卫气营血辨证等有机整合，归纳出伤科内治十法与外治十三法，既完善了诊疗体系，又为后世提供了借鉴。

（3）伤科内治强调辨证，以"法"统"期"：骨伤内治法主要是指通过内服药物而治疗全身的方法。传统思路通常分为三期用药：早期以攻利为主，中期以和营为主，后期以补益为主，在分期之下再列出各法。蔡荣则认为，辨证论治是中医的精华，以四诊八纲为依据，骨伤患者无论在何期，只要辨证符合病机，即使在早期亦可扶正。如虚人骨折、儿童骨折、孕期损伤，均要辨证兼顾。故在内治法的编写上强调以"法"统"期"，按中医辨证原则以"法"施药，但重点应在辨证，三期区分。蔡荣在小结中写道："临床变化，错综复杂，必须审慎辨证，灵活变通，正确施治，既不可固执于一方一法，也不要机械地分期而治。治疗损伤病证，必须通过辨证施治，掌握比较全面治法，才能收到显著的疗效。"

2. 重视先天后天，主张脾肾兼顾　蔡荣在骨科临床应用中十分重视脾胃、肾、命门。在《脾胃与肾命——薛己脾肾学说及骨科临证运用》中有独特见解："脾胃、肾与命门，位居人身枢要。脾肾两脏，相互作用，脾阳赖肾阳温养而运化，肾精得脾阳营养而充盛，故历代医家临证，无不以脾肾为重。"阐述了脾胃与肾命门学说的关系。当他谈到这个理论在骨科的应用时，他总结出这样的经验："气血之化生源于脾肾，肾藏精生髓而充骨，为人身先、后天之本，而气血、筋骨的损伤，可导致脾肾之功能失调。《正体类要》中的主治大法，阐明损伤连及脏腑，与脾胃、肾命息息相关。"

骨科运用脾胃、肾命辨治，临证颇为广泛，例如一般损伤后期、创伤失血过多、伤口肉芽不长、骨折迟缓愈合、关节习惯脱位、骨质增生病症、慢性肾虚腰痛等。尤其损伤后期，多见脾虚、肾虚或脾肾两虚证候，常用补脾、补肾或脾肾兼补法。"跌打损伤病症，虽以气血凝滞为患，但体质有强弱，证候有虚实，患病有轻重新久，先后缓急，故须知标本，方可善治无误。如见有瘀血，则单纯破血逐瘀，滥投大黄、桃、红，或以苦寒克伐，妄用芩、连、知、柏，气血得寒则凝，致虚者益虚，滞者益滞，瘀患不远去而元气已伤，非实徒事逐瘀克伐所能收功。"他的重视脾胃与肾命门的学术思想，对骨伤科临床辨证用药有指导作用，同时告诫人们不要一遇骨伤科疾病就妄投破血逐瘀及苦寒克伐之药物。

3. 骨折整复，动静结合，分步进行，功重于形　蔡荣主张合理固定，早期活动。若愈合较慢，服汤药应注意补脾补肾，同时外治结合理疗、有效外固定、中药熏洗等。这种对骨折整复，动静结合，分步进行，功能重于形态的观点，在他的医案和晚辈们的文章中可见一斑。正是他对学术几十年如一日的孜孜探求、刻意创新，达到了很高的学术水平，才能为中医伤科学的发展做出很大的贡献。

4. 夹板固定，取其"三性"，制订规范，有效推动　蔡荣认为要充分认识杉皮板的特点。长期的临床实践以及其力学性能测定证实，杉皮板具有如下优点：①具有一定的弹性和韧性，对已复位的骨折有着良好的固定作用；②质地较柔韧，板的头尾容易压软，可避免紧压摩擦肢体，不易产生压迫性溃疡；③简易、轻便、柔韧，不妨碍肢体进行适当的功能锻炼；④制法简单方便，只需刀剪工具，可以大批制备，亦可临时选制，不受环境限制，不需特殊设备；⑤分布地区较广，我国南方盛产木材，来源容易，费用低廉，与其他行业用材无矛盾；⑥因地制宜，因材施用，适用于平时和战备需要。但亦要认识其缺点：杉皮板本身密度不完全均匀，如选材制法不好，容易发生纵裂，可塑性稍差，如库存时间过长，或经雨水浸渍，也容易发霉。

蔡荣还认为，杉树生长于亚热带及温带，分布地区较广，我国南方盛产，来源容易，因地制宜，因材施用，简、便、验、廉，不受环境的限制，不需要特殊设备，值得提倡以及推广应用。

（二）专长绝技

蔡荣从医30余载，在临床实践过程中刻苦钻研，积累了丰富的临床经验，对伤科各病有深入的见解，形成了一套独具特色的伤科临床诊疗思路，尤善治疗一些疑难重症。

1. 骨折迟缓愈合　蔡荣根据临床经验，首先分析骨折延迟愈合的原因，然后采用手法、夹板固定、药物治疗、功能锻炼相结合的方法进行治疗，主要采用"肢伤三方"（当归、熟地黄、白芍、土鳖虫、骨碎补、自然铜、川续断、威灵仙、川木瓜，酌加桑寄生、黄芪之类）进行内治，以补气、补血、补肝、补肾、祛瘀、接骨、舒筋；外用"骨科外洗方"（宽筋藤、忍冬藤、钩藤、王不留行、刘寄奴、防风、荆芥、大黄、生姜）汤剂熏蒸洗涤，起活血舒筋、祛风通络的作用。

2. 骨折缺血性坏死　骨折愈合过程中，其骨折段组织的再生，需要足够血液供应。如血供减少，则会导致骨折愈合迟缓；如血供严重障碍，可出现缺血性坏死。临床上，骨缺血性坏死，可见于手舟骨、足舟骨、股骨颈等部位的骨折。中医无"骨缺血性坏死"病名，而有"骨蚀"之称，《灵枢·刺节真邪》谓："内伤骨为骨蚀。"骨内伤缺损，故名曰"骨蚀"。《素问·痿论》云："肾主身之骨髓。"精血津液本于气之生化，气血津液由精气所化生，肾受五脏六腑之精而藏之以化髓生骨，故肾主骨，生骨髓，其充在骨。如骨折气血受损，导致肾阴亏虚，则内伤骨髓不充，骨失濡养而缺损，综观临床见证，多有肝肾不足证候、气阴两虚舌脉，或虚火上炎，或自汗盗汗，或骨痿痿软，或骨热酸疼。内治宜滋补肝肾、益气养血，方用六味地黄汤酌加党参、菟丝子、黄芪、女贞子之类。外治则行气活血、温经通络，用药熏洗热熨及适当功能锻炼。

3. 坐骨神经痛　坐骨神经痛不归属于传统中医学病名范畴，但从其所表现的腰骶部、臀部、腘窝、小腿、足踝等处的疼痛、酸楚、麻木、重着等临床症状来看，与历代医籍所载的痹证颇为相似，"痹"即不通之意也。本病由于人体正气先虚，外受风寒湿三气侵袭，使经络不通，气血运行不畅而致。蔡荣治疗坐骨神经痛有以下三个特点。

（1）注重调养肝肾。本病初起急剧疼痛时，运用祛风湿通经活络之品固然恰当，而一旦稍有缓解之后，即应从调养肝肾着手。如出现形瘦身怠、腰膝酸痛、心烦失寐、脉弦细或细数等，应予桑寄生、女贞子、菟丝子、墨旱莲等养肝肾之品，再配以秦艽、海桐皮、木瓜、威灵仙等祛风胜湿、通经活络之药，其效必佳。

（2）善用四妙汤加减化裁治疗坐骨神经痛而日久不愈者。在治疗时，如证见罹患日久，痛如火燎，口苦溺黄，舌苔黄腻，濡数者，予清化湿热之四妙汤加味化裁。

（3）运用活血祛瘀药。坐骨神经痛由于迁延时间较长，后期亦常有宿血内停之象。所以临床上如兼见疼痛日久，痛处拒按，大便干结，舌紫暗或有瘀点、瘀斑，脉涩等，应酌加田七、大黄、乳香、没药等活血祛瘀药。

4. 胸肋骨痹（胸肋关节软骨炎）　胸肋关节软骨炎又称为非化脓性肋软骨炎，病因不明，可能与病毒感染有关，也可能由关节过劳损伤引起。本病的主要临床表现为胸痛和胸肋关节肿胀，好发于第2~4胸肋关节，患者多为体力劳动者，年龄在20~50岁。本病为骨伤科常见疾病。蔡荣认为，本病的病因为外感湿邪，内伤气滞，痹结于胸肋软骨而成，证属湿郁气滞、结而不散，湿郁集中，肿而难消。治宜宣通气分，化湿、散结、蠲痹为主。处方：老桑枝30g（先煎），瓜蒌皮、地骨皮、白芍各15g，佛手片12g，丝瓜络、金铃子、延胡索、川郁金各10g，清水煎服，留渣再煎，水煎液外用湿热敷。

5. 颈椎病　又称为颈椎综合征或颈臂综合征。颈椎长期劳损，早期会导致椎间盘退化，而后逐渐发生一系列解剖和病理改变，例如骨质增生、椎管狭窄等，刺激或压迫邻近脊髓、神经或血管，引起一系列症状，如颈肩部头痛、上肢放射痛、麻木等。

蔡荣认为，本病的发生，可因外伤后遗、肝肾亏损、气血虚弱、颈椎劳损、痰浊瘀阻、风寒湿痹等因素引起。外可视情况施行推按、灸疗，内则以补气血肝肾、除湿祛风之类药物增减。

（三）验案撷粹

1. 治疗股骨颈骨折迟缓愈合医案一则　李某，女，56岁，家庭主妇。

病史：患者不慎从三级楼梯滑跌，右侧臀部着地，伤肢功能丧失，缩短约1cm。X线片提示：右股骨颈内收型骨折。入院后，伤肢施行皮肤牵引，内服活血舒筋中药。2个月后，X线片示骨折线仍清晰可见，两骨折面分离约0.5cm，周围骨质明显稀松。4个月后，X线片示两骨折面仍可见相距约0.5cm透明带，未见骨性连接，骨质较前稀松。经五家医院会诊，均建议手术治疗，拟行粗隆下截骨术。因患者不同意，故未行手术，于1967年2月5日来诊。

中医诊断：骨痹。

西医诊断：股骨颈骨折迟缓愈合。

治疗：外敷接骨药散，髋部夹板固定，配合按摩熏洗，适当功能锻炼。方拟六味地黄汤去丹、泽，添术、芪、鸡内金、肉苁蓉等药，以补益气血，滋养肝肾，健运脾胃。

1个月后，X线片示股骨颈内侧骨折线已模糊，少许密度增高，可能为少许骨性连接。2个月后，X线片显示骨折线比前更模糊。3个月后，已临床愈合，可徒步行走，但未能完全下蹲，X线片示骨折线已不明显，密度亦增高。经非手术治疗4个月而愈，于1967年6月12日出院。

出院后4个月，伤肢功能良好，照常家务劳动，X线片示骨折线较4个月前所见模糊及致密，股骨颈纵轴与股骨干纵轴相交之角小于120°。1975年因患冠心病来院门诊，伤肢功能良好，缩短约1cm，X线片未见股骨头缺血性坏死征。1977年因患髋跌伤来院门诊，X线片未发现骨折征，但股骨头变扁小，密度增高，边缘不清且不规则，符合缺血性坏死改变；经门诊治疗4次，功能基本恢复，以后未见再诊。

按语：股骨颈骨折常见于老年人，治疗难度大，治愈率低，由于老年人髋部骨质疏松，而关节活动应变能力差，易受骤然轻微外力引发骨折。如关节囊内骨折，头颈部血液供应较少，如为内收型骨折，移位明显且剪力较大，均不利接连，故愈合较难，易造成迟缓愈合或不愈合，甚而股骨头缺血性坏死，目前仍被认为是骨科难点。本案股骨颈骨折迟缓愈合患者，采取外敷中药、夹板固定、按摩熏洗、功能锻炼等一系列外治措施，并加强内治用药，以六味地黄汤加减，滋养肝肾、补益气血、健运脾胃，经非手术治疗3个月而愈，既往病例亦多获效。由此可见"整体观点""动静结合""内外施治""筋骨并重"，从气血、肝肾辨证论治，对骨科临床实践具有重要指导意义。

中医学认为，气血外而充养皮肉筋骨，内而灌溉五脏六腑，温煦肢体而濡养全身，周流运行不息。人为整体，内外相关，筋骨是肝肾之外合，肝肾精气亦能充养筋骨，肝肾精气盛衰和筋骨成长、衰退相关，故损骨必然伤筋，筋伤则能损骨，伤筋动骨也必然损及肝肾精气。老年人气血衰弱，肝肾精气不充，尤易发生股骨颈骨折迟缓愈合，因此应重视补养气血肝肾。内治宜滋养肝肾、补益气血为主，佐以健运脾胃，拟六味地黄汤去泽泻、牡丹皮，加谷麦芽30g、黄芪12g、肉苁蓉12g、白芍9g，或加党参15g、白术9g、鹿角霜4.5g（冲服）、鸡内金12g，随证加减施治。

2. 治疗骨折缺血性坏死医案一则　曾某，女，47岁，广东省文化局幼儿园干部。

初诊日期：1972年6月20日。

病史：患者于1968年扭伤右足跗关节，后遗肿痛跛行已4年。1972年5月12日经某医院X线片诊断为右足舟骨陈旧性压缩性骨折。X线片示有骨块分离，合并局部缺血性坏死。拟行距骨与舟楔关节融合术，因患者不愿手术而来诊。素有子宫颈炎、肥大性腰椎炎、慢性肾盂肾炎病史。症见：伤足浮肿压痛，功能活动障碍，腰腿酸痛乏力，面睑足胫浮肿，小便频而数欠，月经先期而色淡，舌淡胖，苔薄白，脉细略数无力。

中医诊断：骨痹（肝肾不足，气阴亏虚）。

西医诊断：右足舟骨陈旧性压缩性骨折伴缺血性坏死。

治疗：宜滋补肝肾，调养气血。方用六味地黄汤加女贞子12g、党参15g、菟丝子12g。外治则用入地金牛、王不留行、刘寄奴、大风艾、豆豉姜、生姜各30g煎水熏洗，以行气活血，温经通络。

经治8个多月，治愈，其他兼病亦好转。1975年4月15日X线片示右足舟骨组织结构形状大小正常，坏死表现不明显。1年后复查X线片提示已骨性愈合。

按语：足舟骨骨折在临床上比较少见，其关于缺血性坏死病例的报道亦少。该患者足舟骨骨折长达 4 年，错误诊治，导致局部气血受损，骨片分离，内伤造成骨髓生化不足，拟方六味地黄汤，补气养阴，滋补肝肾，调养气血，使骨得合。

邓晋丰

邓晋丰，男，1938 年生，主任医师，教授，博士生导师，广东省名中医。1963 年毕业于广州中医学院，曾担任广东省中医院大骨科主任、中国中医骨伤科学会理事，第二届广东省中医骨伤科专业委员会主任委员，现为广东省中医院骨科主任导师，全国第二批带徒名中医，广州市中医科技专家委员会成员等。

自踏上医学之路开始，邓晋丰便始终坚守在临床、科研、教学一线。他治学严谨，主张继承古代先贤经验，融汇现代新知，强调尊古而不泥古。用实际行动长期致力于骨伤科的临床与教学科研，广受赞誉。邓晋丰擅长运用传统医学与现代医学相结合的方法治疗骨伤科疾病。努力探索中西医结合治疗骨伤科疑难杂症，通过不断的临床验证，不仅提高了治疗效果，而且提高了骨伤科整体的诊疗水平。近年来邓晋丰带领骨伤科医生先后开展了多项高精尖、风险性大的手术，如复杂的脊柱手术、人工关节手术、四肢复杂内固定手术等，在国内中医骨伤科处于领先水平。

邓晋丰致力于研究中医药防治骨关节退行性疾病，他以中医"肾主骨"的理论为基础，认为骨骼及其周围组织的生长代谢都与肾精的盛衰密不可分，对此，邓晋丰提出对于骨关节退行性疾病应当以"补肾活血"理论为治疗原则，基于此理论指导，中医药治疗骨关节退变性疾病的疗效不断提高，其治疗和研究已达国内领先水平。主要擅长对腰椎病、颈椎病、骨与关节退行性疾病进行中西医结合治疗，对高难度的创伤骨折、脱位、腰腿痛、关节伤病等也取得较好疗效。近年来邓晋丰先后主持和参与多项课题，发表省级以上论文 60 多篇，并主持编著出版了《中医骨伤证治》《骨与关节退行性疾病的诊治》《中医临床诊治丛书·骨伤科专病》等多本专著。

（一）学术思想

1. 治未病　邓晋丰认为一切病在发病前皆有征兆，因此最好的办法就是未雨绸缪，将疾病的发生扼杀于萌芽之中，或是通过健康的生活方式，预防疾病的发生，这与中国传统医学中治未病的思想不谋而合。如《素问》中记载："是故圣人不治已病治未病，不治已乱治未乱，此之谓也。夫病已成而后药之，乱已成而后治之，譬犹渴而穿井，斗而铸锥，不亦晚乎。"当今生活日新月异，科技医疗各方面不断进步，人们生活水平提高，人们对于健康的追求标准也日益升高，但是关节、创伤等骨病的发病率却逐年上升，普及相关专业知识，使人们能防病于未然，在当今社会尤为重要。如肥胖之人，应该注意减肥控制体重，以免身体过重对膝关节造成损伤；重视四时变化，做到春夏养阳，秋冬养阴，不可反季节而行之；春夏之时，阳气升发，不可过食肥甘厚腻或寒凉之品，以免湿盛而伤阳；秋冬注意时时固守肾气和津液，避免过度攻伐而损伤肾气；平时应注意加强锻炼，和调营卫之气，提高自身正气；运动时应注意对膝关节的保护，避免对关节的伤损等。

2. 辨证论治，扶正祛邪　邓晋丰认为，当疾病已经发生之时，就应该做到防止疾病的传变，即既病防变，根据疾病的特征以及不同证型，予以不同的治疗方式，尽早预防，尽早治疗，以达到防止疾病传变的目的。将中医基础理论中的辨证论治与"治未病"思想相结合，做到预防疾病的传变，避免疾病的加重，辨明疾病的阴阳、寒热、表里、虚实，并分别予以论治，以达到扶正祛邪，防止疾病传变的目的。凡虚证者治疗上应予以扶正，以扶助正气，增强机能，提高抗病能力，包括补气养血、温肾填精、补益肺脾肝肾等；凡实证者治疗上应予以祛邪，以泄实扶正，包括散寒祛湿、渗湿发汗、祛风清热、活血化瘀、化痰化积等。邓晋丰认为，疾病的发展处于一个时刻变化的动态之中，不是静止的孤立的，单纯表现出实证或虚证的患者虽然有，但是较少。大多数的骨伤科疾病在其发展过程中常常表现为虚实夹杂的证候，因此我们在治疗时，应该审慎辨证，正确运用扶正祛邪之法，应正确采用祛邪为主而兼顾扶正；或以扶正为主而兼顾祛邪；或是先祛邪或先扶正；抑或是扶正祛邪同用并进等，切不可过于拘泥，治法僵化。

3. 整局标本同治　邓晋丰认为在骨伤科疾病的治疗上应该注意标本同治，如在膝骨关节炎的治疗上，中西医具有明显不同：西医大多消炎止痛，以缓解症状为主要治疗目的，到疾病发展到后期，达到手术标准后主要还是以手术为主，西医的治疗不论是否手术，始终围绕膝部局部来进行。而中医在治疗之时，在疾病的指导思想和治疗方法上有明显的不同，中医治疗讲究整体观念，认为疾病的发生不仅限于局部，而是在全身和局部均有反应。膝部问题，从脏腑论治属于治本的范畴，而局部的治疗则属于治标的范畴。中医认为"有诸内必形诸外"，内外是紧密联系的，膝骨关节炎发生的重要原因是全身气血、阴阳以及脏腑组织的功能失调，局部的征象往往是对内在失调的反映。例如，膝骨关节炎以关节屈伸不利为典型表现，从中医角度看，关节的屈伸活动，"筋主束骨利关节"，故属于筋的范畴，因筋司运动，然而筋由肝所合，肝藏血，筋的濡养依赖于肝藏血功能的正常。当肝有所不足的时候，就会表现为筋的异常，从而引起关节屈伸不利。综上所述，膝部的屈伸不利是表象，而肝的亏虚是本质。在治疗上就要根据从整体来辨证论治，急则治其标，缓则治其本，标本兼治以及最终的治病必求于本的原则。

4. 三因制宜　邓晋丰在伤科疾病的诊疗上，尤其注重外界因素的影响。如在膝骨关节炎的治疗上邓晋丰就尤其注重患者所处气候、地理环境以及性别之间的不同。邓晋丰接待的患者大多来自岭南地区，岭南特殊的地域和气候环境与北方有着显著不同，所以岭南地区膝骨关节炎的发病、治疗方式和北方也有着明显的不同。北方天气多寒冷，寒主收引，人体肌肤腠理比较致密，阳气容易固护，患者所感的寒也多以实寒为主；南方天气炎热多雨，湿气较重，人体肌肤腠理疏松，易耗散阳气，故南方人感寒多见虚寒，而且经常会夹湿，内外湿邪交困，又加之阳气不足，所以湿邪不易清除，湿邪的留恋导致患者病程的缠绵，经久不愈。影响疾病发生发展的因素众多，即使同在岭南地区，膝骨关节炎的发病和治疗因性别差异又有诸多不同，虽然男女的发病均由退变引起，但男女体质上存在较大差异，男子以气为主，女子以血为用，此外女性还受经、孕、胎、产等因素影响，在治疗上更不可同一而论；单从性别比较，男性病情相对简单、少见，女性病情则常常比较复杂、多见；从中医角度看"女子七七天癸绝，男子至八八天癸始绝"，在发病年龄上，男性亦常常明显较女性为迟。综上，虽同为膝骨关节炎，但因南北地域的不同，性别的差异，所以在发病和治疗上也有着明显的不同。

（二）专长绝技

1. "调法"，即调和营卫、调和脾胃　营主内，营气主要由水谷精微化生，循行于脉内，于脉内营运于全身上下，作用为调和五脏六腑；卫主外，可谓人体一身之藩篱，可护卫肌表，防御外邪。若营卫失调，卫强营弱或卫虚营强时，则肌表不固，腠理疏松。此时，外感六淫容易侵犯人体，长驱直入，使寒湿留注于关节，引起人体病变，故邓晋丰指出，腠理致密是机体抵御外邪的重要屏障，而营卫调和是人体健康的重要保证，邓晋丰引《伤寒论》中桂枝汤为基础方，借方之功充实肌表，调和营卫，感叹于仲景将其列为伤寒第一方的远见。中医认为脾胃是后天之本，后天可滋先天，所以肾的功能也与脾胃功能密切相关。邓晋丰特别强调脾胃的重要性，认为脾胃居中焦，为中央之主，不仅能交通上下，更是交通全身气机的枢纽。脾胃通调，则人体生化有常，营卫和调有道，阴阳互根有法。若脾胃失调则有悖常理，纲常颠倒，从而导致乖逆之气丛生，阴湿之邪泛滥，引起气机不畅，痹病多由此而生。邓晋丰特别强调：因岭南特殊的地理环境，人群多表热里寒，脾胃虚弱，人体容易聚生内湿，因而在论治的时候要更加注重脾胃的调理。脾喜燥而恶湿，得阳始运，脾气主升，以升为用，邓晋丰认为调理脾胃主要应从温脾散寒、健脾益气、健脾祛湿等方面进行。

喜用补中益气汤、二陈汤、三仁汤、甘草附子汤、四逆汤、吴茱萸汤等化裁进行治疗。

2. "温法"，即温阳之法 邓晋丰指出温阳之法的应用在岭南地区存在争议，大多数医家认为岭南气候多热，故人患热病的概率较大，热病再用温法热药，就好似火上浇油。但静下心来，仔细思索，岭南地区的气候特点，不难发现岭南地区四季不明，夏季漫长，少秋无冬，秋冬少则阴无所养，至春夏而阳无所依，这种气候环境下浮阳易出于表；春夏炎热，阳气易于耗散，因此人体内阴阳失衡，热总趋于表，而寒总存于内，故容易出现表热里寒的病症以及腠理疏松的体质特点。同时因为气候上的炎热，当地人多喜饮清热寒凉之品，导致脾胃易生寒凉，以及嗜好海鲜肥美之品，导致脾胃虚寒，痰湿留注。再加当今社会下，青年人多不加节制，生活无所节制，作息混乱，常常熬夜，不知养阳的重要性，诸多因素合致阳气耗散，寒凉内生，血脉尽塞，气机壅堵。因此岭南地区虽气候偏热，但温阳之法也尤为重要，而且须常作为治疗膝骨关节炎主要方法之一。用温热之品，多能让患者气机顿开，荡涤积滞，使寒湿化于无形。故邓晋丰常从温阳散寒、温阳化湿两方面入手对相关疾病进行治疗，常用组方有四逆汤、真武汤、麻附细辛汤、乌头汤、术附汤等。

3. "补法"，即补气、血、精 邓晋丰在对伤科骨病论治时，重视对"气、血、精"的"补法"的论治。以膝骨关节炎为例，此病早期多表现为明显标证，中后期往往出现虚候，从而形成临床多见的虚实夹杂的复杂证候，因此使用补法显得理所当然。补法不外乎从气、血、精三者论治，主要包括补益气血、补益肝肾、补肾填精等。

膝病尤以气血不足之人群高发，气血为人立身之本，若气血不足，则筋失滋润，骨失所养，故所致筋骨痿弱，关节不利。常易感寒，使阴寒内盛，导致瘀血寒凝，痰湿留注，痰瘀互结而发病，关节出现静息痛、夜间痛、隐痛等主要症状。其中补益气血包括补气、补血和气血同补三法。临床常从肺脾肾三脏入手行补气之法，补血常从肝脾入手；气血并补则多从脾胃入手。脾胃位居中焦，为水谷之海，后天之本，气血生化之源。常用药物有四君子汤、理中丸、四物汤、当归补血汤、黄芪建中汤等。

肾藏精，主骨生髓，充骨。骨为髓之府。《灵枢·经脉》指出"骨为干"，说明骨为人体主干，与运动联系密切。骨依赖于髓的充养，而中医认为髓由肾精所化生，肾的精气旺盛，则骨髓充盈，骨骼得骨髓的充养而健壮充实，四肢关节强劲有力，活动迅速敏捷；若肾精不足，骨髓难以化生，则骨骼失养，常常表现为骨软无力和骨质疏松等，从而诱发骨折等病变，或是关节炎的发生。随着年龄的增长，女子至七七，男子至八八，肝肾衰惫，肾精耗亏，骨、齿、发等身体机能开始逐步走向衰退，表现衰老和筋骨失用，关节炎症等疾病多发，因此临床治疗上常以补肾填精的方法为主，通过中医治疗，填补亏耗的肾精，延缓衰老以及关节退变，故邓晋丰常用一些血肉有情之品来填精补髓，进行治疗，如河车、鹿茸、龟板、鳖甲等。

4. "通法"，即以"通""荣"为要 邓晋丰认为在伤科的治疗中百法存焉，很难定义好坏。其治法因阴阳、虚实、寒热、清温、补泄、开合、疏结不同而各异。人体之气血贵在流通，凡是能够使气血通行于病所者，在广义上都可以称为通法。以膝骨关节炎为例，以"痛"的症状最为显著，大多数患者是因疼痛难忍前来求治，中医云"不通则痛，不荣则痛"。患者早期多为不通而引起发病，主要由寒、湿、热等外邪闭阻或外伤瘀血所致；中后期因气血不通，筋骨有失濡养，故多为不通不荣并见，不荣者多因阴、阳、气、血、精亏和脏腑虚弱，不通者，除早期相关因素的继续作用外，还包括在疾病发展过程中产生的痰和瘀等病理产物，随着疾病的不断发展，痰瘀症状更加明显。因此在临床治疗上，不仅要消除引起疾病发生的病因，而且应着重处理病理过程中出现的痰和瘀。

另外，关于膝骨关节炎的治疗方法不是孤立、僵化的，而是辨证论治、灵活运用的，在疾病的发展过程中，不同的时期虽然会表现出某种单独的证候，从而主要采取四法中某一法进行治疗，但是仍必须参以其他几种方法进行辨证治疗，不可单一看待，如温和补二法常相须为用；而调法常常贯穿疾病治疗的整个治疗过程；通法寓于诸法之中，常和其他三种方法同时相须为用；否则便是缘木求鱼，即使偶可中病，但终究不可纵览全局。另外邓晋丰认为，膝骨关节炎总属虚证、阴证，岭南之人尤其多发，患此病者，寒湿者十居八九，其病热者鲜见。临床常见膝骨关节炎患者早期出现局部红肿热痛之症状，邓晋丰认为这是寒湿困阻或痰瘀互结郁而化热的结果，非独因热邪致病，故将清热之法列入通法之中一并统之，而不另立治疗大法。

（三）验案撷粹

治疗膝骨关节炎医案一则　张某，男，50岁，文员。

主诉：左膝关节疼痛伴活动受限1天。

病史：无明显诱因出现左膝关节疼痛伴活动受限1天，膝部隐痛，屈伸不利，肢体痿弱，坐立时痛甚，卧则痛减，下蹲不能。

诊查：左膝关节内侧压痛，过伸过屈受限，侧副韧带试验（－），麦氏征（－），舌质淡，脉沉细。X线片示：膝关节退行性变。

中医诊断：膝痹（肝肾不足证）。

西医诊断：左膝骨关节炎。

治法：滋补肝肾，益髓壮骨。

处方：养肾滋肝方加减。熟地黄、淫羊藿、金樱子、巴戟天、丹参、锁阳、覆盆子各10g，川芎12g，何首乌、钩藤、益智仁、阿胶各15g。7剂，水煎服，每日1剂，早晚分服。

复诊：1周后患者疼痛明显缓解，膝关节屈伸较初诊时灵活，可下蹲拾物。

按语：本例中，患者年老体弱，或先天禀赋不足，或后天劳损，肾肝亏虚，导致肾精亏耗，肝血不足，筋骨失其所主，则病不荣，治以滋肝补肾，益髓壮骨，《类证治裁》言之"总以补肾助真元，宣通经络，使气血流通，痹自已"，即为此意。

冯 新 送

冯新送，男，1944年生，广东惠东人，1969年毕业于广州中医学院，主任医师。现任广州中医药大学教授、博士生导师。先后担任广州中医药大学副校长、校长，全国重点学科中医骨伤科学学科带头人。冯新送在中医骨伤科的临床研究上造诣颇深，尤其对骨关节炎、腰腿痛、颅脑损伤、老年性骨质疏松症、颈椎病及骨折等病有独特的医术造诣。冯新送善于继承前人经验，在老年骨伤科疾病的治疗中，强调活血化瘀、补肾壮骨，尤其对血府逐瘀汤、补阳还五汤等古方有十分深入的研究，且能灵活地运用古方治疗骨科疾病。曾师从李家达、魏正怀、陈渭良、简华穆、李同生、朱通伯等人。主编著作9部，公开发表学术论文30余篇。主持参与科研项目9项，获奖项目1项。

（一）学术思想

"肾虚血瘀"病机理论　冯新送认为，老年性骨质疏松症的中医就诊者大多是反复治疗无效，导致病情延后较长时间，为慢性病，内脏气血虚弱，主要是肾气不足所致。肾脏作为先天资本，人的生命活动和身体的驱动力，肾脏虚损可由五脏六腑引起，五脏六腑虚弱导致肾虚，产生失代偿的不良循环，但究其根本仍然是肾虚。老年人脏腑多虚弱，气血运行无力，导致瘀滞成故怪病生。久病也可导致脏腑、经络、阴阳、气血虚弱，引起气血运行不畅，从而产生瘀滞，因此诸虚均可致瘀。由于久病可致瘀，且诸虚皆可致瘀。瘀滞形成，阻碍机体气血生新不顺，则机体更加虚弱，虚实夹杂，虚瘀相兼，病机错综复杂，临床上辨证及治疗难度不小。冯新送提出"肾虚血瘀"的学说，着重从"虚""瘀"研究中医老年骨科疾病的病机规律，并总结相应治疗方法。清代叶天士明确指出："初气结在经，久则血伤入络。"近代有学者对老年骨关节疾病患者进行血流动力学测量，研究发现病患组与正常组存在统计学差异，在经过活血化瘀治疗之后，血流动力学异常得到了部分改善，病情好转或痊愈。

（二）专长绝技

1. 大推拿改良法

（1）反背牵引：术者和患者背靠背站立手臂交叉，嘱患者手指互相紧握，术者弯腰弓背用力将患者背起，并向两侧摆动，连续做 5 次，每次 2 分钟。

（2）局部推拿：以在患者腰背部反复揉捏推拿为主，做 5～10 分钟，以此松解紧张的腰背肌及筋膜，促进局部的血液循环。

（3）侧卧位斜扳：患者取侧卧位，弯腰，位于下方的腿自然伸直，上方的腿弯曲并部分悬空于床边。术者面向患者而立，一手置于患者肩前部，另一手置于患者髂部，双手同步用力，使腰部缓缓旋转 10～15 次，并逐步加大旋转角度，当旋转至最大限度时，用"冷脆"劲突然发力，此时常可闻及"咯咯"的声响。此手法两侧交替进行，连续做 2～3 次。

（4）"飞燕点水"法：患者俯卧位，两臂自然放于身体两侧，先让患者两臂向后伸直，头向后仰，尽量使胸部伸离床面，只让腹部着床，保持 5～10 分钟。再行上述动作，如此反复 10 次。

（5）"彩虹拱桥"法：患者取仰卧位，两上臂自然放于身体两侧，双膝尽量屈曲，使臀部高高抬起并悬空，保持 5～10 分钟，而后轻轻放下，休息 5～10 分钟，再重复上述动作，如此进行 10 次。

2. 振颤按摩法 患者取坐位，先行颈椎牵引，然后行振颤手法按摩，操作要领为：患者取正坐位，医者站于患者的背后，快速振颤、滚、揉、推、按患者肩、颈部；由浅入深，由轻至重，从而使颈肩部肌肉松解，解除痉挛；而后嘱患者反复收缩健侧肩颈部肌肉，以对抗患侧肌肉，连续 10 次，帮助消除肌肉的水肿，疏利关节；随后用拔伸旋转法纠正错位的椎体，调整小关节，改善神经传导，减少神经根的刺激，消除关节活动障碍；紧接着，医者用一手肘部托住患者的下颌，另一手扶住颈部，令患者颈部稍微屈曲，用肘托住下颌向上牵引并使颈左右旋转，另一手拇指压推患椎，有时可感到有响声，病者即刻则有轻松之感；最后，提拿肩井穴所在部位，轻轻揉按颈肩肌肉，手法完毕。

（三）验案撷粹

1. 治疗治骨关节炎医案一则 张某某，女，61 岁，退休职工。

主诉：双膝疼痛、活动受限 5 年，伴疼痛加重 3 天。

病史：患者自诉于 5 年前出现双膝疼痛、活动受限，近 3 天来患者上述症状加重，遂来我院就诊。

诊查：双膝皮肤完整无破损，肤温异常，稍肿，局部压痛明显，挺髌试验（+），浮髌试验（-），过屈过伸试验（+），髌骨研磨试验（+）。双膝 X 线片显示关节边缘呈唇样改变，髁间隆突变尖，关节间隙变窄，关节软骨密度增高，可见关节内游离体样影。舌质紫暗，苔薄白，脉弦弱。

中医诊断：膝痹（肾虚血瘀证）。

西医诊断：膝骨关节炎。

治法：补肾健骨，活血化瘀。

处方：桑寄生 30g，熟地黄 30g，黄芪 30g，鸡血藤 30g，白芍 30g，补骨脂 20g，怀牛膝 20g，薏苡仁 20g，地龙 15g，丹参 10g，当归 10g，远志 10g，仙鹤草 10g，阿胶 20g（烊化）。共 7 剂，水煎服，每日 1 剂，早晚分服。

复诊：1 周后复诊，双膝肿痛较前明显减轻，舌质转为暗红，苔薄白，脉仍弱弦。上方去熟地黄、薏苡仁、远志，加独活 15g、威灵仙 30g。再服 7 剂，双膝疼痛进一步减轻，活动如常。

按语：冯新送认为，骨关节炎多因年老脏腑衰退，气血虚弱而运行功能失常，从而导致气滞血瘀，筋络痹阻，筋络骨骼失于濡养而发病。治当补肾壮骨，活血化瘀，在遣方用药方面，用补骨脂、怀牛膝补肾壮骨；桑寄生补肝益肾；白芍柔肝，缓急止痛；远志消肿散结；薏苡仁、解毒散结、利水消肿；熟地黄、当归、黄芪、阿胶、鸡血藤补气血；当归、丹参活血祛瘀；仙鹤草、地龙通络止痛。诸药共奏补肾壮骨，活血通络之功。

2. 治疗骨质疏松症医案一则　叶某某，女，75 岁，退休职工。

主诉：反复腰背疼痛 5 年，加重 2 天。

病史：患者自诉于 5 年前因腰部外伤后反复腰背痛 5 年余，伴疼痛加重 2 天来我院就诊。既往有 L_1 椎体压缩性骨折病史。

诊查：腰椎生理曲度异常，压痛阳性，双侧腰大肌紧张，直腿抬高试验左 70°（-），加强试验（-），右 70°（-），加强试验（-）。腰椎屈伸活动受限明显。骨密度检查提示患者重度骨质疏松。舌质紫暗，舌下脉络曲张，苔薄黄，脉弱。

中医诊断：骨痿·（肾虚血瘀证）。

西医诊断：骨质疏松症。

治法：补肾健脾活血。

处方：黄芪、熟地、党参各 20g，补骨脂 18g，茯苓、何首乌各 15g，木瓜、当归、制川乌、肉苁蓉、牛膝各 10g。共 7 剂，水煎服，每日 1 剂，早晚分服。

复诊：腰背痛较初诊有所缓解，舌质稍暗红，苔微黄，脉弦。上方去木瓜，加桑寄生 15g、香附 12g，继服 7 剂，腰背痛大减，腰椎活动度较初诊时明显改善。

按语：冯新送认为，骨质疏松症多因年老脏腑衰退，气血虚弱，导致肾虚血瘀，痹阻筋络，筋肉骨骼失其濡养，引起结构功能衰退。方中补骨脂、肉苁蓉温补肾阳，为君药；何首乌、熟地黄益髓填精，重用何首乌、黄芪、党参、茯苓，并配以少量当归，取其益气行血之功，共为臣药。木瓜具有舒筋活络之效，并善走下肢；牛膝有补肝肾及引血下行的功效；制川乌散寒止痛，补火助阳，共为使药。全方配伍以益髓填精、培元固本为主，兼有补气行血、生津滋骨之功。冯新送认为，治当着重补肾健脾，活血化瘀，改善局部的血液循环，诸药合用，补肾壮骨、活血化瘀、通络止痛，故有效验。

何竹林

何竹林（1882～1972 年），男，又名厚德，系广东省佛山市南海区九江镇河清乡人，近代广东伤科五大名家之一。何氏伤科流派源于少林洪门，何竹林幼承庭训，私塾之余，侍诊左右。8 岁时拜广州光孝寺少林派老和尚觉云禅师习武学医，苦心攻读，上溯《灵》《素》，下逮近贤，旁及宋元诸家，披阅既久，渐有所悟。后又随武林高手番禺大岭下胡贤拳师学技，随同乡进士桂南屏先生习文。年方十七已生得体格魁梧，臂力过人，其时夜间习武，白昼行医，对于伤科诸证，辄能望而知之，立方遣药，多能如愿获效，业与年进，学验渐丰。光绪二十七年（1901 年），何竹林为集南北两派武术精华，博采众家之长，与师兄结伴，辞家北上，从广州出发，经粤北珠玑古道入江西，遍访武汉、河南、嵩山、洛阳、北京等地，直到祖国北疆哈尔滨，回程又经山东、南京、上海，然后水路从江西九江转回广东，历时 3 年，行程逾两万里，一路上卖药行医，积攒盘缠，同时又拜访了名师同道。此番远行，广开见闻，为通武精医打下了基础。

1904 年，何竹林以城西何氏世传伤科，专医跌打，善于治疗枪炮伤，在广州长寿路开设医馆。一天，一位住在海珠区紫薇街的老侨眷不慎从楼上坠地，头部受伤，全身多处骨折，昏迷不醒，危在旦夕。家人将她送至长堤一家天主教会办的医院，然而，洋医生见状，却告诉他们此病无药可救，拒绝治疗，家人无奈，只能准备后事，因此购置了棺木。后经人介绍，旋即将奄奄一息的伤者送到何竹林处。何竹林通过点穴理伤复苏，并给患者进服"通脉止痛散"，又在医馆另辟一室安置患者，经过一段时日的精心治疗，终于将这位老人从死神手里夺了回来。何竹林妙手回春，救活了垂危老侨眷的消息不胫而走，声誉鹊起。

1917 年，孙中山先生在广州伤及上臂，致肱骨骨折并伤口感染，何竹林为之清创、固定，经用生肌膏等药治愈。自始府中军政要员遇有跌打伤症均乐邀他诊治。后经马伯伦介绍加入孙中山创办的联义海外交通部从事医疗工作。

1919 年，陈公哲等决议在广州设立广东精武分会，敦聘何竹林为伤科顾问及教练。随后，上海精武会又派李佩弦、霍东阁等来粤拓展体育会工作。霍东阁即霍元甲大侠之次子，为精武会教练，其善武能医，63 岁于印尼逝世。李佩弦任精武会教练，新中国成立后，任广州中医学院体育教研组主任，广东省武术协会副主席。何竹林虽较霍东阁年长 10 多岁，却是忘年莫逆，共研医教武、悉心治疗各类运动损伤，深得会员信赖。

1924 年 10 月，广州商团叛乱，有一位市民被流弹所伤，腹壁被子弹斜穿切破，肠管外露膨出，何竹林熬制银花甘草水为患者清洗伤处，把肠管放回腹腔，用丝线缝合伤口，同时外敷生肌膏，取得成功。该市民康复之后，感激涕零，特制一块牌匾赠予何竹林，上面写着"破腹穿肠能活命"七个大字。

1927 年广州起义期间，何竹林不顾个人安危，亲自为起义领导人陈郁、何来、苏兆征以及工人赤卫队的伤员医病治伤，对革命同志照顾资助，有求必应。新中国成立后，在省市政协委员之中，一时传为佳话。

1935 年中秋，广州西关乐善戏院火灾，棚架烧通，一片火海，顷刻间人们均集中于通道逃生，只因门楼不堪拥挤倒塌，当时跌伤、踩伤、烧伤 80 多人，即送邻近何竹林诊所救治。在他的精心治理下，这批伤者获得良好疗效。时年由广州粤剧名伶及长寿警察分局车送各类褒奖的牌匾沿广州太平路、长堤路、大同路、长寿路巡行，以此表彰何竹林，其中有一匾写着"何君仁心仁术，不啻再世华佗"。于是，他在广州声誉更隆。

何竹林为人慷慨豪爽，医德十分高尚。他与区觉民、陈伯和等同道在长寿路西关赠医所成立粤海伤科联谊会。该会以经验交流、排解纷争为主旨，由何竹林、管季耀、管需民、梁敦娴、黄汉荣、霍耀池、杨鹤亭等一批西关正骨医生轮流前往坐诊，为贫苦患者们赠医施药。其时，珠江三角洲及港澳骨伤重症患者多从水路慕名而来，疗效深受普罗大众称颂，使粤海伤科治疗重症、大症的口碑和声誉深入民心。

1937 年，抗日战争时期，何竹林和药厂代表将"何竹林跌打丸"数批赠给抗战部队，当时新闻有"粤海跌打王，赠药援抗战"之报道。日机轰炸广州，大批市民死伤，何竹林在自己的医馆设立救护队部，自备药品，率救护队员日夜抢救许多危重伤员。沦陷期间，何竹林避居南海里水甘蔗村，为乡亲治疗疾病，至今为群众乐道。

1945 年抗日战争胜利之后，百废待兴，尽管医事繁忙，何竹林仍热衷于中医事业的发展，时局敦聘他为"中央考试院两广考铨处"中医检核委员会顾问，并兼任广州中医公会理事及各大社团之医事顾问。

新中国成立后，何竹林参与筹办广州中医学院，连续被聘为广州市第一、二、三届政协委员，并任广州中医学院外科教研室主任，广州中医学会正骨委员会主任，广东省中医院外科主任。1957

年他根据教学需要，主编了广州中医学院教材《中医外伤科学讲义》，并用私蓄购买了录音机，废寝忘食地在家里备课，先自己试讲录音，听过满意后，才到讲坛向学生讲授。他还将自己的理伤整复手法和典型病例的 X 线片用照相机拍摄成相片和幻灯片，以供学生观看，使教学更加直观。他勇于接受实践的检验，以精确稳妥的手法和独特有效的固定技术著称于世。1958 年他毅然把自己的传家宝——骨科的膏、丹、丸、散方贡献出来，甚至连煮药的工具都搬到学院去，教同学们掌握制药技术。1960 年，广州中医学院、广东省中医院、广东省人民医院、解放军 157 医院等单位共同开展了中西医结合治疗骨折的临床科研工作，何竹林主持完成了《中西医结合治疗骨折 100 例》的科研论文，获得广东省卫生厅的奖励。1966 年，他已经 84 岁，还亲自给伤者施行骨折脱位的整复操作，直至 1972 年临终前 1 个月，仍风雨无间，每天按时回骨科住院部查房，把正骨技术毫无保留地传授给后辈。

何竹林为现代中医骨伤科的创建做出了贡献，为中医高等院校培养了众多的骨伤科骨干。由于其治疗骨伤的手法、医方、用药独具特色，全国高等中医药院校教材《中医骨伤科各家学说》将其列为现代骨伤流派有贡献的全国十大名家之一。

（一）学术思想

1. 何竹林之正骨理论学说　何竹林在其医学讲稿第一篇正骨手法述要中即指出："正之谓何？使之合度也……故骨正而不歪，筋正而不扭，不歪不扭为正骨之要道，反之为非正。"并描述骨之不正，其状有五："一曰侧歪，二曰驾迭，三曰屈角，四曰旋转，五曰离延。五状见一，均须经手法正之，使其断者复续，陷者复起，碎者复完，突者复平，或正其斜，或完其阙。然伤有轻重，体有强弱，年有老少，病有新旧，断有部位。医虽努力，或有未符理想，故全正而矢，尽度而止。"指出正骨应当根据患者的病情轻重、年龄大小、病程长短、骨折部位而有不同的标准，有的可以达到解剖复位，有的只能达到功能复位。

至于何时要求解剖复位，何时只需功能复位？何竹林指出："全正者何，筋骨无丝毫歪也。尽度者何？筋骨尚未绝对完复，然无遗留残疾也。骨正之限度，须究其伤部、年龄……如腿之承重步行，股骨不应转角架叠，年幼易生，限度或能稍降，要求不同而方法各异，明具方向，止于至善。"这就是说，对骨折存在的错位愈合必须区别对待，只要是不影响功能的错位，就没有必要新折骨。在儿童，骨折畸形的代偿范围从长远观察可知，它往往具有超过功能复位的标准，如邻近关节部位的骨折（只要骨骺没有损伤，折端不是旋转移位）错位愈合，近期可阻碍关节的活动，但随着骨骼的生长，骨折部渐渐远离关节，关节的活动完全可以恢复正常，因此对儿童骨折非解剖复位的畸形，需要矫正时，尽可能全面衡量，避免某些多余的手段。

何竹林认为，中医和西医治疗骨伤的理念不同，"盖人体筋骨，气血煦濡，向具生机，故接骨者应如扶植树木，以顺其性意，是谓至治，比之单以器具从事于拘制者，相去甚远矣"，中医治疗骨伤应当像培植树木一样，不仅要尽量恢复解剖学位置，更重要的是使气血流畅，功能恢复正常。对正骨手法的作用，他指出："正骨手法其用有二，一用于辨证验伤，二用于复位理伤。皆为治疗之主法也。"

何竹林重视手法辨证，指出"手法用于复位，为正骨之首务"，并主张"辨证之用，虽曰以手，非单以手为之，而须以眼望之、口问之、耳闻之、心导之。故曰手法辨证者，实合于眼法、口法、耳法、心法也"。即手法辨证不单是用手，而是手摸、眼望、口问、耳听、心导一齐运用，其实就是骨科中的四诊合参，通过望患者局部伤情和全身状态，问损伤时间的长短、受伤经过、体位、压痛情况，听骨折音、入臼音等，而同时手摸心导，机触于外，法随心转，结合既往经验，手到心到，对伤情和整复手法作出判断和选择。他在长期骨科临床实践中又将理伤手法总结为触摸、牵引、揉捏、端提、屈伸、旋转、推拿、按摩八法，这是何竹林对中医正骨手法理论学说的具体发挥。

手法运用，掌握三个字：

（1）稳：包括了术前检查和准备，研究考虑病情，骨骼怎样移位，应用什么体位、何种手法、何种辅助器具，术前心中有数，术时稳妥可靠，避免不良后果的发生。

（2）准：包括术前诊断要准，对骨折或脱位的程度、方向位置清楚了解，且复位手法动作要准确，以此达到预期效果。

（3）巧：顺应骨的结构，手法运用得当，动作灵活，可达事半功倍之效。手法的巧要基于熟练，所谓"熟能生巧"。

掌握三技能：

（1）勤练不怕错：初学者的手法要掌握好，要勤学苦练，知难而进，错了就改，所谓："做症（临床）不怕错，还要做得多。"就是说，初学者对手法操作的错误是难免的，正如"失败是成功之母"一样，并非鼓励人们去犯错误，而是鼓励人们从错误、失败中善于吸取经验教训。经过多次教训，逐步改正，就会取得成功。

（2）懂得用力：要活用刚、柔、迫、直。刚常用迫力，对抗牵引是直力、强力，柔是缓力，迫是压力，直是拉力。拔伸常用刚力，旋转常用柔力，但各力是互相配合的，每个动作运用不同的力，要看什么对象、什么部位，要以意运指，手下刚柔相济。

（3）手法选择：因人而施，因为医者是人，治疗对象也是人，不同的人考虑选用的手法不同。如身强力壮的患者要用较强的力，手力不够用足蹬，单人不行要多人；年老体弱者宜取卧位和施用较柔和的手法。拔伸牵引，端挤提按至到位即止。医者本人体力好，单人独做较灵活，或选用适合自己的手法。如肩关节前下脱位的复位手法是：患者采取坐位，术者握住伤肢腕部，先外展顺势拔伸，并将患肢上举，然后向前内收落下，同时推挤肱骨头入臼，手法比较轻巧，而且伤者痛苦少。

2. 重视骨伤科基本功训练　何竹林非常重视骨伤科基本功训练，临床上对于正骨理伤，强调"识其体相、辨清伤情"，反对粗暴片面。基本功训练可以分为以下几个方面：

（1）何竹林十分重视解剖学知识，指出"第一要掌握解剖学，尤其是筋骨运动的解剖学知识"。他认为，中医自古以来就很重视解剖，"解剖"一词首见于《灵枢·经水》，并且《医宗金鉴》又提及"识其体相"，也就是说，在学习骨伤科之前，必须先要学习解剖学。掌握解剖学尤其是创伤解剖学，不但有利于对骨折、脱臼的诊断和治疗，而且对于其整复后之演变和最终结局的判断甚有帮助。不同的骨折部位和类型涉及移位方向，以及伤后的并发症、后遗症和骨折愈合等问题，必须加以重视。要知道骨骼和软组织的创伤关系，严重的脏器、神经、血管损伤以及皮肤软组织缺损均应优先处理，辨清伤情，勿忘"先软后硬"的原则。他倡导骨骼定名古今统一，提倡中西医结合。

（2）何竹林提倡对中医经典著作和历代伤科文献的研习，认为中医骨伤科医师就是中医内科医师加上一双懂得续筋接骨的手。单从表面上来看，外伤似乎主要是在局部皮肉筋骨发生的损伤，但人体受外力影响而遭受的局部损伤常能导致脏腑、气血、经络的功能紊乱，因此会引起一系列症状。如果忽视对基本理论的学习，只重视手法操作，那么就会成为一个只懂操作的"工匠"，一旦遇到危重症，就会束手无策，甚则误人性命。

（3）何竹林认为，有强健的身体，才拥有足够的力量，用到手法时才不会有心无力。具备了这些"功底"，手法操作时才能顺应骨的构造，根据伤情巧用于力，坐诊（临床）时方可得心应手，而不至于对受伤部位的筋骨肌肉、血管、神经造成损害。何竹林常说："未学拳头，则先学跌打；未学功夫，则先学扎马，不论学武术或跌打都要先经过基本的训练。台上一见，台下三年。欲得力量，必先强身。"他在家里设有习武厅，晚上便和门生一起练武。何家的武术师承于南派洪家拳，而何氏的武术渊源来自河南嵩山少林寺的南下高僧觉云禅师，并集家传南派洪、刘、蔡、李、莫五大名家之长，然后又把武术与医术巧妙地结合在一起。他说："正骨手法要稳、准、巧，要懂得用力。一个搬运工人可以背负一般人力所不及的重物，可谓之有力量，但当令其打一拳就未必有多重，这是因他没有掌握运用力量的技巧。如经训练，他便会集全身的力量于一拳，打出力量来，这就是会用力。力量素质是伤科医生的基本素质，它与其他素质有极为密切的关系，往往影响正骨手法时的质量。如体力不足，施术时有心无力，气喘脚软，则难以取效，故力量素质也是提高疗效的基础。

3. 关于伤科内治法　何竹林重视气血阴阳对人体的影响，认为"血气通顺无阻则康强无病，一有阻滞，血易成瘀，全身牵掣，疼痛肿胀，百病丛生。人未受伤，血气流畅；一受损伤，血气即阻，久而致积"，主张伤科用药必须以调理血气为主，治伤以祛瘀为第一法，并详细阐述伤科"内治八法"。

（1）通下逐瘀法：如肢体新伤，瘀阻作痛，多以泽兰汤、桃红四物汤通脉祛瘀；如内伤瘀血留滞，胸膈瘀阻者，初期多以大成汤、复元活血汤攻下逐瘀。

（2）活血化瘀法：用于筋骨脉络伤后，以《医方集解》中桃红四物汤、《普济方》中红花血竭汤以及《伤科大成》中活血止痛汤为基础，以虚实为纲，随证加减。

（3）和营通络法：用于骨伤中期，以《伤科补要》中和营止痛汤调气活血、和营祛瘀，或以舒筋活血汤舒筋祛湿、和营通络，随证加减方药治之。

（4）温通行瘀法：拘急挛缩、痛痹不仁、血瘀阴寒凝结者，以熨法与灸法外用温通。

（5）清凉解毒法：用于新伤之候，如红、肿、热、痛，以《医宗金鉴》中凉血解毒汤为代表方。

（6）行气活血法：祛瘀之法，必须以气为使，以血为用。身部受伤，积瘀疼痛者，需在活血的同时兼以行气，促进血行。

（7）固本培元法：受伤太重，攻伐太过，久则必致元气大虚，气血、脾胃、肝肾虚之类也，常以益气养血之八珍汤、健脾养胃之异功散、补益肝肾之六味地黄丸加减而用之。

（8）兼病治法：有先治病而后治伤者，有先治伤而后治病者。视其情况之急缓，伤病之轻重，以为决定。何竹林认为，伤病之主因及其他刺激，不独可影响治疗，还可成为其他疾病之诱因，如重伤之后，其正虚弱，外来病邪易于乘虚而入，因此治疗兼病亦为治伤之要点，兼病之能除，亦即助伤之速愈。

（二）专长绝技

何竹林认为，中医和西医治疗骨伤的理念不同，"盖人体筋骨，气血煦濡，向具生机，故接骨者应如扶植树木，以顺其性意，是谓至治，比之单以器具从事于拘制者，相去甚远矣"，中医治疗骨伤应当像培植树木一样，不仅要尽量恢复解剖学位置，更重要的是使气血流畅，功能恢复正常。对正骨手法的作用，他指出："正骨手法其用有二，一用于辨证验伤，二用于复位理伤。皆为治疗之主法也。"

何竹林重视手法辨证，指出"手法用于复位，为正骨之首务"，并主张"辨证之用，虽曰以手，非单以手为之，而须以眼望之、口问之、耳闻之、心导之。故曰手法辨证者，实合于眼法、口法、耳法、心法也"。即手法辨证不单是用手，而是手摸、眼望、口问、耳听、心导一齐运用，其实就是骨科中的四诊合参，通过望患者局部伤情和全身状态，问损伤时间的长短、受伤经过、体位、压痛情况，听骨折音、入臼音等，而同时手摸心导，机触于外，法随心转，结合既往经验，手到心到，对伤情和整复手法作出判断和选择。他在长期骨科临床实践中又将理伤手法总结为触摸、牵引、揉捏、端提、屈伸、旋转、推拿、按摩八法，这是何竹林对中医正骨手法的理论学说的具体发挥。

手法运用，掌握三个字：

（1）稳——稳妥的稳：包括了术前检查和准备，研究考虑病情，骨骼怎样移位，应用什么体位、何种手法、何种辅助器具，术前心中有数，术时稳妥可靠，避免不良后果的发生。

（2）准——准确的准：包括术前诊断要准，对骨折或脱位的程度、方向位置清楚了解，且复位手法动作要准确，以此达到预期效果。

（3）巧——轻巧，巧妙的巧：顺应骨的结构，手法运用得当，动作灵活，可得事半功倍之效。手法的巧要基于熟练，所谓"熟能生巧"。

掌握三技能：

（1）勤练不怕错：初学者的手法要掌握好，要勤学苦练，知难而进，错了就改。所谓"做症（临床）不怕错，还要做得多"。就是说，初学者对手法操作的错误是难免的，正如"失败是成功之母"一样，并非鼓励人们去犯错误，而是鼓励人们从错误、失败中善于吸取经验教训。经过多次教训，逐步改正，就会取得成功。

（2）懂得用力：要活用刚、柔、迫、直。刚常用迫力，对抗牵引是直力、强力，柔是缓力，迫是压力，直是拉力。拔伸常用刚力，旋转常用柔力，但各力是互相配合的，每个动作运用不同的力，要看什么对象、什么部位，要以意运指，手下刚柔相济。

（3）手法选择：因人而施，因为医者是人，治疗对象也是人，不同的人考虑选用的手法不同。如身强力壮的患者要用较强的力，手力不够用足蹬，单人不行要多人；年老体弱者宜取卧位和施用较柔和的手法。拔伸牵引，端挤提按至到位即止。医者本人体力好，单人独做较灵活，或选用适合自己的手法。如肩关节前下脱位的复位手法是：患者采取坐位，术者握住伤肢腕部，先外展顺势拔伸，并将患肢上举，然后向前内收落下，同时推挤肱骨头入臼，手法比较轻巧，而且伤者痛苦少。

李 广 海

李广海（1984～1927年），男，出生于广东省佛山栅下茶基，骨伤名医李才干之子，广东省著名骨伤科专家，骨伤科圣手。李广海幼承父教，14岁随诊，钻研《伤科补要》《正体类要》等伤科专著，边读书，边实践。父亲在其20岁时病故，他继续在平政桥沙涌坊的医馆行医。1920年，李广海在其父亲医馆独自开业，并更名为"李广海跌打医馆"，在此行医至20世纪50年代。

李广海自幼随父习医练武，继承了父亲亦医亦武的侠义之风。1947年，李广海与佛山名老中医共同创立"灵兰医学研究社"。李广海在学术上不为陈规所束缚，博取众长，形成了自己的特点。他擅长治疗骨折、脱位、跌打外伤、内伤、刀伤、烫火伤等，尤以其细腻手法而闻名于世。李广海在中医骨伤学术上有深入研究，并在1959年编著《中医正骨学》，详尽地阐述了伤科常见病的诊疗，介绍了自己多年总结出来的骨伤临床经验。他研制的"李广海跌打丸""李广海跌打药膏"等成药，是佛山的传统名药。

李广海医馆，于2006年入选为佛山市文物保护单位。2012年，禅城区人民政府启动了李广海医馆的修缮工作，医馆于2015年4月30日正式对市民开放，医馆内有李广海的塑像，分2个主要的展馆，介绍了李广海的生平贡献及学术传承。

（一）学术思想

（1）手法与固定并重：李广海认为，手法与固定同样重要，不可偏颇。手法应勤加练习，临诊有机选择，不可生硬照搬。在骨折小夹板固定方面，李氏强调生物力学概念，主张超跨关节固定；又主张在医师指导且保证安全的情况下，尽早开展相应活动，既能促进功能恢复，又可预防关节粘连的形成；还认为一定程度的"纵轴挤压"，有利于骨折的愈合。

（2）治伤从瘀，辨证施治：李氏骨伤流派强调辨证施治，"治伤从瘀"为其原则。对非开放性损伤，主施温补；失血较多者，则应先固脱后祛邪；对体质虚弱的患者，则主张"攻补兼施"，并区分寒热虚实，结合患者形体。如对于水火烫伤，李广海以早中晚三期分治，分别以清热解毒、清热育阴、固本育阴法治之。

（二）专长绝技

1. 李氏骨伤科整骨手法　李氏的骨伤整骨手法在"摸、接、端、提、推、拿、按、摩"的传统正骨八法的基础上，根据南方人的身材条件进行了改良。李氏骨伤科的常用整骨手法中，强调轻、灵、机、巧、稳、准，切忌使用蛮力暴力，减少骨折端及周围筋的损伤。

（1）触摸法：临床上，术者通过用手触摸骨折与关节脱位处，判断骨与关节处的异常体征，辨别骨折与脱位的轻重类型以及移位方向。手法摸诊要贯穿疾病疗程的始终，随时了解痛点的变化、功能恢复程度、全身脏腑气血变化等。李氏骨伤对触摸法有以下要求：①操作手法灵巧，切忌盲目追求劲力，增加患者痛苦；②日常勤加练习触摸了解正常生理解剖位置，临证触摸异常骨感才能更加准确；③将健肢放在与患肢对称的位置进行对比。

（2）拔伸法：在伤肢两端用手、脚或器械牵拉的方式施加外力，使存在短缩或移位的骨折端或离开关节臼的关节头在纵轴端复位对线。拔伸法可解除肌肉痉挛导致的骨折端短缩移位，也可以帮助关节头进入关节臼。李氏骨科主张直接拔伸骨折的远近两端。

（3）捺正法：①两点捺正法：常用于骨折侧方移位，术者两手分别按压偏离伤肢纵轴外突的骨折近端，使骨折向纵轴线靠拢，使骨折两端的轴线对齐。②三点捺正法：常用于陈旧性骨折畸形愈合，多为成角畸形，将骨折断端的隆起部位置于硬物上捺正。

（4）反折法：多应用在有短缩重叠移位的骨折，折角方向选在远近两骨折端突出的最高处，必须避开大血管及神经。

（5）旋转法：常用于旋转移位的骨折或者不完全的关节脱位，在伤肢远端施加一定力度的旋转复位手法。

（6）折顶法：用于关节周围骨折及部分脱臼的复位。后者主要用于较难复位的小脱臼、肘关节脱位等。

（7）推挤法：双手或手掌在受伤肢体同一水平上相对挤压或捏压的复位方法。断裂处理的原理是向相反方向挤压，使断裂承受轴向压缩的合力，使断裂端或断裂片分离后得以恢复。

（8）分骨法：对于骨折或脱臼并列的两块或两块以上的骨头，以拇指、食指及中指揉捏间隙，使并列骨头侧移，多用于四肢骨折。

（9）合骨法：对于分离移位的骨折，将远近两端尽量靠近骨折线，如髌骨骨折。

（10）推拿法：这里指的是狭义的推拿，多为辅助。通过调节肌腱和骨骼的方法，使骨折缝、弯曲和扭转的肌腱和肌肉得到伸直和缩小，从而消除血瘀，疏通经脉，促进气血循环。

2. 李氏骨伤科治筋手法

（1）推拿法：推法分掌、拳、指、肘推式等。拿法有多指、两指拿式等。

（2）按摩法：按摩是按法和摩法两种技术的结合。根据规律，按法有手掌按式、拳头按式、手指按式，摩法又有手掌、侧手掌之分。

（3）揉捏法：利用上肢，对患处施压，并做旋转运动，近似按摩。与摩擦法不同的是，压力大于摩擦法。

（4）叩打法：是叩法和打法的合称。叩法包括指叩、掌叩；打法分拳面打、立拳打等。

（5）振抖法：振动方法包括手指振动和拳头振动。振动的方法是操作者抓住病人肢体的一端进行一次或多次的拉动和摇晃。

（6）挤压法：挤压方法包括手掌挤压、拳头挤压、两指挤压、多指挤压等。

（7）运摇法：运动和摇晃病人的四肢，是在医生的协助下对病人各个部位的被动活动。这样可以结合多种按摩技巧来增强效果。

（8）引导法：通过呼吸及运动的有机配合，促进机体康复。

3. 功能锻炼

（1）在夹板固定下进行早期功能锻炼：李广海主张进行小夹板固定下的早期功能锻炼，加速肢体关节功能恢复，在固定下通过压垫的外在持续压力及肌肉自身舒缩活动时产生的内在压力，可逐渐纠正骨折的残余移位。通过外力或下地负重实现对骨折端的"纵轴"挤压，促进骨痂生长，有效解决骨不连的问题，从而大大提高了临床疗效。

（2）早中晚分期功能锻炼：关节的运动无外乎屈伸、外旋内旋、内收外展、环转等。李广海所主张的几种功能锻炼方式，包括早期的伸指握拳、吊臂屈肘、股肌收缩和距踝屈伸，中期的空拳屈腕、抬臂屈伸、顶劲耸肩、磨肩旋转和拉腿屈膝，后期的鲤鱼摆尾、单手擎天、劲直下蹲、伸膝抬腿、脚底滚筒和屈髋下蹲等练功术式。早期虽然有功能锻炼，但只是简单的屈伸运动，这样既能不加剧患者的痛苦，也能有效纠正骨折的残余移位，还能活动肌肉，避免肌肉萎废。对于较复杂的如肩关节、肘关节损伤，则更适宜在骨折中期进行幅度更大一些的锻炼。后期则应扩大骨折部邻近关节的活动范围，所主张的功能锻炼方式更多地需要用力，如劲直下蹲的锻炼方式，用于下肢骨骨折的恢复，骨折端会受到纵向力的挤压，使骨折端得到一定刺激，加速骨痂的生成，避免骨不连接。

（3）分部位功能锻炼：李广海对上肢和下肢骨折后的功能锻炼采取不同的方法，上肢的功能锻炼主要侧重握拳伸指等活动锻炼，而下肢主要注重负重肌肉的收缩锻炼，如股肌收缩等。所有的功能锻炼方式都可以由病人自主完成，避免了被动锻炼可能引起的二次伤害，活动范围不大，却能有效加快血液循环，促进消肿，锻炼屈伸肌，可以有效防止肌肉萎缩、关节粘连僵硬和骨质疏松。

4. 善用内治，因人而异，辨证施治

（1）用药如用兵，应随机应变。李广海常言："用药组方如用兵，君臣佐使须分清，随机应变贵灵活，沉疴顽疾何须惊。"强调用药随机应变，不可拘泥。

（2）活血化瘀，点到即止。"活血逐瘀，治伤之首法也。"李广海治疗跌打损伤早期主张"不破不立""瘀去新生"，首要是将离经之血驱除散尽，一方面可消肿止痛，另一方面为以后的恢复打下良好的基础。因此，活血化瘀时，田七、桃仁、红花之流一一上阵，但也不主张用之太过，恐伤正气。尤其是南方人身体瘦小，更应点到即止，并施行气之类药物以散瘀。李广海认为"逐瘀不留邪，祛邪不伤正，留得正气在，何愁病不愈？假如正气伤，复康路漫漫，治病必求本，人欢我也喜"。

（3）内治脾胃为本。脾为仓廪之本，四肢及全身肌肉皆属于脾。脾主运化，将水谷化生为精微物质，并将其布输于五脏六腑、四肢百骸之中。故李广海主张伤科之患，内外皆须顾脾胃，后天实则先天亦得充。

（4）重视滋补肝肾。在伤科中，肝肾二脏极为重要。肝主筋，藏血，肝血不足，筋得不到肝血之濡养，"内动"之症生焉。由此可见，肝与筋在生理病理上的联系较为紧密。肾主骨，肾藏精，精生髓，髓藏于骨中而养骨。所以骨的生长、发育、修复，同肾有着密切关系。李广海见患者阴虚者多，常施益肝肾之类，广泛用于各类骨伤科疾病的治疗。六味地黄丸是滋阴、补肝益肾的代表方剂。

（5）辨治痹病，善清热化湿。李广海擅用清热化湿法治疗痹病。岭南之人，湿热者居多，治痹不必拘泥于古，过早妄投补益或温燥之剂，但见口干苦、苔黄腻，则一概先清湿热，待湿去苔净，再着手本证或者标本兼治。常用威灵仙、桑枝祛风湿，通经络；黄柏、茵陈、土地骨清热泻火；大腹皮、白术、厚朴、苍术芳香化湿，行气止痛；泽泻、薏苡仁淡渗利湿；如大便秘结，则可加大黄荡涤糟粕。

（6）妙用疏肝解郁。李广海认为，人在认识周围事物或与他人接触的过程中，对任何人、事、物都不是无动于衷、冷酷无情的，而是表现出来某种相应的情感，即所谓的"喜怒忧思悲惊恐"七情。在正常范围内，七情对人体健康影响不大，也不会引起什么病变。但如七情太过，以至于对人体健康产生影响，甚至造成五脏内伤，则需要通过药物来进行治疗。现代都市人的工作生活压力大，而且现代资讯发达，很容易接收到各种各样的负面信息，从而产生了忧愁或思虑。思则气结，过度的忧思会导致肝气郁结。李氏骨伤科认为，升、降、出、入是脏腑气机的运动形式，是人体脏腑、气血、经络矛盾运动的基本方式，升降出入的正常运动构成了人体正常的生命活动，一旦被情志所伤，气机的正常运动就会出现紊乱，如气滞、气逆等病理现象。因此李广海在治伤用药当中都会加入一些疏肝解郁的中药，如柴胡、郁金、素馨花、香附等，往往起到事半功倍之效。

（三）自创药膏

1. 生肌玉红膏

组成：麻油 500g，甘草、当归各 60g，白蜡 120g，白芷 15g，血竭、轻粉各 12g，红条紫草 6g。

用法：用麻油将上药煎取汁，入白蜡成膏。将药膏涂在纱布上敷伤口，每天换药 1 次。

功效：止痛生肌。

主治：创伤以及创伤感染者。

2. 跌打膏药

组成：田七 240g，蓖麻子 300g，闹羊花 180g，升麻 105g，羌活 105g，红花 90g，北芪 90g，南星 90g，高良姜 90g，细辛 90g，生皂角 90g，麻黄 90g，北紫草 90g，川芎 90g，毛麝香 90g，防风 90g，石菖蒲 90g，当归 90g，牡丹皮 90g，藁本 90g，生半夏 90g，荜茇 90g，没药 90g，桃仁 90g，麻油（生）20kg，樟脑 1kg，黄丹 7.5kg，冰片 120g。

用法：先将上述中药研成细粉末，用武火将生麻油加温至 270℃ 左右，关火后投入黄丹，搅拌均匀，搅拌 30 分钟左右，当药膏呈滴水成珠状后，仍继续搅拌，使药膏的温度下降，在降至 80℃ 时投入药粉，继续搅拌，待药膏温度下降至 50℃ 左右时，加入樟脑、冰片，调匀成膏，备用。

功效：祛风活血，舒筋活络，壮骨强筋。

主治：用于跌打肿痛，后期痹痛诸症。

李 家 达

李家达（1926～1990 年），男，生于佛山，广东省名中医，他从小得到家庭的熏陶，立志从医报国。14 岁便学跌打，攻读医书《金匮要略》《伤科本草》等，醉心于卷帙浩繁的中医古籍，在博览群书中跋涉。由于他勤奋好学，深得祖辈之真传，通脉理，认病源，知气运，明经络，识药性，会炮制，并在学术上勇于探索，勇于实践，善于扬长避短、融古贯今，结合自己的体会与经验，不断总结，逐步形成了一个既全面又有个人特色的学术流派。在父亲李广海的悉心教导下，李家达逐渐掌握了高超的医术。临诊无论富贵贫贱，他都平等相待，如遇家境贫寒的病人，每每解囊乐助，送医赠药。

1973～1976 年，为了研究南方杉树皮夹板对于四肢骨折外用固定的作用，他观察了 1442 例患者，总结了第一手临床资料，取得了大量可靠的数据，科学地肯定了用杉树皮制作成的夹板对四肢骨折外固定的作用，从而改变了沿用已久的石膏绷带固定法，方便了患者，节约了开支，提高了疗效。1977 年，李家达就任佛山市中医院院长，研制出了"佛山伤科红药膏"，将过去的散剂改为膏剂，既治闭合伤又治开放伤，为骨伤科外用药开辟了新的途径。

李家达一向重视学术与教材建设。1959 年，他与李广海、梁理平等骨科名医合编了《中医正骨学》（上下册），总结了佛山骨科名医治伤经验，是一本实用教科书。另著有《骨折与脱位的治疗》

一书，该书为佛山市中医院骨科集体编写，是佛山市中医院中医骨科对骨科名医李广海经验的总结和传承发展。1978 年，他与佛山市中医院中医骨科共同研究总结的《肋骨外踝翻转移位骨折闭合手法整复治疗》一文发表在《中华外科学报》外文版上，获国家科学技术奖，广受法国、匈牙利和我国港澳学者称赞。同时，李家达善于走中西医结合的道路，其先后在全国、省地级刊物上发表论文数十篇。

（一）学术思想

（1）瘀血内蓄，急宜逐瘀：李家达在学术上对李氏骨伤进行传承与发展，他继承传统，但不为传统观念所束缚，善于集名家流派的精华于一炉，结合自己的实践体会，形成了自己的学术特点，他认为骨伤早期"瘀血内聚，急宜逐瘀"，强调"大破"瘀伤血肿，只有"大破"才能"大立"，疾病后期提出温补以和血的治疗方针。

（2）因人而异，分期诊治：李家达注重辨证施治，强调共性和个性，因人而异。对体质虚弱的伤者，则主张"攻补兼施"，并区分寒热虚实。对于瘀血积于外、气血伤于内的本虚邪实者，先扶正后祛邪。在治伤外用药上，他体会到跌打外用药均具有清热解毒、凉血散瘀、镇痛消肿的作用，但它的缺点是多用于闭合伤，应随诊加减变化。

（二）专长绝技

（1）分期辨治脑震伤：李家达认为，脑为主宰，各种活动均在脑的控制下完成，一旦受伤，血瘀而窍闭，神机不灵，则会出现神昏、认知障碍等症。李老将其分为三期，分别以虚脱、昏迷、清醒命名。临诊以开窍祛瘀为重，认为窍通则神机灵，百症皆消，可防止进一步恶化。虚脱则固气祛瘀；昏迷则祛瘀开窍；清醒则安养心神。

（2）肋骨骨折的早期治疗：李家达认为，肋骨骨折可致积瘀、疼痛、脉弦等症，瘀去则诸症消，可予灵脂桔梗汤。此外，须兼顾并发之症，肺热者当清肺，若肺气伤，偏热者，谨防上实下虚；偏湿者，常痰多而咳，需化痰镇咳等。

（3）敢于革新，注重手法治疗：李氏手法沿袭先祖，集众家所长，总结出了正骨 14 法，轻、稳、巧、妙（妙骗）、准为其特点。强调临诊应先充分诊查，结合影像，对患者病情有一个全面了解，再针对其病因病机与临床症状，结合生物力学，针对性地选用相应手法，在助手的协助下，施行精准复位，而后施以夹板固定，防止移位。李氏认为，手法应据实际情况而选，扶伤时多为几种手法合而为一，不可生搬硬套，将其割裂。

（三）自创药膏

吊瘀散

组成：樟木皮 240g，红花、锦军、无名异、乳没、栀子、白芷、黄柏、刘寄奴、泽兰、桃仁、归尾各 120g，地鳖虫 6g。

用法：上药共为细末，煮成糊状，热敷患处，每日一换。

功用：活血散瘀，理气止痛。

主治：肋骨骨折、牵掣痛。

林 应 强

林应强（1943～2017 年），男，广东揭西人，教授，硕士生导师，中共党员，全国第三批名老中医药专家，中华中医药学会推拿专业委员会副主任委员。

林应强是岭南林氏正骨流派的创始人，吴山是其第二代传人，全面继承了林应强的学术思想，至今林氏正骨流派已传三代，其传人遍布广东和海南。

　　林应强从小习武。20 世纪 60 年代中期考入广州中医学院，师从李佩弦先生（时任学院武术教师），成为精武门第四代真传弟子。大学毕业后，林应强被分配到广东省中医院骨科，得到骨科名医何竹林、黄宪章等前辈的指点。1980 年，他又跟从著名西医外科医生周良安、陈之白学习。林应强将中医推拿手法与武术的跌打理疗手法融合在一起，自成一派，熟练掌握中医正骨手法以及现代生理解剖学，又掌握了武术跌打理伤的精髓，因此其手法与一般的按摩不同，普通的按摩手法是以均力，而林应强的手法是爆发力，在患处徒手以爆发力三至五下点或按的动作使患者能顿时感到疼痛消失。提拉旋转斜扳法、踝关节挤压法、手法治疗肩周炎等，均为林应强多年总结所得之独特疗法，效果极佳，在全国都享有盛誉。曾参与《中医骨伤学》教材的编写，其课题"提拉旋转斜扳法治疗腰椎间盘突出症的临床评价及技术规范"被纳入国家"新源计划"，推广全国。

　　（一）学术思想

　　1. 临证注重治病求本　　治病求本是中医学辨治疾病的精髓，这一指导思想不但对内外妇儿等科有指导作用，对推拿临床及手法运用同样行之有效。《素问·标本病传论》云："知标本者，万举万当，不知标本，是谓妄行。"如对颈源性肩周炎，林教授意识到此型肩周炎的根源在于颈椎的病变，运用传统手法"肩痛治肩"无可厚非，但"肩痛治颈"恰恰体现了林应强对"治病求本"的深刻认识。此外，手法的运用要讲究力量、速度、选穴的精准，若应运用重手法却用轻手法、应用扳法却运用按法以及错误的选穴等都会拖延或加重患者病情。

　　2. 注重地域气候对筋伤病的影响　　在林应强看来，岭南之地，湿热较甚，易阻气血，不荣则痛；此外，湿易伤脾，运化不调，湿浊内阻，上可犯清窍致头晕，中可留滞致胀满，下可侵四肢致肿胀，甚至引起肌肉病变。林应强强调，临诊时，单行手法治疗疗效欠佳，应配合健脾化湿之类药物同服，标本兼治，方能获效。

　　3. 重视人体解剖学和经筋理论的联系　　林应强认为解剖学和中医经筋理论均是临床治疗筋伤病的基本理论，只有真正掌握理论才能做到"法从手出，手随心转"。经筋在十二经脉属于筋的体系，具有联络四肢关节、约束骨器、主司关节运动的功能，如《素问·痿论》说："宗筋主束骨而利关节也。"经筋包括现代解剖学的肌肉、韧带等内容，经筋分布多结聚于关节和骨骼附近。

　　若经筋反复损伤易形成结块、条索，且阻滞经脉的气血运行，临床上常出现筋肉、关节疼痛或活动不利等运动障碍。从经筋理论治疗腰痛有其经络基础，如《灵枢·经筋》云："足太阳之筋，起于小指次指……上循胫外廉……膝不可屈伸，筋急，前引髀。后引尻……"因此足太阳、足少阳经筋经气不利日久致气滞血瘀，则多发腰腿痛、腰背部肥厚、结节等痛性反应物和关节屈伸受限体征。从经筋理论治疗肩颈同样有其经络学基础，如在《灵枢·经筋》中"手太阳之筋……绕肩胛引颈而病"，就指出因颈项部经筋损伤而导致颈椎病。维持颈椎的稳定除骨关节外，起主要作用的是颈旁软组织，即颈部经筋。

　　4. 爆发力手法的运用特点　　林应强施行手法，注重爆发力，于平缓之中，瞬间发力，动作一气呵成，常常在患者浑然不觉中，完成操作。施行时注意部位、力度、方向、体质等因素，适时调整。林应强认为，正骨手法与一般手法不同，双手即可操作，直接以"爆发力"作用于患处，施行快速，发力迅猛，不似一般手法，多以轻柔为主，缠绵连续，具有"还缝、回巢、复位、解粘连"之作用。

　　（二）专长绝技

　　1. 提拉旋转斜扳法治疗腰椎间盘突出症　　患者健侧卧，侧胸垫枕，患肢屈膝成直角，健侧伸直。助手甲向上提拉患者健侧上肢使其悬空，患者脊柱与床之夹角约为 35°，助手乙协助固定患者体位，术者站于一侧，以双手压住患者髂骨翼，使患者脊柱旋转约 30°，当遇到阻力时，双肘微屈，继续向下发力，力度在 45～120kg 之间，有节奏地按压、扳动，以 7 次为限，使患者脊柱旋转幅度逐渐增大，最大不超过 45°，若术中可闻"咯哒"声，则说明操作完成。提拉旋转斜扳法为林应强多年临诊所得，疗效显著。

2. 林氏定位旋转扳法治疗颈椎病 患者坐位，术者立于其身后，双拇指自下而上触摸棘突两侧，检查有无偏歪以及压痛点的位置，结合 X 线片所见，确定发病节段。以右侧发病为例，发病在颈椎上段（C_1～C_2）时，术者左手掌放在患者颈项中下部作固定，右手掌托住患者的枕部，肘部托住下颌部并稍向上牵引，将患者颈部逐渐向患侧旋转，嘱患者放松，使患者头部沿圆弧形方向顺势加大旋转幅度。发病在颈椎中段（C_3～C_5）时，嘱患者颈部屈曲 15°，患者之颈项下部及颈枕部，分别以术者左右手掌托定，嘱患者头颈逐渐向患侧旋转，沿椭圆弧形方向顺势加大旋转幅度。发病在颈椎下段（C_5～C_7）时，嘱患者颈部屈曲 30°，在手旋转头部的同时，还向右侧方向用力，使患者头部沿抛物线方向运动。上述手法成功后可闻及响声。手法治疗隔天 1 次，7 次为 1 个疗程。定位旋转斜扳法是林应强根据颈椎病的病理和力学特点总结出的治疗手法，对治疗神经根型颈椎病较一般手法有更好的疗效。林应强认为，手法治疗时应使病变节段处于旋转中心，使之受到最大的作用力，而无关部位应尽量远离旋转中心，减少对力量的缓冲。而定位手法既考虑到颈椎的曲度，注重术前头部的摆放姿势，又考虑到用力方向与受力部位的关系，使需要治疗的部位受到相对最大的作用力，其圆形、椭圆形和抛物线的作用力方向正是为不同的病位而设计的，能分别使颈椎上、中、下段处于力量的剪切中心，从而发挥定位效果，其原理有待进一步研究。

3. 挤压疗法治疗踝关节扭伤 以内翻型为例。患者健侧卧位，健侧下肢屈髋屈膝，均成直角，患肢自然伸直，患踝内侧垫枕，助手使患足背伸，与小腿成直角并固定，术者双手相叠，以掌心按压外踝，力度据损伤程度及患者耐受而定，当胫、腓、距骨三者位置如常即停。再查有无韧带损伤，有则理顺调拨，使之"回巢"。固定之时，助手仍使患足背伸，与小腿成直角，"8"字包扎。至第 3 日复诊时，若筋骨回正，则不再施行，若筋骨不正，仍以上法施之，定期复查，直至满意。

（三）流派临证医案

治疗强直性脊柱炎医案一则 患者，女，45 岁，腰背僵硬，腰骶部疼痛，弯腰时疼痛加重，且有晨僵现象。2 个月前曾因腰骶部疼痛到社区医院就诊，诊断为腰肌劳损，服用布洛芬缓释胶囊等西药治疗，配合腰部按摩，腰骶部疼痛无明显好转。患者自述腰骶部疼痛 4 月余，近 1 个月晨起略感腰骶部僵硬，活动后缓解，疼痛发无定时，痛无定处，近 2 周疼痛逐渐呈持续性。平素工作压力大，性格急躁易怒，经常因小事触发，患病以来加剧。口干口苦，常欲饮水，乏力，食欲减退，眠差，舌红苔黄，花剥苔，脉弦数滑有力。X 线片显示：腰椎生理轴线向左侧凸弯，L_1～L_5 椎体缘见骨质增生，L_3～S_1 椎间隙变窄、双侧小关节骨质增生硬化，关节间隙略窄；下腰椎右侧椎旁韧带钙化，双侧骶髂关节融合。

中医诊断：痹病（湿热瘀滞证）。

西医诊断：强直性脊柱炎（早期）。

治法：滑利关节，清热除湿，温通经络。

处方：林氏正骨立体定位斜扳法、垫枕背伸按压法、弹膝调脊法。

龙胆泻肝汤加减：龙胆草 15g，黄芩 15g，栀子 10g，泽泻 10g，车前子 10g，川木通 10g，当归 15g，大黄 15g，柴胡 10g，生地 15g，甘草 5g。

岭南林氏正骨自制中药包（桂枝 30g，小茴香 30g 等）热敷。

服药 5 剂后，诸证皆有好转，效不更方，续服 5 剂，继以林氏正骨推拿并嘱咐患者回家坚持热敷和锻炼，2 周后复查，症状皆减，续服 3 剂，巩固疗效，嘱咐患者平日应平心静气，坚持锻炼。

按语： 早期强直性脊柱炎诊断明确尤为关键，患者腰骶部僵硬并呈进行性加重，且 X 线片显示双侧骶髂关节融合，符合早期强直性脊柱炎特点。肝木喜条达而恶抑郁，肝气不舒，则气行不畅，肝经郁阻，筋脉则痹，灼伤津液，则口干苦，渴饮水，郁而化热则扰乱神明，眠差，其年岁较轻，正气充沛，其性易怒，肝在志为怒，故辨证施治给予龙胆泻肝汤加减。龙胆草大苦大寒以大泻肝胆湿火，而大黄则泻阳明之热，柴胡疏肝胆之气，黄芩清上而栀子导下，再佐以木通、车前子和泽泻引邪热从二便出，因恐泻邪伤正，故加生地与当归养血补肝以柔筋，甘草缓中以调和诸药。外治予林氏正骨推拿增其活动度，热敷以畅达经气。

刘 庆 思

刘庆思，男，1938 年生，广东兴宁人，主任医师，教授，1963 年毕业于广州中医学院，并一直从事外科专业，担任中医骨伤科和中医外科的教学、医疗、科研工作，承担多层次多班种以及研究生的教学工作，培养了一批专业技术人才。现任广州中医药大学教授、博士后合作教授、博士生导师，第三、四、五批全国老中医药专家学术经验继承工作指导老师，广东省名中医，广东省骨质疏松症治疗中心主任，国家级重点学科中医骨伤科学学术带头人，培养博士后 2 名、博士 28 名、硕士 8 名、学术继承人 7 名，出版专著 10 部，发表专业论文 70 多篇，多次应邀到澳大利亚和我国台湾、香港、澳门等地进行学术交流。在临床工作中认真负责，一丝不苟，对骨伤科疑难杂症的治疗有独到之处，在医务界有较高的声望。

（一）学术思想

1. 骨质疏松症从"虚瘀"论治　对于骨质疏松症，刘庆思根据相关描述及其病因病机将其归属于"骨痿"的范畴，并指出原发性骨质疏松症的发生，主要与脾虚、肾虚以及血瘀有关，而肾虚是本病发生的主要病因。肾主宰人体的生长发育、生殖和妇女的月经潮止。《素问·上古天真论》中论述了女七、男八为基数递增的增龄性生理变化，充分说明了人体的生、长、壮、老以及齿、骨、发的生长状况与肾气的盛衰直接相关，五七、五八以后肾精随着年龄的增大由盛转衰，其主骨主髓功能渐渐衰落，导致不能滋养骨髓，髓不养骨，生骨不能，最终骨质流失。

刘庆思对衰老机制的研究中，充分认识到瘀在衰老过程中的重要作用，认为肾虚是衰老的主要机理，而瘀加速了这一过程。这与《灵枢》在论述"不尽天年"的原因时，除有"五脏不坚"等虚的原因外，还有"脉不通"（即血瘀）的原因的观点基本一致，肾虚与血瘀相互促进，从而导致骨质疏松的进一步加重。综上，肾气虚，机体功能衰退，易受外邪侵袭，使经络不通、气血不畅，导致血瘀形成；血瘀则气血周行不畅，营养物质不能濡养脏腑，进一步引起脾肾俱虚而加重症状，肾虚与血瘀相互影响、相互促进，最终导致骨质疏松症。

2. "三个理论""三个观点""三个部位"

（1）三个理论

1）肾主骨理论：肾藏精，主骨，生髓，为"先天之本"，与生殖、内分泌系统密切相关，骨的旺、盛、平、衰与肾的生理过程有极大的相关性，"骨痿"其标在于骨，其本在于肾。

2）脾肾相关论：脾为"后天之本"，主运化水谷精微，脾气散精，上输于肺，下归于肾，脾肾相互依存、相互促进，常有"脾肾同病"之说。脾肾虚弱是发生骨质疏松症的主要病理因素。

3）血瘀论：骨质疏松症患者脏腑功能失调，经气不利，导致经络气血运行不畅，从而出现疼痛、功能障碍。血瘀可致气血运行障碍，使得营养物质不能濡养脏腑，从而引起脾肾俱虚而加重症状。

（2）三个观点

1）辨证观：八纲辨证、气血辨证、脏腑辨证、三焦辨证、经络辨证是中医诊治疾病的根本法则，骨质疏松症的中医治疗除重点辨别肾、脾、瘀等以外，还要结合疾病中出现的其他兼证进行辨证施治。

2）整体观：内外、上下、阴阳、表里、经络、气血均相互联系，其共同作用使人体成为一个有机整体。骨质疏松症不仅要针对骨骼局部进行治疗，还要考虑患者全身的变化。

3）平衡观：正常机体内存在矛盾的两个方面，即阴阳、寒热、内外、表里。在某些因素影响下，出现偏盛或者不足，导致机体失衡，从而产生疾病。治疗目的是调整机体内环境，使之达到新的平衡，以恢复机体的正常功能。

（3）三个部位：刘庆思认为骨质疏松症的病变部位主要在肾、脾、经络。

3. "五大症状""六多病机""八个靶点"

（1）五大症状：疼痛（刺痛、隐痛、烧灼痛）、骨折（髋部、脊椎、桡骨远端）、身高变矮、胸廓变形、腰膝无力。

（2）六多病机：多虚（肝虚、脾虚、肾虚、血虚、气虚、）、多瘀（气滞血瘀、湿热瘀阻、痰湿阻隔）、多因（脾虚、肾虚、气虚、血虚、精枯、津亏、血瘀、经络瘀阻、脉阻经络）、多果（疼痛、骨折、胸廓变形、驼背、呼吸功能障碍、身高变矮）、多系统（骨骼系统、内分泌系统、呼吸系统、免疫系统、泌尿系统、生殖系统）、多脏器（肝、脾、肾、肺、经络）。

（3）八个靶点：抑制骨吸收、促进骨形成、提高骨密度水平、增强肠钙吸收、改善骨骼结构、提高骨质强度、延缓细胞凋亡、调节机体内环境。

4. 骨折治疗指导思想　整体观念，中医概述为形神一体观以及五脏一体观，刘庆思引申为人体整体观、诊疗整体观。在中医的基础之上，人体整体观把握机体与外界环境的统一和机体内部各组织各器官的统一，反映了人体生命活动的本质特征。诊疗整体观则分为三个部分——诊查、治疗、疗效，即诊查的全面性，局部与整体兼顾，内与外兼顾；治疗的丰富性，不拘泥于某单一手段治疗疾病，内外兼治；疗效的立体性，不单单解决生理的疾患，同时兼顾精神层面的效果。

动态观念，即以恢复患者肢体活动功能为终极目的。不仅骨折的固定方式、固定材料等需要考虑动静结合，同时康复训练也应随病情的进展变化而变化。

微创观念，筋骨并重是处理人体中骨与软组织关系的重要准则，即在尽可能对周围软组织损伤小的情况下，同时完成骨折、脱位等复位。无创和微创的诊疗方式也是医生和患者共同追求的目标，在选择多样时，应尽量选择无创和微创的诊疗方法，更利于患者恢复，减轻患者风险。现代科技发展，为微创的诊治提供帮助，提倡在无痛下的条件下施行成熟的手法整复。应严格掌握适应证，并且运用熟练轻柔的手术操作，而不应以牺牲软组织的损伤为代价去做超范围手术，以免造成不必要的软组织损伤。同样，非手术疗法也存在有创、微创和无创的问题，要求做到心灵手巧、娴熟，尽可能无痛复位，而且避免粗暴、反复的牵拉。

兼容观念，中医骨伤科学是人文科学和自然科学成果兼容的一大典范，现代骨科学则是医学同科技兼容发展的结果，中医骨伤科应当是在继承、学习、发扬、传承的基础上，学习现代的医学知识和技术，要勇于和善于兼容新知识，进行创新。中医骨伤科唯一的出路是走兼容之路、长远之路。

（二）专长绝技

1. "虚瘀辨证"　刘庆思认为，骨质疏松症总的治疗原则为补虚泻实。具体而言，临证则根据本虚标实的不同而随症化裁。刘庆思提出，中医药防治骨质疏松症的治疗原则为补肾强骨、健脾益气、活血通脉。并依据此治则拟定出经验方——骨康方。本方以补骨脂为君药，补肾助阳壮骨；辅之淫羊藿、白芍、熟地黄为臣药，补肾益精。此乃"壮水之主，以制阳光；益火之源，以消阴翳"和"善补阳者，必于阴中求阳；善补阴者，必于阳中求阴"之意；同时配伍黄芪补中益气；丹参、当归共为佐药，活血通络。此方既培补后天之精以充肾精，又达到寓通于补，补而不滞的目的。在临床应用中，可根据不同证型而作适当加减：肾阳虚甚者加巴戟天、杜仲、狗脊等补肾壮阳；肝肾阴虚者加龟甲、枸杞子等滋补肝肾；脾肾两虚者加用山药、白术等补气健脾；兼气滞血瘀者则加自然铜、红花等以活血化瘀。经大量的临床实践及动物实验证明，骨康方对骨质疏松症具有明显缓解临床症状、改善骨的结构、提高骨矿含量、提高骨的生物力学性能、减少骨折发生的作用。其治疗机制主要是调动机体功能，调节机体内在平衡，全面促进多系统功能的恢复，从而达到人体的阴阳平衡。目前对于骨质疏松症的疗效评价，早已不再停留于既往骨密度水平的改善方面，而且更多地注重于改善骨质量和患者生存质量，降低骨质疏松性骨折的发生概率，提高患者的生活质量。此外，对于骨质疏松症的治疗，刘老提出了贯穿于治疗过程以及治疗后的综合运动疗法方案——运动要结合患者的体质、年龄等特点，要辨证运动；多进行有氧运动，诸如游泳、打太极等，不宜剧烈运动。通过运动改善肌肉和骨骼局部的血液微循环，使骨量增加，并且肌肉运动产生持续的应力作用，有利于骨质量的改善；通过运动，还可以增强患者的自身协调性，可以有效减少跌仆损伤的发生率，降低骨质疏松性骨折的风险，从而提高了骨质疏松症患者的生存质量。

2. 手法整复——"早、一、好"　刘庆思重视手法整复创伤骨折，并且认为骨折端的良好整复是治疗骨折的关键，他提出手法整复要做到"早、一、好"，强调其对位、对线能极大程度影响骨折的愈合。但对关节外复杂性骨折不要过于强调解剖复位，可以通过有序、持久的功能锻炼，加上小夹板外固定，可以很好地矫正复位后的残余移位。首先合理的有效的固定是骨折愈合的重要条件，手法复位与夹板外固定是中医骨伤的优势所在，手法应稳、准、巧，夹板固定应牢而可靠；其次强调功能锻炼的重要性，认为恢复功能是骨伤疾病治疗的目的，功能锻炼必须贯彻于骨折治疗的始终，其方法是从小到大、从少到多、从简到繁，持之以恒，直至愈合；同时药物治疗亦是中医治疗创伤骨折的特点，血瘀是其基本的病机，因此强调在骨折三期辨证用药的过程中，必须将活血祛瘀法贯穿于治疗创伤骨折的整个过程，并认为祛瘀-消肿-止痛-骨接-筋活-伤愈是中医治疗骨伤疾病的优势所在。正因为刘庆思坚持将祛瘀法运用在创伤骨折整个治疗过程中，因而消肿快，骨接速，功能恢复好，临床疗效明显。

刘庆思特别强调预防骨折病的发生。骨折病是由骨折复位后早期处置不当导致的，是长期外固定后未进行功能锻炼引起的，未正确有效地运用中药治疗而形成的肢体肿痛、肢体功能障碍的一种综合征，刘庆思提出灵活运用中医药物治疗和功能锻炼是预防骨折病的关键。刘庆思治疗骨折病积累了丰富的经验，值得认真继承和发扬。

（三）验案撷粹

1. 治疗肾阳虚型骨痿医案一则　张某，女，66岁，退休人员。

主诉：腰背酸痛、腰膝酸软伴活动受限14年，加重半年。

病史：于14年前出现腰背部酸痛、腰膝酸软、活动受限，近半年来上述症状加重明显。现症见腰背部酸痛、腰膝酸软，肢冷畏寒，双膝为甚，活动受限，无发热恶寒，无恶心呕吐，精神萎靡，面色白，夜尿较多，大便五更泄泻。

诊查：胸椎外观无明显畸形，$T_{10} \sim L_2$棘突处轻度压痛，局部叩击痛（+），双侧下肢未见明显肿胀及麻木。胸腰椎活动受限，左侧直腿抬高试验（-），加强试验（-），右侧直腿抬高试验（-），加强试验（-），双膝、踝活动正常。双下肢肌力、感觉、血运无异常。双下肢等长。舌质淡红，苔薄白，脉沉细涩。X 线腰椎正侧位片示：腰椎广泛性退变，椎体前后缘及椎间关节增生，骨纹理稀疏。骨密度：$L_2 \sim L_4$ BMD 平均值-3.78，骨密度指标 T 为-2.8，Z 为-2.3*，提示腰椎重度骨质疏松。

中医诊断：骨痿（肾阳虚衰，气滞血瘀证）。

西医诊断：骨质疏松症。

治法：补气健脾，温补肾阳，活血化瘀。

处方：骨康方加减。淫羊藿 20g，熟地黄 20g，补骨脂 10g，肉苁蓉 10g，白芍 10g，菟丝子 10g，丹参 10g，黄芪 10g，大枣 10g，当归 10g，赤芍 10g，巴戟天 10g，川芎 8g，甘草 10g。共 10 剂，水煎服，每日 1 剂，早晚分服。

复诊：患者诉腰背痛、肢冷形寒等症状明显减轻，活动较前明显灵活，饮食有所增加，口微干，欲饮凉水，大小便基本恢复正常，舌淡红，苔薄白，脉沉细涩。效不更方，仍以上方加减，去巴戟天，加麦冬滋阴生津，方如下：淫羊藿 20g，熟地黄 20g，菟丝子 10g，肉苁蓉 10g，白芍 10g，补骨脂 10g，黄芪 10g，丹参 10g，大枣 10g，麦冬 10g，当归 10g，赤芍 10g，川芎 8g，甘草 10g。共 14 剂，水煎服，每日 1 剂，早晚分服。

续以中药 102 膏药（院内外用制剂）外敷，仍嘱其加强功能锻炼，坚持做拱桥锻炼，鼓励带腰围适当行走，调护。

三诊：患者诉腰背部酸痛基本缓解，活动基本恢复正常，每天能起床活动，并能适当从事家务劳动，但仍不耐久坐久站。余兼症均缓解，口干感消失，大小便正常，舌质红，苔薄白，脉沉细。嘱患者继续服用骨康口服液 2～3 个月，则病可痊愈。仍建议加强功能锻炼，做拱桥锻炼以加强腰背肌功能，可戴腰围行走，调护。

按语：肾阳为命门之火，元气之根，全身阳气之本；血液循环以及瘀血消散均靠肾气的激发和推动，若肾气虚弱，则易形成瘀血。正如《医林改错》所言："元气既虚，必不能达于血管，血管无气，则必停留而瘀。"本例患者由于肾阳亏虚，日久成瘀，而腰为肾之府，肾主骨，肾阳亏虚，肾精不足，则骨髓不充，不能温煦滋养腰背，故见腰酸背痛，双膝酸冷，四肢乏力；劳则气耗，遇劳则更甚，休息则减轻；瘀血阻滞经脉，以致气血不能通畅，经脉闭塞，不通故痛，舌质淡，脉沉细涩，为阳气虚衰、血脉瘀塞之象。治疗上宜温补肾阳，补气健脾，注意辅以活血化瘀之品，随着病程的发展，补肾药物的用量宜逐步加重，但要注意滋阴降火，以免补阳太过而伤及阴液。治疗中一定要注意活血通络，通则不痛，效果方佳。

仍要注意加强功能锻炼，有利于缓解骨质疏松的症状，所以要正确指导功能锻炼。

2. 治疗儿童肱骨髁上骨折医案一则 简某，女，10 岁，学生。

主诉：跌伤致右肘部肿痛畸形伴功能障碍 2 小时。

病史：中午玩耍时不慎跌伤，右手着地，当时即感右肘肿痛，活动不适。

诊查：右肘部肿胀，有压痛，纵向叩击痛（+），可闻及骨擦音。末梢活动、血运可，感觉可。X 线片示：右肱骨髁上骨折。

中医：骨折病（气滞血瘀证）。

西医诊断：右肱骨髁上骨折。

治法：活血化瘀，消肿止痛。

行手法复位，夹板外固定术。

予以桃红四物汤加减。具体方药：川芎 9g，桃仁 9g，当归 6g，赤芍 6g，红花 9g，桂枝 9g，生地 9g，乳香 6g，没药 6g，泽兰 6g。共 7 剂，水煎服，每日 1 剂，早晚分服。

---

* 注：骨密度疏松，Neck（股骨级），T 值≤-2.5；GT（股骨大转子），T 值≤-2.5。

二诊：右肘仍肿痛，末梢血运、感觉、运动可。指导屈伸肘关节，同时外敷院内制剂紫草油纱，给予调夹板一次。继服前方中药。

三诊：右肘肿痛渐消，末梢血运、感觉、运动可。指导屈伸肘关节，同时外敷院内制剂紫草油纱，给予调夹板一次。继服前方中药，复查示骨折已达临床愈合，拆除夹板，指导练功。同时给予舒筋洗剂外洗患肢。

按语：此病案为儿童骨折，处理手法要熟练、轻柔。而且是关节部位，要注意关节处的血运容易受到夹板的压迫，导致骨折病的发生，故应注意末梢血运、感觉，肘部前面一般不放夹板，以免压迫血管、神经，同时结合小儿的生长特点，固定时间不可太长。如清代吴谦《医宗金鉴·正骨心法要旨》所言："伤损之证，肿痛者，乃瘀血凝结作痛也。若胀而重坠，色或青黑，甚则发热作渴汗出者，乃经络壅滞，阴血受伤也……用四物汤以调之。"方中用桃红四物活血，泽兰利水消肿，乳香、没药合用加大止痛之功，加用桂枝乃取其"桂枝味辛微甘，芬芳馥郁，其枝柔嫩，其气轻扬，善走上肢，具有宣通经络之功。"全方合用，具有活血、消肿、止痛之功。

（四）经验方

骨康方/补肾健脾活血方

组成：黄芪 15g，丹参 15g，熟地黄 15g，白芍 15g，当归 15g，肉苁蓉 15g，补骨脂 12g，淫羊藿 10g，菟丝子 15g，大枣 10g。

功能：补肾健脾，益气活血。

主治：骨质疏松症等。

用法：日 1 剂，水煎 2 次，将药液混合，早晚各服 1 次。并取药渣热敷疼痛局部，疗效更佳。

方解：骨康方由右归饮（《景岳全书》）合苁蓉汤（《圣济总录》）加减化裁而来。方中以补骨脂补肾温阳壮骨，为君药；辅之肉苁蓉、淫羊藿益肾助阳，菟丝子、熟地黄、白芍补肾滋阴益精，此为"善补阳者，必于阴中求阳，则阳得阴助而生化无穷"之意，白芍亦可柔肝，以上共为臣药，同时配以黄芪补中益气，丹参、当归活血通络，共为佐药，此既培补后天生化之源以充肾精，肾精足则髓充而骨壮，同时又达到补中寓通，补而不滞的目的，再以大枣调中和胃，为使药；另外，方中黄芪、当归合用补气生血，可助菟丝子、熟地黄、白芍补精血之力，大枣可助黄芪健脾益气之功，丹参重在活血，主动，动则为阳；白芍意在益阴，主静，静属阴，而两药相伍，谓之阴阳相配，动静结合。诸药合用，可共奏补肾壮骨、益气健脾、活血通络之效。

应用情况：本方对由骨质疏松引起的腰背疼痛、肌肉酸痛等临床诸症有明显的疗效，现已研制出口服液应用于临床。

禁忌：孕妇禁用。

吴　山

吴山，男，1963 年生，海南省琼山市人（现海口市），林氏正骨流派的第二代传人，全面继承了林应强的学术思想，主任医师，博士生导师。现任广东省重点推拿专科学科带头人，中华中医药学会推拿分会副会长，国家推拿技术协作组组长，全国老中医药专家学术经验继承人。

从事中医临床工作已达 30 余年，在继承林氏正骨学术思想的基础上，倡导"以点带面"的诊疗模式，潜心钻研推拿手法治疗脊柱相关疾病的临床及理论研究。

作为林应强的学术思想继承人，吴山全面继承林应强的筋伤学术理论，同时在此基础上有所创新，如林应强手法以爆发力为主，手法运用讲究刚猛，力求一次到位，手法具体运用以快速扳动关节为要，吴山在此基础上适当改良，关节扳动类手法临床运用讲究以快速扳动和缓慢扳动相结合。

其学术思想如下。

1. 手法的"整体调衡"及"动态失衡调控"是治疗慢性筋骨病损的关键　如治疗膝骨关节炎，常通过手法调整腰-骨盆-下肢整体力线治疗该病，具有良好效果，把腰-骨盆-膝关节作为一个整体看待体现中医治疗整体观。同时机体时刻处在发展变化中，这种变化是动态发展的结果，尤其是膝骨关节炎、腰椎间盘突出症等慢性筋骨损伤性疾病，其骨刺、椎间盘突出等静态压迫已经成为不可逆因素，这类疾病往往由于人体不同姿势等动态失衡而出现症状，临床可针对发病关键因素动态失衡进行调控。由此提出手法的"整体调衡"及"动态失衡调控"是治疗慢性筋骨病损的关键。

2. 力求筋骨力学平衡　许多脊柱筋伤病的发生在于脊柱力学失衡，即脊柱稳定性失调。临床上提出骨与骨失衡、筋与骨失衡、筋与筋失衡是发病关键，对上述失衡状态，常规手法治疗难奏效，达到平衡要从病灶根本入手，恢复脊柱稳定性，治疗关键在于运用好正骨手法，快扳技术主治骨与骨失衡，而慢扳技术则治疗筋与骨失衡和筋与筋失衡，临床运用得好可体现正骨手法的理筋效应，最后达到筋骨力学平衡。

3. "中医不传之秘在于剂量"　"中医不传之秘在于剂量"原针对中药使用，对手法临床及教学同样有重要意义。在临床中，脊柱经筋病采用手法治疗效果往往立竿见影，然而在具体操作时，手法所需最佳力度难以言传，这给临床教学带来诸多困扰，其核心在于把握手法的力学参数，手法的力度、频率是实现最佳治疗的关键。

4. 快扳正骨、慢扳理筋　把握正骨推拿中的扳动类，是突破急性期整复手法运用禁区的关键。即快扳及慢扳技术的有机结合，快扳法以松动关节为要，通过松动关节达到松筋目的；慢扳法以松筋为主，通过松筋达到松动关节目的，即正骨手法的理筋效应。因此通过快扳和慢扳结合，将患者调整到合适的操作体位，就可能突破以往急性期不宜使用整复手法的禁区，扩大手法适应证。

叶 伟 洪

叶伟洪，男，1945 年生，广东东莞人，主任中医师，教授，硕士生导师，全国第四、五批老中医药专家学术经验继承工作指导老师，曾任东莞市科协副主席，东莞市中医学会常务副理事长；国务院"有突出贡献自然科学专家"，享受国务院政府特殊津贴，广东省于 2001 年授予其"广东省名中医"称号。

从医 50 余年，叶伟洪在中医骨伤脊柱、关节、创伤以及治未病等方面积累了丰富的临床经验和学术经验，于 20 世纪 80 年代率先在东莞地区开展全髋人工关节置换术、主干血管断裂的吻合术及脊柱骨折脱位合并截瘫的复位内固定术等新型手术；树立了东莞市中医院在本地区骨伤方面的引领地位，提出的"西学中用，衷中参西"的诊疗理念指明了当代中医的发展方向；治疗上其讲究"标本兼顾、病证结合、筋骨并重、内外互补"，善用"攻下逐瘀"的方法，为众多骨伤疑难病症的治疗方法提供了新的思路，凝练而成的多年经验方转化成中成药制剂，临床疗效显著。在治未病方面主张"未病先防，身心并重，科学养生，道法自然"的调护理念，对病人的全面康复有重要的指导意义。

叶伟洪的学术成就主要有：主编《跌打损伤的防治及疑难解答》，参编《叶伟洪学术思想与经验——骨伤科临证补要》；获发明专利一项；先后发表论文 50 多篇，先后三次在美国、德国、澳大利亚举办的国际学术会议上获得金奖；获东莞市第一批"优秀科技工作者"称号。

"穿上这身白大褂，我就得对得起它！"这是叶伟洪的医学话语，叶伟洪笃信"知足常乐，但做事做学问要永不知足"。只有不断钻研、不断创新、不断学习，才能进步，才能更好地为病人服务。

（一）学术思想

1. "西学中用，衷中参西"是现代中医的发展方向　叶伟洪一直秉承着"求同存异"的原则，坚守中医传统诊治原则及思路，不断地学习并更新知识，融合西医的长处为己所用，从而形成了"西学中用，衷中参西"的诊治思想。中华传统医学博大精深，是一门体系完整的自然科学，从其发展史来看，中医具有无与伦比的包容性，博采众长，仿佛这就是其与生俱来的特点。中医的优势在于丰富的理论及多样的方药；强调人与自然、局部与整体以及证候与治法之间的辩证统一。叶伟洪认为，要让传统中医挣脱古代哲学的束缚，与不断发展的西医以及自然科学相结合，这样才能形成更具生命力和成长力的新时代中医。

2. 诊断上重视辨证论治和整体观，强调辨证求因　叶伟洪深谙中西医结合的治疗理论及方法，在临床诊疗中强调取长补短，既要借助西医的先进之处，又要发挥中医的优势及特色。例如对于腰椎间盘突出症的患者，叶伟洪主张，论治当遵循《素问·骨空论》所述"督脉生病治督脉，治在骨上，甚者在脐下营"，腰椎间盘突出症病情有轻重之分，对于慢性压迫，时间日久，症状严重，或者急性损伤，如车祸伤、坠落伤等合并腰椎间盘突出症患者，并不适合中医药治疗，否则可能耽误患者病情；对压迫时间不长，症状较轻，或经手术及其他侵入性治疗后，效果欠佳，又无必要再做手术的患者，则应该发挥中医药特色和优势。叶伟洪认为辩证的整体观即是在强调整体的基础上，更为注重整体与局部间的辩证关系。临证时必须根据具体病情，分析具体问题，辨别整体与局部的轻重之分，这种辩证整体观和辨证论治理论是正确诊断和处理骨伤科疾病的重要原则之一。

辨证是中医临证的关键，也是正确诊疗的基础，只有辨证准确，才能清楚地审因论治。例如股骨头缺血性坏死，叶伟洪认为其原因是股骨头血液供应遭受破坏，造成股骨头缺血，从而导致坏死塌陷，髋关节废用。除了创伤性原因可致股骨头血供遭受破坏，非创伤性原因也可导致，如饮酒过量、长期服用激素及减压病等。通过大量的临床研究，叶伟洪认为，非创伤性股骨头缺血性坏死的主要病机为肝肾不足和气滞血瘀，中老年人多见。此类患者多由久病虚劳，肾精耗损；先天不足，肾精亏虚或后天失养，肾精不充等所致。肾精不足，则阳气虚少，命门火衰，以致筋骨失养，从而导致骨发育不良，骨质痿软失用，更严重者可出现骨坏死。从西医理论讲，长期饮酒或长期使用激素等可引起股骨头局部循环障碍，骨内静脉回流受阻，骨内压升高，从而导致骨坏死。因此，临床上治疗股骨头缺血性坏死必须要标本兼治，当补养肝肾，舒筋通络，肝肾之精充盈则筋强骨健，不易出现股骨头缺血性坏死。

3. 治疗上把握原则，随证更方，提倡保守，慎用手术　叶伟洪在继承传统的基础上，不断进行思考与探索，提出了"中西并重"的治疗思想，主要包括病证结合、标本兼顾、内外互补、筋骨并重四种重要原则。叶伟洪认为，病证结合是指利用西医检查确诊疾病，同时采用传统中医基本理论确定疾病的病因病机、证型以及用药；标本兼顾是指根据疾病证型，分清主证和次证，分析全身症状，先本后标，或者先标后本，或者标本兼施，综合用药；内外互补是指在具体用药上，采用内服与局部外用相结合，达到以外补内，以内促外，内外兼顾的效果；筋骨并重是指在采取治疗措施时，除了应该关注骨骼情况，还应对骨骼周围筋的情况进行评估，且注意保护和理顺。

治疗原则始终贯穿骨伤治疗的全程，虽然疾病的发展与转化的机理看起来复杂，但实际归纳起来可为邪正斗争、阴阳失调、升降乖戾三者。骨伤疾病多为气血阻滞经络，使得筋骨失养所致，在具体治疗方法的选择上，叶伟洪主张攻补合宜，在健脾扶正、补益肝肾之基础上，加用活血化瘀、攻下逐瘀、通络止痛等法。叶伟洪认为对于某些病情较为复杂的患者，为了恢复其肢体功能，仅靠中医内治和中药外敷并不能达到要求，此时则应该采用手术治疗，但手术的选择仍需慎重。其认为保守治疗可攻邪而不伤正，但是手术则易耗伤正气，所以应当慎用。

4. "未病先防，身心并重，科学养生，道法自然"的调护理念　叶伟洪十分推崇《黄帝内经》"治未病"的预防思想，他认为未病先防的关键在于人体的邪正盛衰，所以须从增强人体正气、防止病邪侵害两方面入手。叶伟洪提出的健康六大基石为：合理饮食、身心平衡、适当运动、戒烟限酒、充足睡眠、早治早防。叶伟洪强调，科学养生应从顾护肾精、运动锻炼、调摄饮食三方面入手，"药补不如食补，食补不如精补，精补不如神补"，精可化气，气可化神，而神可御气、御形，精为人体三宝之一，为形气神的基础。故在养生方面强调护肾固精，《金匮要略》谈到养生时亦说"房室勿令竭乏"，即性生活须节制，不可纵欲过度，以防精气耗损。在运动锻炼方面，叶伟洪主张，运动应适可而止。外功练形，内功练气，存精气神于一身，即"正气存内，邪不可干"。叶伟洪尤其注重饮食调摄，其言现代人大多是"病从口入"。高尿酸、高血压、糖尿病等"富贵病"，都是人们"进出口"不平衡——进（吃喝）多，出（汗、二便）少导致的。道法自然，即顺应自然规律，从养生的角度讲，人的作息规律和生理功能都是与自然规律相对应的，万物归于自然，要想机体运转正常，五脏六腑调和，就必须掌握自然规律，积极养生以适应变化，正如《素问·四气调神大论》所说："春夏养阳，秋冬养阴。"即遵循四时变化之规律。身强则健，心怡乃康，保持健康，增强正气，避免病邪侵犯，从而有效地预防疾病发生。

（二）专长绝技

1. "攻下逐瘀法"治疗骨伤科疾患　《黄帝内经》最早提到下法，而用于临床实践则从仲景开始。下法是中医治病"八法"之一，具有清除蓄积，推陈出新的效用。叶伟洪主张，对于某些疾病的某个发展阶段，可辨证采取下法治疗，例如泄热通便，可排出体内有毒物质，更有利于机体的整体调节作用，这种论治观点对于疾病的治疗和身体康复有着重大的积极意义。骨伤科疾患同样也存在某些类似的阶段，临床中只要能准确掌握时机，辨证得法，及时运用下法（主要为攻下逐瘀法），同样也可获得不错的疗效。

2. 从"湿"辨治项痹病　湿邪作为外邪致病，据《六因条辨·伤温辨论》记载，湿邪为重浊之邪，致病广泛。现代人因科技的进步，长时间伏案工作、吹空调，加之岭南地区之人，最易感风湿邪气，邪郁肌肤，致营卫不和。临床上，项痹病患者症状迁延反复，治疗周期长，而且治疗效果多不理想，这主要与风、寒、湿邪的性质密切相关。风邪善行而数变，寒则凝滞收引，湿邪重浊而黏滞，邪郁阻滞经络，可致经络气血运行不畅，致使局部气滞血瘀，且痰浊易生，可流注经筋；湿浊痰瘀之邪日久不散，可损伤筋骨，耗伤气血。所谓"初为气结在经，久则血伤入络"，湿又可夹寒夹热，湿热则黏滞，寒湿则痛甚；湿郁可化热，且湿热胶着难解，如此一来，故此病更加难愈。

湿邪亦可作为内邪致病。岭南地处湿热地带，当地居民饮食偏嗜肥甘厚味之品，湿从中生，致脾气受损，中焦水液运行失畅，容易酿生痰湿，流注经络关节导致肢体痹痛；脾虚则痰湿生，津液停滞，无以营养筋骨。此外，疾病初期之时体虚症状尚不明显，主要为表实证；疾病中后期，久病入络，则易形成瘀血、痰饮等病理产物，导致机体虚证，表现为虚实夹杂。

"气为血之帅"，湿邪黏滞重浊，易阻遏气机，影响血液的正常运行，从而形成痰瘀。《素问·痹论》曰："病久入深，荣卫之行涩，经络时疏，故不通。"故叶伟洪认为外湿和内湿是项痹病发病的关键所在，故祛湿应当贯穿治疗的全过程。

（三）验案撷粹

1. 治疗腰椎骨折医案一则　王某，男，21岁，建筑工人。

主诉：从高处坠落致腰部疼痛、活动受限1天。

病史：从5m左右的高处不慎坠落，臀部先着地，当时未见昏迷呕吐，但腰部疼痛剧烈，双下肢麻痹无力。

诊查：急性痛苦面容，神清，检查合作，头颅五官、双上肢及心肺腹无异常，第2腰椎部位见后突畸形、压痛，腰以下皮肤感觉减弱，双下肢肌力1级，仅五趾能活动。X线片示：第2腰椎压缩性粉碎性骨折，椎体压缩超1/2。

中医诊断：骨折病（气滞血瘀证）。

西医诊断：腰椎骨折。

病因病机：患者堕坠导致损伤，腰腹胀满，疼痛拒按，纳差，小便黄赤，大便秘结，舌红，苔黄，脉弦有力。证属气滞血瘀，升降失调，脏腑气机不通。

治法：攻下逐瘀，和胃通便。

处方：桃仁承气汤加减。大黄20g（后下），芒硝10g（冲服），赤芍15g，厚朴12g，枳壳12g，桃仁12g，红花6g，田七末6g（冲服），木香6g（后下），防风10g。共2剂，每日1剂。

2剂过后腰腹胀痛减轻，偶有矢气，但仍胃纳差，无大便，小便黄，舌苔稍退，脉弦。效不更方，然而药虽对症，力却不足，故大黄逐渐增用至30g，桃仁增至15g，并以枳实易枳壳。服1剂过后，患者当天即大便1次，为赭褐色稀样便，量不多，但腹胀大减，纳进。入院第4天，再进1剂，配合垫枕练功以及自身复位法治疗，当天大便4次，为稀烂黄褐色便，此时腰腹松适，胃纳正常，苔退脉缓。瘀滞已除，腑气畅通，后用和营通络、接骨舒筋及补养肝肾法，随症施治，结合针灸调治3月余，痊愈出院。

复诊：患者1年后复查，双下肢肌力正常，能参与轻体力劳动。

按语： 胸腰椎骨折为脊柱的常见创伤，该类患者大多有共同的临床表现：常伴腹胀与大便不通。现代医学认为，椎体受伤，腹膜后形成血肿，刺激交感神经，导致肠蠕动减弱，从而引起腹胀，纳呆，大便不通，即所谓的麻痹性肠梗阻，甚者可出现尿潴留。对于堕坠伤的认识及治疗，古代医学家论述颇为精练。如陈实功言："从高坠下，皮肉未破，必有瘀血，通利二便，人必醒。"薛己则更为明确地指出："腹肚作痛，或大小便不通，按之痛甚，此瘀血在内，用加味承气汤下之。"又云："凡瘀血在内，大小便不通，用大黄朴硝。"近年来，有的学者主张受伤入院后即禁食，而叶伟洪认为，禁食虽能减轻腹胀的症状，但不能解除病之症结，对于骨折的修复无益，不如主动进击，攻下逐瘀，以桃仁承气汤加减运用。叶伟洪认为，下法如利斧，治者不可畏而弃用，亦不可忽而妄用，务必使病人服药后二便通利，瘀血去除，使得受伤椎体局部血运循环改善，促进血肿吸收，减少粘连，缓解腹胀，减轻腰痛，从而更有利于机体的修复。

2. 治疗"湿"治项痹医案一则　吴某，男，40岁，文员。

主诉：颈项部疼痛伴右上肢麻木痹痛2个月，加重1天。

病史：患者反复出现颈项部疼痛伴右上肢麻木痹痛2个月，近1天颈项部僵硬胀痛加重，低头以及向右侧转头时伴有右侧肩胛内侧疼痛，上臂至手部放射性疼痛伴拇食二指麻木感，于吹风受寒后加重，夜间时有发作。

诊查：颈旁肌肉僵硬，C_4、C_5 棘突旁压痛（+），右侧臂丛牵拉试验（+），双上肢肌力、感觉正常，生理反射存在，病理反射未引出，舌质暗红，边有齿痕，苔白腻，脉浮滑。颈椎X线片示：颈椎生理曲度变直，C_4、C_6 椎体后缘有骨质增生。颈椎磁共振显示：颈椎退行性改变，C_3/C_4 椎间盘向后方轻度膨出，C_5/C_6 椎间盘向右侧突出。

中医诊断：项痹。（风寒湿阻，气滞血瘀证）

西医诊断：神经根型颈椎病。

治法：祛风散寒，活血行气。

处方：桂枝加葛根汤加减。

具体方药：葛根 20g，老桑枝 20g，白芍 20g，桂枝 15g，羌活 15g，威灵仙 15g，苍术 10g，川芎 10g，防风 10g，枳壳 10g，薏苡仁 10g，广地龙 10g，当归 10g，甘草 5g。7 剂，水煎服，每日 1 剂，早晚分服。

复诊：随诊半年，症状日渐好转。

按语：该患者长期伏案工作，并有颈项部感受风寒病史，结合其症状、查体以及影像学检查，可明确诊断为神经根型颈椎病，初诊辨证为外感风寒湿邪袭表阻络，局部气滞血瘀，气血运行不畅，且中焦湿热。寒为阴邪，易伤阳气，且寒性收引，湿性重着黏滞，易夹湿夹热，二者均容易阻碍气机，使其运行不畅，凝滞经脉，产生拘挛疼痛。《诸病源候论》有言："邪客关机，则使筋挛；邪客足太阳之络，令人肩背拘急也。"叶伟洪认为，痹证乃颈项部肌肉劳损，同时感受风、寒、湿邪，致使经腧不利、营卫不和、外邪阻滞经脉致使气血不畅，局部郁塞闭阻，故而发之，当以通为治。二诊，风寒湿表证减轻，故去桂枝、白芍，加入鸡血藤以加强行气活血，白术以健脾祛湿治疗。三诊症状明显缓解，继续以行气通络之法治疗，并加入五指毛桃益气健脾，杜仲、牛膝补益肝肾、壮骨固本。综观全方，祛湿之法贯穿整个治疗过程，根据辨证使用祛风散寒、活血止痛、补益肝肾的治法，治疗思路清晰，配合服用研制的壮骨强筋片，其有祛湿除痹、补益肝肾之效，长期疗效明显。

（四）经验方

关节通片

组成：当归、川芎、桑枝、独活、生地黄、牡丹皮、骨碎补、薏苡仁、透骨草、丹参、赤芍、大黄、蛇床子、三七、丁香、乳香、木香、没药、沉香、土鳖虫、牛膝、甘草等。

功效：补益肝肾，活血通络，通阳祛痹。

主治：颈椎病等。

用法：每次 5 片，每天 3 次。

方解：当归、川芎补血活血；生地黄、牡丹皮、赤芍凉血活血；蛇床子、骨碎补补肾壮骨；大黄逐瘀通经；独活、桑枝引经通络；透骨草、薏苡仁祛风胜湿；木香、沉香、土鳖虫理气活血；三七、乳香、没药、牛膝、丹参活血化瘀，强筋骨，通络止痛；甘草调和诸药。

应用情况：本方既见效快，又能预防消炎镇痛药副反应的发生，临床应用广泛。

禁忌：孕妇禁用。

袁 浩

袁浩（1926～2011 年），男，浙江富阳人，是我国著名的治疗股骨头坏死的中西医结合骨伤科专家，曾任广州中医药大学首席教授、博士生导师。兼任世界骨伤科联合会顾问、广东省中西医结合学会股骨头坏死防治委员会主任委员、广东袁浩骨病研究所所长，另担任《骨与关节损伤杂志》《中国骨伤》等多部杂志的编委。大学毕业后，袁浩主动响应党的号召——"到祖国最需要、最艰苦的地方去"，孤身前往缺医少药的海南岛，工作近 30 年。尽管接受的是西方医学教育，但袁浩坚定地相信中医的作用。20 世纪 60 年代初，袁浩积极应用中医与民间医生的治疗方法，服务广大病患，由此深受群众喜爱。1985 年被调入广州中医药大学第一附属医院，此后袁浩全身心投入到对股骨头坏死的研究当中，并借助他多年的积累，不断探索和钻研，逐步形成具有中西医结合特色的诊断、治疗、康复方法与学术思想。创立股骨头坏死中西医结合诊断、分型方法及股骨头坏死中西医结合保髋治疗体系。创立股骨颈重建术解决了中青年股骨颈骨折不连、颈吸收，伴头坏死的治疗难题，1994 年袁浩主动提出要救治患有双侧股骨头坏死的好军嫂韩素云，受到党和国家领导人的表彰，为中医赢得了荣誉。1999 年凭借"中西医结合治疗股骨头坏死及其相关的疾病的临床研究"荣获国家中医药管理局科技进步奖二等奖。2000 年"中西医结合治疗股骨头坏死临床研究"荣获国家科技进步奖二等奖。2004 年"通络生骨胶囊的研究与开发"获得中华中医药学会科技奖二等奖。先后发表学术论文 50 余篇，主要著作有《骨伤科手术学》《中医骨病学》《股骨头缺血性坏死》《显微外科进展》第二辑、《骨科手术学》第二版等。主持或参与包括国家自然科学基金项目在内的各级科研课题 20 余项。

（一）学术思想

1. "瘀血论"论治股骨头坏死　袁浩结合现代病理学的进展对股骨头坏死的病因病机有了新认识。现代医学对股骨头坏死的病因认识比较透彻，临床上常见的病因是滥用激素、酒精中毒、外伤等。袁浩综合中医对本病的认识，认为本病的根本是先、后天的禀赋不足。肝肾不足，髓海空虚，骨骼不得滋养，加之六淫邪毒侵袭，或劳伤过度、七情失调、暴力打击、饮食失调等诱因，致使瘀血阻滞，经脉不畅，气血不通，不通则痛，从而产生骨痛、跛行、肌肉萎缩等症状，并有患肢的功能障碍，但局部未有化脓征象。

袁浩认为，股骨头坏死的发病机制关键在于"缺血"。缺血是股骨头坏死的最主要因素，并贯穿于股骨头坏死各发病阶段的始终，这一观点是袁浩提出的股骨头坏死理论体系的基础与核心，也是其中医诊疗体系的灵魂，现代病理学对此已经给予了有力的支持。Massie 认为缺血是股骨头坏死的一个重要环节，无论是静脉瘀滞，还是动脉闭塞，或者是从毛细血管填塞开始，结果都是一种弥漫性的，自我加剧的缺血过程，并且包括了一种恶性循环的三种血流动力学的异常。而国内赵炬才等认为股骨头坏死发病机制分内源性因素和外源性因素，但无论内外因素，都是通过对动脉、静脉或毛细血管的压迫、堵塞或破坏，使得股骨头缺血而导致坏死。袁老的这一观点通过反复的动物实验已经得到了证明。

袁浩并不满足于对股骨头坏死的病理过程的简单区分，而是将现代医学的先进诊疗手段融入到中医辨证之中，根据 X 线、ECT 表现和手术所见又将主型瘀血型分为四型。

（1）缺血型：X 线显示为大块或者全头密度增高，ECT 呈现为大块"冷区"，是缺血性坏死的早期表现，手术可见死骨坚硬，机械强度高，呈"干性"坏死。

（2）郁血型：X 线显示为密度减低或呈囊性样变，ECT 呈现为核素浓集"热区"，死骨宛如豆腐渣样，呈"湿性"坏死。

（3）混合型：介于两者之间，ECT 呈现为大片"热区"中含有相对"冷区"，可以是中期坏死表现。

（4）增生硬化型：X 线为股骨头增生硬化，畸形发展，ECT 呈现在头负重区及关节间隙区浓集"热区"，但比郁血型核素浓度要低，此型为晚期表现。这四型均存在"瘀血内阻、脉络不通"的生理特点，但"血瘀"程度各异，其中缺血型最重，死骨坚硬，瘀血积聚，硬如坚石，混合型次之，郁血型最轻，该型髓内压高，静脉回流不畅，死骨与肉芽同在，状如豆腐渣样，说明气滞与血瘀并重。瘀血型中四型的划分，为中医治疗股骨头坏死提供了更为严谨、可靠的依据。治疗上以活血化瘀，行气通络为原则，前期选用逐瘀通络丸加活骨丸。血瘀为主，再加穿山甲、田七、土鳖虫、蜈蚣等攻逐血瘀，散结通络；气滞为主，可加上石菖蒲、香附、郁金等辛散消滞，疏通经脉。中后期药用活骨丸配强骨丸以补肾壮骨，行气活血。

袁浩根据股骨头坏死具体实际的临床症状，又提出了在瘀血型主型基础上同时伴随的两种亚型。

（1）肾虚型：其中又包括有肾阴亏损和肾阳不足。肾阴亏损是小儿股骨头坏死（Perthes 病）的常见病机，由于肾阴亏损，肾之主骨生髓功能失司，骨质失于濡养而发病；而老年性骨质疏松或素食酒食者以及老年性骨性关节病多由于肾阳不足，致使肾失温煦的功能和主骨功能减退，骨质因而失去阳气的温煦而坏死；或素有宿痰或嗜酒食，致瘀堵之物填塞于血络致血供减少而坏死。治宜补肾壮骨，方用强骨丸加减。偏于肝肾阴虚者可加西洋参、首乌、白芍、鸡血藤等。偏于肾阳虚者，可加淫羊藿、肉桂、制附子等。

（2）痹证型：多以长期服用激素伴有免疫性疾病者常见，如类风湿关节炎、系统性红斑狼疮、强直性脊柱炎等。多因宿痰内存，久而湿热内蕴，又因脉络瘀滞，筋脉失养，致骨坏死。治宜祛风除湿止痛，通络舒筋，方用通络丸加减。偏湿热者，可加二妙散、丹皮、豨莶草、赤芍等；偏寒湿者，可加制附子、桂枝、干姜、细辛等。此种辨证分型的方法，言简意赅，抓住了股骨头坏死的实质，包括股骨头坏死的病理过程的各个阶段，以及各种致病因素，将辨病与辨证有机结合，丰富和发扬了祖国医学对本病的认识和治疗。

2. "三位一体的中西医结合疗法" 袁浩在注重用中医辨证施治治疗股骨头坏死的过程中，也十分注重手术的创新和改进及后期患者功能的康复，形成了独具其特色的"手术疗法、中医药辨证施治和后期中医的康复治疗"——"三位一体"的中西医结合疗法。袁浩认为Ⅱ期以上病人股骨头塌陷，已经进入了不可逆阶段，因此必须借助手术治疗，植入血管，恢复股骨头的形状，稳固关节结构，然后再配以中医药治疗。袁浩在中医伤科"动静结合、筋骨并重、内外兼治、医患合作"的原则上，充分利用中医药的外治方法，创造性地运用药蒸药浴、针灸按摩、体疗牵引等方法，充分使髋关节周围的气血运行带动股骨头内的活血化瘀，促进死骨吸收和新骨的形成，从而大大促进肢体的康复，取得了单纯内治法不能收到的好效果。

（二）专长绝技

1. "血瘀证"论治激素性股骨头坏死 股骨头坏死的主要症状为髋关节疼痛，尤以腹股沟疼痛为甚，关节活动不利，跛行。通则不痛，不通则痛，主要应将之责于气血的凝滞不通，袁浩根据对血瘀证的现代中医学认识，结合对股骨头坏死发病机制的现有认识和相关的系列研究结果，提出应当从血瘀证诊治。长期使用激素易导致高脂血症、骨内压升高、骨质疏松与血瘀、血管内凝血与血瘀等。袁浩对股骨头缺血性坏死患者行 ECT、骨髓造影、骨内压检查，发现患髋有骨内高压、静脉回流受阻，均证实骨内压升高可以导致骨坏死。中医学认为，骨内高压的病理本质是微循环障碍引起的血瘀证，临床研究表明它完全符合血瘀证的诊断标准，定量诊断标准积分在 50 分以上，属于较为严重的血瘀证。因此，股骨头骨内高压作为股骨头坏死伴发的中间环节，是符合中医学之血瘀证的。临床中采用改进的多条血管束在重建股骨头血运的同时，也能降低骨内压，改善静脉回流，缓解局部瘀血情况，起到治疗骨坏死的作用。高脂血症引起骨细胞脂肪变性、坏死或骨内脂肪栓塞，导致股骨头坏死。中医学认为，高脂血症属于血瘀证，其为"污秽之血"。作为血液中无形的成分之一，血脂（胆固醇、脂蛋白、甘油三酯）的含量增高，是血液浓度增高的重要指标，也是血瘀证的重要生化基础。现代研究认为高脂血症为血中之痰浊，而血瘀之形成多由痰浊所致。因此高脂血症与血瘀之间有着直接的关系，应用活血化瘀药有较好的调节脂质代谢作用，从而起到预防实验性骨坏死的作用。一般认为股骨头塌陷是由于骨质疏松造成骨折及软骨下骨的压缩所致，而头塌陷又可压迫骨内微血管引起或加重缺血坏死。激素对全身血液循环系统造成的损害以及股骨头内的血管变化致血液高凝状态、微血栓形成与激素导致的股骨头坏死有密切关系。现代中医学认为，血液高凝状态与微血栓形成使血液"泣而不行"，故"血气不至"，引起组织细胞缺血缺氧，其病理生理特点与中医血瘀学说一致，血栓前状态及血管内凝血均具有血瘀的特点。研究证实，生脉成骨胶囊可有效促进血管生长，防止激素诱导的血管破坏和血栓形成，从而达到预防骨坏死发生的目的。

2. "外展承重运动塑形疗法"治疗创伤性股骨头坏死　在临床上常遇见一些股骨颈骨折经治疗后虽然骨折愈合了，但仍然出现股骨头坏死的患者，有些医生认为治疗股骨颈骨折的内固定螺钉失去了作用而将其拔除，袁浩认为这样的做法欠妥。袁浩在治疗股骨头坏死的方面积累了丰富的临床经验，其中有不少是创伤性的（股骨颈骨折）股骨头坏死。在临床中遇见不少病人股骨颈骨折术后出现股骨头坏死，当内固定螺钉被拔除后，坏死的股骨头塌陷的速度加快了，而未拔螺钉的病人的股骨头在相当长的时期内并不发生塌陷，因此袁浩认为这是由于内固定的螺钉分担一部分应力，起到了支撑的作用，一旦将其拔除，坏死的股骨头失去了来自螺钉的支撑，从而更容易塌陷。因此提出对于这类病人不应拔螺钉，而配合服用中成药袁氏生脉成骨胶囊（现已由浙江海正制药生产上市，名为通络生骨胶囊），避免负重（扶拐杖）及夜间小腿皮套牵引，治疗3~5年可愈。在采用上述治疗措施的临床实践中，袁浩发现有些病人出现螺钉穿破股骨头关节面的情况，认为是直立行走，应力过度集中在股骨头负重区的缘故，提出了外展承重运动塑形疗法，即双下肢分开，大于肩宽，脚尖朝内，去拐双手叉腰，挺胸挺腰，前进后退，每天5~6次，每次15~30分钟，因重力由股骨颈外侧向下传导，避免股骨头受压，同时通过运动塑形的方式保持股骨头的外形，让病人尽早恢复工作，达到轻松愉快的康复治疗，减轻病人的思想负担。袁浩在生物力学的试验中观察到，当患肢位于外展位时，股骨头坏死区进入圆形的髋臼中，身体上部的重量沿着股骨颈外侧向下传导，坏死区几乎无负重。在良好的髋臼包容、运动塑形下进行股骨头修复，有利于头臼间的磨合，能有效预防股骨头的再塌陷变形，使股骨头修复到最佳外形，防止股骨头出现畸形从而继发骨关节炎。袁浩所创的外展承重运动塑形治疗法，把股骨头坏死的治疗从以往的"静止制动"提高至"动静结合"的境界，为治疗股骨头坏死开创了新的局面，具有深远的影响。

（三）验案撷粹

治疗创伤性股骨头坏死医案一则　余某，女，49岁，文员。

主诉：摔倒致左侧股骨颈骨折1天。

病史：从汽车上摔下致左侧股骨颈骨折1天。

诊查：行切开复位髓内钉内固定术，9个月之后弃拐行走，行走步态正常，但时间不能持久，左髋外旋及屈曲受限。

中医诊断：骨痹（气滞血瘀证）。

西医诊断：左侧股骨头坏死。

治法：行气活血化瘀。

处方：通络生骨胶囊，每次8粒，每日3次，并嘱进行外展承重运动塑形疗法。

复诊：坚持上述治疗6年6个月。X线片示：左侧股骨头关节面圆滑，未发生塌陷。

按语：有些病人虽然及时复位、固定，但因供应股骨头的血运已被破坏，即便颈部的血运恢复，股骨颈骨折愈合，仍会出现股骨头的坏死。此时应采取综合治疗，包括中药、挂拐避免负重及小腿皮套牵引，让颈部血管向上爬行，修复坏死的股骨头，治疗3~5年即可愈。多年的临床研究与实验表明通络生骨胶囊能有效促进血管再生。

余子贞

余子贞（1896~1991年），男，广东中山人，12岁时便跟随其外祖父及舅父学习医学相关知识，后来又师从刘世传老先生学习中医外伤科，由此成为"广派"伤科传人。30岁时担任上海市粤商医院内科、外伤科负责人。新中国成立后，出任上海市中医院主任医师、伤科负责人及伤科顾问，于1990年当选第一批全国老中医药专家学术经验继承工作指导老师。余子贞学识渊博，在其数十年的临床实践中，汲取历代名医精粹经验，与自身临床实践有机结合，形成了一套独树一帜的伤科治疗手法及内外药物治疗方法，成为有别于上海中医骨伤科八大家的又一特色流派，其著作有《伤科医疗宝鉴》《伤科验方》和《临床实验外科百方》等。

（一）学术思想

1. 强调整体辨治　余子贞十分推崇《正体类要·序》中"肢体损于外，则气血伤于内，营卫有所不贯，脏腑由之不和，岂可纯任手法，而不求之脉理，审其虚实，以施补泻哉"这一观点。并指出此观点是在整体观的基础上，阐述局部与整体间的关系。人体是由脏腑、经络、皮肉、筋骨、气血、津液等共同组成的一个有机整体，凡因外来暴力等造成的局部皮肉、筋骨组织的损伤，常导致脏腑、经络、气血的功能失和。余子贞参考《难经·十四难》中的治损法则："治损之法奈何？然损其肺者，益其气；损其心者，调其营卫；损其脾者，调其饮食，适其寒温；损其肝者，缓其中；损其肾者，益其精。此治损之法也。"指出治损之方，多以益调缓适之品。无论内外伤之筋骨病皆应在整体观的指导下，根据机体的生理功能及其调节机制，对病损脏腑给予综合治理。

2. 善于调理气血　气血是维持机体正常生命运动的物质基础，气血运行时刻周流不息，外泽皮毛、内充脏腑。余子贞认为，全身的气血充盈，则身强体健，气充精强，筋骨坚固，故人能长寿；关节灵活则能任劳动作，从而创造万物。《杂病源流犀烛》载："跌扑闪挫，卒然身受，由外及内，气血俱伤病也。"《洞天奥旨》云："气血旺则外邪不能感，气血衰而内正不能拒。"余子贞总结古人经验，提出损伤的发生发展与气血的关系相当密切。凡跌、撞、压、打、扭、挫、锤、击、坠、殴等损伤，使人体气机受阻、血流凝滞，引致百病丛生，余子贞强调治伤之大法为调畅气机、活血化瘀。

3. 重视通达经脉　十二经脉为经络系统中的主体，相合于表里经脉，又与相应脏腑络属。故气血通过经脉能内达至脏腑，外达至肌表，从而营运全身。气血循环通过十二经脉，散布于全身，周流不息；一旦受伤，伤处蓄瘀阻滞，经络不通，则五脏六腑皆受其害，良药虽有，却未达病所，故不能见效。因此调理内伤之证，务求使气血流通，用药透达病所，才有效果。因此治伤之法，通达十二经脉最为重要。

（二）专长绝技

主张"重伤可治于轻"　余子贞十分重视对手法的应用与研究，在博采众长的基础上，独创12种手法，包括推拿法、按摩法、摸索法、拖拉法、抱抽法、伸直法、屈曲法、顶压法、分摊法、旋转法、缩齐法、提托法。余子贞强调，在施行手法之前，务必要仔细检查，明确伤处，最后根据伤处的具体情况选择恰当的手法治疗，使骨折脱位得以复位。施行手法时，主张重伤轻治，以柔和之力，缓慢拖拉，以婉转运用之妙，逐渐摸索、顺序摇动，使四肢关节一伸一屈，切记不可胡乱搅动，以免筋膜受伤破裂而难以愈合。

（三）经验方

1. 伤科接骨药散

组成：骨碎补 500g，自然铜 500g，续断 500g，马钱子 500g，川加皮 500g，田七 250g，虎骨 250g，刨花 150g，白及 150g。

功能：续断接骨，消肿止痛，活血化瘀。

主治：广泛用于各类骨折的早中期的瘀肿疼痛。

用法：用高粱酒少许，加开水或蜜糖各半，调匀敷贴患处。

应用情况：临床常用外用方药。

禁忌：孕妇禁用。

2. 跌打镇痛丹

组成：制番木鳖子 15g，血竭 9g，田七 9g，琥珀 9g，土鳖虫 9g，乳香 6g，麝香 1.5g，牙皂 3g，细辛 2.1g，朱砂 3g。

功能：通经活络，芳香开窍，化瘀止痛。

主治：各种跌打损伤所致昏迷不醒者等。

用法：共研极细末，每次服用 0.3～1.5g。

应用情况：本方临床应用疗效可靠，未见任何不良反应，安全性高。

禁忌：孕妇禁用。

管 氏 伤 科

管氏伤科起源于管德裕，其子管镇乾为管氏伤科医学第一代传人，学术传儿子管季耀、管藻卿。管季耀传子管需民。管藻卿传子管铭生。第四代传人有管其健、管永基、管志远、邱健行、管佩嫦。第五代传人有邱剑鸣、陈浩亮。

管氏伤科于第三代传人管铭生时期发展最为著名。管铭生 1978 年被广东省人民政府授予"广东省名老中医"荣誉称号。管铭生临证以内科为主，撰有《医余随笔集》及论文 10 余篇，医学笔记数十万字，其后人管其健、管永基整理有《岭南管氏医学世家传承人管铭生》一文，载入政协广东省委员会办公厅等编写的《岭南中医药名家》。管氏家学在临床治疗中的范围颇为广泛，对内外妇儿各科均有详细记载。从临床用药方面去分析，管铭生受温补派思想影响深远。但从治疗时症、热病方面去看，管铭生又融合叶天士、王孟英的治疗思路，临床疗效颇丰。管氏医学世家以骨伤科最为出名。

（一）学术思想

1. 骨伤理论

（1）骨折分类详细：管氏注重骨折之分类，在《伤科讲义》中，将骨折按原因分为直达与介达两种。因器械致伤者，为直达，因外力所伤者，为介达。此外，以其他分法，又可分单纯骨折与复杂骨折两类，两类之中，又可细分为完全、不完全、粉碎、脱臼等，其中以复杂骨折最危险，处理不当，可致命。

（2）主张伤科特殊望诊：管氏临诊首提特殊望诊，其观察部位有指甲、足底、双眼、阳物等。若两眼有瘀，白睛有血筋者，瘀血必多，能动者易治，不动者则难；按压手指，抬手而复者易治，须待而慢复者难治；如指甲变黑者，多不可治；阳物未缩者易治，缩者则难治等。

2. 骨伤科治法

（1）强调伤科内治调肝：管氏扶伤重视调肝。管铭生认为，伤科之患，瘀血留之，气机不畅，胁肋疼痛，皆因肝主血，循行受累也。由内观之，损伤易达脏腑，而肝经为其首也。临诊当以手分别触按脏腑之位，知晓其脉证，了解何逆遭犯，予疏肝、活血之类，并施以引经药物，待气畅而血行瘀散，而后以三焦分治。

（2）伤科从血论治：管铭生认为，跌打损伤与血密切相关，或血瘀，或血虚。他指出："跌打损伤之症，其原因由跌撞闪挫，或登高坠下，或外为器械所伤。此症专从血论，须先辨明瘀血停积，或亡血过多，施以内治之法，庶不有误也。夫皮不破而内损者，多有瘀血，破肉伤脑者，每致亡血过多。"因此，重视从血论治伤科疾患，主张"有瘀血者，宜攻之利之，亡血者，宜补之行之。但血出不多，亦无瘀血，以外治之法治之。更察其所伤上下轻重、浅深之异，经络血气多少之殊，必先逐去瘀血，和荣止痛，然后调养气血，自无不效矣"。

（3）重视伤科杂治：除了一般的跌打损伤，管铭生还重视伤科杂治。伤科杂治，是指孕妇和产妇受伤以及由于鞭笞、杖刑、夹挟等原因引起的伤损。孕妇和产妇有特殊的生理特点，与其他普通的伤损治疗有异。一般来说，血瘀存在于所有的损伤中，促进血液循环以消除血瘀是其基本原理。对于孕妇来说，盲目促进血液循环可能会影响胎儿的发育甚至流产，并且产后产妇脉管空虚，精神疲惫，诸邪很容易利用其弱点。因此，建议谨慎使用药物，体内瘀血除尽的同时能安抚胎儿、产妇，同时祛除其他诸邪，从而避免形成其他疾病。更有无论男女，或被杖刑，或遭夹挟，或受鞭笞，治当分别。

（4）重视伤科外治法：管铭生十分重视外治法，创制了许多外用药物，如止血散、接骨奇方、万应神效膏、跌打药油等，应用范围十分广泛，从活血、消肿、止血、止痛，到醒脑、急救，均有涉及，体现了岭南伤科之外治特点。

3. 骨伤科方药

（1）善用管氏验方效方：管氏伤科自制方200多剂，其代表方有回生第一仙丹、止痛还魂丹、生肌散、逐瘀定痛汤、续骨神丹、疏肝逐瘀汤等。

（2）炮制颇具特色：管氏在药物炮制上颇具特色，针对不同病机，施以相应炮制方法，十分契合中医基本理论。伤科临诊中，当归、地黄、芍药应用较多且基本为酒制，或洗，或浸，或炒，以加强其通行之力。管氏伤科临诊重视调肝，以醋炮制，引经至肝，又施以童便，可奏调理肝脾，凉血散瘀之效，后人继承并将其发扬光大。

（二）特色手法

1. 项骨伤（颈椎） 项骨垂入腔内，宜用提法治之。可令病者仰卧床上，一人用足踏其肩，双手挽其头即出，或以手巾兜其下颏，上以绳接系于枋上，另以瓦罂二个，令患者直立其上，将颈端好，猛将其所立之罂踢去，头即复原。头低不起，用端推二法治之，以一人从后按其肩，一人两手端其下颏，运力往上一推，其头即仰。

面仰不能垂，用摸接端推四法治之。先用摸法，审其项骨有无错歪，接而正之，以一人在前按其两肩，以一人端其头，运力向下一推，其头即俯。

左右更斜，用振挺法治之。偏左者，用巾襄其头，引绳缚于右边之柱，用手根向其绳振挺，随之敲之，由轻力而至大力，其头自正，偏右者，缚左柱，照法治之。

2. 腰伤（腰椎） 腰伤歪挫，宜施手术，用提法治之。治者立于高处，患者立于低处，治者将患者两手向高一提，令患者仰面昂胸，其骨自正。（又法）令患者端坐，收手抱心，一人在前据摄其两膝，一人在后捧其头，徐牵令仰卧头至地，三起三卧自全，外敷跌打驳骨丹。

3. 琵琶骨伤（肩胛骨） 琵琶骨伤折，应施摸法手术，察其果是断折，即用按接二法使其复原，教以跌打驳骨丹，服正骨紫金丹。其骨如是又出向前者，牵其手于胸前，又出向后者，牵其手于背后，其骨自平，内服外敷照上折骨法调。

4. 肩髃骨伤（肩关节） 肩髃骨伤，其臃肿蓄瘀，宜即施手术按摩，先散其臃肿之瘀，敷以跌打驳骨丹，瘀散肿消，自无后患。如伤骨因伤吊下者，即施端提推手术，为其扶正复原；如插入腋下者，或用吊法，或用担法；如又向前者，系其手腕于胸前；如又出向后者，系其手腕于背后；左出者折向右脸；右出者接向左脸，务令复原，即敷跌打驳骨丹，细带裹紧，服以外肢逐瘀汤，再服补筋丸。

5. 胳膊骨伤（肱骨与尺桡骨） 胳膊骨伤，如有断折，应施手术摸之，察其何种折法，再以缩接二法，使其骨续合，复归于旧，即以跌打驳骨丹散上，以布包裹，用杉皮四块，上下左右夹之，外用细带扎好，三日换一次。动手端接之时，先服以止痛还魂丹，敷药后，服以生骨散，再予正骨紫金丹、逐瘀驳骨汤、接骨壮筋汤等药，使先止其痛，次生其骨，内外兼施，易于接驳复原。

6. 肘骨伤（肘关节）　肘骨受伤，先察其骨有无脱臼，抑或挫歪，更审其受伤之新久，先服以止痛还魂丹，以定其痛，然后乃施手术；如挫歪者，用端拿手术令其正之；脱臼者，用端、推、拿、按各法，翻臂骨，施肘骨而令其合缝；其痉挛之筋，用推拿按摩之法令其平复，务使能屈能伸，能垂能举，即敷以跌打驳骨丹，内服正骨紫金丹；更察其形式，如应夹者用杉皮夹之，不应夹者以布绷带裹之。

何氏伤科

何氏伤科流派源于少林洪门，何竹林父亲何良显生活在清代，在粤悬壶，精通武技及伤科医术。何竹林幼承庭训，19 岁即游学海内，入江西、走湖北、访河南、抵北平，北至哈尔滨，南经宁沪，历时 3 年，行程逾两万里，视野大开，又穷览诸经，医术不断精进，中年后与同道组织粤海伤科联谊会，以善治伤科重症、大症而名闻省港，成为岭南骨伤科一大家。何竹林的 6 个儿子、4 个女儿中的 2 个（何筠仪、何美卿）继承其医技，其子何应华、何超常、何应权均是广州著名的骨科医师，其他儿女皆在国外行医，其女婿罗广荫亦承其术。何竹林从医近 70 年，门下弟子众多，新中国成立之后参与筹建广州中医学院（现广州中医药大学），并兼任广东省中医院首任骨科主任，其所培养的魏征、张贻锟、黄宪章、谭昌雄、岑泽波等皆为岭南名医，由此形成了枝繁叶茂的岭南何氏骨伤学术流派。

（一）流派传承

1. 何应华　何应华（1929～2003 年），何竹林长子。幼承祖训，尽得家传，课余随父学习中医经典著作和历代骨伤科文献，抚摩骨骼标本，熟悉人体骨骼，同时兼习武功，拜武林名宿黎福田为师，何应华主学气功，直到黎师傅去世，此时何应华已经达到气沉丹田，头脑清醒，气血舒畅，精力充沛，"刚、柔、迫、直"，随意施为、得心应手的境地。当时，何竹林与同行在长寿东路直街合办一间"西关赠医所"，每天都有各科医生轮值设诊，其中有不少经验丰富的医生，特别是下午，不少名医亦来参与善举。何应华虽然年纪尚小，但奉父命经常在旁随诊学习，得到名医庄省躬、范国金、刘鹤云、欧阳朝、林振中等世叔伯辈的不吝赐教，特别是基础入门知识，受教匪浅。1948 年，何应华开始独立坐堂应诊，同年入广州汉兴中医学校（夜班）学习 4 年，得名师管霈民、谢香浦等传授。毕业后于穗西关挂牌行医。新中国成立后，何应华与同业组织中医联合诊所，参加医务人员大联合，在西区人民医院中医科当医生。1956 年以后，根据祖传经验和临床实践，何应华为广州市越秀区、荔湾区举办多届骨伤科学徒班，弟子遍布南粤大地及港澳地区。1977 年，何应华在广州市荔湾区人民医院提出中医骨科和西医外科共同探索，研究中西医结合诊治骨伤疾病。历时 8 个月的实践，何应华据此写了《中西医结合治疗骨折临床体会》，受到区科委的奖励。1988 年何应华被评为副主任医师，先后担任广州市荔湾区人民医院中医科副主任，广州市荔湾区中医医院骨伤科主任、副院长、院长。撰写了多篇与骨折治疗相关的论文，曾获得荔湾区科研技术革新奖。十一届三中全会后，何应华献出秘方"何竹林风湿跌打霜"，此药对于骨折、脱位、软组织损伤及肌腱劳损等确有疗效。晚年，何应华参与筹创广州市荔湾区骨伤科医院，任医院名誉院长及广州中医骨伤科学会副主任委员，广州中医药学会理事，香港骨伤科研究学会名誉会长。

何应华的论文《何竹林正骨手法经验》《桡骨下端骨折的临床体会》《伤科内治八法概论》等，著作有《岭南骨伤科名家何竹林》《西关何氏伤科世家》等，2003 年主编的《何竹林正骨医粹》由广东科技出版社出版，获得业界好评。

（1）公开理伤手法：1980 年，何应华与师弟岑泽波（广州中医学院教务长）合作，以"何竹林正骨手法经验"为题在中华医学会广东分会的学术活动中主讲，得到全省同业的好评。1983 年，这批幻灯片在全国中医骨伤手法经验交流会上向全国代表们放映，并由何氏高徒（何应华、岑泽波、黄宪章、谭昌雄）共同撰写《广东省中医骨伤名家何竹林》（会上唯一的文章），该文章受到卫生部部长钱信忠的表扬。1986 年何应华撰写了《旋转推挤手法整复肩关节脱位》一文，公开了继往开来、推陈出新的"旋转推挤手法"，获广州市荔湾区科学技术协会 1986 年优秀科学论文奖。1987 年 9 月，何应华在广州市中医学会学术年会上宣读，并应同业要求，当众示范，由于这一手法建设性地解决了历史上长期未能较好解决的问题，因此在同业中，特别是港澳地区代表中引起了轰动。同年 10 月，何应华又在广东省中医骨科学术会议上宣读，再一次公开示范手法，受到大会表扬。"旋转推挤法"是何竹林、何应华父子共同探索研究的成果，他们从搬运工利用木架搬石块的杠杆原理中得到启发，参考祖国医籍中名家手法，发现不少复位手法，实际已采用这一原理，如整复肩关节脱位的手法就是其中之一。肩关节脱位，粤语俗称"甩膊头"，对其治疗，有很多不同的复位方法，有的医者拉着伤手，并以术者肩头顶着患肢腋下，站起来利用伤者体重牵引；也有的用膝头顶着腋窝，将手拉压；也有的以长圆物（如酒瓶、木棍等）承托患侧腋下将伤手向下拉压。以上所有方法，都是用一个支点承托，将上肢如杠杆般摆动，以达复位目的。不过，这些方法有其弊端，因为人是血肉之躯，腋下有很多软组织（血管、神经、筋肉等），如动作过于粗暴，很容易损伤，甚至因患者骨质脆弱，施行手法时引致肱骨骨折也有所闻，所以有些学者反对如此使用杠杆原理。如何能够既利用杠杆原理得到有效的力而又不损伤患处组织是一个难题，有些肩关节脱位的患者，还会合并肱骨颈骨折，复位就较单纯脱位麻烦，因为它失去了完整的可操作的肱骨干这个杠杆，这种病例，如以手术治疗，切开复位，又有各自不同的经验和见解，在当时的条件下，效果不一定让人满意，且往往遗留关节的功能障碍，尤其以年老者为甚。经过何氏父子的共同研究，并通过自身做试验，把术者的手代替硬物作为支点，使肱骨干摆至最有利的位置以使周围肌肉比较松弛，在滑动状态中使肱骨头移至臼窝边沿，减少阻力，减轻伤者痛苦，对准方向把它推进复位。通过不断试验和临床实践，终于摸索创造出了"旋转推挤法"，它对肩关节脱位甚至合并肱骨颈骨折的患者，都有很好的疗效，并因此诞生了一系列复位手法。

（2）公开秘方：何应华到医院工作后，为了医疗带教的需要，陆续把自己常用的有效药方公开。在广州市荔湾区中医医院，骨伤科的 29 种制剂及协定处方中，何氏的药方即有 17 种。何竹林跌打药酒是疗效显著、适用广、具有商品生产价值的成药。1982 年，广东省科学技术协会建立了"广东中医药针灸研究服务中心"，参加研究的都是中医药专家、教授，鼓励何应华献出此秘方。这种成药采用酒浸提取药物有效成分的古老方法制成，因而存在一些缺点，如液体需用瓶装、易于破碎倾泻，携带运输不便，在北方冬季擦用时还要加温。经过研究，认为需用现代技术，在保持原有药效的前提下，解决剂型上存在的不足，并决定交付广州中医学院和广州白云山制药厂的专业技术人员解决，最终提出改为霜剂或软膏的方案。试样制成后，经过质量检验、药理实验、动物实验、人体指尖血管容积实验后，试制出首批"何竹林跌打风湿霜"。同年底，由广州治疗跌打具有代表性的四家医院（广州中医学院附属医院、广州市红十字会医院、广东省中医院、广州市荔湾区中医医院）经过 1 年的临床验证，得出此药方是治疗骨科外伤和风湿痹痛的理想药方，是具有良好的消肿止痛功用的外用药，有效率达 98.5%。实验研究也表明，何竹林跌打风湿霜具有显著增加正常人指尖血管容积、镇痛及抗炎消肿等作用。1983 年 10 月，广州市科学技术委员会农医处召开何竹林跌打风湿霜鉴定会，参与鉴定的有广州地区的医药、科研、生产、药检、医疗卫生、供应部门的专家和教授，以及医药管理、科研领导机关的人士，肯定了药方疗效，通过了鉴定，也表扬了何应华的献方行动。事后，一些媒体争相报道了这一消息。

（3）整理和出版何竹林正骨经验集：何应华撰写的《旋转推挤手法整复肩关节脱位》，于1987年9月在广州市中医学会学术年会上宣读，并在该分会《论文汇编》刊载；同年10月份，在广东省中医骨科学术会议上进行宣读。与岑泽波合写的《何竹林正骨手法经验》，于1980年在中华医学会广东分会上拿来进行学术交流，1981年在广州市荔湾区中医学会《医学论文选》发表。与岑泽波、黄宪章、谭昌雄合写的《广东省中医骨伤科名家何竹林》，于1983年12月在北京全国中医骨伤科座谈会及手法交流会上交流，并在《新中医》1984年第3期发表。《何竹林跌打风湿霜治疗跌打风湿169例临床疗效观察》获得广州市荔湾区科学技术协会论文奖，并在广州市荔湾区中医医院的《医学论文选》上发表。2003年主编出版的《何竹林正骨医粹》，广受业界好评，并荣获荔湾区科学技术进步奖二等奖。2009年又整理出版了《岭南骨伤科名家何竹林》，成为岭南中医药文库的重要组成部分。这些论文和著作的出版，对何竹林骨伤学术的传承与推广，产生了积极的作用。

（4）教书育人传承何氏学术：何应华热心医学教育事业，30多年来先后在市、区卫生系统骨伤科学习班、培训班、学校、中医骨科医生提高班兼任教师。代表性传人有何文彪、何文汉、张友锋、陈国雄、沈祥星、麦家强、李主江、何诗伦、梁斌、李亮、彭健雄、叶洪等。

（5）对何氏骨伤学术的发展：何应华在继承何竹林学术的基础上，不断发展何氏学术，先后撰写了数篇论文。其中，《桡骨下端骨折的临床体会》于1963年作为广州市中医学会学术交流会中心发言材料，1987年于广州市荔湾区中医医院《医学论文选》上发表。《肱骨骨干骨折》于1980年作为广州市中医学会骨伤科学会学术交流主讲材料，1981年在广州市荔湾区中医医院《医学论文选》发表。《正骨手法概论》于1987年在广州市荔湾区中医医院《医学论文选》发表。《25例软组织扭挫伤骨折患者肢体血流图初步观察》是与中山大学生理教研组合作完成的，于1987年在广州市荔湾区中医医院《医学论文选》发表，《利用外固定支架治疗胫骨创伤性骨髓炎、骨缺损——附20例临床分析》与黄世波、杨国才合作撰写，于1994年在中国人才研究会骨伤人才分会会员代表大会学术研究会上宣读交流。此外，参与学术交流的尚有《伤科内八法概论》《中医伤科提要》《夹板固定鉴略》。为了更好地传承何竹林的伤科学术经验，何应华于1984年8月25日将申办广州市荔湾区骨伤科医院的报告呈递给了广州市荔湾区人民政府，得到了广州市荔湾区卫生局卢桔局长的大力支持，因此组织了西关正骨的名家后裔与骨科精英前往工作，广州市荔湾区骨科医院于1990年12月28日正式落成服务社会。

2. 何超常　何超常（1932年生），何竹林次子，主任医师。幼承家训，随父学医，曾随梁瀚芬、刘赤选、萧熙、高健伯、庄省躬、罗元恺、邓铁涛学习，早年（1951～1952年）于汉兴中医学校肄业两年，1955年于广东中医药专科学校毕业，同年被派往广东省新兴县人民医院创建中医科。1958年起任职于广东省中医院骨科主任共24年，在该院任职期间，再跟随父亲学习深造。从1962年开始，担任广州中医学院第一届至第六届毕业实习生导师，以及来自广东省各专区之进修医生导师，是较早一批中西医结合治伤之骨外科人员，亦是较早一批进入手术室工作的中医骨外科工作者，创新了几种脱臼整复手法。1962～1995年，除在广州中医学院骨科教研组辖下任职，于1993年开始，先后在香港中医师公会会立学校的骨科班、香港中医学会会立学校任职骨伤科教授，1994年受聘为香港骨伤学会学术顾问、香港中医学会学术顾问。2000年1月，被全美中医跌打伤科协会聘请为名誉顾问，并由美国加州州长为其颁发证书。2001年10月，被聘请往美国旧金山为修读博士学员授课。

对何氏骨伤的传承与发展：何超常集祖传、师承、学校教育于一身，撰有《中医骨科整复脱臼手法经验》《骨伤科内治法的理法方药》等论文，1993年撰写的《肋骨骨折合并肺炎病案》在香港国际中医会议特刊选登，又于1994年第1期香港中医学会会刊中刊出《论香港地区之风湿病治则》

等论文。部分著作被香港地区骨伤科班教材选用。爱人杨宝娟，1954～1962 年随何竹林学医，1962 年广州市首届中医学徒出师考试合格，长期从事骨伤科诊治，1975 年到香港行医。门下弟子有邓成、陈得生、何兆贤、鲍刚强等，现在香港开办何超常医馆。

3. 何应基　何应基（1936 年生），何竹林第三子，美国东方医学院博士，副主任医师。幼承家训，耳濡目染，中学毕业后，适逢中国为挽救祖国医学遗产，提倡名老中医以授徒方式传授子女，与嫂嫂杨宝娟在市卫生局备案，随父亲学习骨科 5 年，1966 年于广州中医学院中医班毕业。后分配到基层单位——广州水暖器材厂工作，任中医师之职；1982 年 4 月晋升为正骨主治中医师，同年 2 月调任广州市建材局医疗中心。

4. 何应璋　何应璋（1953 年生），何竹林第六子，自幼随父学医习武，耳濡目染，心向往之，潜心善学，秉承家传。1985 年于广州中医学院本科毕业，先后在广州中医药大学、广州市荔湾区中医医院、南方医院、广州市荔湾区骨伤科医院深造及工作。1997～1999 年在美国西雅图"华州中医针灸联合诊所"就职（中医）。1999 年创办"何应璋中医跌打医馆"，同年加入美国中医跌打伤科协会。

对何氏骨伤的传承与发展：何应璋运用祖传跌打医术济世，治愈的患者来自世界各地，疗效显著，影响甚广。根据临床经验，先后撰写和发表《腰腿痛中医辨治经验》《活血化瘀在伤科的临床应用》《肱骨外科颈骨折的治验》《踝关节骨折的分型和治疗》等学术论文多篇。用药方面继承和发扬了何竹林骨伤科经验，擅长传统正骨和理伤手法。

5. 何艳芬　何艳芬（1963 年生），何应基女儿，何竹林孙女，从小深得祖父何竹林喜爱，受家学影响，立志继承祖业。1985 年于广州中医学院毕业，后跟随外祖父广东省名老中医杜蔚文学习内、儿、妇科，融会贯通并应用在骨伤科上。先后在广州市荔湾区人民医院和广东省中医药针灸研究会工作。1988 年在美国得克萨斯州开设中医骨伤科诊所。1996 年在夏威夷考取中医针灸执业证书，在当地行医。2000 年考取美国针灸与东方医学研究院针灸博士，任夏威夷针灸医师公会常务理事。长期以来致力于为华人谋取福利，争取到将针灸治疗等项目纳入工伤、车伤和部分家庭保险，曾获得夏威夷针灸医师公会颁发的对东方医学有卓越贡献的奖状。

6. 黄宪章　黄宪章（1931 年生），男，广东新会人，广州中医药大学教授。出生于五代中医世家。父亲黄子明是广东省疮疡外科名家。黄宪章自幼习医，1954 年于广东中医药专科学校毕业，同年分配至广东省中医院骨伤科工作，为何竹林弟子。现为广东省中医院骨三科的学术带头人、全国中医骨伤中心学术顾问、广东省名中医，在省内、港澳及全国均有较高的声誉及学术地位。从医 50 多年，一直坚守在医疗、教学、科研第一线。黄宪章既得家传，又深得何竹林师授，擅长正骨手法，并师承尚天裕，在中西医结合治疗骨关节的损伤方面有着较深的造诣。

7. 岑泽波　岑泽波（1936～2009 年），生于广东省佛山市南海区，广东省名中医，骨伤科教授，享受国务院政府特殊津贴。岑泽波出身于南海六代中医世家，从 1944 年起随父亲岑达传学习中医和书法篆刻，从 1946 年起跟随其父在南海区九江镇从事临床医疗。高中毕业后考入广州中医学院医疗系本科，1962 年毕业留校，在骨伤科教研室从事教学、科研、医疗工作。同年，广东省卫生厅分配其拜何竹林为师。曾任广东省政协常委（第五、六、七届）、广东省中医药学会理事长、中华全国中医学会骨伤科学会副主任委员。高等中医药院校教材《中医正骨学》《中医伤科学》主编。

对何氏骨伤的传承与发展如下：

（1）对何氏骨伤的传承：岑泽波传承并积极推广何竹林的临床经验，并指导和参与由广东省中医院骨伤科和广州中医学院计算机中心共同承担的科研项目"岭南骨伤科名医诊疗系统"。该系统是通过模拟岭南骨伤和老中医何竹林、蔡荣等的临床辨证施治的思想，通过四诊收集病情资料，进行辨证论治，具有组写病历、辨证分型、处方、医嘱和病历存档等多方面的功能。1986 年初开始在广东省中医院骨伤科临床试用，共收集患者 1000 余例，每张处方均由岑泽波或黄宪章认可，对传承两位骨伤大家的学术起到一定的作用。岑泽波弟子众多，代表性的传人有陈炳坤、汪青春、刘金文、庄洪、叶淦湖、罗忆、岑瀑啸、岑瀑涛、杨海韵、卢永棠、陈得生、李主江、梁祥波、林冠杰等，此一众弟子传承了何氏学术。

（2）对何氏骨伤的发展：岑泽波的骨折整复手法得到了何竹林的真传，并且率先在中医院校开展中西医结合治疗骨关节损伤，开创了中医伤科进行手术治疗骨折的先河。1976～1977 年，他与附属医院骨科的其他同事一起前往海南黎族苗族自治州人民医院、乐光农场医院、乐东县人民医院、乐东县福报公社只文大队卫生站，并采用中西医结合的代股四头肌术、夹板固定、功能锻炼、中草药等方式治疗 88 例脊髓灰质炎后遗股四头肌瘫痪，随访 39 例。根据下肢的负重步行功能、膝关节的稳定度、伸膝肌力、邻近关节的术前后检查对照，综合分析评定，功能明显改善者为优等，占 27 例，有进步者为良等，占 10 例，无进步或更差者为差等，占 2 例。共随访 39 例，随访时间最短 4 个月，最长 1 年，平均 6 个月。随访发现：伸膝力量虽较治疗前增加，但屈膝力量减弱。此外，3 例虽不用扶拐，但肌腱较松弛，伸膝肌力在 3 级左右；有 2 例肌腱粘连，屈膝仅能达到 90°；还有 2 例，原已有骨结构改变，未做截骨手术，治疗后膝关节仍不稳，需扶拐步行。

（二）专长绝技

（1）裹帘的应用：裹帘是用棉布、纱布、丝绸或人造纤维等材料，根据身体不同部位剪成的不同形状的包扎器具。最早见于唐代《仙授理伤续断秘方》："凡脑骨伤碎，轻轻用手搏令平正，如皮不破，用黑龙散敷贴；如破，用风流散填疮口，绢片包之。"清代吴谦等所编著的《医宗金鉴》中更有详细的记载，并将这种正骨器具定名"裹帘"："裹帘，以白布为之，因患处不宜他器，只宜布缠，始为得法，故名裹帘。其长短阔狭，量病势用之。"裹帘的作用是对创伤急救时伤口的临时包扎和骨折的临时固定，以达到保护伤口、压迫止血、减少感染、减轻疼痛、固定骨折的目的。因此特殊部位的损伤，也可采用裹帘作为固定器材，可用作固定外敷药物和捆缚夹板的器具。裹帘的作用虽然很多，应用也很广，但其使用原则要求必须做到包扎动作轻巧、准确，既要包扎损伤部位，又要牢固严密、松紧适宜，常用的形式有三角巾、绷带、丁字带、四头带、多头带等。

（2）腰柱的制法：腰柱是用来固定脊柱骨折或脱位的一种正骨器具。《医宗金鉴・正骨心法要旨》载："腰节骨被伤错笋，臀肉破裂、筋斜伛偻者，用醋调定痛散，敷于腰柱上，视患处将柱排列于脊骨两旁，务令端正。"腰柱是以杉木 4 根，制成宽 3cm、厚 1.7cm 如扁担形状的木条，长宽根据患者需要而定，均自侧面钻孔，用绳连贯而成。使用时，先以布缠围患处 1～2 层，将此柱列于腰部及腰部两旁，再以布缠于柱上数层。近代应用的夹板腰围是根据腰柱固定原理加以改进制成，应用于非稳定型脊柱骨折和脱位的固定。

岭南李氏骨伤学术流派

（一）流派渊源

岭南李氏骨伤学术流派发源自李才干，前后历时 100 多年，经过数代人的努力，终成一派。第一代创始人李才干先生，其武功精湛、为人忠厚，融少林功夫和跌打秘术于一炉，于佛山设立"平恕堂"，开宗立派，其宗旨崇尚实干。第二代为李广海先生，提出正骨八法，创立佛山市中医院骨科。第三代传人继续深入。伤科红药膏及分期诊治观由李家达所创；正骨十四法及伤科黄水由陈渭良所创；广州西关李氏骨伤科为李家裕所创，"首辨阴阳""筋骨并重""内外兼治""治脾胃为本""衷中参西"等学术思想，亦由其所提出。而第四代传人则更是与时俱进，将西医学的影像学、诊断学、实验检查学与传统正骨手法有机结合，并在科研上取得硕果。

（二）流派学术思想

1. 正骨手法巧 手法为骨科之首务。岭南李氏骨伤学术流派认为，手法与固定同样重要，两者不能偏废，应并行不悖，李氏伤科手法，集众之所长，再结合南方人之身形而成。轻、稳、巧、妙（妙骗）、准为其手法之特点。其中妙骗，是以言语分散患者注意力，再配合腧穴，在不知不觉间使患处肌肉放松，适时复位，临诊得效。在小夹板固定方面，李氏主张超一个关节固定，并主张早期活动。

2. 治伤从瘀，辨证施治 岭南李氏骨伤学术流派强调内外治法的辨证施治，确定了"治伤从瘀"的原则。针对闭合性损伤，主张在初期时"瘀血内蓄，理应温补"，对开放性损伤失血量较大者，"治先固脱，后拟祛邪"。对体质虚弱的患者，则主张"攻补兼施"，并区分寒热虚实。同时考虑到南方人的体格偏瘦小，应注意"点到即止"。李氏喜欢配伍行气类药物甚至补气类药物，如枳实、延胡索或北芪、党参之类，以助散瘀一臂之力，这样既可达到散瘀的目的，又可避免使用太多活血逐瘀药伤及正气；脾胃为后天之本，李氏治病，皆以脾胃为本，而非"见骨治骨"，即使在骨折的中后期也少用到接骨药，而多选用党参、黄芪、怀山药、白术等益气健脾以资生化的药物，借后天（脾土）以治先天（肾水）之疾患。

李氏还根据岭南气候和人群体质多属阴虚为主的特点，治伤用药多擅用滋补肝肾之属，将六味地黄汤加减化裁，广泛应用于治疗各类骨伤科疾病；岭南气候潮湿而且多热，加之南方人体质因素，致病之邪留着体内易从热化，与湿邪胶结而表现为多为湿热之证，故治疗痹证，李氏善用清热化湿法，不必拘泥于本虚或风、寒、湿三气杂至之古训，先以清热化湿为主，待湿热渐清，舌苔已退，再着手本证或标本兼治，如此，缓急有序，标本不乱，故能力挫病势，稳中见效；李氏认为现代都市人压力大而且很容易接收到各种各样的信息（主要从报刊、网上等途径不全面地知道与病情有关的信息），从而产生了忧愁或思虑，忧思过度则会导致肝气郁结，因此，李氏在治伤用药当中都会加入一些解郁疏肝的中药，如柴胡、素馨花、郁金、香附等，往往可以起到画龙点睛的效果，是事半功倍的妙招，尤其在治疗颈椎病以及一些难以治愈的骨伤科疾病时更是妙不可言。

（三）流派特点

1. 手法特点 轻、稳、巧、妙（妙骗）、准为李氏手法特点。强调临诊应先充分诊查，结合影像，对患者病情有一个全面了解，再针对其病因病机与临床症状，结合生物力学，针对性地选用相应手法，在助手的协助下，施行精准复位，而后施以夹板固定，防止移位。李氏认为，手法应据实际情况而选，扶伤时多为几种手法合而为一，不可生搬硬套，将其割裂。

2. 外固定特点 李氏亦重视夹板固定，沿用了祖传杉树皮夹板。李氏认为，杉树皮韧性强、不易断裂，可塑性强，利于贴合患肢；弹性好，利于固定及矫正移位。先予骨折复位，结合外敷中药，而后施以压垫及杉树皮夹板，适度捆扎固定，再视情况嘱患者开展早期活动，合骨而生新，稳固而无僵硬之嫌，疗效显著。

3. 用药特点 "治伤从瘀"为李氏扶伤之法则。内服药：初期瘀甚，当归、田七等活血之类为常用药，再结合患者病情施治，痛甚治标，体虚则补；中后期，虚证渐现，补肝肾，强筋骨之类可用之。外用药则以"李广海风湿跌打膏药"及"李广海跌打丸"为代表，其经研制及改革数次，终走出国门，面向国际。

（四）流派代表方

1. 李广海跌打丸

组成：酒大黄 280g，地黄 210g，醋五灵脂、丹皮、防风、醋莪术、白芍（酒炒）、红花、郁金、当归、蒲黄、续断、醋香附、醋三棱、三七各 140g，乌药、柴胡各 105g，木香、青皮、枳壳各 70g，制川乌 40g，延胡索（醋制）35g。

用法：将上述诸药研成细粉，以蜜调和，制成大蜜丸，每丸重 6.2g，口服，一次 1 丸，一日 2 次。

功用：活血化瘀，消肿止痛。

主治：跌打损伤，闪腰岔气，伤筋动骨，瘀血肿痛。

2. 白药膏

组成：煅石膏粉 500g，凡士林 60g，（生）麻油 60g。

用法：三者调匀成膏，外敷。

功效：凉血散瘀，止痛生肌。

主治：新伤积瘀或积瘀化热红肿痛者。

3. 驳骨散

组成：田七粉、白术、制自然铜各 30g，乳香、没药各 21g，龙骨 18g，白及、大黄、黄栀子、红花各 15g。

用法：将药共为细末，用蜜糖、开水调敷患处，每天换药 1 次。

功效：活血祛瘀，消肿止痛，接骨续筋。

主治：骨折中后期。

岭南梁氏骨伤学术流派

岭南梁氏骨伤学术流派创始人梁财信，因其医术高明且善于经营，盛极一时。

第二代传人中，梁兰长的医术最负盛名。梁兰长，跌打医师，据记载，广东水师提督李准的母亲跌伤，也舍近求远，派专差来澜石迎请梁兰长到广州诊治。梁财广的三子梁腾长亦随叔父梁财信学习跌打医术，到顺德陈村开设医馆。

民国时期，梁财信家族曾孙有 100 多人，玄孙一代更发展至 200 多人。民国以后，梁氏家族的后代多转向制药业。第四代中，梁财信曾孙梁寿南是昭武都尉，后往香港发展。曾孙梁耀垣在佛山北胜街开设医馆，为骨伤科医生。曾孙媳妇、梁耀垣夫人邝惠芳亦是佛山骨伤科医生。梁耀垣开办制药工厂，在国内有百余家代理店号。曾孙梁以庄是一个武秀才，曾任广东中医药专门学校教师，不仅擅长跌打，还精于内科。

第五代玄孙梁匡华，曾任广东中医药专门学校教师。梁以庄、梁匡华父子两人同撰《光汉中医学校伤科讲义》，是梁氏流传下来的主要著作，但书中未载具体方药。

（一）学术思想

《光汉中医学校伤科讲义》作为岭南梁氏骨伤学术流派传承书籍，系统总结了岭南梁氏骨伤学术流派核心思想。经研究发现，《光汉中医学校伤科讲义》受清政府官修医书《医宗金鉴》伤科辨证思想影响较大，但岭南梁氏骨伤学术流派思想仍有其独到的创新之处。

1. 结合整体观念，注重气血经络 梁氏将伤科辨证论治与中医之整体观念相结合，重视气血之虚实并施以调理，强调经络辨证在伤科诊疗中的重要地位，详细阐述了十二正经及奇经八脉之循行与人体运动的联系。

2. 不拘泥于经典，注重临床与创新 梁氏注重创新，继承而不泥于经典。引导学生以"医学的眼光"看待问题，既要"见贤思齐"，又要"打破桎梏"。如《医宗金鉴》之摸接六法，虽有可取之处，然时至今日，难以满足临床所需，此外，其施行之时，亦有"难点"，故梁氏编写其流派书籍之时，主张简单明了而实用。

3. 提出伤科特殊四诊 梁氏认为，伤科临诊之时，四诊皆有其特点，并不完全等同常规四诊。望诊，不仅仅局限于望面色，更应关注患者之伤处；闻诊，不单要听患者之言语，亦须注意移动患肢时患者之反应；问诊，既要询问患者疼痛部位，亦要注意询问损伤之时间、具体体位、伴随症状等；脉诊，患者脉象相对内科较少，以浮、涩、芤、沉、滑、散、数七脉者居多。

4. 注重内外合治，与护理饮食相并重 梁氏治伤内外结合，重视饮食护理。梁氏外用方面自创多种外用药剂以消肿、止痛、急救，内服方剂又以功效分类，有还魂、祛瘀、清导等之别。饮食调护中，多进食易消化、通肠之品，使瘀不单因药而散，更从二便而出，强调了饮食调护在伤科诊疗中的地位。

（二）治法特点

岭南梁氏骨伤学术流派坚持整体观念与辨证论治相结合、气血经络虚实并调。灵活用药，创新四诊之法于伤科诊疗之中，治疗中内外兼顾将辨证论治与手法的灵活性相结合。在伤科传承方面从"能痊愈否，亦当以医学眼光诊断之"使岭南梁氏骨伤学术流派进一步发展。

广西壮族自治区

李桂文

李桂文，男，1936 年生，广西贵港人，广西中医学院骨伤科教授，硕士生导师，第二批全国老中药专家学术经验继承工作指导老师，曾任广西中医学院骨伤科研究所副所长，从事骨伤科教学、医疗、科研工作数十年，潜心研究，医技医风广受赞扬，尤其擅长治疗骨伤科各类疑难病。李桂文1936 年出生于广西贵港，1961 年毕业于广西医学院，1962～1980 年曾到天津医学院附属医院、广州中医学院、湖北中医学院进修骨伤科，1991～1995 年期间曾 2 次赴俄罗斯进行医学考察及讲学，1992～1996 年 3 次赴新加坡讲学。

（一）学术思想

1. 中药辨证论治腰椎间盘突出症 腰椎间盘突出症是骨科常见病，治疗方面分为非手术、手术等方法，且相当一部分患者可通过非手术治疗取得良好效果。中国传统医学根据腰椎间盘突出症所表现的腰痛、活动不利、下肢麻木感觉障碍等，将其归为"腰腿痛""痹证"范畴。李桂文认为其病因为人体外感风寒湿邪，出现经脉痹阻，气血不通，同时又因人体气血不足，肝肾亏虚，如此一来，内外合病发而为痹。病久邪阻经络，或痹久正虚，都可导致气血津液正常运行发生变化，产生痰邪、瘀血等病理产物。可分为寒湿型、风湿型、痰瘀阻络型、肾虚型及血瘀型等证型。李桂文在运用中药治疗腰椎间盘突出症时，以风、寒、湿、痰、瘀、虚作为辨证总纲，将症状与病机间的关系归纳为：疼痛走窜为风、喜温怕风为寒、酸痛重着为湿、肿胀变形为痰、跳痛刺痛为瘀，而面色萎黄、疲乏无力、腰膝酸软、面赤、烦热、口干、形瘦等则为虚，并根据具体的中医四诊资料分为阳虚、阴虚证型。因人体禀赋不同，风、寒、湿各有偏胜，难以确定某一病邪所致，故李桂文临床治疗腰椎间盘突出症主张根据八纲辨证首先辨阴阳、虚实再辨寒热，而临床所见以风寒湿痹为多。同时由于本病大多病程较长，往往外在风湿未祛，内在痰瘀又生，因此，李桂文认为风寒湿痹、痰瘀痹阻经络是病机关键。李桂文主张内外兼治，一是内服中药，二是通过烫疗药等外敷以祛风散寒、祛瘀通络、散结止痛，三是运用推拿按摩以舒筋活络、强筋健骨。

2.药物治疗腰椎间盘突出症

（1）散风：轻则可用羌活、防风、白芷等疏风通络，久病重者用虫类药以搜风剔络，药性平和者如乌梢蛇、全蝎、僵蚕等，性温者如白花蛇、蜈蚣等，性寒者如地龙、土鳖虫等，选用2～3味配伍，能增加止痛效果。李桂文认为全蝎、蜈蚣是腰椎间盘突出症痹痛明显的患者必须用的药物，其止痛效果最好，但这类药物要预防过服、久服导致的破气耗血伤阴。

（2）驱寒：轻证可用麻黄、桂枝、细辛等药物，重证可用附子、干姜、川乌、草乌等药物。李桂文认为，只要患者没有心慌、多汗及高血压、心脏病等表现，常首选麻黄，可用较大剂量，且生用治疗本病疗效更佳。熟附子治痹证效果也较制川乌、制草乌更好，临床中很多患者停用附子便疼痛加剧。

（3）祛湿：分为宣湿、化湿、利湿等方面，其中苍术、防己为祛湿要药，常用药物有苍术、薏苡仁、独活、羌活、茯苓、防己、大腹皮、威灵仙等。

（4）化痰消瘀：化痰可以用制天南星、白芥子、法半夏、陈皮等药物。消瘀药物常和理气药物同用，常用枳壳、大腹皮、厚朴等药物，血瘀轻证可用桃仁、红花、川芎、姜黄、赤芍、丹参等，重者可用三棱、莪术、制乳香、制没药等。

（5）补虚：李桂文认为腰椎间盘突出症多虚证。若阳气偏虚可右归丸、肾气丸加减；阴虚则可左归丸、六味地黄丸加减；阴血不足可四物汤、当归黄芪汤加减，且养血以利祛除风邪；肝肾亏虚则可虎潜丸、独活寄生汤加减。

3.推拿手法治疗腰椎间盘突出症 李桂文也强调且擅长手法治疗腰椎间盘突出症，尤其喜欢运用以下几种手法（表2-1）。

表2-1 李桂文治疗腰椎间盘突出症手法

手法	操作要点
揉摩法	患者俯卧，术者立患者身旁，以双手拇指和手掌自肩部起循脊椎两旁足太阳膀胱经路线自上而下，揉摩脊筋，过承扶穴后改用揉捏，下至股门、委中而过承山穴，重复3次
按压法	术者双手交叉，右手在上，左手在下，以手掌自第一胸椎开始，沿督脉向下至腰骶部，左手在压按时稍向足侧用力，反复3遍。再以拇指点按腰阳关、命门、肾俞、志室、环跳、承扶、委中等穴
擦法	术者于背腰部督脉和足太阳膀胱经，自上而下施行擦法，直至下肢承山穴以下，反复3次，重点在下腰部可反复多次
牵引按压法	患者俯卧，两手把住床头，一助手在床前拉住患者腋部，一助手拉住两踝，向两端拔伸牵引约10分钟，术者立于患者一侧用拇指或手掌按压椎旁压痛点。按压时用力由轻到重
斜扳法	患者侧卧，下面的下肢伸直，上面的下肢屈曲放在对侧小腿上部。术者站在患者背后，一手扶在患者髂骨后外缘，另一手扶住患者肩前方，同时拉肩向后，推髂骨向前，使腰部扭转，有时可听到或感觉到"咔嗒"响声

（二）专长绝技

1.慢性化脓性骨髓炎的诊治 慢性化脓性骨髓炎属中医"附骨疽"范畴，急性发作可出现全身不适，寒战高热，体温高达39～40℃，局部肿胀，疼痛附筋着骨，推之不移，溃后脓水淋漓，不易收口，形成窦道，并有死骨排出，疮口周围皮肤色素沉着，呈紫褐色变黑。内治法：若急性发作，患者高热，心烦，口干口渴，可服仙方活命饮合五神汤加减。方用金银花12g，茯苓15g，白芷9g，穿山甲9g，天花粉10g，贝母8g，赤芍12g，野葡萄根12g，归尾10g，皂刺10g，牛膝10g，地丁10g，甘草6g。若脓已成，局部跳痛，红肿热，内服透脓散加减。药用当归12g，生黄芪20g，炒山甲10g，皂刺10g，桔梗10g，贝母8g，白芷10g，赤芍6g，甘草6g，金银花12g。若疮口溃破流脓，身体虚弱者，可服八珍汤或十全大补汤，并增加营养。兼有脾肾亏损，风寒湿之邪外袭者，可用独活寄生汤加减。药用独活 10g，桑寄生 10g，杜仲 10g，牛膝 10g，细辛 4g，秦艽 10g，茯苓 15g，肉桂 5g，防风 20g，赤芍 6g，红参 20g，甘草 6g，当归 10g，白芍 10g，生地黄 15g。此外，还可服三虫丸：蜈蚣（去头足）10g，全蝎 5g，土鳖虫 20g，研粉装入胶囊，每日 3 次，每次 1 丸，连服 1～3 个月。若发现口干齿燥，胸闷心烦停服。抗生素应用：若患者高热，白细胞升高，用青霉素和链霉素肌内注射；或用红霉素、氯霉素、氨苄青霉素静脉滴注给药。在条件许可下，做细菌培养、药敏试验选用最敏感的抗生素。外治法：局部红肿热痛，可外敷金黄散：南星、陈皮、苍术各 100g，黄柏 250g，姜黄 250g，甘草 100g，白芷 250g，天花粉 50g，厚朴 100g，大黄 250g，共研细末备用。并用芙蓉叶和小叶一点红捣烂，调金黄散外敷局部，每日换药 1 次。也可用甘遂、大戟、商陆、甘草各 15g，大黄 30g，金银花 20g，煎水外洗，每日 1 剂。若伤口溃烂，脓水淋漓用金银花 15g，甘草 10g，大黄 20g，黄柏 30g，五倍子 15g，大力王 15g，野葡萄根 20g，煎水外洗，也可用药水湿敷伤口。若伤口小引流不畅，形成窦道可用红升丹药条插入管道以祛腐生新。慢性化脓性骨髓炎长期不愈合的原因是创口感染，伤口内有死骨和异物存在，伤口无效腔内包藏坏死组织，伤口小腔大引流不畅，伤口周围有广泛的瘢痕组织和局部血液循环不畅。其手术指征是死骨形成，包壳充分形成代骨干，有无效腔，窦道流脓经久不愈。并要注意手术禁忌证。

2. 烫疗药按摩妙治腰椎间盘突出症术后腰痛　腰痛是腰椎间盘突出症术后常见并发症，现在技术的发展成熟减少了术中损伤，但术后粘连的问题越来越突出，常常引起术后腰腿痛等并发症，瘢痕组织挤压、牵张硬膜囊、神经导致腰腿痛，属中医"腰痛"范畴，其病因病机是手术致皮肉筋骨受伤，经脉气血津液运行受阻，瘀滞局部，使筋骨失于濡养，此时人体感受风寒湿，邪气痹留筋骨，阻滞不通，不通则痛。治以祛风胜湿、温经散寒、通络止痛为主。李氏烫疗药中以伸筋藤、威灵仙为主药，具有祛风散寒、消肿除湿、舒筋活血的作用。威灵仙，以走窜消气为能事，可以解决积湿停痰、血凝气滞，加之其味微辛，也可有祛风之效，风寒湿邪三气留凝隧络，关节不利，辅以桂枝、艾叶、细辛以温经通脉、理气血、逐寒湿。独活、防风、千年健、姜黄祛风散寒、胜湿止痛；酒能通血脉、御寒气、行药势，加酒浸泡能增强药力。诸药合用能透达筋骨关节，改善局部血液循环，促进新陈代谢，消除肿胀、解除痉挛、软化瘢痕，配合推拿按摩可解除腰痛。

3. 中药治疗骨化性肌炎　骨化性肌炎是因关节脱位、骨折、手术、不恰当被动活动等原因引起的，常归属于"瘀血痹证"。其病因病理为暴力外伤导致人体皮肉筋骨经脉损伤，气血津液运行受阻，使筋骨失于濡养，再受风寒湿邪，痹阻筋骨经脉，久之肌萎筋缩，关节活动不利，瘀血日久则形成包块，郁久化热便出现局部红肿。治疗上可以活血化瘀、软坚散结、祛风除湿、舒筋活络、通利关节为法。选用丹参、牛膝、赤芍活血化瘀；生地黄、地骨皮清热凉血活血；白茅根、薏苡仁、茯苓利湿消肿；穿山甲、木瓜、宽筋藤舒筋活络，祛风除湿止痛。外洗方中主以宽筋藤、透骨草通经除湿，舒筋活络，通利关节；辅以木瓜、牛膝活血化瘀，舒筋通络；佐以三棱、莪术、苏木、独活、威灵仙、乳香、没药等活血化瘀，祛风除湿，软坚散结止痛。白药油膏中主要取冰片散郁火，对局部有消炎止痛的功效。内服外用诸药合用，能透达筋骨关节，改善局部血液循环，促进新陈代谢，消除肿胀，解除痉挛，软化瘢痕，使骨化病灶范围缩小，成熟时间缩短。用药的同时配合适当的关节功能活动，可使关节周围肌腱、韧带、关节囊粘连松解，关节功能得以尽快恢复。

（三）验案撷粹

1. 治疗肋软骨炎医案一则　患者，男，19 岁。主诉胸骨痛反复 3 年余。外伤后胸骨隐痛，长期治疗未见消失，劳累或活动两上肢疼痛加重，或时有入夜剧痛，影响睡眠。曾在单位卫生室及某医院就诊，诊断为肋软骨炎。多方治疗未效而来我院门诊求治。查体：一般情况好，心肺腹部无异常。胸左侧相当于第 3～5 肋处及胸骨肿胀，于胸骨上端及左侧第 3～5 肋压痛，按之有明显硬实感，皮肤颜色暗红，无热。舌苔厚黄，舌质红，舌边有瘀斑，脉弦。

中医诊断：胸肋骨痹。

西医诊断：肋软骨炎。

治法：活血化瘀，行气止痛。

方药：肋软骨炎解痛汤加减。柴胡 6g，天花粉 12g，穿山甲（炮）9g，乳香 5g，没药 5g，当归 9g，丹参 9g，枳壳 6g，桃仁 9g，赤芍 9g，红花 3g，甘草 6g。水煎服，每日 1 剂，分 3 次温服。

服药 3 周，症状消失，随访半年未复发。

按语：肋软骨炎为不明原因引起的胸肋交界处肋软骨无菌性炎症，属祖国医学的"骨痹"范畴。其病因尚未明确。中医认为本病可能由外感风寒湿邪闭阻经络或肝气郁结，负重气逆，用力过猛，而导致气血运行不畅，气滞血瘀积聚而成；或与生活不节，肾气内伤，肾阳亏损有关。临床上以胸肋部肿胀、疼痛、压痛为主要表现，病程较长，缠绵难愈。临床辨证以气滞血瘀为主，治疗以活血化瘀，行气止痛为原则。本方乃桃红四物汤合四逆散加减而成。方中桃红四物汤活血化瘀而养血；四逆散行气和血，疏肝解郁；穿山甲有破瘀通络功效；乳香、没药、丹参有活血化瘀，行气止痛作用，能增强方中活血化瘀止痛之功。配天花粉清瘀中之热，甘草能调和诸药，缓急止痛。

2. 治疗股骨头坏死、创伤性关节炎医案一则　患者，女，67 岁。主诉：两髋疼痛 8 个月。患者于 8 个月前见两髋疼痛，行走时疼痛甚，下蹲站立时亦痛。自以为是风湿性关节炎，自服中药及西药止痛片，当时疼痛稍减，但未能痊愈。继后反复作痛，夜间亦疼痛，慢慢出现跛行。曾到某医院行 X 线片检查，诊为两股骨头坏死，遂到骨科专家诊室就诊。检查：神清，发育中等，五官端正，体稍胖，脊柱及四肢未见畸形，舌质淡白，苔白脉弦，二便正常。骨科情况：患者跛行，两髋行走时疼痛，下蹲时两髋关节受限，两下肢等长，两下肢肌肉稍萎缩，两髋关节外展内收、内外旋、屈髋及过伸疼痛，"4"字征（+）。骨盆 X 线片示：左右股骨头呈骨质疏松，股骨头下呈囊性改变，密度降低，左髋关节间隙稍变窄，左股骨颈稍增粗。

中医诊断：骨痹。

西医诊断：左右股骨头坏死（Ⅱ期）。

予四物强骨方。组成：熟地黄 12g，当归 10g，川芎 6g，赤芍 12g，川续断 12g，杜仲 12g，黄芪 20g，乳香 8g，没药 8g，秦艽 10g，牛膝 10g，血竭 8g，甘草 6g。

水煎服，每日 1 剂。

并运用中草药热熨两髋。服上药半个月后行走时两髋疼痛减轻，下蹲时稍轻松。嘱患者每次服药间隔一二天，继续服药。坚持治疗 10 个月，症状基本消失，行走时两髋不痛，无明显跛行。X 线摄片复查，左右股骨头密度增高，骨质疏松改善，左右股骨头软骨下囊性变已吸收，密度增高。

按语：川芎、当归、赤芍、熟地黄补血，黄芪补气，续断、杜仲壮筋骨，乳香、没药、血竭活血止痛，秦艽、牛膝通络舒筋，甘草调和诸药。

谭 家 祥

谭家祥，男，1930 年生，广西武鸣人，是广西中医药大学著名的手法医学专家、中西医骨伤科主任医师和教授，曾担任广西中医学院副院长，中国中西医结合学会第一、二、三届理事和广西分会、南宁市分会副理事长，广西壮族自治区科学技术协会副主席，广西民族医药协会副会长，广西国际手法医学协会副理事长、名誉理事长，中德医学协会广西分会名誉理事，广西抗衰老科学技术学会顾问，广西自然辩证法研究会理事，广西中华养生研究会副理事长，《实用中西医结合杂志》编委、《广西中医药杂志》编委会主任委员。在 60 余载的临床和中医教育生涯中治病救人，教书育人，活人事迹满中华，桃李满天下。谭家祥 1955 年毕业于广西医学院医疗系本科专业，1958～1961 年参加广州中医学院第二届西学中研究生班，1984 年调入广西中医学院，先后从事西医外科和骨科 18 年，中医和中西医结合 11 年，高等中医教育管理工作 8 年，主要从事中医、中西医结合治疗骨关节及软组织损伤、医学辩证法、养生抗衰老等方面的研究。

谭家祥幼时体弱多病，多次患病都是由民间医生治好的，这给少年的谭家祥留下了不可磨灭的印象，树立了长大后学习民间中草药医生的医术和为民除疾的宏愿。1950 年，他学医的愿望终于实现了，有机会在广西医学院学习，工作后多次参加西学中研究班等学习班，系统学习中医理论和临床运用中医药，与中医和中西医结下了不解之缘。谭家祥 1955 年毕业后留在广西医学院附属医院从事外科医疗教学工作，1958 年参加广州中医学院第二届西学中研究班学习，学习结业后于 1961 年 7 月分配到广西医学院附属医院中医科，从事临床医疗工作和中医学基础理论教学。于 1963 年又回到西医外科病房工作，从 1964 年定位为骨科工作，直至 1978 年的 14 年间，系统自学西医骨科及中医骨伤学的理论和技能，1975～1976 年期间，由中国中医研究院举办的"第二届全国中西医结合治疗骨关节及软组织损伤学习班"在北京举行，谭家祥有幸参加了本次学习班，其间他跟随著名正骨专家冯天有等老师学习。1978 年，因国家的形势要求和广西医学院附属医院中西医结合工作发展的需要，谭家祥在从医生涯中第 2 次调换专业，即从工作 14 年西医骨科病房，调动到中医科，并担任中医科副主任，在中医科工作期间筹建了中西医结合病房。1978～1984 年期间，谭家祥致力于非手术疗法结合中西医治疗骨关节和软组织损伤疾病的相关研究，并取得了一定的成绩，发表了相关论文 10 余篇。1984～1992 年调任广西中医学院副院长，这是谭家祥从医生涯中第 3 次调换专业，主要负责教学、医疗、科研、制药厂生产行政管理工作，为祖国和广西的中医和中西医结合事业的发展、中医和中西医结合人才的培养和中医学教育做出了应有的贡献。1992 年退休后，依然在广西中医药大学第一附属医院仁爱分院循经推拿科从事手法治疗软组织损伤的临床和教学工作，80 多岁高龄，仍然坚持每周 3 个半天的门诊工作，谭家祥高超的医术和医德医风在病人中留下了良好的口碑，并培养了大批合格的接班人。

（一）学术思想

1. 病症结合，善于手法 谭家祥将中医"动则不痛，通则不痛"的理论与现代医学的理论技术相结合，采用股动脉按摩术，定位、驱血、按压、放平、放通的五步法治疗下肢肿胀疼痛等问题，使之达到动则通、顺则通、温则通的温阳、活血、祛瘀、止痛的作用。根据腰腿坐骨神经痛的解剖部位不同，病症类型不同，以及病因病理因素的不同，采取不同的手法治疗方案。对于梨状肌综合征采用分筋、推拿、按揉等手法作用于压痛点上，可以比较集中地松解筋膜和肌纤维的粘连，促进血运，从而使肌肉解痉，肿痛消退。在颈椎病的治疗方面，谭家祥对复位手法进行创新变换，将以往双人复位手法改为单人复位手法，达到轻巧简便易于操作的目的。

2. 尊崇经典，精于用药 谭家祥在熟读经典的基础上，将理论与临床实践结合，有着诸多心得，他认为中医学的肾更像一个多功能的内分泌器官，不是一个有形的实体器官，所涵盖的内容有现代医学肾上腺、肾和其他内分泌腺等脏器的功能。所以，中医学所说肾的功能与现代医学所指的单一肾脏功能概念不完全相同。腰腿痛常常是由肾精亏损，经脉失于濡养所致，所以腰腿痛的脏腑生理基础以肾为主；中医的整体观念反映完整人体内部功能的统一性，是所有疾病生理、病理、诊断和治疗的基础，治病是根据脏腑的主司、表里关系和经络的传导，去开展整体疗法，而不是简单的"头痛医头，脚痛医脚"，这就是中医的先进性和不可比拟性。根据五行相生相克和脏腑疾病演变的规律进行可预见性的治疗，调整阴阳使之恢复相对平衡是中医辨证论治的核心。人体与外界环境是辩证统一关系，人体及其周围环境应该被看作一个统一整体，所以我们在社会中生活，外在必须主动适应环境气候变化，内在也需要预防七情内伤，避免和预防疾病的发生，才能保持健康的身体，这就是所谓"天人相应"的祖国医学整体观念的依据。谭家祥认为腰腿痛的治疗必须先辨证求因，确定致病的主要病因和证型，而后审因论治。在辨证论治时，谭家祥还针对腰腿痛的病因把它分为情志内伤、外伤、感受风寒湿外邪、肾气内虚和湿邪流注等五大病因，其中情志内伤腰腿痛分为心伤、脾伤和肝伤之腰痛，分别采用辨证论治，中药内服，取得了较好疗效。情志内伤腰腿痛病因的提出，是在前人对腰腿痛病因分类基础上的理论创新和发展，谭家祥除注重手法在相关疾病治疗的运用之外，还重视在中医的整体观和辨证论治指导下，灵活采用中药内服外治伤科疾病。如在腰腿痛的治疗上必须先辨证求因，然后审因论治；在辨证论治时，尤应注意损伤、感受风寒湿外邪和肾气内虚三个类型的腰腿痛。外感腰腿痛，治以疏风散寒为主，佐健脾除湿，五积散加味化裁；肾着腰痛可用独活寄生汤；情志内伤所致腰腿痛，治以养营补血，方用人参养荣汤加味；脾伤腰痛，治以调气理脾，方用木香匀气散；肝伤腰痛，治以疏肝解郁，方用调肝散。外伤瘀血腰腿痛，治以活血散瘀，舒筋通络，行气止痛，方药可用活血散加用桃红四物汤加味，行气止痛用复元通气散。肾气虚腰腿痛，治以温补肾阳，滋补肾阴，温补肾阳用金匮肾气丸，滋补肾阴用六味地黄汤。湿邪流注腰腿痛，治法是健脾除湿，方药用二陈汤合二妙散。并拟骨伤药酒方主治骨伤科瘀血肿痛实证和加味复方马钱子浸泡酒液外敷治疗跟骨骨刺，均取得较好疗效。

（二）专长绝技

1. 颈椎旋转复位手法治疗颈椎病　1976 年以来，谭家祥向冯天有老师学习新医正骨疗法，采用该疗法中的颈椎旋转复位手法为主的中西医结合方法治疗颈椎病，取得了满意的疗效，对此总结如下：①棘突偏歪定位的诊断依据是：颈椎侧位片生理弯曲度有改变；专科检查触诊棘突偏向患侧；患侧副神经浅支在体表投影区有压痛，偏歪棘旁有明显压痛；项韧带肥厚和不同程度剥离。符合上述体征和影像学表现，可以作为棘突偏歪的依据。②提高手法复位成功率的注意事项是：给患者做好思想解释工作；充分松解患者颈椎的软组织。③对复位手法的改进：从原双人复位改为单人复位，达到了减除烦琐的步骤，又具有方法轻巧、简便，且达到复位之目的等优点。④手法复位可使颈椎生理弯曲度恢复正常或近于正常，避免了推拿临床医生只注重调整脊柱左右错位的问题。⑤X 线改变与症状、体征和诊断的关系问题：谭家祥通过临床发现，患者没有任何症状或体征，或者体征症状不明显，只有颈椎影像学的改变，而完全用 X 线表现来解释所有症状和体征，是不能轻易诊断为颈椎病的。⑥关于防止复发和巩固疗效问题：谭家祥对此有自己较深刻的和完善的认识，对于早期治疗的病人要注意制动防止重新出现错位，对于中后期治疗患者宜加强功能锻炼，避免复发。⑦合并症和防治误诊失治的问题：在进行复位手法前必须做到：详细询问症状和诊疗经过，认真做好专科检查，必要时做影像学检查，诊断要明确；解除患者心理负担，做好解释思想工作；严格明确手法的适应证和禁忌证；扳法要以"稳、准、巧、快"原则为指导，切忌粗暴用力。

2. 对腰腿坐骨神经痛病证类型特点与病理相关规律的探讨

（1）本病发病涉及病理、生理和应用解剖等多个方面问题：谭家祥认为腰骶部负担着上半身的大部分重量，是腰部运动的枢纽，容易急性扭挫伤与慢性劳损，从而导致腰腿坐骨神经痛；腰骶神经、坐骨神经及"脑膜返支"神经的解剖、生理及病理易导致腰腿坐骨神经痛。

（2）本病病证类型特点及与病理的关系：腰部单纯损伤下腰痛类型；急性腰肌损伤（腰3横突综合征）并臀上皮神经损伤类型；腰椎间盘突出引起下腰痛伴放射至下肢类型；臀腿联合损伤单纯梨状肌损伤臀腿痛类型；腰椎间盘突出并梨状肌损伤、臀上皮神经类型；臀部损伤、单纯臀上皮神经损伤臀部类型。

（3）本病与病理相关性规律认识：表现发病的症状与解剖位置统一；腰骶部和臀腿部的急性损

伤、脊柱失稳和内外平衡失调、腰椎退行性改变、骨结构先天发育异常和畸形骨结构异常等因素引起无菌性炎症，神经的刺激、压迫；病证表现特点各式各样，但都离不开腰腿坐骨神经痛这一主线。所以，本病在病证类型与解剖、生理及病理的关系，是既有规律，又有共性和特性。谭家祥对腰腿坐骨神经痛病证类型特点与病理相关性规律的探讨，使临床医师对于腰腿痛的相关病因病理、解剖结构及诊断和治疗都有了清楚的认识，能提高医师的业务水平和临床的诊断治疗思维能力。

3. 对梨状肌综合征、腰椎后关节紊乱症等几种常见腰腿痛的病理机制与手法治疗原理的探讨

（1）梨状肌综合征

1）发病原因：损伤是主要的因素，由邻近器官炎症反射所致也是其中部分原因。

2）病理机制与手法治疗原理：病理机制是直接或间接损伤臀部，造成皮下软组织出血，进一步出现粘连等无菌性炎症改变；也可因周围组织出血、水肿，无菌性炎症刺激引起软组织瘀血。以上原因能使肌间隙变窄、局部压力增高，直接或间接压迫或刺激相应神经干引起下肢神经放射性痛。手法治疗前，先寻找到明显的压痛点，然后在压痛点采用分筋、理筋等手法治疗，较容易地松解软组织的粘连，复位肌纤维束，促进局部血运，从而解除肌肉痉挛，促进炎症吸收，减小局部压力。严重的患者可配合中西药内服外治，以解除对坐骨神经的激惹，增加局部组织的血供和促进修复，腰腿痛症状随之好转或消失。

3）合并于腰椎间盘突出症、腰椎后关节紊乱及臀上皮神经炎的原因及处理：腰椎失稳、腰椎内外平衡失调、腰椎活动受限是上述几种病与梨状肌综合征共有的病理基础，易引起腰椎间盘突出症或者腰骶关节损伤，进一步会继发梨状肌综合征。谭家祥在处理本病时，做到了专科检查详细，考虑问题全面，治病必求于本，力求不漏诊不误治，使兼病能同时确诊与治疗；针对本病的病理机制有较全面的认识，既注意到梨状肌局部的损伤，又考虑腰椎失稳和腰椎内外平衡失调的因素，切实把握住了两者在发病机制上的不同点和共同点的问题，提高了治疗腰腿痛的疗效。

（2）腰椎后关节紊乱症及相关疾病

1）腰椎后关节炎：临床特点是慢性腰痛，晨起后症状加重，活动后减轻。表现为腰椎活动正常，腰骶椎关节突关节两旁局部压痛明显，腰椎无侧弯，棘突无偏歪。X线片显示：腰椎小关节增生，密度影增高，关节腔间隙变窄。病理机制：腰椎退行性改变，腰椎间隙变窄，使腰椎上下关节突关节负重增加，周围软组织松弛，上下关节突关节失稳，出现炎症改变，有时骨质增生可在椎间孔处压迫神经根，出现坐骨神经痛。治疗：局部用中药十一方酒等中药外敷，或理疗、局部神经阻滞等。因腰椎没有错位，不需做腰椎坐位旋转复位等手法。

2）腰椎滑膜嵌顿及上下关节突关节半脱位：本病临床特点是有急性腰部外伤史，腰部刺痛，或放射至臀腿，严重者翻身转侧困难。体征有腰椎活动受限明显，尤其后伸时加重，前屈症状不加重，棘突偏歪，偏歪棘突两旁有明显压痛。X线片显示：腰椎棘突偏歪，上下关节突关节间隙增宽或不等宽。病理机制：主要是腰椎退行性改变，上下关节突关节先天畸形或关节面排列序列改变，在腰椎屈曲旋转体位时，滑膜嵌顿在上下关节突关节面之间，或腰椎后关节错位，腰椎后伸时关节间隙变窄，嵌顿的滑膜感觉神经受到机械性压迫，引起刺痛。治疗：除同腰椎后关节炎的治疗方法外，还需做腰椎旋转复位手法，解除滑膜嵌顿，促使腰椎小关节复位，还能恢复腰椎的内外平衡。预防措施：平时适当做飞燕式或仰卧起坐加强腰背肌的功能锻炼，使内外平衡，避免不良坐姿。

3）臀上皮神经炎：大多有腰臀部急慢性扭伤史，临床表现是臀部外侧疼痛。体征有髂嵴处臀上皮神经体表投影区压痛明显，可向同侧大腿外侧放射，并可触及一粗大索条状物者。手法或手法加神经阻滞、中药外敷治疗。临床观察表明：慢性损伤者疗效较差，且容易复发；急性损伤者疗效较好。究其原因是：臀上皮神经受到激惹是急性损伤的病理，经分筋理筋手法和神经阻滞治疗后，可恢复神经的功能，故疗效相对较好；而臀上皮神经已产生器质性的改变或粘连是慢性损伤

的病理，难以恢复神经正常功能，故相对疗效较差。

4）腰椎间盘突出症：病理分为完整型（轻突型）、骨膜下破裂型（囊肿型）和椎管内破裂型（包括中央型）三型。根据临床观察，前两种类型手法治疗相对有效。其病理特点是纤维环没有完全破裂，髓核没有脱出，神经根没有直接受到压迫和粘连，所做腰椎坐位旋转扳法治疗能使髓核回纳，改变突出物与神经根的位置，从而解除对神经根的压迫，故效果较好。

5）棘上韧带损伤：是中、老年人的常见病，主要临床特点是棘突正中线疼痛，弯腰时腰椎有断裂感。体征：棘突正中触诊有压痛。病理机制：有急性弯腰损伤史，腰椎前屈超过 90°时，容易造成棘上韧带损伤，或因髂胫束、阔筋膜张肌张力紧张，下肢长短不一而继发。治疗心得：单一手法治疗疗效差，且易复发；其病理是炎症改变所致，故局部神经阻滞或中药外敷、理疗有一定效果。在本病的诊治过程当中，找出本病的致病因素，采用不同的治疗方法，疗效才能提高。

谭家祥通过对五种常见腰腿痛病的病因病理、应用解剖与手法治疗的机制进行了深入探讨和分析，从腰腿痛的病因的不同、病理的改变、应用解剖和临床症状、体征表现及影像学的检查等得出结论，认为"臀上皮神经炎"这一诊断命名不能完全概括整个病理过程，而"臀部神经炎"命名比较确切；根据腰椎间盘突出症的病理改变、临床观察和影像学表现，完整型、骨膜下破裂型者可用推拿手法使突出髓核复位，而屡经手法治疗无效的椎管内破裂型者则应考虑手术治疗；对棘上韧带损伤的诊断治疗，不能只拘泥于局部韧带，必须全面考虑其他致病因素，做到有针对性的诊断和治疗，以提高疗效。

4. 股动脉按摩术及其临床应用研究　谭家祥结合多年临床实践体会，指出股动脉按摩术是治疗中较常用的手法之一，该法对创伤性下肢缺血、肿胀等病有较好的疗效。

（1）股动脉解剖特点及股动脉按摩方法作用原理分析：股动脉是下肢动脉中腔径最大、压力最高的动脉，是髂总动脉主要分支髂外动脉的延伸。股动脉的体表投影：在大腿稍屈和外展外旋位置时，从腹股沟中点画一直线到内收肌结节，该线的上 2/3 是股动脉的体表投影线。按摩作用机制：股动脉经短暂按压后，血流会被阻断，突然松开按压之手，会形成较高速的向下肢的动脉冲击，有改善下肢血供、增加回心血流量等作用，从而改善下肢的缺血状况，使下肢的肿胀得以消退。

（2）适应证与禁忌证：股动脉按摩术适用于下肢缺血性肿胀。禁忌证是下肢血栓。具体操作方法：患者取仰卧下肢外展位。按摩术分三步进行。定位：患侧腹股沟的中点股动脉搏动最明显处，即为按压部位。驱血：患肢抬高并保持在 60°～70°位置，医者从小腿到大腿周围用掌拍打约 2～3 分钟。按压下肢维持原来位置，在患侧腹股沟的中点股动脉搏动最明显处用拇指往下垂直按压，阻断下肢血供，力度应从轻到重，按压的时间约 1 分钟。放平：继续按压，将患肢放平于床上。放通：突然松开按压的拇指。以上每 3～4 天治疗一次，每次操作时间约 15～20 分钟，7 次为 1 个疗程，共 3 个疗程。总结谭家祥的股动脉按摩术及其临床应用，发现股动脉按摩术是一种简、便、有效的治疗手段，易于基层医院推广应用，其作用机制有待进一步深入研究。

5. 内服中药的应用　关于肾，在中国古代医学四大经典中有所论述。《黄帝内经》曰："肾者，作强之官，伎巧出焉。"又云："肾者，主蛰，封藏之本，精之处也，其华在发，其充在骨。" 谭家祥从古代经典中得到启发，故指出，中医学的肾与现代医学肾上腺和其他内分泌腺的功能相近。所以，中医学所说肾的功能与现代医学所指单一肾脏功能概念是不完全相同的。中医学认为：腰为肾之府，肾的主要功能是主骨、主水、藏精、纳气和生髓，而肾气的盛衰与人的生、老、病、死有着密切的关系。故腰腿痛是因为肾精不足，脏腑经脉失于濡养所致，所以腰腿痛的脏腑生理基础以肾为主。

腰腿痛的病因病机以肾气虚为本。《诸病源候论》曰："夫腰痛皆由伤肾气所为。"又云："肾主腰脚。"腰腿痛的主要原因无外乎感受外感风寒湿邪、瘀血外伤，或内伤肾气虚，其本在肾气虚，故腰腿痛的病因病机是肾气亏虚，与现代医学中腰腿痛的病因病理是脊柱的内外平衡失调、自我调节功能不足或失调的观点不谋而合。

腰腿痛辨证要点：①全面了解，系统检查，辨证求因，整体观念。要求医生要有丰富的全科知识，考虑到引起腰腿痛的各种原因，还要有深厚的中医学理论基础，才能做出正确的诊断和辨证论治。②把肾主骨的功能与其他内脏虚损结合进行辨证。心、脾、肺几个脏腑与肾的关系最为密切，所以要考虑其他脏器的虚损也会导致肾气虚，从而引起腰腿痛。③辨清外感风寒湿邪、瘀血外伤和肾气虚几种病因及其最终转归。如急性病因以气滞血瘀为主，气血失运，经络瘀阻又常导致风寒湿邪乘虚而入，使急性腰扭伤转化成慢性腰腿痛，发病日久，腰为肾之府，内伤于肾，导致肾气虚。④辨明证之急缓、虚实及病邪所在。急性腰腿痛多属于实证，因外伤、外感所致，应辨清风寒湿邪何者偏盛和瘀血部位所在，反复发作、病程缠绵日久者，多属急性转变而来的虚中夹实证，慢性腰腿痛，属于腰腿痛肾虚型，应辨别清楚是肾阳虚还是肾阴虚，抑或阴阳两虚。

腰腿痛的辨证分型、治法：谭家祥认为腰腿痛的治疗必须先辨证求因，而后审因论治。在辨证论治时，特别应注意瘀血损伤、感受风寒湿外邪和肾气虚几种分型，并创新性地提出情志内伤分型。①外感腰腿痛：主要症状：腰痛，无汗，伴恶寒发热，出汗后腰痛减轻。寒痹腰痛有出汗后腰痛仍不减轻之特点。湿邪之腰痛表现为腰以下冷痛、身体困重、浮肿之象。治疗法则：疏风散寒，健脾除湿。方药：五积散化裁。肾着腰痛可用独活寄生汤或甘姜苓术汤化裁。②情志内伤腰腿痛：主要症状：肝伤之腰痛，症见腰痛，伴胁肋部胀闷；脾伤之腰痛，症见腰痛，伴胸胁胀满，肌肤麻木不仁；心伤之腰痛，症见腰痛，伴闷闷不乐，郁郁寡欢，不能久站久行。治疗法则及方药：肝伤腰痛，治以疏肝解郁，方药选用调肝散；脾伤腰痛，治以调气理脾，方药选用木香匀气散；心伤腰痛，治以养营补血，方药选用人参养荣汤化裁。③外伤瘀血腰腿痛：主要症状：腰部刺痛，痛有定处，固定不移，日轻夜重，痛处拒按，翻身转侧困难，脉弦。治疗法则：活血化瘀，行气止痛，疏经通络。方药选用活血散加用桃红四物汤化裁。④肾气虚腰腿痛：主要症状：腰部隐痛，腰膝酸软，面色苍白，神疲气短，小便清长，或舌干口燥，脉细弱。治疗法则：温阳补肾或滋阴潜阳。方药选用金匮肾气丸或六味地黄汤化裁。⑤痰湿型腰腿痛：主要症状：腰背痛，痛处有寒热感，脉滑数，苔黄腻。治疗法则：祛痰化湿。方药选用二陈汤合二妙散化裁。

6. 中药外治法

（1）自拟骨伤药酒方

1）方药组成：当归20g，刘寄奴30g，路路通30g，桃仁10g，川芎20g，姜黄20g，青皮10g，王不留行30g，乳香10g，延胡索20g，透骨草30g，红花10g，草乌20g，木瓜30g，陈皮10g，血竭10g，丹参10g，牡丹皮10g，泽兰20g，地龙10g，赤芍20g，马钱子10g。

2）辨证加减：在上方基础上，根据不同的发病部位，辨证加减中药，如左肋加栀子、降香，右肋加枳壳，骨折加土鳖虫、自然铜，胸部加郁金、茵陈，肩部加川芎，腰部加杜仲、桑寄生，手部加桂枝，足部加黄柏，腿部加牛膝。

3）方义分析：本方是在张锡纯《医学衷中参西录》中的"活络效灵丹"基础上化裁而来。因外伤的病因病机是气滞血瘀，筋脉闭阻。上述药物有活血化瘀和消肿止痛之功效。

4）主治病证：瘀血肿痛之伤科实证。症见痛处固定，拒按，局部肿胀，舌质暗或有瘀点，脉弦涩。包括老年性退行性骨关节炎、骨折、跟部滑囊炎、骨关节软组织闭合性损伤等所致的肿痛症。

5）用法：加热后在患处涂擦15分钟，每日3次；或将100～150ml药酒加热，在患处热敷10分钟，每日2次，7日为1个疗程。上可用药1～2个疗程。

6）制法：先武火炒30分钟，然后文火炒10分钟，再加入高度白酒加盖加热30分钟，取出放入瓷器缸内，加酒盖过药物为度，最后密封浸泡2～3周即可使用。

7）临床疗效：谭家祥在 1980～1982 年，运用本方治疗瘀血肿痛之伤科实证，其中治愈 45 例，显效 5 例，有效 4 例，无效 1 例，总有效率 98.2%。

（2）加味复方马钱子浸泡酒液外敷治疗跟骨骨刺的研究

1）药方组成：山甲珠、防己、没药、路路通、红花、乳香、地龙、细辛、王不留行、川乌、草乌、马钱子、防风、透骨草、泽兰、羌活、独活，以上均 30g，再加生姜 5 片。

2）制法：清洗干净炒干后，加酒加盖煮约 8 分钟，放入容器内，加高度酒约 1000ml，以盖过药物为度，然后密闭 14 天左右即可使用。

3）用法：药酒过滤后稍加热，然后用 4～5 层纱布浸入药酒内，外敷患处，绷带加固包扎，睡前外敷 1～2 小时。

4）方义：本方有强筋骨、活血化瘀、疏通经络、消肿镇痛之妙用。

5）临床疗效：本方治疗有较满意的疗效。

6）讨论：本方可治疗跟骨骨刺周围的炎症和水肿，但不能消除骨刺，其对骨关节炎和软组织炎症治疗也有效果。

（3）"八湿膏"治愈足底慢性外伤性顽固性溃疡分析

1）药方组成：东丹 9g，冰片 1g，煅石膏 30g，密陀僧 6g，硼酸 30g。

2）制法：上药研成细末，与凡士林调和成膏，亦可制成油纱布。

3）用法：用于长时间不愈合的小伤口。在无菌纱布上将药膏摊薄，加压包扎，每日换药 1～2 次。感染重的需要控制感染后使用。

4）功效：具有促使上皮细胞生长的作用。

5）分析：通过临床观察，谭家祥认为"八湿膏"可治疗慢性外伤溃疡和其他溃疡。临证中要辨证施治，辨病与辨证相结合。

（三）验案撷粹

1.治疗足底慢性外伤性溃疡医案一则　陈某，男，48 岁。

主诉：左足外伤伤口感染反复不愈 8 个月。

病史：1977 年 1 月因工作不慎被压伤右足，曾经桂林市某医院进行清创缝合等治疗，伤口未能愈合，于同年 4 月转柳州市某职工医院，经多次植皮无效而转来我院。诊见：左足皮肤暗红，软组织轻度肿胀，足底第 1、2 趾关节间及小趾侧分别有 1cm×1.5cm×0.1cm 及 3cm×2cm×0.1cm 溃疡两处，溃疡面肉芽苍白、水肿并覆盖有稀脓液。入院后口服长效磺胺、四环素，外敷磺胺米隆软膏治疗共 42 天，并先后于 8 月 17 日、9 月 5 日在局麻后两次行邮票式植皮术，均因伤口反复感染而失败，原拟做同侧股动脉周围神经纤维剥离术，因病人不同意，后于 9 月 18 日至 9 月 22 日改用五眼果麻油纱布外敷，亦无效，9 月 23 日试用"八湿膏"外敷，每天换药一次，2 天后溃疡处均明显好转，第 3 天伤口已无分泌物，病人于同年 10 月 4 日痊愈出院。

方药组成、用法及药理："八湿膏"含东丹 9g，煅石膏 30g，硼酸 30g，冰片 1g，密陀僧 6g。上药共研极细末，用凡士林调和成膏，亦可制成油纱布。使用时，将药膏涂于纱布上，使成薄层，然后敷盖伤口并稍加压力包扎。视感染程度，每天或隔天换药 1 次。感染严重且脓多的创面，要在适当控制感染后才用。据文献报道，方中东丹有灭菌消炎、拔毒生肌的功效，密陀僧具有使溃疡面分泌物减少的作用，石膏能清热解肌，冰片、硼酸可消炎、消肿。全方具有收敛、拔毒、生肌和促进表皮生长的作用。

讨论：下肢溃疡属祖国医学"疮疡"范畴，是外科常见病，中医认为疮疡主要是由火（热）、毒邪侵袭机体皮肤引起荣卫不和、气血凝滞、经络阻塞所致。疮疡的病理变化分肿疡和溃疡两个阶段。在溃疡阶段虽已脓出毒泄，但由于病久气血两虚，溃疡转变为慢性，往往经久难愈。本例经西医多方治疗共9个多月溃疡不愈，而应用"八湿膏"后第3天即明显好转，10天左右即痊愈出院，说明"八湿膏"对慢性外伤性溃疡确有良好疗效。

2. 治疗跟骨骨刺医案一则 商某，女，52岁，工人。

主诉：右足跟底部及右踝关节酸胀痛，伴间歇性跛行反复2个多月。既往无风湿骨关节病及外伤病史。经门诊外科诊断：①右跟骨骨刺；②右踝关节创伤性关节炎。治疗多次无效，转门诊中医治疗。检查所见：右足跟底部局部轻度肿胀，明显压痛，右踝关节外侧轻度肿胀，关节功能活动轻度受限和疼痛，两足平底足。X线片示：右跟骨结节前缘显示水平方向尖形骨刺，踝关节无异常。治疗：用加味复方马钱子浸泡酒液局部外敷，每天1次，配合内服风湿骨痛丸，患足鞋底衬垫泡沫塑料并于压痛最甚处剪一圆孔。治疗3天后复查，患足肿胀明显消退，疼痛明显减轻，行走自如，继续用药4天后症状完全消除停药。半年及1年后复查，疗效巩固，无跟痛复发，X线片示：跟骨骨刺仍存在。

药方组成、制法、用法及药理：①处方：马钱子、川乌、草乌、防己、地龙、细辛、红花、乳香、没药、路路通、王不留行、透骨草、防风、山甲珠、泽兰、羌活、独活，每味均30g，生姜5片，为1剂量。②制法：将上药混合洗净在锅上炒干，撒酒加盖煮5～10分钟左右，取出放入玻璃缸或瓷器缸内（不宜用塑料缸），加米酒或三花酒0.5～0.75kg（以酒能覆盖药物为度）加盖封好，一般浸泡至10～14天即可使用（如酒被吸干或用完，可再加酒0.5～0.75kg，1剂量120g，一般能用7次左右，如需要继续用药，必须另换新药，如法浸泡）。③用法：将药酒过滤倒入碗内稍加热，然后用4～5层纱布浸入药酒内（视病灶大小定量，以纱布吸湿为度），湿热敷于患部外加绷带包扎，每晚睡前敷，次日晨取下初用时敷药时间为1～2小时，如无反应，再延长时间。为了发挥药效，可用热水袋外敷于绷带外，以保持药力的温通作用。如出现皮肤过敏和皮疹反应时，外敷时间可以适当缩短，严重时应暂停使用。改用：夏枯草30g，葫芦茶30g，防风30g，钩藤30g，冰片3g，赤芍15g，煎水外熏洗。

韦 贵 康

韦贵康，男，1938年生，广西宾阳县人，国医大师。八桂骨伤流派的重要分支之一的广西韦氏中医骨伤整脊流派是国医大师韦贵康等为创始人所创立的，其根为中原平乐正骨，创立后成长于广西；广西韦氏骨伤学术流派在平乐郭氏正骨基础上，同时将新医正骨和中西医结合治疗创伤的学术思想进行吸收融合，从而提出"脊督一体论"以及病理"六不通论""动态力学结构平衡论""姿势失衡论"等多种学术理论。提出要从防、治、康等多个角度认识疾病，运用手法、特色方药、手术、矫形器等多种手段治疗疾病。经过50多年传承发展，目前广西韦氏中医骨伤整脊流派获得累累硕果，并形成六代传承梯队，其发展历程分为成长期、成型期和成熟期。

成长期：1959年，韦贵康考入广西中医专科学校，即广西中医学院前身。1960年，韦贵康被保送至河南平乐正骨学院中医正骨本科专业学习，受业于著名骨伤科专家高云峰和郭维淮。年轻时的韦贵康到天津、北京、上海等地大医院进修培训，得到尚天裕、冯天有等国内著名骨伤科专家的指导。

成型期：20世纪70年代初，韦贵康通过不断学习骨伤大家的经验和自身的探索求真，注重传统疗法与现代科学相结合。韦贵康发现了颈椎与血压异常的关系，并证实了手法治疗的有效性，这标志着他手法治疗软组织损伤与脊柱相关疾病的大门正式开启。

成熟期：1993年以来，国际手法医学与传统疗法学术会议召开了13届，极大地推动了韦氏手法的国际传播。1994 年《软组织损伤与脊柱相关疾病》一书出版与 1996 年《脊柱损伤性疾病整治手法研究》一文发表，标志着韦氏手法成熟期的来临。韦氏手法以脊柱整治手法为代表，以旋转复位手法为特点，形成了具有鲜明个人特色的手法治疗体系。2017 年 6 月 29 日，韦贵康教授荣获"国医大师"称号，这是中医行业最高荣誉。此外，张璐砾等首先将广西韦氏中医骨伤手法作为一个流派提出，认为该流派以中医理论为基础，同时吸收现代解剖学、生理学、病理学和生物力学的相关知识，注重传统疗法和现代科学相结合，以韦氏脊柱整治手法为特色。

韦贵康的成长，除了自身的努力学习，也得益于高云峰、郭维淮、尚天裕、冯天有、胡清潭、梁锡恩等授业恩师的教导。韦氏手法的传承方式主要有院校教育、师承教育、家承教育等。韦贵康名老中医药专家传承工作室对促进韦氏手法的传承起到了非常重要的作用。通过举办培训班、招收本科生和硕士、博士研究生，接收各级各类国内外进修学员等多种形式传授相关知识和技能，在此过程中也逐步形成了老中青相结合的学术梯队：第一梯队有陈忠和、贺俊民、李桂文等；第二梯队有黄有荣、叶日乔、黄俊卿、戴七一等；第三梯队有周红海、周学龙、陈锋、钟远鸣、周宾宾、安连生、叶军、黄荣等；第四梯队有韦坚、谢冰、韦理、刘建航、鲍杰、韦明、田君明等。

（一）学术思想

1. 脊督一体论 韦贵康认为，脊柱和督脉是互为一个整体的，脊柱与各个脏腑之间的联系十分密切，在功能上，二者相互协调，在病理上又能相互影响。从解剖学角度看，脊柱作为人体的中轴，需要承担着人体其他部位的负重及力的冲击、压迫，同时也是全身的主要平衡机构，对身体各部位的动作进行适当协调，从而达到平衡状态；从中医学的经络循行上来看，脊柱是督脉、膀胱经的循行通道；而现代医学认为，脊柱周围附着有丰富的脊神经和交感神经，这对其相关脏器的生理功能起着一定的调节作用。韦贵康认为，督脉的循行部位与脊神经的循行部位类似，两者发挥的功能也相似，从而提出督脉、膀胱经的相关穴位与脊柱相关脏腑疾病密切联系的脊督一体论。

2. 六不通理论 韦贵康根据中医"不通则痛"理论，认为力的失衡是造成脊柱关节突关节紊乱—脊柱失稳—肌肉等软组织痉挛—神经血管卡压—脊柱相关脏器功能紊乱的主要原因。脊柱相关关节紊乱—脊柱失稳—肌肉等软组织痉挛，使人体气血循环不畅，经络不通；而气血循环不畅，则会引起相应脏腑亏虚、功能失调。软组织损伤与脊柱相关疾病属中医"痹证"范畴，韦贵康将其病理总结成"六不通"理论，即不正不通、不顺不通、不松不通、不动不通、不调不通、不荣不通。

3. 姿态失衡论 脊柱相关疾病的诱因有多种，如暴力外伤、慢性劳损、环境污染、心理因素、不良的生活方式及工作体位等，其中不良的生活方式和工作体位是诱发脊柱相关疾病的重要原因之一。韦贵康在临床工作中，十分注重对患者姿态的进行评估与分析。所谓人体正确的姿态，是指根据人体生物力学与现代解剖学，同时符合人体软组织与骨骼的生理要求，并有利于人体健康的姿势。

4. 顺生理反病理理论 在对脊柱相关疾病的治疗上，韦贵康采用"顺其生理，反其病理"的手法治疗。顺生理，是指治疗时手法作用的位置以及推按的走向应顺应人体正常的解剖结构，并且是在安全的活动范围内进行相应的手法操作。反病理，是指针对疾病的病因病机，手法作用的位置、推按的方向与其病理的过程相反。

（二）专长绝技

1. 手法特点 韦氏特色手法主要包括脊柱整治手法、经筋手法、阴阳五行手法、奇穴与奇术和保健养生手法 5 大类。其中，韦氏手法的代表性手法——脊柱整治手法，包括作为基础的 18 个母法和作为扩展的 18 个子法。

基础的 18 个母法，是由调骨 10 法及理筋 8 法所组成：①调骨 10 法：单人旋转复位法，用于上颈段；角度复位法，用于中颈段；侧旋提推法，用于下颈段；掌推法，用于中下段胸椎；膝顶法，用于上段胸椎；斜扳法，用于腰椎；旋转复位法，用于腰椎旋移明显者；单髋过伸复位法，用于骶髂关节后错位；单髋过屈复位法，用于骶髂关节前错位；侧卧挤压法，用于耻骨联合分离。②理筋 8 法：推散法、活筋松解法、理顺法、拿筋法、叩击法、传导法、反射法和调理法。

扩展的 18 个子法，由调骨 12 法及理筋 6 法所组成：①调骨 12 法：颈椎后伸勾拉法，用于钩椎关节错位；颈椎微屈前推法，用于颈曲变直；圆筒整复法，用于颈椎间隙狭窄；卧位提拉旋转法，用于不适宜坐位治疗者；颈椎悬位推按法，用于颈椎与胸椎交界处关节突关节错位；加压提拉胸椎复位法，用于多发胸椎错位；动态推拉法，用于脊柱侧弯；摆腰法，用于椎间隙狭窄；端提悬击法，用于腰椎轻度向前滑脱；屈髋旋转复位法，用于骨盆前倾；颈椎牵引下整复法，用于颈椎多发病损；腰椎牵引下整复法，用于腰椎多发病损。②理筋 6 法：鸣天鼓，用于耳鸣眩晕；弹摇，用于深部肌肉病损；理顺延伸法，依据病灶病理变化顺势推法；回推法，用于肌松弛、纤维撕裂；分筋法，用于肌纤维粘连；合筋法，用于肌纤维断裂。

关于经筋手法，《黄帝内经》中提到"宗筋主束骨而利机关也"，经筋主司关节运动，有保护骨骼等作用，跌仆损伤、痰浊瘀血、气血不足等因素都能导致经筋拘急、痉挛等病理改变。对此，韦贵康认为经筋手法能有效地纠正筋出槽、骨错缝等病理状态，以达"骨正筋柔，气血以流"的效果，但是值得注意的是，生硬的或是过度的手法不仅无法解决原有的经筋疾病，甚至会造成新的病理损伤，导致"经筋疲劳"。

保健养生手法：韦贵康提出"养命先养骨"的理念，认为在矫正姿势与坚持锻炼的日常生活中需要保护好脊柱，"流水不腐，户枢不蠹"，人体也是如此，健康是需要通过运动锻炼来维持的，从而不受疾病的侵扰，韦贵康自创一套"五分钟五步轻松养生功"，包括颈部的"米字功""犀牛望月"、双手捶胸、举手下蹲、掐腰踮脚等，此外韦贵康还喜欢做"飞燕式"、腰部"拱桥"等锻炼招式。并且，在手法治疗中，韦贵康还糅合了奇穴与奇术、阴阳五行手法等，以增加治疗效果。①奇穴与奇术：韦贵康发现某些病证在体表存在特定的反应点、线、区，目前共发现 38 个反应点、4 条反应线和 4 个反应区，称之为"韦氏奇穴"，针对这些点、线、区进行选穴，疗效良好。②阴阳五行手法：根据阴阳，韦贵康认为移位程度大、肌张力高者为阳，反之为阴，治法上，阴者治于阳，即手法施治时力度、角度宜稍大，阳者则反向施治；此外，基于五行，韦贵康根据各手法的作用位置、深浅、力度、走向将推、拿、按、揉、点、拨、摩、擦、抖、捏、按等手法赋予不同的属性，如将摩、擦、揉法归于金，推、抖法归于火，拿、捏法归于土，弹、拨法归于木，点、按法归于水。

三联治法："三联疗法"和"三联手法"。三联疗法即手法治疗、中药熏洗联合中药内服，"三联手法"即在调骨与理筋手法的基础上加对症手法。

2. 用药特点

（1）辨证施治，以肾为要：中医学的核心是辨证施治，因此，韦贵康在治疗脊柱相关疾病时尤其遵循辨证分型、分期而施治等中医学基本特点。韦贵康认为，急性损伤早期的辨证多为瘀滞型，遂其常用桃红四物汤及复元活血汤以祛瘀通络活血；而损伤后期辨证多为风寒湿型，常以蠲痹汤或宽经散以达祛风散寒胜湿之效；损伤中后期辨证多见脏躁型，治疗以甘麦大枣汤加味及天麻钩藤饮，镇静安神；亏损型多见于损伤后期肝肾阴虚者，常以六味地黄丸滋补肝肾。韦贵康还将脊柱相关疾病分为初、中、后三期，初期以行气活血化瘀为主；中期以化瘀和营以生新、顾护气血、濡养筋骨为主，治疗上当以和营止痛、接骨续筋为要；后期则以补益肝肾、气血为主。中医学认为肾为先天之本，在体为骨，其位于人体腰部，居脊柱两旁，与脊柱相关疾病有着重要的联系，又因肾藏精，而能生髓，髓居于骨中，骨赖以髓的充养，肾精充足，骨髓生化有源，骨骼得到髓的充养而坚固有力，故韦老提出，脊柱相关性疾病虽与肝、脾、肾相关，但尤以肾为要。韦贵康在治疗头痛、健忘、睡眠障碍、脑萎缩、耳鸣、耳聋、胸痛、性功能障碍、不孕症、前列腺增生症、产后腰腿痛等脊柱相关疾病时，认为其病因与肾虚密切相关，临证时以整复手法、针灸疗法、药物疗法调养肾精、肾气及肾之阴阳，肾气充足、肾精充盈、肾之阴阳平衡，则病症有解。

（2）临证用药，补肾活血：韦贵康认为脊柱为督脉所系，主一身之阳，而督脉出现虚损，阳气则易郁闭于内，以致经络不通，从而出现肢体麻木不用，活动不能。素体虚弱、久病致虚、外邪侵袭及外伤后期等均可造成肝肾亏损，气血虚少、经脉瘀阻，肾生髓无源，而致脊柱不能濡养，就会出现各种脊柱的相关病症。韦贵康常予补肾药、活血化瘀药内服作为辅助治疗，如鹿角胶、补骨脂、白芍、甘草、杜仲、续断、川芎、丹参、土鳖虫及红花等。其中，以鹿角胶、补骨脂等补益药物温阳培元，助升阳之机；杜仲、续断等药补肾填精，助气血的恢复；以川芎、丹参、土鳖虫等活血化瘀药物，通经活络，消散瘀阻，气血复，经络通，脊柱得以濡养，正气旺，从而使得疾病得到有效的治疗。韦贵康认为颈椎病的发生多为本虚标实之证，素体虚弱之人，肾精渐衰于内，痰瘀等病理产物导致颈部督脉气血瘀阻滞不畅。在治疗中以补肾通督、化瘀扶正之法，活用补肾、活血化瘀药物。

（3）博采众方，创制新方：韦贵康在长期的大量临床实践中，对验方以及各类名方在使用上有着独特的见解。运用广西中医药大学附属瑞康医院的十一方跌打药酒来治疗肩周炎，利用其活血祛瘀、舒筋活络、消肿止痛、祛风除湿的功效，可以更好地促进局部炎症物质的吸收，从而达到治疗目的。治疗肺癌骨转移时，韦贵康喜用健脾祛湿的参苓白术散及滋补肾阴肾阳的地黄饮子作为基础方进行加减以补益脾肾。另外，韦老根据临证经验和临床需要自创新方，如旋降汤、解痉散瘀汤、痛安汤、三路汤。韦贵康常以旋降汤行气散瘀止痛，治疗胸腹部的陈旧性内伤；解痉散瘀汤具有活血通经、解痉散瘀的作用，韦贵康常用其来治疗外伤或劳损所致的局部拘急瘀肿疼痛、颈肩腰痛、外伤血栓性静脉炎等病症；痛安汤是韦贵康常用的基础方，具有活血祛瘀、通络止痛之功，多用于治疗混合型颈椎病。韦贵康根据通则不痛，疏其气血，令其调达，而致和平之理论，运用三路汤的活血祛瘀、解痉止痛，能够改善循环、改善病损处代谢的作用，来提高治疗颈椎病的疗效。

（三）验案撷粹

1. 解痉散瘀汤

组成：丹参 15g，白芍 12g，赤芍 12g，地龙 6g，豨莶草 12g，牛膝 12g，归尾 12g，桃仁 9g，两面针 12g，甘草 6g。

功效：活血通经，解痉散瘀。

方解：外伤、劳损及六淫邪毒侵袭，虽发病不同，但临床上以瘀血阻滞多见，瘀停于内，经气不畅，肌肉失荣而痉，故以活血通经、解痉散瘀之法治之。本方以丹参、赤芍、归尾、桃仁，通行上中下三焦，助行血力以散瘀，即所谓"血不活则瘀不去"，其中丹参有"一味丹参，功类四物"之说，取之兼调和气血，使行而不破，散中有收；以白芍、地龙、牛膝、甘草以解痉缓急止痛，配两面针、豨莶草以消肿止痛。全方合用，旨在治本为主，同时治标，具有活血散瘀，解痉止痛之功。

局部疼痛较剧，加乳香 6g，没药 6g；头痛加白芷 12g；背部痛加葛根 12g；肩部痛加姜黄 12g；胸部痛加柴胡 9g；腰部痛加杜仲 12g。

主治：外伤或劳损所致的局部拘急瘀肿疼痛、颈肩腰痛、外伤血栓性静脉炎，证属瘀滞型者。

用法：水煎服，每日1剂，重症可每日服2剂。

2. 脊髓康

组成：鹿角胶12g（另煎），炮穿山甲12g，土鳖虫6g，红花6g，川芎12g，黄芪20g，补骨脂12g，鸡内金9g，丹参15g，麝香0.05g（冲服）等。

功效：活血化瘀，补肾益精。

方解：脊髓康方中的鹿角胶、补骨脂有补肾作用，黄芪有补气作用，丹参、红花、炮穿山甲、土鳖虫、川芎有化瘀活血、改善血循环作用，鸡内金补肾固精加上穿透力较强的炮穿山甲、麝香，使药深达病所而奏效。

主治：脊髓型颈椎病。

用法：水煎服，每日1剂，连服10～15剂为1个疗程，停3～5天再服第2、第3疗程，一般服3～5个疗程。

3. 旋降汤

组成：旋覆花12g（布包煎），降香12g，柴胡9g，赤芍12g，丹参12g，陈皮9g，法半夏12g，茯苓12g，甘草3g。

功效：行气散瘀止痛。

方解：外伤胸腹，伤及气血，临床上以伤气多见气机不利而成气上逆。故治疗以理气降逆为主。本方取旋覆花，因"诸花皆升，旋覆独降"，配以降香下气降逆调理气机；赤芍、丹参活血祛瘀止痛；陈皮、法半夏、茯苓行气化痰，柴胡既长于疏肝郁而条达肝气，又可升清阳之气，使气机顺降有度；甘草调和诸药。全方具有调理气机，活血止痛之功效。

腹胀加厚朴9g，川楝子12g，大便秘结加枳实12g或桃仁12g，疼痛剧烈加两面针12g，延胡索12g。

主治：胸腹部陈旧性内伤，症见胸部疼痛，或胃脘胀痛，或痛无定处，嗳气呃逆，便溏，尿少，舌红瘀斑，苔白兼黄等。该证相当于西医的胸腹部挫伤或外伤性气血胸后遗症。

用法：水煎服，每日1剂。因旋覆花有小毒，煎药时应将其用干净小布包煎。

4. 痛安汤

组成：两面针12g，白芍15g，龙骨30g，甘草5g，丹参30g，三七9g，降香12g。瘀肿甚加红花6g，白花蛇舌草12g；眩晕甚加钩藤12g，天麻12g；血压偏高加牛膝12g，泽泻12g；血压偏低加升麻12g，黄芪15g；四肢痿软无力加鹿角胶12g（另烊）；病灶较深加穿山甲12g。

功效：祛瘀止痛。

方解：痛安汤依据颈椎病病理立方。两面针以蔓椒之名始载于《神农本草经》，在我国运用历史久远。《本草纲目》称其主治"风寒湿痹，历节疼，除四肢厥气，膝痛"，有消肿止痛，解痉祛瘀之功效。临床证明两面针对于各种痛证有立竿见影的效果。白芍养血调经、柔肝止痛。龙骨属于矿物药，主要成分为无机化合物，普遍认为有镇静安神、收敛固精之功，但龙骨也善于利痰。清名医陈修园《神农本草经读》说："龙骨能引逆上之火，泛滥之水，下归其宅。若与牡蛎同用，为治痰之神品，今人只知其涩以脱，何其浅也。"《医学衷中参西录》云："龙骨既能入气海以固元气，更能入肝经以防其疏泄元气。"对于颈椎病此等虚而兼实者，需既要开痰又要活血，方对其证。实验表明龙骨能提高免疫力，增强单核巨噬细胞对血清碳粒的吞噬能力，促进坐骨神经损伤后恢复。一味丹参，功兼四物。其性专于走窜。如《本草正义》言："丹参专入血分，其功在于活血行血。"丹参具有改善血流动力学状态、血液流变性及微循环等作用。其改善血细胞的性能，改善局部缺血、缺氧，有钙离子拮抗剂作用及抗炎作用，能改善血液流变性，决定它能够延缓和抑制颈椎间盘的退变，促进组织的修复，从而对颈椎病的防治起着重大作用。三七散瘀止血、消肿定痛。降香理气止痛、化瘀止血。全方功效是活血祛瘀，解痉止痛。

主治：混合型颈椎病。

用法：水煎服，每日 1 剂，每次以水 1000ml 煎至 200ml，分 2 次服，每次口服 100ml。

韦 以 宗

韦以宗，男，1946 年生，广西平南人。先后就读于广西玉林中医专科学校（1963 年）和广西中医学院（1966 年），并于 1969 年于广西玉林城关医院学习中医骨科，而后又分别于 1974 年、1981 年在广西医学院及天津医院的骨科各进修 1 年。1966～1978 年于广西平南县人民医院任中医师、骨科医师、外科副主任；1978～1986 年于广西壮族自治区人民医院任骨科医师、骨伤科研究室主任；1986～1990 年任广西中医骨伤科研究所副所长（法人）、副主任医师。1992 年后出国，任马来西亚南洋国际骨伤学院院长。1996 年其职称晋升为主任医师，并先后受聘于广西中医学院、长春中医药大学，任客座教授及硕士生导师。1998 年回国任北京传统医药研究所所长、北京光明骨伤医院院长、北京光明正骨学校校长等职。

韦以宗有 10 本著作，共计 830 万余字。在这当中，出版了《中国骨科技术史》（1983 年）更是填补了骨科技术史领域的空白，被翻译成日文并作为日本的教科书之一，在我国亦收编为大专院校教材。在这之后，先后点校、校释出版了《理伤续断方》《外科集验方》《秘传外科方》（1990 年）、《跌损妙方》《救伤秘旨》（1986 年）、《回回药方·折伤门》《永类钤方·风损折伤》《秘传伤科方书》（1995 年）。1988 年其任总编的我国第一套骨伤科教材《中国骨伤科学》10 卷本出版；2001 年主编的《中国骨伤科学辞典》出版；2003 年任总主编的《现代中医骨科学》出版；2006 年编著的《中国整脊学》出版。

韦以宗在国家级学术期刊上所发表的学术型论文共有 66 篇，而在这些论文中，中药治疗开放性骨折更是荣获地厅级科技成果奖一等奖，而且，更于 1978 年与顾云伍一起获得全国科学奖；另外，一篇关于前臂骨折、肱骨髁骨折、胸腰椎骨折的相关研究论文报告发表后，不仅被《中国接骨学》引用，同时也被编进了《中西医结合骨伤科学》教材；对中国整脊医学的历史文献、传统整脊手法机制及适应证研究和脊柱功能解剖学、生物力学等研究，韦以宗创造性地提出脊柱四维弯曲体圆运动规律、圆筒枢纽学说、脊柱平行四边形理论和椎曲论，并对严重的椎间盘突出症、椎管狭窄症、脊椎滑脱症等疾病在非手术治疗上取得不错的效果。而后，韦以宗及其著作先后荣获全国优秀科技图书奖二等奖、广西壮族自治区科技成果奖二等奖、全国重大中医药科技成果奖（部级）乙奖；1984 年获评为广西壮族自治区重奖四名突出贡献知识分子之一；1988 年获全国省市区优秀科技图书奖一等奖；1998 年获湖北省科技成果奖二等奖；获 2004 年度中华中医药学会科技学术著作奖和中华中医药学会科技成果奖三等奖。

1985 年 12 月，联合施杞等 28 名专家为建立骨伤科学会给中医学会写信，促成了中医学会骨伤科分会的成立，后被选为中医学会骨伤科分会副秘书长，2002 年选为该会副主任委员（现任顾问）。1995 年创办《中国中医骨伤科杂志》，任主编至 1999 年。同时期创办光明中医函授大学骨伤学院，并且联合全国专家，在 4 年的不懈努力下，共培养了 6000 多名骨伤人才。1992 年于马来西亚创办国际骨伤学院，为新加坡、马来西亚、泰国培养 390 名骨伤人才。1997 年联合 18 个国家和地区建立世界中医骨伤科联合会，至今举行了 6 届国际大会，出席代表 2700 余人，来自 24 个国家和地区。2003 年起承办"全国整脊学高级研修班"，共计培养了 800 余名中国整脊医师，并促成中华中医药学会整脊分会成立，同时被任命为主任委员。1999 年，获吴阶平副委员长颁发"二十世纪中国接骨学最高成就奖"，2004 年 7 月中央电视台《东方之子》栏目，以"仁心铁骨"为题介绍韦以宗为中医骨科的振兴和国际交流做出的业绩。

（一）学术思想

1. 医患合作　练功作为整个整脊治疗中的重要部分，更多的是依赖于患者的自我锻炼。因此，在整脊治疗中，临床实施上最为重要的是医患合作，即医生的指导与患方的配合。脊柱劳损病是由于患者长期积劳而成疾，让患者清楚自己的病因以及后续的治疗方案、此病的预后等显得尤为重要。只有患者配合，遵从医生的指导，诸如卧床休息，坚持练功，及时接受手法、针灸等治疗等，配合医生的治疗方案，才能更好地控制病情。

2. 动静结合　在整脊临床上，对脊柱骨关节起固定作用的肌肉韧带就像是维系脊柱骨关节的夹板。理筋、正骨、练功的目的都是恢复运动力学和生物力学的平衡；而肌肉韧带劳损是脊柱劳损病的病理基础，其进而导致脊柱骨关节错位、运动力学、生物力学失衡；因此，在治疗上，我们首先要恢复、改善动力系统——肌肉韧带；故理筋在三大治疗原则中为首。而骨关节复位后的稳定，也是需要依靠肌力平衡来稳定的。所以，动中有静，动为了静，不动则不能静。例如，有一部分颈椎病，是颈曲紊乱所导致的，这就要求我们在治疗颈椎病时，正骨后需坚持颈肌的锻炼，时时做扩胸运动等来训练颈肌，此时的运动就是为了颈椎骨关节复位后的稳定。另一方面，有另外一部分的脊柱病变是因动而发病的，典型的腰椎间盘突出症，正是由于腰椎关节紊乱、椎体旋转、倾斜等导致椎间盘突出，进而压迫神经根而引起症状。其源于动，因此在治疗上则制之以静，即卧床休息，以减小椎间盘被脊柱骨关节施加的纵轴应力，从而减轻其压迫症状。因此，有"椎间盘突出症可以睡好"之说。

3. 筋骨并重　脊柱劳损病是由长期的单侧某肌群损伤所导致脊柱骨关节错位。骨折复位要求对位对线，所谓对线指恢复原来的解剖生理的力线。对于脊柱骨关节的复位，同样要求恢复力线，而这个力线主要指的是椎曲，特别是腰曲和颈曲。临床上几乎所有的脊柱劳损病都源自椎曲紊乱。椎曲紊乱的病因病理基础就是椎体关节三角力学结构位移后出现"骨牌效应"。而椎曲紊乱起源于维持椎曲的四维肌力不平衡，所以要正骨调曲，就必须先理筋。理筋、调曲、练功三大原则，最终目标是调曲。

4. 内外兼治　《灵枢》曰："内合于五脏六腑，外合于筋骨皮肤。是故内有阴阳，外亦有阴阳。"人体是一统一整体，脊柱骨关节疾病，既发生于"筋骨皮肤"，也影响到"五脏六腑"。因此，在治疗上需内外兼治。

在临床上，整脊常用到的外治法有拔罐、药熨、针灸等，均可有效地松解肌肉韧带粘连，起到活血化瘀、改善局部循环、恢复肌容积及肌张力等效果。通过正骨、调曲的治疗，可使对应的椎体关节复位，从而减轻对应椎体间的软骨、椎间盘的压应力，松解长期受压迫的脊髓和神经，并使缺血情况得以改善。但这些组织，均需要气血的补充，才有利于循环改善。因此，根据八纲辨证论治，配合中药内服，以调节机体内部的气血阴阳，则更有利于组织的修复。根据统计，不少的临床实践证明，内服方药不仅可以减轻椎间盘突出的炎症水肿，同时可以延缓椎间盘的退变，从而改善脊髓、神经的功能，在一定程度上减轻了脊柱劳损疾病的症状。因此，整脊治疗学是主张内外兼治的。

5. 上病下治　上病下治，是中医整脊治疗上的一大创新。《灵枢·经脉》论及："厥头痛，项先痛，腰脊为应。"脊柱轮廓应力是平行四边形平衡的。平行四边形的数学法则是对边相等、对角相等。因此，在临床上寰枢关节错位调腰骶角，颈曲变直、反弓的颈椎病，调胸椎和腰椎，胸椎侧凸，调腰椎等方法已取得近万例临床的成功。中医整脊认为脊柱结构力学、运动力学的基础是腰椎。当腰椎椎曲出现紊乱、侧凸等病理改变时，即可继发出现颈椎的椎曲紊乱、侧弯。临床调查347例颈曲紊乱的颈椎病，合并腰曲紊乱者占 98%。X 线动态实验也证实，腰曲变直颈曲也同时变直。因此，在治疗严重的、疑难的颈椎病以及胸椎侧凸症时采取上病下治法，安全可靠且疗效确切，已成为中医整脊临床诊疗的特色。

6. 下病上治　下病上治，也是中医整脊治疗上的创新。根据脊柱圆运动规律，脊柱骨关节紊乱、侧弯或椎曲改变，都维持在一中轴线上。例如脊柱颈段、胸段、腰段三个节段中，活动度最大者，颈段是第 1～4 颈椎；胸段是第 1～5 胸椎；腰段是第 1～3 腰椎。因此，颈下段或腰下段的病变，则必须纠正颈上段或腰上段的侧弯，如此才能达到调曲复位的目的。如：腰椎滑脱症，要想复位滑脱的椎体，就必须纠正上段腰椎的反弓、侧弯；急性腰扭伤，往往是腰 4～5 关节错缝，但只要在胸腰枢纽做一小旋转，其错缝即可复位。

7. 腹病治脊　腹病治脊，指的是脊源性的男性性功能衰退、胃肠功能紊乱、妇科病等。这些病变主要是由于支配相应脏器的脊神经紊乱而产生功能性病变，对应的是下段胸椎以及上段腰椎骨关节紊乱。所以，整脊治疗脊源性疾病的具体机制则是通过整脊恢复其脊神经功能。

8. 腰病治腹　腰椎的稳定，其后缘依靠的是腰背的竖脊肌，其前缘依靠紧贴后腹膜的腰大肌和腹内压。腹内压是稳定腰椎的主要内动力。腹肌松弛或腰椎不稳，多患有慢性腰痛。所以临床有"腹针疗法"治疗腰痛。由于腰椎内环境与腹部内环境是相互影响的，所以典型的腰椎间盘突出症患者在早期往往或伴有便秘、小便短赤等湿热下注证候，而晚期可有二便无力或小便频繁的虚寒证候；所以临床上用中医辨证论治，虽是治腹，实则治腰。在腰椎间盘突出症患者的肌群功能锻炼中，"床上起""俯卧撑"等均为练腹肌的功法，其目的也是"腰病治腹"。

（二）专长绝技

1. 韦氏十三功法防治颈椎病　韦以宗通过参考《易经》所展现出的宇宙圆运动规律，研究脊柱运动力学，同时通过对人类腰曲形成机制及其颈曲关系生物力学的科学研究分析和大量的临床实践，一定程度上论证了人类"脊柱四维弯曲体圆运动规律"，并研发十三功法防治颈椎病；这是当人"久坐"后，腰大肌等张收缩（长度不等）失衡，这将导致腰椎骨关节紊乱、继发胸椎侧弯而致颈椎骨关节错位，从而出现颈椎亚健康甚至病变等病理现象。韦以宗将十三功法运用到临床上取得较好效果。

2. 弹力强筋腰围治疗腰痛　腰曲是自人 1 周岁左右开始站立行走后，在腰大肌为主的作用力下逐渐形成的；而颈曲是在脊柱轮廓平行四边形应力作用下，为了保持中轴平衡，从而逐渐形成的。颈、腰曲在发育过程中逐渐形成，同时也决定了脊柱的力学结构关系。骨盆作为整个脊椎的基底，腰骶关节与骶髂关节同时也是人体受力最大的枢纽，骶椎和脊旁肌是支撑躯体最有力的组织结构，能保持身体站立行走功能，维持劳动生产所需的各种姿势和体位，一旦损伤或患病，脊柱稳定性将完全或部分靠外部力量来支撑。根据人体生物力学的要求设计的弹力强筋腰围是由一对夹脊弹力功能块和两侧髂肋弹力功能块所组成的，这一结构所形成的是一个等腰梯形弹力框架式体外动态固定护具，可以承接骨盆和胸廓，既缓解了腰椎的受力，又对主要肌群的收缩运动起到抑强扶弱的协调作用，从而增加腰椎稳定性，促进全脊柱力学平衡。经过临床应用，弹力强筋腰围通过在人体胸廓和骨盆之间建立一个弹力性的连接，以缓解上半身的重量及运动时产生的扭力对腰椎的作用力。由于该结构的主要作用力落在了胸廓和骨盆，所以佩戴后，胸廓的肋骨下缘和骨盆的髂骨上缘会有相应的压迫感，但随着佩戴时间的延长，压迫感可逐渐被适应。两侧髂肋弹力功能块与位于腰躯干深部的腰大肌、髂腰肌的运动相呼应，对促进脊柱前两侧肌力平衡起协调作用（前二维），夹脊腰骶弹力功能块与脊柱的竖脊肌相吻合，对促进脊柱后两侧肌力平衡起协调作用（后二维）。弹力强筋腰围除了最直接的外固定作用，同时也兼有一定的腰椎保健作用，这是由于弹力带将腰骶两部紧密连成一体，从而增加了腰骶关节及骶髂关节的稳定性，对腰椎起到一定的保护作用。在临床上，早期的使用对腰椎生理曲度的改善或恢复、脊柱生物力学平衡的重建等均有利。

3. 跟后石膏托加小夹板治疗踝部内翻骨折脱位 对于踝部内翻型骨折脱位，AO（内固定研究学会）学派对此类创伤一贯主张手术疗法，选用可吸收螺钉固定外加石膏管型固定，而 CO（中西医结合接骨术）学派则主张在复位后小夹板外固定、加袜套牵引等；韦以宗通过大量的临床实践得出：应用手法复位跟后石膏托加小夹板固定治疗踝部内翻骨折脱位，疗效显著，优势明显。根据中国接骨法（CO 系统）骨折分型，此类骨折脱位属内翻骨折 II 度和 III 度。所以，复位以手法复位，对 III 度者行胫骨与跟骨端挤复位脱位，再以外翻外旋复位骨折，复位后，反复做踝关节屈伸兼外翻外旋多次，即可获解剖对位，对 II 度者，牵引踝关节即可使距骨脱位复位。固定：取起自小腿后上 1/3 经足跟至足底跖趾关节石膏托（简称跟后石膏托），使足跟、足跖极限外翻固定，其具体方法是石膏托外翻踝背伸 90°定型，外加绷带固定后，再取中国接骨法标准足踝外翻夹板，去除后侧板，用内、外、前三块小夹板连同跟后石膏托，四根扎带固定，青壮年固定时间为 4 周，中老年人为 6 周，然后去除跟后石膏托，改用足踝夹板外固定并开始做踝关节屈伸锻炼，2 周后 X 线片复查骨折处有骨痂形成，即可去除夹板，下地锻炼。经系统观察及功能随访，确认此疗法疗效良好，且不用卧床，可早期扶拐单下肢活动，对肢体肌群的锻炼及功能恢复更有利。

4. 颈胸枢纽调曲法治疗椎曲紊乱类颈椎劳损病 颈椎劳损病病因是学术界多年来在不断探索与攻克的难题，主流观点认为是椎间盘退化或是受椎曲紊乱的力学改变。有学者指出，椎间盘突出、退化不一定有临床表现。究其原因，关键是多个椎间盘突出或退化未引起椎曲的紊乱，所以不会导致症状和体征。韦以宗团队在人类椎曲形成机制的前期研究中，已论证了正常的椎曲是维持正常脊柱运动功能和生理功能的基础。因此，对劳损类疾病而言，椎曲的改变与否，是判断是否出现症状体征的重要依据。颈胸枢纽即第 7 颈椎和第 1 胸椎组成的枢纽关节，是调节颈椎曲度的重要关节。颈椎曲度紊乱，主要病因是由上段胸椎侧凸继发。因此，韦以宗在治疗颈曲紊乱类颈椎劳损病时，多采取以调整胸椎为主的颈胸枢纽调曲法为主，但颈曲恢复的临床效果同时也受年龄、病程和病情轻重的影响。一般中青年患者大部分能在 2～4 周左右达到完全恢复；而中老年患者的疗程普遍比青年患者要长，病情较重者复位需 4～6 周，且多为基本恢复。

5. 上病下治法治疗颈曲变小类颈椎劳损病 韦以宗在治疗颈曲变小类颈椎劳损病时多采取以调腰曲、胸椎为主的整脊法，而颈曲恢复的临床效果又受年龄、病程和病情轻重等因素的影响。腰椎间盘突出或椎体滑脱，均可以引起椎间隙倾斜、塌陷，椎体旋转、位移。这是临床上此二种病变导致腰椎结构力学和形态病理改变的规律，也是继发椎管狭窄症的主要原因。故在治疗上必须调整腰椎的结构力学和形态异常。由于人类腰曲是自 1 岁站立行走后随发育而逐渐形成的，因此韦以宗强调椎曲对椎间孔、椎管及椎间盘大小方位的适应性及其维持生理功能的重要性，从而提出整脊疗法以调曲为主要治疗原则之一。传统的骨盆轴向牵引，由于其作用力受腰曲的影响，韦以宗团队研究证明其牵引作用仅达第 3、4 腰椎。有一部分学者提出的"三维牵引"法，也仅仅是在骨盆牵引下加以扭转而已，其作用力始终依靠竖脊肌，未能合理地从根本上解决椎曲和上段腰椎的侧凸问题。韦以宗从元代危亦林的脊柱悬吊复位法和《医宗金鉴》的攀索叠砖法得到启示，这两个方法与常规的骨盆牵引的不同点是利用了下肢的牵引力。为此以探讨人类腰曲形成机制为切入点，表明影响腰曲主要运动的力来自腰大肌，从而实施的四维牵引调曲法，较骨盆牵引的不同是牵引了下肢，也就是调动了腰大肌对腰曲的内在作用力。同时在临床的实践中取得了满意疗效。而对于复发或保守治疗无效者，需行手术治疗。

6. 腰大肌康复法治疗青少年脊柱侧弯症 虽然国内外学者们针对青少年特发性脊柱侧弯症发

病原因提出了遗传学说、激素学说、生物异常学说以及神经肌肉学说等理论，但目前尚没有哪一种理论能有公认的说服力。韦以宗根据整脊学理论和几十年临床研究验证了腰椎是脊柱运动力学的基础，腰大肌对腰椎不仅有支撑载荷的作用，更主要的是腰椎旋转度和腰椎曲度直接受到腰椎运动和维持腰曲的主要肌力的影响。韦以宗等对活体恒河猴在坐、站立和跨步 3 种状态下，观察健体、切断一侧腰大肌和切断双侧腰大肌等状态下的腰椎旋转和曲度，在 X 线的显像下，显示腰椎旋转和椎曲均有显著差异；孔德奇、莫新发等通过研究发现，卧位下肢无承载身体重力的情况下，腰大肌处于松弛状态，腰曲较小，而当处于站立位时，人为了适应身体载荷，下肢伸直带动腰大肌张力，因而腰曲较卧位下加大。青少年特发性脊柱侧弯源自腰椎，主要是椎旁肌肉结构和病理改变，特别是腰椎旁四维肌肉腰大肌和竖脊肌（以腰椎体前部左右各一的腰大肌为前二维，以腰椎体后部左右各一的竖脊肌为后二维）结构和病理改变。当四维肌肉中的任一维或几维肌肉出现病理改变时，腰椎受力开始出现不平衡，从而出现椎体旋转侧弯，腰椎生理曲度发生改变，为维持人体中轴平衡，胸椎必然反向旋转侧弯，颈椎也出现与胸椎相反的旋转侧弯，进而出现颈曲紊乱。另外，整个脊柱的椎曲紊乱又加重了椎旁肌的病理改变。可见椎旁肌的病理改变既是脊柱侧凸的病理基础，又是病理改变结果。由此韦以宗认为胸椎的侧凸源自腰椎的侧弯，整个脊柱侧弯的根本在腰椎，通过临床观察，发现青少年特发性脊柱侧弯症主要是一侧腰大肌不发育变小，导致腰椎双侧力学失衡，引起腰椎椎体旋转、侧弯，继发胸椎侧弯。据此，青少年特发性脊柱侧弯症的主要治疗方针是恢复或改善脊柱椎旁四维肌肉的结构和功能，特别是恢复、调动腰大肌的肌力，稳定脊柱的生物力学结构来调整腰椎曲度和侧弯。腰大肌康复法和应用"四维整脊治疗仪"行四维调曲法治疗，就是充分调动和恢复腰大肌肌力，进而调整腰椎旋转侧弯。每天坚持做弓步压腿功能锻炼亦可调整两侧腰大肌平衡，俯卧撑及扩胸功能锻炼改善竖脊肌功能，上述功能锻炼有利于恢复四维肌肉力学平衡。

（三）验案撷粹

治疗腰椎管狭窄症医案一则　患者，女，35 岁。

主诉：间断腰痛 2 年余，加重伴左下肢麻痛 4 月余。

病史：腰痛 2 年余，以酸胀痛为主，翻身活动明显受限，不能弯腰，不能久坐（最多坐 5 分钟）、久立（不能超过 10 分钟）及久行（行走不能超过 300m），伴有左下肢放射性麻痛至脚趾，肛门、会阴部麻木，平时脐以下怕冷。查体见腰部肌肉僵硬，弹性欠佳。

诊查：$L_4 \sim S_1$ 棘突两侧压痛（+），左侧环跳穴压痛（+），向左下肢放射，直腿抬高试验左侧 30°（+），右侧 50°（+），"4"字征两侧弱阳性，膝腱反射左侧减弱，右侧尚可，跟腱反射两侧消失，拇趾背伸试验右侧可，左侧减弱，下肢肌力左侧 3 级（-），右侧 4 级，肌张力双侧下降，左臀肌左下肢肌肉萎缩。舌质淡红，苔薄白，脉沉细无力。腰椎 MRI 示：L_4/L_5 椎间盘向后下偏左脱出 7mm，硬膜囊受压，双侧椎间孔缩小，椎管纵径 11mm。腰椎正侧位片示：腰椎各棘突右偏，L_4/L_5、L_5/S_1 椎间隙变窄；腰椎曲度消失，各椎后缘均有双边影。

中医诊断：腰痛（肾阳虚证）。

西医诊断：腰椎管狭窄症。

治疗：使用"脊柱四维牵引床"以调腰椎曲度为主，辅以理筋、练功。

治疗 56 次后症状消失，复查腰椎正侧位片旋转消失，腰椎曲度恢复正常，复查腰椎 MRI 示 L_4/L_5 椎间盘向后下偏左脱出减小。治疗后 3 个月随访健康状况及症状体征复发均为优。

朱少廷

朱少廷，男，1942 年生，广西钟山人，广西中医药大学第一附属医院主任医师，曾到河南平乐正骨学院学习正骨手法,后又到武汉医学院及天津骨科医院进修。朱少廷对骨伤科理论深有研究,在继承发扬中医骨伤科传统优势的同时,结合现代医学的手段服务患者,以中医的整体观、局部与整体兼顾、固定与活动统一、骨与软组织并重等理论指导骨伤科医疗实践,熟练运用中医传统手法整复骨折脱位。对中西医结合治疗骨与关节创伤,尤其是股骨颈骨折和其他关节内骨折、感染性骨折、退行性骨关节炎、颈肩腰腿痛和先后天畸形等骨伤疾病有独特治疗方法且颇有成效。曾编写《躯干骨折与脱位》《实用中医骨伤科学》两部著作,并发表文章50余篇。其在治疗膝骨关节炎方面经验丰富,根据"治病必求于本"的原则,确立了疏肝郁、去膝瘀的基本方法来治疗膝骨关节炎。其学生有米琨、黄肖华等人。

（一）学术思想

疏肝郁、去膝瘀治疗膝骨关节炎　骨关节炎属中国传统医学"骨痹"范畴,《类证治裁》中言:"痹证……良由营卫先虚,腠理不密,风寒湿乘虚内袭,正气为邪所阻,不能宣行,因而留滞,气血凝涩,久而成痹",认为是体虚在先,复受外邪,致气血不畅而发病。中医认为肝主筋,膝为筋之府,而膝骨关节炎不仅有局部膝关节的病变,还与整体的脏腑功能失调密切相关。朱少廷认为,肝气郁结会影响气血的运行,导致气血不畅,而膝关节部位需要充足的气血滋养,肝气不舒、气血郁滞则易引发膝关节的病变,出现疼痛、僵硬、活动受限等症状。所以,疏肝郁是治疗膝骨关节炎的一个重要环节。膝关节作为人体的负重关节,容易受到各种外力的损伤,以及长期的磨损、老化等因素的影响。这些因素会导致膝关节局部的气血运行不畅,瘀血阻滞,形成膝瘀。膝瘀进一步加重了膝关节的病变,使病情更加复杂和严重。根据"治病必求于本"的原则,朱少廷确立了疏肝郁、去膝瘀为其治疗原则,从逍遥散化裁用药,柴胡、当归、白芍取其疏肝解郁之功;茯苓、牡丹皮取其利水消肿之力;羌活、防风可祛风而利水消肿;桃仁、红花经牛膝、木瓜引经入络而祛膝部瘀血;蜈蚣入肝经,擅于祛深部瘀滞所致之顽痛;栀子可解湿热,诸药合用,共达疏肝郁、祛膝瘀,消肿止痛之功。

（二）专长绝技

1. 前臂旋前屈伸肘关节复位法治疗肱骨内上髁骨折　肱骨内上髁Ⅲ、Ⅳ度骨折,可误诊为单纯肘关节脱位。在治疗时只将脱位处理,结果内上髁骨折片仍嵌在关节内,变为陈旧性损伤,肱骨内上髁Ⅲ、Ⅳ度骨折是肘关节在外翻时受到暴力,肘关节内侧副韧带和前臂屈肌群猛烈收缩所致。骨折脱位后,肘关节内侧关节囊破裂,内上髁向下向外移位,使前臂屈肌群及关节囊内侧副韧带处于松弛状态,关节便产生异常的侧方活动,复位时,在肘关节外侧托住关节使之外翻是容易的,前臂的内旋使尺骨鹰嘴向内倾斜,加大了肘关节的内侧间隙,屈肌群也更松弛,在此情况下,往返屈伸肘关节,使屈肌群一张一弛,嵌入关节内的骨片即被屈肌牵拉出来得以复位,肌肉的牵拉是骨折移位的一个因素,在一定条件下肌肉牵拉也是骨折得以复位的一个因素。

2. 无架水平牵引治疗新鲜股骨干骨折　股骨干骨折是四肢常见损伤,无架水平牵引治疗新鲜股骨干骨折疗效满意,人体在屈膝150°～165°,髋关节在自然外展20°～30°位时,髋膝两关节均处于功能位状态,各肌群处于相对平衡,符合股骨及其周围肌肉的正常生理。整个股骨周围有强大的肌肉包绕,肌肉的收缩是骨折移位的重要因素。但是,在一定的条件下,肌肉也是稳定骨折的重要因素,这主要是肌肉的"内夹板"作用。严重的骨折移位破坏了各组肌肉的平衡,骨折经复位后肌肉的正常生理形态随之相对恢复,在近功能位置各组肌群相对平衡时,肌肉具有最大的收缩力,其"内夹板"作用得到充分发挥,加上小夹板的外固定作用及持续牵引,骨折就获得稳定。人为过度的强迫体位必然造成各组肌肉的不平衡,以往对股骨上段骨折采用屈髋及极度外展体位来抵消由于髂腰肌和外旋肌牵拉所致近端的屈曲、外展、外旋畸形，效果常不令人满意，其原因就是下肢外展时，内收肌的伸展，肌张力的增大，骨折远端更易向内、向上移位。所以，维持各组肌肉的生理平衡是股骨干骨折牵引的有效体位，也是无架水平牵引的依据。通过107例患者的临床观察，认为无架水平牵引有以下优点：本牵引不需要特殊复杂器械和牵引支架，只要一个牵引滑轮，操作简单方便，一般基层医院都可以开展。由于不存在牵引支架，床边 X 线透视或摄片均不受影响。因不需要特殊强迫体位，病人自然舒适，臀部无支架阻挡，病人大小便及各种护理极为方便。观察证实，无架水平牵引对维持骨折复位后的恢复效果良好，牵引装置的有效牵引力可靠。

（三）验案撷粹

治疗急性腰扭伤医案一则　李某，女，54 岁，工人。

主诉：腰部扭伤 1 天。

病史：患者自诉因劳作不慎导致腰部扭伤，入院时由担架抬入。

诊查：腰部不能活动，腰肌紧张，L_4～L_5 旁明显触压痛，无放射痛。

中医诊断：腰痛病（气滞血瘀证）。

西医诊断：急性腰扭伤。

治法：行气活血化瘀。

处方：大将逐瘀汤加减。

具体方药：大黄 30g（不后下），槟榔 15g，生姜 10g。共 2 剂，每日 1 剂，水煎分 2 次服用。患者服上方 1 剂后解下烂便数次，腰痛大减，2 剂腰痛基本消失，下床不扶拐行走，腰部活动恢复正常，住院 2 天，痊愈出院。

按语：方中大黄泻下逐瘀，以散郁滞之瘀热；槟榔行气利水，助大黄泻下逐瘀之功，使瘀热胀满从前后分消；生姜辛温，与大黄一寒一温、一升一降，使气机条达通顺，又不致苦寒太过。三药合用，邪去正复，气血平和，则诸症悉平。

甘　肃　省

郭　均　甫

郭均甫（1901～1977 年），男，字耀先，出生于河南洛阳平乐镇，家学渊源，世代行医。郭均甫，自幼便入私塾，喜好中医经典。16 岁时，有幸拜入当地名医王宏基、郭鸣岗两位老先生门下，跟师学习中医内外科和正骨、针灸等多种专业；有所成后，又投师于当时颇具盛名的平乐正骨医家郭耀唐先生门下，主攻正骨学。郭均甫博学善记，经过多年的跟师学习与临床实践，他师承了郭氏家传正骨绝技、理法方药要诀。自青年时代开始，郭均甫便开始独立行医，解民疾苦。20 世纪二三十年代，郭均甫先后游学至开封、郑州、洛阳、西安、宝鸡等地，深入探查民间，开展医疗活动，增长了见识，丰富了经验。当时，河南民生凋敝，盗匪四起，郭均甫与地方长者组织民团自卫，保家安民，一时令群匪不敢觊觎平乐，因此在乡里四邻享有很高威望。1935 年后，郭均甫参加了全民族抗日救亡活动，结交了一些仁人志士，随之而来的是思想上的巨大变化。1938 年，郭均甫加入了中国共产党，因其才学卓著被组织委派任职于中共平乐支部书记。自此开始，他以自身所学为党奉献，为我国抗日救亡运动做出了不可磨灭的贡献。

20 世纪 40 年代，河南省大部地区相继沦陷。郭均甫无奈下携家眷到达甘肃。在甘肃郭均甫开始了长期的悬壶生活。因此，自这段时期开始，他与甘肃当地百姓结下了深厚情谊，兰州也成为了他的第二故乡。直至新中国成立后，郭均甫仍在兰州中医学会中担任要职。1956 年，甘肃省中医院在党中央的支持下宣布成立，郭均甫接受了名老中医张汉祥的诚挚邀请，投身于甘肃省中医院骨伤科筹建工作。当时，《甘肃日报》第一版刊头新闻介绍了郭均甫的事迹以及照片。自此，郭均甫在甘肃省将自己丰富医学临床经验进行总结、推广，治病救人，功效卓著。为了解除更多病患的疾苦，促进甘肃中医骨伤科事业的发展，他破除积习已久的中医不传外姓的保守思想，积极主动地开设中医骨伤科培训班，并亲力亲为，亲自授课，编写教材，将自身家传秘方和独创手法毫无保留地传授给新一代。当时的学员，大多誉满西北，成为造福一方的中医骨伤科学的骨干力量。

至此，郭均甫开始了在当地长达 30 年的救死扶伤生活，让不计其数的患者解除病痛，被冠以"圣手婆心"的美誉，成为兰州市家喻户晓、街谈巷议的贤达，其影响力颇为巨大，在甘肃乃至西北地区现代中医骨伤科史上，都可称为继往开来的一代宗师。

郭均甫一生勤奋，手不释卷，真正地诠释了"学而不厌，诲人不倦"，曾说"吾六十年未曾惰一日"。先生性格豪爽、耿直，并且待人真诚，乐于助人，虽有桃李满门，却并无门户之见，学生中亦不乏西医学者。其 3 个子女，都是先从医学院毕业后再事家学。郭均甫 1977 年病故后，甘肃省各界举行了盛大追悼会，众多不知名受惠者自发前来吊唁，备极哀荣，所谓"桃李不言，下自成蹊"，这实在不是偶然的。郭均甫曾撰写《伤科学讲义》《治病偏方》《治疗疮偏方》《外科验方》等著作以及诸多短文，登载在当时的《农民报》以及《甘肃日报》上，为传播科学知识，破除迷信，做出了一定贡献。

（一）学术思想

郭均甫在长期的医疗实践中，兼收并蓄，博采众长，逐渐形成了自己独特的学术思想：整体辨证、筋骨并重、内外兼治、动静互补。以这套理论为中心主旨，形成了一整套以手法复位、小夹板固定、三期辨证论治、药物内外兼治和功能锻炼为完整体系的骨伤科诊疗方法。

1. 整体辨证 郭均甫强调当外邪侵袭机体之时，人体为一个整体，不仅会损伤局部，同时全身的经络气血也会遭受损伤，致使气血运行紊乱。所以医者在诊疗时，首先必须从整体观把握患者的疾病，以整体观念为根本，以伤因辨证为主，兼顾气血经络、营卫脏腑等辨证互参，在治疗时方能产生较好的疗效。其次，外邪在侵及人体，损伤患者局部的同时，又多存在损伤患者经脉与内脏的可能，所以在治疗过程中不可忽略、遗漏患者全身的病情变化。再者，疾病发生、发展及治疗的过程不是静止的，而是随时变化的，医者应在疾病的不同阶段根据同期的病理变化，对病情进行全面分析，再进行决策施治，方能事半功倍，获得满意的疗效。

2. 筋骨并重 《黄帝内经》曰："骨为干，脉为营，筋为刚，肉为墙。"郭均甫遵循这一理论，提出筋骨一体论，强调治疗时应该注意筋骨并重。一方面，骨是筋的附着点和着力点；另一方面，筋的运动又为骨提供动力，两者互存互用。筋附其外，骨居于里。当外邪侵及人体时，常常先伤筋，重则伤筋动骨，筋骨并损，所以在治疗的时候应当注意筋骨并重，缩短疾病病程。

3. 内外兼治 郭均甫认为当外邪伤及筋骨之时，经常会伤及脏腑经络，轻则引起局部肿痛，重则导致筋断骨折，气血瘀滞，甚至脏腑功能失调，更或内脏的损伤，所以治疗时一定要注意内外兼治。对于骨伤科疾病的治疗，除应重视手法复位、理筋治伤的同时，也应内服药物调理气血，外敷药物消肿止痛，讲究内外兼治，标本兼顾。

4. 动静互补 郭均甫遵循祖传正骨要诀，强调应在早期进行必要的功能锻炼，可使气血运行通畅，有利于对骨折端血运的滋养及骨折的修复。在骨折治疗的过程中，应尽可能减少制动的范围和时间，根据患者的具体情况，给予局部及全身运动锻炼，并将康复训练贯穿于治疗及后期康复的全过程，以促进气血循行，做到"形动精流"以加速骨折愈合及预防后期并发症的发生。

（二）专长绝技

1. 正骨手法　正骨手法是治疗骨伤科疾病的重要手段，郭均甫常说："手法，简言之，拔伸捺正，离而复合而已。"郭均甫总结的常用检查手法有触摸、按压、推顶、对挤、叩击、伸屈、二辅、扭转等8种，借以诊断伤情和判断骨折愈合情况。根据长期的医疗实践经验的总结，郭均甫对正骨手法进行了全新的总结和阐述，让家传的正骨手法得到不断的改进和完善，不仅简单实用，而且分系统调理，将正骨手法主要总结为八法，分别为拔伸牵引、折顶对位、推挤提按、回旋拨搓、嵌入缓解、倒程逆施、摇摆推顶、旋撬复位。

拔伸牵引是整复骨折脱位的基本手法，包括"拔伸"和"牵引"两部分。拔伸即助手用双手固定患肢的近端，医者则牵拉患肢远端，二者相反用力使关节恢复伸展，在治疗时应注意循序渐进，由轻到重，使断端复合，常用于关节脱位、指（趾）间关节脱位、手足部位骨折等。牵引主要分为两种，分别为短时牵引和持续牵引，医者将肢体牵拉到适当位置后，保持此力量持续牵拉一段时间，常用于较为严重的骨折、脱位或骨折合并脱位。常见的持续牵引方法有皮肤牵引、骨牵引、布兜牵引等。

折顶对位也称成角对位，是根据力学原理，借用巧力使骨折对位，适用于近关节部位的长管状骨干的干骺端骨折及横断骨折。该法的操作要领是先使患处筋肉松弛，再将两骨折端推向同一方向，形成成角接触，再行反折使之复位。

推挤提按为一法四则。推为单向给力；挤包括单向推挤和双向对挤，故推和挤可单独或联合应用；提，使骨陷者复起；按，使骨突者平复。这一手法常在牵引的基础上进行，临床可根据具体骨折脱位的部位、类型以及伤后时间的长短，单独或联合应用。

回旋拨搓是矫正骨折断端背向移位的专用手法。需医者正确分析移位机理与方向，在肌肉肌腱松弛的情况下，以近折端为轴心，医者持远端肢体，顺着移位通道回旋拨送骨折远端，以矫正背向移位。

嵌入缓解适用于移位的骨折块嵌夹在关节缝内，其次是肌肉、骨膜、筋膜等软组织嵌夹在两骨折端之间，再者脱位的关节头被周围肌腱、筋膜或关节囊缠绕嵌顿。

倒程逆施又叫原路返回法，多用于关节脱位的治疗。该法根据脱位关节的具体情况，反其道而行，使脱位处回归原位。

摇摆推顶适用于骨折复位后尚有残留移位，或四肢横断骨折有部分移位者。在维持牵引的情况下，医者双手于前后或两侧捏持骨折端，根据移位情况，在30°范围内，做前后、左右的摇摆活动，矫正骨折残余移位后，医者维持对位，令助手缓缓放松牵引，远端助手沿肢体纵轴向近端轻轻推顶，从而使两折端的对合更加紧密与稳定。

旋撬复位是用来整复肩、髋大关节脱位的手法。该法根据脱位关节的损伤机制及其解剖特点，利用杠杆原理，旋转撬动关节，使其复位。

2. 局部外固定　郭均甫将外固定的特点主要概括为三字原则。即"效""便""短"。效，即方法有效；便，即取材轻便，固定方式简单易操作；短，即固定的时间尽量缩短，短时间内达到治疗标准后即可解除，缩短骨折愈合时间，郭均甫在治疗过程中着重强调，在固定牢靠的情况下，尽可能减短固定物的长度和固定的关节数。

3. 用药特点　郭均甫在用药治疗方面，仍是以三期辨证为治疗的原则，不论内治还是外用药物均讲究给药灵活，精简药方。伤科疾病往往不只是局部的损伤，常常会伤及其他脏腑或整个机体。所以医者在诊治初期就应该树立整体观念。郭均甫根据祖传伤科三期辨证用药，治疗上遵从"破、和、补"的三期治疗原则。郭均甫认为：初期，外力损伤机体伴瘀血渐生，不通则痛，用药以破为主，治以活血祛瘀；中期，瘀血已去，多为气血不和，用药以和为主，治以通经活络；后期患者久卧伤气伤血，机体偏虚，故用药以补为用，治应补益气血肝肾。外用药方面也应结合三期辨证。早期给予散瘀止痛之剂；中期主症多为瘀血泛注，治以散结活血；后期主症多为关节不利，筋消肉损，治以温通利节。接骨药物亦分三期论治，早期应祛瘀接骨；中期活血接骨；后期滋补肝肾、补益气血接骨。三期辨证是相对的，没有绝对的界限，各期之间你中有我，我中有你，在具体治疗上不可过于拘泥于一期，需根据患者的具体情况，具体分析，辨证施治。

（三）经验方

损伤胶囊

处方来源：郭均甫经验方。

组成：土鳖虫、乳香（去油）、没药（去油）、三七、龙骨、自然铜等。

制法：按处方规定准确称取干净、炮制合格的药材。将三七单独粉碎过100目筛；其余药物混合粉碎全部过100目筛。与三七粉按等量递增法混合均匀，药粉灭菌。取药粉置半自动胶囊机中，用"0"号空心胶囊，随时调整检查胶囊内药粉，每料为0.5g。将插装好的胶囊用洁净纱布擦去黏附在表面的药粉，置抛光机中打光，灭菌后，分装于80g已灭菌的塑料瓶中，贴标签，即得。

性状：本品内容物为砖灰色的粉末，味辛、苦。

主治：舒筋活血，止痛，生肌。用于骨折、脱臼、跌打损伤。

注意事项：用药期间，忌食刺激性食物。

用法用量：口服，一日2次，一次4～6粒，温开水送服。

批准文号：甘药制字Z04000841。

方解：骨折、跌打损伤时血瘀气滞、阻塞不通为肿为痛，或损伤血络，致血流不止。治当活血祛瘀、生肌止痛、续筋接骨、收敛止血。方中三七具有活血化瘀、消肿止痛之功，其活血而无沸腾之患，止血而无留瘀之害，化瘀血而无伤新血之虑，为方中要药；乳香、没药活血化瘀、消肿止痛；龙骨镇惊安神、生肌敛疮，且含丰富钙质，促进骨质愈合；土鳖虫破血消癥、接骨续筋；自然铜散瘀止痛，接骨疗伤。诸药共用，增强活血散瘀、补肾接骨、疗伤止痛的功效，为骨伤科之要药。

郭 宪 章

郭宪章，男，1933年11月生，河南省洛阳市平乐村人，曾先后被评为"甘肃省各界人士为统一祖国振兴中华做贡献先进个人""市政协先进个人"，被收录入《世界名医大全》《中国大陆名医大典》《中国名医列传》《中国当代医药界名人录》和《孟津县志》等辞书内；还担任世界中医骨伤科联合会副主席和全国骨伤科外固定学会、全国骨伤科新技术推广学会理事，《中国骨伤科杂志》《中国骨伤》编委，并受聘编审大学专业教材，编写了《骨伤科生物力学》《中国骨伤科学·诊断学》《骨伤科的诊断与治疗》等教材。

河南洛阳的郭氏中医正骨之技，享誉全国，是我国传统医学的重要组成部分，已有200余年的传承。它不但兼收我国传统中医正骨理筋手法之长，而且将其与自身特有的药物治疗相融合，形成了独具特色的治疗方法和较好的疗效，继而自成体系。郭宪章正是洛阳郭氏正骨的传人。

其父郭均甫先生是享誉西北乃至全国的著名骨科专家，是西北甘肃中医骨伤学科的奠基人。郭宪章自幼受其父亲影响，学习中医理论、中药炮制技术以及中医正骨手法等，深得其父真传。1955年考入兰州医学院进行中医的系统学习。毕业后遂至甘肃省中医院工作，其在兰州军区中医院骨伤科进修期间，有幸得到当时著名骨伤专家葛宝丰先生的教导，这段特殊的经历为他今后在骨伤科领域的发展奠定了基础。学有所成后便积极投身于临床与研究,将其所见到的诸多伤科疾病进行总结，整理撰写了《郭均甫学术思想初探》《骨折与脱位手法技艺的提高和改进》《固定方法研究》《手法整复治疗肱骨外髁骨折翻转移位的体会》《踝关节损伤 1368 例临床分析》和《中医中药在骨伤科中的应用》《敦煌壁画与导引技术初探》等学术论文。与此同时，郭宪章十分注重对中国传统文化的传承，结合自身经验将中国传统文化与骨伤科疾病的治疗相结合，创造性地将气功锻炼与骨伤科的康复训练相结合，在当时引起极大的关注。

（一）学术思想

1. 治疗骨伤，必须坚持"整体观"和"辨证观" 郭宪章强调：中医基本理论是中医骨伤科依据，"整体论"和"辨证观"是学习中医骨伤的必要条件。骨伤科疾患常常是局部损伤，但确立整体治疗观还是尤为重要。根据患者具体情况辨证分析，采取不同的治疗措施，无论是局部、还是全身、或局部与全身，在治疗上都应予以整体辨证，这样才能法到病除。先生一再教导我们要重视学习中医各家经典，特别是历代医家与骨伤科相关的著作，将传统中医重视整体辨证的优点，融入骨伤科的治疗之中。唯有此，方能在临床上产生较好疗效。对于骨伤科中内伤症的治疗，郭宪章认为：骨科内伤症可分为伤气、伤血和气血两伤，又或依据伤势情况分为伤腠理、伤经络、伤筋骨、伤脏腑等。因气血循行经络，且相互依存、互生互用，不可分开而论，故伤血必然伤气，伤气必然伤血，只是存在两者所伤程度不同而已。单纯的伤气或伤血在骨伤科临床上是极为少见的，而气血俱伤者居多。因此，在伤科的治疗中既要根据情况侧重或气或血，又应知晓气血兼顾的重要性。由于气血之间存在"气为血之帅，血为气之母"的依存关系，即使局部受伤，也会牵连整体，就算是单纯伤气或伤血，在临床用药中也应做到两者兼顾。由于经络内联脏腑，外络支节，气血营卫通路受阻，所谓"肢体损伤于外，气血伤于内"，则"营卫有所不贯，脏腑由之不和"，故除受伤局部应对症施以治疗外，还要根据受伤部位、时间、经络循行及脏腑证候，给予必要的内治。辨证治疗是内外治的基础，以伤血为例，可分为失血与瘀血，失血属虚应当采用补法，瘀血属实应当采用破（泻）法；同样是失血，因为存在损伤的部位、时间长短、失血量的多少、患者自身身体情况的强弱及脏腑虚实的差异，容易出现不同的证候。瘀血同样也有一系列证候表现，对于这些不同情况，内外兼顾，辨证分析，在治疗过程中根据伤之新老、伤势轻重、伤者年龄、身体强弱等具体情况灵活运用，知常达变。

2. 临床用药，首要分清早、中、晚三期 郭宪章在用药方面见解独到，既强调对经典的全面继承，又注意到应灵活运用，加以创新。伤科疾病，大多是外界暴力损伤人体所致，使肌体的某个部位发生损伤，引起气血、筋骨的损伤等。同时，除部位的局部损伤外，还涉及经络所属脏腑或整个机体。在常规的检查治疗中，医者应该从整体出发，在关注局部损伤的同时，还应关注到全身整体状况。在进行手法复位、夹板固定或功能锻炼等局部外治的同时，还应根据患者的病情合理用药，按早、中、晚三期辨证施治。

（1）早期：外力导致肢体骨折，气血受损，经脉受伤，血溢脉外，所致肿胀疼痛，治疗上应当以活血散瘀、消肿止痛为主。方药多选用当归、红花、桃仁、乳香、没药、川芎以活血祛瘀等。如积血不散，瘀而发热，造成局部的红肿热痛，可佐以牡丹皮、金银花、蒲公英等清热凉血之药。

（2）中期：多指骨折 1 周左右，此时肢体肿胀基本消退，断端开始初步愈合，气血逐渐恢复，但此刻瘀血仍在，经脉也尚未畅通，治疗上应以养血通络，强筋壮骨为主。

（3）后期：患处已趋愈合，但筋骨未坚，又加之久病耗伤气血，气血两亏所致的关节功能也未能完全恢复，此时治疗应以滋补肾阴，强筋壮骨为主。根据发病具体情况，用药上多有不同。

多年来，郭宪章先生在继承父辈经验的基础上，不断总结创新，对诸多内服外用的家传方剂进行创新性改进，如"损伤散""消定散"等，使方药搭配更为合理，疗效更为显著。

3. 骨折复位，注重继承与创新相结合　在中医骨伤科的治疗中，应该重视统筹兼顾，注意兼顾整体和局部的关系，注意内外同治及静养（固定）与活动（自动锻炼或被动手法）互补。在治疗方面，郭宪章始终坚持治疗方法上做到简洁、实用、缩短患者痛苦、保证预后良好的原则。经过多年临床实践经验的总结，郭宪章将正骨法的治疗简化为"摸、离、推、按、端、托"六字法则，并在应用中不断予以改进、丰富和完善，郭宪章经常将自己的治疗过程，制作成幻灯片应用于教学，使学生更加清晰易懂；同时在科研、教学或临床过程中，不断结合自身经验进行总结，形成了一套中西医结合治疗骨折、手法复位、夹板固定以及早期功能锻炼的新方法、新经验，从整体上提高了整复手法的科学性和技巧性，如锁骨骨折、踝关节骨折、肱骨髁上骨折、髌骨骨折和股骨下 1/3 骨折等整复手法及固定都有新的改进，尽量使治疗方法和器械达到最简，以期达到最好的诊疗水平；此外，郭宪章还对过去临床上的稀有病例进行经验的总结和研究，如对近关节和关节内骨折，采用徒手整复技术及其他方法，取得了良好的临床疗效；以往对肱骨内上髁骨折片夹入关节腔内或肱骨外髁骨折翻转移位，以及其他一些关节内骨折，都是在手术切开后复位和内固定，往往容易引起粘连而发生关节功能部分或完全僵直，而采用手法整复，简练、易行、预后好，其手法，稳、准、轻、快，运用自如，多取捷效，受到诸多赞誉，尤其适合对怕开刀，期望保守治疗的患者更具吸引力。同时，郭宪章对现代医学以及相关领域，也进行了深入的探索和学习，博采众长；注重自身经验的总结和创新，设身处地为患者着想，对手法治疗能取得良好预后的患者，往往不进行手术，可谓医者仁心。

（二）专长绝技

1. 常用整复手法　郭宪章对传统的郭氏正骨法加以继承和改进，将烦琐的治疗手法简化为"摸、离、推、按、端、托" 6 字法则，常用手法有 8 种：拔伸牵引法、推挤提按复位法、摇摆推顶法、倒形逆势法、旋撬复位法、折顶对位法、嵌入缓解法、回旋拨搓法。在具体应用时往往根据不同病症而选用合适的手法。郭宪章使用手法治疗时，强调 3 点，即稳、准、狠。在治疗时要充分牵引，骤然施法，当患者初感疼痛之时，骨折、脱位已然恢复，正如清代胡廷光说："法使骤然人不觉，患如知也骨已拢。"其中骨折脱位手法复位的关键所在是拔伸牵引，筋骨受伤经常会导致气血瘀滞，筋肉挛缩，所以在治疗时首先要拔伸牵引以使筋肉舒展，气血畅通，以便于复位，应按照"欲合先离，离而复合"的原则进行。郭宪章在整复治疗中，一般先要求助手保持牵引的时间为 5～10 分钟，特别是对于短缩、嵌插、粉碎性骨折，应当在充分牵引后再施手法复位，按此方法治疗往往可以达到事半功倍的效果。以桡骨远端骨折为例，临床患者多见于年龄较大者，老年人多以粉碎性骨折常见，骨折断端往往嵌插，整复手法如下：先对患肢进行对抗牵引，同时拇指顺骨折处摸清了解移位状况，待充分牵引后，骤然用力将向桡背侧移位之骨折远端捺正，并拔伸下掌曲尺偏腕关节，放置纸垫，夹板固定后拔伸牵引各指，手法简单明了，顺序流畅明确，一气呵成。再如尺桡骨双骨折者，患者仰卧或坐位，屈肘，前臂中立位，牵引、摸捏伤肢，感知骨折断端的位置和形态，施以以下手法：夹挤分骨，先行折顶复位横断或锯齿形的稳定型骨折，再以此为支柱整复另一不稳定骨折，先将桡尺两骨侧方移位纠正为单纯的掌背侧重叠移位，然后再用折顶手法进一步解决掌背侧重叠移位，有时需用回旋捺正法，整复后根据骨折移位情况加分骨垫及平垫夹板固定，调节松紧至适当，并嘱患者不适随诊，以免发生缺血性肌挛缩。鼓励患者功能活动以促进气血循环，肿胀消退。

郭宪章认为正骨、理筋手法应相结合。骨伤科手法主要分为治骨与理筋两类，治骨手法是指治疗骨折和脱位的相关手法；理筋手法则是用于行气活血、舒筋通络，用于治疗伤筋的一类手法。郭宪章往往把这两类手法相结合，在治骨手法前，先以理筋手法舒筋活络，调和气血，从而为治骨手法的实施创造良好条件。此外，郭宪章认为：正骨手法应与功能锻炼相结合。强调在治疗过程中不仅应该重视药物与练功相结合，而且还应做到治疗手法与练功相结合，只有将被动活动化为主动活动，才能加速患者康复，以巩固疗效。

此外，还应注意手法治疗应当适当用力，循序渐进。郭宪章在手法治疗时，十分注意力道的把控，反对手法过于暴力，而给机体带来不必要的损害，力求达到"机触于外，巧生于内，手随心转，法从手出"的境界。切记手法不可生硬，增加患者痛苦。

2. 治疗药物 在治伤内服药方面郭宪章有诸多独到见解，辨证施治是其特点，大体分为早中晚三期，分别以活血祛瘀，和营止痛，补益肝肾为主。

（1）早期以"消"为主，有郭氏家传通用方——损伤散，适用于任何型骨折。若患者跌仆损伤常导致局部肿痛不消，既然影响手法整复者，则治以凉血破瘀，消肿止痛为法，方剂多选用散瘀活血汤或瘀血作祟汤。郭宪章依此法曾治1例女性患者，该患者因骑车意外摔倒，被车身压小腿，当日并无明显不适。次日被压小腿出现肿胀疼痛，颜色青紫，活动不利。影像学检查未见骨折，治疗上予以内服散瘀活血汤，外用消定膏，内外同调，治疗5天后疼痛明显减轻，继续服药。三诊，已能行走，疗效显著。

（2）在中晚期治疗上郭宪章认为应当以"和"和"补"为主，对症治疗，脾胃虚弱者治以补中益气；肝肾亏虚者，调补肝肾，其遣方用药因人而异，独具特色。

以肩背部损伤之肩凝为例，该病病因多为风寒侵袭机体，导致的气虚凝滞，对于肩凝症偏虚寒证型，常用加味黄芪桂枝五物汤来治疗，以温阳通痹，散寒止痛；对于因肝失条达，脾气受侮所引起的肩凝症，则常以加味逍遥散来治疗，以达到疏肝和脾，祛风散寒的目的；对于病变日久而气血双亏，营卫俱弱的肩凝症患者，风寒之邪常会侵袭机体而留客于经络肌肤，因肩位较高，风邪袭人体易留滞而成肩凝，当以加味八珍汤来治疗，起到标本兼治的目的，补益气血以治本，并祛风散寒，解肌止痛以治标，起到标本兼治疗效。

又如胁部损伤，郭宪章在治疗时喜用疏肝之法，所处左右两胁而用药不同，郭宪章解释道："胁为肝之分野，左胁之内脾胃居主，胃为水谷之海，气血最旺，脾主统血亦为造血之官，肝胆脾胃分居两胁，关系至为密切。故左胁疼痛，必以活血行气为主。"在遣方用药上尝使用乌药、延胡索、枳壳、柴胡、陈皮等中药以行气止痛；使用乳香、没药、当归、红花、桃仁、血竭、三棱等中药以活血祛瘀，使用沉香主要来破除胸胁气滞，以桔梗载诸药上行，二药合用共奏行气活血止痛之功。右胁为肝胆所属，较左胁更易伤血而成有形之聚。所以在选方用药上与左胁损伤也有诸多不同之处，其不同主要在于加用泽兰、车前子、槟榔、山楂、木通等通利之品，来滑利脏腑之气，以起到行气导滞的作用，用药独到，常用之皆验。其代表方剂有损伤散、散瘀活血汤、瘀血作祟汤、蟹壳地龙汤、挫伤妙痛汤、左右胁损伤汤、桃红杜仲汤、补肾止痛汤、四皮汤、治足跟痛方等。

此外，郭宪章外治法多用贴敷、熏洗，常用外治方有消定膏、二乌膏、二消膏、去腐生肌散、洗涤汤、上肢活络洗方、下肢活络洗方等。其治伤外用药疗效显著，声名远播。

跌打损伤初期，患处往往红肿疼痛，此时宜选用消定膏，方用炒大黄、无名异、木耳炭、紫荆皮、儿茶等各等份，共研细末蜂蜜调和备用。全方组方严谨，适用于患者气血两伤，出现局部的红肿热痛，甚至瘀血留滞，迁延难愈的情况，方中炒大黄清热活血祛瘀；木耳炭化瘀消肿；儿茶清热止血；无名异、紫荆皮活血行气，消肿止痛。诸味方药共奏消瘀、退肿、止痛之功，疗效颇佳。另有外用经验方二乌膏，全方处方简单，以制草乌、制川乌各等份研末备用。适用于关节扭伤，气血凝滞，寒湿袭之，冷痛甚剧的患者，二乌为温热之品，具有散寒止痛作用，适于关节扭挫伤后期等。熏洗药洗涤汤和上、下肢活络洗方等皆为其家传秘方，分别具有疏利关节筋络，活血止痛，祛风通络以及补肾壮骨的功效。常用于骨折筋伤后期关节强直，筋骨不利，血络不和及经脉挛缩酸痛者。

对于练功疗法，郭宪章认为骨伤疾病的治疗应当强调动静结合。静多指固定，而动指的是练功疗法，即通过自身运动、摩捏等方法，以起到锻炼身体，防治疾病的作用。在进行功法训练时应以自动为主，被动为辅，尤忌暴力活动。

姜 劲 挺

姜劲挺，男，1969 年生，主任医师、教授、甘肃省名中医、中国中医科学院临床（师承）医学博士、广州中医药大学中医骨伤专业博士研究生导师。曾任甘肃中医药大学骨伤学科学术带头人、骨伤临床教研室主任、附属医院正骨科主任、甘肃中医药大学国合处副处长、国际教育学院副院长。第四批全国中医临床（基础）优秀人才暨"中医药传承与创新'百千万'人才工程（岐黄工程）"，第四批全国名老中医药学术继承人，深圳市地方级领军人才。现为广东省深圳市中医院骨伤科主任医师，深圳市保健委专家组专家，广东省保健委专家组专家。

姜劲挺擅长颈椎病、腰椎间盘突出症、颈椎间盘突出症、退行性骨关节病、骨质疏松症等疑难杂症的诊治；运用中医脊柱相关疾病学原理治疗颈椎病引起的眩晕、焦虑、失眠症；善于运用正骨手法治疗四肢骨折、脱位以及关节运动损伤；能运用现代医学知识和技术抢救创伤急危重症。

1994 年在甘肃中医学院留校任教期间，姜劲挺赴甘肃省定西地区医院作带教实习生并转科实习，其间在当地带教老师指导下对颅脑损伤、高能量车祸伤的创伤急救治疗奠定了今后骨伤科急救医学基础。

其后在 2002 年 9 月～2005 年 6 月硕士研究生期间，在著名神经病理学家邱桐指导下从事三年试验研究工作，熟习动物饲养、取材、包埋、切片、镜下阅片、冰冻切片、蜡片染色、HE、MASSON 染色、免疫组化、提取分离、质谱分析等技术。首次成功制作 SD 大鼠背根神经节 HE 染色玻片并取得免疫组化图像，为国家自然科学基金项目"腰腿痛胶囊对免疫损伤背根神经节疼痛敏化效应的治疗机制研究"奠定了深厚的基础。

在宋贵杰的指导下，2002 年基于"疏肝补肾"法研制院内制剂腰腿痛胶囊并应用于临床取得了良好疗效，2004 年提出损伤五体的辨证理论，2006 年提出内伤性腰椎间盘突出症概念，2012 年形成中医脊柱相关疾病学并从运动损伤和中医"相数理"逻辑两方面不断完善，为形成中医脊柱相关疾病学诊疗体系奠定基础。

（一）学术思想

1. 通过"颈肩头面部"调神手法达到天人合一　姜劲挺主张，人应该"法天相地，吐故纳新"，人在自然界中生活，我们身体一切的运转必然与我们所生活的周边环境息息相关，日出而作，日落而息，四季变化，自然界的种种必然对不同人均产生不同影响，因人因时因地制宜。例如，近年来高发的椎动脉型颈椎病越来越呈现年轻化，这与当前饮食结构、环境污染以及不良的生活方式密不可分，本病的好发季节为盛夏、初冬与冬至前后和季节密切相关。生活方式、饮食结构等因素的改变对患者体内糖、蛋白质、脂肪等营养物质的代谢能力产生了极大影响，有氧分解吸收和排泄能力不足等诸多原因最终导致了代谢综合征的出现，加之患者多长时间伏案工作和生活而过度劳损，体育锻炼严重不足，常常造成颈椎姿势性曲度发育不良，从而产生颈痛头晕。再者季节因素，天气过热或过冷都会诱使颈颅血管扩张或全身血管收缩，以上诸多原因合致，最终发为椎动脉型颈椎病。

因此，健康的生活方式，避免食用污染的水和食品；选择良好的生活环境、合理的锻炼方式以加快代谢，增强体质；防止过冷过热，都是预防本病年轻化发生的重要方法。

在椎动脉型颈椎病的中医临床研究中，姜劲挺以穴位解剖理论为基础，对颈椎病的病因、发病机理、临床症状进行更深的认识；继承名老中医经验，老中医专家是联系中医传统、实现中医发展的脉络，也是中医药事业特有的传承资源。历代名医的学术思想和经验，在中医学术发展中具有重要作用，代表着当时中医学术和临床发展的较高水平。当前，系统地整理研究国家著名老中医药专家的学术思想、临床经验和传承方法，对更正确、更客观地掌握疾病的规律、解决疾病的立法处方，更好地继承和发展中医药学，造就新一代名医具有重要意义。以颈肩头面部手法为特色治疗以眩晕、失眠和焦虑为主要症状的椎动脉型颈椎病，具有以下意义：①从中医理论探讨颈椎病椎动脉型的病因病机及治疗原则；②通过对中医手法的临床研究，为优化治疗方案提供更加科学的理论依据，更加规范的诊疗方案。

2. 整体观念与微观辨证的"中医五体辨证" 中医学视人体为统一整体，人体主要由皮肉筋骨、气血津液、脏腑经络构成，人体的所有生命活动，均依赖它们各司其职，互相联系，相互制约，从而达到阴阳平衡的状态，维持人体正常的生理运转。当外界因素损伤机体时，这种平衡就会被打破，气血津液以及脏腑经络的正常运转受到干扰。正如《正体类要·序》中载："肢体损于外，则气血伤于内，荣卫有所不贯，脏腑由之不和，岂可纯任手法，而不求之脉理，审其虚实，以施补泻哉？"那么，肌体不同部位或不同程度的损伤，是如何影响到内在脏腑或我们身体整体的呢？又该如何解释这种关系呢？这需要对传统中医进行深入研究和挖掘。姜劲挺认为，人体是由气血津液、脏腑经络、筋骨肉皮等构成的一个有机整体，肺、脾、肝、肾、心构成的五脏与皮、肉、筋、骨、脉所构成的五体分别相对应，而四肢百骸是由皮、肉、筋、骨由表及里分层组织构成。脉行于其中起到濡养的作用，五脏与五体通过经络相联系，经行于四肢百骸而络于五体，如此人体就构成以五脏为本，六腑为属，纵行之经络为经线，环绕之五体为纬面，气血为媒，四肢百骸为用，表里互动的有机整体。当不同脏腑功能受到损害而发生紊乱时，则会引起五体的相应反应。如肾衰导致骨枯，肝虚导致筋骨不利，脾虚导致肌肉痿弱，心气虚导致血运无力，肺虚导致皮干毛枯等。这种以中医理论为基础，通过损伤部位的具体情况来判断它对内在脏腑功能影响的辨证方法我们称之为"中医五体辨证"。

在机体受到外界侵袭时，利用中医五体辨证的方法，根据损伤部位所行的经络和所伤的皮肉筋脉骨，来判断损伤所影响的主要脏腑。例如，肱骨内上髁撕脱骨折，经脉循行当为心经，病位在骨，故属肾，所以我们在治疗时候应当侧重心肾来论治，才能取得较好的疗效，最大程度上减少并发症的发生。又如，下颌关节紊乱症，经络循行当为胃经，脾胃相表里，其病位是在筋，故属肝，所以在治疗时应以健脾和胃，柔肝固表为主。因此，全国名老中医李国衡主张气血两虚者用《正体类要》之八珍汤加味，外感邪气者用《伤科补要》中疏风养血汤加减；导师宋贵杰教授临证常用《千金方》之小续命汤每每获奇效，盖本方引据《黄帝内经》中"肉不坚，腠理疏，则善病风"的理论，重用人参、附子以温阳健脾，川芎、白芍以疏肝养血，与麻桂杏防等诸药合用，共奏扶正祛邪之法。以上名家用药之时都以肝脾胃三脏为重点，以五体辨证为主要指导思想。无数案例说明，充分使用五体辨证的思路方法，从损伤的具体部位为入手点，辨明损伤后所关联的内在脏腑，再将其与伤后瘀血、寒凝、痰滞等具体病因有机地结合起来，因人而异，才能使损伤辨证、内外兼治取得理想的治疗效果。此外，五体与五脏相同，两者之间也存在一定的互生互制关系，因此，将脏腑辨证与皮肉筋骨并重。五体辨证与具体的肌体损伤结合，才能更清楚地处理各方关系，针对性辨证施治，以指导临床用药，达到疗效最佳。

3. 渐进式手法复位 中医骨伤对骨折的复位要求为：相对复位、功能复位、动态复位、早期进行。现在公认的骨折愈合阶段主要有4个，分别为血肿机化期、骨痂形成期、骨折愈合期、骨骼塑形期。中医学将其高度概括为"瘀去、新生、骨合"。中医骨伤科治疗骨折讲究动静结合，而渐进式手法复位符合这一理念，根据骨折愈合的不同阶段，予以针对性处理。通过渐进式手法可以改善患肢血运，同时也可以在治疗的过程中通过肌肉的运动，以手法纠正周围组织牵拉骨折断端造成的移位、成角。最为重要的是，通过运动可以对受伤部位产生一定的应力刺激，重建骨折局部的生物力学关系，加快愈合，刺激新骨形成。

4. 无痛运动整复 自古以来，中医正骨的场所都是随时随地的，并未出现类似于西医的手术室，现在也大多在门诊完成。在进行手法操作时，往往不会予以麻醉镇痛。所以在进行治疗时往往出现疼痛剧烈以及恐惧、紧张的情绪，甚至会导致局部肌肉痉挛。临床操作时，手法一次复位成功率比较低，经常会多次反复牵拉，稍有不慎就会造成局部神经、血管损伤，更有甚者可能造成二次骨折，特别是合并心脑血管疾病的老年患者，反复的手法整复产生的刺激可诱发心脑血管疾病的发生。随着现代科学技术和麻醉技术的进步，姜劲挺教授利用现代麻醉术进行骨折手法整复，在麻醉状态下局部肌肉会松软，这大大减小了手法整复的难度，提高了患者的耐受性，很大程度上缓解了患者的恐惧心理，不仅为患者创造了舒适的医疗环境，而且体现了"以人为本"的宗旨，最重要的是提高了中医正骨的成功率。

5. 脏腑推拿 脏腑推拿疗法一直是我国的非物质文化遗产。姜劲挺以传统中医学中"经络-脏腑"相关理论以及中医脊柱的相关理论为基础，将脏腑推拿疗法应用到慢性退行性疾病治疗中。通过推拿手法"通其经脉，调其脏腑"，从而达到内外同治的效果，在外通调经络，在内调节脏腑功能，促进气血运行，恢复机体的正常生理功能。同时手法治疗应重视调理脾胃及肝肾，创造性地总结出一套汇聚内脏元气、促进气血运行的推拿治疗手法，主要为按摩心窝部、腹中线、腹两侧和双手绕脐按摩等。

6. 通过聚类分析总结出"益气通络、疏肝补肾"治疗腰痛用药规律 在长期对腰痛患者的治疗过程中，姜劲挺重视"以肝肾为主的脏腑气机失调"在腰痛病机中的重要作用，特别是"气"的作用，姜劲挺认为补气不仅仅是扶正祛邪，更是用来充分调动全身的气机来治疗疾病。常言道："人之生死，气之聚散也。"气的重要性不言而喻。气机畅通方能使经络通畅，经络畅通方能濡养腰府，从而达到祛除腰痛的目的。因此，"益气通络、疏肝补肾"是姜劲挺治疗腰痛类疾病的重要原则。

同时，在腰椎间盘突出症背根神经节免疫损伤机制研究中，以腰椎间盘突出症的临床证候和发病特点为研究基础；以骨伤科经典论著为理论依据，在前期免疫损伤研究的基础上，结合腰椎间盘突出症的特点，提出了补肾疏肝的治疗法则，并研制出了作为临床代表制剂的腰腿痛胶囊，并以实验研究证实为最终目标；在整个实验研究的过程中，主要创新特点有三个方面：①基于背根神经节中 P38MAPK/NF-κB 信号转导通路对疼痛敏化的调控作用及相关性分析，揭示腰椎间盘突出症的发病机制及信号转导途径；②提出"髓核渗漏刺激 DRG 造成腰突症的疼痛，可能是通过 P38MAPK/NF-κB 信号转导通路的交互响应导致 DRG 疼痛敏化"的假说，为研究中医腰腿痛的发病及治疗提供了新思路和新途径；③探究以疏肝补肾法为指导的腰腿痛胶囊对腰椎间盘突出症发病及转归的干预作用，寻找中医药治疗腰椎间盘突出症的作用靶点和机制，以期揭示中医药治疗腰椎间盘突出症多时相、多靶点的科学内涵。通过信号通路机制研究背根神经节免疫损伤，将为加快研发治疗腰椎间盘突出症的有效中医复方制剂提供科学依据，并为二次开发腰椎间盘突出症优势中成药的关键技术提供理论支撑。

（二）代表方

1. 腰腿痛胶囊

处方来源：姜劲挺经验方。

组成：黄芪、当归、杜仲、牛膝、大黄、台乌、夜交藤、锁阳、柴胡等。

制法：由甘肃中医学院附属医院制剂中心制作。

主治：消肿活血，通络止痛，补肾健腰。用于腰椎间盘突出症、腰椎滑脱、腰椎管狭窄症、骨质增生、腰腿痛。

禁忌：孕妇忌服。

用法用量：一日 3 次，一次 3 粒，温开水送服。

方解：腰椎间盘突出症属中医"腰痛"的范畴，其病属于本虚标实，本虚为肝肾不足，标实为外感风寒湿邪，所致腰椎间盘突出症、腰椎管狭窄、腰椎滑脱、骨质增生、腰腿痛，治疗以活血化瘀、消肿止痛为主，辅以补肾壮腰、温经通络。方中黄芪补肺健脾；黄芪、当归益气活血，补血养肝；杜仲、牛膝补肾壮筋，祛风除湿通络；台乌调气疏肝，除肾中之寒；夜交藤安心和阴。大黄凉血逐瘀，通腹泻热，兼制诸药之燥，其中重用杜仲 20g、锁阳 30g、川牛膝 15g，温补肾阳、通络止痛；柴胡 20g、台乌 15g，疏肝理气止痛；诸药合用使肝气调达、肾气坚固，则腰腿疼痛诸症自可化解。

2. 敦煌消定膏

处方来源：甘肃中医药大学附属医院。

组成：无名异、酒大黄、紫荆皮、儿茶、黑木耳等。

制法：按处方准确称取，选择干净、炮制合格的药材，将药物混合粉碎过 120 目筛，灭菌。将生蜂蜜与细粉混合，搅拌均匀呈稠度适宜的软膏。将软膏分装为 20g/盒的包装，贴标签，即得。

性状：黑褐色软膏。

主治：清热消炎，活血化瘀，消肿止痛。用于外伤性瘀血肿痛及其他局部炎性疼痛，如腱鞘炎等。

注意事项：禁内服，化脓溃烂部位禁用。

用法用量：外用，一日 1 次，将药膏涂于麻纸上，敷于患处，纱布包扎。

方解：古人云："今所用之膏药，古人谓之薄贴，其用大端有二：一以治表，一以治里。"又云："用膏贴之，闭塞其气，使药性从毛也，而人其腠理，通经贯络，或提而出之，或攻而散之，较之服药尤为有力，此至妙之法也。"因本方主要治疗各种外伤性瘀血肿痛、软组织损伤、腱鞘炎、滑囊炎等症，故选用外用软膏剂型。在软膏剂中，选用蜂蜜作为基质，因蜂蜜具有护肤作用，中和药性，不与药物发生配伍反应，有适宜的黏着性、涂展性，可增强与皮肤的接触，促进吸收，同时易洗除，不污染衣物。

方中无名异又称秃子、土子、铁矿等，始载于《雷公炮炙论》，味甘咸，性平，无毒，祛瘀止痛、消肿生肌；明代李时珍《本草纲目》曰："无名异主治金疮、折伤、内损、止痛、生肌肉；消肿毒、痈疽，醋摩敷之；收湿气。"所含成分二氧化锰（MnO_2），可作为激化剂，能够促进机体粘多糖的降解，参与骨代谢，铁参与机体血红蛋白和肌红蛋白的合成，保证机体组织内氧的正常运送。

大黄为蓼科植物掌叶大黄干燥的根或根茎，可经黄酒蒸制成酒大黄，《濒湖集简方》曰："治跌打损伤，瘀血流注，大黄末、姜汁调涂，一夜，黑者紫，二夜紫者白也。"大黄，性苦寒，归脾、胃、大肠、心包经。功效：凉血解毒，逐瘀通经，药理学研究证实大黄有抗感染和抗病毒的作用，对多种革兰氏阳性和阴性细菌均有抑制作用，其中最敏感的为葡萄球菌和链球菌；而酒大黄对微循环具有双向调节作用，既有止血又有活血之功效。

紫荆皮又名紫荆、紫荆木等，是木兰科植物南五味子的干燥根皮，气味微香而特异，味甘甜后而苦，主要功效为活血理气、祛风通络、消肿止痛，为骨伤科常用的外用药。元代医家危亦林在《世医得效方》中记载："紫荆皮散治一切跌打损伤、金刃剑镞浮肿，用此效。"《本草纲目》中曰其："活血行气、消肿解毒。"药理学研究发现，紫荆皮消肿止痛作用明显，主要在于其所含挥发成分对创伤致毛细血管破裂及血管壁的通透性具有吸收之功效，通过减轻对游离神经末梢的刺激来发挥抗炎止痛、抗病原微生物等作用。

儿茶加水浓煎，习称"儿茶膏"或"黑儿茶"，在我国应用广泛，《本草述》中记载，儿茶苦、涩、微寒，归肺经，主治溃疡不敛，外伤出血；有效成分儿茶精具有抗血栓形成，降低血栓素A_2的含量，同时通过抑制组胺等化合物达到解毒止痛之效，辅助无名异，共奏去瘀止痛、续骨生肌之功。

（三）临证医案

治疗腰椎间盘突出医案一则　患者，女，69岁。

方诉：自诉腰腿部疼痛不适伴随右下肢放射痛，间歇性跛行3年余，加重10天。

病史：3年前患者首次出现腰腿疼痛，后于当地人民医院治疗近半年，当时症状缓解，而后复发，时轻时重；于10天前右下肢疼痛加重，双腿和腰骶部麻木，活动后加重，休息后缓解。患者平素怕冷喜暖，常烦躁嗜睡，易乏，饮食尚可，二便调，舌淡苔白腻脉濡。腰椎MRI示：腰3～4、腰4～5椎间盘突出伴椎管狭窄，相应脊髓硬膜囊不连续。

中医诊断：腰痹（肝肾亏虚、气虚络闭、痰瘀互结证）。

西医诊断：腰椎间盘突出合并椎管狭窄症。

治法：补肾疏肝，益气通络，化痰祛瘀。

处方：炙黄芪45g，桂枝15g，赤芍12g，白芍12g，柴胡12g，当归12g，羌活15g，淫羊藿15g，夜交藤20g，巴戟天20g，独活15g，乌药15g，桑寄生20g，黄连10g，薤白12g，川牛膝15g，续断15g，葛根30g，杜仲25g，法半夏10g，干姜20g，甘草6g，共6剂，一日一剂，水煎服，早晚分服。

外用药给予：正骨托洗方3剂；用法：将药装入布袋中，凉水泡0.5小时，加适量水放入锅中，煮沸20分钟后放入陈醋250ml，再煮10分钟，捞出药包后外裹毛巾外敷腰部疼痛处，每剂可用2天，每日2次。同时门诊上行针对腰痹的"新三步八法"，每周2次；腰部疼痛处外敷敦煌消定膏，每周2次；嘱咐患者治疗期间腰部用腰围固定，避免负重，勿弯腰搬提重物，适当进行腰部肌肉功能锻炼。

二诊：腰骶部及下肢酸困疼痛缓解，行走距离较前增加，畏寒怕冷症状减轻，舌淡苔白脉弦细。药用：前方基础上减黄连、法半夏、薤白；加黑顺片15g（先煎），川楝子10g，6剂，其他治疗如前所述。

三诊：腰骶部酸困，下肢疼痛继续向好，已能步行较远距离，舌红苔白脉细。药用：前方基础上减黑顺片、羌活，加地龙15g，6剂，其他治疗如前所述。三诊后患者症状基本好转，平常走路基本不受影响，停服内服药，其间于甘肃中医药大学附属医院门诊行"新三步八法"手法治疗以及正骨托洗方外敷腰部，后随访患者近1年未有复发。

按语：患者腰痛日久，中医诊断为"腰痹"，依据腰椎MRI，西医诊断为"腰椎间盘突出合并椎管狭窄症"。患者为老年女性，本已是肝肾亏虚之体，加上发病时值腊月，阴寒交汇之时，体虚致人易受外邪侵袭，寒湿之邪侵袭损及督脉阳气，痰气与瘀血互结阻于督脉，导致腰及右下肢疼痛麻木，经久不愈，久病入络，络脉不通，不通则痛，亦使症状进一步加重。加上患者易疲劳、怕冷，舌淡苔白腻，脉濡，可辨证为肝肾不足、气虚络闭、痰瘀互结。姜劲挺教授主方以"益气通络"代表方的黄芪桂枝五物汤和以"补肝肾方"为代表的独活寄生汤加减。方中重用炙黄芪益气通络；桂枝、芍药益卫养营，调和营卫；乌药、柴胡疏肝理气；杜仲、续断、淫羊藿、巴戟天、川牛膝、桑寄生补肝肾，强筋骨，温肾阳；黄连、法半夏、薤白、干姜清热化痰祛湿；独活、羌活祛风散寒除湿；葛根解肌通络；夜交藤养血安神兼通络祛风；甘草调和诸药。诸药同用起到益气通络、疏肝补肾、消痰祛瘀之功。二诊时患者苔腻已经好转，但仍旧有畏寒怕冷，故减黄连、薤白、法半夏，加黑顺片、川楝子以温阳散寒同时加强行气止痛之功。三诊时诸症皆好转，减羌活、黑顺片避免过于温燥伤阴，加地龙继续通经络加强疗效。三诊后患者停服中药，继续手法和正骨托洗方以巩固疗效。1年后随访患者症状基本全无，疗效甚好。

李盛华

　　李盛华，男，1959年6月生，山东菏泽人，汉族，中共党员，硕士研究生学历，曾任职甘肃省中医院院长。天津中医药大学骨伤专业联合博士研究生导师，甘肃中医学院骨伤专业、兰州大学中西医结合专业硕士研究生导师，甘肃中医学院骨伤专业博士生导师。兼任中华中医药学会骨伤分会副主任委员、甘肃省中医药学会副会长、甘肃省中西医结合学会副会长、中国中西医结合学会骨科微创专业委员会主任委员、甘肃省康复医学会副会长、甘肃省针灸学会副会长、《中国中医骨伤科杂志》副主编、《西部中医药》杂志编委会副主任等，兰州市七里河区第十六届、十七届人大代表，兰州市第十五届人大代表。

　　从事临床医疗工作30年，李盛华始终秉承"凡大医治病，必当安神定志，无欲无求，若有疾厄来求救者，不得问其贵贱贫富，怨亲善友，华夷愚智，普同一等，皆如至亲之想"的理念，尽自己最大的努力帮助每一位患者抵抗病魔，走向健康。作为骨伤科专家，他擅长使用陇中正骨手法治疗各类骨折和脱位疾病以及骨内科疾病等。擅长治疗创伤、脊柱和关节等方面疾病的诊疗，擅长用显微外科技术对各种骨与软组织缺损、骨不连和断肢（指）再植术等进行治疗；用人工关节置换术治疗骨性关节病，以及骨肿瘤、脊柱疾病的手术治疗；李盛华对善于治疗伤科疾病的中药进行深入研究，先后研究出以"陇中消肿止痛合剂""陇中损伤散""陇中消定膏"等为代表的34个疗效显著的"陇中"牌骨伤系列制剂；坚持中西医结合治疗骨病的方法，积极探索科研新领域，进行了经皮复位内固定疗法的研究，矫形器具的相关研究等。

　　李盛华身为中华中医药学会骨伤分会和中国中西医结合学会微创骨科专业委员会副主任委员，与全国的同仁一道为中国中医和中西医结合骨伤科的发展尽心尽力，共同探讨中医和中西医结合骨伤科发展方向与重大问题，促进骨伤科事业迅速发展。身为甘肃省中医药学会骨伤分会主任委员、甘肃省中西医结合学会骨伤科专业委员会等多家学会要员，联系同仁共同为甘肃省中医骨伤科、中西医结合骨科的发展而奋斗，并以学会的名义积极组织学术活动，申请国家级和省级继续教育项目，每2年举办1次国家级继续教育项目、每年举办1次省级继续教育项目和2次高级医师进修班。为提高甘肃省骨科整体水平，交流新技术、新业务提供了良好的平台，推动了基层医院骨科的发展。

　　经验方

1. 清热解毒合剂

处方来源：李盛华主任医师经验方。

组成：红芪、当归、野菊花、蒲公英、川芎等。

制法：按处方量称取已处理好的各药物，加水煎煮两次，第一次1小时，第二次0.5小时，合并两次滤液，浓缩至一定量，冷却至室温，醇沉（含醇量达50%），静置12小时，抽取上清液，回收乙醇至无醇味，用蒸馏水调至1000ml，搅拌均匀，分装，灭菌即得。

性状：本品为棕褐色液体，味微苦、气清香。

主治：清热解毒，益气活血。用于外伤肿痛以及伤口感染等症。

用法用量：口服，一次50ml，一日2次。

方解：清热解毒合剂具有清火热、解热毒的功效，主要用于温热病等，适用于里热证的治疗。里热证是常见的中医证型，类似于西医上的急性传染病，其病因多为病原微生物所致。清热解毒合剂大多可以抑制病原微生物的生长繁殖，其在临床上主要用于现代医学的抗感染。

2. 伤科洁肤液

处方来源：李盛华主任医师经验方。

组成：苦参、当归、虎杖、黄柏、紫草、白芷、泽兰、白及、五味子、栀子等。

制法：按处方量称取已处理好的各药物，加水煎煮两次，第一次1.5小时，第二次1小时，合并两次滤液，浓缩至一定量，冷却至室温，醇沉（含醇量达40%），静置12小时，抽取上清液，回收乙醇至无醇味，用蒸馏水调至1000ml搅拌均匀，分装，灭菌即得。

性状：本品为棕褐色液体，气微。

主治：清热解毒，祛瘀消肿，洁肤生新。主要用于早期软组织损伤，开放性伤口和急、慢性骨髓炎等症。

用法用量：外用适量，涂擦患处，一日3次。

方解：根据损伤性疾病的现代中医治疗理论，使中医药治疗损伤性疾病的优势得到更好的发挥。李盛华主任在借鉴前人经典方药基础上，以中医辨证论治、理法方药的组方原则为指导，四诊合参，筛选出具有清热解毒、祛瘀消肿、洁肤生新作用的方剂，主要用于早期软组织损伤，开放性伤口和急、慢性骨髓炎等症。方中用苦参、黄柏、白芷清热燥湿、消肿排脓、敛疮疗伤；合当归、泽兰叶行经通络、活血祛瘀，取通则不痛之效；配栀子、紫草凉血解毒、消肿止痛；佐白及、五倍子收敛止血、消肿生肌。全方诸药相伍为用，共奏活血通经、祛瘀生新、收敛止血、解毒消肿之功，该制剂具有简、便、廉、验的特点，临床疗效显著。此外，处方选用甘肃道地中药材作为治疗用药，不仅有利于提高临床药用效果，也拓展了该省中药资源的开发利用。

宋贵杰

宋贵杰（1938～2015年），男，甘肃清水人，中医骨伤科教授，主任医师，硕士、博士生导师，中共党员，曾任全国中医骨伤科学会委员、常务委员，全国高等中医院校骨伤研究会常务理事，《中医正骨》编委以及编委会副主任委员，《中国中医骨伤科杂志》《甘肃中医杂志》等刊物编委，甘肃省高等院校、甘肃省中医药高级职称评委会委员。全国名老中医，全国老中医药专定学术经验继承工作指导老师。甘肃省十大名老中医之一。

宋贵杰早年考入河南平乐正骨学院，受教于平乐正骨传人高云峰，毕业后于甘肃省中医院参加工作，后调入甘肃省中医学院，任中医骨伤教研室主任，而后创立骨伤系，并在甘肃中医学院附属医院创建骨伤科，任骨伤系主任及骨伤科主任。宋贵杰40余年一直深耕中医骨伤科临床、教学及科研工作，为甘肃中医学院及附属医院骨伤科打下了深厚的基础。多年来，宋贵杰在临床实践中积累了十分丰富的经验，且在学术上颇有造诣，形成了自己临床诊疗特长及独具特色的理论体系，临床上其既擅用手法，又擅用药物，对颈肩腰腿痛、骨质增生症、骨质疏松症以及四肢骨折的疗效显著，誉满陇原。尤其将敦煌医学中有关外用的膏摩方药加以整理，分析研究归纳，以敦煌医学绢子中《亡名氏脉经第二种》所载"摩风膏方"为主方，又根据中医的辨证配伍理论和现代中药制剂方法研制出系列敦煌外用膏剂及洗剂，取得了较好的临床疗效和经济效益。

其学术思想如下。

1. 接骨当手摸心会 宋贵杰认为手摸心会是正骨首务，任何跌损外伤，人体组织必然会受到不同程度的损伤，如关节滑脱错位、骨折移位、骨错缝等，或气滞血瘀等内伤病变，此类病症均需赖于手法进行诊断和治疗。诊断时应以"摸法"为主，即"以手摸之，自悉其情"，在恪守古训的同时，还应辨清骨折、脱位、骨错缝时及错位后的因果关系、内外关系，和局部解剖及 X 线的征象关系，由此制定相应的治疗方案，包括手法、固定、内外用药及练功活动等，以期辨证无误，施法适当，使组织结构复归于初。

2. 天人合一思想 《春秋繁露》载文："天亦有喜怒之气，哀乐之心，与人相副，以类合之，天人一也。"宋贵杰认为，生命是自然的产物，人与天地相应是中医学最基本的法则，而相应的基础则是天人合一，同源一气。法天相地，吐故纳新，生活在自然界，人体生理病理活动与周围环境密切相关，春夏秋冬，季节轮替，自然界的气候变化可对不同的人群产生不同的影响，主要原因是饮食结构的变化、环境的污染以及生活方式的改变，比如近年来颈椎病逐渐高发而且倾向于年轻人，而该病的发病与季节密切相关，好在早春、长夏及冬至前后发病。饮食结构不当是引起人体对各种营养物质代谢能力低下或引发代谢综合征的主要原因。加之运动量较少，长时间伏案工作与学习，长期姿势不良，引起颈椎曲度变化，反复劳损导致颈部疼痛或头晕。如遇季节变化，气温过冷或过热，易引起颈颅血管痉挛、全身血管收缩或颅内血管过度扩张松弛，从而发为椎动脉型颈椎病。因此，在避免食入污染的水和食物，选择良好生活环境的同时，应当注意有氧运动，以加快机体内的新陈代谢，增强体质，防止过冷过热，合理安排生活节奏，这是预防这类疾病发生的根本途径。

3. 手法治疗与药物治疗相结合 宋贵杰认为在治疗脊柱关节慢性疾病时，应树立局部与整体的"边浇水边松土"的动态统一的观念。例如，在治疗椎动脉型颈椎病时，宋贵杰强调手法应由轻到重，由浅至深，由后下到后上，从中心到两侧，注意椎体之间的间距与两侧肌肉韧带的附着点。通过旋转以及调整脊柱小关节，拉伸椎体，移动重心，从而提高椎体间稳定性。治疗时从点到线，从线到面，从平面到立体，从立体到脊椎，甚至到全身，反映了整体与局部的辨证观念。另外，在手法治疗的同时配合内外药的使用。中药的选择，调整剂量和时间应根据实际情况的改变而改变，以便做到既浇水又不费水，既松土又不费力，这也是宋贵杰在治疗骨伤疾病时所把握的重点。

4. 正骨手法与理筋手法相结合 宋贵杰主张骨伤科治疗慢性劳损病与针推科所用手法是有差别的，前者所用手法属于中国传统正骨理筋手法范畴。其强调"正骨则筋柔，筋柔则百脉通而痛自消"。例如在治疗腰背部棘突炎症时，宋贵杰认为当人体正常生长发育时，棘上韧带和棘间韧带的长度会合理地附着在棘突上。当腰椎背部小关节错位，棘突偏斜时，上下棘突距离增大，使棘上韧带拉伤、疼痛。只有修复小关节脱位，理顺棘突之间的距离，则牵拉自然消失，棘突附着点的无菌炎症也能自然消失，如果配合理筋按摩手法，在治疗效果上则会事半功倍。椎动脉型颈椎病的治疗也是如此。局部的硬组织，首先应考虑是骨关节错位和关节脱位引起的损伤，这是基本的诱因，加之外邪侵袭凝结造成永久性的损伤。治疗时，病程长者先治肉再治筋，以理筋手法配合中药冲洗外治法，待肿胀和疼痛逐渐消失，再用旋转整骨和伸展牵拉调节曲度，重建颈椎内外动态平衡，病程较短者应先正骨复位，再以理筋手法调节周围肌力的平衡，最后用中药膏药外敷以消肿止痛，彻底恢复。

5. 医患互动　宋贵杰认为无论是初学者还是名医专家在诊治患者时，必须与其有所互动，即要树立"上手与号脉""示范与导引"及"先治再看"的思想。学生跟着宋贵杰出门诊时最常听到的一句话就是："上手！上手！"宋贵杰注重的"上手与号脉"是指医者须亲手触及患者疼痛部位，此种接触既能拉近医患之间的距离，又能详悉病情。作为医者，一生要诊治无数患者，工作状态未必时时俱佳，但凡接诊，只有亲力亲为，才可百密无疏。中医四诊中唯一与患者有接触的就是脉诊，号脉时不仅要辨脉，更要"四诊合参"，感受患者五脏六腑的气血运行，把握寒热虚实的深浅，找准问题的关键所在，这样才能明确治法治则，遣方用药，以此协调脏腑阴阳，贯通内外，以促修复。

6. 强调内伤疾病辨证施治　宋贵杰认为治疗胸胁部损伤，首先应当明确诊断。病情危重者应当迅速抢救，待病情稳定之后，方能进行后续治疗。因为肝经循行于胸胁部，当机体遭受外力损害时，肝经之循行往往会受到影响，以致产生气滞血瘀、不通则痛的病理变化。故治疗当用入肝经药物，治以活血化瘀、行气宽胸。腹部损伤不论是否为开放性损伤，最为重要的应是查明有无内脏损伤，因为内脏损伤通常可危及生命，因此治以救急为主，治疗过程中可适当用中草药配合治疗，不可贻误最佳治疗时机。闭合性腹部损伤，初期多因经络气机不畅，血行脉外，瘀血羁留内阻，导致肤色瘀紫，腹痛胀满较剧，舌质暗淡，脉弦涩，可选用少腹逐瘀汤；若为虚人，则峻攻宜慎，可选四物汤加穿山甲且攻且补，再加火麻仁、郁李仁润肠以行气，气行则血行；若为孕妇，非待产状态下，应以安胎和气为要，方选安胎和气饮。

7. 善用专方　宋贵杰在长期的临床实践及科研工作中总结了大量行之有效的经验方。其中针对治疗软组织损伤的敦煌消肿止痛膏，经过实验和临床证明，可以有效地促使局部血肿的吸收和机化。治疗膝关节损伤、感染及结核，以蟹墨膏进行外敷，疗效显著；对老年性退行性骨关节病采用中药外洗，疗效良好；采用软坚化瘀汤治疗注射性臀大肌粘连症，效果优良。

陇中正骨学术流派

陇中正骨学术流派，源自平乐郭氏正骨，始于西北地区郭氏正骨创始人——郭均甫。经宋贵杰、李盛华、姜劲挺等传承人借鉴现代医学及当地民间正骨手法和药物疗法，不断地探索、创新和完善。形成以手法复位、夹板固定、药物辨证论治和功能锻炼为主，并且独具西北特色的陇中正骨学术学术思想体系。"陇"作为地域概念，最早约出现于汉末魏初，然而溯其渊源，"陇"由陕甘交界处的陇山（六盘山）得来。古人以西为右，故称陇山为陇右，古时也称陇西。狭义的陇右，其实就是甘肃的代名词。甘肃历史悠久，文化源远流长，考古资料证明，它是中华文明的重要发祥地之一。仅就文字记载而言，上古时代它属于雍州；文化演进的历史表明，古代甘肃至陇右或渭河陇地区，就是这样一个独具特色的地域文化区，在中华民族文化苑囿中，以其独特的人文自然条件涵育出了色彩珍异的地域文化之花，且又自成体系。

甘肃的中医骨伤科事业，自新中国成立以来，经历了三代人的努力，如今随着甘肃中医事业的腾飞正迎来辉煌。甘肃近现代骨伤技术，源自平乐郭氏正骨，三世之后，可以立世，即在当地形成自己的流派，才利于继续传承，但创立新的学术流派，非历史无以成，非地域无以成，非集体无以成，非大家无以成，谈何容易！陇中正骨学术流派，不断发扬自身特色，又在我国中医药学宝贵遗产的基础上不断继承和发扬，同时与现代医学相结合，包括以冯天有为代表的"新医正骨疗法"，以方先之、尚天裕为代表的"中西医结合治疗骨折"方法，以郭均甫为代表的洛阳平乐正骨手法，以孙树椿为代表的清宫正骨手法，又经甘肃省中医院骨伤科学科带头人李盛华等医家学习借鉴当地民间特有的正骨手法和药物疗法，并不断创新，经历半个多世纪的发展而形成该学术流派。

陇中正骨学术流派是经过几代人的传承、总结和创新而形成的学术流派。郭氏正骨产生于河南省洛阳市平乐村，又称为"平乐正骨"，起源于清嘉庆元年（1796年），距今已200余年，以郭春园、高云峰、郭维淮、郭均甫、郭汉章、郭宪章、郭焕章等为代表，根据《洛阳县志》及墓道碑等文字记载，平乐郭氏正骨的创始人可以追溯到平乐郭氏家族的第17代人郭祥泰（字申玉），他受业于名师，经过长期实践创立了平乐郭氏正骨。郭祥泰将其术传其子郭树楷，郭树楷再传其子郭永号（鸣岗），郭永号传其子郭旭堂与郭义范，此为通常所说之南院（人和堂）；另外，郭祥泰还将其术传于其侄郭树信，郭树信传子郭贯田，郭贯田传子郭聘三、郭建三；郭聘三传子郭景星（灿若），传侄郭景轩（式与）、郭景旭、郭景象；郭建三传其子郭景韶（春园），此即通常所说之北院（益元堂）。其中第五代传人郭灿若与其夫人高云峰医术尤为精湛，被誉为平乐郭氏正骨的正宗。第六代传人为郭均甫、郭维淮，第七代传人为郭焕章、郭汉章、郭允章等。其中郭均甫携其子郭宪章、郭允章，侄郭焕章、郭汉章等及其传人扎根于大西北，成为陇中正骨学术流派的创始人，后经郭宪章、路焕光、宋贵杰、李盛华、张生禄、赵道洲、陈伯祥、王承祥、樊成虎、张晓刚、宋敏、姜劲挺、潘建西、郭景仲、方敬歧等传人的不断继承、总结和创新发展，已形成了独树一帜的陇中正骨学术流派。

（一）学术思想

中医对疾病的研究讲究整体观念，绝不能脱离个人体质、生活环境、历史等诸多因素，不能单一看问题。因诸多原因，不同地区历史发展的先后顺序不同，这在很大程度上决定了该地区医学的发展是否失衡，而地理环境的对不同地区疾病的变化有着显著影响。生活习俗的不同又决定着个人体质的强弱。各地医家长期的医疗实践中，逐渐表现出了明显的地方特色，陇中正骨学术流派在这种独特的历史环境、地理环境中应运而生，并逐渐趋于成熟。陇中正骨学术流派始终坚持继承发扬传统中医学的优秀遗产，积极吸取现代医学的研究成果，兼容并蓄。其中主要吸收了以方先之、尚天裕为主要代表的以中西医结合治疗骨折的方法和以冯天有为代表的新医正骨疗法。以孙树椿为主要代表的清宫流派正骨手法以及平乐正骨手法。同时吸收借鉴了本地民间的诸多正骨手法以及药物治疗，博采众长，逐渐形成了别具一格的学术流派，同时又具有浓厚的地域特色，对我国西北地区中医骨伤科的发展，起到了至关重要的作用。

陇中正骨学术流派以甘肃本地民间正骨手法为基础，以中医药理论体系为指导，博采诸多中医正骨名家经验思想，并注重与现代医学技术相融合，经过临床的反复实践、逐渐形成陇中流派特有的正骨治伤接骨技术，并创造性地提出"整体辨证、筋骨并重、动静互补、内外兼治、精准微创"的骨伤科治疗原则，在治疗各类伤科疾病方面取得了显著疗效，以其特有的"简、便、效、廉"的优势而广受好评，在当地享有良好的声誉，扬名全国，是我国西北中医正骨流派的独特旗帜，也是我国中医骨伤流派的一枝秀丽奇葩。2012年，陇中正骨学术流派成功申报了国家中医药管理局的第一批全国中医学术流派传承工作室，即甘肃陇中正骨流派传承工作室，以期将陇中正骨学术流派的思想精髓继承发扬。

1. 整体辨证　《黄帝内经》认为，人的身体是一个有机的整体，明代薛己所著的《正体类要》序文中阐述"肢体损于外，则气血伤于内，营卫有所不贯，脏腑由之不和。"此句是说人体的皮肉筋骨在遭受外力的伤害时，会由表及里，引起脏腑、气血、营卫等一连串的功能紊乱，身体的局部和整体、外损与内损之间是密切联系，相互作用的。故陇中正骨流派在治疗时重点强调要整体论治，这种整体论治，贯穿整个过程，在诊断、治疗及康复指导中都应该发挥重要作用。首先，外邪入侵人体局部，必然会导致全身的气血经络运行不畅，继而影响机体功能紊乱，所以医者诊疗时，应结合临床具体情况来宏观辨病，主要以辨病因和气血辨证为主，同时也应重视营卫、经络、脏腑等辨证互参，在治疗的过程中才能达到较好的治疗效果。其次，患者受到外伤的侵袭后，除造成对身体的直接损伤外，往往还会伴有对经脉和内脏的间接损伤，所以医者在进行治疗的过程中应全面深入地了解患者病情，不可忽视内伤以及患者全身的证候变化。最后，疾病的发生、发展和治疗是应该是一个动态变化的过程，医者应根据患者疾病在不同时期的发生发展的具体情况，分清轻重缓急，辨证施治，使患者尽快达到痊愈。

2. 筋骨并重　《杂病源流犀烛·筋骨皮肉毛发病源流》曰："筋也者，所以束节络骨，绊肉绷皮，为一身之关纽，利全体之运动者……所以屈伸行动，皆筋为之。"《素问·五脏生成》载曰："诸筋骨皆属于节。"说明人体的筋都是附着于骨上，大筋负责联络关节，小筋则多附于骨外，二者相互依存、互相为用。骨骼是人体的支架，依靠筋的联络构成人体的整体框架，发挥极其重要的支架作用。骨为筋提供了附着点与着力点，筋则为骨提供了联结与动力。所以当发生跌打损伤之时，筋往往首当其冲，最容易受到伤害，而骨居于内里，筋附其外，当外力侵袭人体，轻或伤筋，重则过筋伤骨，又称硬伤。所以骨伤时往往常伴筋伤，而筋伤后，必然影响骨的正常生理功能，所以在治疗时医者应遵循筋骨并重的原则，才能让患者尽快达到痊愈的目的。

3. 内外兼治　陇中正骨学术流派认为在损伤治疗过程中，除了进行必要的手法复位外，还应内服药物来调理气血，外用药物以消肿止痛，一定要做到内外兼治。外伤和内损兼治是首要；筋骨损伤，常常累及脏腑气血，轻则出现局部瘀血肿痛，重则出现骨断筋离的情况，或者脏腑功能的紊乱，甚至内脏器质性的损伤，在治疗时首先应该着重强调辨别伤因、从整体论治又兼顾内外。其次应当内外同治，内服配以外敷。外敷以消肿止痛，内服以调理气血，再配以必要的手法复位，推拿按摩以理筋治疗等。

4. 动静互补　强调治疗时应根据患者自身情况，进行相关疏通气血的各种功能锻炼，包括局部锻炼和全身锻炼；损伤后进行相关部位练功疗法，不仅可以加强患者局部肢体关节的活动能力，而且还能促进全身的气血运行，缩短疗程。后期的康复锻炼也十分重要，既可促进局部血液循环，又能起到活血祛瘀、消肿止痛的作用；通过治疗，濡养患肢关节的筋络；以达到防治筋肉萎缩，促进骨折愈合，避免关节粘连和骨质疏松，调节机体的重要功能的目的，缩短治疗周期，有利于患者的快速康复。

5. 精准微创　随着现代医疗水平的不断进步，陇中正骨学术流派传承人在继承传统的过程中不断创新，将精准理念与骨科微创技术紧密结合，创造性地提出骨伤科精准微创概念，即通过微小创伤和通路，将特殊器械、化学药剂或物理能量送入损伤组织内部，完成对机体病变、畸形、创伤的灭活、切除、修复或重建等骨科手术的操作，以达到相关的治疗目的。陇中正骨学术流派结合现代科技，不断将精准微创理念应用到骨伤科患者的诊疗过程中，在其"精准微创"理念的指导下，流派相关传承人先后将经皮内固定、腔镜、3D打印、导航、基因测序、基因靶向治疗等技术应用于临床及科学研究中，在临床中取得了较好的效应。

（二）流派特点

1. 正骨手法　手法治疗在骨伤科疾病的治疗过程中极为重要，流派创始人郭均甫总结长期的医疗实践，归纳出了独具特色的正骨八法。又历经各代传承人的不断完善和发展，逐渐形成了以简洁、实用、系统为主要特点的陇中正骨手法。除此之外，流派还注重将传统的中医骨伤理论与西医骨外科学相结合，取长补短，探索开创了一条中西医结合治疗骨伤科疾病的新道路，为陇中正骨手法的演变奠定了基础，先后创立了"三步三位九法"治疗腰椎间盘突出症，"三步二位五法"治疗颈椎病，并广泛地应用于临床中，其治疗效果颇佳。

2. 内外固定　陇中正骨学术流派在外固定方面的特点可概括为三字即"效""便""短"。效，是指方法有效可行；便，主要是指取材轻便、少而适用，既有利于操作，又便于检查；短，一方面主要是指固定的时间能短勿长，在骨折达到临床愈合后，就应尽早解除患者的固定，另一方面是指不影响疗效的前提下，固定物能短勿长，尽量减少固定的关节数。陇中正骨学术流派为适应现代骨伤科的发展趋势，不断完善流派思想，发展流派特色。流派的相关传承人在弘扬"效""便""短"理念的基础上，在省内率先开展了经皮内固定疗法治疗骨伤科疾患的相关研究，研发了诸多与骨伤科相关的内、外固定器械，获得多项发明专利，并将其广泛应用于临床。

3. 遣方用药　骨伤科疾病，大多是因为外界暴力作用于人体导致。当外力作用于人体时，使人体局部发生损伤，从而引起伤筋、伤骨、伤气、伤血等一种或多种损伤，除局部损伤外，还常常涉及其他脏腑经络。所以医者在诊治的过程中，应该立足整体，除关注患者局部的损伤外，还需注意患者全身情况。治疗时应根据个体差异、损伤时间以及伤势的轻重等辨证用药，具体问题具体分析。在用药时，主张法乎自然，据因立法，依法拟方，依方遣药，用药精当，反对墨守成规或千篇一律。在损伤初期，多由外力致伤，而使血溢脉外，瘀血阻塞。瘀不去则血不生，血不生则骨不愈，所以在用药时应以破为主，治疗时注重活血化瘀。在损伤中期，常以气血不和为主，用药以和法为主，治疗上多通经活络。在损伤后期，患者常因久卧而损伤气血，用药应以补为主，治法上多补益气血、补益肝肾。除内服三期治疗外，外用药也分三期论治，早期患者的主症多为局部疼痛肿胀为主，治法上多以散瘀消肿止痛；中期患者瘀血常常泛注经脉，所以治法上以活血散瘀为主；后期患者主症多为肌肉瘦削，关节不利，所以治法上以温通活络，舒筋利节为主。

甘肃自古以来就是中原文化和西域文化、少数民族文化和汉族文化的交汇之地，古代丝绸之路的繁荣，使中西方文化不断交流，促使甘肃成为一个多元文化相互融通，共同进步的文化之地。陇中正骨学术流派的传承人将古丝绸之路中敦煌医学的外用膏摩方药加以整理，并进行归纳研究。以敦煌医学绢子中《亡名氏脉经第二种》为主方，根据中医的辨证配伍理论，再结合现代中药制剂等方法，最终研制出一系列具有敦煌特色的外用膏剂及洗剂，其疗效广受赞誉。

陇中正骨医家结合自身在陇原大地多年的行医经验，再根据当地人民独特的发病情况和体质特点等，总结出了一系列特有的经验方和创新治法。流派医家重视对中医传统理论的研究，重点强调辨证论治，注重结合陇原大地独特地理气候及当地居民的特殊体质所导致的各种地域性疾病，坚持整体观念。同时充分利用陇原当地特有的道地药材，诸如黄芪、当归、甘草、大黄、红花、柴胡、白条、党参等，再结合伤科三期辨证原则，因人、因时、因地制宜。形成了内服外敷双管齐下，审辨寒热，注重顾护脾胃，补中益气，利水消肿与滋阴生津并重等组方用药特点。

4. 阶梯治疗　流派创造性地提出临床阶梯疗法，即"保守—微创—手术"，即在全面了解患者病情，清晰掌握各种治法、相关并发症、疗效及预后的基础上，再根据疾病的特点，选择科学合理、规范化、递进性的治疗。具体而言，在治法的选择上应从简到难、从无创到有创，即"保守治疗—微创治疗—手术治疗"的阶梯式选择。首先越是高级的阶梯治疗创伤越大，对机体自然解剖状态的干预越大；其次，每一高级阶梯的治疗均可作为一种对相邻低级阶梯治疗的补救措施。根据疾病的具体情况，熟悉不同治法的适应证、禁忌证及优缺点，选择合适的治疗方法。采用阶梯疗法治疗骨伤科疾病，遵循"能简单不复杂，能无创不微创，能微创不开刀""先简后繁"的治疗原则，为患者提供安全、廉价、简单、有效的个性化诊疗方案。

陇中正骨学术流派经过数十载沉淀，方取得今日成就，流派在社会各界的关心和支持下不断发展壮大，逐渐成为造福陇原大地，惠及多省区乃至影响全国的医学瑰宝。一批又一批年轻的陇中正骨学术流派传承人，循着前辈们的足迹，在继承传统医学的基础上，传播高尚医德，推动医学学术的繁荣，不断传承发扬陇中正骨学术流派的特色，将陇中正骨疗法不断创新发展，将现代科技运用到陇中正骨疗法的创新中，使得陇中正骨学术流派后继有人，并以高昂的姿态迈向更加辉煌的未来。

贵 州 省

沈 冯 君

沈冯君，男，1942年生，江苏武进人，主任医师，教授，博士/硕士生导师，首批贵州省名中医，享受国务院政府特殊津贴。1966年从贵阳中医学院毕业后，在贵阳中医学院第一附属医院工作，1973年5月开始在河南省洛阳正骨医院进修半年；1974年在北京积水潭医院进修骨科；1980年9月至1981年4月，在北京积水潭医院进修显微外科，深研中医经典，学兼中西医骨科；曾任贵阳中医学院第一附属医院院长、贵阳中医学院副院长、贵阳中医学院院长、贵阳中医学院骨伤研究所所长，2003年退休后被聘为香港大学中医药学院教授，是第三批全国老中医药专家学术经验继承工作指导老师。2016年成立全国名老中医药专家沈冯君传承工作室，致力于学术思想的凝练与传承，擅长应用补肾活血法治疗颈椎病，腰椎间盘突出症，轻、中度股骨头缺血性坏死及骨质疏松症等疾病。

（一）学术思想

1. 注重骨折初期复位、固定、功能锻炼　在骨折初期，沈冯君主张及早进行手法复位，可达到减少出血、减轻肿胀、防止软组织进一步加重的目的。在实施手法之前，要求医者应当通过手法摸清骨折部位及横表断裂、斜行断裂、粉碎骨折等情况，然后通过拍片检查，便于了解骨折部位的情形，认真阅片，判断骨折移位的具体情况，"以手扪之，自悉其情"，做到心中有数，设计好手法复位的先后顺序和步骤。如果盲目下手，心中无章法，往往导致手法复位失败，增加病人痛苦。在应用手法复位骨折时，用多大的力量是需要考量的，牵引、折顶等操作的力量大小要适宜，禁止使用过度的暴力整复，一定要做到避免再次加重骨与软组织的损伤。在骨折进行夹板外固定过程中，要先评估骨与软组织的损伤程度，不要只注意到骨折，而忽略筋肉皮肤等软组织受损的错误行为。对于骨折患者的功能锻炼，要求锻炼活动的部位要先远后近，活动的范围也要由小范围逐渐增大，否则加重损伤，以致组织出血、粘连而致关节功能恢复受到影响而不利于康复；主张早期功能活动，但要有正确的方法，要求医生要好好地指导患者进行功能锻炼，这是骨科医生医疗工作中的重要步骤之一，是涉及功能康复、治疗结果、医患关系好坏的大事，一点都马虎不得。

2. 骨折中期用药"从脾论治"　沈冯君认为骨折后2～4周为中期，瘀肿逐渐消退，筋骨还没有连接，此期用药需和营接骨。营血的产生是从脾胃消化水谷精微而来，这就需要脾胃化生气血的功能正常。脾胃强健，则气血充足，肌肉和骨骼才能得到营养；如果脾胃虚弱则气血化生乏源，气虚则推动、温煦功能失常，则成瘀生痰，痰瘀阻滞气机，导致经络不通、筋骨失养；故"从脾论治"就是治疗从中焦脾脏入手，保持脾的健运、胃的受纳功能正常，既能防止痰瘀内阻，又无促痰结瘀之邪，进而达宣痹通络之功；脾乃后天之本，故骨折中期用药以调理脾胃为主，配合应用接骨续筋之药，骨自能长。

3. 骨伤疾病后期治疗主张"补肾活血"　沈冯君对骨伤疾病后期的治疗主张"补肾活血"以接骨续筋，强调骨伤科疾病的病位在肾，病机根于肾，且与五脏关系密切。补肾活血不单只用补肾、活血的药物，应强调补肾为本，五脏同调，兼以活血，两者的有机结合，体现中医的补泻兼施指导思想。

（二）专长绝技

丹仙康骨胶囊治疗股骨头缺血性坏死　沈冯君善用补肾活血法治疗股骨头缺血性坏死,根据临床经验总结出的验方,命名为丹仙康骨胶囊。实验研究表明丹仙康骨胶囊能使血清生长激素（GH）增多,碱性磷酸酶（AKP）活性提高,血钙含量减少,从而促进骨折愈合。针对股骨头缺血性坏死的早、中、后三期,沈冯君分别提出了对应的"活血通脉""活血补肾""补肾健骨,通络止痛"三种治疗原则。还总结了本病的中西医结合治疗经验:Ⅰ~Ⅱ期口服丹仙康骨胶囊治疗,Ⅲ期口服丹仙康骨胶囊加髓芯减压术治疗,Ⅳ期年龄在 50 岁以下,按Ⅲ期治疗,50 岁以上行人工髋关节置换术治疗。

（三）验案撷粹

治疗膝骨关节炎医案一则　刘某某,女,61 岁,居民。

主诉:膝部酸冷疼痛 2 年。

病史:因膝部酸冷疼痛 2 年就诊。

诊查:膝部酸冷疼痛,畏寒怕冷,常居潮湿地,活动时疼痛加重,小便清长,舌质淡,苔白腻,脉沉细。

中医诊断:膝痹病（肾虚血瘀,风寒湿痹证）。

西医诊断:膝骨关节炎。

治法:补肾活血,祛风胜湿,舒筋通络。

处方:丹仙康骨胶囊,每次 4 粒,每日 3 次。同时用布包细辛 10g,川草乌各 10g,桂枝 10g,独活 15g,艾叶 10g,蒸半小时外敷膝部。

复诊:16 天后,膝部酸冷疼痛症状消失,膝部屈伸活动恢复正常且无痛。

按语:沈冯君认为本病乃年老肾虚、久居湿地以致风寒湿邪乘虚入侵,骨关节邪瘀阻络而成,辨证属肾虚血瘀、风寒湿痹证,用丹仙康骨胶囊口服为主,辅以中药外敷膝部可获痊愈。丹仙康骨胶囊能补肾活血,细辛、桂枝、川草乌等外敷方能祛风散寒胜湿、温经通络止痛,内外兼治,共奏补肾壮骨通痹之功效,从而有效地治疗膝骨关节炎。在应用外敷方过程中,观察到细辛的用量大于常用量,常常从 10g 剂量起用,逐渐加大剂量运用到 20g,也未见毒副作用发生。

河 北 省

李 氏 正 骨

李氏正骨代表人物李墨林,河北元氏人。李墨林幼年随父、叔学习祖传中医正骨医术,后又受业于少林支派,16 岁时即独立应诊,为乡民治疗跌打损伤,备受称颂,1951 年到石家庄市继续行医。李墨材以治疗筋伤为专长,已成一派,其按摩手法的特点是按照经络穴位,以"一指针、弹拨、牵引"为主,辅以其他手法,来达到治愈目的,常用按摩手法有按压、揉、叩击、旋转、牵引、弹拨等几种。

据《永清县志》记载:"李氏正骨世代相传,始于清中,由李达始创。"李达,男,生于清乾隆三十六年,卒于道光元年。幼年聪明好学,熟读四书五经,记忆力过人,有过目不忘之天赋。15岁（1786 年）放弃仕途,专攻中医骨伤科医术。于 18 岁（1791 年,清乾隆五十六年）设堂开诊,手法复位,外敷白公鸡接骨丹,夹板固定,自然活动治疗骨折。1793 年（乾隆五十八年）暮春乾隆朝近臣刘墉腰椎小关节错位,李达用分伸旋转复位法,疼痛立即消失,刘墉手书"妙手回春""李氏正骨"赠予李达表示谢意，可惜此物毁于永定河水患。后经刘墉推荐多次进京为王公、贝勒治疗折损挫伤，自此名声大振。大批患者慕名而来，其正骨技术更臻成熟，经验愈加丰富。奠定了李氏正骨的坚实基础，形成新的治伤派系。

第二代传人李顺（1802～1888年），男，从小就得到父亲的悉心培养，深得家传医术，天资聪颖不负父望，很快成长为正骨理伤能手，1822年起独立行医，事伤科，兼针，专治内外伤疑难杂症，尤善治疗折伤。遇有穷困患者，不仅分文不收，还慷慨解囊。

第三代传人李俊茹（1829～1911年），男，自幼随父习医，着重研习医道，尽得家父所传，又取薛已"十三科一理贯之"之说衍化充实于伤科，并将伤科与针灸、外科相结合。临床擅长伤科内治，疗效卓著。

第四代传人李豊（1864～1939年），男，少年随父行医，深得家传精髓，临床手法精练，善于与患者沟通，威信极高，是京南著名的骨伤医生。李豊不仅医道高明，更有一副侠肠义胆，凡来寻医求治者，不论贫贱富贵，均亲力亲诊，一视同仁。1939年5月抗日名将华北人民抗日联军第27支队司令魏大光回家乡开辟工作，在冯柳与日寇交战中右肩关节脱位，半夜用大车拉来求治，李豊当时已重病在身，在家人的扶持下为魏大光诊视，令魏大光平躺在板车上豊右脚蹬在魏的腋下，双手抓住魏的前臂用力一拽，咯噔一声骨已归位，肩关节即可自由活动，疼痛消失，魏竖起大拇指连连称谢。

第五代传人李树芳（1890～1962年），男，自幼耳闻目染，喜欢钻研骨伤骨病，长期坚持李氏正骨方便患者登门服务的行医方式，常年在永清、固安、霸州、安次为骨伤骨病患者解除病痛。擅长手法治疗，常手到病除，患者痛苦小且无经济负担，深受百姓爱戴。1940年2月李树芳为三联县长胡春航率领的抗日队员治疗肘关节脱位，立竿见影，并多次冒着生命危险为抗日队员治疗折伤，赢得赞誉。解放后1953年参加医联会继续为骨伤骨病患者服务，直至退休，终身业医。

第五代传人李树香（1904～1970年），男，生于乱世，幼年饱读诗书，喜欢舞文弄墨，立志报效祖国，追随妻表兄——三联县长胡春航抗日救国。1947年7月应邀为战斗在大清河北的解放军战士治疗骨伤，免费配置药物支援大军解放天津。解放后宜农宜医，1964年应友人邀请赴北京为患者治疗折伤，疗效显著，赢得好评。

第六代传人李平，生于1950年，幼承庭训，秉承家学，广撷博览，孜孜以求，于中医学造诣殊深，理筋续断尤著专长。深得家传医术，于1970年起独立行医，事伤科，兼针，尤善治疗骨折伤痛。善于学习，大胆创新，临床伤科内外兼治，手法娴熟，疗效显著，由于业绩突出1985年当选为永清县人大代表，1986年获双文明户褒奖。经常上京下卫接骨疗伤，每起沉疴，疗效卓著，名声远播。

第七代传人李艳军，男，1970年出生，喜欢读书，钻研医术，威海大学医学院推拿专业学习四年，大专学历。现在永清县北五道口村，树德堂《李氏正骨》发源地开堂应诊，秉承家传正骨之风范，手法娴熟老到。坚持李氏上门服务的优良传统，减轻患者的舟车劳顿之苦，奉献仁爱之心，惠及众多骨伤骨病患者。

第七代传人李彦清，男，生于1972年。从小聪慧过人，对父亲行医的一招一式过目不忘，熟记于心，深得父亲的厚爱与悉心相教。继承了李氏家学之精髓，又经过大学四年的系统理论学习，将现代医学与传统医术紧密结合、融会贯通，以"轻、巧、快"的手法形成了自己独特的治疗风格，为李氏医术的升华奠定了坚实的基础。1994年设诊独立行医，开展对各类闭合性骨折、脱臼、挫伤、脊柱间盘突出等伤科疾病的治疗，灵活运用李氏医术及李氏祖方、辨证施治，受益者日盛。2011年在父亲的支持下李彦清创建廊坊彦清骨伤科中医医院，成为中医伤科重要的学术流派。

第八代传人李昕，男，1994年生，本科学历，现工作于廊坊彦清骨伤科中医医院。

河 南 省

郭春园

郭景韶（1923～2005 年），男，字春园，河南省洛阳人，卫生部、人事部、中医药管理局认定的全国 500 名著名老中医之一，他从医 60 余载，带出了 197 名高徒。撰写出版了我国第一部介绍郭氏（平乐）正骨的专著《平乐郭氏正骨法》及展示郭氏医术的《世医正骨从新》。

2002 年，郭景韶再创出惊人之举，他突破"平乐郭氏医术，不得传授外人"的家训，将 13 种祖传秘方、验方的专利权无偿捐献给国家。郭景韶说："秘方藏在抽屉里只能是文物，只有捐出来，让更多的医生掌握，挽救更多的生命，那才是真正的财富。"

（一）学术思想

1. 对正骨手法高度重视 郭景韶认为，对于伤科疾病的治疗，除内服或外用药物调整荣卫、补益气血之外，其根本所在则是正骨手法。不论骨折或脱位，若手法施行得当，复位正确，则为病愈具备了基本条件。定槎法是郭景韶教授在整复各类移位骨折的手法中最具特色的。《益元正骨八法》中指出："骨折之槎，其形不一，或为平断，或为斜槎……以定槎法之施，可知之概，而后接之。"郭景韶将移位的骨折分为重叠性骨折和分离性骨折两种，将重叠性骨折的整复方法分为三步：首先是牵拉与按压进行捏按，以求接正断端；其次是徐徐松开推捏，待两断端自动回正后再分开，注意触摸再分开时的情况，设计固定压棉的方法。最后是将压棉适当地置放在伤肢位置，对前者先施推按，推捏，使两断端就近相结合，或推其远端复合于近端。对于反常性分离骨折，拖捏、推使之复合，若不能一次性使两断端相接合者，宜采用多矫法使其逐渐接合。

2. 善用按摩活筋的理筋手法 推按法是郭景韶在长期临床实践中，结合祖传手法从而总结出的一种理筋手法，主要用于治疗气滞痛而外形未伤，或伤力过劳、用力不适等原因导致的气血阻滞或形伤后期治疗以及虚滞与痹证的治疗等。推按法是一种较重的按摩手法，是皮与肌、肌与骨之深部按摩，为掌之推摩与指之滑按。主要分为推法和按法，推法多用于躯体肌肉较多的部位，分为：滑推法、呼推法、待呼推法；按法多用于四肢关节，分为：滑按、旋按、进按三种。

3. 善于调理气血，注重辨证治疗 骨伤科疾病的辨证论治核心即调理气血的平衡，郭景韶指出："人是统一的整体，骨折虽然是局部的严重损伤，但一定会引起全身重大变化。"在骨折早期，外伤致使筋骨折断，局部筋伤络损，脉道受损、受阻使血脉离经，气血运行不畅，血溢脉外形成瘀积肿胀，故在治疗上，应以活血祛瘀，消肿止痛为主；骨折中期，损伤诸证经过活血祛瘀的治疗，血瘀气滞基本解决，但瘀血尚有残余，气血未完全恢复，肢体筋脉肿痛减而未尽；骨折后期，久病体虚，气血不足，以补气血、强筋壮骨为原则，改善全身的虚象，使受伤肢体早日恢复功能，在补养气血时，若不能因人而异，盲目进补，使"塞而壅之"，也可使病况雪上加霜，火上添薪，故治疗上亦应辅以消积化滞方药，调理脾胃。

（二）验案撷粹

治疗颈椎病医案一则 患者，男，47 岁。

主诉：颈部酸痛、颈椎活动僵硬 4 个多月。

病史：患者于 4 个月前出现颈部酸痛、颈椎活动僵硬。近期因过劳活动颈项部，导致疼痛加重，伴左手食指间歇性麻木。患者神志清，二便可，口干，舌红苔黄腻，舌下瘀斑，脉弦紧。

诊查：左臂臂丛牵拉试验（+）、叩顶试验（−）双上肢肌力正常，肌肉无萎缩，口干，二便可，舌质红，苔黄腻，舌下脉络有瘀斑，脉弦紧。X线片提示：颈椎生理曲度消失，C_5/C_6 椎间隙变窄。

辨证：患者为中年男性，长期伏案工作后致气血不通，筋脉拘急，不通则痛，故见颈部疼痛加重，伴左手食指间歇性麻木。

处方：当归 8g，桃仁 12g，红花 10g，赤芍 10g，川羌活 10g，川续断 8g，川牛膝 8g，杜仲 5g，陈皮 15g，大黄 5g，补骨脂 8g，小茴香 10g，土鳖虫 10g，粉甘草 10g。共 14 剂，每日 1 剂，水煎至 500ml，分温二服。同时佩戴颈椎托辅助颈椎牵引治疗。

复诊：颈部酸痛较前明显减轻，手指麻木基本消失，颈僵肩痛稍有缓解，乏力，舌红苔腻，在原方剂基础上加制黄精 10g、何首乌 10g、葛根 15g，嘱其服用 1 个月，同时配合郭氏（平乐）正骨手法，并指导患者进行颈椎保健操治疗，1 个月后随访患者诸症消除，基本恢复正常生活，1 年后随访，患者自诉未复发。

郭永昌

郭永昌，男，1964 年生，河南信阳人，郑州中医骨伤病医院院长、河南省优秀青年科技专家、郑州市十大杰出青年、郑州市五一劳动奖章获得者、世界中医药学会联合会骨伤科专业委员会委员、中国骨伤人才学会全国骨伤科医院学术委员会常务理事。

无菌性股骨头坏死为一种常见的渐进性髋关节致残疾病，郭永昌充分借鉴前人的经验方，把近 60 味名贵中草药共成一方，并且通过多次的药物增减以及配比组合试验，最终研制出专治股骨头坏死的特效新药"活血化瘀膏"和"骨病回生丹"，为患者提供了一种新型非手术治疗途径，不仅疗程短、疗效高，并且无毒副作用。

（一）学术思想

1. 注重温阳补肾，采用内外兼治法　股骨头缺血性坏死，我国许多典籍中均对其有相关描述，病位在骨骼。临床发现，众多患者会有怕冷，得热痛减，遇冷加重，阴雨潮湿时感觉明显的症状，这跟患者体质"虚"密切相关。郭永昌根据《内经》"阳虚则外寒，阴虚则内热"得出，阳气不通是患者出现畏寒症状的重要原因。故在临床治疗上常以补肾温阳之法，温阳可扶阳，温阳亦可使阳气通畅，肢体得阳以温煦。郭永昌根据临床辨证，善用经典方剂加减治疗。阳虚轻者用金匮肾气丸加减，微生肾气，在大剂量滋阴药中加入少量温补肾阳药，重者采用大剂量温补纯阳的右归丸来填精益髓，补命门之火。常用的补肾温阳药有：补骨脂、肉苁蓉、淫羊藿、鹿角胶、骨碎补和巴戟天等。

2. 注重活血化瘀，强调痰瘀同治　郭永昌对古人理论有深刻见解，认为痰瘀不仅是本病致病因素，也是本病重要的病机，并且"痰""瘀""虚"三者相互影响。正是由于痰瘀互结，使人体津液气血紊乱，使得病情缠绵难愈。有诸于内必形于外，故在临床上表现为髋部沉重，胸脘痞闷，形体肥胖，舌胖苔白或者舌苔黄厚津润，脉弦滑或沉。

（1）常用活血类药：常选用药物如丹参、红花、牡丹皮、三棱、三七、桃仁、当归、泽兰、赤芍、益母草和川芎等。药理研究表明，活血化瘀类中药普遍具有抗血小板聚集、降低血液黏度、扩张血管、减少血管阻力、改善血液微循环以及消除炎症、调节机体免疫功能等作用。

（2）善用藤类药：郭永昌认为藤能入络，络能通脉，直达病所，如忍冬藤性味甘寒，入肺脾胃心经，具有清热解毒、通经活络、消肿止痛的功效，且药性平和，虚热实热均可应用，对关节红肿热痛、屈伸不利者疗效甚佳。络石藤性味苦微寒，主入心肝肾经，功擅祛风通络、凉血消肿，尤善于利关节止疼痛、舒筋脉止拘挛，常用于风湿痹痛，尤其是风湿热痹。鸡血藤性味温甘苦，入肝肾经，具有补血行血、舒筋活络的功效。

（3）妙用虫类药：郭永昌常用虫类药以搜剔通络、化痰散瘀，如白花蛇、露蜂房、地龙、全蝎、穿山甲、乌梢蛇、僵蚕、水蛭和蜈蚣等。清代名医叶天士认为，治痹证"非迅疾飞走之品不能奏效"，而现代研究表明，合理应用虫类中草药，不仅具有明显的止痛效果，而且能够祛顽痹、止沉疴，显著增强疗效。

（二）验案撷粹

治疗股骨头坏死医案一则　李某，男，54 岁。

主诉：右髋部腹股沟处疼痛 3 周余。

病史：患者 3 周前无明确原因出现右髋部腹股沟处疼痛，行走时加重。患者自行在家休息 3 周后未见好转，遂来我院就诊。

诊查：右髋部腹股沟处疼痛，行走时加重。"4"字试验（+），髋关节屈曲挛缩试验（+）。X 线负重区出现新月征。

中医诊断：骨蚀病。

西医诊断：右侧股骨头坏死。

治法：活血祛瘀，宣痹止痛。

处方：骨病活血膏外用，结合下肢功能锻炼，并予双下肢皮牵引治疗。骨病活血膏贴敷患处，3 日 1 换。①功能锻炼：进行股四头肌等大腿的肌肉群自主收缩 500 次，每天早、中、晚各锻炼 1 次；髋关节锻炼，包括髋关节的屈曲、内收、外展，内旋、外旋，根据患者具体情况进行锻炼，共 300 次，可分早、中、晚 3 次练习。②皮牵引：患者卧床，于患肢外展内旋位进行牵引，牵引重量为 8kg，每日 2 次，每次 2 小时。

复诊：疼痛明显减轻，为巩固治疗，继续外用骨病活血膏结合功能锻炼，双下肢皮牵引进行治疗。

按语：膏药具有经济实惠，使用方便，毒副作用小的优点，是传统医学中的重要组成部分，骨病活血膏由三七、当归、川芎、桃仁、乳香、没药、冰片、苏木等药物加入食用花生油以及红丹熬制而成，方中三七具有活血化瘀、消肿止痛的作用，现代药理研究表明，三七中含有皂苷，不仅能有效地改善局部的血液循环，抑制炎症反应，还有一定的镇静作用；当归、川芎养血活血，与红花、桃仁合用入血分可达到逐瘀行血的作用；乳香、没药、苏木、刘寄奴有破血散瘀、消肿止痛的作用；冰片开窍止痛；自然铜、三棱、骨碎补适用于骨折筋伤患者，具有续筋接骨的作用，诸药合用共奏活血散瘀、祛风除湿、通络止痛之效。

郭维淮

郭维淮（1929～2016 年），男，汉族，洛阳市孟津区平乐镇人。主任中医师，全国著名中医骨伤科专家，郭氏（平乐）正骨第六代传人，第一批国家级非物质文化遗产"中医正骨疗法"代表性传承人，国家卫生部、人事部、国家中医药管理局确认的首批具有带徒资格的全国名老中医药专家之一。中医药界首位"白求恩奖章"获得者。郭维淮在父亲郭灿若［郭氏正骨第五代传人］、母亲高云峰［郭氏（平乐）正骨第五代传人］的教诲和口传心授之下，14 岁时便开始独立应诊，此间相继研读了大量中医著作和医学院校系列教材，将理论与临床实际融会贯通，郭维淮继承和发扬了郭氏（平乐）正骨特色，为传播郭氏（平乐）正骨医术，振兴中医骨伤事业做出了重大贡献。

（一）学术思想

1. 与时俱进，开拓创新　郭维淮总结概括了郭氏（平乐）正骨治疗骨伤疾病的"三原则"即"整体辨证、筋骨并重、内外兼治"；"四方法"即"治伤手法、固定方法、药物疗法、功能疗法"；"破、活、补"三期用药原则即骨折初期气血瘀滞用药以破为主；中期气血不活经络不通，用药以活为主；后期久病必虚，用药以补为主；并提出施治原则：骨伤患者，体壮伤新者宜大剂猛治，体稍差伤缓者宜宽治缓治。突出了中医整体辨证，动静互补的特色。为提高药物疗效，从 20 世纪 60 年代起，郭维淮对郭氏（平乐）正骨的祖传药物如内服接骨丹、养血止痛丸、展筋丹、活血接骨止痛膏等运用生化、病理、药理等现代科学技术进行深入研究，使之不断完善，丰富了骨伤科用药的理论依据及临床用药手段。

2. 调理气血为骨伤科疾病治疗的总则 郭维淮强调：初期用药瘀则当破，亡血补而兼行，因气血互根，血药中必加气药才能加速病愈。郭维淮强调用药要辨证施治，灵活运用不可生搬硬套，重视患者体质、伤势不同而用药亦异。少壮新病宜攻，老弱久病宜补；体壮伤新宜大补猛治，体质一般伤缓宜宽猛相济，体弱伤陈宜缓治之。分虚实阴阳辨寒热之属性，气血脏腑之所属。滋肝肾阴血，生髓壮骨，补脾胃阳气，运化气血，使营卫调和，气血旺盛，经络通畅，骨愈筋续，病自愈。

（二）验案撷粹

1. 治疗股骨头坏死医案一则 于某，男，38 岁。

主诉：双髋疼痛伴活动受限 2 年。

病史：患者因 2 年前感右髋及膝部疼痛，并逐日加重，随之左髋疼痛，现双髋疼痛，活动量大及阴雨天后加重，不能翻身，来诊，自述有大量饮酒史。X 线片示双侧股骨头囊性变，塌陷，关节间隙变窄。CT 检查提示：双侧股骨头密度不均匀，骨小梁紊乱，股骨头缺血坏死，关节间隙变窄。

诊查：跛行，双侧腹股沟压痛，"4"字试验（+）。舌质淡，苔白腻，脉滑数。

临床诊断：双侧股骨头缺血坏死。

辨证：气血亏虚，痰湿阻滞。

治法：豁痰通经，益气活血。

处方：黄芪 30g，制南星 6g，当归 10g，白附子 5g，木瓜 10g，续断 12g，独活 10g，茵陈 15g，淫羊藿 12g，枳壳 10g，牡丹皮 12g，茯苓 15g，白术 10g，甘草 3g。共 10 剂，每日 1 剂，水煎服。

复诊：双髋疼痛减轻。效不更方，在原方基础上加白芍 15g，土鳖虫 15g 以通经活络，养血柔筋。共 30 剂，每日 1 剂，水煎服。

三诊：双髋疼痛基本缓解，关节活动度增大，腿较前有力。效不更方，继续服用。共 30 剂，每日 1 剂，水煎服。

四诊：因个人原因停药 1 月余，现出现晨起髋部不适，活动后稍减轻。减川断，加红花、桃仁以加强活血通络之功。共 40 剂，每日 1 剂，水煎服。

五诊：双髋疼痛消失，关节活动度尚可，久坐后臀部胀困。宜健脾益气，养血通络，服用筋骨痛消丸、加味益气丸巩固疗效。并嘱：不负重锻炼，忌饮酒，定期拍片复查。6 个月后随访未复发。

按语：郭维淮总结十几年的临床经验得出"气病多虚，血病多瘀"的独特见解，并提倡治气以补为要，治血以活为旨。他认为气是人体生命活动的动力，充足旺盛为佳，同时由于气的推动、防御、固摄、温煦、气化等生理功能的特点，耗损较大，病理上易出现不足的状态，所以在治疗上以补其不足为要旨。同时强调血液循经运行不息，环流全身，周而复始，濡养全身各脏腑组织器官，以维持人体的正常生理功能，因此治疗上以活血为要。

2. 治疗尾部综合征医案一则 仇某，女，36 岁。

主诉：摔伤致臀部疼痛伴活动受限 2 个月。

病史：2 个月前，患者骑自行车时不慎跌下，致臀部着地后摔伤尾骶部，即感局部疼痛，不敢坐骑，坐则疼痛加剧，咳嗽时有轻度疼痛，站立行走时不痛，患者未予重视，未做治疗。伤后 12 天出现腰部疼痛加重，遂于当地医院就诊，经 X 线片检查后诊断为尾骨骨折，予肛门手法复位，配合中、西药口服等治疗后效果不佳，遂来我院就诊。

诊查：尾骶部有轻度压痛，痛无定处，局部无肿胀。第 3 腰椎左侧椎旁压痛，腰肌紧张，腰弯曲时尾部酸胀不适。床上翻身时，局部疼痛加重。舌尖红，苔薄黄，脉弦。

临床诊断：尾骨综合征。

辨证：患者为中年女性，摔倒后致气机阻滞，血运受阻，不通则痛，故见尾部疼痛。

处方：内服加味泽兰汤配合功能锻炼，指导锻炼腹、背肌功能。

复诊：尾骶部疼痛基本消失，时有发胀感，腰部仍疼痛。上方加黄芪 30g、延胡索 10g、桑寄生 12g、升麻 5g，继续做腹、背肌功能锻炼。

三诊：尾骶部以及腰部酸痛不适消除，敢于坐蹲。嘱患者继续功能锻炼至痊愈。

按语：临床上，大多数疑难杂症是由气血瘀滞所致。针对具体治法，郭维淮强调以调理气血为要，顾护脏腑为重。他还认为血瘀与气虚的关系最为密切，气为血之帅，气虚则无力推动和统摄血液循经运行，从而导致血瘀。在临床上，即便是气滞血瘀证郭维淮也常在行气活血的同时加入适当的补气药。气为血之帅，血为气之母，两者同治相得益彰，可获奇效。

3. 治疗阴虚型强直性脊柱炎医案一则 张某，男，21 岁。

主诉：露卧后腰痛近 2 年，持续加重，伴屈髋屈膝不规则疼痛 5 个月。

病史：患者自诉 2 年前露卧后腰痛，呈持续性加重，5 个月前出现屈髋屈膝不规则疼痛，劳累后及阴雨天加重，休息后稍有缓解，于当地医院就诊，按神经疼痛等治疗，未见好转。遂来我院就诊。

诊查：情绪低落，精神较差，形寒肢冷，腰椎棘突压痛明显，椎体呈轻度反弓，活动明显受限，晨僵明显，双髋及骶髂关节均有明显压痛、叩击痛，"4"字试验阳性。舌体胖大，舌质淡，苔白腻，脉沉紧。

临床诊断：强直性脊柱炎。

治法：温经通络，散寒除湿。

处方：内服益气温经汤加减。方药组成：黄芪、当归、白芍、桂枝、茯苓、防己、白术、郁金、茜草、莪术、延胡索、桑寄生、独活、红花、桃仁、甘草，共 10 剂，3 天 2 剂，水煎服。嘱加强营养，避风寒，注意户外操练。

复诊：精神好转，腰部及屈膝疼痛基本消除，髋部仍有疼痛，活动受限较前好转，步态明显改善。余同前。续服上方 20 剂，3 天 2 剂，水煎服。

三诊：1 个月后复查，症状较前明显减轻，腰髋部仅有轻度酸困感，晨僵减轻，上方加秦艽，共 20 剂，水煎服，服法同前。

四诊：腰痛痊愈，晨僵症状消失，髋关节仍有轻度不适，胃部稍有不适，纳差，舌质红，上方去莪术，加沙参、枳壳，共 5 剂，每日 1 剂，水煎服，胃部症状消除，继服 20 剂。

五诊：髋痛减轻，ESR 9mm/h，上方加淫羊藿、威灵仙，共 30 剂，3 天 2 剂，水煎服。

六诊：髋部疼痛消除，ESR 无异常，继服上方 20 剂，巩固疗效。

七诊：病情稳定无反复，予加味益气丸口服 2 个月，以巩固疗效。并嘱患者避风寒，注意休息，昂首挺胸，调节饮食，多做户外活动。随访 8 个月无复发，可正常从事日常活动。

按语：郭维淮强调骨伤科疾病在气血论治的基础上，必须以五脏为中心从整体出发来认识和治疗。因此，诊断治疗也必须从整体出发，多予考虑，审症求因，辨证施治，使阴阳平衡，机体恢复到功能状态。

孟 宪 杰

孟宪杰，男，1939 年生，河南方城人，中共党员，主任中医师，第二批全国名老中医药专家学术经验继承工作指导老师，享受国务院政府特殊津贴。孟宪杰从医五十余年，在治疗颈肩腰腿痛和伤科杂症方面，疗效显著。擅长中医正骨手法及现代化技术对骨折、脱位及一些先后天畸形患者进行手术治疗。

（一）学术思想

1. 内外兼顾 孟宪杰在伤科治疗中注重内外兼顾，如在其自拟处方中：蒲公英、紫花地丁、土茯苓、花椒、甘遂、大戟、商陆、没药、大黄等煎汤冲洗治疗胫腓骨开放性骨折伴感染，经几天的治疗，即见脓液减少，腐败组织脱落，露出了新鲜创面，新的组织逐渐生出，为保住患者的伤肢打下了基础，后期根据病情再作植皮、植骨或复合组织移植。

2. 筋骨并重，动静结合 孟宪杰在治疗骨折时注重筋骨并重，除从影像学上观察骨折情况之外，也了解临床软组织损伤程度，以便于在治疗中得心应手。孟宪杰认为骨折复位后固定起到主导和决定性作用，而活动又是保持肢体功能的关键。

3. 诊治强调三早，重视手法复位 对于骨折的诊治，孟宪杰强调早诊断、早复位固定、早锻炼。其中，早诊断是前提，诊断确立后应及时对骨折复位固定是关键，早期功能锻炼是保持肢体功能的保障。提倡锻炼应以主动为主，循序渐进地进行。孟宪杰认为正骨手法是中医骨伤科的核心和独到之处，孟宪杰的正骨手法在某些疑难疾病如手法整复踝关节三、四度骨折，距骨骨折及脱位，肱骨髁上骨折，肱骨外髁翻转及肱骨内上髁三、四度骨折上有相当高的造诣。

（二）专长绝技

手法复位联合跟骨牵引治疗跟骨骨折 跟骨骨折，较难达到解剖复位，跟距关节稳定性欠佳，功能易失常。牵引的方法：伤肢给予麻醉，生效后患者处仰卧位，小腿下段垫枕，足跟部悬空，足踝部常规消毒、铺巾，术者在无菌操作下将一枚斯氏针由内侧经选部位向外侧打出，针体两侧于皮外留置的长度相同。在牵引针打好后，使膝关节保持屈曲位，令一助手握足部，一助手握持斯氏针的两端。然后使两助手先沿足的长轴方向做牵引，并辅加轻度地跖屈和背屈活动。术者站于患侧，两手拇指置于外踝下方，余指环抱足部，以两拇指用力按压外踝下方高突畸形，此一动作可以反复进行，手下有明显骨擦感。待畸形消失后，使两助手改变牵引方向，即均向跖侧牵引。术者同时改变着力点，即两拇指放在跟骨体的跖侧，用力向近心端推顶，恢复跟结节角。手法完成后，牵引针眼重新消毒一次，无菌敷料包扎。持续牵引，牵引重量为 4～5kg，牵引 3 周左右。

（三）验案撷粹

治疗神经根型颈椎病医案一则 患者，女，36 岁。

主诉：颈部疼痛不适 2 年余。

病史：2 年前，患者无明显诱因出现颈部疼痛不适，在外院行保守治疗后好转，1 个月前患者自诉劳累后头晕、颈部疼痛、右上肢疼痛麻木加重。刻下症见：颈部疼痛，伴活动受限，颈部旋转时出现头晕，右上肢外侧麻木疼痛，拇指及食指麻木，劳累及烦躁后症状加重，胸部稍觉发闷，太息后缓解，舌下络脉紫黑，舌质暗红，舌苔黄白，脉弦细。

检查：颈项部僵硬不适，椎旁及棘突有轻微压痛感，右侧臂丛神经牵拉试验阳性，叩顶试验及压颈试验阳性，颈部屈伸活动尚可，左右旋转时出现轻度头晕，右侧肱二头肌反射减弱，余腱反射正常，双侧霍夫曼征阴性。

中医诊断：项痹（气滞血瘀证）。

西医诊断：神经根型颈椎病。

治法：理气活血，通络止痛，兼疏肝清热。

处方：姜黄30g，葛根10g，鸡血藤12g，威灵仙12g，延胡索12g，白芍10g，川芎12g，桂枝10g，柴胡10g，黄芩6g，陈皮12g，藁本10g，菊花10g，天麻12g，甘草6g。共7剂，1日1剂，水煎温服，早晚各服1次，另配合颈部枕颌带牵引。嘱避风寒，调饮食，畅情志。

复诊：颈部及右上肢疼痛较前好转，头晕明显减轻，麻木感稍有缓解，胸部憋闷感消失，舌下络脉紫黑好转，舌质由黯转红润，守方去柴胡、黄芩、延胡索，继服7剂。

三诊：颈部及右上肢疼痛基本消失，麻木较前明显缓解，颈部肌肉柔软，头晕基本消失，守方去菊花、藁本，继服5剂。

四诊：颈部肌肉柔软，右上肢仅觉轻微麻木感，守方继服5剂善后。

按语：本医案中，患者素体虚弱，劳累后导致局部经络气血运行不畅，加之情志失调，使气血阻滞，经络不通，不通则痛，从而出现颈部疼痛、活动受限；气血运行受阻，脑窍失养，故见头晕；手三阳经络气血瘀滞，故出现右上肢疼痛麻木；气机不畅，故见太息后气机稍舒、胸闷减轻；舌下络脉紫黑、舌质暗红、苔黄白、脉弦细均为气滞血瘀之佐证。本方重用姜黄行气，气行则血行，佐以通经活络及疏肝理气之品，配合活血药以及止痛药，使瘀滞去、经络通，疼痛及麻木自然得到缓解；再配合藁本、天麻以祛风湿、除痹痛、止头晕。全方配合共奏理气活血、通络止痛的功效。牵引能减轻局部经络瘀滞状态，辅助消除因椎间盘变性、骨质增生对神经、血管的纵向压迫和刺激。

邵 福 元

邵福元，男，1934年生，河南郏县人，中共党员，主任中医师，全国老中医药专家学术经验继承工作指导老师。邵福元潜心于颈肩腰腿痛疾病的临床与基础研究，继承发展了中国传统医学，并与现代医学理论相结合，创立了独具特色的"邵氏诊断法"和"邵氏无痛治疗法"，以中西医结合非手术疗法来治疗颈肩腰腿痛疾病，并完善和发展了治疗颈肩腰腿痛疾病的牵引技术和设备。

（一）学术思想

1. 平衡学说　运动系统疾病中颈肩腰腿痛，是筋与骨在静止状态、运动状态的病理问题。肢体得以灵活运动须有三个条件：一是神经的正常支配，二是肉的活力与动力，三是骨的完整性。人类在日常生活中离不开筋骨运动，骨为主干，筋为柔刚；骨为支架，筋附于骨，筋骨相连。筋与骨在生理上始终处于一种平衡状态，筋骨之间失衡即为患病。颈肩腰腿痛疾患尤其重视运动中的平衡。按运动的状态可以分为动态平衡和静态平衡，静态平衡包括形态平衡与结构平衡，动态平衡则为功能平衡。平衡是相对的，静态与动态是相互关联的。人体的平衡形式基本上有三种：形态平衡、结构平衡、功能平衡。

2. 无菌性炎症学说　对于软组织病的治疗，邵福元早期主张"去痛致松"，后期则"以松治痛"。在几十年的临床实践中，邵福元把该类软组织损伤性疾患分为伤、炎、痉、挛、变五个病理阶段。对于早期肌肉附着点的炎症以及肌肉痉挛，提倡在肌肉附着处施行各种有效非手术疗法，间接地松解神经末梢与其周围炎性组织，从而阻断疼痛的传导，缓解肌痉挛；对肌挛缩初期和后期已形成变性的病例采用适当手法、软组织松解术或者针刀疗法以达到"松而痛去"的目的。

（1）对"伤炎"期，一切治则以消除无菌性炎症为主旨，包括运用轻柔理筋等手法，以及应用活血化瘀、缓急止痛、攻逐水饮药。

（2）对"痉挛期"采用揉按等手法，并创立了增力点压法，以及祛风除湿、缓急止痛、益气养血药物的应用。

（3）对"挛变期"手法可相应采用大力度，配合应用补肝肾、强筋骨、益气养血之方。

各期再辅以相应的声、光、电、磁、热、药等理疗，形成传统遵循的"治病求本"，又符合当代人认知的"邵氏无痛疗法"。

3. 压痛点和牵涉痛在颈肩腰腿痛病中的临床意义　邵福元将慢性损伤形成的压痛点分为两种类型：一种为潜性痛点，按压时有疼痛，但与当前的有意识疼痛线不一致；另一个被称为显性痛点，它能够抑制疼痛，不刺激，也不辐射，可以缓解症状，表明这个压痛点是引起自觉症状的真正触发区域，这一压痛点也是临床实践中所要求治疗的重点。

（二）验案撷粹

治疗肾虚腰痛医案一则　文某，女，52 岁。

主诉：腰酸痛 2 年，伴双下肢沉困 1 年。

病史：患者自诉无明显诱因出现腰酸痛 2 年，伴双下肢沉困 1 年，常于家门口诊所做保健按摩后即有解乏感，症状晨起减轻，久站久坐或家务后即感症状加重，伴双下肢沉重，近日上诉症状加重，经保健按摩治疗后无效遂来我院就诊。

诊查：腰腿疼痛，酸软无力，肌力可。双颧微红，手心微潮热，舌淡红，脉弦细数。CT 示：腰 4/腰 5 椎间盘向正后方突出，生理曲度变浅，骨质未见异常，腰前屈、后伸、左右侧屈轻度受限，双侧直腿抬高试验均阳性。

中医诊断：腰痛（肝肾阴虚证）。

西医诊断：腰椎间盘突出症。

治法：补益精血，缓急止痛。

处方：桑椹 15g，枸杞子 15g，制何首乌 15g，狗脊 15g，女贞子 3g，墨旱莲 3g，白芍 7g，蜂蜜 20g，甘草 5g。

复诊：腰痛、腰酸症状明显减轻，手心潮热较前明显缓解，继服上方，同时配合手法治疗 1 周。

三诊：患者诉腰腿酸痛及双下肢沉困感明显减轻，查体示腰部功能活动正常，面色红润，脉弦有力，继服上方半个月。

按语：制何首乌补益精血。墨旱莲入肝肾经，补肝肾阴。女贞子补益肝肾，明目乌须，助何首乌、墨旱莲补益精血之力。狗脊性温味苦甘，专补肝肾，温补肾阳，有阳中求阴之效。枸杞子甘平入肝肾经，可补肝肾之不足。白芍可养血调经，平肝止痛，助何首乌补益精血，亦可缓急止痛。甘草、蜂蜜共奏缓急止痛之功。

仝 允 辉

仝允辉，男，1957 年生，河南南阳人，河南省洛阳正骨医院髋部损伤科主任、河南省中医骨伤科学会委员、河南省中医外科专业委员会委员。从事骨科临床工作三十余年，在关节外科、矫形骨科、小儿骨科、创伤骨科领域均有深入研究。在国家级学术刊物及会议上发表学术论文 40 余篇，出版专著 2 部，任《骨伤病诊疗规范》副主编，《现代全科医学》副主编，获国家实用新型专利 1 项，获中华中医药学会科技奖 1 项，获河南省、厅级科技成果奖 4 项。

（一）学术思想

1. 强调三期辨证，尤重外治　仝允辉深受平乐骨伤流派思想的影响，对于骨折创伤的治疗，坚持以整体观为指导，以三期辨证为原则，根据患者的具体情况，从而选择药物治疗的方法。如骨折损伤早期，选方活血舒肝汤，以攻下逐瘀法使体内蓄血随宿便排出，从而减轻损伤局部肿胀和疼痛；中期选方加味血肿汤，以利水消肿法促进伤肢瘀消肿散；后期选方化瘀解毒饮，以凉血解毒法用于骨折后和手术后发热等并发症。

中药熏洗法是外治疗法比较常用的方法之一，能够有效改变局部血液循环，促进新陈代谢以及炎症吸收，缓解筋骨疼痛，多用于促进患肢功能恢复，预防治疗关节僵硬。仝允辉根据多年经验创立了熏洗1、2号方。熏洗1号方组成：透骨草、伸筋草、三棱、莪术、红花、制乳没、生川、草乌、威灵仙、延胡索、葛根、皂角刺、土鳖虫、乌梅、白芷、地龙等，随症加减，有养血活血、通络止痛之功，用以治疗骨关节炎、关节僵硬；熏洗2号方组成：青风藤、制马钱子、制川草乌、延胡索、细辛、鸡血藤、雷公藤、黄芪、羌独活、乌蛇、灵芝、丹参、木瓜等，随症加减，有祛风除湿、通经止痛之功，用以治疗强直性脊柱炎、风湿性关节炎、类风湿关节炎。

2. X 线、CT 及 MRI 等辅助手段下的骨折分型病理　《医宗金鉴》中的"正骨八法"中以"摸"法居首，表明了摸法在传统中医正骨中的重要地位，同时说明了骨折的移位方向和程度只能通过手摸心会来判断。而 X 线检查的出现，以及 CT、MRI 等高科技检查手段的诞生，更能简单高效并且精确地分析骨折的损伤情况。在现代检查手段的基础上，仝允辉创立了骨折的各种分型，并不断在临床中改进完善。

3. 关注组织细胞病理　中医对骨肿瘤、骨髓炎等疾病的诊断，基本上还是从经验层面出发的。现代人体组织学及其他先进医学技术手段的引进，对我们逐渐深入理解人体骨伤疾病病理的认知，起着十分重要的作用。CT、MRI 和病理检验的临床运用，丰富了检查手段，对伤科疾病病理的研究更加细化和完善。仝允辉认为，必须对这些临床病理加以关注，才会明晰骨伤科疾病的病理过程，从而得出一个较为明确的诊断，并恰当地使用保守或手术的治疗方法快速解决病理的变化。

（二）验案撷粹

治疗右肱骨髁上伸直性骨折医案一则　胡某，男，6岁。

主诉：右肘部摔伤后肿痛、畸形1小时。

病史：1小时前，患者在玩耍时不慎摔倒，致右肘部受伤，当即出现肿痛、畸形，活动受限，被家人抱入我院医治。入院时症见：神志清楚，时有哭闹，右肘部肿痛、畸形，二便正常。

体格检查：右肘关节呈靴状，局部肿胀、疼痛，畸形明显，局部压痛存在，可触及骨擦音，有异常活动，关节伸屈活动受限。右上肢末梢血液循环正常，无麻木及感觉异常。舌质淡苔白，脉弦。

辅助检查：DR 片示右肱骨髁上骨折，远折端向后内侧移位。

中医诊断：骨折。

西医诊断：右肱骨髁上伸直性骨折。

辨证：患者因玩耍时不慎摔伤右肘部骨折，筋伤则血不通，不通则痛。

治法：予手法复位及固定治疗。

复位手法：患儿仰卧位，患肢外展。两助手分别于患肢两端对抗拔伸牵引，术者一手向外推挤远折断，另一手向内推挤近折断，同时向相反方向用力，先矫正侧方移位；然后在牵引下以双手拇指按压肱骨近端，其余四指向前提起骨折远端，并逐渐屈曲肘关节至极度屈曲位，透视见复位良好，撬氏架外固定。

处方：活血接骨膏外敷。

复诊：右肘部肿胀明显，有张力性水疱，给予刺破并消毒。复查 X 线片示对位对线良好，嘱其手部功能锻炼。

三诊：右肘关节肿胀、疼痛基本消失，复查 X 线片示对位对线良好，去除撬氏架，并嘱患儿进行右肘关节功能锻炼，定期复查。

按语： 肱骨髁上骨折在临床上多见于儿童，其治疗方法多样，手法整复固定是最常用且疗效可靠的方法。对于手法整复固定，仝允辉认为，务必要掌握好整复顺序，即应先矫正侧方移位，然后矫正前后移位，同时手法要适当，切忌暴力整复，避免造成肘关节软组织进一步损伤，甚至是正中神经及肱动脉损伤。此外，运用撬氏架固定还可以预防发生肘内翻，最重要的是矫正尺偏移位，必要时可运用克氏针经皮固定，使骨折端得以稳定。

王 宏 坤

王宏坤，男，1936 年生，河南内黄人，中共党员主任中医师，教授，曾任河南省中医院骨伤科主任，河南省颈肩腰腿病研究会名誉会长，第二批全国老中医药专家学术经验继承工作指导老师。从事中医骨伤科临床、科研、教学工作 50 余年。2008 年 4 月，被河南省中医院特聘为"全国名老中医传承工作室"终身导师。同年 6 月，河南省中医管理局授予王宏坤"河南中医事业终身成就奖"。2013 年 10 月，其获"中华骨伤功勋奖"。王宏坤擅用伤科用药三法即"破、和、补"。

（一）学术思想

1. 注重气血 王宏坤认为，慢性筋伤的基础，往往是气血亏虚。若素体气血不足，或瘀血阻滞，新血不生，日久皆可导致气血两虚，血不濡筋，筋骨痿弱，从而出现手足麻木、僵硬、筋挛、关节活动不利等症状。筋伤诸证无论是脏腑功能失调、肝肾不足、气血亏虚，还是外力损伤导致的气滞血瘀，其病理变化均与气血运行的紊乱、经络受阻有关。

2. 推崇四诊合参，手摸心会 筋伤种类繁多，变化细微，证候复杂，大部分不能通过影像学检查来诊断。王宏坤提倡四诊合参，同时结合"手摸心会"的方法来判断疾病的病、证关系，不仅要了解病因，分析病理机制，还要对局部的解剖结构有所熟悉，用手触摸病变部位，了解局部的各种变化，并加以归纳和分析，做出准确的判断，从而制定有效的治疗方案。临床上王宏坤将摸诊与其他诊法有机结合，相互参照，相互印证。对于患病的部位、证候的性质、病变的程度，王宏坤总是边问、边看、边触摸按压，结合病变的特殊体征检查，往往能很快做出病与证的诊断。

3. 强调筋骨并重 王宏坤认为，宗筋主束骨而利关节，筋的损伤或位置异常，可以导致骨与关节的功能活动障碍，甚至出现错缝或错位；骨与关节的损伤，也可导致筋的位置异常或损伤，而劳损、退变性疾病的发生多是先伤其筋，渐损及骨。因此，在治疗筋伤病时，应筋骨并重、筋骨同治，不仅要舒筋活络，还应使筋骨的正常解剖得以恢复，即正其骨必先顺其筋。王宏坤在运用手法治疗筋伤病时，讲究辨证施法，因人、因病、因部位而异。病情不同，选择的手法也不尽相同；本质不同，手法应用的力度不同，做到"必先知其体相，识其部位，一旦临证机触于外、巧生于内、手随心转、法从手出"；要求操作时力达"稳、巧、柔、缓"。治疗关节运动障碍的病症，在按摩时需主动、被动运动相结合，使其粘连在动中求松解，在运动中逐渐恢复关节功能。

（二）验案撷粹

1. 治疗腰椎间盘突出症医案一则 王某，女，60 岁。

主诉：腰部疼痛伴右下肢放射性疼痛 1 个多月。

病史：王某，女，60 岁。患者 1 个月前因急性扭伤腰部疼痛伴下肢放射性疼痛，MRI 示腰椎间盘突出，在外院行保守治疗，无明显好转。遂来我院就诊。

诊查：腰部压痛，叩击痛，直腿抬高试验（+）。

中医诊断：腰痛。

西医诊断：腰椎间盘突出症。

辨证：腰扭伤损及经脉，气滞血瘀，不通则痛。

治法：行气活血，祛瘀止痛。

处方：予外敷栀黄止痛散配合整脊手法治疗。

整脊手法治疗：患者俯卧位，术者在患者腰椎棘突上寻找压痛点，首先于腰部肌肉施以放松手法，采用揉法、滚法、点按法等手法治疗，然后在腰大肌、梨状肌等部位寻找病灶点，进行弹拨理筋治疗。随后患者侧卧位，头部垫枕，患肢在上，上身略微屈曲，患侧肢体屈膝屈髋，健肢后伸直位，以力量集中于所要复位之关节为度，术者一手或肘部抵于患者肩前，另一手或肘部压在患者臀部后接近于骶髂关节处，双手反向用力，先缓慢摇动腰部，在扭转到最大角度时，进行扳动，此时常会听到关节弹响声，示手法复位成功。此时腰椎疼痛明显减轻，直腿抬高试验检查双下肢抬高角度较治疗前明显增加，治疗结束后，嘱患者卧床休息。手法治疗每日1次，每次30分钟，10次为1个疗程。

复诊：治疗1天后，腰部疼痛消退，下肢活动恢复正常。

按语：栀黄血痛散，方中栀子、黄柏、姜黄、大黄为君药，有凉血解毒，行气活血之效；赤芍、赤小豆、天花粉、白芷共为臣药，可消肿散瘀止痛；木香为佐，可行气通滞使气行血行；冰片为使药，芳香开窍，助药物渗透，直达病所。全方相辅相成，共奏消肿止痛、活血化瘀之功效。

2. 治疗内踝骨折术后肿胀医案一则　患者，女，27岁。

主诉：右内踝骨折术后肿胀伴疼痛1月余。

病史：1个月前，患者在外院行右内踝骨折手术治疗，术后局部肿胀伴疼痛，经治疗未见明显好转，遂来就诊。

诊查：患者于1个月前行右内踝骨折手术，伤口缝合处瘀血明显，踝部肿胀明显，皮肤硬紧，平素怕冷，易汗出，口中黏腻不爽，寐可，小便少，大便黏滞，舌淡苔滑腻，脉细。

中医诊断：骨折。

西医诊断：右内踝骨折术后肿胀。

辨证：患者车祸后踝部骨折，筋伤则气血运行不通，不通则痛；且患者为青年女性，平素体虚，怕冷，易汗出，易感冒，加之遇此病导致情志不畅，气机郁滞，营卫不和，引起肿胀。

处方：桂枝10g，茯苓30g，桃仁15g，赤芍15g，牡丹皮15g，白芍10g，知母10g，炒白术20g，防风10g，制附子10g，麻黄10g，炙甘草15g。3剂，每日1剂，水煎，分温二服。

复诊：经上方诊治后，右内踝骨折术后疼痛感较前减轻，肿胀明显减轻。伤口缝合处按压疼痛缓解，瘀血变浅，汗出减少，无恶寒，二便可。上方继服5剂。

三诊：诉肿胀基本消失，无疼痛，寐可，二便可。上方继服3剂，巩固疗效。

按语：《血证论·男女异同论》曰："瘀血去则新血易生，新血生而瘀血自去。"在治疗中，王宏坤始终注重活血祛瘀，并根据个体差异调整用药。本例予桂枝茯苓丸合桂枝芍药知母汤治疗，方中桂枝温经散寒，活血通络；茯苓益气养心，并能利腰脐间血；桃仁、牡丹皮活血化瘀；芍药能养血和营；炒白术、知母利水消肿；麻黄、防风、制附子助阳解表，祛风散寒；炙甘草调和诸药。诸药合用，共奏奇效。

平乐郭氏正骨流派

平乐郭氏正骨流派，源自洛阳平乐村郭氏家族，于清朝嘉庆年间成派，已历经200余载风雨，盛传八代。一脉相承，逐渐发展壮大。

郭祥泰为平乐郭氏正骨流派之开山鼻祖。其子郭树楷、其侄郭树信均得其所传。后树楷之子郭鸣岗，其孙郭耀堂、郭义范组为南院"人和堂"；而北院"益元堂"，后由树信之子郭贯田，其孙郭登三、郭聘三、郭建三、郭九三组成，"北斗""南星"之名由此而来。第二代郭树信先生吸纳前贤之说，结合自身所悟，著成《郭氏家训》，由后人传而承之。第三代郭贯田先生，"踵受方术"于其父，曾作《正骨手法要略》，代代相传。"内外用药，动静结合"的理论，由第四代传人郭聘三先生首次提出，并将人体骨骼结构图绘制而出，加速了平乐郭氏正骨流派体系的形成。而"摇摆叩击、回旋拨搓、旋转体位"等正骨手法，由第五代传人郭灿若总结而出。高云峰在全国掀起了"献秘方"运动，著名的河南省平乐正骨学院（为我国第一所中医骨伤科高等专科学院，在20世纪中叶，已形成医、教、研、产一体化的现代化医院的雏形）便由其所创立。至于郭春园，《平乐郭氏正骨法》及《世医正骨从新》，均由其所著。平乐郭氏正骨流派传承至今，第六代传人郭维淮在其父郭灿若、其母高云峰（均为第五代传人）的教导下，更是声名远播。第七代传人郭艳幸、郭艳丝、郭艳锦，第八代传人郭珈宜、郭马珑等人，承接前辈们的经验，不断与时俱进，开拓创新，如今平乐郭氏正骨流派已经被列为国家级非物质文化遗产，扬名海内外。

（一）学术思想

1."七原则"

（1）平衡为纲：平乐郭氏正骨流派认为人是一个内外平衡的有机体，阴阳相对，脏腑司职，气血畅调等，均为人体平衡之内在体现。外在则与自然、社会相协调。临诊以平衡理念为指导，方方面面均有体现。

（2）整体辨证：机体局部受损，机体可间接受累，影响全身，须整体论治，全面、有序，避免漏诊，此外还需把握轻重缓急，有侧重地诊疗。

（3）筋骨并重：机体之筋骨相依互用，其中一方受损，另一方必然有所影响。平乐郭氏正骨流派强调筋骨兼顾、互用，可促进筋骨之接续，损伤之恢复。

（4）内外兼治：临诊之时，外伤内损皆要顾及，不可舍其一而单独施治，用药之时，可外敷、内服皆施，加以手法理筋正骨，往往疗效颇佳。

（5）动静互补：平乐郭氏正骨流派不提倡大范围、长时间制动，认为除了必要的限制之外，适当、合理的活动，能够加速气血运行促进损伤的恢复。

（6）防治结合：平乐郭氏正骨流派相当重视预防。认为平时即应当固充正气，维持机体之平衡，如若发病，则应努力纠正，使气血、阴阳得以恢复，减少并发、后遗之症的产生。

（7）医患合作：就诊时患者应全面详细地交代病情，医生则应制定相应方案并及时有效地与患者沟通，交代注意事项，改善患者情志，加速康复。

2."六方法"

（1）诊断方法：平乐郭氏正骨流派认为正确的治疗源自正确的诊断，详细的检查是诊断的基础，在长期的临床实践过程中，平乐郭氏正骨流派形成了自己的诊断手法，即"触摸法、按压法、对挤法、推顶法、叩击法、扭旋法、伸屈法、二辅法"的诊断八法，并形成了"整体观念、行之有序、健患对比和不可偏废"的诊断原则，达到"手摸心会""知常达变"的目的。

（2）治伤手法：包括复位手法、治筋手法和养骨手法。

1）复位手法：骨折、脱位一般均有移位，这些移位若不恢复正常，则功能必然或多或少受到影响。因此，平乐郭氏正骨流派在发展变化和不断提升中总结出"平乐正骨十法"，即拔伸牵拉、推挤提按、折顶对位、嵌入缓解、回旋拨搓、摇摆推顶、倒程逆施、旋撬复位、牵拉按压、金针拨骨法等；并强调医者要熟练掌握运用，综合分析病情，借以巧力，以恢复筋、骨的正常形态、平衡和功能为目的，在辨证的基础上进行手法复位。

2）治筋手法：包括康复手法，在治疗筋伤过程中，平乐郭氏正骨流派系统总结为"四则十六法"：①通经活络法：包括循经点穴、拍打叩击法两则；②揉药法：包括散剂揉药法（展筋丹揉药）、水剂揉药法（展筋酊、白酒等）两则；③理筋法：包括揉摩、捏拿、推按、捋顺、分筋法五则；④活筋法：包括伸屈、收展、侧屈、旋转、环转、抖摆、牵引法七则。

3）养骨手法：是以平乐郭氏正骨流派平衡观及整体观为指导，以平乐郭氏正骨流派五脏协调平衡论、气血共调平衡论、筋骨互用平衡论及天人合一为理论基础，遵循中医阴阳与经络学说，并结合西医的解剖学和病理诊断，运用平乐郭氏正骨流派特定手法作用于身体的特定部位，通过"推而行其血，摩而顺其气，拿而舒其筋，按而调其经，点而理其络，揉而活其血"，进而调节机体脏腑、气血、阴阳与筋骨生理状况，以保健形体、养筋护骨、促进发育、延缓衰老、维护筋骨平衡、预防筋骨系统疾病、提高生活质量为目的的推拿按摩方法。总结为"九法三十二则"，即循经点穴法、推经补泻法、舒筋活血法、醒脑开窍法、牵抖舒理法、按揉疏解法、拍打醒肌法、空拳振气法、轻柔活节法。

（3）固定方法：平乐郭氏正骨流派以"保护和促进各种有利的活动，对不利的活动，给予必要的限制，动静平衡，有效促进伤病恢复"为总则，强调外固定要做到"有效、方便、短小（既指固定器的短小也指固定时间的短小）"。

（4）药物疗法：无论内治法还是外治法，无论创伤还是骨病，平乐郭氏正骨流派均有辨证施治的原则，内治法即"破、和、补"三期的辨证原则，外治法即"消、温、散"三期辨证原则。

（5）功能疗法：平乐郭氏正骨流派的精髓是肢体关节功能恢复的关键点，所以功能疗法始终贯穿在诊疗和康复的过程中，分为主动功能锻炼以及被动功能锻炼两种。主动功能锻炼是在医生的指导下，患者自觉进行锻炼；被动功能锻炼是医生根据患者的情况，进行通利关节的各种手法治疗。

（6）养骨方法：平乐郭氏正骨流派养骨方法是根据人体筋骨关节系统的发展规律及生理、病理特点，以整体辨证为基础，采用多种科学方法进行养骨护骨，保养形体，预防骨关节疾病发生。养骨的核心是维持"筋与骨"的平衡，通过"体质、情志、膳食、起居、四时、运动、药膳、手法、调气、音乐、器械"等方法，达到"未病先防、已病防变、病后防复"的目的。

3. 平衡理论

（1）天人合一平衡论：平乐郭氏正骨流派运用天人合一平衡论指导伤科临床，强调在伤科疾病的预防、诊断、治疗、康复等各个阶段都要从整体观念出发，三因制宜，个性化施治，方能收到理想的效果。

（2）气血平衡理论：气血是人体生命活动和伤科病机的总纲，也是平乐郭氏正骨流派理论体系的核心，平乐郭氏正骨流派在长期的医疗实践中形成了具有鲜明中医特色的"气血共调平衡论"。

（3）筋骨互用平衡论：筋束骨、骨张筋，筋与骨的关系颇为密切，筋与骨之间的协调是保持关节运动动态平衡的基础，筋与骨在结构上密不可分，在功能上相互协调，筋与骨的动态平衡关系体现在伤科疾病诊疗的各个阶段。

（4）五脏协调平衡论：人体是一个以五脏为核心，通过经络、血脉联系起来的有机整体，牵一发而动全身，局部损伤会造成瘀血阻滞、全身气血失衡，而气血失衡必然破坏五脏系统的平衡，故认识伤科疾病的病机必须重视五脏失衡。

（5）形神统一平衡论：平乐郭氏正骨流派理论认为，形神统一平衡论是中医骨伤科学的基石，蕴含着人类生命科学的重要原理；在治疗伤科疾病的各个阶段都要充分重视"形"与"神"的关系，两者不可偏废。

（6）标本兼顾平衡论：平乐郭氏正骨流派理论认为，标与本对立统一，明确标本轻重缓急，把握标本的辨证关系是确立伤科疾病治则、治法的基础。在诊治伤科疾病的过程中，应充分认识标与本的辨证关系，标本兼顾，从而达到最好的治疗效果。

（7）动静互补平衡论：平乐郭氏正骨流派理论认为，动是绝对的，静是相对的，动与静对立统一，互补互用，动中有静，静中有动，相对平衡。把必要的暂时制动，限制在最小范围和最短时间内；把无限的适当活动，贯穿于防治伤科疾病的过程中。

（8）膳食平衡论：平乐郭氏正骨流派理论认为，人体是一个以"骨"为支架的杠杆系统，全身的骨骼通过筋肉及关节紧密相连，筋骨是一个相互关联的、处于动态平衡之中的统一体，牵一"骨"而动全身，养骨要从整体出发，从全局着手，从平衡膳食、因人施膳、辨证施膳做起。

（9）起居有常平衡论：平乐郭氏正骨流派理论认为，起居有常是筋骨健康的基本保证。人体应遵循大自然的阴阳消长变化及其自身的生理运行规律，做到起居有常、饮食有度、房事有节，则能保持脏腑健运、气血调和、筋骨平衡。反之则气血逆乱，筋骨失衡。

（二）流派特点

1. 手法特点

（1）三种手法：复位手法、治筋手法和养骨手法。

（2）复位手法：拔伸牵拉、推挤提按、折顶对位、嵌入缓解、回旋拨搓、摇摆推顶、倒程逆施、旋撬复位、牵拉按压、金针拨骨法一起，共称为"平乐正骨十法"，辨证分析，灵活应用，恢复功能，为其施用时所强调重点。

（3）治筋手法：在治疗筋伤过程中，平乐郭氏正骨流派系统总结为"四则十六法"，即：①通经活络法，包括循经点穴、拍打叩击法两则；②揉药法，包括散剂揉药法（展筋丹揉药）、水剂揉药法（展筋酊、白酒等）两则；③理筋法，包括揉摩、捏拿、推按、捋顺、分筋法五则；④活筋法，包括伸屈、收展、侧屈、旋转、环转、抖摆、牵引法七则。

（4）养骨手法：循经点穴法、推经补泻法、舒筋活血法、醒脑开窍法、牵抖舒理法、按揉疏解法、拍打醒肌法、空拳振气法、轻柔活节法，共称"九法三十二则"。

2. 固定特点 "保护和促进各种有利的活动，对不利的活动，给予必要的限制，动静平衡，有效促进伤病恢复"，为平乐郭氏正骨流派总则，"有效、方便、短小（固定器及固定时间的短小）"，为其施用外固定时，所强调之内容。

3. 用药特点 无论内治法还是外治法，无论创伤还是骨病，平乐郭氏正骨流派均有辨证施治的原则，内治法即"破、和、补"三期的辨证原则，外治法即"消、温、散"三期辨证原则。

（三）流派代表方或临证医案

1. 内服方

方名：筋骨痛消丸。

组成：丹参、鸡血藤、香附、乌药、川牛膝、威灵仙。

功用：活血行气，温经通络，消肿止痛。

主治：血瘀寒凝，膝关节骨质增生引起的膝关节疼痛、肿胀、活动受限等症。

用法：口服。每次 6g，每日 2 次，温开水送服。30 天为 1 个疗程。

方解：君药丹参、鸡血藤补血活血，通络止痛；佐香附、乌药以行气止痛，温肾散寒；辅以川牛膝等通利关节。

2. 外用方

（1）七珠展筋散

组成：人参、血竭、乳香、麝香、煅珍珠、冰片、牛黄。

功用：活血消肿止痛、舒筋活络、通利关节、化腐生新。

主治：筋骨损伤后引起的肿痛以及关节活动不利等症。

用法：七珠展筋散针对不同的病症，用法略有不同。①软组织、关节损伤，于闭合损伤部位，取药顺时针按揉 3～5 分钟，至药物揉尽。②若骨折，待复位固定后，取药于骨折上、下关节面按摩，每日 1～2 次，并配合功能锻炼。③若疮疡等症，待消毒清创，去腐冲洗后，取药 0.5～1.0g 均匀地撒于创面，并无菌敷料覆盖，初起每日 1 次，1 周后 2～3 日 1 次。

（2）活血接骨止痛膏

组成：乳香、没药、三七、地龙、续断、自然铜、儿茶、土鳖虫、龙骨、麝香、冰片、木鳖子、木瓜、天冬。

功用：活血祛瘀、消肿止痛、接骨续筋、祛风除湿。

主治：创伤骨折、软组织损伤、劳损性腰腿痛、颈肩痛。

用法：皮肤痛处贴敷。

3. 关于平乐正骨气血共调平衡论医案一则　刘某，女，36 岁，因摔伤致右小腿肿胀疼痛、不能活动 10 小时来诊。

查体：右小腿高度肿胀，有散在小水疱，小腿中段压痛明显，可触及骨异常活动和骨擦感，足背动脉搏动良好。舌淡红，舌下瘀斑，苔薄白，脉弦。X 线检查示：胫腓骨中段长螺旋形骨折。

中医诊断：骨折。

西医诊断：胫腓骨中段长螺旋形骨折、骨筋膜隔室综合征。

辨证论治：此为创伤初期患者。创伤初期，筋伤骨断，血离经妄行而为瘀，瘀血停留，阻碍气机，气血瘀滞，经脉闭阻，不通则痛；津血同源，瘀阻水停，故腿部肿胀。以"破"为主用药，治宜活血化瘀、理气止痛、利水通络。

方用活血疏肝汤合五苓散加减。其药物组成：柴胡 9g、红花 6g、桃仁 12g、槟榔 15g、赤芍 15g、酒大黄 6g、苍术 15g、茯苓 20g、泽兰 12g、车前子 30g、金钱草 30g、香附 6g。每日 2 剂，急煎服，同时外敷消肿膏。第 2 天肿胀明显减退，前方改用每日 1 剂，3 天后肿胀基本消除，行手法整复、经皮钳夹和夹板固定治疗，后续再按伤科三期用药原则治疗，50 天后骨折达到临床愈合。

按语：损伤初期，血瘀气滞并行，局部青紫肿痛，瘀不去则痛不止、骨不愈合，其法为行气化瘀，消肿止痛，以药"破"之，且气药必不可少，加疏肝之品合而用之，将得佳效。

4. 平乐正骨筋骨互用平衡论医案一则　焦某，男，58 岁，泥瓦工，因腰痛反复发作 10 余年，加重 1 周来诊。患者常感腰部酸胀，每因劳累或提重物后腰部酸胀疼痛明显加重，卧床休息后可缓解，但夜间久卧后复感疼痛加重，偶有耳鸣。曾行小针刀、针灸、推拿按摩治疗，无明显好转。

查体：脊柱生理曲度减小，L$_5$ 棘突两侧压痛明显，局部呈叩击痛，无放射痛，双侧直腿抬高试验（+），"4"字试验（-）。身体消瘦，面色暗黑，精神欠佳，爪甲少华，舌淡少苔，双尺脉弱。CT 检查示：腰椎间盘退变，L$_4$/L$_5$ 椎间盘突出。

中医诊断：腰痛。

西医诊断：腰椎间盘突出症。

辨证论治：患者年近六旬，病程 10 年，久病伤肾，肾精渐亏，腰为肾之府，肾精不养腰府，筋骨失养，则腰部酸胀；患者为泥瓦工，长期从事体力劳动，过劳更耗肾精，精血亏虚不能营养筋骨，故腰部酸胀疼痛反复发作，缠绵难愈。肾开窍于耳，脑为髓海，精少髓亏，则致耳鸣；肾精亏虚，精不化血，精血亏虚，筋肉失养，故患者消瘦、面色暗黑。肝主筋，其华在爪，肝肾同源，肾精不足致肝血亏虚，爪甲失养，故爪甲少华，舌淡少苔。患者以肾精亏虚不能养腰府为先，精亏不能化血、肝血不足在后，为肾精不足、肝肾亏虚、筋骨失养之证。

治宜益肝填肾、补气养血。方用黄芪 30g，当归 15g，熟地黄 15g，续断 15g，白芍 15g，牛膝 15g，独活 10g，枸杞子 15g，乌药 6g，桑寄生 15g 等。水煎服，每日 1 剂，分温二服，连服 10 剂。

复诊：诸症悉减。嘱服加味益气丸 2 个月善后，每天 3 次，每次 9g；并坚持做轻缓腰背部功能锻炼。随访半年未复发。

按语：《素问·刺要论》云："筋伤则内动肝……骨伤则内动肾。"肝肾同源，一荣俱荣，一损俱损，皆可致肝肾不足，造成筋骨同病。肝主筋，肾主骨。一身之筋有赖于肝血的滋养，筋之用系于肝血的盛衰，唯有肝血充盈，方能"淫气于筋"，使筋有所养，筋壮方能束骨；肝血旺可以充肾精，生髓壮骨以张筋；反之，肾精足可充骨、养骨，同时，可以化肝血以养筋护骨；精血互生，筋骨并健，肢体关节才能正常活动。平乐郭氏正骨流派理论认为，治筋在调肝、养肝的同时应补肾壮骨；治骨在补肾的同时亦需调肝舒筋；如此则筋骨并重，肝肾同治，使筋得肝血所养而修复，骨得肾精所助而生长。

黑 龙 江 省

董 清 平

董清平，男，1942 年生，黑龙江省哈尔滨人，主任医师，教授，博士后导师，董氏正骨流派传人。世界中医药联合会骨伤专业委员会副会长、世界手法医学会常务副主席、全国中医骨伤名医工作室负责人、第二届全国中医骨伤名师、享受国务院政府特殊津贴专家。

（一）学术思想

利用手法调正力学框架系统 董清平通过独特手法，合理地调正脊-盆-髋力学框架系统，使脊柱维持正常生理曲度，适当地松解周围软组织痉挛，矫正椎小关节微小移位，使其恢复有序的三维立体平衡，临床疗效令人满意。该手法操作简便且安全，患者易于接受，疗效显著。

（二）专长绝技

1. 从病理探究疾病 董清平提出从病理变化出发，探索疾病症状变化，并通过董氏手法治疗。依据生物力学，掌握脊-盆-髋三者间框架体系，分析其变化规律，通过相应手法，使得三者间之力学平衡，得到调正，神经根之受压及水肿亦获减轻，以达到治疗的目的。此方法操作简单但效果拔群，安全性强且科学严谨，深受好评。

2. 从病因学研究治疗股骨头缺血性坏死 董清平认为，股骨头缺血性坏死如果发生，必有一系列相应变化伴随其出现，如氧自由基将会较前增高，人体微量元素会有所变化等。依据此发现，从病因学深入分析，纯中药制剂——"骨痛仙"为董清平及其团队研制而出。经实践证明，"骨痛仙"不仅能够有效提高机体对氧自由基的清除能力，对此病早中期患者，具有显著疗效，还可提高机体骨折的愈合能力。

3. 从中西医结合角度深入研究治疗膝骨关节炎 董清平认为，软组织为治疗骨关节病的良好切入点，提倡中西医相结合，多种方式共同施行的安全外治法，对膝关节清理手术后的患者，疗效尤其显著。董清平不仅重视治疗，在关节功能的恢复上，亦有所建树。其从解剖结构入手，分析病因病机，结合多年临床经验，创立了"50 分加减法"，以此来评价患者的膝关节功能，得到了业内人士的支持。

4.用中医治疗激素性股骨头坏死 预防坏死的发生是首要。董清平认为激素为阳刚之药，大量使用则会"阳胜""阳亢"，致使阴精内损乏源，骨骼不得濡养滋润。早期行气活血类药物（以桃红四物汤加减）及输液的使用可在一定程度上预防坏死的发生，激素停药后半年方可停中药。再是预防坏死后股骨头塌陷，使用激素后每 3~6 个月，须查双髋 MRI，至停药后半年至一年。一旦发现坏死，依据 CT 及症状，须及时调整方案，全面评估并分析预后。

（三）经验方

1.骨痛仙

处方：鹿角胶、骨碎补、巴戟天、鳖甲、黄芪、丹参、三七、制川乌、白芍、自然铜。

功效：补肝肾，强筋健骨，兼以补气活血化瘀，温经散寒，通络止痛。

方解：方中鹿角胶、骨碎补补肾健骨，活血止痛；巴戟天补助肾阳；鳖甲滋阴潜阳，活血祛瘀；黄芪、丹参、三七补气活血，散瘀止痛生新；川乌、白芍共用，阴阳同调；自然铜行血化瘀止痛。诸药相合，共奏补肝肾，强筋骨，兼活血止痛之效。

2.发热止痛贴

处方：贴剂 A：粉末（由制南星、草乌、肉桂、干姜制成）；贴剂 B：提取液（由赤芍、川芎、当归、香附、樟脑制成）即时反应的方法。

功效：活血化瘀止痛。

陈 氏 整 骨

陈氏整骨创始人陈喜曾为满族"萨满"，专门随军从事骨伤的治疗。第二代传人陈悦定居滦平县，为当地名医。第三代传人为陈辉，第四代传人为陈栋。陈氏整骨的代表人物是陈占魁，他是陈栋的长子，与弟陈占元、陈占义一起开创了"哈尔滨市陈氏整骨院"。陈氏将正骨医术毫无保留地传于后代。陈氏子孙多从事正骨工作，各有建树。

（一）学术思想

1.推崇正骨八法，尤重骨伤诊断手法 哈尔滨陈氏整骨对"正骨八法"理解颇深，结合祖传的 3 个基本手法，又发展成经验正骨八法、整复脱臼八法等，极大地丰富了骨伤治疗的具体操作手法。在没有 X 线辅助检查的年代，陈氏对骨伤诊断手法极其重视。在四诊的基础上，还创立了"五部检查手法"，极大地提高了诊断的准确性和疗效。

2.提出骨折治疗+结合的观点 陈氏提出骨折治疗+结合的观点包括局部固定与局部加压相结合；整复固定应与牵引固定相结合；确诊、复位与局部固定松紧相结合；内服药、外敷药与辨证施治相结合；望、问、检、量与摸、接、端、提相结合；螺旋骨折手法复位、绷带包扎，均要与顺乎螺旋方向相结合；骨折整复时与术后放置，断端牵拉移位密切相结合；患者主观能动性，动静密切相结合；内治与外治密切结合；精神治疗与药物治疗密切结合。

（二）流派特点

骨折瓦形固定 陈氏对骨折复位后的固定，除常规固定外，还创造性地使用了骨折瓦形固定器。陈氏特色固定方法有：①"放置法"，骨折经手法整复后，患者采取特殊的体位放置，有利于骨折愈合，减少并发症。②"副木固定法"，骨折复位后，用副木固定，有利于调整固定的松紧。局部加压法，骨折复位后，有成角时，用之可纠正角度。

（三）流派代表方

陈氏常用的祖传治伤秘方有：

1. 内服方

（1）活血散：主治跌打损伤、筋伤骨断、瘀血作痛、肿胀不消。

（2）接骨散：主治一切跌打损伤、伤筋断骨、瘀血作痛，骨折早期尤宜。

2. 外用方　止痛散瘀膏，主治：跌打损伤、骨折脱臼、瘀血作痛等。

樊 氏 正 骨

樊氏正骨的代表人物樊春洲，1913 年出生于辽宁省辽阳县，14 岁拜辽宁省梁子厚为师，梁氏擅长骨伤科，治伤手法十分精湛。1965 年后，樊春洲任黑龙江中医学院骨伤科教授。传人主要是其子樊景博，为樊春洲之硕士研究生。

（一）学术思想

樊春洲非常重视"手法"在伤科治疗中的应用价值，认为"手法是中医治伤之魂"。"整骨总法是拔牵，手要轻巧性勿烦，横断骨折加大角，斜形骨折靠中间，螺旋边牵边扭转，粉碎骨折不颇偏"。他首创"弹力夹"治疗桡骨远端骨折，"一牵三部法"治疗陈旧性髋关节脱位，对骶髂关节错位、小儿髋关节假性脱臼及肘、膝、胸椎后关节等关节半脱位的诊断有深刻的认识，手法治疗有神奇的疗效。樊春洲推崇中医"伤从血论"的学说，主张以活血化瘀为主，兼以补气养血，健脾强肾。

（二）流派代表方

特色方药有：

（1）活血丸：用于初伤血肿期。

（2）腰痛宁冲剂：用于新伤腰痛。

（3）疏络丸：用于晚期疼痛。

（4）壮骨丸：风湿痹痛，骨蒸痨热。

（5）骨增丹：用于骨质增生症。

（6）健骨丸：肝肾不足、风寒湿痹。

夏 氏 正 骨

夏氏正骨代表人物是夏静华，1924 年生，黑龙江省双城市人，出生于正骨世家。夏氏正骨创始于其祖父的堂弟，其 8 岁削发出家入嵩山少林寺，练就了高超的武艺和精湛的正骨医术，回乡后，传授给夏静华的伯父。夏静华自 13 岁起即从其伯父学习正骨医术，16 岁出师。他创办了"夏静华整骨诊所"，后成立"哈尔滨市骨伤科医院"。女儿夏重贤、夏凤琴以及儿子夏凤玺均继承家传，从事骨伤科专业。此外，夏静华还培养了 20 余名弟子，均为省内外中医骨伤科骨干。夏氏的子女及其门徒先后整理和编著了《夏氏少林整骨秘术》和《中国历代治伤手法用药精选》。

流派学术思想及特点

夏氏正骨源于少林寺，具有少林伤科的特色。治骨折，夏静华主张"三早"治疗原则（早复位、早固定、早锻炼），内外并重，局部、整体兼顾，强调根据骨伤的不同时期和特点，进行内外同时辨证治疗。

夏静华尤善于正骨手法，讲究快速而无痛。夏静华虽有家传正骨治伤的优势，但能博采众长，特别能摒弃门户之见，善于吸取新的治伤方法和治伤器械。如在骨折复位固定上，即采用了孟氏的骨折复位外固定器。

湖 北 省

李 同 生

李同生，男，1929年2月生，山东曲阜人。教授、研究员、主任医师。曾任同济医科大学中西医结合研究所所长、骨科主任，湖北省中医药研究院院长、骨伤科研究所所长，全国第八届政协委员，中华中医药学会理事、中华中医药学会骨伤科分会副主任委员，湖北省中医药学会副理事长，湖北省暨武汉市中医药学会骨伤科专业委员会主任委员，世界骨伤科联合会署理主席（现均为顾问）。现任湖北省中医药研究院名誉院长，《中国中医骨伤科杂志》社长、主编，国家药品监督管理局新药审评委员，中国中医科学院客座研究员，第一、第二批全国老中医药专家学术经验继承工作指导老师。1991年首批享受国务院政府特殊津贴。1999年获20世纪中医接骨学最高成就奖。2007年，获"国医骨伤名师"称号。

李同生出生于儒医世家，其曾祖李建章公在原籍山东曲阜以接骨家（捏家）闻名于桑梓；其祖父李占魁公尤精于正骨伤科，中年时，因家乡干旱携其子李治仁公（李同生之父）迁居武汉，设忠厚堂骨伤科诊所，患者踵门求医者，日近百计，救残起废，扶危济倾，不可胜数。

李同生幼承庭训，打下坚实的中医理论与临床实践基础，自幼从父李治仁公学习中医骨伤科医学及武当内家功法，治仁公施教严格，轻斥重责，未有间断。幼年入私塾发蒙后，即兼读中医基础书籍及历代中医名著，早晚课余，勤练武当内家功法，指、腕、臀、桩、运气施力功法，点穴八大功，推拿八大功，正骨十大法，中药辨证药治精华，以及骨伤科应用器械等骨伤科基本大法，李同生深得祖传真谛，亲见先辈临床施术，耳濡目染，习以为常，印象颇为深刻。

1947年春经武汉特别市卫生局考试合格，取得中医师资格，独立行医。1953年毕业于武汉中医进修学校，同年组建武汉市正骨联合所，任副所长。1954年，任武汉市中医正骨科进修班副主任导师，为建国早期培养了一批中医正骨人才。1955年调入湖北省体委（现已更名为湖北省体育局）"中南体育学院、竞技指导科"（体工队），任骨伤科主治医师，对运动创伤的理论和临床进行了大量研究工作，运用中医正骨手法及药治，对比赛受伤的运动员当场救治（如足球守门员有关节移位），取效迅速，整复后立即投入竞赛，因而誉满体育专业界。1958年初，被调到同济医科大学（武汉医学院）附属协和医院，任骨伤科主治医师，取得了大量的科研及临床成果，成绩优异，受到中央卫生部及省市领导的表彰。嗣后，历任中西医结合骨科副主任、主任、副教授，至1985年6月，调湖北省中医药研究院任院长。

李同生的中医骨伤科功底深厚，自幼即受道家理念影响（但非道教教徒），习练武当内家功法，参习少林功法，从两者之中吸取有益骨伤科诊疗的内涵。药治方面少用峻猛劫剂，手法治疗禁用粗暴霸蛮之力，主张道家的"道法自然"，"无为而无不为"。扶正与祛邪，顺应自然，因势利导，安全效显。并摒除门户之见，与西医同道合作，相互学习，共同研讨，数十年如一日，承袭历代传统，博采古今众长，自成一派，由于和西医同道共同努力，使当时的协和医院成为全国西医院校中率先开展中西医结合治疗骨与关节伤病的先进单位。

李同生早在20世纪50年代，就对骨伤科的理论及临床进行了全方位研究，定制了手法治疗、小夹板固定骨折的规格及使用技术、注意事项，取得大量临床研究成果，于1960年底至1961年初，参加"中西医结合骨科学术座谈会"（在天津召开），受到卫生部部长的好评。此后又进行近关节骨折、关节内骨折、骨疾病（骨结核，恶性肿瘤）和颈肩腰腿痛病（腰椎间盘突出、腰椎管狭窄症、颈椎病、退行性骨关节病）等中西医结合的研究，取得显著的疗效，并总结成文。

1970年10月至1971年初，因周恩来总理主持在北京召开"中西医结合工作会议"有八朵红花（科研成果），参加会议的红花之一"中西医结合治疗骨与关节损伤"受到周总理好评，并指令向全国推广，以黄河为界，黄河以北以天津骨科医院为基地，黄河以南委托湖北省卫生厅和武汉医学院附属协和医院为基地，开办学习班，武汉开办全国学习班七期，湖北省内学习班八期，为国家培养中西医结合骨科高级人才一千余名。推广中西医结合，小夹板固定治疗骨与关节损伤病例数十万计，减轻了患者的经济负担，保证了医疗质量（两减一保），成效斐然。

李同生从事中医、中西医结合骨伤科医疗、教学、科研、培干工作60余年，先后发表论文30余篇，主持骨伤科研项目15项，获部、省级科技成果二等奖、三等奖共五项，主编与参编书著十余部，如《实用骨伤科学》《中西医结合治疗骨与关节损伤》《医学百科全书·中医骨伤科分册》骨折部分、《骨伤科手法学》《历代对颈、肩、腰腿痛的辨证内治法》《骨伤科学》《中医骨伤科基础》和《伤科集成》等著作，数十年来，为近代骨伤科事业的振兴与发展做出了较突出的贡献。

（一）学术思想

1. 崇尚道家思想 李同生认为道家与中医具有深厚渊源，相互影响、相互渗透，所以他将道家思想及养生功法引入骨伤科，融合在诊疗之中。不论是药治、手法、功能锻炼或气功养生康复，多采取道家的顺应自然思想。燮理阴阳，因势利导，无过无不及，恰中肯綮。提出骨伤的各项诊疗操作如手法、药物，应该合乎天地自然，顺应疾病发展状况。

2. 手法药物结合，内外治结合 李同生深谙武当功法，外示安逸，内含刚挺。吸取武当内功之心静神宁，松软沉静，不致于临症慌张；发劲如箭，收功如电，不致于火手致伤（指使用闪劲的大力手法，或施用弹性冲击力的功法）；顺项提顶，虚胸实腹，不致于汗喘气逆；沉肩坠肘，动作稳健，不致于抖动失准；含胸拔背，催力至手，不致于气血乖离；口闭齿叩，舌抵上颚，不致于口燥神疲。

在手法上，其功力锻炼以武当功法为主，参以少林功法的精要部分。将气功、武功与正骨治伤手法熔于一炉，又将传统手法与现代医学、自然科学相结合，使李氏伤科别具一格。李老骨伤主张知其体相，识其部位，手法力点准确、快速敏捷，用四两拨千斤之功效，尽量减少骨折端及周围筋的损伤，以利骨折稳定愈合。提倡既要有手法，又要有药物。

在用药上，李同生主张用药之道当法乎自然，因势利导，用药量不在多，贵在切合病机。认为新伤责之于血瘀，旧伤重在通络，应按四诊八纲，审证求因，据因定法，宗头拟方，依方遣药。反对拘守成方、百病一法、以病符方，以致药病不符，反致病笃。在内治上，他认为只有调理气血、行气理滞、活血祛瘀，方能续筋接骨。调理气血之法又当分清脏腑、经络、部位，施以温清补泻。李氏临床用药组方法度严道、配伍精当、君臣分明，用药擅兴王道之师，绝少大辛、大热、大燥、大寒等霸道之品。祛邪之时，注意时时刻刻顾护正气。

（二）专长绝技

参见湖北省"李氏伤科"相应内容。

（三）经验方

1. 一盘珠汤

组成：当归12g，川芎12g，赤芍12g，生地黄6g，续断15g，广木香6g，红花6g，广三七6g，泽兰叶12g，苏木12g，桃仁6g，乌药12g，大黄6g，甘草6g，制乳香6g，制没药9g。

功效：行气活血，消肿止痛。

主治：跌打损伤，骨折、脱位，急性软组织损伤，局部肿胀、疼痛、功能障碍等。

用法：先将药物用冷水浸泡 1 小时，浸透后煎煮，武火煎沸后再用文火煎 30 分钟，即可服用，每日 1 剂，共煎两次，早晚各服 1 次。

方解：本方以桃红四物汤为主，白芍改赤芍、熟地黄改生地黄，具行血不伤正气，活血而能生新血之妙；续断治血理伤，为疏通气血筋骨之要药；广三七、泽兰叶、苏木、制乳香、制没药诸药均为活血化瘀，消肿止痛之佳品；广木香、乌药为行气止痛之良药。大黄清热消瘀，引瘀血下行；甘草缓急止痛，调和诸药。合而用之，不仅能行血分瘀滞，亦可散气分郁结，活血化瘀而无伤血之虑，行气理气而无燥热之弊，瘀去气行，诸症自愈。

2. 惊雷膏（李氏正骨验方）　细辛 50g，八厘麻 50g，生川乌 100g，生草乌 100g，生南星 100g，生半夏 100g，黄丹 1090g，麻油 2500g。药物共研细末，混合均匀，将麻油置锅内，下黄丹用武火炼熬，再加入生药细粉搅匀，摊膏即得。

3. 通督活血汤（李氏正骨祖传验方）　黄芪 18g，当归 9g，丹参 18g，杜仲 9g，泽兰叶 9g，地龙 10g，金毛犬脊 12g，鹿角片 18g，赤芍 9g，乌药 10g。

刘 克 忠

刘克忠，男，1939 年生，湖北武汉人。主任医师，教授，第二批全国老中医药专家学术经验继承工作指导老师，湖北中医名师，湖北中医学院中医骨伤科专家，曾任全国中医高等院校骨伤学会理事，湖北省骨伤科学会副主任委员，中国中西医结合研究会湖北省颈肩腰腿痛专业学会副主任，湖北省武汉市骨伤科学会副主任委员，中国传统手法研究会湖北分会理事会副理事长，广西中医学院客座教授，全国学士学位评委，1996 年被中共湖北省委授予有突出贡献中青年专家，同年享受国务院政府特殊津贴。

刘克忠 1960 年 7 月考入湖北中医学院本科班学习，后被学院选送到河南洛阳正骨学院学习，师从河南郭氏（平乐）正骨高云峰、郭维淮。1964 年 7 月毕业于河南洛阳正骨学院本科班，同年 8 月分配到湖北中医学院工作。从事中医骨伤科学教学、临床、科研六十二年，对中医骨伤、正骨手法、理法方药有丰富的临床经验，对骨折、脱位、筋伤、骨病、颈肩腰腿病有独特疗法，擅长颈肩腰腿痛、颈椎病、腰椎间盘突出、骨关节炎、风湿性关节炎、类风湿关节炎、强直性脊柱炎、骨质疏松、软组织损伤和创伤骨折的诊治。

刘克忠治病、教学严谨，教徒授艺，强调两抓：一抓"医"，二抓"术"。正如其所言："病无贫富贵贱之分，医有心诚优劣之别，扶正祛邪心慈手狠，艺高胆大不失慎微。"始终遵循"顶上有青松，攀登在各人，严师出高徒，毅力靠修行"这个信条。曾被中共湖北省委授予有突出贡献中青年专家，同年享受国务院政府特殊津贴；为筹办湖北中医药大学中医骨伤专业献计献策，为针灸骨伤学院创始人之一，并为学科发展和人才培养做出了突出贡献。1988 年参与编著河南科技出版社出版的《骨病学》，1989 年参与编著河南科技出版社出版的中医骨伤系列教材，包括《骨伤基础学》《骨伤学》《骨伤手术学》《骨病学》《内伤学》《骨伤简史及医籍选》《骨伤生物力学基础》《筋伤学》等。1996 年参与编著广西科技出版社出版的《骨肿瘤》等。

（一）学术思想

1. 整体辨证，首重气血　刘克忠认为伤科诸症的主要表现以局部损伤为主，但也不能排除全身功能的虚损是遭受损伤的内因，诊治骨伤科疾病应从整体出发进行判别，临床整体辨证论治除辨伤之新旧、血之虚实外，更应当重视气与血的关系。所谓形伤作肿、气伤作痛。血瘀是骨伤科疾病主要病理变化，急性损伤时常伴有气机的变化，故一般外部损伤之证从整体上看多属气滞血瘀相兼为病，治疗则宜活血化瘀为主，佐以理气。若为内伤，治疗多"以气为先"，治以顺气、理气，佐以活血通络。因此，骨伤科疾病辨证要从整体出发，重视气血的变化，治疗或"以血为主"，或"以气为先"为常法，气血兼顾为变法。

2. 动静结合，筋骨并重 刘克忠常常强调"伤骨必伤筋，伤筋可动骨"。骨伤疾病常表现为伤筋、伤骨两个方面，筋与骨的主要功能有显著的区别，筋主要起到联结，固定，维持关节稳定的功能，而骨主要起到支撑，维持形态的功能，两者一静一动，维护关节的运动功能。两者有一受到损伤就会出现功能异常，临床上两者常常同时受到损害，基于这一特点，骨伤疾病治疗要"复位归原需固定，上下关节能活动，抬高悬吊血归肝，断骨肢节同复康"。假如"骨折脱位不治筋，十治八九难屈伸"，更会出现"形不动则精不流，精不流则气郁，郁处头则为肿为风，郁处足则为萎为厥"。因此刘克忠强调动静结合、筋骨并重的重要性，同时也强调"动"与"静"既要对立又要统一地对待。在实际临床上积极鼓励有利的动，限制不利的动；加强有利的静，避免不利的静；全身、伤肢要动，骨折断端要静。

3. 巧用手法，松活得宜 刘克忠认为筋骨损伤多可手法治疗，根据出现的损伤不同采用不同的手法治疗，骨骼、关节损伤多采用正骨手法；筋肉损伤，位置移动常采用理筋手法。骨关节以正为度，软组织以柔为度，筋骨损伤治疗的过程中要特别注重"松""活""巧"三要领，更要重视手法的"准确""持久""柔和"三原则。临证时针对局部肌肉紧张痉挛拘急，疼痛，巧用松弛手法，使局部筋肉由紧张到松弛，缓解疼痛，以解除"痛者不松，不松则痛"；针对肢体关节活动受限，甚至关节僵硬，采用斜扳、屈伸、旋转、摇晃、提按等滑利关节的手法，以增加关节活动度，以解除"僵而不利，不利则僵"。在运用手法时，要掌握轻重适度，松活得宜，适可而止，松是手法治疗的基础，活是手法的主要实施部分，松活并用，才是手法成功的关键。

4. 精研药物，取舍有度 刘克忠临证，强调整体辨证，重视气血，精于辨别，善于用药。在选药方面，依据整体辨证，强调以中药为主，用药力求精练，用药准确，最忌中药混合西药同时使用，更不迷信昂贵、稀有药品。临床常用祖传的刘氏舒络灵，还善用逍遥竹、葛根、延胡索、三七、川芎、牛膝、川断、柴胡等药，对每味药的药性、用量了解透彻，各药配伍运用精当。

（二）专长绝技

1. 腰椎间盘突出症手法技术 在传统的"三步八法"治疗腰椎间盘突出症的基础上做了很大的改进，将俯卧牵抖放在第一步，充分体现了先"松"再"活"后使"巧"的指导思想。认为轻手法为补法，重手法为泻法；皮肉肥坚者宜以重手法，瘦嫩者宜用轻手法。

2. 骨折手法复位以子寻母技术 刘克忠师从河南郭氏（平乐）正骨高云峰、郭维淮，专擅正骨理筋，在保留郭氏（平氏）正骨基本原则和主要手法的同时，善于运用现代解剖生理学和病理生理学知识改进创新，接骨者应如扶植树木以顺其性意，简化手法，使其便于学习掌握和推广应用。正骨过程要认识到本者骨之母也、干也、近也；末者骨之子也、端也、远也。手法复位多以子寻母（亦有母寻子或子母相求），以端对干、以小连大、以远接近。

3. 伤科三期辨证用药 损伤初期有瘀者，宜采用攻利法，如攻下逐瘀法、行气活血法、清热凉血法；损伤中期，肿痛基本消退，但瘀血未尽，筋骨未连者，宜用和法以和营生新、接骨续损，常用和营止痛法、接骨续筋法、舒筋活络法；损伤后期，气血津液耗损，出现虚象者，应采用补法，如补气养血法、补益肝肾法（强筋壮骨法）、温经通络法等。

4. 刘氏舒络灵胶囊

方药组成：逍遥竹、葛根、延胡索、炮山甲、川牛膝、鸡血藤、骨碎补等。

功效：活血祛瘀、舒筋通络、消肿止痛。

方义：方中逍遥竹、炮山甲、川牛膝、鸡血藤活血祛瘀、通络止痛；骨碎补、川牛膝、鸡血藤活血之中兼有补肝肾、强筋骨之功，以达活中有补之效；延胡索既入气分，又入血分，可加强活血行气止痛之效。本方配伍精当，将化瘀、通络、补益结合一体，瘀去则新生，络通则痛止，使得筋伤之处瘀去血活、络通痛止肿消，从而达到良好的治疗效果。

用法：刘氏舒络灵胶囊每粒含生药 0.3g，每次服 2~3 粒，每日 3 次。

5. 刘氏舒络灵外用膏膏摩　刘氏舒络灵外用膏由舒络灵有效成分加川乌、草乌配以薄荷脑、薄荷油、樟脑、白樟油精制而成。

膏摩操作：用上药涂搽伤处，配合按摩手法治疗，可以增强疗效。

功效：舒筋活络、止痛消炎、提神醒脑。

主治：肌肉疲劳、筋骨酸痛、跌打伤痛、风湿骨痛、伤风头痛、舟车晕浪、蚊虫叮咬。

（三）经验方及经典医案

1. 颈肩腰腿痛基本方

组成：葛根、延胡索、桑寄生、鸡血藤、当归各 12g，白芍 30g，穿山甲、制香附、生甘草各 10g。颈肩痛者，重用葛根 20g，加桂枝 10g，夜交藤 30g，丹参 12g。

随症加减：腰腿痛者加川牛膝、苍术各 12g，骨碎补、木通各 10g；风湿痹痛者重用逍遥竹、延胡索各 20g；偏瘫气虚者重用黄芪、当归 20g；骨质增生者加寻骨风、桑枝、川牛膝、川断、川芎各 15g。

功效：活血散瘀、温经通络。

主治：跌打损伤、气滞血瘀。

2. 跌打损伤基本方

组成：三七、续断、当归、赤芍、骨碎补、生地黄、川芎各 12g，桃仁、黄芪各 9g。

随症加减：骨续损者加煅自然铜 15g，制乳香、制没药各 10g，地鳖虫、地龙、血竭、红花各 6g；舒筋活络，和营止痛者加制香附、延胡索、广木香、川牛膝各 15g。

功效：活血散瘀、温经通络。

主治：跌打损伤、气滞血瘀。

3. 药酒

组成：逍遥竹、鸡血藤、桑寄生、五加皮、制香附、田三七、当归、川芎、牛膝各 50g，红花、木香各 20g，海马、蛤蚧、海龙、海雀、海蛇各 1 对，白酒 10 斤。

随症加减：兼肾虚者，加炒杜仲、枸杞子、淫羊藿、金毛狗脊、骨碎补各 50g；风湿痹痛者，加秦艽、羌活、独活、寻骨风各 50g；气虚者加黄芪、人参、丹参各 50g。

功效：活血散瘀、温经通络。

主治：跌打损伤、气滞血瘀。

将上药切碎或碾成粗末，投入酒内密封浸泡，隔数日振荡 1 次，浸至 1 个月左右，即可过滤取服，每天 30~60ml。并根据患者病情及体质、酒量，酌情加减。

4. 熏洗方

组成：伸筋草、透骨草、海桐皮、路路通、寻骨风、川芎、当归尾各 30g。

随症加减：风湿骨痛者，加生川乌、生草乌各 9g，防风、羌活、苍术 20g；肢体麻痛者，加桑枝、桂枝、五加皮各 15g。

功效：通络活血、解凝定痛。

主治：治疗骨关节损伤、关节僵硬、肩周炎、肱骨外上髁炎（网球肘）、骨关节炎、风湿骨痛等。

制法与用法：用纱布包裹上药，加水 2500ml，武火煎 20 分钟，再以文火煎至 2000ml 左右倒入盆中。盆上置一木板，趁热将伤肢置于盆面木板上，用浴巾覆盖，使热气熏蒸伤处，以汗出为度。至水转温，再用此药水淋洗或浸泡伤肢。每日 1 剂，熏洗 2～3 次。

王 胜 利

王胜利，男，1944 年生，湖北鄂州人，主任医师，国家二级教授，湖北中医名师，第一批全国老中医专家学术经验继承人，第三、四批全国老中医专家学术经验继承工作指导老师，湖北中医大师，享受国务院政府特殊津贴专家。曾任湖北省中医院副院长，国家药品监督管理局新药审评委员、中国中医骨伤科学会常务理事、湖北省中西医结合骨伤学会主任委员、湖北省楚天学者评委、湖北省自然科学基金评委、湖北省高级职称评委、湖北省保健委员会专家成员，现兼任湖北省中医中药学会副会长、湖北省中西医结合学会副会长兼秘书长、《中国中医骨伤科杂志》执行主编。

王胜利师承湖北李氏伤科的传人李同生，在临床上不仅重视骨伤科内治法，还强调手法、药物熏洗等外治方法，逐渐形成了自己的组方用药特点、手法、药物熏洗等外治特色。

（一）学术思想

1. 筋骨并重　王胜利认为骨科疾病除骨骼损伤、骨折外，多呈现出骨关节周围肌腱等软组织偏离正常的位置，或伴随周围软组织的损伤，治疗上不仅应该注重骨组织的整复，更应该处理局部软组织的损伤。他常说"筋若调匀骨亦平"。在临床诊治中，不仅关注骨骼的损伤，还重视筋肉的损害，治疗上在关注骨折的同时，强调对筋肉的调理。

2. 中西医并举　王胜利认为现代骨伤科疾病的中医诊疗过程应当中西医并举。诊断时要四诊合参，重视视、触、动、量等现代特殊体格检查，更要与现代影像学结果相互参考，辨别疾病的发生、发展、转归过程，从而确保对于疾病有准确的把握。骨科很多辅助检查结果并不都与疾病实际症状、体征相符合，医生更不应当只通过问诊就完成对于疾病的判断。治疗上要为患者提供最适合患者自身的治疗方式，不能只中不西，或只西不中，而要中西结合，要做到这一点就需要医生不仅要坚持中医思维，还要对最新的现代治疗方法与技术有深入的了解与掌握，更应当斟酌现代新方法与传统疗法的适用性，根据患者实际情况进行选择。

3. 注重身心康健　王胜利认为在现代快节奏的生活、工作环境下，患者遭受慢性疾病的困扰并不只是局限于身体某个部位上，还会因为身体局部的疼痛产生心理上的影响，出现心理健康问题。在临床诊疗中，要时刻关注患者心理的诊查，及时做出诊断，实时通过语言等方式疏导患者的心理，或予以疏导肝郁、调畅神志的手法、药物治疗，达到排忧解难、降低精神痛苦的目的。

4. 药物与手法同施　王胜利认为骨科疾病常表现为筋骨同病，有时也伴有脏腑、经络的病变。治疗方法不能仅仅侧重手法治疗，更要重视方药的使用。诸如肩周炎、骶髂关节半脱位等疾病的治疗，在纠正关节位置异常的同时，施以理筋手法，理顺肌腱异常的位置，并配合中药热敷熏洗的使用，达到开疏腠理、促进气血循环的功效，从而达到血活瘀去的目的。

（二）专长绝技

1. 循经点穴疗法　经络是人体气血运行，联络脏腑、关窍的通道。经络功能失常，内则脏腑不荣，气血不通，表现为脏腑功能亏损。外则经络阻滞，局部气滞血瘀，不通则痛。王胜利教授主张采用循经点穴疗法治疗，根据临床症状表现，判断受阻经络，选择相应穴位，予以循经点按手法，引起局部经络反应，激发经气，进而疏通经络脏腑，使得内外自调。

2. 松筋解凝疗法　骨科疾病发作时，常常伴有筋膜、肌腱、韧带等筋的损伤，或者改变了筋的正常位置，出现局部疼痛，功能的改变。王胜利主张采用松筋解凝疗法治疗，根据临床症状表现，判断肌筋位置不正者，予以常用的旋滚松筋手法，螺旋式滚动施术，松开因损伤而位置错乱的软组织，达到松筋解凝的目的。

3. 整骨理筋疗法　《灵枢·经脉》说"筋为刚"，"骨为干"，说明筋可以约束骨骼。《素问·五脏生成》说："诸筋者，皆属于节。"王胜利认为跌打损伤首伤筋肉，所以治疗骨折、脱位时都要考虑筋伤的问题。在治疗时，不仅要使用正骨手法恢复骨折、脱位的正常位置，还要运用正筋手法整复各种筋肉位置异常，使得关节、肌腱各归其位，解除局部粘连，进而缓解疼痛，恢复功能。

4. 方药外治疗法　筋伤主要是瘀血停滞、经脉不通，筋骨失养所致，此时最易合并寒湿之邪侵入，正所谓"血得热则行，得寒则凝"。《灵枢·本脏》中说："是故血和则经脉流行，营复阴阳，筋骨劲强，关节清利也。"故血脉濡养直接影响筋骨强盛，关节灵活。王胜利认为外用熏洗药较内服用药对于筋伤治疗更为直接有效，熏洗疗法借助温度和药物的作用，使熏洗液中的药物成分经皮进入人体，直接作用于病变部位，对筋伤治疗具有良好的作用。

徐 昌 伟

徐昌伟，男，主任医师，教授，第五批全国老中医药专家学术经验继承工作指导老师，湖北省知名中医，荆州市知名中医，现任荆州市中医药学会骨伤专业委员会名誉主任委员。曾担任湖北省卫生职工医学院中医骨科学教授、湖北中医药大学兼职教授，先后在多个省市级学术团体任职，2001年担任荆州市中医药学会骨伤专委会主任委员。

徐老出生于中医世家，祖父徐仲珊为沙市八大名医之一，从小受杏林熏陶，立志悬壶济世，随祖父识药抄方，18岁师从沙市八大名医之一刘昌发老先生，热爱中医事业，中医药理论造诣深厚，至今已经五十余载，积累了丰富的中西医结合治疗骨伤科疾病临床经验，在骨伤科用药和手法方面积累了丰富的经验，有着独到见解，对骨折、骨病、颈肩腰腿痛、风湿性疾患有独到疗效。

（一）学术思想

1. 注重脏腑辨证，提倡肝肾为本　人体是一个五脏六腑之间相互促进、相互制约又相互协调的有机整体，脏腑相生相克的失调与疾病的产生有着密切关系。大多数疾病先由单一脏腑的失常因素产生，因脏腑之间的密切联系，常再涉及多个脏腑。因此，临床诊治疾病时要综合考虑各个脏腑功能，全面分析脏腑病变，注重鉴别脏腑功能的失调。但从骨伤科疾病主要涉及筋骨来看，与"肾主骨生髓，肝主筋"的功能密切相关。若"肝气不足，则筋无力，难以屈伸；肾之气不足，则发脱齿落骨枯"。筋骨生长、荣衰与肝肾功能旺盛与不足有密切关系，肝肾功能的变化是骨伤科疾病之本。

所以，骨伤科疾病虽表现有不同部位病变，但应有整体辨治意识，重视脏腑的辨治，更要从本质上认识骨伤科疾病与肝肾功能失调密切相关，强调骨伤科疾病要以肝肾为本。

2. 四诊合参，强调望诊、摸诊　《难经·六十一难》云："望而知之谓之神，闻而知之谓之圣，问而知之谓之工，切脉而知之谓之巧。"望、闻、问、切是对诊查方法的高度概括，神、圣、工、巧是对诊查技巧的高度表述，四诊各有分工，各有各的重要性，诊查技巧也难易不同，诊查结果千差万别，单一诊查方法得出的结果有一定的片面性。因此，中医诊治精髓是四诊合参，而不是将四诊的意义进行等级划分。骨伤科疾病有其自身的发病特点，诊治时不仅要重视中医学的共性特征，还要关注其具有的自身特点，在临床诊查中重点是四诊合参，更要强调望诊、摸诊、量诊诊查骨伤科疾病的重要性。

3. 中西互参互补，内外治法结合 中医和西医是以不同理论指导诊治疾病的医学体系，近百年来，中西医两大体系相互渗透、相互影响，已达到并存的局面。中医已发展到中医之证与西医之病并重，而非纯粹辨中医之证的状况。临床中，不仅要掌握中医四诊，用于辨中医之证，而且对于现代诊疗技术和手段也要学会运用，用于辨西医之病，互取两者之长，不断扩大中医研究范围，促进中医学术进一步发展。徐昌伟强调中西医互补，中医辨证辨识全身状况，西医辨病辨识局部病理情况。两者有机结合，精确化的诊断和治疗疾病。通过辨病结合辨证，从证、病、型、类中将疾病分辨清楚，从而更深入地认识疾病，有针对性地治疗用药。

骨伤科疾病在辨证准确，辨病明确，诊断清楚后，就要予以相应的治疗，按照中医辨证施治原则进行内治，结合骨伤科疾病的特点，也常配合外治方法。内治除辨证论治外，还需考虑脏腑、气血亏损的状况，予以补肝肾、调气血等治疗，如外受风寒湿邪侵袭，可予祛风寒湿等治疗方法。骨伤科疾病中药内治固然重要，但其局部多发生病变，徐昌伟还强调使用局部外治方法，在临床中自制了百宝丹、金黄散、三黄酊、黄连膏及长皮膏等，可根据病情辨证用药，施治后患者病症消除。

4. 治养结合，养生祛病 健康是每个人追求的目标，但人体的健康常常受到疾病的侵扰，为了健康，人与之抗争已有千百年的历史，徐昌伟发现了治病与预防的意义，深刻地认识到教人养生远比帮人治病重要。但在日常生活中，身体健康时，没有几个人能认识到预防的重要性，大多情况下，还是在身体发生疾病后才寻求治疗。当下，还是以治疗为重，但随着社会的进步，从与疾病斗争的艰苦中领悟到养生的重要。徐昌伟从几十年的医学实践领悟到若要恢复健康，就要积极治疗已发作的疾病，若要使疾病远离我们，就要学会调理自身身心，保持自身身心健康。治养结合，有病治病，无病养生，两者有机结合，提高认识，才能达到养生祛病的目的。

（二）专长绝技

1. 损伤三期辨证治法 人体受到损伤时，经脉受损，瘀血阻滞，血不循经，溢于脉外，常见血瘀、气滞，或者两者同时存在。出现气机阻滞，经脉不通，均可能引起疼痛，故治疗关键是疏通气血。但因损伤发展过程有初期、中期及后期不同，病机各异，治法也有区别。初期为伤后 1~2 周内，以下法、或消法为主，可以消肿止痛、行气通络、活血化瘀等中药组方内服。或予清法，用于瘀血积久不消、邪毒入侵之证；或予开法，用于瘀血攻心、或气闭昏厥之证。中期为损伤后 3~6 周，急性损伤症状得到改善，局部疼痛减轻，肿胀逐渐消退，但仍有疼痛、瘀阻，治疗以续、和为主，予以接骨续筋、活血化瘀、和营生新中药组方内服。后期为损伤后 7 周，瘀肿已消，但筋骨功能尚未完全恢复，治以补养肝肾、气血、坚骨壮筋为主。若关节屈伸不利、风寒湿痹、筋肌拘挛者，予舒筋活络、温经散寒中药内服、外用治疗。

2. 损伤部位辨证治法 《活法机要·坠损》提出："治登高坠下，重物撞打……心腹胸中停积郁血不散，以上、中、下三焦分之，别其部位，上部犀角地黄汤，中部桃仁承气汤，下部抵当汤之类下之，亦可以小便酒同煎治之。"在按部位治疗的基础上，徐老提出三焦辨证治法，根据损伤部位的不同，来选择不同的药物，如头面部损伤，可使用清上瘀血汤、通窍活血汤加减；四肢部位损伤，使用桃红四物汤加减药物；胸腔部的损伤，则可用血府逐瘀汤、复元活血汤加减药物；若腰及小腹部等下焦部位的损伤，则用桃核承气汤、大成汤、少腹逐瘀汤加减药物；若全身多处损伤，则用血府逐瘀汤加上延胡索、木瓜等。

3. 引经药物运用方法 骨伤科疾病根据三期辨证，不同时期予活血、予舒筋、予补肝肾为常规治法，但由于损伤有特殊的原因、性质，特定的部位，一般常规用药达不到理想的疗效。临床上就要根据患者特殊的病因，或疾病的性质，或者特定的部位等具体情况，使用不同的引经药，引导药物到病所，增强药物的效果。徐老经多年的临床实践，总结的经验是如头部颠顶损伤添加细辛、藁本；后枕部损伤则添加羌活；两太阳损伤则添加白芷，肩部损伤则添加姜黄；上肢损伤（伤筋、骨折）加桂枝、桑枝、防风、羌活；两胁肋部损伤，则添加延胡索、陈皮、青皮；胸部损伤，则添加郁金、柴胡、苏子、制香附；腰部损伤，则添加川断、狗脊、补骨脂、杜仲或桑寄生、枸杞子、山萸肉等；下肢损伤，则添加千年健、独活、木瓜、防己、泽泻、牛膝等。

（三）验案撷粹

1. 治疗神经根型颈椎病医案一则　张某，男，64岁。

主诉：颈项及右上肢疼痛20天，加重2天。

中医四诊：神情疲倦，面色青灰，形体偏瘦，舌瘀红，苔薄白，脉浮紧而弦。

中医诊断：项痹（外感风寒、气虚血瘀证）。

诊断西医：神经根型颈椎病。

治法：温经散寒，活血通络。

处方：桑枝汤加减。桑枝15g，当归15g，川芎10g，桂枝10g，半枝莲25g，白花蛇舌草25g，全蝎12g，血竭12g，路路通20g，防己15g，细辛6g，牡丹皮12g，丹参15g，乌梢蛇20g，白芍15g。

煎服法：每日1剂，水浓煎后分2次服，7天为1个疗程。

二诊：经服用5剂药物治疗后诸症消除。嘱其避风寒，注意休息。

按语：方剂中血竭可起到散瘀定痛之功效；全蝎具有攻毒散结、息风镇痉以及通络止痛的作用；路路通则有利水通经、祛风活络的作用；半枝莲可起到清热、解毒的作用；桑枝可起到祛风湿、通筋络的作用；桂枝等可起到温通经脉的作用；川芎具有活血化瘀的作用，有利于促进全身血液循环。患者在服药时，若出现皮肤痒痛不可搔抓，且避免风邪。

2. 治疗腰痹病医案一则　张某，男，45岁。

主诉：腰部疼痛伴右下肢放射痛、活动受限两周。

病史：患者自诉两周前弯腰时不慎扭伤腰部，感疼痛剧烈，休息两天后稍好转，后因在沙发上睡觉受凉后腰部疼痛明显加重，并伴有右下肢放射痛。

诊查：患者神清，精神欠佳，表情痛苦。腰痛剧烈如折，伴右下肢放射痛，右臀部不能坐实，卧位亦不能缓解疼痛，不能站立、行走。查体：腰椎生理前屈变平直，脊柱腰段向左侧偏歪，腰4棘突的右侧肌肉痉挛紧张，深压痛明显，叩击痛，并向右下肢放射，直腿抬高试验左75°，右45°，加强试验左侧（-），右侧（+），"4"字试验及床边分腿试验（-），舌质淡红，苔薄白，脉沉涩。

辅助检查：X片示腰椎向左侧偏歪，L_4/L_5椎间隙稍变窄，腰椎骨质增生。CT片示：腰4/5椎间盘膨出，右侧隐窝狭窄。

诊断为：腰痹病（寒凝经脉、血瘀气滞）。

治法：温经散寒，行气活血。

处方：

（1）手法治疗：调理手法，每天1次，1周为1个疗程；复位手法每2～3天可重复施术。

（2）药物治疗：舒筋汤加减。

牛膝15g，当归15g，川芎10g，桂枝10g，杜仲15g，续断15g，半枝莲25g，白花蛇舌草25g，延胡索12g，路路通20g，全蝎12g，血竭12g，乌梢蛇20g，枳实12g，伸筋草15g。

煎服法：每日1剂，水浓煎后分3次服，7天为1个疗程。

二诊：手法施治后患者感疼痛明显好转，第2天起床时再次疼痛，2天后再次使用复位手法施治1次。配合中药舒筋汤治疗1个疗程后患者感腰痛明显好转，右下肢放射痛基本消失。脊柱侧弯消失，直腿抬高试验及加强试验均正常。

按语：本案患者腰椎用力不当突然出现腰痛剧烈如折、腰椎活动明显受限。其原因在于关节囊皱褶、滑膜嵌顿于关节间隙，压迫神经末梢所致。归属于腰椎小关节紊乱症范畴，徐老认为本案中复位手法是治疗的关键，常能取得奇效。首先采用调理手法缓解腰骶部肌肉紧张，为解除小关节滑膜嵌顿，矫正腰椎小关节紊乱提供良好条件。复位时需要使用寸劲、巧劲，当小关节紊乱解除后患者疼痛可有明显好转。切忌生、硬、猛手法，过重过猛的使用手法，造成的结果，往往使病情加重，甚至引起新的损伤。任何过度的旋、扳都可造成部分关节的极度过屈过伸，出现凸侧张力侧和四侧压力侧，轻者引起新的力失衡，重者牵拉损伤韧带、关节囊等组织。正如《黄帝内经》中记载："按法者多，其中有不可按者，按则增病；有不可不按者，按则疗病，故首先辨证。"本病患者能自行卧床，能配合采用侧卧位的旋转复位法复位，当患者卧床配合困难时，可采用坐位定点旋转复位。

熊 昌 源

熊昌源，男，1946 年生，湖北省松滋人，教授、主任医师、博士研究生导师、第三批及第四批全国老中医药专家学术经验继承工作指导老师、湖北省知名中医、湖北中医名师、《中国中医骨伤科杂志》副主编、武汉中西医结合学会骨伤科专业委员会主任委员、湖北省中医骨伤科专业委员会顾问。曾任湖北省中西医结合学会常任理事、武汉中西医结合学会常任理事、湖北省中医骨伤科专业委员会副主任委员、湖北省中西医结合学会颈肩腰腿痛专业会副主任委员、武汉市中医骨伤科专业委员会副主任委员、湖北省政协委员。

1946 年 7 月出生于湖北省松滋市，1970 年毕业于湖北中医学院（即现今湖北中医药大学），毕业留校后一直在湖北中医学院附属医院骨科从事临床和教学工作。曾历任附属医院骨科副主任、骨伤教研室主任、针灸骨伤系主任、附属医院院长。其间于 1978～1979 年被选送到天津医院进修学习骨科 1 年，2005～2006 年被选派到香港大学从事临床与教学工作 1 年。在长期的临床实践中形成了个人的学术专长。在骨折治疗方面，对于有移位的骨折主张在弄清骨折移位机理的基础上，根据骨折复位的需要决定复位的手法，对骨折的移位机理认识越清楚，复位手法越合理、轻柔、巧妙。主持或参加过课题研究 6 项，参编专业书籍 10 部，撰写发表了"整骨手法初探""垫枕练功法治疗胸腰段屈曲压缩性骨折的疗效分析"以及"股骨干骨折的治疗体会"等 50 多篇论文。

（一）学术思想

1. 骨伤辨证在整体　人体是一个有机整体，局部与整体之间是相互作用，相互影响的。不论遭受外伤，或是内损后，都能导致脏腑、经络、气血的功能紊乱，因而随之而来一系列疾病。正如《正体类要·序》所说："肢体损于外，则气血伤于内，荣卫有所不贯，脏腑由之不和。"所以，熊昌源在骨伤科疾病诊治过程中始终坚持从整体观念出发，认识脏腑功能，分析致病原因，深刻认识损伤的本质和病理现象之间的因果关系。

2. 骨伤基础看气血　气血不仅是人体脏腑发挥功能的物质基础，而且与一切伤病的发生、发展、转归都有关。如《杂病源流犀烛·跌扑闪挫源流》中曰："跌扑闪挫，卒然身受，由外及内，气血俱病也。"气血是人体发挥正常生理功能的物质基础，气血的损伤也是骨伤科疾病发生的病理因素，当人体受到外力损伤后，所致的气血运行紊乱也是骨伤科疾病的病理结果。因此，气血损伤及其功能的丧失是骨伤科损伤疾病的核心病机。充分认识气血的功能，及其在人体生理过程中所起到的重要作用，把握损伤过程中气血的虚实变化，注重治疗过程中调理好气血功能，无论施以内服、或是外用药物，气血调和是骨伤科疾病诊治的指导思想。否则，在损伤中不慎重调理气血，常导致气血失和，百病丛生，延误病情。

3. 骨伤康复调脏腑　脏腑是人体重要脏器，其中肝脾肾在筋骨生理功能及疾病的发生中起着最为重要的作用。肝的疏泄功能和脾的运化功能正常，则气机通畅条达，津液输布有序，肾主骨生髓旺盛，肾精及肾气充足，机体生长发育旺盛。肝主筋，脾主肌肉，肾主骨，三者与筋骨关系密切，筋骨的损伤与肝脾肾的关系也最为密切，肝、脾、肾脏腑功能失调与筋骨伤病的发生、发展密切相关。

熊昌源在骨伤科疾病的诊疗中十分重视脏腑功能的调理，伤病初期气滞者，治宜疏肝理气法。后期脾肾亏虚者，治宜调补脾肾，兼以疏肝消导。肝精肝血不足，筋脉拘急疼痛、肌肉僵硬者，治宜柔肝养肝。损伤和退变，肢体麻木，屈伸不利，肝不藏血者，治宜补益脾胃，兼以活血补血。腰膝酸软，行走乏力，肢体震颤，骨髓失养，骨质疏松者，治宜补肾阳、益肾阴、阴阳双补，兼顾健脾益胃。

（二）专长绝技

1. 三步疗法治疗骨伤标准技术 熊昌源主张按"手法复位，固定，功能锻炼"三步疗法治疗骨伤疾患。

（1）手法复位时要"筋骨并重"，既要恢复骨组织的正常结构，又要最大限度减少软组织的损伤，遵循"子求母"，即以骨折远端对近端的复位原则。

（2）中医骨伤之固定虽不能达到足够的牢固，不像国际内固定管理协会通过内固定使骨折获得纵向加压而稳定，但能通过外固定使骨折获得横向加压而稳定，中医骨伤之固定的优势是不影响患肢的功能活动。

（3）功能锻炼要求把握"动静结合"的度，夹板固定后通过肢体肌肉等长收缩及患肢非固定关节的功能锻炼，既能保持有效的固定，又能进行有效的功能锻炼，解决了患肢肌肉萎缩及关节僵硬的问题。

2. 外治三联法治疗膝骨关节炎技术 压腿锻炼、手法弹拨、中药熏敷三联法具体操作方法：

（1）压腿锻炼：患者坐位，两腿稍稍分开，在股四头肌不收缩的前提下，尽量将膝关节置于伸直位。然后上身前倾，两上肢伸直，尽量以两手去触摸患侧足趾。频率为每分钟6次，每侧膝关节连续锻炼5分钟，早、中、晚各3次。

（2）手法弹拨：患者俯卧位，患侧大腿下段前方垫枕，使膝前悬空。术者立于患侧，对膝关节周围用轻手法按揉3分钟，再着重对痛点处点揉按摩，用拇指、中指按压环跳、承扶、殷门、委中、承山、三阴交等穴，以酸胀为度，每穴按压1分钟，使用手法时宜由轻到重，以解除肌肉痉挛，增加镇痛作用。然后弹拨腘绳肌和腓肠肌，由轻到重推按弹拨3～5分钟，其中腘绳肌肌腱重点弹拨，以疏通经络，缓解痉挛。弹拨手法频率约30次/分。最后术者用腕力有节奏地反复拍打患膝部10～15次，用力要轻，以达到疏通气血，舒筋活络的作用。每周行手法弹拨2次。

（3）中药熏敷：方用羌活、独活、川芎、桑枝、伸筋草等。将上述药物纳入纱布袋中置于加水3000ml的容器中，浸泡半小时，煎沸20分钟后离火倒入盆内备用。裸露患膝关节，趁热用蒸气熏蒸患膝后部。待药液冷却到45℃左右（以皮肤耐受为度），用毛巾蘸取药液敷于患膝后部，直至药液完全冷却，每天1次，每次30分钟。

李 氏 伤 科

李氏伤科已有百余年的历史，家学渊源悠久，是李氏先祖们在总结劳动人民与伤病作斗争的经验基础上，再结合自身医疗实践逐渐发展起来的骨伤科学术流派。史载清朝道光年间李氏曾祖李建章公受业于一云游丹士，尽得其接骨治伤之术及武当内家功法。学成后，诚心敬业，精研医理，修炼内功丹法，将道家淳朴的辩证法运用于骨伤科医理之内，将武当内家功法融入临床治伤手法中，救伤起废数以万计，以"接骨家"闻名于桑梓，名驰齐鲁。祖父李占魁精擅正骨伤科，中年迁居湖北武汉，开设"忠厚堂骨伤科诊所"，执业三代，颇负盛名。李同生为李氏骨伤科第四代传人，幼承家学，课余习练武当内家功法，李氏摒弃门户之见，与西医同道合作共事多年，博采众长，自立一派。

20世纪50年代，李同生以中医正骨专家身份，受聘到武汉协和医院与西医专家订立互教互学合同，同时开展中西医结合治疗骨与关节损伤项目。中医学术由浅入深，由表及里，逐渐进入有机结合，主要采用非手术治疗方法，以中医辨证内外用药，手法复位，小夹板固定，功法锻炼。使中医正骨第一次在现代科学，西方医学角度审视下，通过科学及实践的严谨检验。作为率先在西医院校开展此项工作的学者之一，李同生取得了丰硕的成果，先后撰写了《中西医结合治疗骨与关节损伤》《中医骨伤科学》《中国骨伤科学·整骨手法学》等书。

在以西医为主体的教学医院中，李同生克服重重困难，坚韧不拔，以其精湛的中医正骨技术逐渐加深西医同道对祖国医学的认识，不断拓宽中西医骨伤科临床领域。骨伤科疾病的治疗主张手法与药治并重，其中手法归纳为拔伸、捺正、折顶、旋转、屈伸、挤捏、摇晃、合骨、按摩等10种。李氏将其推崇的道家思想引入骨伤科，重视用武当导引练功法来指导患者进行练功。

在20世纪80年代初，他思想开明，认为中西学术不应壁垒森严，应以疗效好、安全系数高、无损伤、少痛苦的治疗方法为首选，锐意创新，注重实效，吸收和掌握现代科学的新进展，不断丰富李氏骨伤科学术体系，将传统的中医骨伤医学发展成既有传统精华，又有科学理论的体系。

李氏子女李沫霖、李蔷薇详尽地总结了李氏伤科流派的源流、传承与发展。李氏伤科流派第五代传人，协和医院沈霖教授系统地对李氏通督活血汤进行了临床应用与研究；李氏伤科流派第六代传人，湖北省中医院杨功旭主任医师则对李氏健骨汤的传承与发展做了精辟的阐述。

（一）学术思想

1. 局部与整体兼顾　李氏伤科认为，从整体观念看，人体脏腑、经络、气、血、津、精、液、皮、脉、肉、筋、骨等各部是一个有机的整体，通过经络气血等将表里紧密联系，骨折虽是局部疾患，但外伤筋骨，内动脏腑。因此，在治疗骨折的同时，不能忽视机体内在功能的失调。局部与整体兼顾的辨证论治，能调动机体内在的抗损伤的积极因素，此外，对骨折引起的危症的辨证更应重视，如血失气脱的休克，严重的脏腑器质性损伤等，应先处理，救命第一，救肢第二。整体辨证有如下特点：患者的体质因素，包括气血损伤情况，有无脏腑损伤疼痛，功能障碍程度，骨折的局部辨证，骨折的移位畸形等，整体辨证应全面注意各种因素，精细制定诊疗方案，不能舍本求末，顾此失彼。

2. 骨与软组织并重　李氏伤科认为外力损伤，轻则伤筋，重则伤骨，"筋束骨，骨张筋"，骨折脱位常合并严重伤筋。骨关节损伤整复后遗留的问题，伤筋占一大部分，故在治疗骨折时要尽量勿用粗暴方法或反复多牵拉扭复位，伤及筋血影响骨的稳定和恢复，并且要减少后遗症的发生，才能使损伤较完全彻底的康复。

3. 固定与活动的统一　李氏伤科在一代又一代的传承中，认识到有效而妥当的固定既可保持骨折整复后的位置，使之不再移位，又能使肢体和肌肉进行必要的恰当的活动。肌肉收缩所产生的内在动力，在小夹板固定垫的维持下产生纵轴的生理应力，使骨折借肌肉收缩承受有力的嵌插和对贴，以加速骨折愈合，防止肌肉萎缩，滑膜粘连，关节囊挛缩。李氏伤科强调固定与活动的统一，主张合理的相对固定，而不妨碍早期进行恰当的功能锻炼，使骨折愈合和肢体功能恢复同时进行，而达到伤肢恢复良好功能的效果，这是治疗的目的。

4. 医疗措施与患者主观能动性配合　李氏伤科认为任何医疗措施均是在患者身上施行，故医患的充分沟通合作是治疗成功的前提，现代整体医学模式亦认为不应将患者看成一个简单的治疗受体，强调医者是患者的老师，应耐心倾听患者主诉，了解其病情和思想上的症结处，调动其积极性，挖掘自身抗损伤潜力。如进行手法前与患者对话，消除患者思想顾忌等，也是重要的程序，通过医患合作，患者了解自己的病情和手法治疗的过程，对治疗有信心，与医者配合，消除紧张心情，则有利于手法的顺利进行，术后患者要遵照医嘱，保护伤处，做有利于损伤恢复的功能锻炼，术后定期复诊，了解治疗结果，发现问题及时调整。

（二）流派特点

李氏伤科在自身理论体系指导下，形成独特的治疗方法，其中包括整骨手法、治筋手法、固定方法、药治、功能锻炼。

1. 整骨手法 目前仍为治疗骨折与关节脱位的首选方法，包括诊断手法与复位手法，李同生治疗骨伤主张知其体相，识其部位，手法力点准确，快速敏捷，用四两拨千斤之功效，尽量减少骨折端及周围筋的损伤，以利骨折稳定愈合。骨伤常用的正骨手法有十种。

（1）摸认法：是临床检查骨折和关节脱位的诊断手法，术者用手触摸骨折和关节脱位处，根据伤骨与关节异常的征象，辨认出骨折和关节脱位的轻重类型和移位方向，李氏伤科摸诊有如下要求：①摸诊时要认真仔细，操作时手法要轻巧，不可粗暴草率，以免增加患者痛苦。②平时多练习摸认正常肢体的位置，提高临证时对异常骨骼摸认的准确性。③多做比较，必要时将健肢放在与患肢对称的位置，左右各摸一侧，以兹对比，易于发现骨骼异常处，名"两侧对比法"。或脊柱疑有骨折时，亦可找一形体相似的健康人，在相同的部位，对比摸认，名"两人对比摸认法"。

（2）拔伸法：又名牵引、拽正、拔入。即是用手、腋部、脚或器械牵拉伤肢两端使有缩短移位的骨折端和离开关节臼的关节头，随纵轴的牵拉应力，将移位或脱位的骨归还原位的治疗方法。拔伸手法可以解除伤肢肌肉疼挛而致的骨折缩短移位，且能使旋转移位、成角移位得到改善。使脱位周围的软组织被牵拉而松动，消除关节头进入关节臼的障碍。李氏伤科认为拔伸时须注意尽可能直接拔伸该骨骨折的远近两端，即拔伸当相近本骨损伤处，不可别去一节骨上。

（3）捺正法

1）两点捺正法：用于骨折的侧方移位，术者一手按压偏离伤肢纵轴向外突出的远骨折端，另一手按住向内突起的近骨折端，使骨折端向纵轴线靠拢，使远近两骨折段的轴线连成一线。

2）三点捺正法：可用于陈旧性骨折畸形愈合，如为成角畸形者，可在麻醉下将成角畸形的角顶部位搁置在三角木上，施用三点捺正法，造成和原成角移位相反的方向轻度成角，矫枉畸形。

（4）反折法：用于骨折有缩短重叠移位，折角方向应选在远近两骨折段突起最高点，肌肉丰富区避开大血管神经的部位。

（5）旋转法：此法是对有旋转移位的骨折或部分关节脱位的伤肢远段进行向适当方向旋转的复位手法。

1）回旋法：用于治疗斜形骨折，螺旋形骨折，有背向移位或两骨折端有软组织嵌入骨折。其原理是以骨折段为轴心，远骨折段绕近骨折段边缘回旋90°～120°，使两骨折面吻合。

2）捻转法：又名自转法，用于骨折后有旋转移位，陈旧性骨折畸形愈合或骨不连接，假关节形成等。它的术式是以近骨折段的纵轴为轴心，将远骨折段做顺或逆时针方向旋转，使旋转应力作用到骨折端而复位。

（6）屈伸法：又亦名折顶法，多用于近关节骨折或关节内骨折及部分关节脱位的复位手法。用屈伸法，使近关节骨折和关节内骨折复位后残余的小移位，整理归原。该法用于关节脱位时较难复位的小关节脱位，如肘关节脱位等。

（7）挤捏法：此法为术者用两手指或手掌在受伤肢体同一水平面做相对挤压或按捏进行整复的方法，治疗骨折的原理是在相对方向挤捏，使骨折处承受向轴心挤压的合力，使分离的骨折端或骨折片得到整复。

（8）分骨法：用于两骨或多骨并列部位的骨折或关节脱位，操作方法为术者用拇指为一方，食指、中指为另一方，相对地掐捏于并列骨的骨间隙部位，使并列骨分开，用于治疗前臂骨折、掌骨折、跖骨骨折等。

（9）合骨法：是将有分离移位的远近两骨折端向骨折线尽量靠拢，如有分离移位的髌骨骨折等。

（10）推拿法：此处所指为狭义的推拿法，是用于骨折、关节脱臼的辅助治疗手法，现代较多地用于骨折整复之后，术者做各种术式的推拿，在经络、穴位或肌肉、筋骨、关节等部位施术。用顺筋理骨法，借以调整筋骨，使骨折合缝，歪曲、扭转的肌肉、肌腱得到整理还原，以宣通经络、行瘀活血、理气通滞。

2. 治筋手法 李氏伤科强调筋骨并重，骨伤病员多并有筋的损伤，故治筋手法也是重要的治疗方法，可缓解肌肉痉挛，理气止痛，疏通腱鞘，松解粘连与硬结，调节神经反射，促进组织新陈代谢，通经活络。李氏伤科常用的治筋手法有推拿八法与点穴八法。

（1）推拿八法

1）推拿法：是指狭义的推拿法，即推法与拿法的总称。推法：有掌推法、指推法、拳推法、前臂推法、肘推法等。拿法：有多指拿法、两手拿法等。

2）按摩法：这里指狭义的按摩，即按与摩两种手法的合称，按法：方法有掌按法、拳按法、指按法、前臂按法。摩法：方法有掌摩法、侧掌摩法等。

3）揉捏法：术者上肢施力部位作用于患者效应部位，施加压力，并做旋转动作，近似摩法。该法与摩法不同之处在于，加压力较摩法大，不似摩法在皮肤上摩擦，为术者着力处紧贴皮肤旋转，使手法旋转应力作用于皮下软组织。

4）叩打法：为叩法和打法两种相似手法的合称。叩法：为术者用手末端或器具叩击患者效应部位，有指叩法、拳叩法。打法：方法有拳面打法、立拳打法、俯拳打法、拳背打法等。

5）振抖法：各为一推拿手法。振法：术式有拳振法、一指振法、剑指振法、星状指振法。抖法：术者持患者肢体的一端做一次或数次的牵拉，抖动。

6）挤压法：为挤法和压法两种相近手法的合称。挤法：方法有掌挤法、拳挤法、指中节挤法、两指对挤法、多指挤法。压法：此法类似按法，但较按法力大深沉。

7）运摇法：运是运动患者肢体，是在术者协助下患者进行各种术式和各部位的被动活动。在运摇法的同时，术者还可以配合做各种推拿手法，加强运摇效果。

8）导引法：是用意识呼吸配合身体进行有规律的运动，用以防治疾病，促进损伤肢体功能恢复的方法。以体松、气固、神凝为要点。分头部导引法、颈部导引法、上肢导引法、躯干导引法、下肢导引法等。

（2）点穴八法：点穴法，又名指针法，是李氏伤科治疗筋伤、痹证的手法。该法是以藏象、经络、穴位的理论为根据，以武当内功为基础，突出"柔中寓刚，绵里藏针，柔蕴刚，内劲起于脚跟，通于脊背，形于手指的特点"。点穴手法有调理气血，舒筋解凝，宣痹通络，缓急止痛的作用，李氏伤科点穴手法有点、揉、推、按、掐、拨、擦、捏八法。

3. 固定方法 李氏伤科认为固定是治疗骨折的重要方法之一。骨折经整复后，治疗效果的优劣与固定方法有关。骨折远近端须与固定杠杆组成一个稳定的力学系统。良好的固定方式，应有符合骨折愈合的生理应力刺激，垂直于骨折线的压应力可使骨折断端紧密嵌插而无遮挡。有效的固定有如下作用：①既能起良好的固定作用，又要对骨折周围软组织损伤极小或无损伤，保持骨折处正常血运。②防止骨折再移位，且能避免不利于骨折愈合的有害动力对骨折端的影响，使骨折端相对稳定，有利于骨折愈合。③对各关节约束少，为早期骨折功能锻炼创造条件。④对骨折整复后的残留移位，有矫正作用。

李氏伤科的外固定方式有如下 9 种：①单纯小夹板固定。②超关节小夹板固定。③小夹板结合桥形托架或下肢外骨架固定。④小夹板结合持续牵引固定。⑤小夹板结合上肢外旋托架固定。⑥小夹板结合橡皮兜固定。⑦铝制小夹板或铝制托板或铁丝夹板固定，适用于腕掌骨折、指骨骨折、趾骨骨折。⑧小夹板结合∞字绷带或胶布固定。⑨石膏托或足托结合小夹板固定，适用于足部骨折。

李氏伤科外固定以杉树皮小夹板为主。一般小夹板的长度以不超过骨折处的上下两个关节为准。但须接近上、下两个关节，以不妨碍关节活动为度。若为邻近关节骨折，可超过邻近的一个关节，做超关节夹板固定。小夹板的宽度，每块夹板的宽度为肢体最大周径的 1/6～1/5，一般为四块，夹板之间距离"留开皆一缝"。

李氏伤科重视固定垫的应用。常用的固定垫有 7 种，平垫、大头垫、坡形垫、塑形垫、空心垫、合骨垫、分骨垫。

4. 药治　李氏伤科既重手法，又重药治，损伤首重气血。主张临床用药须辨证与辨病相结合，审证求因，据因立法，宗法拟方，依方遣药，以药符病，反对千篇一律，以病符药。损伤早期以一盘珠汤加减，中期以活营止痛为治则，后期以补益肝肾、壮筋接骨药为主。

外用药：早期用弃杖膏，或紫金酒。中期用星桂接骨膏。后期用骨膏。

5. 功能锻炼　李氏伤科认为，通过锻炼，恢复创伤前的功能，既是骨关节损伤治疗的方法，也是治疗的目的。及时正确的功能锻炼，可以强健体质，改善全身和局部症状，防止肌肉萎缩和关节僵硬，加速骨关节损伤的愈合和伤肢功能恢复，矫正残余移位。

功能锻炼分早、中、后三期。

（1）早期（1～2 周内）：此期功能锻炼的主要形式是使伤肢肌肉做主动收缩和放松活动，又名易筋功。锻炼时，骨折的上、下两个关节基本不动。

（2）中期（2 周到临床愈合止）：即原始骨痂形成期，易筋功外，逐步活动骨折上、下关节，名活节功。

（3）后期：即骨痂改造塑形期，逐步恢复各关节功能，伤肢远端做纵轴碰击，如下肢骨折，患者可用伤肢在地上做踩踏动作，名壮骨功。使挤压应力刺激远近两骨折端，加速骨痂生长、塑形。

（三）流派代表方或临证医案

1. 通督活血汤

组成：当归 9g，黄芪 18g，丹参 18g，泽兰叶 9g，赤芍 9g，杜仲 9g，狗脊 12g，鹿角片 18g，地龙 9g，苏木 9g。

用法：将鹿角片（另包），先煎半小时，再与其他药物共同煎煮。沸后文火煎煮 50 分钟，每日1 剂，分两次服用，饭后两小时温服。服药过程中停服其他药物或者外治疗法治疗。卧硬板床休息，每日卧床时间 16 小时以上。

随症加减：下肢痹顽萎废，麻木疼痛严重者，加牛膝 9g，木瓜 9g，五加皮 9g。兼有舌苔白腻，脉濡缓，口渴不欲饮，怠倦困重，湿气重者，加萆薢 9g，苍术 9g，防己 9g。兼有口渴欲饮，舌红少苔，脉弦细，面色赤红，阴虚火旺者加黄柏 9g，生地黄 9g。疼痛甚者，加乌药 9g，延胡索 9g，广三七 5g。兼有风湿，游走性疼痛，痛无定处，顽麻不仁者，加威灵仙 9g，防风 9g，秦艽 9g，羌活 9g。

主治：用于退行性腰椎管狭窄症，急慢性腰腿痛，间歇性跛行迁延不愈，腰脊过伸试验阳性，相应神经节段的肌力以及感觉减退，跟腱反射改变，二便障碍，马鞍区麻木。中医辨证属肾精亏虚，痹阻督脉者。

2. 一盘珠汤

组成：续断 15g，生地黄 12g，川芎 12g，广木香 6g，红花 6g，泽兰 12g，当归 12g，赤芍 12g，苏木 12g，桃仁 6g，乌药 12g，大黄 6g，甘草 6g，制乳香 9g，制没药 9g。

用法：水煎服，每日 1 剂，共煎两次，早晚分服。

功效：行气活血，祛瘀消肿，抗炎止痛。

应用：跌打损伤。

随症加减

（1）证属伤后瘀血凝滞者，患处皮隐泛青紫，作肿作痛，按之而复起较慢，宜用散血活瘀为主。此方重用桃仁、红花、苏木，另加广三七 3～6g、刘寄奴 12g，以韭汁为引。瘀肿较重，身体壮实者，宜逐瘀破血，此方加姜黄 9g、荆三棱 9g、莪术 9g。若瘀血凝滞，坚积难消者，宜消瘀化滞，原方加花蕊石 1.5～3g、三七 1.5～6g，入药汤混搅后内服。若瘀血凝结，经久不散者，治以攻瘀化滞，此方加水蛭（炒断断）1.5g、虻虫（去足翅）1.5g 或五灵脂 6g，然此类药力过猛，谨慎用之，中病即止，不宜过服，切记。

（2）证属郁气凝滞者，患处皮肤正常，泛肿而痛，按之陷下，复起较速，或不肿仅觉气刺痛，或咳嗽时牵掣痛。如属新伤体无虚证，当以通气行滞为主。此方重用乌药、木香。另酌加降香 9～15g、陈皮 9g。若气滞较重者，治以疏肝行气、降逆。此方加青皮 9g、枳壳 9g、沉香 1.5g、柴胡 6g、代赭石 9g。若气滞更重，身体较好者，治以破气导滞。此方加枳实 9g、厚朴 9g。

（3）证属瘀血凝滞，证候较轻，瘀痛不减，或久伤难以急速取效，或新伤体质虚弱者，当以理伤活血通络为主。此方重用当归、川芎、生地黄、赤芍、泽兰、苏木、乳香、没药。另加丹参 15g、活血藤 15g、落得打 9～15g、牛膝 9g、牡丹皮 9g、血竭 6g。以上可根据病情酌加 1～2 味，以求良效。

（4）证属瘀气凝滞，症状较轻，隐痛不愈，或受伤时日较久，或虽为新伤而体质虚弱，当以行气活络为主。此方重用乌药、木香。另可酌加枳壳 9g、陈皮 6g、香橼皮 9g、香附 9g。以上根据病情可酌加 1～2 味，以求良效。

（5）气血阻滞于经络，痛无定处，时轻时重，当以理气通络为主。此方重用乳香、没药。另酌加橘络 9g、穿山甲 9g、王不留行 9g、威灵仙 9g、丝瓜络 15g、地龙 9g、麝香 0.15g。以上可酌加 1～2 味。

（6）伤筋、筋弱、筋纵无力、筋急、僵硬，不灵便、筋急不伸、不能运转，重用乳香、没药。另可加桂枝 9g，伸筋草 9g，威灵仙 6g，海桐皮 9g，制川乌 9g，丝瓜络 9g，络石藤 9g，秦艽 9g 等。根据病情可酌加 1～2 味。

（7）伤骨、骨折、骨碎。肾主骨，此方酌加滋肾补骨之剂。若欲接骨，可酌加接骨木 9g、自然铜（煅、醋淬七次为末）15g、古铜钱（制法同上）15g、骨碎补 15g。可酌加 1～2 味。

若欲补骨，可用醋条虎骨 9g、灸黄狗骨 15g、鹿骨 15g、煅龙骨 15g、鹿角胶 9g 等，酌加 1～2 味。接骨宜补骨，此为根本之法；接骨宜散瘀，又须顾及。

（8）身体各部位损伤时，可用此方酌情加减下列药物一至数味，以求良效。

上肢伤：桑枝 9g、桂枝 9g、千年健 9g、续断 12g、姜黄 9g。

下肢伤：木瓜 12g、牛膝 9g、独活 9g、五加皮 12g。

胸部伤：枳壳 9g、桔梗 9g、木香 6g、郁金 9g。

背部伤：乌药 12g、威灵仙 9g、狗脊 9g、虎脊骨 9g。

腰部伤：杜仲 9g、补骨脂 9g、大茴香 9g、巴戟天 9g。

小腹伤：小茴香 6g、金铃子 9g、木瓜 6g。

胸胁伤：柴胡 9g、青皮 9g、龙胆草 6g、白芥子 6g。

腹部伤：大腹皮 9g、吴茱萸 9g、枳壳 9g、槟榔 9g。

足跟伤：紫荆皮 9g、升麻 9g、苏木 6g、柴胡 9g。

睾丸伤：莴苣籽 9g、小茴香 9g、荔枝核 9g、桔梗 9g。

此方在诊治过程中，一定要审清病症病理，方保平安。

一盘珠汤治疗骨伤疾病（软组织损伤、骨折、筋伤），此方是我国著名骨伤科专家李同生的祖传验方，至今已有 150 余年的历史了。该方组方灵活，适应证广，疗效显著，随症加减，变化玄妙，无论软组织损伤、骨折筋伤、早期肿胀、青紫等，急投此方，均获捷效。

襄阳何氏正骨流派

襄阳何氏正骨流派源远流长，距今已有 100 多年历史。襄阳何氏正骨发端于清朝末年，何成礼的祖父何勤本与湖南八哥拳武术家结为好友，并随其到湖南从师学习骨伤医疗技术，专治跌打损伤，数年后他学成回家。何成礼的父亲何开贵，青年时随父何勤本学艺，医术未成其父病故。开贵遂远赴山东，向在此行医的四叔学医，四叔无后，何开贵成为四叔的传人。何成礼系"襄阳何氏正骨"第三代传承人，1921 年出生于襄阳伙牌，幼年启蒙于私塾，18 岁随父何开贵学医，悉心钻研正骨手法、夹板固定及内外用药等法旨。从 20 岁开始，他先后在邓湖的"保和堂"药店，襄樊（现名襄阳，下同）定中街的"杨寿春"药铺坐堂行医，而立之年，其医术在鄂西北已经声名鹊起。

新中国成立后，襄阳组建了中医院，何成礼担任骨科主任，其间，他不断改进骨科技术，并对骨科的常见病及疑难病做了一些研究性总结，使襄阳何氏正骨在鄂西北及省内产生了较大的影响。1993 年 12 月，在何成礼行医五十年之际，医院为其举行了行医五十周年庆典活动。为了继承和发扬何氏正骨传统医学，医院确认何继洲（何成礼大儿子）以及高峰（已故）、汪必武三人为何成礼中医正骨继承人，也即"襄阳何氏正骨"第四代传承人。

2011 年 6 月，襄阳市中医医院确认安建原同志成为汪必武中医正骨继承人，是为"襄阳何氏正骨"第五代传承人，并要求他及弟子在跟师学习基础上，进一步系统整理、掌握、继承何氏正骨理论和临床经验，吸取精华，运用现代科学技术，结合临床实践，推出新的科研成果。在安建原带领下，襄阳何氏正骨学术流派得到了迅猛发展，2012 年襄阳市中医医院成功申报国家中医药管理局第一批全国中医学术流派传承工作室——襄阳何氏正骨流派传承工作室，并于 2013 年得到国家中医药管理局批准，成为湖北省第一条骨伤中医学术流派传承工作室，也是当时国内十三家骨伤学术流派传承工作室之一。

襄阳何氏正骨流派第五代传人安建原主任医师深得何氏骨伤治疗精髓，流派传承工作室自成立之日起，规划了流派的发展方案，结合本学派自身特点和工作实际，以突出特点为主，从学术水平、社会影响力、临床诊疗水平、中医药特色优势、传承人才培养等方面开展工作，并制定了流派传承工作室相关的各种制度，以便于本学术流派建设任务的顺利开展。

2014 年，由中医药管理局组织，安建原作为襄阳市中医医院何氏正骨学术流派传承人代表，与北京、上海两地骨伤流派传承人共同参与《中医骨伤医院基本标准（试行）》的制定，襄阳市中医医院是其中唯一一个地市级医院。

安建原在医疗实践中不断归纳总结、钻研创新，发掘、提炼骨伤疑难疾病治疗上的经验六法，并结合现代医学技术、理念，高起点探索尝试，攻克了许多传统手法无法解决的骨伤难题，提升了专科特色，为何氏正骨注入新的活力与动力，使何氏正骨学术流派得以迅猛发展。

目前，襄阳何氏正骨流派传承工作室下设正骨科，开放床位 50 张。分别在枣阳、太平镇、伙牌、九集、襄北医院设立襄阳何氏正骨流派传承工作站，定期进行培训指导，学术交流，扩大何氏正骨流派的辐射力与影响力，并让众多骨伤患者受益。

襄阳何氏正骨流派充分发挥了中医简、便、廉、验的特点，坚持内外兼治、筋骨并重、动静结合、医患合作的治疗理念，通过手法整复、小叶柳木夹板固定、膏药外敷，使数以万计的骨伤病患者免除手术之苦，康复痊愈。特别是在对儿童骨折、上肢骨折、骨关节退变的治疗上，有其独特的理论见解与治疗方法。同时，通过几十年的临床实践，襄阳何氏正骨流派先后挖掘了活血酊、骨伤宁合剂、舒筋活络合剂、治伤膏等 10 余种骨伤科特色中药制剂，在临床使用中获患者的广泛认可与赞誉。

襄阳何氏正骨流派是在继承和发扬中医药学遗产，吸收和结合现代医学基础上形成的，是具有明显地域特点的中医学术流派。

（一）学术思想

1. 外伤内损并重，局部整体兼顾　骨伤科疾病主要为外伤所致，表现为伤骨、伤筋、伤皮肉；但除外伤外，还有内伤，表现为伤气、伤血、伤脏腑。外伤可以导致脏腑、气血病变，根据患者伤情轻重、体质强弱以及受伤时间长短，临床表现千变万化。襄阳何氏正骨流派以前人经验为基础，认为病情总会内外有别，局部与整体各异，诊治时宜根据病情辨证施治，外伤内损并重，局部整体兼顾，予以中药配合使用。同时，强调骨伤科疾患内外兼治、局部与整体兼顾，要始终贯穿于骨伤科疾病的各阶段治疗。

2. 手法整复、夹板固定、内外并重、动静结合　襄阳何氏正骨流派的伤科手法以《医宗金鉴》正骨心法中"摸、接、端、提、推、拿、按、摩"整复手法为要领，按照"动静结合、筋骨并重、内外兼治、医患合作"的 16 字指导方针，形成了手法整复以复位，夹板固定以制动，内外并重以调理，动静结合以康复的特色学术思想，用于临床指导骨伤科疾病的治疗。

（二）流派特点

1. 手法复位、夹板固定　襄阳何氏正骨流派以《医宗金鉴·正骨心法》中整复手法为要旨，形成了"手法整复、夹板固定、内外并重、动静结合"的一整套治疗骨伤方法。手法复位轻巧、灵活，达到"手法骤施人不觉"的境地，其中牵拉、扶正、夹挤、摇晃等手法独具特点，独创的小柳叶木夹板固定技术，让数以万计患者免除手术之苦。同时内服中药活血方剂，外敷中药膏药，手法整复、小夹板固定，内外配合。通过继承与发扬，手法、夹板、膏药成为骨伤治疗的三大法宝。

独具特点的牵拉、扶正、夹挤、摇晃等手法：

（1）牵拉法是矫正骨折、脱臼后伤部出现重叠错位、伤肢缩短变形的一种方法，分为顺牵、抗牵、横牵和提牵四种，例如，矫正肱骨髁上伸直型骨折，在顺牵、抗牵的同时，在骨折近端再用横带向后作水平横牵，牵拉时要先轻后重，逐步持续用力，直至包扎固定结束。横牵法可避免加重肘部组织的再损伤。

（2）扶正法是矫正长骨骨折或脱臼，伤肢变形放不端正的一种方法。在牵拉的同时，将伤肢由逆到顺扶放端正。上肢应以肩髃穴、曲池穴、合谷穴三穴直线相对应为扶正标准；下肢以腹股沟横纹中点、鹤顶穴、解溪穴直线相对应为扶正标准。其扶正标准在有无 X 线检查的条件下，都不失为检查患肢力线是否恢复的一种方法。

（3）夹挤法适用于成人肌肉丰厚部位和骨折，例如，恢复股骨干骨折，单纯用手力不足以使之复位，则须用双前臂进行夹挤复位，术中根据断端移位方向，分别采用内外夹挤或前后夹挤。

（4）摇晃法用于整复大关节脱位。关节脱位后，患者思想紧张，关节周围肌肉收缩。在单纯牵拉不能使之复位时，医者用双手握住伤肢，在牵拉的同时，以轻微动作进行摇晃，使骨头松动即可复位。如做髋关节、肩关节复位时多用此法。

2. 正骨方药、内外兼治　襄阳何氏正骨流派不仅在正骨手法上首屈一指，在药物使用上也颇有造诣，其认为筋骨损伤，势必伤及脏腑气血，轻则局部瘀血疼痛，重则骨断筋离，或者脏腑功能失调，甚至内脏损伤，所以医者应明辨伤因，整体论治，内外兼治。药物治疗方面内服及外敷药物同用；外敷消肿止痛，内服调理气血，配合手法复位，推拿按摩以理筋治伤，扶正祛邪，调节机体功能，促进气血充盈，有利于损伤部位和整个机体的全面恢复。

（三）流派代表方或临证医案

1. 四肢骨折手法复位+自制柳木夹板外固定术

（1）操作步骤：运用"手摸心会、拔伸牵引、旋转屈伸、提按端挤、摇摆触碰、夹挤分骨、折顶回旋、按摩推拿"等正骨八法，将骨折尽可能解剖复位，最低要求功能复位。复位后局部敷以伤科黄药方等活血通络、消肿止痛药物纱布；同时根据骨折部位选择合适的夹板和压垫，安放合适后用绷带缠绕固定，按照先中间后两端的顺序用3～4道扎带捆缚夹板，松紧以能在夹板上上下移动1cm为度。

（2）适应证：四肢闭合性新鲜骨折，分型属简单骨折或部分轻度移位复杂骨折。

（3）注意事项：①严格掌握适应证。②若一次复位不成功，不应反复复位加重损伤，忌用暴力手法。③复位后注意拍片复查。④下肢长骨骨折或不稳定骨折应同时予以牵引，如股骨干骨折。⑤定期复查，调整松紧度，防止压迫。

2. 四肢关节脱位手法复位术

（1）操作步骤：根据不同的部位和脱位机制选择"牵引、拔伸、旋转、推拿、扳法"等手法，恢复关节的正常结构。大关节脱位可在麻醉下进行。

（2）适应证：四肢关节新鲜或陈旧关节脱位。

（3）注意事项：①严格适应证。②肌肉紧张复位困难时忌用暴力手法，可选择麻醉下进行。③复位后选择合适固定方式，注意拍片复查。

3. 六合疗法治疗膝骨关节炎

（1）操作步骤

1）下肢力线牵引：扩大关节间隙，改善膝内外翻畸形。以踝套固定，以5公斤重量牵引下肢，每日1～2小时。

2）中药辨证施治：中药熥蒸疗法。

协定方熥药一号。中药组成：红花、透骨草、鸡血藤、五加皮、牛膝、木香、三七、乳香、没药、川芎、赤芍、当归各15g。将药物碾磨成粉，放入2个30cm×15cm的布袋内，将布袋放入蒸锅中，蒸热后取一袋外敷膝关节，2袋交替使用，每日1次，每次1小时，1周更换药物。

展筋散/金黄散外敷，对于肤温正常或较低者使用展筋散外敷；对于肤温较高者使用金黄散外敷。

展筋散拟方如下：伸筋草30g、川牛膝20g、三七6g、三棱20g、乳香12g、没药12g、焦栀子12g、莪术20g。

金黄散拟方如下：天花粉40g、黄柏40g、大黄40g、姜黄40g、栀子40g、冰片40g。

3）手法柔筋正骨：患者首先俯卧位，治疗者以拿法或滚法施于大腿后侧（腘绳肌）、小腿后侧2分钟。后仰卧位，以滚法施于患肢阔筋膜张肌、股四头肌、内收肌3分钟。再推髌骨，上下内外各方向推动髌骨，先轻柔地推动，再将髌骨推至极限位，维持 2~3 秒，施术 3 分钟。进行膝关节拔伸牵引，治疗者双手握小腿远端拔伸并持续 2 秒，力量以有膝关节牵开为度，反复 5 次，然后以同样方法持续牵引 30 秒。最后被动屈伸，外展髋关节至极限位，反复 3 次，被动屈伸膝关节至极限位，反复 3 次。手法时可用青鹏膏涂抹患处，增加消肿止痛的作用。

4）关节灌洗冲洗（选用）：冲洗脱落软骨及坏死组织等致炎物质，以改善其内环境。术前及术后 3 天可行抗感染治疗，治疗第 5~7 天，于门诊手术室，可行膝关节腔灌注冲洗，具体步骤如下：患者取仰卧位，患侧膝关节屈曲约 30°，常规消毒铺巾，患侧髌骨外上角处、髌腱内侧关节间隙处予 2%利多卡因注射液局部麻醉。局部麻醉生效后，予 16 号针头由髌骨外上角处、髌腱内侧关节间隙处穿刺至膝关节腔，回抽见关节积液后，由髌骨外上角处用穿刺针向关节腔内注射 0.9%氯化钠注射液 1500~3000ml 行关节腔灌注冲洗，同时由髌腱内侧关节间隙处用穿刺针引流，灌注冲洗过程中交替关闭灌注与引流管口，使膝关节腔充分充盈与引流后，拔出穿刺针，纱布覆盖穿刺针口后，绷带加压包扎。

5）透明质酸钠凝胶关节腔内注射（选用）：如征得患者同意，可行透明质酸钠凝胶关节腔内注射。方法：患者取仰卧位，常规 1%碘酊消毒皮肤，术者戴消毒手套，铺无菌洞巾。膝关节屈曲 80°~110°，从髌骨下方的髌骨韧带内侧或外侧关节间隙穿刺进入关节腔，抽吸无血，注入透明质酸钠凝胶注射液，拔针。无菌棉球按压后，屈伸膝关节数次，使药物充分分布于软骨和骨膜表面，然后下地轻微活动。间隔 5 天后可再行一次。

6）指导功能锻炼：促进膝关节力学平衡，增强其稳定性。

（2）适应证：膝骨关节炎。

4. 骨伤推拿手法治疗颈腰椎病及急慢性软组织劳损

（1）操作步骤：颈椎治疗采用坐位或卧位，腰椎治疗采用卧位，根据损伤的不同性质，综合运用点、按、压、拿、捏、推、擦、摩、搓、揉、滚、拍、抖、摇、扳、引伸等推拿手法，达到舒筋活血、通络止痛的目的。

（2）适应证：颈腰椎病及急慢性软组织劳损。

（3）注意事项：①手法应秉承"持久、有力、均匀、柔和"的原则。②禁用于开放性软组织损伤，结核、感染病灶。③年老体弱、儿童等体质较差者忌用重手法。

5. 针灸、火罐治疗颈腰椎病及慢性软组织劳损

（1）操作步骤：根据损伤性质辨证选穴施治。

（2）适应证：颈腰椎病及慢性软组织劳损。

（3）注意事项：①禁用于开放性软组织损伤，结核、感染病灶。②年老体弱、儿童等体质较差者忌用重手法。

6. 外固定支架固定治疗手法整复失败的肱骨外科颈骨折

（1）操作步骤：采用臂丛神经阻滞麻醉，患者取仰卧位，常规消毒，铺巾。在肩峰下 2cm，上臂外侧中线旁开 4cm 处和三角肌止点下 1cm 处依次做 3 个 1cm 小切口，并用血管钳钝性分离至骨膜，套筒保护下电钻钻孔，拧入 3 枚外固定支架钢针固定。安装外固定支架。此时在 C 臂机透视下，进行手法整复，整复骨折断段位置满意后，固定外固定支架各关节，使骨折断端稳定固定。固定结束后缝合切口，并用高分子石膏进一步固定。术后常规应用抗生素预防感染，并且每天用碘伏棉球擦拭钢针处 2 次，高分子石膏外固定 3 天后行肩关节及肘关节主被动锻炼。

（2）适应证：手法整复失败的肱骨外科颈骨折。

（3）注意事项：外固定支架固定最大的并发症就是钉道感染，因此必须加强术后的护理，保持钉道周围引流的通畅，并及时应用一定的抗菌药物，通常不会发生严重的感染。另外在肱骨头处用电钻钻孔时需交叉钻孔，不能平行钻孔，使钢针完全交叉拧入，这样才会使外固定支架稳定，不会松动。

肱骨外科颈骨折最常见的并发症就是肩关节的功能障碍。因此肱骨外科颈骨折后早期进行肩关节的功能锻炼，将能有效地防止后期出现肩周炎和肩关节粘连的概率。但是传统的手法复位小夹板外固定其稳定性不够，早期进行功能锻炼骨折断端很容易移位，老年人活动量小，功能要求不高尚可接受。但对于年轻患者活动量大，功能要求高，单纯的小夹板外固定就无法满足其早期进行功能锻炼的要求。而外固定支架固定牢靠、安全，不影响关节活动，早期进行功能锻炼不会出现骨折断端移位现象，从而使患者特别是年轻患者的生活质量大大提高。

湖 南 省

黄 会 保

黄会保，男，1963 年生，主任医师，教授，硕士研究生导师。现任湖南省中医骨伤科专业委员会委员，岳阳市中医骨伤科首席专家，岳阳市医学会骨科专业委员会副主任委员，岳阳市中医院骨伤科主任，张瑞林正骨学术研究会会长，岳阳市医学会医疗事故鉴定专家库成员，岳阳市突发事件卫生应急专家咨询委员会委员等。

黄会保毕业于湖南中医药大学，1985 年参加工作，从事骨伤科临床工作二十多年来，先后到西安骨科医院、天津骨科医院、上海瑞金医院等地进修深造。能熟练实施各种骨科手术，尤其擅长运用中西结合的方法，对各种骨折、软组织损伤、颈肩腰腿痛、骨关节病、骨关节结核等疑难杂症辨证论治，医疗经验极为丰富。在国家医药杂志发表多篇学术论文。主持参与科研项目十余项。

2012 年 10 月，国家中医药管理局启动了第一批流派传承工作室申报工作。黄会保同志作为张氏正骨流派的第四代传人，全面负责张氏正骨流派的申报工作，陆续整理出《张氏正骨学术思想》《历代传人学术经验》《历史沿革、发展现状、学术影响》《流派特色诊疗》等文字资料，以全省排名第二的好成绩顺利通过国家中医药管理局组织的评审工作。2013 年 2 月在国家级骨伤流派学术交流会上，他作为优秀代表交流了创建经验，获得与会代表的一致好评。参编了《全国中医骨伤流派荟萃》丛书。2014 年以张氏正骨流派为平台成功申报了湖南省博士后科研流动站协作中心，并引进博士后两名，为张氏正骨流派的学术建设发展注入了强有力的新血液。2015 年张氏正骨术成为湖南省非物质文化遗产保护项目；其张氏正骨筋膜松解针与筋膜松解锤成功获评了湖南省首批专长绝技项目。2017 年 2 月张氏正骨学术流派项目建设通过国家验收，在医院国家级学术流派平台建设方面取得新突破。

黄会保作为张氏正骨流派的第四代传人，深得张氏正骨医术的奥秘，同时又能广泛吸取百家之长，勇于探索，与现代科学相结合，在全面继承和发展张氏正骨理论和技术的同时确立了自己的学术思想，形成了"胸胁内伤，疏肝理血""治疗痹证，重用黄芪""颈性眩晕，从脾论治""手法正骨，君臣佐使"等独具特色的治则治法。针对很多骨伤患者害怕手术，不愿开刀的情况，采用张氏祖传正骨治疗技术，通过灵巧的手法复位辅以张氏正骨膏外敷、张氏接骨丹内服等传统非手术疗法，患者痛苦轻、疗效好、费用低、功能恢复快。针对各种膝关节病变（老年退行性骨关节炎、创伤性关节炎、风湿性关节炎、类风湿关节炎、反应性关节炎、痛风性关节炎等），采取独特关节灌洗治疗，辅以中药外敷、熏蒸、离子导入、锋针、关节内注药等手段疗效显著提高，多年来已治愈多种关节炎患者一万余例。

黄会保努力发掘张氏正骨民间秘方验方资源，精心开发了张氏消肿膏、熏蒸剂、健步散、生肌膏、接骨止痛胶囊等系列张氏正骨制剂。2016 年入选岳阳巴陵人才工程重点人才支持计划省级非遗名师传艺项目老师，推动了岳阳市非物质文化遗产的"活态传承"。在黄会保及其团队的不懈努力下，张氏正骨流派闻名遐迩，成为洞庭湖流域乃至全国骨伤科的主流学派之一。

（一）学术思想

1. 气血为先，肝脾肾并重　内伤轻者，经络损，内伤重者，脏腑伤，经络和脏腑受损均不离气血，气血是经络、脏腑功能的物质基础，气血受损更是损伤的病机，所以调畅气血是治疗损伤的总纲。基于气血物质基础，骨伤科疾病无论是生理功能，还是病机变化，总以气血为先，达到"气血相和"。肢体通过经络与脏腑相联，从经络理论来看，经脉损伤，以及损伤恢复都与足三阴经络及相关脏腑有密切关系。治疗时常从"足三阴经"着手进行调理。足三阴经涉及足厥阴肝经、足太阴脾经、足少阴肾经，肝主疏泄，肝藏血；脾统血，为气血生化之源；肾主骨，生精，是生命之本，三脏功能协调，则气血充足，精力充沛，预防及治疗过程中主张三者并重，治疗方法常着重足三阴经的经脉腧穴选用、经筋皮部的功能促进，也注重汤方药物引经药的配伍使用。

黄会保认为损伤的核心是气机失调导致血运失常，强调伤科疾病不论在脏腑、经络，或在皮肉筋骨首先在于理"气"，其次在于活"血"，故在治疗上以理气活血为治疗大法，血不活则瘀不能去，瘀不去则新血不生，新血不生则骨不能接。

2. "理""术"结合，完善骨科体系　中医骨伤科的发展与其他学科有着不同之处，同时也存在许多其他中医学科没有的特殊问题。在临床应用中，中医学辨证论治体系不能全面地运用在骨折、脱位辨证论治上，对其诊断和整复固定等治疗的指导作用也不显著。传统的中医骨伤医生过于依赖手法治疗技术，而现代中医院的骨伤医生过于依赖手术接骨，很多时候忽视了内外相和的整体观念。张氏正骨常常以"和"为核心，以中医整体观念为基础，重视辨证论治之"理"，同时也注重手法整复技术、内治方药之"术"。既在诊断上把整体与局部联系起来，又在治疗上把整体和局部有机地结合起来，辨证方药内治和整复手法技术治疗，一动一静，动静结合，相得益彰，促进了传统骨伤学科思维方法上的进步。

3. 辨证论治，创新方药应用　张氏正骨在临床一直坚持辨证地应用骨科经典汤方，如《正体类要》中的八珍汤、复元通气散等，总体以补益气血、顾护肝脾肾为先。并基于流派传人经验不断积累总结，创制了张氏补肾壮骨方、张氏镇痛丸、张氏接骨丸、张氏通痹方及张氏补肾壮骨酒。

如临床见患者四肢乏力、气血虚弱者，注重以健脾养胃汤之类方剂。此外张氏治疗伤科疾病提倡"补益肝肾"，寓补于通，代表方有张氏通痹 4 号方、张氏接骨 3 号汤，实现筋骨同治，促进功能恢复，创伤后期，尤重视补益肝肾。

如张氏补肾壮骨方，方中用鹿角胶、淫羊藿、菟丝子、补骨脂、肉苁蓉补肾填精，熟地黄、山茱萸滋肾益肝，山药、茯苓健脾渗湿，当归、续断、三七、牛膝、桃仁活血祛瘀通经，并佐以附子助阳，常用于肾虚骨痿、骨质疏松、老年骨折、腰腿疼痛、儿童发育迟缓等症，是以补益肾气为主，调理肝脾为辅，活血通经以壮骨的特色方药。另外还有张氏镇痛丸，益气养血、疏风通络、散寒止痛，主要用于颈椎病、肩周炎等痹证中症见风寒为甚者；张氏通痹方，益气补血、祛风除湿、通经活络，主要用于骨关节炎、腰突症等痹证中症见气虚湿盛者。

4. 针砭辅助，以达托补　创伤瘀而成脓，先以针砭以通其经络，而后以药物调补。这种针砭、托补相结合的治法，是伤科消托补原则的发展运用。张氏正骨在实践运用中一直将针灸推拿技术作为其学术体系的重要部分，在探讨将针灸推拿技术应用到骨伤疾病的治疗和康复中做了大量的尝试。针灸法能消除紧张痉挛的软组织，活血化瘀，减轻软组织炎症，使得软组织水肿得以消除，减少多种因素对神经的激惹，增大动脉血流量和速度。例如，岳阳张氏正骨流派将针灸缪刺之法、推拿点穴、踩跷技术等应用于骨科，并发展出张氏筋膜松解针、筋膜松解锤。这些技术对创伤愈合及功能康复具有显著疗效。

5. "筋骨"治疗观 "筋骨同治、筋骨并重"的治疗原则，强调正骨必须顾及理筋，筋柔才能骨正，骨正才能筋柔，筋骨协调平衡，功能自然恢复。在辨证论治、复位手法、处方用药、手术操作、康护护理各个治疗阶段中都强调注重骨和筋的关系。对于伤科疾病中的慢性劳损、退行性病变，主张在用药上强调"筋骨并重、肝肾同治"，并要求患者平时应多做有利于恢复筋骨功能的锻炼，达到养筋壮骨、恢复筋骨平衡之目的。对于急性损伤，强调须把筋伤和骨伤放在同等重要的位置，充分保护软组织；即使是单纯的筋伤或骨折，也应在诊断、复位、固定、康复各个治疗阶段中都注重骨和筋的关系，尽可能地减轻损伤程度及防止再损伤的发生，特别是对软组织要充分加以合理的维护，充分肯定"筋骨同治、筋骨并重"的理念对促进骨折早期愈合及恢复患肢功能具有十分重要的意义。

6. 正骨理筋，君臣相和 黄会保在临床实践中对骨折、脱位、伤筋等伤科疾病特别注重采用传统的手法进行治疗。并指出每次施行手法之前，对该伤病所涉及的人的十二经脉排列和人体解剖结构必须了如指掌，才能在施术时做到手随心转、法从手出，达到"正其斜，完其阙"的目的。张氏传统正骨手法主要体现了"和"的正骨理念：君臣佐使，和而为一。君臣佐使手法的提出，主要是基于临床上骨折的常见的移位状态，这种移位状态往往多是几种移位并存，在手法复位中就必须采取不同种类的手法组合运用，分清主次和先后配合，这个过程就是手法的"君臣佐使"。

（二）专长绝技

1. 张氏撬拔疗法 具体参见学派相关内容。

2. 手牵足蹬复位法 针对骨科临床常见的骶髂关节错缝，采用特色的手牵足蹬复位法治疗，疗效值得肯定。采用手牵足蹬法治疗骶髂关节错缝，首要先要明确诊断，尤其是明确内旋和外旋的分型。操作过程中结合"君臣佐使"正骨理念，分清主次，疗效肯定。操作前先运用软组织手法放松患者腰骶处肌肉。

（1）内旋型骶髂关节错缝：患者采用仰卧位，将下肢伸直，适度分开，医生用双手手掌固定患者骨盆，助手于患侧采用足跟抵住患者耻骨联合处，双手握持患者健侧踝关节做牵引，医生发力向下推患者健侧髂骨，操作者同时发力，常可感觉有错动或听到"喀喀"的复位声，表示复位成功。

（2）外旋型骶髂关节错缝：要求患者俯卧位，医者操作程序和手法与上述内旋型骶髂关节错缝一致。

3. 改良踩跷推拿配合人工牵引技术 具体操作：①患者俯卧位，助手牵引患者患侧或双侧脚踝，嘱患者抓紧治疗床前端，行人工牵引；②在病变脊椎间隙平行线上的腧穴行一指禅法、揉法、按法，放松患部5分钟，用旋转扳法，整复受损脊椎间隙下一椎体，纠正脊椎小关节错位，促使椎间盘复位或部分复位；③医者立于治疗床上，一脚站于患者一侧，一脚在患者胸腰背上用单脚足尖点踩病变脊椎双侧背俞穴肾俞、大肠俞、关元俞及阿是穴3～5分钟；④接着用足掌踩患者腰脊柱，来回搓踩3～5分钟；⑤然后单足踩腰椎病变脊椎处，助手牵引结束，医者双手轮流提拉双下肢3～5次；⑥踩跷推拿挡法结束，医者下床，立于患者一侧，用一指禅法、揉法、按法，放松腰部5分钟，拍打督脉3～5遍结束。本法适用于腰椎间盘突出症。在牵引下椎间盘间隙的体积变大，则其压力变小，受外界压力的推动，突出的椎间盘产生移动。改良踩跷技术的运用，能使外界力量作用于腰部，能够促使突出的椎间盘产生移动，从而复位或部分复位，达到治疗腰椎间盘突出症的目的。

4. 颈椎纵轴牵引技术 颈椎纵轴牵引是治疗颈椎病常用的较为有效的方法之一。现以卧位水平牵引为例进行颈椎纵轴牵引力学示意分析（不计摩擦力）。

设砝码重量为 W，牵引绳的拉力为 T，根据力的平衡原理有 T=W。定滑轮 S 下方的拉力为 T_1，其上方牵引绳的拉力为 T_2，牵引绳对拉颈带的拉力为 T_3，拉颈带对颈椎的拉力为 T_4，依据同样的道理可得出 F=W，即拉颈带对颈椎的作用力等于砝码的重量。由力的可传性原理可知拉颈带对颈椎的牵引力可以达到每个椎体及椎间盘。牵引力不但减轻了椎体、椎间盘所承受的负荷重量，另一方面持续的牵引可以使椎间隙增宽，椎间盘内压下降，有利于纤维组织复位，从而改变神经根与压迫物之间的位置关系，有利于症状的缓解。此外牵引还可以解除颈部肌肉痉挛，局部制动有利于神经肌肉组织水肿和炎症的吸收。

5. "筋骨"治疗观的特色手法——理筋 张氏特色正骨手法主要特点是：正骨理筋，君臣佐使，稳而有劲，刚柔相济，接骨前先理筋，复位后再抒顺；主要手法有：拔伸、旋转、推挤、提按、反折、分骨、叩击、抒顺等手法。治疗时特别强调"理筋、抒筋"，要求既要动作轻柔，不加重筋肉的损伤，同时又利用筋束骨的作用，令错位的骨端复位。

"理筋"具体操作步骤是：先理筋，在手法整复前，医者应根据骨折或脱位可能造成的筋肉损伤情况，从而选择拔伸、提按、抒顺等手法先理筋。中护筋，根据损伤情况，医者选择手法进行整复，着力部位要准确，手法操作要精巧，做到既快又准，力争一次复位成功，以避免骨折周围软组织发生二次损伤，做到护筋。后养筋，手法整复后，要运用抒筋手法调畅气血，并重视经筋的自我调节指导和适时的按摩理筋，以达舒筋、消肿、健骨之效。

（三）验案撷粹

1. 张氏撬拔技术治疗 Sanders II 型跟骨骨折医案一则 张某，35 岁，高空工作坠落。

主诉：患者在二楼擦外玻璃时不小心坠落，脚肿胀疼痛，活动不利，酸胀麻木。

诊查：三维 CT 示跟骨后关节面为两部分骨折，移位＞2mm。

中医诊断：骨折。

西医诊断：Sanders II 型跟骨骨折。

治疗：张氏撬拔技术治疗。

操作：腰部麻醉下利用特殊器械，经过皮肤针孔样大小的通道，将撬拔针直接插入骨折端，在"君臣佐使"正骨手法操作理念的指导下，利用杠杆原理，经皮克氏针撬拔复位后固定，X 线透视下撬起跟骨后关节面，并在一侧挤压辅助复位。

二诊：复查影像学提示骨折愈合，将克氏针拔除。检查后无感染、皮肤坏死、足跟疼痛及腓肠神经损伤。

按语：跟骨骨折是临床骨科常见足部骨折类型之一，好发于青壮年；患者骨折后可见距下和跟骰关节损伤变形，易导致创伤性关节炎和外伤性平底足发生。跟骨属于松质骨，其关节面易受外力冲击塌陷，而撬拔复位无法有效恢复塌陷关节面及后续植骨；塌陷骨块被撬起后关节面平整程度低，而部分严重损伤骨块撬起后其下方空腔明显，单纯克氏针应用无法牢固固定，张氏正骨撬拔疗法主要基于骨折修复的正常生理趋向性原理，即骨折在修复过程中，有一种很强烈的正常生理趋向性，有些骨折完全有对位，甚至有重叠移位，但只要一般力线好，无旋转畸形，其肢体功能一般都能很好恢复。

2. 乌头汤治疗急性腰腿痛 冯某，男，32 岁，渔民。

主诉：腰部扭伤后腰及右下肢疼痛 2 天。

诊查：腰肌痉挛，L_3/L_4 棘旁右侧 1.5cm 处压痛并向右下肢放射，右侧直腿抬高 30° 呈阳性，腰部屈伸及旋转活动受限。

中医诊断：腰突痹。

西医诊断：腰椎间盘突出症。

处方：内服乌头汤，川乌用 10g，服 7 剂，每日 1 剂，早晚分服。

二诊：疼痛明显好转，续服 5 剂，诸症全消，腰部功能恢复正常。

按语：急性腰腿痛是一种常见的临床综合征，除小儿较少发病外，其余年龄的人均可发病，尤以青壮年及重体力劳动者多见。其发病原因大多与外伤及受凉有关。古人云："腰者，一身之要，屈伸俯仰，无不由之。"正因为如此，所以腰部很容易发生损伤，腰腿痛的基本病理改变尽管由于病因不同而不一致，但也有着极为重要的共性，那就是腰部的软组织损伤，风寒外侵，局部发生无菌性炎症。因此用乌头汤内服以温经散寒止痛，既可以治标——缓解疼痛，又可以治本——消除无菌性炎症。乌头的主要成分乌头碱，它的分解产物具有强烈的镇痛作用，对人体神经末梢有麻痹作用，对肌肉也有一定的解痉作用，无论是对急性炎症，还是免疫性炎症均有明显的抗炎作用。临床上有的急性腰腿痛患者，使用推拿牵引等对症治疗，效果不甚理想，而采用乌头汤内服，简单方便，并且快速镇痛，既能缓解软组织痉挛，又能消除无菌性炎症。

（四）代表方

1. 二乌二活汤

组成：生川乌 13g，生草乌 15g，羌活 15g，独活 15g，马钱子 15g，秦艽 15g，防风 15g，苏木 15g，透骨草 15g，羊踯躅 10g。

功效：通经活络，活血化瘀，祛寒散湿。

主治：气血运行不畅，气血凝滞，经络痹阻。

用法：二乌二活汤的药液蒸气进行温热刺激。

方义：川乌、草乌温经散寒止痛，现代药理证实，具有局麻镇痛和抗炎作用；防风祛风散寒；羌活解表散寒，祛风胜湿止痛。诸药合用，相得益彰，故为治疗原发性坐骨神经痛的有效之方。有研究二乌二活汤药液蒸气中，含有生物碱、氨基酸、苷类、各种微量元素和芳香物质（如酮、醛、醇等挥发性油状物），能直接通过皮肤渗透、吸收、扩散，从而达到活血化瘀、祛寒散湿的目的。

2. 消瘀定痛膏

组成：丹参 5g，赤芍 5g，川芎 5g，生川乌 4g，生草乌 4g，大黄 6g，蒲公英 6g，地鳖虫 3g，乳香 3g，没药 3g。

功效：行气活血、通经活络、散瘀消肿止痛。

主治：血瘀与气滞。

用法：以上药物按比例配好经烘干粉碎后加蜂蜜、醋、水调制而成，用时将药适量涂于纱布上，撒冰片少许外敷患处，2 天换药 1 次，连用 6 次为 1 个疗程。

方义：丹参、赤芍活血祛瘀，通经止痛，清心除烦，凉血消痈；川乌、草乌温经散寒止痛，现代药理证实，具有局麻镇痛和抗炎作用。诸药合用，相得益彰，故为治疗原发性坐骨神经痛的有效方。

廖怀章

廖怀章，男，1964 年生，湖南新邵人，汉族，主任医师，博士学位，硕士生导师，享受国务院政府特殊津贴。现任邵阳正骨医院院长，湖南省第八届、九届政协委员，湖南省十一届人大代表，新邵县政协副主席。湖南省中西结合学会骨伤专业委员会副主任委员，中华中医药学会青年医师骨伤科专业委员会委员，湖南省医学会脊柱外科专业委员会委员，湖南省康复医学会脊柱脊髓损伤专业委员会委员，湖南省中医学会骨伤科专业委员会委员，湖南省中医药科技奖评审专家库专家，邵阳市医学会医疗事故鉴定专家库成员，邵阳市骨伤专业委员会主任委员，国家《中医正骨》杂志编委。

廖怀章，1964 年出生，湖南省新邵县酿溪镇大田村人，1987 年毕业于湖南中医学院。长期从事中医骨伤科医疗、科研、教学工作，取得了突出的贡献。曾多次参加全国骨伤科学术研讨会，共收集整理了临床记录和病例分析 20 多万字，撰写发表专业论文 20 余篇。获省、市科研成果奖 8 项。其中《长收肌和闭孔神经切断治疗内收型股骨颈骨折》《V 型切骨加压螺纹钉固定治疗内收型股骨颈骨折》《经皮穿针、托跟式夹板固定治疗胫腓骨骨干骨折》《多针阶梯形排列髓内弹性固定治疗不稳定性尺桡骨骨折临床研究》科研成果通过湖南省科委鉴定，达国内先进水平。2009 年其科研成果《经 Lister 结节穿针多针阶梯形排列髓内弹性固定治疗尺桡骨双骨折的实验研究》通过湖南省科研成果鉴定，达国内先进水平。为探讨湖南省邵阳地区骨质疏松症的中医证候规律，主持开展了湖南邵阳地区汉族人群原发性骨质疏松症证候学研究。

由他担任副主编的《中医骨伤科查房手册》于 2004 年 8 月由山西科学技术出版社出版发行；由他主编撰写的《中华当代名医系列丛书——孙广生骨伤经验集》于 2005 年 10 月由中医古籍出版社出版发行。其多次被评为市、县先进工作者，立功受奖；2001 年获"邵阳市百佳医务工作者"称号；2002 年被评为"湖南省卫生系统先进工作者"，同年获"邵阳市科技成果二等奖"；2003 年被评为"全国卫生系统先进工作者"；2004 年被评为湖南省"优秀事业单位法人代表"；2005 年 4 月被评为"全国先进工作者"；2006 年被评为近二十年来全省政协"十大新闻人物"；2007 年被评为"邵阳市十佳医院院长"。

（一）学术思想

1. 主张筋骨并重 廖怀章在各种骨伤科疾病的诊断治疗过程中，始终坚持筋骨并重的原则，骨折发生后不忽视筋的损伤，同样在软组织损伤后密切观察其可能对骨造成的不良影响，廖怀章教授指出，在骨折发生后，周围的软组织也受到了损伤，要重视利用活血化瘀的方法，治疗损伤部位的肿胀瘀血，还要在局部使用理筋的手法，理顺筋脉，减少复位后骨折断端因肌肉痉挛造成的骨折端的移位；在关节周围的韧带损伤时，注重观察其对关节力线的影响，及时纠正并予以固定，避免损伤骨关节。

2. 强调动静结合 在疾病的早期，筋骨损伤，血脉破损，血溢脉外，过早的运动会造成韧带恢复的延期，严重者加重损伤，而有效的固定保护对于骨折的恢复有着重要的意义。在疾病的中后期，血瘀气滞，瘀水互结于局部，气血不畅，血不荣筋，适度的锻炼有利于化瘀散结，血水得散，气血自行，则能荣养筋络，筋骨得复。修复后的软组织通过锻炼得到增强，能纠正关节力线，恢复关节间隙。强调锻炼时间、锻炼强度的选择，应因人而异、因时而异，可以有一个早期被动锻炼转向主动锻炼的过程，以达到"制而不僵，炼而不伤"的目的。骨折早期"以静为主，以动为辅"，骨折中期"动静平衡"，骨折后期"以动为主，亦静亦动"。从整体观念出发，动静结合既包括骨折局部和两端关节，还包括机体全身在内。随着对微动促进骨折愈合的认识，动静结合也表现在固定后骨折断端的微动，而局部微动又受肢体功能锻炼的影响。因此，骨折发生后，要把握动与静的关系，这与患者的预后有着极大的联系，稍有不慎就会影响预后。

3. 重视活血利水 血和津液的生成都来源于水谷精气，由水谷精气所化生，故有"津血同源"的说法。津液渗入于脉中，即成为血液的组成部分。《灵枢·痈疽》中说："中焦出气如雾，上注溪谷，而渗孙脉，津液和调，变化而赤为血。"这说明了在生理上，津液是血液的重要组成部分。营气分入脉而化为血液，血脉循经运行，在某些状态下，血液中的津液部分渗出脉外，形成津液的一部分。此外，离经之血也就是瘀血会阻碍正常水液的代谢，造成体内水液潴留，基于这两点原因，血水并治是可行的。廖怀章指出，骨折发生后，周围的软组织也随之损伤，局部血脉破损，血溢脉外，软组织肿胀瘀血，离经之血又阻碍了津液的运行，津液停聚，形成水肿，这时候既有瘀血，又有水肿，中医学重视辨证论治，故在临床工作中在活血化瘀药物的基础之上加以利水、利尿药物治疗瘀水互结，取得了较好的疗效，临床常用药有当归尾、白茅根、川芎、牡丹皮、赤芍、红花、茯苓、三七、泽兰、水蛭、地龙、生地黄、木通、土鳖虫等。在以当归尾、川芎、牡丹皮、赤芍、红花、三七、水蛭、地龙、土鳖虫活血化瘀的基础上，予以白茅根、泽兰、木通、茯苓利水消肿，又恐诸多利水消肿药会伤及阴液，故同时予以养阴之生地黄，达到活血化瘀与利水消肿并行之功，且又不伤阴。

（二）专长绝技

1. 带钩单侧外固定器治疗股骨转子间骨折技术　在连续硬外麻醉后，在 C 型臂 X 线机监控下手法复位，见正侧位对位对线好，维持股骨髁上牵引。大转子下 2～4cm 处做皮肤切口。沿股骨颈轴打入 2 枚松质骨螺钉（注意颈干角与前倾角），透视下见螺钉位置满意后，于股骨中段与轴线垂直打入 2 枚皮质骨螺钉安装外固定支架，透视下经皮穿针，将弓形钩尖置于梨状窝内，钩住股骨大转子，后钩柄与上夹板固定，通过旋转螺帽调整弓形钩松紧度，适当加压。带钩单侧外固定器主要由螺纹针，上、下固定夹，万向节，延长器，弓形钩构成。配套有套管、扳手等器械 1 套。外固定器万向节及锁紧装置能耐受强大压力，松开时可在 30°范围内旋转，延长器可在主体连接杆内伸缩，活动范围为 20mm，弓形钩与上夹板相连，通过旋转螺帽可调整钩柄长度，上、下固定夹和螺纹针固定相连分别固定于骨折远近两端。适用于股骨转子间骨折。

2. 多法合用来治疗膝骨关节炎　膝骨关节炎综合疗法以骨碎补、桑寄生、淫羊藿、续断补肝肾、强筋骨、祛风湿；以川芎、三棱、泽兰、土鳖、地龙活血祛瘀、通经止痛；以泽兰利水消肿；以白芍养血和营，柔筋缓急；以黄芪、当归益气补血养阴，中药内服。配合透骨草 15g，伸筋草 20g，桂枝 15g，防风 20g，海桐皮 10g，牛膝 10g，红花 10g，狗脊 10g，细辛 6g，独活 20g，木瓜 10g，路路通 20g，外治熏洗。再结合中医的揉搓、点压、按摩、拍击、屈伸等推拿手法及阴市、伏兔、髌关、犊鼻、鹤顶、血海、阳陵泉、足三里等穴针灸，同时在局部予神灯照射或加灸，以补肝肾，强筋壮骨，益气血，活血祛瘀止痛，祛湿消肿。

3. 化瘀利水，化痰通窍法治疗脑挫伤　化瘀利水，化痰通窍法以桃红四物汤加丹参、牛膝、益母草活血化瘀；加三七化瘀止血；加白茅根、木通、泽泻、车前草利水，且牛膝引血下行，使血运通畅。主治因脑组织在外力作用后在颅内做直线加速或减速运动，或旋转运动，脑表面与颅骨内面或颅底碰撞、摩擦而形成的脑挫伤。

（三）医案

1. 治疗踝关节扭伤医案一则　谢某，男，24 岁。

主诉：因运动起跳落地时右踝关节内翻致左踝关节肿痛、活动受限半天，受伤后未做特殊处理遂来就诊。

查体：左踝关节及足背处肿胀，外踝周皮肤可见青紫瘀斑，距腓前、后韧带及跟腓韧带处压痛明显，按之肿胀凹陷。辅助检查：X 线排除骨折损伤。

中医诊断：伤筋。

西医诊断：踝关节扭伤。

治则治法：动静结合，活血化瘀利水。

处方：

（1）制动与固定：予以石膏使踝关节保持中立位 1 周，嘱患者拄拐行走，避免患肢负重，同时加重其他部位肌肉的锻炼收缩，整体考虑，避免由于踝部损伤导致其他地方肌肉功能下降。

（2）内治与用药：治法：活血化瘀利水。方药：当归尾 15g、白茅根 15g、川芎 12g、牡丹皮 12g、赤芍 12g、红花 10g、茯苓 12g、三七 3g、泽兰 12g、水蛭 7g、地龙 9g、生地黄 12g、木通 6g、土鳖虫 10g、甘草 6g，7 剂，每日 1 剂，水煎服，早晚分服，服药 1 周后复诊。

二诊：石膏较前松动，左踝关节肿胀较前好转。左外踝压痛较前减轻。予以拆除石膏，继续拄拐行走。方药同前，7 剂，水煎服。指导患者进行适当功能锻炼，踝关节予以不负重背伸、跖屈、内翻、外翻活动，每组 8～10 次，每天 3 组。2 周后患者踝关节无明显疼痛，肿胀基本消退。

按语：患者为青年男性，运动后踝关节扭伤，局部气血凝滞，肢体肿胀，为减少运动后其他部位肌肉的锻炼收缩，予以石膏固定 1 周，此为静。局部气滞血瘀，水液停滞，肿胀疼痛，四诊合参，治宜活血化瘀利水。二诊后肿胀消退，予以拆除石膏，指导患者进行适当功能锻炼，避免后期功能受影响。

2. 治疗膝骨关节炎医案一则 王某，女，46 岁。

主诉：双膝关节疼痛 5 年，加重 2 个月。

现病史：患者于 5 年前无明显诱因出现双膝关节疼痛，劳累后加重，休息后好转，但久行久立引发疼痛，上下楼梯时加重，2 个月前因外出旅游后双膝关节疼痛加重，行走困难，于今日来我院治疗。症见：患者自觉怕冷，腰膝酸软，头晕耳鸣，小便清长，大便正常，口苦，食纳一般，舌质暗淡有齿痕，苔白腻，脉浮滑。

检查：双膝关节膨大畸形，右膝外翻、稍肿，关节活动范围右膝 0°～90°，左膝 0°～80°，双侧抽屉试验阴性，右侧副韧带应力试验阳性，双侧挺髌试验阳性，双侧托马斯征，"4" 字征阴性，浮髌试验阳性，双侧内、外侧膝眼处压痛明显。

辅助检查：X 线片示双胫骨髁间嵴可见少许骨刺形成。MRI 示双膝关节积液。

中医诊断：膝骨痹（肝肾不足、阳虚血瘀、痰湿内阻证）。

西医诊断：双膝骨关节炎。

治疗：予中药内服。

黄芪 30g，当归 10g，川芎 10g，鸡血藤 10g，川牛膝 15g，水蛭 7g，土鳖 10g，地龙 10g，白茅根 20g，薏苡仁 30g，续断 15g，骨碎补 10g，熟地黄 10g，枸杞子 10g，锁阳 10g，淫羊藿 10g，僵蚕 10g，牛蒡子 10g，甘草 5g。15 剂，水煎，每日 1 剂，分两次日服，同时嘱患者注意休息，护膝保护双膝关节，加强抬腿、踢腿、骑自行车等功能锻炼。

按语：患者为中年女性，膝关节损伤，肿胀疼痛，辅助检查：X 线片示双胫骨髁间嵴可见少许骨刺形成。MRI 示双膝关节积液。此属中医膝骨痹范畴，患者自觉怕冷，腰膝酸软，头晕耳鸣，小便清长，舌质暗淡有齿痕，苔白腻，脉浮滑，属于肾阳不足，痰湿内蕴，治宜补肾助阳，健脾利湿，活血化瘀，同时减少运动。

邵 先 舫

邵先舫，男，1958 年出生，湖南临澧人，主任医师，教授，博士研究生导师，曾任湖南中医药大学附属常德医院院长，党委书记，国家中医药管理局重点学科带头人。第五批全国老中医药专家学术经验继承工作指导老师，湖南省名中医，享受湖南省政府特殊津贴专家，湖南省中医药学会副会长、湖南省骨科学会常务理事、湖南省骨伤科专业委员会副主委、《中医药导报》编委，常德市中医药学会会长，第 5 届"常德科技之星"。从医 30 余年，擅长脊椎、关节外科。主持省市各级科研课题数十项。获得湖南省科技进步奖 1 项，湖南省中医药科技奖 3 项，长沙市科技进步奖 8 项。

（一）学术思想

1. 伤病诊治、顾护胃气　人以胃气为本，胃气强则五脏俱盛，胃气弱则五脏俱衰，有胃气则生，无胃气则死。所谓胃气是指胃受纳腐熟水谷的生理功能，具有以降为顺、以通为用的生理特性。胃气影响整个消化系统的功能，直接关系到整个机体的营养来源。胃气的盛衰有无，不光可以从脉象表现出来，还可表现在食欲、舌苔、脉象和面色等方面。在骨伤科疾病中，不仅损伤筋骨，还可影响脾胃等脏腑功能，导致胃气受损，故而在治疗过程中，重视筋骨损伤的同时，还要注意观察脉象上的反应，以及食欲、舌苔、脉象和面色等方面的变化。若脉象从容和缓，食欲如常，舌苔正常，面色荣润，脉象从容和缓，不快不慢，则脾胃功能正常；否则，脾胃功能失常。因此，胃气的盛衰有无，关系到人体的生命活动和存亡；也是判断预后吉凶的重要依据。此外，由于活血化瘀中药容易伤及脾胃，骨折后久卧伤气，所以要时刻注意保护胃气。

2. 维护"脾升胃降"　升降理论来源于《黄帝内经》。升降浮沉是阴阳运动的基本形式。《素问·阴阳应象大论》曰："清阳出上窍，浊阴出下窍；清阳发腠理，浊阴走五脏；清阳实四肢，浊阴归六腑。"又曰："清气在下则生飧泄，浊气在上则生䐜胀，此阴阳反作，病之逆从也。"此理论仅仅涉及阴阳，未涉及脏腑。而李东垣在《脾胃论·天地阴阳生杀之理在升降浮沉之间论》中云："万物之中，人一也，呼吸升降，效象天地，准绳阴阳。盖胃为水谷之海，饮食入胃，而精气先输脾归肺，上行春夏之令，以滋养周身，乃清气为天者也；升已而下输膀胱，行秋冬之令，为传化糟粕，转味而出，乃浊阴为地也。"他把《黄帝内经》升降理论具体运用到了脏腑。

脾属太阴主升运，将水谷精微之气上输心肺，流布全身；胃属阳明主降纳，使糟粕秽浊从下而出，一升一降，使人体气机生生不息。李东垣提出"清浊之气皆从脾胃出"，"损伤脾胃，真气下溜，或下泄而久不能升，是有秋冬而无春夏，乃生长之用陷于殒杀之气，而百病皆起；或久升而不降亦病焉"。泄泻是气机不升的主要表现，此外，如头目昏花，九窍不利等也是阳气不升所致。而食积不运，湿停下焦则是气机不降的表现。

脾胃病的气机升降失常有三种表现形式：

（1）气降不及：指脾胃虚弱，脾气难以升举，胃气无力和降，治疗当补益脾胃，使升降有序。如脾胃阳虚，脾气不升，患者出现头晕耳鸣，畏寒肢冷，食欲不振，口涎清稀，此时应该温胃散寒，健脾益气。

（2）升降反作：指脾升胃降的顺序颠倒，即脾气下陷，胃气上逆，治疗时应先补益脾胃，再根据病情，加入升举或降逆之品，如补中益气汤先用人参、白术、日一草、黄芪等补益脾气，再用升麻、柴胡升举脾阳；旋覆代赭汤中先用人参、大枣、甘草补益脾胃，再用旋覆花、代赭石和降胃气。

（3）升降失常：指在患者身上既可见到脾失健运或清阳不升的病变，又可见到胃失和降之象，治应升降并用。

3. 燮理阴阳　脾胃阴阳理论可概括为脾为脏属阴，胃为腑属阳；阴属柔主升，阳为刚主降；降则纳谷，升则运化；升者为阳，阴中之阳升；降者为阴，阳中之阴降。脾胃阴阳平衡是脾胃功能正常的关键，但是脾胃阴阳常常会出现太过或不及，这时需要我们"补其不足，泻其有余"，通过补脾阳、滋胃阴，清胃热、燥脾湿等法则来调理阴阳，维持阴阳平衡。

"补其不足"分为扶脾阳与养胃阴，李东垣升发脾阳，叶天士滋养胃阴，都是调理脾胃阴阳盛衰的治疗原则，而在扶脾阳和养胃阴之时，也要适当补脾阴和益胃气，防止脾胃阴阳失衡。

"泻其有余"是以祛邪为主的治则，湿为阴邪，燥为阳邪。脾喜燥恶湿，胃喜润恶燥。脾失健运，水湿内生，或湿邪困脾，需健脾燥湿，肝经、胃肠之实热，皆需清胃热。

（二）验方验案

1. 治疗踝关节扭伤医案一则 患者，男，17岁，学生。

主诉：患者因右踝反复肿痛5个月就诊。

病史：患者因打篮球时不慎扭伤致右踝关节疼痛，在家休息后疼痛有所缓解，但一直肿胀不消，且每到下午5:00肿胀较甚，压之凹陷，疼痛重滞，但晨起得消，如此持续5个月，在多家医院经中西医多方治疗，未见好转。来就诊，症见：右外踝肿胀，疼痛，活动正常，食纳正常，二便调，舌淡红，苔白，脉细涩。既往体健，无心血管、内分泌系统等疾病。X线摄片未见骨质病变。

中医诊断：伤筋（脾气亏虚，水湿停聚）。

西医诊断：右踝关节扭伤。

治法：益气健脾，温阳利水，予补中益气汤加减。

处方：生黄芪30g，党参、薏苡仁各15g，柴胡、升麻、防己、白术、当归各9g，艾叶、陈皮、甘草各6g。7剂，水煎服，每日1剂，早晚分服。

二诊：服药后踝部肿痛有所减轻，但午后或久行后肿胀尚明显，治循原法。原方加桂枝3g。7剂，水煎服。

三诊：服药后踝部肿胀明显减轻，重滞已除，原方连服7剂。治疗21天后，踝部肿痛已除，功能全复。

按语：患者为青年男性，运动后致右踝扭伤，当时筋脉损伤，血溢脉外，发为血瘀，血瘀则气滞，水液不能运行，发为水肿，疾病日久不愈，耗伤气血，致气血不足，故日久不愈，遂用补中益气汤加减，扶正祛邪。

2. 治疗痛风性关节炎医案一则 谭某，男，52岁。

主诉：左足第一跖趾关节肿痛、发热2天。

病史：患者自诉2天前无明显诱因于晚间突感左足第一跖趾关节疼痛难忍，犹如鼠啮感，逐渐出现足内侧发红肿胀，未做特殊处理，2天来上述症状未见好转，遂来就诊。既往有糖尿病病史，自诉血糖控制可，30余年饮酒史，病来饮食欠佳，大便未解，小便正常。

诊查：左足内侧红肿，皮温较高，局部压痛，第一跖趾关节活动时疼痛明显加重，舌质红，苔薄黄，脉弦涩。查血尿酸（UA）：520μmol/L。

中医诊断：痹证（湿热蕴毒证）。

西医诊断：急性痛风性关节炎。

治法：清热解毒，利湿泄浊，化瘀通络。

处方：以痛风清热方加减：土茯苓20g，紫花地丁15g，穿山甲10g，生大黄10g，黄柏10g，秦艽10g，白芥子10g，山慈菇10g，芒硝10g，炒苍术10g，秦皮15g，茵陈10g，蒲公英10g，菝葜10g，甘草6g。

共7剂，每日1剂，水煎服，早晚分服。

二诊：左足内侧红肿疼痛明显好转，大便已解，舌淡红，苔薄白，脉弦细。故减少生大黄、芒硝、黄柏、蒲公英清热解毒之品，加茯苓10g、陈皮10g、白术20g以健运脾胃，共7剂，每日1剂，水煎服。

随诊3个月，上述症状未见复发。

按语：患者为中年男性，长期饮食不节致脾失运化水液，聚湿生浊生瘀。加之常年饮酒史，酒为湿热之品，长期内积，下趋四肢，日久沉积，浊热郁结成毒进而发为跖趾关节红肿热痛的急性体征，结合四诊，辨证为湿热蕴毒证。治用痛风清热方以清热利湿解毒，化瘀通络。复诊时患者红肿疼痛明显减轻，大便已解，湿热之毒已去，去生大黄、芒硝、黄柏、蒲公英，减轻解毒清热力度，加入茯苓 10g、陈皮 10g、白术 20g 温化湿浊，健脾助运。

嘱患者餐后服药，节制饮食，减少进动物内脏、海鲜、啤酒、老火汤等高嘌呤食物，慎起居，畅情志，避风寒，禁止饮酒，饮足量的水，保持每日尿量在 2000ml 以上。

孙达武

孙达武，男，1933 年 2 月生，湖南省石门县人，中共党员。曾任湖南中医学院第二附属医院（湖南省中医院）骨伤科学科带头人，主任医师、教授、硕士研究生导师，湖南省中医药学会常务理事，学术委员，骨伤科专业委员会主任委员，湖南名中医，湖南省高级卫技评委会委员，湖南省科技进步奖评委会特邀评审委员，全国老中医药专家学术经验继承工作指导老师，全国小儿马蹄内翻足医疗中心特邀顾问，湖南省中西医结合学会骨伤科专业委员会顾问，长沙市中医学会医疗事故技术鉴定专家，《中国中医骨伤科杂志》《湖南中医杂志》《湖南中医药导报》编委等。

孙达武出身于中医之家，其父是当地名医。他 16 岁辍学，从父学医，勤奋好学，尽得家传。为了提高医术水平，考入湖南省中医进修学校（即湖南中医学院前身），1959 年毕业分配至湖南省中医院骨伤科，他又拜伤科世家张紫赓为师，得其衣钵。1961 年底，其师应邀参加第一次天津会议之后，全科即开展中西结合治疗骨折，在临床实践中他体会到将来骨伤科学的发展，必须走中西结合之路。故勤求古训，搜集历代有关骨伤科的文献理论、方药病案，兼攻现代骨科学。因而在传统医学理论经验与现代科学技术相结合方面，有较深的造诣。

孙达武从事医疗、教学、科研一线工作已有 44 年之久，工作兢兢业业，学习刻苦钻研，数十年如一日。他生活俭朴，严于律己，宽以待人。积极培养后辈弟子，他培养了进修医师 90 多人，硕士研究生 4 人。学生现大多成为省内外骨伤科专业骨干。他具有很强的敬业精神，主持召开全省骨伤科专业学术交流会八次，亲自审稿汇编成册；创建基层医院或扶植骨伤科九处，为湖南省骨伤科事业的发展做出了很大贡献。他多年来成绩卓越，1991 年获"全省卫生文明建设先进工作者"称号；1993 年获省"十佳"医务人员称号与"省优秀教师"证书；1995 年湖南省高教工委授予其"模范共产党员"称号；1997 年获全省卫生系统"四满意"服务竞赛先进个人称号；1999 年 12 月，人事部、卫生部、国家中医药管理局授予其"全国卫生系统先进工作者"称号。

（一）学术思想

1. 筋骨并重，以筋束骨，以骨张筋　筋骨并重是中医治疗骨折的重要原则，但是这一原则往往会被忽视，医者可能会更重视治骨，而临床治疗中能否做到筋骨并重关系着疾病的预后，孙达武认为，筋与骨两者相辅相成，密不可分，可体现为骨正则筋柔：当创伤后发生骨折甚至移位，筋随之损伤。这时需要重点治疗骨折，恢复骨的解剖位置，使骨正而筋柔。但在一些情况下，骨的位置恢复了，但筋还未恢复，这主要见于以下四种情况：①骨的损伤导致周围的结缔组织损伤，即筋伤。②由于手术的切开，皮肤肌肉损伤，筋发生挛缩。③骨折后，伤肢制动，缺乏运动，肌肉萎缩。④夹板或石膏固定后，肢体血运较差，肢体失于濡养，容易发生局部缺血坏死。正因为筋能束骨，孙达武认为可以通过肢体运动来实现筋的收缩舒张从而调整骨折端的位置。

2. 顾护小儿体质，提倡手法治疗　小儿脏腑娇嫩，形气未充。小儿出生之后，五脏六腑均较娇嫩脆弱，但其中尤以肺、脾、肾三脏更为突出。小儿"肾常虚"，指肾为先天之本，肾中元阴元阳为生命之根，关系到人的禀赋体质与成长，肾主骨，肾中精气未充，骨骼发育不全，容易发生骨折，小儿骨一般有以下特点：硬度差，韧性强，可塑性高，不易完全折断，愈合较快。孙教授在治疗小儿骨折时颇有心得，认为手法复位对小儿骨折的治疗效果较好。手术治疗在小儿骨折的治疗上相对粗暴，不利于小儿骨折的预后和功能的康复。

3. 强调血瘀病机，重视内外合治 孙达武不仅重视正骨手法在骨伤科疾病中的应用，还同样精通于用中药内服治疗骨伤科常见疾病。血瘀证是中医辨证中的一种证型，常继发于一些骨伤科疾病，孙达武指出，骨折后，周围的软组织出血肿胀，血溢脉外，形成瘀血，瘀血阻于体内，则正常的气血运行受阻，不通则痛，故临床上许多骨伤疾病如骨折等主要表现为肢体关节疼痛。因此，孙达武结合临床辨证施治，将活血化瘀法列入骨伤科疾病的治疗原则中，并在临床中积极使用，取得了较好的疗效。

（二）专长绝技

1. 循经逆推检查法诊治椎源性疾病 孙达武重视将临床症状与解剖结构相结合。根据经络学说神经系统的解剖学特点，依据患者临床表现，采用循经逆推检查法，诊断治疗椎源性疾病，使有关"疑难杂症"获得了"意外"的疗效，在各地得到了广泛好评。并撰写了"椎源性疾病与按摩治疗"。

2. 补肾活血法治疗膝关节退行性骨关节病 孙达武认为髌骨软化症是以肝肾亏虚为基础，肝主筋，肾主骨，中年以后，肝肾渐虚，肝血虚无以养筋，肾气虚无以濡骨，筋骨失养，则不荣，进而软骨发生退行性改变等。按上述病因病理，孙达武以补肾活血为治则，自拟健膝拈痛汤方：丹参15g，滇三七6g，当归15g，川芎6g，乳香10g，没药10g，延胡索10g，续断15g，骨碎补20g，五加皮10g，牛膝10g，鸡血藤12g，石菖蒲6g，甘草6g。在临床治疗中疗效甚佳。

3. "一捶定音"手法整复小儿内收型孟氏骨折 孙达武总结多年经验，结合相关专业知识，采用"一捶定音"的手法整复，取得了较满意的疗效，其方法是：嘱患儿端坐于桌旁，患肢伸肘前臂中立位置于桌面上，术者左手固定患肢并确认桡骨头的位置，并在患儿不注意时，术者右手握拳捶击桡骨头使其复位，通过桡骨头对尺骨的挤压使弯曲的尺骨得以纠正，桡骨头也回纳复位，此法可以迅速整复关节的脱位，减轻患儿的痛苦。

4. "二次屈腕折顶"手法整复伸直型桡骨远端骨折 整复伸直型桡骨远端骨折主要分三步：牵引、尺偏、掌屈折顶。其中掌屈折顶是关键，即掌屈要充分，这样既可纠正骨折端向掌侧成角和恢复掌倾角，又可利用伸肌腱的张力恢复背侧骨性肌腱沟的平整，通常只掌屈一次，向掌侧成角移位一般可以纠正，但掌倾角度难以恢复到正常，背侧骨性肌腱沟也难以恢复平整，即"二次屈腕折顶"，其优点为：

（1）桡骨远端骨折多见于老年人，避免一次用力太过使患者难以承受，从而诱发心脑血管疾患。

（2）二次屈腕折顶，掌屈充分，不但骨折得到整复，掌倾角也得到完全纠正，有利于屈腕功能的恢复。

（3）屈腕时，利用背侧伸肌腱的张力使背侧骨性肌腱沟的残余移位得以纠正，从而使肌腱沟恢复平整，有利于手指功能的恢复。

5. 折顶手法整复儿童前臂下 1/4 骨折 前臂双骨折指发生在前臂尺、桡骨骨干的骨折。因前臂有4组肌肉：伸肌、屈肌、旋前肌、旋后肌。前臂双骨折后，前两组肌肉造成骨折段的重叠移位、侧方移位及成角移位，后两组肌肉造成骨折段的旋转移位，所以整复较为困难。但儿童前臂下1/4骨折的骨折线大多在同一水平面。多为横断型或锯齿型骨折，且大多有向掌侧成角移位，针对这一情况，孙达武多采用折顶的手法纠正移位，因为桡骨下端较为粗大，易握持，整复后较为稳定，因此，临证时主要考虑桡骨，运用折顶手法，不需要助手牵引，术者双手分别握住患儿骨折的远、近两端，在原有畸形的基础上向掌侧加大成角，待桡骨背侧远、近两端骨皮质相接触时，突然反折使桡骨复位，虽然未整复尺骨，但尺骨骨折也往往随之复位。

（三）验案荟萃

1. 折顶手法整复儿童前臂下 1/5 骨折 陈某，男，4 岁，湖南长沙人。

主诉：右前臂外伤后疼痛肿胀 3 天。

病史：患儿于 3 天前跌倒，在当地 X 线照片为右前臂双骨折，而后就在当地实行手法复位。3 天之中，每天复位 1 次，连续 3 次复位，越来越差，仍侧向移位和重叠移位，遂来院就诊。诊见：小儿右前臂肿胀，但手指血运好，活动可，X 线照片为前臂下 1/5 段双骨折，两断端在同一平面，且较平整光滑。并重叠和侧方移位 1cm。

中医诊断：骨折。

西医诊断：小儿尺桡骨双骨折。

治疗：确定实行手法复位即四合一小夹板外固定。先准备好适合小儿前臂的杉皮小夹板 4 块，扎带 5 根，用软皮纸包铁丝的分骨垫 2 条，准备好 X 线透视机。手法：一人整复法。术者右手拇指放置在桡骨骨折远端背侧，余四指握住掌侧，左手拇指和余四指用同法握住桡骨骨折近端，握紧后双手同时用力轻轻向掌侧折顶，使桡骨骨折端对位，而后慢慢向背侧平复，透视示对位满意，术者左右手再由轻到重进行对向挤压，使原来平滑的两断端得到轻微嵌插，再轻轻外缠绷带 2～3 层，背、掌侧各置一分骨垫，再按顺序置背、掌侧小夹板轻轻加压，再置桡、尺侧小夹板，用 3 条扎带捆扎，再透视示满意，再照片达解剖对位，悬吊于胸前，每天透视 1 次，检查扎带松紧度，连续透视 3 天，骨折端稳定再无移位。复位成功。

按语：初次复位失败的原因是用成人的牵引复位手法去用力牵引，以此就会将小儿的肌肉越牵引越松弛，造成过率。犯了"小儿骨折，切忌粗暴"之忌。此例小儿前医已复位多次，不仅骨折端松弛，更是由于多次两断端摩擦而将骨折端赖以复位时稳定的粗糙面磨平，故使后来复位者越复越难，即复位容易稳定难，故前三复（或多次复位）而不能对位，此次复位手法是既不牵引，又不回旋，而是轻轻折顶后对向挤压，使其稍作嵌插而成功。该案置放分骨垫 2 根，是因为骨折不稳定，容易再移位，置分骨垫后可达到骨折对位相对稳定的目的。

2. 多法并用治疗髌骨骨折 武某，男，69 岁。

主诉：左膝肿胀疼痛、活动受限 3 天。

病史：患者于 3 天前晚上楼时跌伤，左膝着地，立即出现左膝肿胀疼痛，急诊拍片示左膝髌骨下端粉碎性骨折，石膏托固定收入病房，并决定做手术治疗。后因患者曾做过肾结石手术，对手术有顾虑，要求中医治疗。诊见：局部肿胀明显，睡眠不佳，血压偏高。X 线示：髌骨下端粉碎性骨折，下关节面不平整。患者坚持不愿手术，而用中医药治疗。舌质红，苔腻，脉弦。

中医诊断：骨折（气滞血瘀证）。

西医诊断：左髌骨骨折。

治疗：①手法复位固定：用长形木板一块，上衬棉垫置于膝后，防止膝部屈曲。另用四根扎带，先将髌骨由两侧向中间挤拼复位。而后用扎带做"井"字形包扎固定。②外敷消炎散，内服以活血化痛、健脾化湿之剂。生地黄 12g，川芎 6g，赤芍 9g，桃仁 9g，红花 9g，川牛膝 12g，丹参 9g，骨碎补 12g，续断 9g，白术 9g，三七粉 10g，茯苓 9g，陈皮 9g，神曲 9g，甘草 6g。7 剂，水煎服，每日 1 剂，分早晚两次。

按语：患者老年男性，外伤后左膝肿胀疼痛，X 线示：左膝髌骨下端粉碎性骨折，骨折后软组织损伤，血溢脉外，血瘀则气滞水停，膝关节肿胀疼痛，四诊合参，治宜整复固定膝关节，防止二次伤害，同时外敷活血化瘀消肿之剂，内服活血止痛、健脾利湿之剂，诸法并用，增强疗效，减轻患者的疼痛。

（四）经验方

1. 健芪归附汤

组成：黄芪 20g，千年健 15g，白附子 5g，熟地黄 12g，当归 12g，牛膝 10g，山萸肉 12g，茯苓 12g，续断 12g，杜仲 10g，白芍 10g。

用法：水煎，每日 1 剂，水煎分 2 次服。

功效：活血通络，壮腰健肾。

主治：肾气不足型腰腿痛。包括腰椎间盘突出症、腰椎椎管狭窄症、腰肌劳损等症。

方解：该方中黄芪、千年健补肾益气以治其本。白附子、续断、牛膝散寒止痛且引药下行，当归活血止痛，杜仲、白芍、熟地黄祛风湿、止痹痛兼可缓急止痛。纵观全方，气血并补，标本兼治，且止痛之力强，对于阳虚而痛甚者尤为适宜。

2. 跌打促愈片

组成：三七、红花、乳香、没药、血竭、赤芍、当归、川芎、自然铜、骨碎补、麝香。

用法：水煎，每日 1 剂，水煎分 2 次服。

功效：活血祛瘀，接骨续筋。

主治：跌打损伤、瘀滞肿痛、骨折筋伤等。

方解：方中三七、红花为君，为治损伤后气血瘀滞之要药；乳香、没药、血竭、川芎可协助君药发挥祛瘀止痛之功，为臣药；当归、赤芍、自然铜、骨碎补除发挥君臣药中活血化瘀之功效外，还有补血养血、清热、生肌、续筋接骨之功，为佐药；麝香具有芳香开窍、通经络、消肿止痛等作用，为使药。综观全方，诸药合用，攻补兼施，标本同治，祛瘀生新，通痹止痛，强筋健骨。

3. 丹紫康膝冲剂

组成：丹参、紫河车、乳香、没药、儿茶、熟地、土鳖虫、血竭、骨碎补、牛膝、独活、茯苓、白芍。共为研磨，每袋 20g。

功效：补肝肾，强筋骨，祛风湿。

主治：膝骨关节炎、风湿性关节炎。

方解：紫河车、熟地、骨碎补、白芍、牛膝补肝肾强筋骨，丹参、制乳没、儿茶、土鳖虫、血竭活血行气止痛，独活、茯苓祛风除湿，诸药合用，标本兼顾，相辅相成，共奏补肝肾、强筋骨、祛风湿之功。

汤 芳 生

汤芳生，男，1965 年 2 月出生，湖南张家界人，主任医师，九三学社社员。湖南省中医学会骨伤专业委员会委员，湖南省中西结合学会骨伤专业委员会委员，张家界市中医学会理事，张家界市医疗鉴定委员会专家库成员。

汤芳生毕业于湖南中医药大学中医临床专业，学士学位，曾先后在洛阳正骨医院、同济医院进修学习，擅长各类骨科创伤、骨关节疾病中西医诊治。先后在国内多家专业杂志上发表学术论文 12 篇，其主持的《四针组合套夹板治疗胫腓骨骨折》获市科技成果三等奖。2020 年 12 月 3 日，被湖南省人力资源和社会保障厅、湖南省卫生健康委员会、湖南省中医药管理局联合评选为湖南省名中医。

（一）学术思想

1. "动静结合"的矛盾统一观 矛盾存在于物质世界的各个层面，在骨折的治疗过程中也存在着矛盾，同样要遵守矛盾统一原理。在加速骨折修复的过程中，"动静结合"为中西医结合骨科遵循的主要治疗原则。只有"动"和"静"很好地结合起来，骨折处才能更好地生长，并发症才能更少地发生。

而对于不同的患者和不同的疾病，其主要治疗方法也是不一样的。儿童应该较早地"动"，老年人则应较长时间地"静"；髌骨骨折张力带固定后应早"动"，股骨颈骨折则应多"静"；为了保证肢体的功能，老年人的肱骨外科颈骨折要早期就动，而不用固定（静）。

所以，何时该"动"，何人该"动"，何病该"动"，应该用哲学的辩证思维方法和矛盾的观点，结合医生的专业技术知识进行科学的分析，做出一个有利于患者的决断，使骨折的愈合和肢体功能的恢复最佳。

2. "筋骨并重、内外兼治"的哲学观　骨折愈合过程复杂，关系到人体各组织器官和内外大、小环境的共同作用。骨折的治疗过程中强调筋骨并重，在对局部骨折重点治疗过程中，同样要重视软组织的治疗，可以想象没有周围软组织，骨折是不可能愈合的。同时，骨折的治疗还强调内外兼治，局部与整体相结合。如局部给予复位和固定后，即可进行中药的局部外敷和内服，不同时期辨证确定不同的治则治法，选用不同的中药方剂治疗。所以，在骨折的治疗过程中，必须坚持人是一个"筋"与"骨"，"内"与"外"，局部与整体矛盾着的统一体，同时，各有机成分是相互联系，密不可分的，治疗过程中始终重视治筋兼顾骨，治内兼顾外，治局部兼顾整体。

3. "医患合作"主观能动性的共同体现　祖国医学早已认识到疾病的治疗不仅仅是医生个人的行为，而是医生、患者、家庭和社会多方面因素积极协同配合的作用，对骨折的治疗一直强调"医患合作"的理念。在骨折的治疗过程中，除了医生的努力外，还需要发挥患者的主观能动性和积极的配合。"医患合作"具体的体现包括患者对医生的信任，遵从医嘱，密切配合医生的治疗，树立战胜疾病的自信心，发挥患者的主观能动性，在骨科医生指导下进行合理的功能锻炼，同时还需要家人和社会对患者的关心和鼓励。

4. 手术与非手术治疗选择中的辨证思维观　骨折的治疗偏重手法复位外固定治疗，或者偏向于用外科手术干预骨折的复位和固定，要根据选择的医生专业，具体的骨折情况，患者的具体状况，以及对于治疗结果的不同需求而定。所以，对于手术治疗和非手术治疗的合理选择应当使用辨证思维的方法，科学地进行分析，根据具体问题具体分析、具体患者具体对待的哲学原则，根据具体的患者、具体的疾病、具体的医疗需求来合理进行决策。

（二）专长绝技

1. 四针组合套夹板治疗胫腓骨骨折　应用四针组合治疗胫腓骨骨折，有利于复位、固定骨折，以及早期功能锻炼及伤肢功能恢复，缩短骨折愈合时间，并能减少骨折延迟愈合。在胫骨结节后 1～1.5cm，内踝上 2～2.5cm 处，紧靠腓前选直径为 3.0mm 两根克氏针至外向内分别平行于膝、踝关节面进针，至两边等长。选合适成形小腿柳木夹板，在内外侧夹板上，比平行针间距长 0.2～0.3cm 为标准对应钻孔，平行针套于夹板对应位置，分别放置后侧、前外、前内夹板，并根据骨折移位情况放置压垫。然后捆扎四条束带。用克氏针剪除克氏针外露于夹板外的部分。适应于胫腓骨闭合骨折及按 Gustilo 分类之Ⅰ、Ⅱ型开放性骨折。Ⅰ型经清创缝合后按闭合型胫腓骨骨折处理；Ⅱ型清创缝合后，踝上牵引 6～10 天再按胫腓骨闭合骨折处理。术后即可进行早期功能锻炼，患肢不负重，扶双拐行走，活动膝、踝关节。2 枚克氏针进针点分别在胫骨结节及踝上，没有穿过胫骨前肌、趾长肌及筋膜间隙，不影响功能锻炼。锻炼时肌肉的收缩，使肢体体积增加，通过小夹板约束，可使肌肉收缩力改变方向，变成一定程度的纵向挤压力，增强骨折端的压应力。采用直径为 3.0mm 克氏针，刚度低有一定的弹性，属于弹性固定，在负重行走时能使断端加压，促进骨折愈合。

2. 髌韧带旷置法治疗胫骨结节骨软骨炎　患者取平卧位，患膝下垫枕，使膝屈曲 30°～45°，用直径为 2mm 克氏针经皮肤横行穿髌骨中部，做骨隧道，然后经骨隧道引入双股 1.0 编织吸收性缝线，两端各保留 16cm，另在胫骨结节髌远端髌下 0.3～0.5cm 处钻孔，横穿胫骨及皮肤，将髌骨两侧保留线经皮下内侧引向外侧，外侧引向内侧，髌前交叉，于内、外侧孔分别引出可吸收缝合线，将内侧引出线反折于皮下，经胫前骨隧道引向外侧，两股线汇合，保持膝关节屈曲 30°～45°，拉紧打结，埋于皮下。

（三）验案撷粹

治疗胫腓骨骨折医案一则　陈某，女，37 岁。

主诉：因滑雪不慎摔倒，自觉左小腿及左肩部疼痛剧烈伴活动受限，被送至医院。左小腿压痛（＋），可触及骨摩擦感，活动障碍，不可负重，痛温觉正常。局部肿胀、疼痛，压痛明显，可有骨擦音及异常活动。

诊查：平片见胫腓骨上有断裂，骨皮质不连续并有切迹，骨小梁粗乱、排列不整齐，并可见模糊不完全性骨折线。

中医诊断：骨折。

西医诊断：胫骨陈旧性骨折。

治疗方法：四针组合套夹板固定。

二诊：

（1）骨折对位情况：侧方移位＜骨横截面 1/4，重叠＜1cm，成角＜10°。

（2）骨折愈合情况：局部无压痛，无纵向叩击痛，局部无异常活动；X 线显示骨折线模糊，有连续性骨痂通过骨折线。

（3）功能恢复情况：膝关节屈活动差 15° 以内，踝关节跖背伸各差 1°～5° 以内。

按语：胫腓骨骨折的治疗目的是恢复小腿的长度、对线和负重功能，良好的复位，骨折块间的加压能促进骨折的愈合。在骨痂尚未形成时，少量负重不产生变形，从而达到稳定骨折。当有大量软骨痂形成时，骨折稳定后负重量增加即可使克氏针产生变形，使骨折产生压力，促进骨痂生长，增强骨痂质量。

杨 寿 峨

杨寿峨，女，1947 年生，主任医师，教授，享受国务院政府特殊津贴，第四批全国名老中医药学术经验继承工作指导老师，湖南省名中医，湖南省优秀专家，全国卫生系统先进工作者，全国职工自学成才奖，湘潭市劳动模范。

杨寿峨出身于湘潭市中医骨伤世家，传承杨氏骨伤祖传医术。1962 年于湘潭市中医院工作，随父母学习中医骨伤科技术；1981 年至 1982 年于湖南中医学院外伤科理论学习班学习。1979 年首创"杨氏疗法"治疗小儿先天性马蹄内翻足。1992 年 9 月，创立湘潭市中医医院小儿矫形科，是全国重点中医专病专科——小儿马蹄内翻足科，收治全国 30 多个省、市 6000 多例马蹄内翻足患儿，有效率达 100%，治愈率达 90%，具有显著的社会效益，同时也是湘潭市儿童肢体残疾预防康复基地。在该病的治疗过程中，采用传统中医按摩手法，充分地松懈挛缩的软组织，矫正骨错位，采取动静结合广泛固定矫正畸形，定期穿矫形硬底布鞋，功能锻炼以巩固疗效。1995 年 9 月经国家中医药管理局批准立项，在湘潭市中医院建立全国中医小儿马蹄内翻足医疗中心，1997 年该中心被评为国家科委九五期间重点科技成果推广项目建设单位。在原有诊治小儿马蹄内翻足基础上，开展脑瘫马蹄外翻足、"X"和"O"形腿、肘内翻畸形、先天性斜颈、臂丛及腓总神经损伤和骨折畸形愈合等矫治工作，亦颇有建树。

杨寿峨主持"杨氏手法加塑形镀锌铁夹板外固定治疗小儿先天性马蹄内翻足临床规范化研究"，于 2007 年 11 月 30 日经湖南省中医药管理局组织专家鉴定，该成果达到同类研究国内领先水平。设计制作出治疗本病的新型固定器材（塑形镀锌铁夹板与矫形硬底布鞋）。

杨寿峨从医 30 余年，专攻骨伤科疑难杂症，勇于创新，《中医手法加广泛固定治疗小儿先天性马蹄内翻足的临床研究》荣获湖南省科技进步二等奖、湖南省中医药科技进步二等奖、湘潭市科技进步一等奖、国家发明等专利 8 项。被授予"享受政府特殊津贴"的专家，"全国职工自学成才奖""湖南省优秀中青年专家""湘潭市劳动模范"等光荣称号。

（一）学术思想

1. 肩周炎病机以气血不足、肝肾亏虚为本，风寒湿邪乘虚入侵为标　肩周炎多由于肩关节软组织病变，继而引发肩部疼痛、肩关节功能障碍、肌肉萎缩等临床表现，属中医"痹证"范围。病因主要与年老体弱，肝肾亏虚，外感风寒湿邪，外伤有关。肢体的运动，有赖于筋骨，而筋骨离不开气血的温煦濡养，气血化生，濡养充足，筋劲骨强。肝主筋，藏血，肝筋赖以肝血的滋养，肾主骨，藏精气，骨则赖以肾气的充盈。肝血虚，筋脉失于濡养，肾气衰，精少骨髓不足，故出现骨痿无力。风寒湿邪侵袭肩部，邪客于经脉，致使筋脉收引，血行不畅，气血阻滞而不通则痛，故经脉拘急疼痛，致肩痛，肩关节活动受限，形成本虚标实的病机变化。

2. 肩周炎治宜补肾通痹，内外结合　肩周炎常表现为肩痛，有时放射到上臂，夜间疼痛明显，肩关节活动受限，影响洗脸、梳头和穿衣等日常生活。病程日久可导致肌肉萎缩。该病患者大多为老年人，年老体虚，气血不足，肝肾亏虚，筋骨痿软，筋脉濡养不足，气血运行无力，则血脉不利，脉络不通，血虚生痛。复感风寒湿邪，引起经脉拘急，血脉阻滞，屈伸不利。此外，病程日久，迁延不愈，致气血亏耗，气血运行不畅，则经脉拘挛而痛。或外伤、劳损，气血虚弱，血不荣筋，筋脉受损，瘀血内阻。因此，该病是以气血不足、肝肾亏虚为本，风寒湿邪乘虚入侵为标。治疗以补益肝肾、培补气血、温经通络为主要治法。年老体虚，肝肾不足，治宜重在补益肝肾，培补气血；关节疼痛，活动受限，治宜重在活血祛瘀，温经止痛，促进局部血液循环，使"气行血畅"，关节活动自如。治疗时，不仅重视局部外治，中药内服，更宜内外结合。

（二）专长绝技

1. 杨氏疗法治疗小儿先天性马蹄内翻足　杨氏疗法是一种独特、系列、完整、无创伤的中医规范化治疗方法。手法松解矫正是关键环节，首先运用手法逐步松解挛缩的软组织，再矫正内翻内收、跟骨内翻、足下垂。使用可塑性夹板外固定，将挛缩的软组织持续牵引并延长，利用局部加压垫循序渐进调整外固定的角度，从而矫正马蹄内翻足畸形。自拟舒筋松挛汤外洗方：方中海桐皮、伸筋草、路路通、石菖蒲祛风行气除湿；活血藤、红花、三棱、莪术、牛膝、苏木、当归破血活血祛瘀；桂枝、独活、白芍、木瓜散寒通络、柔肝软筋。诸药合用，共奏祛风通络，松筋解挛，活血祛瘀，行气止痛之功效。下肢功能锻炼，增强下肢肌力，防止肌肉萎缩，更好地恢复关节的活动功能。具有治疗下肢痿痹、肌肉痉挛、膝痛足挛、关节僵硬等病症的作用。

强调早期治疗，新生儿期疗效最佳。因为婴儿生长发育快，软组织柔软，可塑性很强，此时手法易矫正，治疗时间短，疗效好，不需要佩戴足外展支具，患儿与家长依从性好。

2. 治疗肩关节周围炎

（1）自拟补肾通痹汤。药物组成：当归、黄芪、熟地黄、白芍、党参、杜仲、桂枝、桑枝、葛根、丹参、活血藤、伸筋、羌活、甘草、生姜。临症加减：腰膝酸软，加骨碎补、续断；疼痛甚者，加乳香、没药；脾胃不和，加砂仁、茯苓；血瘀明显，加川芎、赤芍、白芷；风寒夹痰甚者，加半夏；筋脉挛缩，加白芍。

（2）外涂湘潭市中医院骨伤科制剂活血散瘀酊，每日 3 次。

（3）按摩手法：

1）肩关节牵拉法：患者取坐位，医师先用擦、揉、推、抹、拿等手法在患肩部施治 10 分钟，再行理筋手法，用拇指点揉、弹拨局部僵硬、痉挛的软组织，然后医师一手握住肩部，另一手握住前臂，缓慢向上牵拉患者肩膀，逐渐增加上举幅度。

2）肩关节摇转法：另一手握住前肩或肘部，反复摇动 3～5 次，最后再分别按顺时针和逆时针方向缓慢转动肩关节，力度以患者能耐受为度，逐渐增加，每日 1 次。

（4）功能锻炼：如手指爬墙、手拉滑车、甩手锻炼等，练习外展、后伸、上举、内旋等活动，每天早晚各 1 次。

本法具有促进局部血液循环，缓解肌肉挛缩，分离粘连，增加肩关节活动幅度，逐渐恢复功能等疗效。

（三）经典医案

1. 治疗肩关节周围炎医案一则 陈某，女，60 岁。

主诉：右肩、上臂疼痛，伴肩关节活动受限 2 个月。

病史：近 2 个月以来，右肩、上臂疼痛，肩关节活动受限，日轻夜重，遇寒加剧，伴头晕、腰膝酸软。精神差，头晕，面色淡白，食少，睡眠欠佳，二便可，舌淡紫，脉沉涩。

诊查：右肩、上臂疼痛，以肱二头肌长头腱部压痛为甚，肩关节抬举、外展、后伸活动受限。X 线检查：右肩关节间隙正常，肱骨大结节呈高密度影。

中医诊断：肩痹（肝肾亏虚、风寒阻痹证）。

西医诊断：右肩关节周围炎。

治则：补益肝肾、培补气血、温经通络。

方剂：补肾通痹汤。

组成：当归 15g，黄芪 30g，熟地黄 15g，白芍 30g，党参 20g，茯苓 15g，杜仲 15g，桂枝 10g，葛根 12g，丹参 15g，桑枝 12g，活血藤 15g，伸筋草 12g，乳香 10g，没药 10g，羌活 10g，砂仁 12g，骨碎补 12g，白芷 15g，续断 30g，威灵仙 12g，半夏 10g，炙甘草 5g。

用法：水煎服。每日 1 剂，早晚分服，共 7 剂。

其他治疗：另予以手法按摩，外涂活血散瘀酊，肩关节功能锻炼。

二诊：精神可，食欲增加，睡眠可，右肩、上臂疼痛减轻，肩关节抬举活动增加。守上方，再进 7 剂。

三诊：精神好，面色淡红，无头晕，睡眠可，右肩、上臂疼痛明显减轻，肩关节抬举、外展、外旋、后伸活动增大。守上方再服 14 剂，病症治愈。

按语： 本案肩部疼痛，活动受限，日轻夜重，遇寒加剧，舌淡紫，脉沉涩，为肝肾亏虚、风寒阻痹之证，故用补肾通痹汤治之。患者花甲之年，气血亏虚，髓海不足，不能滋养筋骨，故方中重用黄芪、党参、当归，取当归补血，黄芪、党参补气之功；熟地黄、杜仲、骨碎补、续断补益肝肾；葛根、桂枝、羌活、丹参、白芷祛风散寒、通血脉、利关节，走经络而止痹痛；伸筋草、桑枝、威灵仙行气血、散寒湿、通经络，主上臂痛；活血藤、乳香、没药活血祛瘀、止痛；白芍舒筋、柔肝、止痛；砂仁、茯苓养胃和中，炙甘草缓急止痛，诸药配伍，共奏补益肝肾、培补气血、温经通络之效。

2. 治疗小儿先天性马蹄内翻足医案一则 患儿，男，4 个月。

诊断：左侧先天性马蹄内翻足。

治疗：采用杨氏手法治疗并采用中药熏洗。

熏洗中药处方：自拟舒筋松挛汤，10剂。

药物组成：海桐皮30g，石菖蒲30g，伸筋草20g，红花20g，牛膝15g，活血藤20g，三棱10g，莪术10g，当归15g，白芍20g，苏木10g，桂枝10g，独活10g，木瓜20g，路路通10g。

操作步骤：第1步矫正前足内翻内收：医者面对患儿而坐，患儿由护士抱着取坐式位，屈膝90°，医者左手从大腿内侧至足趾向下按摩推拿10遍后，左手握住患足的跟部与踝关节于中立位，右手2~4指放在患足内侧，握住足底，同时用力将前足向外推挤，持续5分钟，矫正距舟关节与跟骰关节的移位。第2步矫正跟骨内翻：医者左手握住踝关节，右手拇指抵住外踝向内用力，2~5指按住跟骨内侧向外推拿，矫正跟骨内翻。第3步矫正足下垂：医者左手稳住踝关节向下牵拿，右手握住前足向上提起，双手同时对抗持续用力拔伸牵引，持续5~10分钟。

复诊：治疗68天出院，3个月后来医院复查，左足外观好，活动功能正常。

按语：小儿先天性马蹄内翻足是常见的足部畸形之一，新生儿发病率为1‰~4.4‰，男性多于女性，双侧多于单侧。杨氏疗法是一种独特、系列、完整、无创伤的中医规范化治疗方法。该法采用手法加固定治疗小儿先天性马蹄内翻足。手法松解矫正是杨氏疗法中的关键环节，首先运用手法逐步松解挛缩的软组织，再矫正内翻内收、跟骨内翻、足下垂。使用可塑性夹板外固定，将挛缩的软组织持续牵引并延长，利用局部加压垫循序渐进调整外固定的角度，从而矫正马蹄内翻足畸形。自拟舒筋松挛汤，方中海桐皮、伸筋草、路路通、石菖蒲祛风行气除湿；活血藤、红花、三棱、莪术、牛膝、苏木、当归破血活血祛瘀；桂枝、独活、白芍、木瓜散寒通络、柔肝软筋。诸药合用，共收祛风通络，松筋解挛，活血祛瘀，行气止痛之功效，具有治疗下肢痿痹、肌肉痉挛、膝痛足挛、关节僵硬等病症的作用。并且通过一系列有效的下肢功能锻炼，增强下肢肌力，防止肌肉萎缩，更好地恢复关节的活动功能。杨氏手法疗法适用于刚出生至10岁的小儿先天性马蹄内翻足，具有不需开刀，疗效理想，减少复发等优势。

张 瑞 林

张瑞林（1899~1961年），男，出生于湖南在岳阳县西塘镇，那时朝代变迁，军阀混战，战火纷飞。其青少年时期一边在私塾读书，一边随父学医，专治跌打损伤。自幼习强身气功，精穴位点打，潜心研究秘方验方，随父张元初行医乡里，专治跌打损伤。成年之后即能调制多种膏、丹、丸、散、酒等中医制剂，并结合父亲所传秘方认真研习少林治伤之法，在治疗骨折、脱臼等骨伤疾患方面独树一帜，创新性地发展了其父张元初的正骨医术，成为张氏正骨术的第一代传人，从此享誉杏林。曾拜师北少林智仁和尚，在治疗骨折、脱臼、创疡等骨伤疾患上具有独特疗效。1959年，奉政府调遣偕爱徒罗新群来岳阳市中医院创建骨伤科，并担任主任。张瑞林为人刚正，温厚和蔼，深受患者爱戴，求医者络绎不绝。所著《张瑞林病案录》初步形成了张氏正骨以气血为先的理论基础及筋骨并重的手法特色。

（一）学术思想

1. 损伤病机要以气血为先　损伤的病机以气血为先，核心是气滞血瘀。伤科疾病不论在脏腑、经络，或在皮肉筋骨都离不开气血，故在治疗上以理气活血为治疗大法。血不活则瘀不能去，瘀不去则新血不生，瘀不去则骨不能接，以此为依据，创制的张氏接骨丹以枳实、川芎、陈皮、木香、厚朴等药为主组成，意在理气治血、化滞散瘀，从而达到促进骨折愈合的作用。

2. 损伤治疗要内外合治、筋骨并重　伤科病是因为机体被外力作用所致，必然引起体内气血的运行紊乱，从而使脏腑功能失调。内伤轻者，经络损，内伤重者，脏腑伤，均不离气血。另外，肢体通过经络与脏腑相关联，通过调理脏腑、疏通经络、和畅气血，从而达到消除肢体肿痛的目的。

故而在治疗上既重视局部施治，又重视全身调理，强调内外用药相结合。内治在重视调理气血的同时，讲究辨证论治，尤其对损伤兼证的治疗有丰富的经验。损伤早期二便不通予大成汤加木通攻下祛瘀；对开放性骨折并感染，表现为火毒内攻、热邪蕴结者，以五味消毒饮合黄连解毒汤清热解毒；损伤后期，四肢乏力、气血虚弱者，以健脾养胃汤益气健脾等。

张氏正骨特别强调筋束骨、骨张筋，认为筋与骨关系密切，伤筋必动骨，动骨易伤筋，因而在治疗上就要筋骨并重。张氏正骨在对骨折脱位的治疗中，强调在治骨的同时一定要治筋，在骨折复位的同时要理筋，即推拿按摩，顺骨捋筋，同时早期的主动和被动锻炼对功能的恢复也有重要作用。

在外用药中根据不同病情使用不同方法，既有药膏敷贴，又有熏蒸热熨等。对各种急性挫伤、扭伤，外敷张氏正骨膏；对创伤后期关节功能障碍进行中药熏蒸治疗；对踝部伤筋及各种足部疼痛性疾患，用张氏健步散热熨治疗。

3. 正骨理筋分清君臣佐使　手法在张氏正骨治法中占有重要地位。张氏正骨在临床中对骨折脱位、伤筋等特别注重手法治疗，明确指出行手法之前，对人体十二经脉走行必须了如指掌。施术时要做到：手随心转、法从手出，或拽之离而复合，或推之就而复位，或正其斜，或完其阙。

张氏正骨手法要点：正骨理筋，君臣佐使，稳而有劲，刚柔相济，接骨前先理筋，复位后再捋顺，具体来说有拔伸、旋转、推挤、提按、反折、分骨、叩击、捋顺等手法，关键是分清君臣佐使。大凡骨折移位，不外侧移、成角、旋转、短缩、分离五种。临床上骨折的五种移位不是单独存在的，多是几种移位同时存在，在复位时就必须采取复合手法，这就有一个主次和先后配合的问题，也就是君臣佐使问题。

如肩关节前脱位，单是患肢外展位做牵引，不易成功，单是将肱骨头向外端提，难以取效，单是将上臂旋前旋后则无济于事，如在患肢外展牵引的同时，稍做旋前旋后活动，并将肱骨头向外端提，旋即可以解决问题，这里拔伸牵引是君，力要用得大，端提是臣，力要用得稳，旋前旋后就是佐使，力要用得巧，几个动作协同配合，就能完成复位。手法成功的关键是分清君臣佐使，运用得当。若君臣倒置，主次不分，不仅难以成功，反会增加患者痛苦，还可因不当的手法造成并发症。

（二）专长绝技

1. 肱骨外髁翻转骨折君臣佐使复位法　张瑞林在临床中对骨折、脱位、伤筋等特别注重采用朴实有效且价廉的手法治疗。然而貌似朴实的张氏传统正骨手法却是环环相扣，十分严谨，具有一定的科学性。在手法实施中，张瑞林将"君臣佐使"的组织原则灵活地应用于正骨手法上。单看手法种类，张瑞林常用的有：拔伸、反折、分骨、旋转、推挤、提按、叩击、捋顺等手法。然而，在实施整复治疗时张氏正骨并不看重手法种类的多少，而认为正骨的关键在于理清单个手法的作用和分清手法的君臣佐使，并使之相互为用，层层铺垫，最终达到骨折脱位复位的目的。

2. 张氏锋针疗法　张氏锋针是在古代九针基础上，结合现代医学发展形成的，是一种介于手术方法和非手术方法之间的闭合性松解术。张氏锋针疗法是在切开性手术方法的基础上结合针刺方法形成的。其具体操作是在治疗部位将针刺入病变处进行切割，剥离有害的组织，以达到止痛祛病的目的。其适用于筋痹，狭窄性腱鞘炎等病症。其优点是治疗过程操作简单，基本不受环境和条件的限制。切口小，不用缝合，对人体组织的损伤小，不易引起感染。

3. 健脾益气、祛痰化湿项痹中药治疗法　颈椎病归为"项痹"范畴。张氏正骨认为痰、虚是该病发生之关键，治疗上以健脾为主。脾为后天之本，主运化水液，为气血生化之源。脾虚则聚湿生痰，留滞于太阳颈项。脾虚不能健运水谷生化气血，以致气血两虚，无以濡养筋脉，则见头晕，甚则恶心、呕吐，神疲懒言，纳少，舌淡，苔薄白腻，脉虚而无力，即"无痰不作眩""无虚不作眩"。根据"治病必求于本"的原则，治疗以健脾益气、祛痰化湿为大法，方用黄芪、党参、白术、法半夏、天麻、当归、陈皮、茯苓、淮山药、甘草、葛根、白芷等。

（三）验案撷粹

1. 治疗骨折术后肢体肿胀疼痛医案一则　张某，男，46岁，工人。

病史：胫腓骨骨折手术后。

病机：伤后气机失调，气血周流不畅，气血长期瘀积，阻塞经络，经脉受损，导致肢体肿胀和疼痛等表现。

治则：活血化瘀，利水消肿。

方剂：张氏活血止痛汤。

药物组成：川芎12g，当归15g，乳香6g，红花9g，苏木18g，没药6g，三七3g，紫荆藤15g，落得打9g，赤芍12g，陈皮6g，地鳖虫3g，甘草3g。水煎服，每日1剂，早晚各1次。

二诊：患者骨折部位的疼痛、肿胀现象基本消失或者显著改善。

按语：诸药物合用，能够标本兼治，可以共奏活血化瘀、利水消肿之效。有研究显示张氏活血止痛汤能够对血液循环起到改善作用，及时清除代谢产物，能够缓解炎症因子对神经末梢的刺激，对骨折部位的微循环具有显著的改善作用。此能够有效改善损伤部位的肿胀和疼痛，实现利水消肿治疗效果。

2. 治疗囊肿医案一则　任某，女，35岁，农民。

病史：左手腕部背面正中，有突出皮表如核桃大肿块一枚已3年。呈圆形，有弹性，推之能动，表面光滑，手腕酸痛乏力，阴雨加重，活动不便，局部有轻微压痛。

中医诊断：筋结。

西医诊断：腕部腱鞘囊肿。

病机：劳伤筋腱，经脉受损，气血运行不畅，络道瘀阻。

治法：锋针疗法。

手法操作：囊肿局部常规消毒后，术者左手固定囊肿，右手持一锋针对准囊肿最高点，迅速刺入，捻捣二三次，立即出针，同时双手拇食二指用力挤压肿块，务使囊内胶性黏液从针孔全部排出，再用酒精棉球擦净局部，绷带加压包扎即可。

二诊：七天痊愈，随访三年未见复发。

按语：腱鞘囊肿是发生在关节或腱鞘的囊性肿物，大多为单房，有时也可为多房。囊肿内有无色透明或淡白色、淡黄色的浓稠胶冻状黏液。发病部位常在手腕背部或掌侧，亦可发生在足背等肢体其他部位。年龄不分大小，均可发病，且女性多于男性。这种病发病突然，增长缓慢。手腕部腱鞘囊肿好发于关节肌腱滑动处，尤以腕背最为多见，张氏锋针是在切开性手术方法的基础上结合针刺方法形成的。锋针疗法操作的特点是在治疗部位将针刺入病变处进行切割，剥离有害的组织，以达到止痛祛病的目的。张氏锋针不断改进，在治疗腱鞘囊肿上取得了良好的效果。锋针疗法的优点是治疗过程操作简单，不受任何环境和条件的限制。锋针治疗时切口小，不用缝合，对人体组织的损伤也小，且不易引起感染。

（四）经验方

1. 张氏活血止痛汤

药物组成：川芎12g，当归15g，乳香6g，红花9g，苏木18g，没药6g，三七3g，紫荆藤15g，落得打 9g，赤芍 12g，陈皮 6g，地鳖虫 3g，甘草 3g。

主治：骨折术后。

功效：活血化瘀、利水消肿。

用法：水煎口服，每日 1 剂，每日早晚各口服 1 次。

方解：上述药物合用，能够标本兼治，可以共奏活血化瘀、利水消肿之效。张氏活血止痛汤能够对血液循环起到改善作用，及时清除代谢产物，能够缓解炎症对患者神经末梢的刺激，因此能够有效改善患者的肿胀和疼痛现象。有研究人员指出，张氏活血止痛汤具有活血化瘀之效，可以通络行气止痛，对患者骨折部位的微循环具有显著的改善作用，所以可以实现利水消肿之效，优化治疗效果。

2. 五味消毒饮合黄连解毒汤

药物组成：金银花 15g，野菊花 6g，蒲公英 6g，紫花地丁 6g，紫背天葵子 6g，黄连 9g，黄芩 6g，黄柏 6g，栀子 9g。

主治：开放性骨折并感染，表现为火毒内攻、热邪蕴结。

功效：清热解毒。

用法：水煎服。

方解：方中金银花、野菊花，清热解毒散结，金银花入肺胃，可解中上焦之热毒，野菊花入肝经，专清肝胆之火，二药相配，善清气分热结；蒲公英、紫花地丁均具清热解毒之功，为痈疮疗毒之要药；蒲公英兼能利水通淋，泻下焦之湿热，与紫花地丁相配，善清血分之热结；黄连清泻心火，兼泻中焦之火，黄芩泻上焦之火，黄柏泻下焦之火，紫背天葵子和栀子泻三焦之火，导热下行，引邪热从小便而出。

孙氏正骨流派

孙氏正骨流派诞生于清代晚期，距今已有百年历史，是湖南省新邵县（古属梅山地区）龙山脚下的孙氏家族将家传的武伤医术与古老神秘的梅山医学中的接骨术、中医骨伤学及道教医学相结合而创立的独具特色的骨伤综合性医术，具有浓厚的梅山文化、龙山药王文化等湖湘传统特色和地域特色。经孙慎若、孙孝焜、孙广生、廖怀章四代学术传承人的不断发扬光大，已形成了以正大邵阳骨伤科医院为传承基地的传承体系。

"孙氏正骨术"在学术上倡导"筋骨并医""正骨先理筋""形神并重""期位辨治""整体调治"。临床强调"一保肢体、二恢复形体结构、三恢复功能"，具有"简、便、廉、验"的特色优势，通过手法整复、外固定、药物、练功等治疗骨折、脱臼、闪挫扭伤、筋骨疼痛等骨伤科疾病。

2013 年孙氏正骨流派被国家中医药管理局确定为首批中医学术流派，2014 年被国务院确定为第四批国家级非物质文化遗产代表性项目，2016 年被确定为湖南省首批中医专长绝技项目。孙氏正骨流派传承人先后荣获省科技进步奖 1 项，市科技进步奖一等奖 2 项、二等奖 4 项、三等奖 1 项。

湖南省中医药学会、湖南省中西医结合学会多次在全省范围内推广孙氏正骨流派的专业技术、科技成果与制剂经验。"孙氏正骨术"现已成为正大邵阳骨伤科医院的一张名片，慕名前来就诊者遍及本省 50 多个县市、全国 10 多个省市乃至美国、新加坡、马来西亚等国。

（一）学术思想

1. "筋骨并医" 筋骨并医，筋骨并重在很多骨伤医家的学术思想中都有体现，是中医治疗骨折的重要原则，孙氏正骨流派主张骨折时，筋骨并伤，这时需要重点治疗骨折，恢复骨的解剖位置，使骨正而筋柔。骨关节的运动功能主要依靠筋的收缩舒张，骨折后需要通过活血化瘀的办法消除肌肉肿胀出血，使瘀去新生。如果不恢复筋的生理功能，骨折恢复后，往往会出现肢体的运动功能减退甚至消失，无法恢复至骨折前的状态，治疗效果达不到预期。所以，要坚持筋骨并医，筋骨并重。

2.“正骨先理筋” 中医学的筋包括现代解剖学所言的筋膜、肌腱、韧带、肌肉、关节囊、关节软骨等。中医学认为人有十二经筋，筋多起于四肢爪甲之间，终于头面，行胸腹外廓。《灵枢・经脉》载“肉为墙”“筋为刚”“骨为干”。《素问・五藏生成论》载：“诸筋骨皆属于节。”

骨和筋是两种不同的物质，有不同的功能。骨主要是起支撑作用，是人体运动的杠杆，筋附着于骨上，主要起连接、限制作用。筋肉对骨的作用一是约束，筋肉的约束使关节变成了一个内部相互关联的整体，令关节的运动存在一个范围。二是运动，肢体关节的运动主要依靠肌肉肌腱的收缩和舒张来做出屈伸，旋转，内收，外展等活动。肢体在损伤之后，首当其冲的是筋的损伤，出现肌肉损伤后的肿胀，出血，挛缩，以及可能出现的韧带断裂损伤。而肌肉损伤后的挛缩会使骨折两端发生移位，包括成角，旋转，重叠等移位。

3. 形神并重 孙氏正骨流派认为形神并重在骨伤科疾病的治疗中尤为重要，骨折后，不仅肢体的外形受到了破坏，而且运动功能因形态结构损伤而障碍，并造成精神痛苦。这种运动能力以及精神上的损害往往不能随着骨折的愈合而改善。因此，在治疗上，不仅要恢复其形态结构，而且要恢复其功能，更要关注患者心理健康的康复。所以，在治疗康复中，肢体的形态、运动能力、心理健康必须得到重视，做到“一保生命，二保肢体，三保功能”。

4. 整体调治 中医学认为人体是一个由脏腑、筋骨、皮肉、经脉组成，通过经络气血相联系的形神合一的有机体，构成人体的各个组成部分之间，在结构上相互联系而不可分割，在生理功能上相互协调、相互为用，在病理上相互影响。人体一旦遭受到损伤，表面上虽然是局部皮肉筋骨的形态损伤，但伤重者总能导致脏腑经络气血的功能紊乱，并产生全身性症状。正如《正体类要・序》载：“肢体损于外，则气血伤于内，营卫有所不贯，脏腑由之不和。”《杂病源流犀烛・跌仆闪挫源流》所载：“损伤之患，必由外侵内，而经络脏腑并与俱伤。”

孙氏正骨流派认为机体遭受到暴力作用后，不仅有局部筋骨的损害，严重者可影响经络、气血出现复杂的全身反应，甚至产生脏腑损害，导致脏腑、气血功能障碍，甚至精神损伤。因此，对于骨伤疾患的治疗不能仅仅关注筋骨的局部损伤，气血功能的局限性障碍，必须从整体出发，辨证论治，注意整体的阴阳气血失调情况，重视调理脏腑经络气血。

5. 期位辨治 辨证施治是中医学诊治疾病的核心和灵魂。长期以来，适用于内科疾病为主的传统的辨证模式是以脏腑、经络、气血、阴阳为核心的整体辨证为主的模式，对于骨伤疾病的辨证缺乏特异性；而当今的中医骨伤临床诊治模式则大量采用现代医学模式而将西医的疾病分型或病理分类作为中医的证候分型，不利于发挥中医辨证用药的特色。

孙氏正骨流派认为骨伤科疾病与内科疾病不同，骨伤的病位主要是筋骨经络腧穴，常急性起病，病因主要是跌打损伤，六淫、七情等只是并发症的病因，骨伤临床症状类似，但从病损的位置、病变的深浅看，却是各式各样，从而提出期位辨治治疗思想。

（1）辨期：是指根据骨伤所处的不同时期表现的独特病理演变规律，以脏腑、经络、气血、阴阳理论为指导对不同时期病证的辨别方法。一般而言，分为早、中、晚三期。

1）早期多因损伤气机，或脉络损伤，伤及血液，气不能行津，气滞则津停，血不利则为水，故多为气滞血瘀、瘀水互结证候，当予活血祛瘀利水。

2）中期因水液停滞日久则聚而为痰，肿胀瘀血渐趋消退，疼痛逐步减轻，但因瘀血未尽，水液成湿，湿停为痰，常痰瘀互结，故多见痰瘀阻络之证，治疗当活血化痰、行气通络。

3）晚期因前期运动不足，导致气血相对不足，或瘀血未尽，瘀血不去则新血不生。或因病程日久，影响脾主运化、胃主受纳，气血生化不足；影响肝藏血、主筋，血不荣筋；影响肾藏精、主骨，骨髓不充。后期多见气血不足，脏腑亏虚之证，有时伴有虚中夹瘀，虚实夹杂证。用药以健脾胃、益气血、补肝肾为主，适当予以祛瘀，行气治法。

（2）辨位：是指辨别损伤部位的方法。一是辨别具体损伤的骨骼关节和筋骨错乱的位置，以判断骨伤移位、脱位的方向，这是辨证诊断治疗的核心，只有此病位确切，才能根据病损的具体情况，施行有效的整复固定方法，使形态结构恢复正常，达到有效治疗的目的。二是辨伴随的脏腑、经络、腧穴损伤部位，以判断全身性证候病位、病性、病势，从而采用相应的药物或其他治疗方法，以消除病理反应，解除并发症，恢复其整体功能。

6. 健运脾胃 《素问·生气通天论》载："谨和五味，骨正筋柔，气血以流，腠理以密，如是则骨气以精。"《素问·经脉别论》载："饮入于胃，游溢精气，上输于脾，脾气散精，上归于肺，通调水道，下输膀胱，水精四布，五经并行。"脾胃是气血生化之源，脾胃运化生成的水谷精气是人体生长发育、维持生命活动的物质基础。《外科证治全书》指出："诸药不能自行，胃气行之。诸药入胃，而后行及诸经，以治其病也。未有药伤其脾胃而能愈病者，亦未有不能运行饮食之脾胃，而反能运行诸药者也。"孙氏正骨流派指出：脾胃关系着肿胀的消退和骨折的恢复，骨折早期，瘀水互结，局部肿胀明显，当注意健脾行气利水，药用茯苓、山楂、枳壳、枳实、薏苡仁之类，消除局部肿胀。病变后期，由于久卧伤气，脾气不足，且活血化瘀药性峻猛而损脾胃，故骨伤患者中后期常脾胃功能减弱，故治疗当注意健运脾胃，化生气血，滋养筋骨，常用四君子汤、六君子汤加减。

（二）流派特点

1. 重神守形 老子提出"物形之，而器成之"。千百年来传统医学的思想深受道家的影响，尤其是形神观方面对道家的"重神"思想有很好的继承和发扬。《素问·上古天真论》称"精神内守，病安从来"，《灵枢·天年》更强调"失神者死，得神者生也"。孙氏骨科流派崇尚道家思想，在临床实践中发现骨折后不仅肢体的外形受到了破坏，而且肢体的运动能力受到了损伤，甚至影响了精神状态。在治疗康复中形态的改变大多能恢复原始状态，但有些形态改变恢复良好，而形体运动能力的损害往往不是随着骨折的愈合而改善。若形体损伤不能恢复，则更易遗留形体运动功能的障碍，甚至影响精神状态。所以，在骨伤治疗时，注重形体的康复，肢体的运动能力也必须得到重视，更要关注精神状态的恢复，真正做到"一保生命，二保肢体，三保功能"。

2. 筋骨并医 筋骨并医、筋骨并重是中医骨伤治疗的核心原则，孙氏正骨流派尤为强调。骨折时筋骨同伤，需首要复位骨骼以恢复解剖位置，实现骨正筋柔。肢体功能恢复依赖筋的舒缩，故需活血化瘀以消除肿胀瘀血，促进瘀去新生。若忽视筋的治疗，即使骨折愈合，肢体功能也将受限甚至丧失，无法复原。因此，必须坚持筋骨同治。

3. 正骨兼理筋 中医学的筋包括现代解剖学所言的筋膜、肌腱、韧带、肌肉、关节囊、关节软骨等。中医学认为人有十二经筋，筋多起于四肢爪甲之间，终于头面，行胸腹外廓。骨和筋是两种不同的物质，有不同的功能。骨主要是起支撑作用，是人体运动的杠杆，筋附着于骨上，主要起连接、限制作用。筋肉对骨的作用一是约束，筋肉的约束使关节变成了一个内部相互关联的整体，令关节的运动存在一个范围。二是运动，肢体关节的运动主要依靠肌肉肌腱的收缩和舒张来做出屈伸，旋转，内收，外展等活动。

肢体在损伤之后，首当其冲的是筋的损伤，出现肌肉损伤后的肿胀，出血，挛缩，以及可能出现的韧带断裂损伤。而肌肉损伤后的挛缩会使骨折两端发生移位，包括成角，旋转，重叠等移位。所以在手法复位之后，要理顺经脉，以利于骨折断端的稳定，使用有效方法，维持和恢复筋肉的正常约束力，使骨骼断端和关节不再移位，防止因运动不当导致重新移位和固定器材的变形断裂，以提高固定的稳定性。

（三）流派代表方

葛芍汤

组成：葛根 30g，白芍 20g，秦艽 12g，威灵仙 10g，香附 8g，续断 15g，乌药 6g，补骨脂 8g，枸杞子 10g，当归 8g，牛膝 8g，延胡索 8g，黄芪 10g。

随证加减：寒凝加羌活 10g，防风 10g，川芎 10g，桂枝 8g，细辛 3g；痰湿加地龙 10g，石菖蒲 8g，白芥子 8g，茯苓 10g，川贝母 8g；瘀滞加水蛭 6g，川芎 10g，地龙 8g，苏木 10g；肝肾亏虚重用枸杞子为 20g，加龟板 15g，熟地黄 15g，何首乌 15g，鸡血藤 20g。

功用：祛风除湿，活血化瘀，宣通经络，理气止痛。

方解：葛根升阳解肌、宣通督脉经气，善治项背经腧不利。威灵仙、秦艽、豨莶草祛风湿通经络，威灵仙尚有软坚散结、软化骨质的作用。白芍、甘草缓急舒筋止痛，调和营卫。补骨脂、续断、骨碎补、枸杞子补肝肾、益精、生髓、充骨。黄芪、当归补益气血。当归、牛膝、延胡索活血化瘀，与软坚散结药合用可加强软坚散结作用，与补血药相伍则祛瘀生新，与祛风湿药合用又加强祛风湿作用。黄芪补气升阳，与葛根相合，可加强宣通督脉之功；白芍与甘草配伍，酸甘化阴，养血柔肝舒筋。延胡索尚能止痛，香附、乌药理气止痛，合用则加强止痛作用。牛膝引血下行、通督脉。与葛根、黄芪相伍则升降相济，增强通络舒经之功。

岳阳张氏正骨流派

湖湘岳阳张氏正骨流派的发端最早可追溯到湖南岳阳县西塘村，其创始人为张氏家族第十八代族人张元初。张元初，子伯升，清代光绪元年生（1875 年），自幼聪慧好学，熟读家传医书，跟随父亲张汉卿行医，深得要领，并传于其子张瑞林，张氏正骨流派的传承由此而生。

岳阳张氏正骨流派是全国中医正骨学术流派之一，张氏正骨虽形成于民间，但其理论源于《黄帝内经》和《难经》经典，形成发展过程中吸收了《外科正宗》《正体类要》《医宗金鉴·正骨心法要旨》等明清时期重要的骨伤相关专著阐述的骨伤先贤学术思想的精髓。主张以气血学说为主要立论依据，强调损伤病机以气血为先，治疗要内外相合，内治着重调气以活血，外治以手法整复、药物外敷、夹板固定、练功活动相结合。重视气血理论，提倡内外用药，强调治伤手法，历经五代人的不断完善，形成了独特的以"和"为核心的岳阳张氏正骨理法方药体系。

（一）学术思想

1. 学术思想之尚"和"　　"和"是中华民族传统文化的基本精神之一，是中华民族普遍认可的人文精神，是中华民族传统文化的基本特点。"和"的观念深深影响中医理论体系和临床实践，指导探寻生命及疾病的规律。

在长期的临证实践中，岳阳张氏正骨将"和"的思想运用到伤科疾病的预防、治疗及康复过程。"和"亦是人体生命健康的标志，健康之法本于"和"而守于"和"，恢复"和"是伤科治疗的目标，治疗之要着眼于"和"而求于"和"。人体是一个有机的整体，以五脏为中心，人体各组织器官之间构成了相互依存、相互制约的统一体，机体内在的阴阳、脏腑、气血及气机升降出入的协调平衡构成了人体内在"和"的状态；人与自然、社会相互联系、相互依赖的和谐统一构成人体外在"和"的状态。在骨伤科疾病的预防、诊断、治疗、康复过程中，以气血学说为依据，强调损伤病机以气血为先，治疗要内外相合、筋骨互用、动静互补。无论是健康指导，还是治伤手法、药物、固定、功能锻炼，均努力调动和调节有利于保持或恢复人体"和"的各种因素，实现内在以及外在"和"

的状态。这都处处体现着尚"和"的思想。

2. 疾患认知之失"和" 中医学认为气血是构成人体和维持人体生命活动的最基本物质，气血学说始于《黄帝内经》，据《黄帝内经》认识，气与血是人体生命活动的动力和源泉。

在正常生理状态下，气血的运行和相互生化处于"和"的状态，一旦气虚血亏，气滞血瘀，"和"的状态就会失调，从而导致疾病的产生。岳阳张氏正骨提出损伤的病机以气血为先，病机核心就是气血失"和"。伤科疾病不论在皮肉、筋骨，或在脏腑、经络，都离不开气血。无论受到何种原因、导致何种形式的损伤，终会致使气血紊乱、经络受阻甚至脏腑失调，出现机体失"和"状态。气血失"和"是伤科各种疾病病机的基础，故而损伤之证应从气血论治。气行则血行，气滞则血瘀，气虚则无以生血，血虚亦无能载气。伤气则气虚、气滞，气虚、气滞可致血瘀；伤血则血瘀、血虚，血瘀、血虚多致气滞。伤气能及血，伤血又能及气，气血失"和"互相影响，进而导致经络脏腑功能紊乱，全身气血失"和"。气血失"和"主要表现为血瘀气滞、气虚血瘀、气不摄血、气血两虚、气随血脱等。失"和"是对伤科疾病认知的总纲。

3. 治则治法之调"和" 伤科病证是多由外力作用所致，引起体内气血失"和"，重者使脏腑功能失调，正所谓"肢体损于外，则气血伤于内，营卫有所不贯，脏腑由之不和"。因此，岳阳张氏正骨把调"和"气血、恢复气血之"和"作为伤科之治疗大法。一是治气必治血，血足而气虚自愈，血行而气机自畅，气机调畅，血病始能痊愈。二是用药精巧严谨，不拘泥于一方一药，治疗上既重视局部施治，又重视全身的调理，强调内外用药相结合。三是讲究辨证论治，尤其对损伤兼证的治疗，如损伤早期二便不通则予大成汤加木通攻下祛瘀；对开放性骨折并感染、火毒内攻、热邪蕴结者，以五味消毒饮合黄连解毒汤清热解毒；损伤后期，四肢乏力、气血虚弱者，以健脾养胃汤益气健脾等。四是筋束骨、骨张筋，筋与骨关系密切，伤筋必动骨，动骨易伤筋，强调外治要筋骨并重。如对骨折脱位的治疗，治骨的同时一定要治筋，骨折复位的同时要理筋，即推拿按摩，顺骨捋筋，同时早期的主动和被动锻炼。外用药根据不同病情使用不同方法，既有药膏敷贴，又有熏蒸热熨等。总之，治疗目标均为调"和"。

4. 医患关系之融"和" 在传承与发展的历程中，岳阳张氏正骨始终坚持以医德为先，不断融入和强化"仁心仁术"与"大医精诚"的医德思想，从自身意识、理念及素质不断完善与提升，真正体现出融"和"的医患关系。岳阳张氏正骨始终坚持诊治的是"人"，而不是"病"，关注的是人的整体，而不仅仅是伤科疾病，要求医者在诊治过程中始终贯穿尊重患者、关怀患者的思想，主张医患沟通的合作关系，关注患者的情绪和心理，使其能够充分信任医者，获得情感上的安慰。在治疗方面，岳阳张氏正骨遵循疾病的发展规律，制定综合治疗方案，纳入内治、外治、起居饮食、运动健身等方案，充分调动患者的内在因素和主观能动性，创造有利条件使患者康复，使医患关系达到融"和"的平衡状态。

岳阳张氏正骨的"和"文化与中华民族传统文化密不可分，中华民族传统文化所强调的天人合一、中庸之道、发而中节、致中和等思维方式，在岳阳张氏正骨"和"文化中打下了深深的烙印，经过百余年的学术传承和经验总结，岳阳张氏正骨形成了自身特有的一套"和"理论，其学术思想强调崇尚"和"，疾患认知强调失去"和"，治则治法强调调理"和"，医患关系处理强调融"和"，正是"和"文化赋予了岳阳张氏正骨充沛的生命力，充分体现了浓郁的中医特色，很好地启发了临床辨证论治的思路，极大地丰富了临床治疗手段，为岳阳张氏正骨的传承与发展奠定了思想根基。

（二）流派特点

岳阳张氏正骨以独特的"和"文化为指导，形成了以"和"为中心的独特诊治体系，其流派特点集中体现在外治之和，内治之和，以及外治与内治的谐和。

（1）外治方面主张早期的主动和被动锻炼，治骨兼顾治筋，既重视筋骨结构的正常，又强调功能恢复的重要性。具体治疗方法根据不同病情选用不同的外治方法，如各种急性挫伤、扭伤，外敷张氏正骨膏；对创伤后期关节功能障碍进行中药熏蒸治疗；对踝部伤筋及各种足部疼痛性疾患，用张氏健步散热熨治疗。

（2）内治方面强调"以气为先"理论的指导，以理气活血为基本治则，既重视局部施治，又重视全身的调理，强调内外用药相结合。如闪伤、牵拉伤等轻的损伤，多以伤气为主，重在调畅气机；如碰撞、跌仆、打击伤等较重的损伤，多以气血双伤为主，重在治血兼顾治气。在实际临证时，血瘀者，重在理气而血畅；血滞者，重在行气而血调；血溢者，重在调气而血止；血虚者，重在补气而血生。在百年的传承中形成了自己的流派特点。

1. "君臣佐使"正骨手法　"君臣佐使手法"内涵是指手法的主次应用原则。即在手法实施中，理清拔伸、反折、分骨、旋转、推挤、提按、叩击、捋顺等单个手法的作用和分清手法的君臣佐使，并使之相互为用，达到骨折、脱位复位的目的，而非强调实施整复治疗时手法种类的多少。

但凡骨折移位有侧移、成角、旋转、短缩、分离，临床上大多不是单独存在，而是几种移位同时存在。在复位治疗时就必须采取手法组合，侧重选择不同的手法组合解决问题的方法就是君臣佐使正骨手法的具体运用。依据病情，分清手法的君臣佐使关系，运用得当是手法成功的关键。正如张氏传人简明扼要的阐释，正骨理筋，君臣佐使，稳而有劲，刚柔相济。简而言之，在使用正骨手法治疗时，将主导作用手法作为"君"，往往是需要用力大的手法为主，如拔伸、反折、分骨法等；辅助"君"起辅助作用的手法为"臣"，以轴向、横向的旋转、推挤、提按等手法为常见；而作为"佐使"的手法则是较为细微、力量较小的屈伸、旋转、叩击等，也可以包括针对软组织的捋顺揉按等。在手法实施程序上，一般"君"为先，"臣"为次，"佐使"辅助在后。但如果"君"由于整复角度和姿势的情况不便于实施，"佐使"先行作为条件。"君臣佐使"层层铺垫，相互为用，形散而神不散，自成一体。"君臣佐使"手法作为张氏正骨技术体系的灵魂，抓住了运用正骨手法的主要矛盾，体现了中医正骨手法的系统性、科学性。

2. 张氏正骨撬拨技术　张氏正骨撬拨技术主要基于骨折修复的正常生理趋向性原理，即骨折在修复过程中，有一种很强烈的正常生理趋向性，儿童尤为明显。撬拨技术是对移位的小片骨折块闭合整复的一种方法，多用于关节内骨折。具体操作是利用特殊器械，经过皮肤针孔样大小的通道，将撬拨针直接插入骨折端，在"君臣佐使"正骨手法操作理念的指导下，利用杠杆原理，经皮克氏针撬拨移位骨折块，使之复位后固定，恢复正常的解剖位置。有些骨折虽然不能完全对位，甚至有重叠移位，但只要一般力线好，无旋转畸形，其肢体功能一般都能恢复。

3. 以气为先、调畅气血法　岳阳张氏正骨在"以气为先"理论的指导下，以理气活血为基本治则，既重视局部施治，又重视全身的调理，强调内外用药相结合。如闪伤、牵拉伤等轻的损伤多以伤气为主，重在调畅气机，则气伤愈，则痛止。如碰撞、跌仆、打击伤等较重的损伤多以气血双伤为主，治血先治气，气机调畅则血病愈。血瘀者理气而血畅，血滞者行气而血调，血溢者调气而血止，血虚者补气而血生。

4. 三期辨证内治法　岳阳张氏正骨根据损伤的发展过程，认为内治以初、中、后三期辨证为要。

（1）初期即伤后1~2周以内，肢体受损，筋脉损伤，血溢脉外，瘀血停留，致血瘀气滞，治疗以调节气机、理气活血为主，对于损伤急性期如有二便不通的兼证，张氏正骨主张予大承气汤加木通以攻下祛瘀。

（2）中期是在伤后3~6周内，虽损伤症状改善，肿胀瘀血渐趋消退，疼痛逐步减轻，但瘀阻未尽，治疗以益气活血、濡养筋骨为主，对骨折并感染，中医所谓火毒内攻、热邪蕴结者，主张以五味消毒饮合黄连解毒汤调治。

（3）后期为受伤 7 周以后，瘀肿已消，但筋骨尚未坚实，功能尚未恢复，应以补气养血、强筋壮骨为主，损伤进入恢复期，患者常有气血虚弱、神疲乏力的表现，则主张以健脾养胃汤健脾胃补益正气。

内治在重视理气活血的同时，讲究辨证论治，重视对损伤兼证的治疗，如损伤早期二便不通则予大成汤加木通攻下去瘀；对开放性骨折并感染、火毒内攻热邪蕴结者，以五味消毒饮合黄连解毒汤清热解毒；损伤后期，四肢乏力、气血虚弱者，以健脾养胃汤益气健脾等。

5. 博古通今发展现代新中医　在临床实践中不断结合现代正骨技术的应用，如微创手术、关节置换、三维整脊等，并配合张氏正骨膏外敷治疗、张氏接骨丹内服、张氏熏蒸散等药物。在始终融会贯通"君臣佐使"手法理念，不断丰富的现代骨伤技术应用中，对于现代医学理念及技术的开放态度，努力使张氏正骨传统骨伤流派形成越来越丰富的现代新中医骨伤技术体系。

（三）流派代表方

1. 张氏正骨膏

组成：羌活、独活、川乌、草乌、当归、川芎、三七、红花、桃仁、接骨草。

功用：活血祛瘀、消肿止痛、舒筋活络、续筋接骨。

主治：跌打损伤、风湿骨痛。

方解：岳阳张氏正骨特色治疗与经验方中也充分体现了"以气为先"的理论，其以中药羌活、独活、川乌、草乌等为主，采用特制熏蒸床，使中药气化，直接熏蒸患处，能够快速缓解疼痛症状。以当归、川芎、三七、红花、桃仁、接骨草等药物组成张氏正骨膏外敷，能起活血祛瘀、消肿止痛、舒筋活络、续筋接骨的作用，对跌打损伤、风湿骨痛有立竿见影之功效。

2. 张氏补肾壮骨方

组成：鹿角胶、淫羊藿、菟丝子、补骨脂、肉苁蓉、熟地黄、山茱萸、山药、茯苓、当归、续断、三七、牛膝、桃仁、附子。

功用：补益肾气，调理肝脾，活血通经壮骨。

主治：肾虚骨痿、骨质疏松、老年骨折、腰腿疼痛、儿童发育迟缓等症。

方解：方中用鹿角胶、淫羊藿、菟丝子、补骨脂、肉苁蓉补肾填精，熟地黄、山茱萸滋肾益肝，山药、茯苓健脾渗湿，当归、续断、三七、牛膝、桃仁活血祛瘀通经，并佐以附子助阳，常用于肾虚骨痿、骨质疏松、老年骨折、腰腿疼痛、儿童发育迟缓等症，是以补益肾气为主，调理肝脾为辅，活血通经以壮骨的特色方药。

3. 张氏接骨丹

组成：枳实、陈皮、木香、厚朴、川芎、当归。

功效：行气活血化瘀。

主治：气滞血瘀。

方解：以枳实、陈皮、木香、厚朴等理气，川芎、当归等活血，气行则血行，血行则瘀散，瘀去新生，气血顺畅则骨正筋柔，从而达到接骨续筋的目的。

4. 张氏接骨丸　以枳实、川芎、陈皮、木香、厚朴、七叶一枝花、金荞麦、接骨草、自然铜等四十余味中药组成的张氏接骨丹，能够促进骨痂生长，缩短骨折愈合时间。

5. 张氏通痹方　张氏通痹方，益气补血、祛风除湿、通经活络，主要用于骨关节炎、腰突症等痹证中见气虚湿盛者。

6. 张氏补肾壮骨酒　纵观岳阳张氏正骨特色治疗与经验方用药，十分重视理气药的使用，在遣方用药中常用川芎、枳实、陈皮、木香、厚朴、枳壳、羌活等理气药，以行气破气降气，利于活血祛瘀止痛。如用当归时，常伍用气药川芎。当归以活血为主，川芎以行气为最，二药合用，调和气血，养血行气，增强了活血散瘀止痛之功。张氏正骨认为，内伤轻者，经络损，内伤重者，脏腑伤，均不离气血，所以气血是内伤的总纲，围绕气血物质基础，强调"气血相和"，通过调理"肝脾肾"三脏气机，发挥补益气血、促进伤愈的作用。肢体通过经络与脏腑相联，尤其与脾胃关系密切，经调理脾胃，充益气血，促进患者恢复，从而达到消除肢体肿痛的目的。故而在治疗上既重视局部施治，又重视脾胃的调理。如临床所见患者四肢乏力、气血虚弱者，尤其注重以健脾养胃汤之类方剂。此外张氏治疗伤科疾病提倡"补益肝肾"，寓补于通，代表方有张氏通痹4号方、张氏接骨3号汤，实现筋骨同治，促进功能恢复，创伤后期，尤重视补益肝肾。

（四）临证医案

岳阳张氏正骨流派第四代传人黄会保治疗肩关节脱位医案一则　谢某，男，40岁。

主诉：因摔伤致右肩关节疼痛，伴活动障碍2小时就诊。患者2小时前在工地搬运货物时不慎摔倒，右手手掌撑地，当即感右肩部剧烈疼痛，右肩关节活动明显受限，由工友送至岳阳市某医院就诊。

诊查：血压138/85mmHg，脉搏95次/分，神清，双侧瞳孔等大等圆，心肺腹（－）。舌质淡红，舌苔薄黄，双手脉弦紧。专科检查：左手托住患肢前臂，右上肢呈内收、内旋位，右肩方肩畸形，肩峰下可扪及空虚感，周围软组织稍肿胀，压痛明显，因疼痛不能活动右肩，被动活动时弹性固定感明显，右上肢肢端血运、感觉功能可。完善右肩关节DR提示：右侧肱骨头脱出肩关节盂；未见明显骨折征象。

影像诊断：右肩关节脱位。

中医诊断：右臂骨脱臼（血瘀气滞证）。

西医诊断：右肩关节脱位。

治疗：立即予以君臣佐使肩关节脱位手法整复。外敷张氏正骨膏消肿止痛（秘方），内服张氏活血理气方治以活血理气止痛。

操作：患者仰卧位，医用棉垫垫于患侧腋窝下，2%利多卡因1支注射于右肩关节腔内，待麻药起效后，术者站于患侧，两手握住患者腕部，术者右膝伸直抵于患者腋窝内，以外展外旋位沿患肢纵轴方向缓慢拔伸3分钟，继而缓慢内收内旋，当感到肱骨头滑动至关节腔内提示复位成功。右上臂用绷带固定于胸壁，制动1周，右前臂以三角巾吊于胸前，制动2周，解除制动后循序进行功能锻炼（左右开弓、手拉滑车，手指爬墙等）。

方药：生地黄15g，川芎12g，积雪草15g，土鳖虫6g，防风9g，桑枝12g，赤芍9g，桃仁9g，泽兰9g，当归12g，陈皮9g，鸡血藤15g，苏木15g，木香9g，甘草6g。用法：7剂，每日1剂，早晚分服。

整复后复查DR：右肩关节脱位已整复。

按语：肩关节脱位多由间接暴力使肱骨头脱出关节盂所致，手法复位为最常用的治疗方法。复位时采用君臣佐使理筋手法，分清主次，有效配合，不但能减轻患者痛苦，还能提高手法复位治疗成效，为手法治疗脱位类疾病理清了思路，值得推广借鉴。

吉 林 省

刘 柏 龄

刘柏龄（1927～2022年），男，吉林扶余人，中国中医科学院学部委员，国医大师，生前是长春中医药大学终身教授，吉林天池伤科代表性人物。天池伤科，肇始于清代光绪年间刘德玉老先生，因其医术精湛，闻名乡里。刘德玉老先生把衣钵传给了二儿子刘秉衡，后者继续将其正骨术发扬光大。国医大师刘柏龄是刘德玉老先生的孙子，是天池伤科的主要代表性人物，在祖辈的影响下，刘柏龄刻苦攻读中医药医籍，从小跟随叔父临证习医，并于1955年考入吉林省中医进修学校学习，后来在长春中医学院从事临床、教学及科研工作，是我国骨伤学界的代表性人物之一。刘老传承弟子众多，代表人物有：赵文海、王之虹、宋柏林、冷向阳、刘茜等。赵文海为刘柏龄教授的首批弟子，曾任长春中医药大学附属医院骨伤科教研室主任、骨科主任，为吉林省中医骨伤领军人物，在国内骨伤学界也具有较高的声誉。

（一）学术思想

由肾治骨 天池伤科崇尚"肾主骨"理论，刘柏龄提出并确立"治肾亦即治骨"的学术思想，形成了当代的"补肾学派"。

刘柏龄认为：先、后天之本充而正气足。在此基础上，确立了"调脾胃补先天以健骨、补肾益精、补肾养肝、补肾续骨"等治疗法则。

赵文海继承了刘柏龄"肾主骨"理论，为国内开展相应中医研究的开拓者，明确了"肾主骨""活血化瘀"是本病的研究方向。

（二）专长绝技

刘柏龄在骨质疏松症、腰椎间盘突出症、肱骨外上髁炎、股骨头无菌性坏死、颈椎病、骨关节炎等重点病种方面有明显的诊疗特色和优势。

代表性的特色技术有：

1. 二步十法治疗腰椎间盘突出症 治疗腰椎间盘突出症分两步运用轻重手法，先行按、压、揉、推、滚，再施摇、抖、扳、盘、运，局部与整体相结合，骨正筋柔，安全有效。

2. 一针一牵三扳法治疗急性腰扭伤

（1）一针法：即用三棱针将硬结刺破，并针刺人中穴，刺后嘱患者深呼吸，活动腰部。

（2）一牵法：患者俯卧位。术者立于患者足侧，以双手握住患者双踝上，把双腿提起，使腰部后伸，缓缓用力与助手行对抗牵伸，重复3次。

（3）三扳法

1）一扳法：在俯卧位下，行扳肩压腰法、扳腿压腰法、双腿引伸压腰法。

2）二扳法：在侧卧位下，行腰部推扳法、单髋引伸压腰法。

3）三扳法：在仰卧位，屈髋屈膝，做左右旋转摇动，然后推动双膝，使腰及髋、膝过度屈曲，反复数次。

3. "三步八法" 治疗颈椎病 三步为松体、整脊、理筋；八法即揉、掇、拿、点、旋、端、推、叩。松体手法用于缓解肌肉痉挛，消除疼痛；"筋出槽""骨错缝"，由整脊手法纠正，颈椎正常生理曲度得以恢复；最后以理筋手法收尾，缓解肌肉痉挛。

（三）经验方

1. 内服方

（1）骨质增生丸：用于肥大性脊柱病、颈椎病、足跟痛、增生性骨关节病、大骨节病等。

（2）壮骨伸筋胶囊：用于颈椎病、腰椎间盘突出、腰椎管狭窄症、骨质疏松，以及增生性（退行性）骨关节病等。

（3）健骨宝胶囊：用于骨质疏松、骨质增生、骨无菌性坏死等。

（4）颈痛胶丸：用于颈肩痛、头晕、四肢麻木等。

（5）舒筋片：用于筋伤疼痛，风寒湿邪侵注，关节挛痛，以及神经痛等。

（6）活血丸：用于跌打损伤，初、中期瘀血肿胀，筋骨疼痛等。

（7）接骨丹：用于骨折筋伤。

（8）风湿骨痛胶丸：用于风湿性关节炎、类风湿关节炎、神经痛等。

（9）伤湿止痛丸：用于静脉炎、滑膜炎、类风湿关节炎初期、风湿热以及结节性红斑。

（10）壮骨伸筋丹：用于腰椎间盘突出症、腰扭伤等。

（11）通督活络丸：用于腰椎管狭窄症、慢性腰部劳损等。

（12）土龙散：用于类风湿关节炎、风湿性关节炎、神经痛等。

（13）骨结核散、骨结核丸：用于骨关节结核。

（14）骨痨丸：用于骨关节结核初中期。

2. 外用方

（1）消肿膏：用于跌打损伤，红肿热痛等症。

（2）熏洗Ⅰ号：用于陈伤瘀肿难消，风寒湿痹，关节挛痛等。

（3）熏洗Ⅱ号：用于骨刺作痛，关节挛痛，组织硬化，腱鞘炎等。

（4）骨结核膏：用于骨关节结核，滑膜结核等。

（5）化瘀止痛膏：用于跌打损伤，骨折筋伤等。

（6）千锤膏：用于疔疮、疮疡、无名肿毒等症。

（7）红油膏：用于汤烫火伤，皮肉烂痛，以及诸般溃疡，久不收口等。

张 文 泰

张文泰，男，1939 年生，吉林榆树人，长春中医药大学附属医院主任中医师、教授、硕士生导师，全国 500 名带高徒导师，国务院政府特殊津贴获得者，曾任中国中西医结合学会骨科专业委员会委员。

1965 年毕业于长春中医学院，长期从事骨伤医、教、科工作，先后于第一期全国骨与关节损伤学习班、白求恩医科大学第三临床学院骨科和天津医院主办的第 25 届骨科医师进修班深造。擅长中医手法整骨、伤筋、关节脱位，擅长治疗腰椎间盘突出症、颈椎病、骨质疏松症和各种骨科缺血性坏死和骨伤科疑难杂症和辨证用药。

撰写学术论文近 40 篇，发表国家核心期刊论文 6 篇，省级期刊三十多篇；主编学术著作 10 部；培养硕士研究生 10 名；张文泰教授主编和参编中医药继续教育教材《骨伤学》《腰椎间盘突出症的诊治》《骨折治疗经验》《北方医话》《中医临床指南》《全国中医学考试题解》等十多部著作。参与研制的"骨质增生口服液"获国家中医药管理局科技进步三等奖；参与研制的"自动加压应力钢板"获 1994 年首届全国金榜技术与产品博览会金奖；参与研制的"中医中药治疗股骨头无菌坏死的研究"获吉林省中医局科技进步二等奖；参与研制的"溃疡膜治疗皮肤溃疡"在临床上效果显著；参与研制的"腰痛消治疗腰椎间盘突出症"获吉林省中医管理局立项，现已应用于临床；参与研制的"损伤康复膏治疗软组织损伤"，创利润 200 万元以上。现医院内部制剂"骨痨灵"，治疗股骨头坏死，应用于东北三省。自 1996 年省科委立项，于 2006 年成为国家药品食品监督管理局批准号药物"复方鹿茸健骨胶囊"，治疗骨质疏松症。1988 年 5 月在北京科技出版社出版《北方医话》。1990 年 4 月在吉林科技出版社出版《骨折治疗经验》。2000 年 5 月在人民卫生出版社出版《秘方传真》。

（一）学术思想

1. 肾虚则病生 张文泰认同肾为先天之本，其功能与水及电解质代谢平衡、生殖系统、内分泌系统、骨骼发育乃至神经系统的功能有着极大的关系。肾的实质可能是以下丘脑-垂体-肾上腺系统和下丘脑-垂体-性腺系统为主，包括部分自主神经系统、甲状腺等，并与免疫功能有关。肝肾亏虚可导致多种疾病的发生。

2. 筋伤学术思想 张文泰在师从冯天友老先生的基础上，又广泛吸收现代医学的成就，结合自身经验加以提炼而形成独具特色的筋伤学术思想，其特点是理论与临床并重，医生与患者协同；动静结合，刚柔相济。

3. 注重民间验方经验 张文泰勤求古训，博采众长，曾多次拜民间高手为师，非常注重对民间单方的收集、整理，进而形成了一整套自己行之有效的验方，具有简、便、廉、验的特点，值得推广应用。

（二）专长绝技

1. 擅长手法治疗 张文泰指出在手法运用上尤其强调巧妙和流畅。巧妙是指运用手法时要刚柔相济，既包括手法选择的刚柔相济，也包括力度的刚柔相济。手法的流畅是指医生手随心动，患者顺势而动。医者要先正确诊断，再施用手法。具体手法分为预备、治疗和善后等部分。

2. 善于遣方用药 张文泰喜用经方治病，验之临床，屡屡得心应手。经常施以药对来治疗疾病，尤其擅长使用忍冬藤、僵蚕、郁金、瓜蒌等中药，并灵活运用四妙勇安汤、小柴胡汤、仙方活命饮、升降散等方剂，临床效果显著。

（三）验方撷粹

1. 阴毒内消软膏

处方：麻黄 20g，白芥子 20g，白芷 20g，天仙子 20g，川乌 15g，草乌 15g，南星 15g，三七 10g，乳香 10g，没药 10g，血竭 10g，全蝎 10g，蜈蚣 10g，斑蝥 5g，蟾酥 5g，细辛 10g，肉桂 10g，吴茱萸 10g，公丁香 10g，二甲基亚砜 50ml，月桂氮䓬酮 50ml，羊毛脂 20g，凡士林加至 1000g。

功能：具有活血化瘀、温经通阳、软坚散结、消肿止痛、祛腐敛疮、拔毒生肌等功效。

主治：阴毒内消软膏可用于流注、脱骨疽、瘰疬、乳癖、乳核、骨质增生、乳癌等一切阴证。

用法：用本品视病变部位大小外敷，上面用消毒纱布敷盖，并用医用胶布固定，每天换药 1 次，一般用药 3 个月左右可达临床治愈效果。

制备：将以上中药研细粉过 120 目筛备用，月桂氮酮用二甲基亚砜溶解后，加入水浴上熔化放冷，至 30℃ 左右的羊毛脂、凡士林基质溶液中，最后将上述备用中药细粉混匀后，分次加入基质溶液中，边加边搅拌，充分混合呈细腻均匀的黄褐色软膏，置方盘加盖，于 100℃ 流通蒸汽灭菌 30 分钟。

2. 如意疗疮膏

处方：白芷 20g，制乳没各 10g，雄黄、藤黄、蟾酥、巴豆霜各 2.5g，新鲜猪胆汁 150g。

功能：清热解毒、活血化瘀、消肿止痛、生肌敛疮。

主治：诸般疔疮。

用法：取本品敷患部，外用无菌纱布包扎固定，每天换药 1 次，用 3~10 天。

制法：取上述中药细粉置于研钵中，分次加入猪胆汁，边加边研匀，研成均匀细腻的棕褐色软膏，然后将该软膏放置到有盖方盘中，用流通蒸汽消毒 30 分钟，密闭，备用。

分析：本品中白芷、巴豆霜消肿止痛；乳香、没药活血化瘀，消肿止痛，生肌敛疮；雄黄、藤黄、猪胆汁清热解毒，消肿止痛；蟾酥攻毒散肿，通窍止痛。诸药合用，共奏清热解毒、活血化瘀、消肿止痛、生肌敛疮的良好功效。用本品 1 次痛减，2～5 次可消肿止痛，平均 7 天治愈。

江 苏 省

龚 正 丰

　　龚正丰，男，1940 年出生于上海，主任中医师、教授、博士生导师，第三批、第四批、第五批全国老中医药专家学术经验继承工作指导老师，江苏省名中医，国家中医药管理局全国名老中医药专家传承工作室专家，苏州市首届健康养生文化节十佳养生专家之一。

　　1961 年 10 月龚正丰考入苏州市中医大专班，1966 年 8 月毕业，在苏州市中医医院工作，后任苏州市中医医院高级管理顾问，现任吴门医派研究院学术顾问。先后担任中国中医药学会骨伤分会委员、中国保健科学技术学会老年医学研究会副理事长、江苏省中西医结合学会常务委员、江苏省中医药学会骨伤科专业委员会副主任委员、江苏省中西医结合学会骨伤科专业委员会副主任委员、苏州市中西医结合学会副理事长、苏州市中医药学会骨伤科专业委员会主任委员、苏州市中医药学会常务理事、苏州市中西医结合学会骨伤科专业委员会主任委员。

　　龚正丰擅长手法整复关节内骨折，著有《老年疾病手法治疗学》《老年软组织损伤学》《中华医道·骨伤专辑》《吴门马氏喉科荟萃》四部著作，主审《腰椎间盘突出症—重吸收现象与诊疗研究》（1、2、3 版）。发表论文数十篇。"外展牵引固定器治疗股骨颈骨折""镇痛牵引下脊椎推拿手法治疗腰椎突出症的临床与机制研究""牵引与推拿对颈椎生物力学影响的实验研究及其临床意义探讨"等研究课题分别获得江苏省科技进步三等奖、江苏省中医药科技进步二等奖；"痛风平对实验性急性痛风性关节炎抗炎镇痛作用的研究"获苏州市科技进步三等奖。

　　（一）学术思想

　　1. 注重整体观念，强调标本同治　骨伤疾病与经络脏腑有密切的联系。如《正体类要》曰："肢体损于外，则气血伤于内，营卫有所不贯，脏腑由之不和。"龚正丰认为，骨伤科疾患如骨折、扭伤等，虽伤在局部，但与整体息息相关，相互作用，相互影响，治疗当从整体出发。

　　龚正丰在扎实的中医理论基础和丰富的临床经验上，吸取前人的经验，提出标本同治的辨证思想。但标本同治不是不分主次，堆砌药物，而是根据病情、病期等的不同有所侧重，辨证用药。

　　2. 治疗注重气机，治伤从内论治　中医学认为气是不断运动的具有很强活力的精微物质，是构成和维持人体生命活动的最基本物质。血液的运行，有赖于心气的推动、肺气的宣发布散和肝气的疏泄调达。龚正丰认为腰痛患者一个很重要的病机就是气滞血瘀，但临诊用药时不单纯活血化瘀，而是根据患者的不同情况，辨证用药。

　　龚正丰补气喜重用黄芪，黄芪有补气升阳、益卫固表、利水退肿的功效。补气后能以气行血，纠正气滞血瘀或气虚血瘀。若是患者没有气虚，只是由于气滞引起的血瘀，则主要理气，常用枳壳等。龚正丰研制了枳壳甘草汤，经多年临床验证疗效良好。

　　此外，龚正丰对骨伤瘀病擅用下法。跌打损伤后必先外伤筋骨，内伤气血，经络破损，气滞血瘀，六腑气机不宣，瘀滞为其主要病因。而下法能通利二便，荡涤瘀血，祛瘀生新，使得经络通顺。故而下法貌如治标，实为治本，乃是伤科内治中治本法之一。

　　龚正丰还认为在外伤的病因病机分析和辨证论治过程中，均应从整体观加以分析，特别是损伤后对脾胃的影响。龚正丰在骨折三期辨证用药时刻顾及脾胃的调理。损伤早期多实，易伤及脾胃，一般以活血化瘀为主，兼加调理脾胃之剂，使脾胃调和，气机通畅，气行则血行，瘀散则肿消，伤处疼痛逐渐缓解；病至中期，局部气机不畅，瘀血未尽，正气渐衰，本虚标实，扶正祛邪并用，益气养血，健脾和胃，气血旺盛则气顺瘀散；骨折后期当补肝肾，强筋骨，但仍需兼调脾胃，在脾胃健运的基础上投以滋补肝肾之品，更奏良效。

（二）专长绝技

清代钱秀昌在《伤科补要》中云："医者心明手巧，知其病情善用手法治之多效，若草率不效，误人不浅。"龚正丰临证 50 余年，在继承和总结前人经验的基础上，将中医骨伤科手法分为三大类。一为检查手法，二为正骨手法，三为治筋手法，运用手法时要求"稳而有劲，柔而灵活"。强调要做到检查手法，手摸心会；正骨手法，灵巧快捷；治筋手法，筋脉归槽。大大减轻骨伤患者的痛苦。

龚正丰总结了手法整复骨折的要点，首先认为以往医者无论应用八法或十法整复骨折，仅凭经验复位，难免带有盲目性，经常是知其然而不知其所以然。龚正丰创造性地提出了逆损伤机制骨折手法整复理念，所谓逆损伤机制，就是通过开放骨性通道和软组织通道使骨折骨原道返回，也是龚氏复位法的精髓。开创了中医手法整复骨折新的一页，可在有的放矢之下施行手法复位，真正做到了知其然，更是知其所以然。

（三）验案撷粹

治疗回纹型风湿症医案一则　朱某，女，24 岁，学生，就读于法国某大学。

主诉：双足跟、双足背及右膝关节游走性疼痛近 6 个月。

病史：患者半年前于法国读书期间突发双足跟、双足背及右膝关节游走性疼痛，以双足跟为甚。当地医院给予西乐葆 400mg 口服，每日 1 次，两天后症状缓解状如常人，后食烧烤上述症状再发并加重，再次口服西乐葆 400mg，每日 1 次，好转。半年来反复发作，并逐渐加重，故回国就诊。

诊查：双足跟、双足背、右膝关节疼痛剧烈，不能行走，伴肿胀，皮色红，皮温升高，就诊时患者情绪较激动。舌质红，舌苔黄腻，脉细弦，大便干结，小便黄，睡眠、饮食欠佳。血常规正常，抗环瓜氨酸肽抗体＜0.5，HLA-B27 阴性，CRP 35.27mg/L，RF 9.0kU/L，ESR 34mm/h，ASO 109U。

中医诊断：周痹（湿热阻络证）。

西医诊断：回纹型风湿症。

治法：清热，解毒，利湿，通络，同时给予心理疏导。

处方：口服通络解毒汤加减。7 剂。

方药如下：知母 10g，当归 10g，生地黄 15g，白花蛇舌草 15g，虎杖 15g，龙葵 15g，生黄芪 15g，青风藤 15g，络石藤 15g，赤芍 10g，白芍 10g，夏枯草 10g，制南星 6g，蜂房 10g，苍术 10g，白术 10g，片姜黄 6g，威灵仙 15g，木瓜 10g。

二诊：8 月 18 日，服药 7 剂，双足跟红肿热痛明显好转，可扶持行走。舌质红，舌苔薄白，脉弦细，二便如常，睡眠较前改善，饮食可。复查：CRP 18.4mg/L，ESR 30mm/h。继续上药。

三诊：9 月 8 日，双足跟、双足背、右膝关节未见疼痛，自行行走。舌淡红，苔薄白，脉细，二便如常，睡眠饮食尚可。复查：CRP 6.4mg/L．ESR 12mm/h。治法：清热、解毒、补肝、益肾。方药：通络解毒汤：土茯苓 15g，石斛 15g，山萸肉 10g，生甘草 6g，威灵仙 15g，杜仲 15g，补骨脂 10g，赤芍 15g，白芍 15g。

按语：此案证属湿热毒邪阻络，治以通络解毒汤清热、解毒、利湿、通络。发作期疼痛剧烈时可加非甾体类药物。后期在清热解毒的基础上加以补益肝肾药物，提高机体机能。由于患者疼痛剧烈，病情一直未能得到诊断及控制，心理产生恐惧，对治疗失去信心，故在药物治疗的同时给予心理辅导，从而提高治疗效果。

（四）经验方

1. 枳壳甘草汤

处方：枳壳，甘草，当归，丹参，三棱，莪术，牵牛子。

功能：行气活血，化瘀逐水。

主治：腰椎间盘突出症。

用法：每日 1 剂，水煎取汁 500ml，分上下午饭后 2 小时温服。

禁忌：孕妇禁用。

2. 芪藤汤

处方：红藤、生黄芪各 15g，当归、生蒲黄（包）、牛膝各 10g，生甘草 6g。

功能：解毒除湿，通利关节。

主治：膝骨关节炎。

用法：水煎，每日 1 剂，早晚各服 1 次。

3. 通络解毒汤

处方：知母 10g，当归 10g，生地黄 15g，白花蛇舌草 15g，虎杖 15g，龙葵 15g，生黄芪 15g，青风藤 15g，络石藤 15g。

功能：清热解毒，利湿通络。

主治：湿热阻络型痹证。

用法：水煎，每日 1 剂，早晚各服 1 次。

姜　宏

姜宏，男，1958 年生，江苏苏州人，教授、主任中医师、博士生导师。曾任江苏省中西医结合学会骨伤科专业委员会主任委员，苏州市吴门医派研究院临床研究部主任。全国五一劳动奖章获得者，"中国好医生"称号获得者，全国卫生计生系统先进工作者，享受国务院政府特殊津贴，江苏省有突出贡献中青年专家，江苏省优秀科技工作者，江苏省卫生系统优秀共产党员，江苏省百名医德之星，江苏省名中医，江苏省老中医药专家学术经验继承工作指导老师，苏州市科技魅力人物，苏州市第十一、第十二届政协委员，中共苏州市第九次党代表大会党代表。

姜宏 1982 年师承陈益群、龚正丰，1985 年考入上海中医学院攻读骨伤科硕士和博士研究生，又师从施杞以及杨志良、郑效文和吴诚德。而后先后赴复旦大学附属中山医院、上海市第六人民医院、苏州大学附属第二医院、中国人民解放军总医院、德国汉堡 Endo-Klinik 关节外科中心、德国美茵茨 Kreuznacher Diakonie 关节中心和北悉尼运动医学中心进修。

姜宏从事骨伤科临床专业 38 年，以第一作者发表论文 50 多篇，以通讯作者发表论文 50 多篇，培养研究生 40 余名。著有《腰椎间盘突出症重吸收现象与诊疗研究》《巨大/游离型腰椎间盘突出症非手术治疗的病例研究》等，获省部级科学技术奖 10 余项。

（一）学术思想

1. 能中不西，先中后西，中西结合，手术最后　姜宏从吴门医派骨伤科传统经验中，汲取骨伤前辈薛己的伤科内治法，又从现代手术技术中滤出当今的骨外科理念，并与传统特色浑然一体，形成自己的诊疗经验——"能中不西，先中后西，中西结合，手术最后"的临床思维和诊治策略。在临证中强调"三因制宜""十三科一理贯之"和"不战而屈人之兵"之临床思维与治疗策略，坚持运用中医中药内服外治、手法手术相结合的手段来治疗诸多骨伤疑难疾病，如运用葛氏整骨手法小夹板固定治疗骨折脱位,采用撬拨复位手法治疗跟骨骨折,开展人工关节置换手术治疗股骨颈骨折、股骨头无菌性坏死和先天性髋关节脱位等关节疾病等。

2. 益气化瘀通督,促进突出椎间盘重吸收 姜宏于 1998 年率先在《中华骨科杂志》发表腰椎间盘突出后可以重吸收的论文,后于 1999 年在《颈腰痛杂志》提出中医中药可促进突出椎间盘的重吸收,由此成为国内该研究领域的开拓者。

在中医理论探索上,姜宏认为巨大/破裂/游离型腰椎间盘突出症的病理机制,属瘀痰湿入络入督脉,三者杂至交结而成,并提出益气化瘀、利水消肿、散结通督的治疗大法,研制了"消髓化核汤"(生炙黄芪、防己、当归、川芎、地龙、水蛭、威灵仙、木瓜等),开创了中医药治疗有手术指征的巨大/破裂型腰椎间盘突出成功的临床先例。

3. 四辨诊治法,因证施治 姜宏在临床工作中提倡辨病(鉴别诊断)、辨期(急性期、亚急性期、进展期、缓解期、慢性期)、辨型和辨证一体化,从而在战略层面进行治疗决策,在战术层面选择治疗方法。

姜宏提出从痹痉痿学说论治颈椎病、腰椎间盘突出症。其中,对于早期脊髓型颈椎病,痹证型可用中医中药治疗。临床上观察发现经过中医中药治疗后,部分突出的颈椎间盘发生了重吸收,为早期保守治疗颈椎病提供了直接的病理学依据。

姜宏认为巨大/破裂/游离型腰椎间盘突出症,突出物掉在椎管内,压迫脊髓及神经根,此病理现象和足太阳膀胱经瘀滞有关。中医"督脉""膀胱经"一说,可与现代神经脊髓解剖相提并论。所有破裂型腰椎间盘突出症,均属督脉瘀阻和膀胱经瘀滞,气血不通,不通则痛,不营则痛,对此,应予通督脉、通膀胱经为要,即治疗应从督脉、膀胱经论治,益气化瘀,利水散结。

姜宏提出股骨头坏死主要与肾虚血瘀有关,并总结出验方骨密葆,该方由黄芪、肉苁蓉、补骨脂、首乌、牡蛎、丹参、牛膝等药物组成。他的一组完整病例对照研究表明,骨密葆方能有效改善激素性股骨头坏死的 Harris 评分,改善 MRI 坏死范围指数和关节积液。

(二)专长绝技

撬拨夹挤手法治疗跟骨骨折,微创精准恢复塌陷关节面 姜宏根据生物力学原理,设计特制跟骨手法复位器,该复位器治疗跟骨骨折 300 余例,通过近中期随访,总体疗效优良率达到 93.5%,现已成为优势病种的诊疗方案和临床路径。因此,他带领科室成为国家中医药管理局重点中医病种跟骨骨折协作组组长单位,牵头全国多省市 10 家中医医院的国家重点临床专科骨伤科,进行多中心的临床推广应用。该治疗方案被收入为国家中医药管理局的重点病种临床诊疗方案。

(三)经典医案

治疗破裂型腰椎间盘突出后重吸收医案一则 王某,女,61 岁。

主诉:腰痛连及右下肢伴麻木反复发作 2 年,加重 1 周。

病史:患者 2 年前无明显诱因出现腰痛发作,连及右下肢伴麻木反复,1 周前症状加重。无明显外伤史。

诊查:腰椎生理弧度存在,压痛不明显,右下肢放射痛(+),直腿抬高左 90°、右 60°,右小腿前外侧及足背皮肤感觉减退,右足拇背伸肌力IV级,跟、膝腱反射正常,病理反射未引出,鞍区感觉正常,JOA 评分 12 分。查 MRI 示 L4/5 破裂型椎间盘突出,突出率 75.9%。

中医诊断:痹证(湿热痹阻,痰滞血瘀证)。

西医诊断:腰椎间盘突出症。

治法:中医药综合治疗。

处方：嘱患者急性期绝对卧床休息，予以口服美洛昔康、甲钴胺以及消髓化核汤加减。方药如下：生黄芪、炙黄芪各 20g，当归、炒白术、防己、木瓜、威灵仙各 10g，川芎、地龙各 15g，白芥子、制川草乌（先煎）各 6g，制乳香、制没药各 5g，10 剂，每日 1 剂，早晚分服。

复诊：疼痛缓解。

三诊：后患者为求巩固治疗，间断服用消髓化核汤加减共 1 年后来诊，症状大部分缓解，仅久坐或劳累后腰痛加重，查体：下肢放射痛不明显，直腿抬高左 90°、右 80°，拇背伸肌力正常，JOA 评分 13 分。复查 MRI 示突出物部分重吸收，突出率 32.8%、吸收率 55.0%。

按语：姜宏针对破裂型腰椎间盘突出症的患者，应注重辨证施治，尤为重视"痰""湿""瘀"，提出破裂型腰椎间盘突出症多为气血痹阻不畅，不通则痛；久则气血亏虚，经脉失养，不荣则痛。而突出物的形成，多为"痰""湿""瘀"这三种病理因素互相作用，聚于腰府，痹阻经脉所致。根据益气逐痰、化瘀通络的治疗理论，将古方防己黄芪汤及补阳还五汤化裁而成专方消髓化核汤。该病例为典型的巨大破裂型腰椎间盘突出症患者，影像学表现较为严重，但是并未出现严重的马尾神经症状，采取中医药进行保守治疗，最终临床症状都得到缓解，突出物也出现不同程度的重吸收。因此对于破裂型腰椎间盘突出（尤其是巨大型突出）患者全部采取"一刀切"（手术治疗）是值得商榷的。

（四）经验方

1. 骨密葆方

处方：黄芪 30g，丹参 15g，首乌 10g，肉苁蓉 10g，补骨脂 10g，牛膝 10g，杜仲 10g，续断 10g，牡蛎 30g。

功能：益气活血、补肾强骨。

主治：股骨头坏死。

用法：每日 1 剂，水煎取汁 500ml，分上下午饭后 2 小时温服。

应用情况：该药的临床疗效确切，深受广大患者的欢迎。

禁忌：孕妇禁用。

2. 消髓化核汤

处方：生黄芪 20g，防己 10g，当归 10g，白芥子 6g，川芎 15g，地龙 15g，水蛭 6g，白术 10g，木瓜 10g，威灵仙 10g。

功能：益气逐痰、化瘀通络。

主治：破裂型腰椎间盘突出症。

用法：每日 1 剂，水煎取汁 500ml，分上下午饭后 2 小时温服。

应用情况：该药的临床疗效确切，深受广大患者的欢迎。

禁忌：孕妇禁用。

马　勇

马勇，男，1963 年 1 月生，江苏扬中人，中共党员，医学博士、教授、主任中医师、博士研究生导师，天池伤科第六代传承人，石氏伤科第五代传承人。江苏省优秀中青年中医临床人才，江苏省六大人才高峰建设高层次人才。南京中医药大学中医学院·中西医结合学院院长，南京中医药大学骨伤修复与重建新技术实验室主任。

中国中医药研究促进会骨内科专委会主任委员，中华中医药学会骨伤分会常务委员，中华中医药学会骨质疏松防治发展共同体副主任委员，中华中医药学会精准医学分会常务委员，世界中医药学会联合会骨伤科专业委员会常务理事，中国中医药研究促进会外治分会副会长，江苏省中医药学会骨伤科分会副主任委员，国家科技奖励评审专家，国家自然科学基金同行评议专家，石筱山伤科学术研究中心副主任，《中国中医骨伤科杂志》副主编，《中国骨质疏松杂志》常务编委，《中华中医药杂志》《南京中医药大学学报》等杂志审稿专家。

擅长采用中西医结合治疗创伤及慢性筋骨退变性疾病。发表论文近200篇，参编行业规划教材7部，出版著作12部，拥有专利7项。获江苏省科学技术二等奖、江苏省科技进步三等奖各1项，中华中医药学会科学技术三等奖1项，江苏省中医药科技进步一等奖、二等奖各1项，江苏省医学新技术引进奖一等奖1项。

（一）学术思想

1. 注重整体观念，外治首提"辨证贴敷"　马勇将"整体辨证"和"局部辨证"相结合，创造性提出以"寒热形气辨证"体系规范并指导伤科疾病的药物外用，在传统贴敷疗法的基础上，发明了基于"辨证施治""随证易层"及贴敷药物"分层技术"的"易层"贴敷技术，使"辨证贴敷"成为"辨证施治"在中医外治中的灵活体现。

马勇师承石氏伤科诸方受、施杞教授，推崇"十三科一理贯之"的思想，重视将整体观念贯穿于伤科疾病治疗始末，以药物内调气血脏腑，以手法外治筋骨失衡。将建立在经络理论基础上的"经筋学说"及现代医学解剖结构之上的"筋膜链学说"有机结合，提出了"调衡筋骨""逐渐复位"等理念，为理伤、正骨手法的创新奠定理论基础。

2. 急症推崇活血利水，伤病内治立足肾阳　瘀血内阻之机、活血化瘀之法为骨伤科所共识，而"血不利则为水"之论甚为经典。马勇在"血""水"相关理论的前提下，提出血瘀是骨伤疾患的原发病理因素，破坏了人体内环境的平衡性，必然会引起继发性病理改变，导致气、血、津、液的平衡紊乱，最终形成"血""水"为患的病理特征。活血化瘀法只站在单一的原发性病理因素角度，忽视了中医学的整体思想，而活血利水法则更为深刻、全面、完整。

马勇汲取石氏伤科"气血理论"及扶阳派"扶阳理论"，认为阳气是人生命活动的根本，辨证施治除针对气滞、血瘀、风寒湿等实邪外，应追溯至阴阳失衡，临证治疗宜气血兼顾并重视运扶阳气。主张"阳主阴从观"，治疗上除传统的活血化瘀、祛风寒湿、滋补肝肾等治法外，尤其重视温扶阳气、运通阳气；针对急性骨伤科疾病以气滞血瘀、阳气枢机不利为主者，提出治疗当气血兼顾宜以阳气为主；针对慢性筋骨病以阳虚、寒湿痹阻为主者，提出治疗当温扶元阳、散寒除湿。

（二）专长绝技

1. 正骨、理筋手法技术　马勇擅长手法整复骨折、调整筋骨，通过独特的手法治疗四肢骨折、慢性筋伤。对肱骨髁上骨折、尺桡骨骨干骨折、胫腓骨骨干骨折等伴有严重肿胀的损伤，提出逐渐复位法；对筋伤类疾病娴熟应用经筋理论、筋膜链理论，采用拔伸、按压、弹拨、分筋等手法，取得满意疗效。"手法配合中药内服治疗腰椎管狭窄症"获批为江苏省中医适宜技术之一。

2. 擅用经方、验方防治慢性筋骨病　马勇在行业内较早利用数据挖掘技术和中医传承系统开展中医药防治颈椎病、骨质疏松症、骨关节炎等疾病处方规律的研究，形成的验方"项痹康""脊髓康"及"温肾通络止痛方"等，均成为多家附院骨伤科院内协定处方，其中"项痹康"作为省适宜技术推广。

3. 骨伤外治的辨证敷贴技术　马勇外治强调"辨证施治"，提出基于"寒热形气理论"的"辨证易层"敷贴技术，治疗各类伤筋、骨痹疗效确切，成果获江苏省科学技术奖，已作为江苏中医适宜技术在业内推广。

4. 基于动静结合理念研发多种外治器械　马勇自主研发了解剖型"塑形纸质支架夹板""可调式悬吊治疗器""智能可调式下肢抬高系统""一种松质骨螺钉"，并均已在各附属医院临床应用，获得了较好的经济效益及社会效益。

（三）经典医案

1. 治疗急性筋伤医案一则　患者，男，22岁。

主诉：运动时不慎踩空至左踝部肿胀疼痛，活动受限2天。

病史：患者前日打篮球起跳落地时不慎受伤，当即至学校医务室进行冰敷处理，刻下患者诉疼痛肿胀明显，难以行走，因正值夏月，昨夜就寝时开启空调，今晨起床疼痛感更为剧烈。

诊查：左踝关节在位，局部肿胀明显，皮温升高，按之疼痛明显，外侧尤甚，轴压痛（-），韧带牵提试验（+），舌淡，苔白腻，脉弦稍涩。左侧踝关节X线示：骨骼未见明显异常。左侧踝关节MRI示：局部软组织水肿，其余未见明显异常。

中医诊断：急性筋伤（瘀水内阻证）。

西医诊断：急性踝关节扭伤。

治法：活血利水，辅以温阳。

处方：拟予针刺放血和活血利水1号方化裁。

方药如下：赤芍15g，当归、桃仁各10g，红花6g，乳香、没药、生地黄各10g，苏木6g，牛膝10g，泽泻、泽兰各12g，猪苓15g，附子（同煎）10g，干姜4g，甘草5g，水煎服，7剂。

此外，给予患者江苏省中医院自制伤科1号膏药外敷配合治疗。

复诊：6月10日，患者诉诸症不显，左踝肿胀不显，按之已无疼痛，活动基本自如，嘱患者可小幅度活动，循序渐进恢复原有功能，随访1个月未复发。

按语：《医宗金鉴·正骨心法要旨》云："或跌扑闪失，以致骨缝开错，气血瘀滞，为肿为痛。"指出其病机为"筋出槽，骨错缝"所致气血瘀滞为患，因而活血化瘀法几乎为各大医家治疗急性踝关节扭伤之首选治法，因急性踝关节扭伤属"急性筋伤"范畴，气血瘀滞，必有水液停聚为患，治当活血利水。患者兼有感寒涉水，马勇以针刺为患者减轻刻下肿痛，再以活血利水1号方加附子、干姜内服，活血利水，温阳通脉，内治同时配合膏药外敷，将活血利水的治疗理念内外同施、贯穿始末，遂奏良效。

2. 治疗膝骨关节炎医案一则　患者，女，76岁，退休工人。

主诉：双膝关节酸痛20余年，加重3天。

病史：患者诉两膝关节酸痛难忍已有20余年，无膝关节外伤史。曾用美洛昔康、塞来昔布等非甾体抗炎药治疗，也曾于某中医院服用活血止痛、补肝益肾中药方剂配合针灸推拿等理疗治疗。彼时疼痛可止，然而双膝酸痛仍时作时休，且双膝关节弛缓无力，近3日来，患者双膝酸痛加重，行走需有人搀扶，在他人搀扶下起立、坐下时身体仍摇晃无力。外院X线摄片提示：膝关节外观现骨性肥大，关节面骨质增生，关节间隙变窄。

诊查：两膝关节压痛（+），轻度肿胀及跛行，双膝关节活动受限，有交锁征，麦氏试验（+），侧屈试验（+），浮髌试验（+），查血尿常规、抗"O"均无异常，舌红，苔略黄腻，脉弦细。观察患者表情痛苦，时常叹气，问之，患者家人代诉患者爱子于近日病逝。

中医诊断：骨痹（少阳失和证）。

西医诊断：膝骨关节炎。

治法：和解少阳，消肿止痛。

处方：少阳骨痹方化裁。

方药如下：醋柴胡 15g，姜半夏 12g，炒黄芩 10g，炒白芍 10g，党参 6g，补骨脂 6g，薏苡仁 10g，茯苓 10g，木香 6g，川芎 9g，大枣 3 枚，生姜 6g，炙甘草 6g，14 剂，早晚分服。

二诊：患者诉服药后双膝关节疼痛肿胀减轻，膝关节略感轻松，可自主做起立与坐下等动作，但身体仍轻微摇晃，舌红，苔薄白脉弦。上方即效，去薏苡仁、茯苓、木香，加鸡血藤 30g，木瓜 10g，威灵仙 10g，14 剂，早晚分服。

三诊：患者诉双膝关节疼痛酸楚感已大为好转，查体膝关节伸屈活动几近常人，可自行起立、坐下，无须他人帮助也能自由行走和活动，舌红，苔薄白，脉弦。处方：上方去鸡血藤、威灵仙后续服 14 剂，半月后患者门诊复查诉悉症均愈，日常活动几乎无碍。

按语：此病案属典型的少阳失和型骨痹，患者久病，近日丧子，情绪波动较大，导致肝郁气滞，肝胆互为表里，胆之气亦受影响，进而影响少阳经功能，因少阳为枢，枢机不利则患者膝部症状进行性加重，起立、坐下时膝关节弛缓无力故而身体摇晃不止。患者久病多年，传统疗法治疗均无显效，且关节弛缓无力，肢体摇晃，加之注意到患者有少阳经症状，故从少阳论治，疗效颇显。

（四）经验方

1. 项痹康

处方：黄芪 40g，桂枝 30g，炒白芍 30g，炙甘草 10g，葛根 30g，鸡血藤 12g，制附子 12g，威灵仙 15g，当归 15g，干姜 6g。

功能：温肾散寒，活血化瘀。

主治：神经根型颈椎病。

用法：每日 1 剂，水煎取汁 500ml，分上下午饭后 2 小时温服。

禁忌：孕妇禁用。

2. 脊髓康

处方：黄芪 30g，丹参 20g，川芎 10g，赤芍 12g，当归 12g，水蛭 8g，蜈蚣 5g，大黄 10g，泽泻 10g，茯苓 10g，枳实 10g，厚朴 10g，肉苁蓉 10g，淫羊藿 10g，地鳖虫 10g，车前子 15g，益智仁 10g。

功能：温肾通督，祛瘀利湿，调和气血。

主治：脊髓损伤。

用法：水煎服，每日 1 剂，每次 150ml，分 2 次温服。

禁忌：孕妇禁用。

3. 温肾通络止痛方

处方：黄芪 30g，制附子 10g，细辛 3g，羌活 10g，独活 10g，骨碎补 30g，淫羊藿 10g，山茱萸 10g，狗脊 10g，蛇床子 15g，薏苡仁 15g，白芍 15g，炒白术 10g，炙甘草 6g。

功能：温肾助阳，活血通络，除痹止痛。

主治：骨质疏松症。

用法：水煎 300ml，每日 1 剂，每次 150ml，水煎服，分 2 次温服。

禁忌：孕妇禁用。

王 建 伟

王建伟，男，1963 年 12 月生，江苏无锡人。医学博士，主任医师，教授，博士生导师，江苏省名中医，江苏省中医药领军人才，无锡市名医，无锡市有突出贡献中青年专家。现任南京中医药大学无锡附院中医骨伤科学术带头人、教研室主任，无锡市中医骨伤科诊疗中心主任。担任中华医学会骨科分会髋关节外科工作委员会委员，世界中医联合会骨伤科专业委员会常务理事，中国中西医结合学会骨科微创专业委员会常委，中国中西医结合学会骨科微创专业委员会骨关节病学组副主委，中国中医药促进会运动医学分会副会长，江苏省中西医结合学会骨伤分会副主任委员，无锡市中医药学会骨伤分会主任委员，国家自然科学基金委同行评议专家。

学术上提出内治当重视调理脾胃、益脾健运以促资化、滋补肝肾以壮骨强筋的学术思想；外治擅长运用手法理筋复位。牵头制定"膝痹病""项痹病"等5个江苏省中医优势病种诊疗方案。王建伟先后主持国家级自然科学基金、省市级课题10余项；发表论文200余篇（其中SCI12篇，中华级7篇）；获得中华中医药学会科学技术三等奖1项，江苏中医药科学技术二、三等奖各1项，江苏省卫健委医学新技术引进奖二等奖2项以及其他奖励5项；授权发明专利3项，实用新型专利14项。将"刘氏骨伤疗法"创建成为江苏省非物质文化遗产，并先后成立"天池伤科"及"石氏伤科"传承工作室，促进流派间学术交流，协同发展。

（一）学术思想

1. 重视基础理论，辨证气血为先 气血学说源于《黄帝内经》，对骨伤科临床治疗也产生了不可估量的影响，是损伤病机的核心内容。伤科疾病，不论在脏腑、经络，或在皮肉筋骨，都离不开气血。气血受损，一般分别为血伤肿，气伤痛，先痛而后肿者，气伤及血；先肿而后痛者，血伤及气。故治疗上需区别先后轻重，先肿者，治血为主；先痛者，理气为主。实则伤气伤血，两者相辅相成、互为影响。

2. 损伤治从局部，注重整体观念 损伤初起时，在局部形成气滞血瘀，这一局限性病灶在脉象、体温、舌苔等方面均少变化，即使出现一些轻微的脏腑功能紊乱，也会因主要矛盾在局部，随着局部伤损的顺利修复，脏腑紊乱的功能就会趋于正常。

当从局部辨证开始，着重辨析局部症状、体征的诊断意义，力求病位精确、病因明确、病性突出，使辨证所得的证名能具体准确地反映疾病当前的局部病理本质。人体是一个统一的整体，骨伤科疾患的发生和发展又与经络、脏腑有密切的联系。对于损伤疾病的诊治必须宏观地看待，从机体的整体观念出发，对损伤后机体各部的生理病理变化加以深入探讨，才能认识损伤的本质和病理现象的因果关系，从而获得满意的疗效。

药物疗法是中医骨伤科重要疗法之一，它是在辨证施治的基础上具体贯彻内外兼治，即局部与整体兼顾的主要手段。临证注重脏腑辨证，认为损伤局部的脏腑辨证应尤重肝脾肾，肝脾肾同治又有强壮筋骨之意，筋骨损伤必内动于肝肾，故欲筋骨强劲必求之于肝肾，脾乃后天之本，气血生化之源。肝血充足便能濡养筋，则诸关节活动灵活，利于损伤修复；脾气充盛便能运化气血，气血充盛损伤便易于恢复，脾亦主肌肉，肌肉壮实，四肢关节活动有力，故损伤易愈；肾精充足则骨坚，肾主骨生髓，促进骨折愈合。

3. 倡导内外同治，善用手法器械 王建伟继承了"刘氏骨伤"特色外用药物的使用经验。皮肤无破损者可以分急性期和修复期两个阶段来用药，伤后3～7天内为急性期，此时局部的组织有不同程度破坏和炎性变化。故治疗宜用散热消炎、行气止痛的方药，如"消肿膏"。7天后为修复期，此时出血已止，离经之血留滞在组织间，肿胀减退，转为板硬胀滞，皮下青紫。治疗宜用温通法，即行气活血法，使血运改善，以利修补。温通法中又分为贴膏和热敷两法，贴膏用"伤膏散"，热敷用"和伤散"。皮肉破裂者，表皮擦伤未见血或少见血者，清洁皮肤，消毒纱布遮盖；如创口裂缝较大者应缝合，用金枪油膏封面；创口有脓性分泌物者，加"九一丹"。

王建伟从解剖钢板理念得到启发，创新性地提出了"解剖型塑形纸质支架夹板"设计的理念，通过使用石膏取模，测量肢体表面解剖特征，制作一种与肢体及固定位置外形相匹配的支架夹板，它具有符合局部解剖、无须过多塑形、临床使用方便、并发症少等特点，能更好地维持骨折的稳定性，使小夹板治疗骨折的过程更加规范，易于重复，充分发挥了"塑形纸质支架夹板"的优点，提高了临床上小夹板治疗骨折的疗效。

（二）专长绝技

"动静结合"是中国接骨术学派所推崇的骨折治疗理念，也是王建伟治疗骨折秉持的准绳。"动过则损，静过则废"是对"动静结合"的深入分析与理解，治疗操作中一些细节均可能引起动静失调，影响疗效。如绷扎手法不熟练以致夹板固定过松，肢体相对活动较多，影响骨折愈合；若顾虑移位、贪图省力，未能及时调整绷带、压垫及夹板的位置，则可能导致肢体相对活动较少，使关节僵硬、粘连，不利于整个肢体的血液供应和静脉回流，延误肢体功能康复。此外，"动与静"的有机结合还需良好的医患沟通，争取患者的配合。

（三）经典医案

1. 治疗腰椎间盘突出症医案一则 张某，男，50岁。

主诉：反复腰痛伴双下肢麻木2个月余。

病史：患者2个月余前活动后出现腰部疼痛，以刺痛感为主，晨起腰部酸软，伴双下肢麻木感，长时间站立、行走后症状加重，卧床休息后可稍缓解。

诊查：脊柱腰椎段活动受限，腰部活动范围前屈25°、后伸15°、左屈15°、右屈15°。$L_4 \sim L_5$ 棘突间及棘突旁压痛，双下肢直腿抬高试验、加强试验阳性，双下肢肌力V级，双侧小腿前外侧、足背外侧感觉稍麻木。神清，精神稍疲倦，怕冷，纳可，眠一般，夜尿1～2次，大便正常。舌淡黯，苔薄白，脉沉细弦。

中医诊断：痹证（瘀阻督脉证）。

西医诊断：腰椎间盘突出症。

治法：祛瘀通督，补气活血，补益肝肾。

处方：口服祛瘀通督方加减。7剂，每日1剂，水煎分2次口服。

方药如下：黄芪30g，当归尾12g，川芎10g，赤芍12g，水蛭10g，蜈蚣1条，土鳖虫5g，桂枝10g，泽泻10g，肉苁蓉10g，淫羊藿10g，鸡血藤15g，桑寄生15g，独活10g。

复诊：患者诉腰部疼痛感明显减轻，双下肢麻木感减轻，站立、行走时间延长，仍有怕冷表现，大便较稀，量多色黑，舌脉基本同前。原方加肉桂3g，炒白术15g，茯苓15g，14剂。并指导患者进行飞燕式、五点式运动，锻炼腰部肌肉力量。

三诊：服药14剂后患者诉腰痛及双下肢麻木感基本消失。

按语：本案患者西医诊断为腰椎间盘突出症，中医诊断为痹证。患者因活动后出现腰部局部刺痛，伴双下肢麻木，查体发现腰部活动受限，局部压痛明显，双下肢局部感觉麻木，并见怕冷等表现，故辨证为肝肾不足、瘀阻督脉。肝肾不足，气血痹阻于腰部发为腰痛；瘀血阻滞督脉，阳气不得循经运行，故双下肢麻木、怕冷等。治以祛瘀通督方。

2. 治疗非特异性腰痛医案一则 胡某，女，45岁。

主诉：腰部疼痛半年，伴局部烘热感1个月。

病史：自诉半年前走路不慎滑倒，扭伤腰部，自行卧床休息后缓解，后腰部症状时有反复，发作以夜间为主，近1个月来腰部疼痛伴局部烘热感，自测体温正常。平素工作压力较大，较少从事锻炼，手足较常人欠温，夜寐难安，月经周期正常，量少，偶有血块，小便偏黄，大便干。

诊查：患者腰部无特殊，腰椎活动度正常。舌红有瘀点，苔薄黄，脉沉细数。X线片及CT检查示：腰椎退变。血常规、ESR、CRP、ASO检查未见明显异常。

中医诊断：腰痛（阳郁血瘀证）。

西医诊断：非特异性腰痛。

治法：活血化瘀，通阳止痛。

处方：轻腰汤加减，每日1剂，水煎取汁300ml，分早、晚2次口服。共服7剂。

方药如下：桂枝10g，葛根30g，柴胡10g，赤芍15g，川芎10g，枳实10g，鸡血藤10g，甘草5g。

复诊：9月20日，诉腰部已无明显不适，嘱原方继服7剂巩固疗效。另嘱患者放松心态，积极参加体育锻炼。随访3个月未再复发。

按语：本例患者为中年女性，既往有明确外伤史，腰部血络已伤，瘀血阻滞气机，不通而痛，加之平素工作劳累，精神压力较大，易使阳气郁结于里，化火伤津，故见烘热感及二便改变，此外，阳气郁结而不能外达，皮肉筋骨失于濡养，又可加重疼痛症状。结合患者舌脉，此例患者阳气郁结较重，而病机仍为阳气失宣，瘀血留著，辨证属阳郁血瘀腰痛，虽已有阴伤表现，但病性属实，治宜通阳而非养阴，阳气通而火自去，火去而阴伤即复。故处方以通阳活血为法，选用轻腰汤去生姜加柴胡、枳实，此为合用四逆散之意，用以增强原方通透郁热之效。

（四）经验方

祛瘀通督方

处方：黄芪30g，当归尾12g，川芎10g，赤芍12g，水蛭10g，蜈蚣1条，制大黄10g，泽泻10g，肉苁蓉10g，淫羊藿10g，桑寄生15g，独活10g。

功能：祛瘀通督，补气活血，补益肝肾。

主治：腰椎间盘突出症（瘀阻督脉、肝肾不足、气血亏虚证）。

用法：每日1剂，水煎，分2次温服。

应用情况：该药的临床疗效确切，深受广大患者的欢迎。

禁忌：孕妇禁用。

诸 方 受

诸方受，男，1926年11月出生，上海市青浦区人，中共党员，江苏省中医院主任医师，教授、研究生导师。1992年起享受国务院政府特殊津贴。

诸方受于1943年投身杏林，早年师从上海骨伤科名医石筱山先生学习，1952年考入北京医学院医疗系学习深造。随后参加"中医药研究人员进修班"，毕业后分配至江苏省中医院（南京）工作至今。曾兼任南京市中医药学会骨伤科专业委员会主任，江苏省中医药学会骨伤科专业委员会名誉主任，《中医正骨》《中国骨伤》《中国中医骨伤科》杂志编委。曾兼任中国中医研究院客座教授，中华全国中医学会（现为中华中医药学会）骨伤科专业委员会第一届常务委员等。

诸方受以"厚今薄古""衷中参西"为工作方法，勤于实践，勇于探索，善于总结，擅长于中西医结合诊疗骨伤科疾患。诸方受教授作为南京中医药大学及其附属医院骨伤科的奠基人和学科带头人，治学严谨，医德高尚，勤于实践，善于总结，提高了江苏省骨伤科专业的整体学术水平。诸老培养专业硕士研究生7名，第1、2届全国名老中医师承人员3名，发表论文40余篇，参加编写《中医伤科学》《中医骨伤科学》等六本教材和专著，研发的"支撑式可活动颈托"获江苏省卫生科技进步二等奖，用于治疗颈椎病的中药颈枕获江苏省卫生科技进步三等奖。

（一）学术思想

1. 师古不泥，融会贯通 诸方受早初入茅庐，诚实为先，讲究尊师敬业，早期教育思想立足于较完整准确地继承石氏伤科的学术思想与经验专长。诸方受学贯中西，兼融中西医理论与思维方法于一体，以探中医正骨治伤之真谛。在借鉴雷公藤药物治疗类风湿关节炎成功经验的基础上，以现代实验研究的免疫抑制、抗炎镇痛效果为依据，触类旁通，创立了二藤汤用以治疗以无菌性炎症为病理表现的、以疼痛为主要症状的一系列疾病，此外，诸方受还将用于正骨治伤的动静结合、内外兼治的特色延伸于颈椎病的综合治疗。

2. 勇于创新，善于总结 正骨手法，诸方受验之以实用，实践恰新义，倡导"运动复位法"，如肱骨内上髁骨折Ⅲ度伴肘脱位，骨折片可卡入关节间隙内，仅凭局部手法很难复位，而代之以伸肘桡偏旋后位的牵引，增大尺肱关节间隙，在屈肌腱的紧张牵拉中促使附着之内上髁骨片脱出，后迅捷改做旋前位屈肘运动，并将拇指在肘内侧自下而上的推按，肘脱位及移位的骨片均可同时复位，方法简捷有效，内蕴实践之精要。

在诊治膝关节炎症方面诸方受别有心得，认为人体受衰老变化的自然进程影响，"膝为筋之府"，首当其冲，虚责肝肾不足。针对虚实夹杂的病理变化，创立"二藤汤"为代表方剂急治其标，求得速效，待症状有所减退，再治其本，辅之以功能锻炼，流通气血，增强体质，固本以防复发。

诸方受立足于传统牵引方法的改进提高，研制出"可活动式颈托支架"，坐或卧位不动的垂直悬吊牵引为可调式颈托牵引，使治疗过程不受走动及工作影响，既有利于颈肌锻炼，又质轻灵活且使用方便，深受病员好评。

（二）专长绝技

诸方受早年师承骨伤科名家石筱山先生，又经系统西医学习，加之长期临床积累，在继承、总结前人经验的基础上，逐步形成了一整套疗效独到的正骨理伤手法，常用十二法为：拔、伸、捺、正、拽、捏、端、提、按、揉、摇、抖，强调施法时要做到"一旦临症，机触于外，巧生于内，手随心转，法随手出"。

1. 手法重视手摸心会 诸方受强调"双手诊断"，即使在目前X线十分普及的情况下仍极有意义。诸方受认为在摸的过程中还要比，与健侧比，与正常比，"心会"通过"摸比"，可弥补X线诊断上之不足，可从中了解骨骼、软组织损伤之原因与程度，辨断伤后病情之轻重，以及时准确地制定治疗方案。

2. 复位手法轻灵快捷 清代胡廷说上髎要"法使骤然人不觉，患如知也骨已拢"，吴谦谓："法之所施，使患者不知其苦，方称之手法也。"诸方受在整复骨折与关节脱位时，一般不用麻醉，均能达到此效果。手法分正骨手法与上髎手法两种。

（1）正骨手法：整复骨折以拔伸牵引为总则，骨折重叠移位经拔伸牵引仍有侧方移位者，必须在牵引下，采用推挤提按法，使其复位；横断骨折重叠或小斜面骨折移位宜采用折顶复位法，复位最好能一次成功，切忌反复多次进行，以避免更多的软组织损伤出血，防止和减少因骨折断端磨损而使断端失稳；有背向移位的横行或斜行骨折，单用拔伸手法，难以复位，应根据受伤原理和参照原始X片，判断发生背向移位的旋转途径，然后施行回旋复位法，手法不可用力过猛，以免伤及血管、神经。

（2）上髎手法：关节脱位的复位手法所遵循的原则是"欲合先离、离而复合"。"先离"是将脱出的关节头离开脱位的部位，然后才能"复合"，"先离"的方法有牵、旋、推、拉、屈、伸等，对不同的关节脱位有不同的复位方法。上髎时，强调宜两手并用，左右分工。右手为主，左手为辅，摸清骱位，右手或"端"或"提"，相机而行；左手亦须随着相辅，或"拽"或"捏"，都要稳而有劲，柔而灵活。

3. 治筋手法灵活运用　诸方受将伤筋分为三类，包括手法在内的治疗各有不同。一是不显著的伤筋，指劳力渐损，或兼寒湿外袭而成，外观并无青紫肿胀，但觉酸麻，治疗以药物为主，手法按摩仅为辅佐，或辅以针刺治疗。二是不甚严重的伤筋，系扭蹩或支撑伤及腕、肘、膝、踝等处，肿胀疼痛，活动受限，治疗以理正筋位的手法并辅以药物。三是外形有显著改变的伤筋，由较明显的外伤如跌仆等造成，筋络离位而突出，多见于四肢关节部位，该部有"粗筋隆起，屈伸不利"，治疗必须先用按捺屈伸的手法将隆起的粗筋纳入筋位，使隆起平复即能恢复屈伸活动，药物外敷和内服为辅佐。骨折接续后期筋易于强硬，应适当地因人、因事及时运用"按""揉""摇""抖"等理筋手法，使其活动顺和，以符合伤科"动静结合"的治疗原则。

（三）经典医案

1. 治疗膝骨关节炎医案一则　滕某，女，62岁。

主诉：双膝疼痛伴活动不利1年。

病史：十年来左膝时发疼痛，3年前右膝亦痛，近1年两膝持续性疼痛，晨起僵直不灵，活动锻炼后好转。

诊查：两膝肿胀，右膝尤明显，前内侧微热，压痛，过伸受限，不能下蹲。X片示膝关节骨性增生。

中医诊断：膝痹。

西医诊断：膝骨关节炎。

治法：蠲痛除痹，活血祛风。

处方：二藤汤，方药如下：雷公藤10g，鸡血藤12g，当归、丹参、羌活、地龙、白术、制南星、川牛膝各10g，白茯苓12g，生薏仁15g，生甘草6g。10剂，水煎服，每日1剂，早晚分服。

复诊：服药4周后，晨僵疼痛渐不明显，伸屈功能好转，肿胀亦有减轻。

按语：二藤汤蠲痛除痹，活血祛风。一般认为雷公藤有毒，应先煎1小时以上，诸方受的经验是：与各药同煮15分钟，即可服用，既不影响疗效，也无毒副作用。"有毒药久煎解毒"的传统做法，对雷公藤并无必要，但对育龄妇女慎用。

2. 治疗颈椎病医案一则　李某，女，58岁，退休工人。

主诉：右手第3、4、5指麻木刺痛3月余。

病史：3个月来右手第3、4、5指感麻木刺痛，夜间侧卧时麻痛明显，仰卧可以减轻。在外院摄颈椎X片示颈5、6椎体前后缘增生，颈4、5椎间隙较狭窄，颈椎生理弧度变直。做颈椎牵引，重量4kg，有不适感，牵引15分钟引起恶心呕吐，未能坚持牵引治疗。改做针灸治疗5次，效果不明显，而来我院求治。追询病史，患者有高枕习惯，诊断颈椎病后改用低枕，症状未见好转。

诊查：上背部轻度驼背畸形，颈部无压痛，右侧臂丛神经牵拉试验为阳性，四肢肌力尚可，X片示有骨质疏松。

中医诊断：颈痹。

西医诊断：颈椎病（神经根型）。

处方：按老人用法使用中药颈枕，并服盖天力每次4片，每天3次。

复诊：已习惯用颈枕，且右手指麻痛明显减轻，嘱长期使用颈枕并治疗颈椎病。

按语：中药颈枕宣痹和络，久用可舒展椎间孔之神经根及横突孔之椎动脉，从而减轻压迫和迁曲，使症状改善。颈椎病患者，在症状痊愈之后，复查 X 片，骨质增生并无改变，但颈椎生理弧度则常伴随症状消失而有不同程度的好转，且椎间隙狭窄、椎间孔狭窄、椎体失稳等征象，亦随之有相应好转。

（四）经验方

1. 温肾宣痹汤

处方：明天麻 10g，制狗脊 10g，山萸肉 10g，川桂枝 10g，淡附片 10g，北细辛 6g，炒白术 10g，广木香 10g，泽泻 10g，白茯苓 12g，生薏仁 15g，生甘草 10g。

功能：温阳散寒、祛风除湿、宣痹止痛。为慢性腰腿痛标本同治的常用方剂。

主治：慢性腰腿痛，腰椎骨质增生症，腰椎间盘突出症，腰肌劳损，腰椎失稳，滑脱，腰椎管狭窄症，梨状肌综合征等。

用法：每日 1 剂，加水煮沸后续 15 分钟，取温服法，共煎服 2 次。

应用情况：本方药临床应用已五十多年，疗效可靠，无任何不良反应。该药的临床疗效确切，深受广大患者的欢迎。

禁忌：本方各药，除细辛外，均为常用剂量。传统有"细辛不过钱"之说，系指散剂而言，作为煎剂，本方用 6g，未见不良反应。服药期间要注意适当保暖、避免劳累。急性期疼痛严重者休息为宜。

2. 活血顺气汤

处方：当归尾 12g，广郁金 10g，枳壳 10g，软柴胡 6g，制香附 10g，丹参 10g，川芎 10g，广木香 10g，红花 6g，白茯苓 12g，丝瓜络 6g，降香 3g。

功能：活血化瘀，顺气通络，和伤止痛。

主治：胸部扭伤、挫伤，血瘀气滞，疼痛肿胀等症。亦可用于四肢扭挫伤。

用法：每日 1 剂，煎服 2 次，每次服约 200ml。轻症连服 1 个星期，重症连服 2 个星期。

禁忌：胸部挫伤较重者，可并发肋骨骨折。

单根肋骨骨折且无血气胸者，活血顺气汤中可加川续断、炙地鳖等。如多根肋骨骨折，有血气胸，呼吸困难，反常呼吸等，应结合输氧，抽除胸腔积血积气，输血输液等抢救措施。

3. 二藤汤

处方：当归、雷公藤、丹参、羌活、地龙、白术、制南星、川牛膝各 10g，鸡血藤、白茯苓各 12g，生薏仁 15g，生甘草 6g。

功能：蠲痛除痹，活血祛风。

主治：增生性膝关节炎引起的膝关节疼痛，肿胀，跛行，不能下蹲等。亦用于其他关节疼痛，周身疼痛，强直性脊柱炎，颈肩腰腿痛等。

用法：每日 1 剂，水煎服 2 次。

禁忌：化脓性关节炎、结核性关节炎不宜使用本方，以免贻误病机。

江 西 省

程 定 远

程定远，号天笠，生于清光绪三十一年（1905 年），安徽省休宁县人。自幼立志学医，后拜苏州伤科名医汪兰斋为师，在其严格要求下，程氏在武功、医德、医技方面受益极深，均达相当高的造诣。1932 年，程定远考入南京中央国术馆体育传习所，专门研究内家武术及推拿技术。并辗转于江苏昆山、苏州、无锡等地，传授内家武功，并悬壶济世。后在江西南昌创"天笁太极拳社"，同时开设伤科诊所，以"拳剑雪耻""青囊济世"为宗旨，传武、医民。1959 年，程氏在南昌市公费医疗门诊部工作期间，曾组建南昌市伤科研究所，并被推任为所长。曾任江西省伤科学会顾问、南昌市中医学会常务理事、江西省人体科学研究会顾问、江西省气功研究会顾问、全国气功科学研究会功理功法委员会顾问等。

程定远系"武当正宗淮河流派"第二十二代传人。程定远深得淮河武当正宗真传，主张医者必须有坚实的"武当功法"，主张"外治"为主的治疗准则，认为推拿、针灸是主要的外治疗法。"草""丹"既可内服，又可外用，是重要的治疗方法。"一双手、一根针、一把草、一炉丹"的综合疗法是武当医学的精华。

（一）学术思想

1. 注重基本功法 程定远极为注意健身功法，认为这是增强体质的关键，是技击自卫的基础。只有练好健身功法，才能有充沛的精力和手法来研究和治疗各种损伤及疑难杂症。他常用的健身功法是蹲桩、练步、练腿、气功、太极拳、太极剑、云和功、三焦功、五行功等。

2. 练功口诀 "推拿摸字在晨昏，抓捻拧撑要认真。四肢推与平推异，撑即是按按即撑。抓与拿捏功相似，揉字应分三步行。攘法平推掌中练，捶在膝头拍掌心"。这些口诀所表现的内容为：

（1）"推拿摸字在晨昏"：是指自练，即练者要在起床后、入睡前，在自己肌体上仔细揣摸骨骼与关节的结构、部位、形状等，以利临床诊断和治疗。

（2）"抓捻拧撑要认真"：系指抓（抓沙包、抓坛口，以练指力）、捻（用大拇指与四指对捻后捻小沙包）、拧（双手拧竹筷一把或一手推拳而用另一手掌握住拳头，对抗用力拧转）、撑（用五指尖与地、桌、椅、墙等对撑，或用五指插沙包、米袋等）4 种练功方法。

（3）"四肢推与平推异"：平推，指应用于腰胁、胸背部的推拿手法。而四肢的推拿手法则以揉、捏、拉、转等手法为主，辅以抖、搓手法。

（4）"撑即是按按即撑"：此两种手法相似，宜细心体会。

（5）"抓与拿捏功相似"：指两者虽手法有异，但功效相似。

（6）"揉字应分三步行"：系指单指揉、多指揉和掌根揉 3 种不同揉法，练习中应仔细体验。

（7）"攘法平推掌中练"：攘法和平推两种手法，可随时利用自己的双手掌来练习。

（8）"捶在膝头拍掌心"：捶法可在自己膝上练，拍法可用两手掌互拍进行练习。程氏认为，一个合格的推拿医师，功与法都须具备，是临床疗效的保证。

3. "六和功法" "武当正宗六和功"是武当淮河派太极拳法中的精髓，是一种动静结合、阴阳相济、运气强身、培元固本、祛病延年的健身功法。他强调精神内守，心静神清，着重练意，以意行气，意气相随，意行气行，意通气通，意守丹田，吐故纳新，呼吸自然，其精髓是"调和气血，平衡阴阳"。"六和功"动作缓慢柔和，简便易学，功效显著，还因其不靠周天运气，不采用逆式呼吸，故无出偏之忧。这一为人民健康服务的功法，已推广于河北、湖北、广西、山西、江苏、浙江、四川等省市，成为中老年人健身保健和青少年启迪智力的好功法。

4. 推崇"外治法" 将"外治法"归纳成十法：即推、针、灸、照（即艾火疗法，法取圆形直径过半之夹袋一个，中铺艾绒，以"跌打药酒"浸湿，置于三叠湿毛巾中，用酒精棉球点燃艾袋，然后疾速扑在疼痛部位，连续约 30 次，用治"肾虚腰痛""肩膝痹痛"等顽症）、敷（外敷秘方药物"跌打紫金丹"）、贴（外贴秘方药物"跌打追风膏"）、擦（外擦秘方外用药"跌打药酒"）、熏（药物熏洗）、拔（拔罐疗法）、放（放血疗法）。此十种外治法相辅相成具有极好的临床治疗效果。

（二）专长绝技

1. 推拿手法　程定远根据多年的临床实践，将推拿手法整理成歌诀，用以课徒。口诀是："摸托端提理接斗。推拿按摩气血和。母法八字传千古，子法二七变化多。揉捏捻搓能镇痛，垂危叩陷立时苏。捶拍掖切精神爽，摇转抖拉筋络舒。补虚泻实君须记，内伤外感也能医。手法机巧随心转，起死回生妙无比。"口诀中的"母法八字"为：摸、托、端、提、推、拿、按、摩。"子法二七"的含义为 14 种手法，即：揉、捏、捻、搓、叩、掐、捶、拍、攘、切、摇、转、抖、拉。

"武当正宗"的推拿功法，临床应用范围颇广，对骨折、关节脱位、新旧伤损、颈椎病、腰痛、痹证、外伤性截瘫以及神经衰弱、头痛、慢性胃下垂等疾病，都能运用。此外，程定远在治病时，还注意向患者传授各种适宜功法，充分调动人体自身的免疫力，增强抗病能力，以巩固疗效。

2. 针灸疗法　程定远对针法和灸法有独到的临床经验。他的针刺手法娴熟，许多疾病常能应手而愈，尤擅用芒针进行治疗，常用 5 寸、7 寸、9 寸 3 种针，认为它具有取穴少、效果好的特点。灸法与针法配合应用。程氏认为，灸法只适用于虚寒证，不适于"实热"病证。灸法能弥补针法之不足，其温经散寒、扶正回阳之功，优于针法。

3. 药物疗法　程定远充分运用"一把草""一炉丹"，擅长药物内外治法。根据师传和自己几十年的临床实践，研制出许多验方，并种植八棱麻、铁拳头、木芙蓉、曼陀罗等草药，均获良好临床效验。除前已述及的各种外用药物外，还有如治疗新老伤损、气滞血瘀、硬肿疼痛的"神效十宝丹""老十宝丹"，治疗陈伤疼痛的"神效红宝丹"，以及"神效夺命丹""急救黑锡丹""神效跌打汤"等许多效验俱佳的内服丹药。程氏用药，重视辨证施治，随症加减，不拘泥于一方一药。

4. 骨折的治疗　程定远主张三期辨证用药。①初期：主张活血化瘀、舒经通络、消肿止痛、接骨续筋，用"复元活血汤"加减；②中期强调和营通络、止痛续断、调和气血，用"和营止痛汤"加减；③后期：注重健脾生化、补益筋骨，用"八珍活络汤"加减。

邓 运 明

邓运明 1953 年 12 月生于江西省宜春地区樟树市，地处盱江流域。受盱江文化影响，流域内字门拳术颇为盛行，字门伤科享誉四方，是武术与伤科流派相结合的典范。邓运明自幼耳濡目染，崇尚孔孟，博览群书而入道岐黄。1974 年 9 月年考入江西中医学院（江西中医药大学前身）。系统研读《黄帝内经》《伤寒杂病论》等医学经典，后留校工作。从事中医骨伤科的教学、临床与科研工作。1986 年进入中国中医药研究院骨伤研究所进修，1988 年再至河南省郑州市骨科医院进修，擅长正骨筋伤等特色手法，对内、外、妇、儿等领域均有涉猎，常用经方辨证治疗疾病，随证化裁，见地独到。

邓运明为庐陵医学邓氏骨伤流派的主要创立者，第四、五批全国名老中医药专家学术经验继承工作指导老师，江西省第二届国医名师，江西省名中医，博士研究生导师，历任江西省农工民主党副主任委员，江西省人民代表大会常务委员会委员，江西中医药大学针灸骨伤系主任，江西中医药大学附属医院副院长兼大骨伤科主任，全国高等中医院校骨伤教育研究会理事。邓运明以"医者仁心，因人施术"为训诫，以传道授业解惑为己任。注重培养弟子治学精神，以"水唯善下方成海，山不争高自极天"为信，以"尺蠖之行，以屈求伸"为喻，教导弟子们学以致用，心系国家安危。先后培养大批优秀硕博学生。1998 年邓运明被授予"中国骨伤杰出人才奖"。先后主持完成省厅级科研课题十余项，在省级以上期刊发表学术论文数十篇，邓运明主持教学片《理筋手法》，主编《骨骼肌肉系统疾病》《中医骨伤科学·筋伤手法治疗》《骨伤荟萃》《中医骨伤科学辅导》等书。

（一）学术思想

邓运明自幼受盱江文化熏陶而入道岐黄，在盱江文化与岐黄经典的影响下，不断结合临证经验，其学术思想逐渐自成体系。总结起来，一共有三点。

1. 气血辨证为首　《灵枢·本藏》曰："血和则经脉流行，营复阴阳，筋骨强，关节滑利矣。"邓运明认为肢体关节的自由屈伸与气血密不可分。外伤之时首伤皮肉，然后是筋骨脏腑。损伤诸证实为瘀血叛经，气血运行受阻所致，故血不活则瘀不去，瘀不去则伤不续，所以在治疗外伤类疾病的时候，当以活血祛瘀为主，以行气为要，治疗内伤疾病则以理气为主，活血为先。理伤不离气血，两者相互为用，互为因果。故伤科类疾病在辨证上应当首重气血，临床用药时实证多用广木香、枳壳、佛手、橘皮，配伍当归、赤芍、川芎、鸡血藤等，方多选用桃红四物汤、复元活血汤及膈下逐瘀汤等。若气血盛衰不同时，用药遣方多辨证使用，如偏气虚者用四君子汤加黄芪、党参、陈皮、枳壳；偏血虚者用黄芪桂枝五物汤或四物汤加黄芪、阿胶、鸡血藤、益母草等；偏阳虚者用阳和汤、当归四逆汤或附桂八味丸加减；气血俱损者，方选当归补血汤或八珍汤补血生血。如邪毒感染或损伤后期瘀血化热等症采用清热凉血之法，方选五味消毒饮合犀角地黄汤。血虚发热者用当归补血汤、补中益气汤或归脾汤，重用黄芪，辅以补血之药，气血双补。

2. 肝脾肾三脏核心理论　邓运明认为筋骨受损必致气血受阻，营卫不调，脏腑失和。所以在临床应用时外伤应重气血，内伤应重肝脾肾三脏，将气血与脏腑辨证结合。

（1）邓运明认为肝经循少腹而布两胁，闪挫或外伤所致胁肋疼痛皆因败血归于肝的原因。肝阴受损常致阴虚阳亢，肝风内动；或肝郁化火，热伤血络，溢于脉外；或肝逆克土，气血不足无以濡养筋骨，针对此类病情邓运明在临证之时多用少腹逐瘀汤、复元活血汤、丹栀逍遥散、柴胡疏肝散、左金丸、一贯煎等方疏肝理气，并随症加减。

（2）邓运明在治疗伤科疾病时认为损伤之后不可一味活血化瘀，还应注意固护脾胃。所谓"治痿独取阳明"，脾胃守土有责，健脾培元应视为治疗骨伤疾病尤其是慢性退行性类疾病的恒法，遣方用药上多用二陈汤、香砂六君子汤为基础方。症见情志不畅，暴怒气上等肝逆克脾者，或忧思过度，饥不欲食，脘闷痞满，木郁克土者，仍应以调理中焦为首，佐以疏肝理气，予丹栀逍遥散、左金丸等方加减，多有奇效。

（3）邓运明临证时还重视补肾调肝，滋水涵木，强筋健骨。临床选方多用桂附地黄丸加柴胡、郁金等来治疗。对骨折脱位后的患者重用黄芪、白术来健脾益气，用杜仲、续断强筋健骨；对情志失畅、肝气不舒的患者，用柴胡、佛手等药物补肝调肝，而非一味进补；对慢性腰痛患者，邓老认为其先天之精已亏，后天之本渐虚，治疗上应当从补肾健脾入手，以调和气血为首务，佐以舒肝，予补肾健脾汤疗效甚佳。

综上，邓运明认为筋骨是肝脾肾三脏的外合，外力在人体肝肾不足、脾胃虚弱时尤易致伤。若内动于肾，则难以生髓养骨，致骨合缓慢；内动于肝，则难以生血荣筋，筋伤束骨无力，而致四体不用。故依患者年龄、体质调理肝脾肾三脏，并依症状各有侧重，方为治疗的核心理念。正如清代陈士铎在《辨证录》中所言："积瘀而体盛者，宜先通瘀而后调益；质弱形羸者，宜先调益而祛瘀。留瘀不多，不宜妄施攻逐；气滞不结，何能乱投破耗。老弱者，刻刻顾其元气；质虚伤重者，终须调补肝肾扶脾益胃而收功。"

3. 筋骨并重为治疗灵魂　《灵枢·终始》指出骨伤病的治疗原则为 "在骨守骨，在筋守筋"，筋络骨，骨连筋，筋伤不必及骨，骨断却必伤筋。伤筋则骨架失稳，骨断则筋痿不用，倘若外邪乘虚而入，痹着筋骨，久痹必虚，则筋缩肌痿而伸屈不能。故邓运明认为筋骨并重是中医骨伤科治疗的灵魂所在。

（1）正骨理伤，筋骨并重：邓运明认为正骨理伤特点为"筋骨并重、刚柔相济、以近带远、整体用力"，根据损伤时间长短、肢体肿胀程度、骨折出血多少等辨证施术，把握复位时机及体位，逆势而为，借鉴现代医学先进科技明确病情，判别疗效和评估预后。

（2）动静结合，筋骨并重：《吕氏春秋·尽数》中载："流水不腐，户枢不蠹，动也。"为动静结合奠定了理论基础。邓运明秉承治骨宜静、治筋宜动的古训，临证坚持做有效而合理的固定，尽量避免超关节固定，固定期间强调"动"，筋骨复位肢节稳固后，辨证看待动与静、固定与锻炼的关系，督促患者主被动运动，避免长期制动出现筋脉挛缩或关节僵硬等并发症。邓运明坚持手法整复为先的原则，凡可夹板固定者不用石膏固定，运用夹板、压垫及束缚带护筋束骨的原理，以内在动力形式调动夹板的弹性形变能力，并采用一点加压法、二点加压法或三点加压法纠正残余畸形，如桡骨远端骨折夹板固定后叮嘱患者主动活动手指、肘、肩部，循序渐进，适时调整束缚带的松紧度，3周后维持牵引下行指间关节、掌指关节理筋，沿肌腱方向按摩抒顺，不可行大幅度手法，以免骨折再移位；近关节骨折如肱骨髁上骨折夹板固定后应督促患者主动锻炼相邻关节，循序渐进，严禁暴力，才能达到动静结合，筋骨并重。

（3）衷中参西，筋骨并重：邓运明认为现代中医工作者应全方位掌握西方医学知识，精通各类检查设备的特性，在诊断、复位、固定、复健各阶段均需筋骨并重。

（二）验案撷粹

治疗痛风性关节炎医案二则

（1）张某，男，46岁。

主诉：患者有在外饮酒应酬之习，昨夜与友人在外应酬，饮酒与食用烧烤之后，凌晨4时许突现左拇趾、第一跖趾关节剧痛，夜间痛醒，痛不可触，以致足不能行。

诊查：左拇趾、第一跖趾关节剧痛，夜间及活动后疼痛加重，休息无法减轻，伴口渴口苦，腹胀纳呆，心烦难寐，小便短少，大便溏薄，舌质红，苔黄腻，脉濡数。体检：体温37.6℃，呼吸21次/分，心率92次/分，血压125/74mmHg，化验示：BUA 802μmol/L，ESR 82mm/h。

中医诊断：痛风（湿热痹证）。

西医诊断：急性痛风性关节炎。

治法：健脾益气，清热利湿，予痛风清消汤加减治疗。

具体用药如下：白术15g，苍术30g，薏苡仁15g，黄柏15g，牛膝10g，白豆蔻15g，金钱草15g，车前草30g，徐长卿15g，细辛3g，土茯苓30g，重楼15g，萆薢15g，蒲公英15g。水煎早晚分两次温服，每日1剂，共10剂。嘱其每日饮水2000ml以上，清淡饮食，戒酒，禁食啤酒、白酒、海鲜、豆类、油腻、烧烤等高嘌呤食物，保持大小便通畅，避免运动损伤，注意休息。

二诊：患者诉药至第三剂时左足红肿热痛明显缓解，压痛减轻，足趾活动如常，已能行走，仍伴腹胀满闷，纳呆，大便溏薄，舌质淡红，苔薄黄，脉濡。复查BUA 584μmol/L，ESR 48mm/h，嘱其继服上方加减：白术30g，苍术15g，薏苡仁15g，黄柏10g，白豆蔻20g，牛膝10g，金钱草15g，车前草15g，土茯苓30g，重楼15g，徐长卿15g，萆薢15g，蒲公英15g，水煎早晚分两次温服，每日1剂，共10剂。

（2）刘某，男，51岁。

主诉：患者既往有痛风病史14年，长期口服别嘌醇治疗，但平素嗜酒，喜食肥甘厚味，未规律控制饮食，故病情时常反复。3日前凌晨突然出现左拇趾及第一跖趾关节处红肿热痛，左踝疼痛难行，双侧耳缘可扪及硬节，头身困重低热，口渴欲饮，口干口苦，脘腹胀满不舒，不欲饮食，心烦不得寐，小便短少，大便臭秽，舌质红，苔黄腻，脉滑数。查：体温38.0℃，呼吸23次/分，心率92

次/分，血压 138/76mmHg，化验示：BUN 6.1mmol/L，SCR 132.6mmol/L，BUA 724 μmol/L，ESR 73mm/h。

中医辨证：痛风（湿热痹证）。

西医诊断：急性痛风性关节炎。

病因病机：脾失健运，湿热痹阻。

治则治法：健脾益气，清热化湿，予痛风清消汤加减治疗。

具体方药如下：苍术 30g，白术 15g，川牛膝 10g，黄柏 15g，薏苡仁 30g，白豆蔻 15g，金钱草 15g，土茯苓 15g，重楼 10g，徐长卿 15g，细辛 3g，山慈菇 10g，青风藤 15g，萆薢 15g，蒲公英 10g，车前草 30g。每日 1 剂，水煎早晚分两次温服，共 10 剂。同时进行生活指导，嘱患者每日饮水 2000ml 以上，清淡饮食，禁食海鲜、烧烤、油腻、啤酒等高嘌呤食物，避免运动损伤，注意休息，保持大小便通畅。

二诊：患者诉服药第 3 剂时身热已除，左足压痛减轻，红肿热痛消退，足趾活动如常，仍感脘腹胀满，饥不欲食，胃纳欠佳，小便自利，大便溏薄，舌质淡红，苔薄黄，脉满。复查 BUN 5.7mmol/L、SCR 121.2mmol/L、BUA 464 μmol/L、ESR 46mm/h，继服上方加减：白术 30g，苍术 15g，薏苡仁 30g，车前草 15g，砂仁 15g，萆薢 15g，白豆蔻 20g，山药 20g，黄柏 10g，土茯苓 15g，黄芪 15g，党参 15g，川牛膝 10g，陈皮 15g，金钱草 15g，水煎后早晚分两次温服，每日 1 剂，共 10 剂。

三诊：患者左足诸症自除，活动如常，但仍感隐隐不适，复查 BUN 5.3mmol/L，SCR1 24.1mmol/L，BUA 325 μmol/L，ESR 16mm/h。嘱其每日饮水 2000ml 以上，平日多进山药、绿豆或薏米粥，调理脾胃，注意休息，避免运动损伤，半年后随访未见复发。

按语：酒类、膏汤、烧烤均为助湿生热、有碍脾胃运化之品。若复加外感六淫，必致脾失健运，胃失和降，水湿内蕴，日久化热，湿热下注于四末，故见头身困重，发热不舒，腹胀满闷，口渴欲饮，口苦口干，饥不欲食，小便短少，大便薄溏或臭秽，舌质红，苔黄腻，脉濡数或滑数；湿邪趋下，其性黏滞，留注四末，故见四肢关节红肿疼痛不能行。此期当健脾益气，清热化湿，邓老以痛风清消方为基础方，重用苍术、黄柏、车前草清热利湿。二诊时患者所苦已解，但仍见头身困重、脘腹胀满、饥不欲食、纳呆、便溏等脾虚症状，此期应补脾益气为主，兼以利湿化浊，故去重楼、徐长卿、青风藤、山慈菇、蒲公英等清热解毒之品，减黄柏、苍术及车前草，重用白术、白豆蔻以芳香化湿，健脾行气，并加用土茯苓、党参、陈皮、黄芪、山药健脾益气、利湿消浊。三诊时患者 BUA、ESR 已正常，若患者病史长，患部仍有隐痛，病情进入间歇期，仍须调理脾胃，固护正气，注意愈后防复，临床治疗重点应放在指导患者加强食疗，多食用薏苡仁、扁豆、山药等健脾益胃之品助其运化水谷，利湿泄浊，保持每日饮水 2000ml 以上，注重生活调理，预防病情复发。

许鸿照

许鸿照，男，1938 年 10 月生于河南省太康县农村。江西中医学院附属医院主任中医师，教授，硕士研究生导师，第二批、第三批全国老中医药专家学术经验继承工作指导老师，江西省名中医。

许鸿照幼年受外祖父启蒙，立志行医，1961 年考入新中国成立以来我国第一所也是当时唯一的一所正骨大学——河南平乐正骨学院，受业于平乐正骨传人高云峰教授，并得名师郭维淮、乔宝君的指导，为今后的医学临床打下坚实的基础。1965 年 7 月毕业后分配到江西中医学院附属医院（现名江西中医药大学附属医院）从事中医临床、教学和科研工作。许鸿照初到江西省中医院工作时，医院还没有独立的骨伤科，骨伤患者也比较少，所以和中医外科合并称为"外伤科"，许鸿照上班后除了诊治少量的骨伤患者之外，还要诊治大量的中医外科患者，尤其是痔疮患者为多。每天下午常协助外科做痔疮手术，手术虽小，但为今后骨科手术开展奠定了基础。

许鸿照提出了以中医为主，能中不西、中西医结合的医院中医骨科发展观，许鸿照认为手术疗法不是西医的专利，历史上就有中医刮骨疗伤的记载，只是西方国家在手术这一块发展比我们快而已。治好病才是硬道理！所以到了 20 世纪 80 年代初，许鸿照抛开中西医门户的束缚，前往上海第六人民医院进修学习西医骨科，其间常去上海瑞金医院参加骨科疑难杂症讨论周会，聆听陈中伟、过邦甫、叶衍庆、马元章等国内知名教授指导。这种经历，使许鸿照的学术和医技水平又上了一个新台阶。此后许老坚持务实，在教学、临床、学术科研三方面勤恳工作，积极耕耘。

（一）学术思想

1. 辨证施治，重视整体，临证抓主要矛盾

（1）临证应首先从整体出发，进行辨证施治，四诊合参，抓住主要矛盾，才能取得佳效。其中八纲辨证应重寒热虚实，从寒热虚实辨证中，可以找到骨伤科疾病的关键，掌握其要领，确定其类型，预测其趋势，从而为治疗提出总方向。

（2）脏腑辨证重脾胃。许鸿照指出："脾主肉，肾主骨，肝主筋。"骨科损伤，即是骨骼、筋膜、肌肉、韧带等损伤，而这些组织的营养来源则与脾胃、肝肾密切相关。脾胃为气血生化之源，又称"后天之本"。《素问集注·五脏生成》说："脾主运化水谷之精以生养肌肉，故主肉。"全身的肌肉都需要水谷精微来营养，脾胃运化得宜，才能更好地运化水谷，使肌肉丰盈，否则肌肉便会瘦削、软弱无力，甚至萎弱不用；而肝的生理特点是调畅气机，推动气血和津液的运行，肝疏泄功能正常，则气机调畅，气血和调，经络通利。脏腑、器官等活动也就正常，否则气滞血瘀，互为因果，聚结难消。《素问·痿论》中说："肝主身之筋膜。"筋膜附着于骨而聚于关节，是联结关节、肌肉的一种组织，筋膜依赖于肝血的滋养，肝血不足，筋失所养，则出现手足震颤，肢体麻木，屈伸不利，甚则弛纵等症。肾中精气是机体生命活动之本，"肾主骨，生髓"，具有促进机体生长发育的功能。骨的生长发育，有赖于骨髓的充盈及其所提供的营养。"腰为肾之府"，肾气不足则出现腰膝酸软而痛，耳鸣耳聋。

（3）创伤变证重视六经辨证。骨与关节疾病重六经辨证和经方的使用，这是许鸿照学术思想和经验的一大特点。许鸿照将张仲景的六经辨证理论灵活变通，应用于创伤并发症或变证，而且应用的病证多为临床急危重患者。可见许鸿照学术胆识和理论之精深。

（4）外感六淫重辨风寒湿之邪。骨与关节损伤虽外伤是主因，但外感六淫也是常因。许鸿照认为六淫之中以风寒湿侵袭造成骨与关节病变为多。

（5）骨病辨治重视痰瘀病机。许鸿照认为，痰瘀作祟变证最多，临证许多骨病临床表现符合痰瘀病机特点，从痰瘀辨治骨关节筋肉疾病，尤其是某些疑难骨病可获意外之佳效，如髌骨软化症、骨关节炎、肋软骨炎、骨肿瘤等。

（6）重视舌脉变化。许鸿照认为：舌象的变化，能客观地反映正气盛衰，病邪深浅，邪气性质，病情进退，可以判断疾病转归和预后，从而指导处方用药。而脉象是反映脏腑气血功能的重要指标，故通过诊察脉象，可以判断疾病的部位、性质和邪正的盛衰，从而推断疾病的进退预后。

（7）重经带胎产辨证。许鸿照认为：妇女发生骨伤科疾病的不少，且妇女在生理和病理上有其特殊性，尤其是经带胎产的特点，骨伤科医师应加以高度重视，否则，将会导致严重后果。

2. 筋骨并重，重视功能，伤损外治，治骨重筋肉　"筋骨并重"是中西结合治疗骨折的一个原则，这一原则已得到了骨伤医界广泛认同，但对这一治则的内涵认识却不尽相同。许老认为，对这一中西医结合临床经验结晶的认识，不可简单停留在治筋护骨，治骨护筋，筋骨同病同治以及补肾壮骨、养肝柔筋并用等浅表意义上，而应对其深层次的内涵进行探索和发展。在长期的骨伤临证实践中，许鸿照不仅重视对骨创伤造成的局部筋肉损伤进行调治，更重视发挥筋肉伸张收缩运动对骨折损伤形成的治疗性效应，并取得了十分满意的临床疗效，为此，许老首先明确提出"治骨中筋肉"学术治疗观，这一学术观也是对"筋骨并重"治疗原则内涵的纵深和发展。

（二）专长绝技

1. "治血重治水"　许鸿照将损伤肿胀病机归结为二：一为脉络伤损，津血溢出脉外形成血肿；二为伤后气血流通受阻，气机障碍，运化失职，水湿停聚局部而形成水肿。要解决这一问题，许鸿照认为，不仅要治气治血，更要重视治水，故而明确提出"治血重治水"这一治疗创伤的全新学术观。

许鸿照倡导的"治血重治水"这一学术治疗观，并不是简单地将活血祛瘀方加几味利水药，而是根据创伤肿胀或血肿所在的部位和病程长短不同，辨证分析，抓住病机，灵活选择侧重不同的具体治疗方法。一般来说，损伤初期肿胀的主要病机是络破血溢，血水泛阻肌肤或脏腑，其要点在血水泛出，瘀积停留脏腑组织，出血和郁积并存，治宜凉通，即凉血扼其源（出血），通利活血清其体（瘀血和积水）；损伤中晚期肿胀的主要病机则是血水积滞，壅阻络道，要点在积滞，治宜温通，即通阳利水导其滞，活血逐瘀散其积，其中损伤晚期肿胀常兼有气虚和寒湿，在温阳利水通滞的同时兼顾健脾益气或散寒除湿。此外，根据损伤部位不同，在活血祛瘀的同时，可选择不同的治水方法。一般伤在四肢多宜利，即通利小便除水肿；伤在胸腹多用逐，即通导大便逐积水；利和逐是快速清除水肿和积水的两种有效方法，两者相辅相成，瘀血在胸腹时可两者兼用，不必拘泥仅用一法。

2. 正骨"扶骨将筋，扶骨抚肉"　对古训的理解，许鸿照采取了有可循，有可不循，取其合理，弃其无理，结合临床，灵活对待的态度，从不死于句下。《医学金鉴·正骨心法要旨》推拿手法释义道："推者，谓以手推之，使还旧处也。拿者，或两手一手捏定患处，酌其宜轻宜重，缓缓焉以复其位也。若肿痛已除，伤痕已愈，其中或有筋急而转摇不甚便利，或有筋纵而运动不甚自如，又或有骨节间微有错落不合缝者，是伤虽平，而气血之流未畅，不宜接、整、端、提等法，唯宜推拿，以通经络气血也。"许鸿照认为条文中的"伤虽平"放之于创伤骨折的治疗中，可视为骨折已复位，这时不宜使用端提等幅度较大的手法，防止造成重新移位，但可推拿，拨正筋位，疏通气血。尽管新鲜骨折一般早期均有出血和水肿，为防止加剧局部出血和导致骨折再度移位，一般不主张进行推拿按摩，但骨折常伴有"筋歪"，"筋曲"，"肉损"及局部渗血水肿等中西医病理改变，对此，许鸿照针对性地总结了一套经验手法，即通过"扶骨将筋，扶骨抚肉"，拨正筋位，抚正损肉，稳定骨位，舒通经脉，散瘀消肿。这一手法主要用于小腿和前臂中下段以下的骨折，由于这些部位肌腱、韧带较多，肌肉相对较少，一方面骨折后易导致肌膜、韧带错位和痉挛扭曲等，另一方面有利该手法操作实施。手法的实施一般在骨折复位后立刻进行或1～3天后进行。

具体操作分三步：首先，一手握住骨折局部或由助手帮助握住，保持骨折的稳定，另一手用拇指指腹沿骨干纵轴、肌膜或韧带循行方向由骨折近端向远端理按，理顺筋脉；其次，对骨折局部肿胀最明显处进行由轻到重，逐步发力的点压，闭阻破络脉以止血，时间一般为1～3分钟，紧接着对手足部的一些穴位进行一指禅点压，手部有合谷、劳宫、中渚等穴，足部有太冲、中封、足临泣、涌泉等穴，用以激活经气；最后，用拇指和其余四指指腹由肢体末端掌背或内外两侧向骨折近端捏持抚推，促进血液回流，加速水肿代谢产物的吸收。上述手法可使骨折局部疼痛和肿胀消除快，促进骨折愈合和功能恢复。

3. "双爪固定器"治疗关节部位骨折　《吕氏春秋》说："流水不腐败，户枢不蠹，动也；形气亦然，形不动则精不流，精不流则气郁……"《仙授理伤续断秘方》也有"凡曲缚，如手腕脚凹手指之类，要转动，用药贴，将绢片包之。后时时运动，盖曲则得伸，得伸则不得屈，或屈或伸，时时为之方可"的论述，这些论述明确指出了人体关节为活动枢纽，形动精流方可关节滑利，关节部位固定也要注意运动，而在临床上，骨关节僵硬和创伤性关节炎也是骨折治疗中较常出现的并发症。有鉴于此，许鸿照在治疗骨折时十分重视早期活动关节，为了使固定骨折的同时能早期活动关节，研制了省科研获奖产品"双爪固定器"，广泛应用于关节或近关节部位的骨折，如胫骨平台骨折、肱骨外科颈骨折、股骨颈骨折、股骨粗隆间骨折、股骨髁间骨折等。根据病情双爪固定器既可撑开骨折端，使骨折断端得到牵引力，也可对骨折端加压以及撬提，产生多种治疗效应，同时维持骨折端的相对稳定。因此，使用"双爪固定器"后使骨折伤损关节及邻近关节得以早期活动，有利骨折复位、关节功能恢复和骨折早期愈合。临床实践证明，"双爪固定器"的运用，能解决许多西医手术都难以处理好的棘手骨折。

4. 甩手功能疗法治肱骨外科颈骨折 肱骨外科颈骨折好发于老年人，极易并发肩关节周围粘连，在临床上，该骨折很少发生骨不愈合。所以从某种意义看，对肩关节周围粘连的预防治疗意义超过了对骨折本身的治疗，据此，许鸿照极力推崇甩手功能疗法治疗肱骨外科颈骨折，借以获得骨折复位愈合和肩关节功能运动恢复正常同步并进。具体步骤是对移位明显者进行患肢纵向对抗牵引恢复骨骼大致力线后，采用超肩关节夹板或"双爪固定器"固定骨折局部，骨折移位不明显者不行整复，直接固定，固定后患肢，屈肘，健肢手托患肘部，健患肩前后摆动，2天后患肢伸肘垂肩以纵轴为中心行甩手划圆运动，此后视患者忍痛力和时间的推移逐步加大划圆周径。

5. 熏洗治疗骨折后肿胀及关节僵硬 许鸿照认为，骨折脱位后期肢体肿胀和关节僵硬主要是因瘀血停滞、经脉不通、筋骨失养所致，此时最易合并寒湿之邪侵入，正所谓"血得热则行；得寒则凝"。《灵枢·本脏》中说："是故血和则经脉流行，营复阴阳，筋骨劲强，关节清利矣。"故血脉濡养直接影响筋骨强盛，关节灵活。为此，许老主张治疗用温通行血，舒筋活络为主，并认为外用熏洗药较内服用药更直截了当到达病所。

6. 无痛纵向间断扣击促进骨愈合 加速骨折愈合一直是骨科临床研究的主要课题。近10年来，许鸿照将生物力学知识运用于骨科领域，从调整骨动态平衡着手，发挥骨骼自身的修复和生长能力，在外固定状况下，纵向间断叩击骨骼刺激其生长，并研制"医用间断加压骨愈器"，简称骨愈器（该研究列为省科委重点科研课题），使生物力学促进骨折愈合的理论和实践紧密结合。临床上采用这一方法治愈了不少骨折延期愈合或不愈合者，许多骨延期愈合或不愈合的患者在彩超追踪观察下被发现骨折端周围无血运或血运很差，无血管生长，经骨愈器治疗后骨折端则有血管长入，血运改善，骨痂形成，尤以内骨痂的生长为明显，这一观察变化较X线为早远。许老这一研究之所以有满意临床疗效，有其充分理论和实践基础。生物力学研究表明，骨折恢复正常功能的速度和质量与断端所受应力水平有关，骨折断端生物应力既可促进局部血液循环，激发骨折断端新生骨细胞的活力，又可缩短新生骨细胞的活力，又可缩短骨细胞的爬行距离，从而加速骨愈合和提高愈合质量，尤其是间断性生理应力更为明显。这一研究结果在理论和实践中都证实了其先进性、实用性及科学性，值得临床大力推广。

（三）典型医案

1. 治疗创伤肿胀医案一则 王某，男，42岁，工人。

主诉：车祸致右胫骨闭合性粉碎性骨折8小时。

诊查：患肢肿胀剧痛，皮色清亮，多处米粒大小张力水疱，皮下多处淡红或青紫瘀斑，皮紧轻按如鼓，重按凹陷如泥，足背肿甚，趺阳脉弱，趾末不温。舌质淡，苔薄白，脉沉弦。

中医诊断：骨折。

西医诊断：右胫骨闭合性粉碎性骨折。

辨证：伤后致脉络瘀滞，经络受阻，瘀血郁积骨内肌间，津液不得充润肌肤则滞留肌肤形成水肿。

治法：凉血散瘀，利水消肿。

处方：口服血府逐瘀汤加减，药用川芎10g、当归15g、赤芍10g、牡丹皮10g、川牛膝10g、生地黄15g、三七末3g、木通15g、白茅根15g、泽泻10g。服药1剂，肿胀渐消，皮微软，痛稍减；服药5剂，肿痛基本消除，趺阳脉转强，趾末转温。

复诊：此后改用活血续筋，补肾壮骨中药调治3个月而病愈。

按语： 本例患者伤后仅数小时，为损伤早期，血水同积患肢，呈现肿胀疼痛，张力性水疱诸候，且脉络伤损伤处血溢络外之时，故有皮下淡红紫斑。治投凉通之法，方用四物加牛膝散瘀血；木通、泽泻以利水；白茅根、黄柏以凉血坚阴。遣方用药充分体现了许鸿照教授"通利活血清其体，凉血散瘀扼其源"治法主张。

2. 治疗关节部位骨折医案一则　何某，男，42岁，工人。

主诉：右股骨髁上粉碎性骨折。

病史：3次整复失败，行髁上骨牵引已1周。诸医劝其手术，患者惧怕，求治于许老。

诊查：X线片示"右股骨髁上斜形骨折，断端有一大约0.3cm×2cm×2.5cm骨碎块嵌卡其间，造成断面约0.8cm间隙，骨折远端微后倾，两髁间有纵裂，内髁微低于外髁"。

中医诊断：骨折。

西医诊断：右股骨髁上粉碎性骨折。

辨证：辨位施术，动静结合。

治法：许鸿照观察当日X线片后，认为骨折重叠移位基本纠正，力线尚可，主要问题在于骨块嵌卡造成断面间隙过大及关节面欠平整，可用双爪固定器固定，相对可撑开外髁，外加夹板固定治疗，固定后立即配合屈膝屈腿，收缩股四头肌运动。

处方：无。

复诊：2周后复查X线片骨折碎片位置改善，骨折断面间隙缩小至0.3cm。

三诊：2个月后骨折端出现大量骨痂，两髁关节平面基本平整，解除双爪固定。

四诊：6个月后患者行走蹲立如常人。

按语： 本例患者为膝关节部严重骨折，且波及关节面，极易并发膝关节僵直和创伤性关节炎等后遗症。采用"双爪固定器"加夹板固定，使骨折相对稳定，却不固定关节，为早期肢体和关节活动创造条件。一方面屈膝运动，放松腓肠肌对骨折远端牵拉；另一方面抬腿收缩股四头肌结合夹板压垫对肌肉的约束挤压效应力，使骨折断端产生微动，逐步调整骨折碎块位置，再次就是利用"双爪固定器"加大外侧支撑力，在屈伸膝关节运动过程中调平双髁关节面。整个治疗，使骨折移位在动态中逐步得到微动复位，同时促进骨折局部血液循环而加速愈合。

3. 治疗肱骨外科颈骨折医案一则　程某，男，68岁，工人。

主诉：跌伤后左肩肿痛，活动不利3小时。

病史：因跌伤致左肩部肿痛、功能障碍，住院治疗。左肩部肿胀严重，上臂内侧瘀肿波及左胸壁，左上臂外展成角畸形，局部压痛，可触及骨擦音及异常活动。左肩关节功能丧失，左前臂外侧及合谷处知觉迟钝，左手各指自觉麻木。

诊查：X线片示"左肱骨外科颈骨折，骨折端外侧嵌插，向内成角"，舌苔薄白，脉象弦滑。

中医诊断：骨折。

西医诊断：左肱骨外科颈骨折，骨折端外侧嵌插，向内成角。

辨证：跌伤后致脉络瘀滞，经络受阻，气滞血瘀，伤后气血流通受阻，气机障碍，运化失职，水湿停聚局部而形成水肿。

治法：给超肩关节夹板固定后行甩手功能疗法，内服活血利水，理气止痛剂。

处方：口服桃红四物汤，7剂，每日1剂，早晚分服。方药如下：

桃仁9g，红花6g，芍药9g，当归9g，熟地黄12g，川芎6g。

复诊：1周后拍X线片复查提示骨折端成角纠正改善，力线尚佳。

三诊：6月12日复诊，骨折处无疼痛，X线片显示骨折端有少量骨痂生长，骨折线模糊，予以解除夹板。

四诊：2个月后肩肘关节活动正常。

按语：甩手功能疗法在肩肘关节活动时，通过患者前臂及手的离心重力和肌肉收缩力，夹板约束力的三者结合，在动态中使骨折断端得到了有益的生物应力；一方面使嵌插的骨折端逐步分离，成角移位也得以矫正；另一方面由于肩部肌肉收缩促进了局部血运，最终使骨折愈合和肩关节功能恢复同时获取。

（四）经验方

1. 加味阳和汤

组成：熟地黄15g，肉桂10g，鹿角胶10g（另烊化），麻黄10g，白芥子10g，鸡血藤20g，木瓜6g，炮姜6g，汉防己10g，甘草3g。

功能：补益肝肾，温阳补血，散寒通滞。

主治：膝关节炎、足跟痛、髌骨软化症、冻结肩、腰椎间盘突出症、下肢动脉硬化闭塞症。

用法：每日1剂，水煎取汁500ml，分上下午饭后2小时温服。

方解：方用熟地黄温补营血，鹿角胶填精补髓、强筋壮骨，借血肉有情之品助熟地黄以养血；炮姜、肉桂散寒解凝，麻黄开腠理以达表，白芥子祛皮内膜外之痰，甘草解毒调和诸药。综其组方集温补营血不足与解散阴凝寒痰为一体，使寒消痰化，确有阳光一照寒凝即解之灵验。

熟地黄者，味甘微苦，性微温，《本草从新》言其可滋肾水，封填骨髓，补益真阴；肉桂者，味辛、甘，性大热，《医学启源》载其可补下焦不足，又可温通经脉；鹿角胶者，性温，味甘、咸，补益肝肾，益精养血；且三药皆归肝肾二经，三药合用，正可补益肝肾之亏，使肝肾精血得以源源不竭滋养筋骨，以收壮膝强膝之功。麻黄者味辛、微苦，性温，可宣通经络、开腠理、散寒结，使风寒湿邪所阻滞之经络重开。白芥子，味辛，性温，能消散寒湿之邪所凝结之痰。加以鸡血藤、木瓜舒筋活络，汉防己祛风消肿止痛；炮姜炭燮理阴阳；甘草调和诸药。以上诸药合用，一者补益肝肾，强壮筋骨以治其本；一者祛风寒湿邪，通络止痛以治其标，共奏标本兼治之效。

禁忌：孕妇禁用。

2. 苏木煎

处方：苏木10g，大力草15g，艾叶15g，伸筋草15g，鸡血藤30g，川断30g，透骨草15g，海桐皮15g，五加皮15g。

功效：通经活络，疏利关节。

主治：足跟痛、膝骨关节炎、创伤性关节僵硬、冻结肩。

用法：加入清水2500ml，浸泡1小时，加热煮沸30分钟后，加入陈醋100ml，用布袋过滤药液，先用热气熏蒸患足，待水温稍降后用药水浸洗患处，并将装有药渣的药袋热敷足部（防止烫伤皮肤），每日1～2次，每次20～30分钟，7天为1个疗程，连续治疗2个疗程。

方解：方中鸡血藤、大力草、苏木舒筋活血；透骨草、伸筋草、海桐皮祛风除湿；艾叶温经散寒止痛；五加皮、续断补肝肾强筋骨。醋味酸，入肝，肝主筋，《药性赋》记载"消肿益血予米醋"，有收敛、柔肝功效，兼能活血之功，诸药合用，祛风除湿，舒筋活血，通络止痛，补益肝肾，配合熏洗法，正如《理瀹骈文》（吴尚先著）中提到：外治之理即内治之理，外治之药即内治之药，中药熏洗疗法属于热疗，通过水温热力作用于足部皮肤，增加皮肤透皮性，改善局部微循环，有利于药物进入靶位，减轻水肿、炎症，松弛组织粘连，缓解疼痛，达到标本兼治。

禁忌：孕妇禁用。

辽 宁 省

刘 元 禄

刘元禄，男，1944 年生于辽宁省大连市，辽宁中医药大学附属医院骨科教授、主任中医师、博士生导师，中华中医药学会骨伤科分会第四届委员会主任委员，全国第四、第五批名老中医药专家学术经验继承工作指导老师，国家级名老中医，《中医正骨》《辽宁中医杂志》《澳洲中医针灸骨伤杂志》编委。

对痛风等骨科疑难病症的诊治造诣颇深，对关节畸形、关节结核有独到见解。曾多次到俄罗斯、韩国、日本、马来西亚等国家访问讲学。主持多项省级课题，培养硕士、博士 40 余名。

（一）学术思想

刘元禄的学术思想主要如下：

1. 湿热致痛风　痛风性关节炎，刘老多辨其为"湿热蕴毒证"，关节患病而湿、热互结，发病根本为脾肾失司。患者多饮食不节而脾肾功能失调，水谷与津液输布异常，内生湿邪。湿易伤阳，阻滞气机，痰浊内生，日久化热，下滞经脉筋关节，进而化瘀，痰瘀互结，致关节肿痛，发为痛风。

2. 重护脾胃，专化痰瘀，力补肝肾　刘元禄强调，慢性筋骨病的产生与五脏、气血虚而不畅密不可分。可从阴阳、气血入手。此外，慢性疾病，病程缠绵，需顾护脾胃。临证常施补中、益气、利湿之类。

痰饮和瘀血常为疾病的继发因素。痰饮者舌苔厚腻，脉弦而滑；血瘀者舌质紫黯，脉沉而涩。刘老常根据患者舌脉，准确诊断，合理加减用药。此外刘老常重用补肝肾强筋骨之药。

3. 杂合以治　刘元禄认为治疗应分先后缓急，推崇多种方法联合施治。如内服汤药联合中药蒸气浴和中药塌渍联合理疗仪治疗。若急性期的疼痛明显，可先予非甾体药物止痛，后根据病情减量。

（二）专长绝技

健脾利湿贯始终治疗痛风　刘元禄认为健脾利湿贯穿痛风治疗始终。痛风性关节炎急性期以湿热毒邪甚，在坚持主线的基础上，并而施行清热、化瘀、解毒之法，以四妙散为主方。缓解期，肝肾亏虚为此阶段之特点，既要坚持补益之类，又应兼施通络、化瘀之技。

（三）验案撷粹

治疗痛风医案一则　患者，男，57 岁。

主诉：左肘关节疼痛 3 个月。

病史：痛风性关节炎病史 5 年，既往双侧跖趾关节、双踝关节发病，于当地就医院诊断为"痛风性关节炎"。间断服用秋水仙碱、非布司他等药物，控制一般，其间曾发作数次，多次查血尿酸均高于正常值。既往有高血压病史 10 年。口干、纳可、寐可、大便可、小便频数。

诊查：左肘后侧肿胀明显，皮色红，皮温高，压痛阳性。舌暗，苔薄白腻，脉弦滑。肘关节正侧位片示：骨质破坏。血尿酸 672 μmol/L。

中医诊断：痹证（湿热蕴结证）。

西医诊断：痛风性关节炎（痛风石形成）。

治法：强筋壮骨、健脾利湿佐以祛湿解毒为主。

处方：苍术 20g，黄柏 15g，生薏苡仁 30g，车前子 20g，猪苓 15g，山药 30g，木瓜 30g，金银花 15g，鱼腥草 20g，萹蓄 20g，山茱萸 15g，砂仁 10g，蒲公英 20g，虎杖 20g，土茯苓 30g，陈皮 15g，甘草 10g。7 剂，每日 2 次，水煎服。

二诊：上述症状均有好转，左肘关节偶有疼痛。

诊查：舌质红，苔薄白，脉象表现为：脉弦数。血尿酸 528 μmol/L。

上方加狗脊 10g，秦皮 15g。14 剂，每日 2 次，水煎服。并嘱患者调摄情志、避免劳倦。

三诊：诸症得缓，查血尿酸 451 μmol/L。上方去土茯苓、虎杖、鱼腥草。并嘱患者调摄饮食，多饮水。

半年后随访，诸症未复发，理化检查均正常，查血尿酸 408 μmol/L。

按语：该患者病程日久而近日加重，属痛风性关节炎急性期本虚标实之证。以"健脾利湿"之法贯穿疾病治疗全程。以四妙散为主方，去牛膝活血之力，以防患者疼痛加重。加利水渗湿、清热解毒、通利关节、补益肝肾、顾护脾胃之药物。二诊患者症状减轻，尿酸有明显下降，然热象仍在，加秦皮燥湿清热，加狗脊进补肝肾。三诊诸证缓解，去虎杖、鱼腥草清热之力。因需长期服药，去土茯苓，以防其肝毒性损伤素体之弊。

海城苏氏正骨

海城苏氏正骨创始人为苏相良（1901~1981 年），中年时跟从民间医生曲大夫学习正骨。"分神复位""刚柔固定""内外用药""自然练功"之正骨四法，为其总结而来。

李毓玲（1908~1992 年）是苏相良之妻，1946 年随夫行医，完善了"苏氏正骨四法"。她善用点穴及手法止痛、散瘀、归筋。李氏偏重 "喜分神"，先"手摸心会"，再施以正骨手法，霎时即可达到理想对位。除亲授子女外还分三批共培养徒弟 9 人，至今仍有弟子分布于辽南各地。

苏氏第二代传人有：苏玉新、苏玉樵、苏玉红等，代表人物是苏相良的三儿子苏玉新，他高中毕业后，开始跟师学徒，逐步成为骨伤科主任医师、辽宁省名中医和国家名老中医药专家，把海城苏氏正骨进一步继承和发扬光大。

在处理颅脑、胸腹等复合创伤及危重病症时，苏玉新发挥了现代外科技术并结合了中医药优势特色，研制了苏氏生肌象皮膏。"动静结合，筋骨并重，内外兼治，医患配合"，被其认为是中西医结合治疗骨折之精髓。动静结合被认为是对骨折固定与活动的精辟概括；筋骨并重则是微创与无创的内核。他的骨折复位固定器疗法，被全国骨伤科外固定学会授予"华佗金像奖"。他提出骨折复位新标准，即解剖轴线的重新排列，控制旋转移位和肢体短缩，避免对骨折愈合的损伤。同时提出骨折愈合的新观念，即局部血运和软组织是关键，不追求长骨干和近关节骨块的完美解剖复位，而是注重长度、旋转移位和轴线的有机统一。放在首位的是保持碎骨块的血运，而后是维持骨块稳定。在中国中医科学院骨伤科研究所生物力学研究室原主任孟和教授的指导下，孟氏复位固定器与海城苏氏正骨的结合，聚内外固定的优点于一体，具有整复、固定双重功能，大幅提高了疗效。

苏相良之四女苏玉红，对各类软组织损伤和小儿骨科尤为见长，擅以手法治疗小儿骨科之疑难杂症，如产瘫、先天性斜颈、先天性马蹄内外翻足、先天性髋脱位等，均在此之列，疗效显著。

苏氏第三代传人有苏继承、苏纪武、苏纪权、苏纪娟等，代表人物苏继承，为苏玉新之长子，谙熟中医骨伤科诊疗技术，同时还精通骨折内外固定技术。微创理念被苏继承认为是永恒、绝对的，较之于技术，理念更为重要，应一直被坚持；至于微创技术，与微创理念不同，它是相对的，处于一种不断变化、发展和创新的状态。

苏纪权是苏玉新之三子，于长春中医学院针灸骨伤系毕业，硕士时期，师从高学汉教授，研发了以现代科学与中医学脏腑、经络学说为基础的电子治疗仪，对急慢性骨髓炎的治疗，有着较好疗效。他创新地将手法复位与骨科复位固定器结合，此外，"五大进展""五大攀登"亦由其所提出，诠释了苏氏正骨的深刻内涵。其参与并设计完成的"槽形骨盆复位外固定器"等骨科器械，获得了国家实用新型专利。

（一）学术思想

1. 调神以治骨　对筋骨皮肉损伤，海城苏氏正骨主张先调神，后治骨。常施用"分神复位"法，将调神和镇痛有机结合，使筋络松弛，便于复位。而"呼吸吐纳理神"，则是在复位前、后及练功时配合呼吸吐纳法，可止痛、促愈。

2. 行气血以治骨　推拿麻醉镇痛法：海城苏氏正骨在整复骨折、脱位之前和复位中运用推拿麻醉镇痛以行气血、疗疼痛。推拿麻醉多循经取穴，手法上刺激性较强，得气而痛止，方达到"无痛接骨"的目的。

内治理气血时，海城苏氏正骨把损伤三期用药原则和辨证施治相结合。根据不同时期的病机，结合患者的体质差异以及年龄、职业、性别、地域、损伤的程度和部位，综合辨证施治。

3. 育精血以治骨　苏玉新认为受骨骼外力而损者，必内伤于髓，导致肾精变化。骨折、脱位等病症一般都有骨伤精损的病理变化，尤是体虚、年事已高者，补肝肾、强筋骨之剂可遣而用之。如苏氏愈骨丸1号、精制苏氏接骨丹等。

4. 治法自然　顺应自然，适合人体为海城苏氏正骨所提倡，而肢体功能之需求，更是被格外重视。苏氏正骨"分神复位法"把正筋骨和行气血统一起来，重视复位作用和效果，还促进了局部气血的运行。苏氏正骨的"刚柔固定法"采用多层柳根木夹板固定伤损处，取法自然而疗效卓著。自然练功法强调全身运动，促进周身气血运行，患肢锻炼、呼吸吐纳、气功等方式，须尽早展开，促进患肢康复。

（二）流派特点

"分神复位""刚柔相济固定""内外用药""自然练功"，为海城苏氏正骨四法。在继承正骨八法和借鉴各家流派特点的基础上，形成了托腕按压法、推挤指叩法、四指托提法、顶推拉肩推迫法、旋腰扣棘法、膝顶旋腰法、屈髋屈膝外拉上提后牵拉法、两臂夹挤法等正骨方法。

1. 分神复位法　海城苏氏正骨多通过语言及动作，使患者注意力分散，刹那间施行复位，即后来所称的"分神复位法"。至于复杂病例，喷敷药酒使患肢寒凉，趁注意力被分散、肌肉得到放松之时，再行复位。苏玉新又将"分神复位法"做了进一步发展，嘱患者作深呼吸或咳嗽，或用语言诱导患者，同时进行手法复位，因出其不意，往往疗效显著。

2. 刚柔相济固定法　利用辽宁盛产的薄柳根木片，自制加工柳根木小夹板，根据骨折部位，选用单、双及多层组成夹板，布带结扎后用厚绷带整体包扎。

典型的正骨手法有：托腕按压法、推挤指叩法、折顶回旋法、举臂摇肩法、膝顶旋腰法、肩扛法、足蹬法、屈髋屈膝上提法等。此外，海城苏氏正骨还将手法与复位固定器结合，包括孟氏支架和单侧多功能支架结合，对于四肢骨折都要施行准确的复位。发明的髌骨骨折复位固定器、髋关节内支撑器、骨折固定加压螺纹钉、本奈式骨折经皮穿针外固定器、槽式骨盆复位外固定器等还获得了专利技术。

3. 自然练功法 海城苏氏正骨的"自然练功法"源于导引术，注重呼吸吐纳、静心引意。"吐纳功"静而默念，调呼吸，松身心、强身而延年。"吐纳功"的肢体运动，可防肌肉萎缩而促进功能恢复。损伤早期上肢练功方法有提肩吊臂势、抓空握拳势、摆肩飞翔势、持器摄物势、屈肘冲拳势、旋摇手腕势等。下肢练功方法有收股绷髌势、钩踝蹬足势等。脊柱的练功方法有意念引颈、挺腹张背势、弓腰收腹势。损伤中期练功有攀索站立势、举腿蹬足势、下地步履势、足底搓滚势、仰天俯地势、左顾右盼势、飞燕腾空势、抱头旋转势等。后期以行走、活动等功能锻炼为主。

（三）流派代表方

海城苏氏正骨依据骨折三期及患者病情，将分别予以精制接骨丹和接骨一至四号丸；海城苏氏正骨的象皮膏治疗创口久治不愈，疗效令人满意，还有人参木瓜酒、消炎膏、上下肢熏洗药半分等，均有佳效。

（1）活血化瘀止痛丸（原接骨一号丸）：功用活血化瘀，消肿止痛。用于：外伤跌仆，肿痛，筋骨断折，闪腰等。

（2）接骨续筋丸（原接骨二号丸）：用于各种损伤，风寒湿痹，肢体疼痛。

（3）补肾壮骨丸（原接骨三号丸）：用于肾虚腰痛，盗汗遗精，头晕耳鸣。

（4）抗骨关节丸（原抗骨质增生丸）：用于颈椎炎，肥大性脊椎炎，大骨节病等。

（5）骨坏死愈合丸（原苏氏愈骨丸一号）：用于各类型股骨头坏死及其他部位骨坏死。

（6）抗骨质疏松丸：用于肝肾两亏，脾胃虚弱，气滞血瘀所致各类骨质疏松症。

（7）上肢熏洗药粉（原熏洗药粉1号）、下肢熏洗药粉（原熏洗药粉2号）：用于各种风湿痹痛，骨关节损伤，劳损及骨折后期的康复。

（8）人参木瓜酒：用于风寒湿痹，筋骨疼痛，麻木。

（9）苏氏象皮膏：用于大面积压疮及创伤后感染，能煨脓长肉，祛腐生肌。

（10）接骨丸（原接骨丹）：用于各种跌打损伤，筋骨断折，腰寒腿痛，肿痛瘀血，烦躁不安，气血两亏。

华山正骨学术流派

孙华山，字荣，辽宁安东人，辽宁华山正骨学术流派代表性人物。14岁时，从父习医（其父孙永和，当地骨伤名医）。后遇清代山东地区华佗医派的传人马义，医技日益精湛，声名远播，曾外至多地扶伤。

曾在安东开设华山伤科医院，曾任鞍山钢铁公司铁东总医院骨伤研究所所长、沈阳市第二医院骨伤科主任，后成立沈阳市骨科医院，其间共培育了近80名中医骨伤接班人，包括子侄孙殿奎、孙殿臣、孙殿胜，及刘海起、智占孝、刘璞、徐中正、张天宝等，其中刘海起为第四代具有代表性传承人。

刘海起在沈阳市骨科医院工作期间跟孙华山老师学习五年，后在辽宁中医学院读研，之后留校。2011年，返乡成立辽宁省孙华山骨伤研究院、辽宁省手法诊疗研究会以及华山正骨学术流派。

黄恩申师从孙华山，向其学习中医骨伤，为沈阳市骨科医院主任医师，曾任副院长兼沈阳市创伤骨科研究所所长，其主持、开发的"股骨头康复片""壮骨片""舒筋活络液"，荣获了国家专利。

（一）学术思想

1. 内外兼治，重视气血 孙华山认为："伤科之症，以全身气血正邪虚实为本，局部筋骨损伤为标，治病必求其本，而本急当先治本，标急当先治标，故或本或标或标本兼治，必须谨守病机，各司其职。"

2. 以期分治，且以活血祛瘀为先　孙华山认为内治可分早中晚三期，临诊当先施以活血之类，血先得活，后瘀血自消，然骨始生也。

（二）流派特点

1. 强调摸筋诊断　华山正骨学术流派强调手摸心会，要求对损伤程度掌握需迅速准确，而且不使患者受摸掐骨折处之痛苦。

2. 重视手法治疗　华山正骨学术流派临诊时，以摸、接、端、提、拔伸等法为主，辅以按摩、推拿等法。刘海起主张摸法贯穿治疗过程始终，其中接、端、提三法，在骨折疾患中，使用较多。而推拿、按摩之法，则多用于软组织损伤。

"激怒整复法"：一些损伤较重的患者，太过紧张，无法配合诊疗者，孙先生先以语言将其"激怒"，转移其注意力，后趁其不备，施行治疗，往往疗效奇佳。

3. 固定方法　华山正骨学术流派在骨折整复后，坚持使用传统纸壳固定法（即先于患处外敷中药，再放置纸壳及棉垫，最后以布带捆扎固定）。

（三）流派代表方

1. 外敷药
独一散：功效为散瘀、活血、消肿、消炎、止痛、生骨等。

2. 内服药
（1）独一散：功效为清肺热预防肺炎。
（2）活血散：功效为散瘀、活血、消肿、止痛。
（3）乳没饮：功效为散瘀、活血、消肿、镇痛、消炎。
（4）接骨丹一号：功效为接骨、活血、止痛。
（5）接骨丹二号：功效为接骨、活血、消肿、镇痛、消炎。
（6）琥珀丹：功效为活血、散瘀、镇静、止痛、壮筋、接骨。
（7）舒络丸：功效为除风、去湿、活络、舒筋、续骨。

山　东　省

王　菊　芬

王菊芬（1938～2011年），男，生于山东省胶州市，曾任山东省文登整骨医院骨科主任，山东中医药大学骨伤系兼职教授，《中国骨伤科学》编审委员会委员，《中国中医骨伤科》杂志编委，中国中医院校骨伤科研究会理事，中国人才学会骨伤人才分会理事。

多年来在临床实践、教学和科研方面取得了丰硕成果，首创"滑膜次全切除血管束植入治疗小儿股骨头缺血性坏死"治疗思路。中国骨伤科的《骨科新技术荟萃》《百家方技精华》《中国中医骨伤科·科研精粹》等书对王菊芬的成果均有记载。王菊芬于1991年享受国务院政府特殊津贴，而后入选《当代世界名人传》《中国当代中医名人志》《中国发明家大辞典》等名人集录。

（一）学术思想

重视临床创新，发明讲求实用　长期的临床工作，王菊芬意识到临床创新的重要性，通过对中医骨伤科手法整复小夹板外固定的研究,王菊芬创新研制出平衡固定牵引架,用于治疗股骨干骨折,有效缓解了患者的病痛,相对减少了患者的治疗费用,该方法的临床普及使骨折愈合及功能恢复时间相较于传统疗法缩短一半左右。研制出的"SW-1型平衡牵引固定器"治疗不稳定性胫腓骨骨干骨折,大大缩短了患者的卧床时间,让患者的功能恢复过程得以加快。创新研制的"手法复位气垫靴固定治疗跟骨关节内骨折"解决了骨关节内骨折这一历史性难题。

（二）验案撷粹

双黄水连木洗剂治疗创口感染医案一则　患者,男,28岁。

主诉:左足踝部红肿、疼痛4天。

病史:因左足部及外踝部皮肤大面积裂伤在当地医院进行伤口清创缝合术。术后4天左足部及踝部明显肿胀、红热、疼痛而来院就诊。

诊查:左足背及外踝前、外方明显红、肿、热,压痛明显,创口处有脓性分泌物,间断拆除缝线,伤口部分裂开,有大量脓液外溢,创口面积为14cm×6cm。

中医诊断:疮疡。

西医诊断:左足踝创口感染。

辨证:患者术后伤口不洁,外邪侵袭,郁而化热,热盛肉腐,故见患处红、肿、热、痛,伤口有脓性分泌物渗出。

治法:清热解毒,祛腐生肌。

处方:金银花、黄芩、黄柏、水蛭、连翘、木瓜各15g,甘草10g。将上述药物加水2000～2500ml,浸泡2小时以上,文火煎煮15分钟后,蒸气熏蒸患处,待药温热无烫感时,过滤得药液,患处置入药液中浸泡。若药液凉冷,可将其温热后再洗,亦可边加温边泡洗。7剂,每日1剂,分早晚2次浸泡,每次15分钟至2小时。

复诊:患者1周后复诊,见创口周围稍肿,创口结痂无脓性分泌物,炎症消退,创口基本愈合。续方4剂,创口愈合。

按语:本方以清热解毒、祛腐生肌为纲,方中金银花、黄芩、黄柏、连翘四味共奏清热解毒之功;水蛭性迟缓而善入,效活血化瘀,消肿止痛,主攻久滞,可引药直达病所;连翘起消肿散结之功;木瓜可舒筋活络;甘草调和诸药。方中诸药相和,共起清热解毒、活血化瘀、祛腐生肌的作用。现代药理学研究表明,该方可杀灭或抑制病原体的生长和繁殖,增强白细胞的吞噬功能,保护毛细血管细胞的通透性,促进皮肤肉芽组织的生长。用液体纱布覆盖伤口,可使局部皮肤和肉芽组织迅速生长,使伤口在短时间内愈合,特别是对早期脓性分泌物较多的伤口疗效更佳。

朱 惠 芳

朱惠芳,男,1934年生于山东蓬莱,1948年10月参加中国人民解放军。1958年复员至山东省文登整骨医院,师从骨伤科名老中医孙竹庭。第二、三批全国老中医药专家学术经验继承工作指导老师,山东省有突出贡献的名老中医药专家,享受国务院政府特殊津贴。曾任中华中医药学会第三届理事会理事,全国中医药学会第一、第二届骨伤分会委员;曾任《中国骨伤》《中医骨伤科》《中医正骨》杂志编委。

（一）学术思想

1. 以古鉴今,重视手法　朱惠芳在骨伤临床中,十分重视对中国传统医学整骨手法的研究。在长期的医疗实践中,他认真研究前贤们的学术思想和临床经验,探求古训,博采众家之长,在发扬和创新的艰苦历程中,逐步形成了自己鲜明的技术专长和临床特色,在整骨手法研究方面独树一帜,提出手法乃正骨之首务,法当则筋续骨连,法误或不当,则不但达不到治疗目的,相反还会加重局部组织的损伤,给患者造成不应有的痛苦,甚者可严重影响患肢的功能,造成肢体的残疾。朱惠芳在整骨手法研究上首重基本功,触之于外,悉知其内;重视创新,研究骨伤规律,揣度创新手法。朱惠芳密切结合临床,在继承的基础上,潜心研究,在实践中探索创新,在《医宗金鉴》正骨八法和天津医院新正骨八法的基础上,发展形成文登整骨十二法,即手摸心会、体位牵转、推挤提按、成角折顶、牵抖屈伸、相向回绕、摇摆推顶、旋转回位、扣挤击打、撬拨扩新、夹挤分骨、按摩推拿。其中,牵抖屈伸、扣挤击打、撬拨扩新等创新手法的运用,使朱惠芳的整骨疗法在传统基础上得以不断完善和发展,为患者提供更为有效的治疗方法,提高了整骨疗法的疗效和安全性。朱惠芳的坚持和创新精神为整骨医学领域做出了重要贡献,也为后人提供了宝贵的临床经验。

2. 辨证为先,分期论治

(1)重视部位辨证:朱惠芳特别强调针对不同部位骨折采用不同方法治疗。如对下肢骨干骨折主张按骨折的发生部位和类型采用不同体位快速牵引自动复位的中西医结合的治疗方法。上肢骨折则倡导徒手牵引手法整复,如肱骨外科颈内收型骨折,是因跌倒时上肢内收、躯体后移所致,伤后骨折远端内收或向外成角,整复时须先顺势牵引,待骨折端重叠矫正后,再改为外展位牵引即可使骨折移位完全矫正。发生于骨干处的骨折要求功能复位即可,而关节内骨折则强调一定要解剖复位,否则影响关节功能活动。如股骨颈骨折,骨不愈合率及股骨头坏死率高,认为不宜盲目追求闭合手法复位。当患者年龄大、移位重时,主张手术切开复位内固定,同时还应重建股骨头的血运。

(2)重视软组织损伤辨证:朱惠芳认为在骨折整复施法中固然以早复位、早治疗为好,但亦应视伤处软组织损伤情况而酌情处理,在某种意义上软组织损伤的治疗要比骨伤治疗考虑得要更充分。如某部发生骨折,若遭受的暴力很大,或关节部位发生骨折,而就诊较晚者,则局部会出现严重肿胀,皮下有广泛瘀斑,甚至出现张力性水疱或皮肤损伤,可暂时不整复,先做临时固定,抬高伤肢,内服活血化瘀药物,外敷化瘀消肿散,待局部肿胀及张力性水疱好转后再行复位。骨折发生在关节内或附近,且移位严重者,主张及早整复,否则骨折的出血及渗出会加重肿胀及软组织损伤,同时也会加重整复的难度,施术时手法要轻、巧、稳、准,勿用暴力,以免再加重损伤。

3. 结合现代科技要素,创新发展骨伤学科　如何把现代科技与骨伤的治疗有机地结合,使患者痛苦小,疗效高,无并发症和后遗症,简便安全,已成为骨伤治疗学中探索的热点。朱惠芳坚持师古而不泥古,继承中求发展,探索中有创新的观念,在治疗骨伤中,倡导中西医结合,把现代医学的理论知识、科学成果与中医骨伤的手法整骨紧密结合。如手法复位经皮穿针内固定治疗锁骨骨折,经皮扩新内固定治疗陈旧性肩锁关节全脱位等,为中医整骨增添新的内容,提高了骨伤的治疗水平。面对近年来大量涌现的新型骨科内外固定器械,朱惠芳摒弃门户之见,欣然取而用之,并大胆提出"器械是手法的延伸""开刀不是西医的专利,中医也开刀,而且比西医早"等主张。

(二)经验方

复方蜈蚣散

处方:蜈蚣6份,淫羊藿3份,肉桂1份;研细粉成散装。

功能:温经通络、解毒散瘀、扶正托里。

主治:慢性骨髓炎,疮疡久不愈合。

用法:10g/次口服,2~3次/天,温开水送服。

方解:方中蜈蚣辛温,可解毒散结、祛瘀通络,虫类药物其性走窜故可"去恶血、治癥瘕",有小毒,临床运用需谨慎,成人日服12~18g;淫羊藿辛甘温,可补肾阳,强筋骨,宣痹散寒,为治筋骨挛急、四肢不仁之要药；肉桂辛甘大热，入肝肾经，可补火助阳，散寒止痛，有引火归原之奇效，与蜈蚣、淫羊藿共用，增强了两者温经通络、解毒散瘀、扶正托里的作用。

贾氏点穴疗法

贾氏点穴疗法传自清代山东崂山人李藏山，为其家传达摩秘功演化而来，后由其弟子贾立惠开枝散叶。贾立惠，山东崂山人，幼年时，曾向崂山国术教师高凤翔学习武术及点穴术。1988 年正式成立崂山区点穴康复医院，主持开展点穴疗法的医疗和科研工作。近年来，贾立惠与其侄贾兆祥于《山东医药》《新医药学》杂志上发表多篇关于点穴疗法的学术论文。所著的《点穴疗法》一书，已正式出版并翻译成英、法文两种版本，向国外发行。为推广贾氏点穴疗法，贾氏叔侄受上级医疗卫生行政部门的委托，先后举办了数十期点穴疗法推广学习班，培养省内外学员。1977 年，又在全省范围内举办了点穴疗法师资培训班，使贾氏点穴法开枝散叶，誉满全国。点穴疗法的历史悠久，其理论、技艺在中国传统医学中独树一帜，贾氏点穴疗法更将临床与科研相结合，归纳、总结点穴治病的实用性和科学性，丰富和推进其治疗方法与理论研究的发展。2014 年 11 月，中医诊疗法（贾氏点穴疗法）被列入国家级非物质文化遗产代表性项目名录扩展项目名录。

（一）学术思想

贾氏点穴疗法是根据中医经络理论，遵循辨证施治原则，在穴位和刺激线上运用武功点穴手法形成的治疗方法。该疗法指出气、血、精、神是濡养生命及维持人体生理功能的基本物质，而经络则是通行气血、营运阴阳、濡润筋骨、滑利关节的重要通道。人体一旦受到致病因素的侵袭，经气运行失调，易产生疾病。贾氏点穴疗法根据病症特点辨证论治，在相应的穴位和刺激线上，运用点、按、掐、拍、叩等不同手法，使"气"和"力"深入透达患者体内，激发经气，打通经络，调节营卫气血，调和脏腑功能，从而达到治愈疾病的目的。足内翻符合"阳缓而阴急"，足外翻符合"阴缓而阳急"，运用贾氏点穴疗法改善足内翻、足外翻症状，使阴阳"缓急"趋于平衡，恢复协调能力，从而达到病愈的目的。贾氏对其点穴疗法进行了系统的总结，其学术特点主要为：率迅力强，气速感大（经山东中医学院与山东工学院研制的推拿手法动态力学测定器测定，贾氏点穴手法虚点强度为 7kg，实点强度为 12.6kg）；立足整体，注重局部；分清"筋""骨"，以动为主；宁神守气，治病求本，本于神，不动则动，以动求动，勇于实践，善于实践；取长补短，充实发展。

（二）流派特点

贾氏点穴疗法在传统点法疗法基础上，根据现代力学原理，采用弹击点穴术，疗效更显著。其疗法常用穴位和刺激线：常用穴位约 1/2 为针灸的常用穴位，其余部分系点穴疗法的专用穴位，常用穴位有 144 穴（头颈部 34 穴，胸腹部 14 穴，脊背部 15 穴，上肢部 29 穴，下肢部 52 穴）。常用特定的刺激线有 16 条（上肢 6 条，脊背 2 条，下肢 8 条）。点穴疗法的基本要点如下。

1. 点法　是点穴疗法中最基本的手法，一般病症以及常用穴位、刺激线均可采用本法。要求医者精神集中，凝神于一指，运一身之"气""力"，通过上臂、前臂、手腕传导，直达指端。指端与患者的皮肤呈 60°～90°，迅速地叩点在选定的穴位或刺激线上，利用手腕及前臂的弹力，将指端迅速抬起。如此反复叩点，一般 2～3 次/秒，快时 4～6 次/秒，叩点时，由于用力轻重快慢的不同，可分为一虚二实、二虚二实、三虚二实、五虚二实 4 种不同节律，并有轻、中、重 3 种不同点法。点法的手势分一指点、三指点和五指点 3 种。

2. 按压法　是利用拇指按压的方法。根据拇指的指端向上下左右拨动或指端转动而分为"按拨法"和"按扭法"。此法力度较大，是一种强刺激手法，有镇静、活血、止痛、解痉的作用，多用于实证。

3. 掐法　指用拇指或食指爪甲在患者的手（足）部的指（趾）甲根和关节进行爪切。主要用于治疗各种瘫痪症、脑病的共济失调、头痛、外感发热等。

4. 拍打法　是一种带有振动性的中等刺激手法，一般部位均可运用，具有行气活血、疏通经络、健脾壮肾等作用。

5. 叩打法　刺激面大，作用同点法。应用时又分指腹叩打和指尖叩打 2 种操作方法。

6. 扣压法　是将五指并齐，用双手指尖扣压的方法，为按压法的辅助手法，关节进行牵拉，多用于治疗关节肿胀、指（趾）屈伸不利。

7. 抓拿法　有疏通经络、行气活血的作用。

8. 捏挣法　用拇食两指捏住患者指（趾）关节进行牵拉，多用于治疗关节肿胀、指（趾）屈伸不利。

9. 捶打法　对肌肉萎缩的患者疗效较好。

10. 矫形法　"整膝法"用于婴儿瘫痪、脑性瘫痪、截瘫等；"整足法"（压膝整足、推足按膝和压足整足）用于婴儿瘫痪后遗症、脑性瘫痪、截瘫、先天性马蹄足等引起的足下垂或足内翻；"按足背法"用于仰趾足、弓形足、足内翻等；"按臀法"用于婴儿瘫痪和脑性瘫痪引起的诸关节挛缩；"分髋法"用于脑性瘫痪和婴儿瘫痪引起的髋关节内收挛缩。

（三）临证医案

1. 治疗脑性瘫痪医案一则　患儿，男，5 岁。

主诉：患者出生时缺氧引发脑性瘫痪，现有发育迟缓，语言不清，肢体活动受限，行走困难。

中医诊断：脑病后遗症。

西医诊断：脑性瘫痪。

病史：出生时因难产出现缺氧状况，诊断为脑性瘫痪。患儿发育迟缓，反应迟钝，智力发育水平较低，能发出简单音节但不清晰，可听懂简单指令。查体示双上肢活动受限制，不灵活，难以自由持物；双下肢肌力过强，腱反射亢进，双髋关节及膝关节屈曲拘挛，双足下垂，难以自立，交叉步态，扶物情况下可短距离行走不足 10 米，遂来我院就诊。

治疗诊查：

（1）按压翳风、垂根、屏间、鼻隔、听宫、风池、翳下、人迎，叩压枕部、颈后部、颅两侧，按压四神聪，沿大骨缝叩打头部。

（2）掐四肢指关节、趾关节，手法要稍重，有节律地掐5～10 遍。

（3）点按患儿上肢第 2、3、5、6 刺激线，下肢第 1、2、4、5、7 刺激线，每条刺激线点按 3～5 遍。对主要穴位的手法要稍重，点按次数要多。对于有酸、麻等敏感反应的穴位要施以按压、按拨或按转等手法。上肢常用穴位有曲池、臂外、肘内、臂内；下肢常用穴位有麻筋、腓中、胫中、浮郄、阳下、委中、足三里、阴陵泉、起膝、股外、臀外、腰眼。

（4）点按背部双侧第 1、2 刺激线 3～5 遍，手法稍重，自上而下按拨 2～3 遍。

（5）用拍打法拍打胸部 2～3 遍。

（6）用整足法纠正足下垂。

1）压膝整足法：患儿仰卧，将患肢屈曲抬起，患肢膝上缘紧贴同侧胸部，医者一手握踝关节上方，另一只手按压膝上缘。

2）推足按膝整足法：患儿仰卧，医者一手按压膝部，一手握足，掌适当稍用力往前推。

（7）用按臀法及分髋法纠正髋关节挛缩。

1）按臀法：患儿俯卧，医者一手握住患儿小腿将其固定，另一手置于两臀间向下按压。

2）分髋法：患儿取仰卧位，双下肢屈曲外展，医者两手分别按于双膝上方内侧，向外上方按压。以上治疗宜每日 1 次。

治疗 1 个月后，患儿站立时可双足跟着地，无须扶持，自行蹒跚行走 20 余步。治疗 2 个月后，下肢交叉步态有较大改善，患儿可独立行走约 100m，上肢活动较以前灵活。治疗 6 个月后，双下肢步态接近正常人，虽不灵活，但可无间断行走约 400m，双上肢可持物，基本实现生活自理。

按语：患儿诊断为脑性瘫痪，治疗重点在于改善肢体功能和缓解肌肉拘挛，本治疗方案采用了中医穴位按摩和推拿手法，通过刺激特定穴位和经络来促进气血流通，缓解肌肉紧张和拘挛。按压和叩打头部及颈部的特定穴位，如翳风、垂根、屏间等，可缓解头部和颈部的紧张，改善神经功能。对于四肢，抬压指、趾关节和点按上肢及下肢的刺激线，可增强四肢的血液循环，减轻肌肉僵硬。

2. 治疗坐骨神经损伤医案一则　患儿，男，3 岁。

主诉：患者因注射后右腿运动障碍，行走不便。

病史：2 岁时因感冒在臀部肌内注射后出现右腿运动功能障碍，行走不便，诊断为坐骨神经损伤，经多方治疗无效，遂来我院就诊。

诊查：右腿萎缩明显，右腿围最大处较左腿短 2cm，右足足尖下垂，足跟不能着地，足向内侧翻，足尖不能抬起，足不能背屈和外翻，足趾不能伸张，呈"马蹄内翻足"；平躺时右腿后侧肌肉拘紧，肌张力较高，右腿可抬起，但不能抗阻，肌力水平 3 级，小腿前外侧、足背和趾面感觉障碍；水平行走困难，右腿抬高呈"跨阈步态"。

中医诊断：坐骨神经痛。

西医诊断：坐骨神经痛。

治法：①掐右足趾甲根、趾关节，手法宜稍重，有节律地掐 5～10 遍。②拉右腿，按压腰椎骶髂关节，顺序为先骶髂，后腰椎。③点按患儿右腿第 2、6、7 刺激线，每条刺激线点按 3～5 遍，对主要穴位的手法要稍重，同时按压棘中、臀外、环上、委中、委上、浮郄、阳下、腓下、腓中、腱外、腱内等。点按患儿第 1、8 刺激线下段，重点点按足三里、丰隆、溪上、大趾间、小趾间等。④用压膝整足法、推足按膝整足法和按足背法纠正"马蹄内翻足"。

处方：按足背法：患儿仰卧，足掌放平，医者一手置于患儿足掌前下方，另一手掌心放于足背中上方，用力快速按压。以上治疗每日 1 次。治疗 1 个月后，患儿足内翻情况改善，足可背屈，右腿后侧肌肉较之前松弛，行走能力改善。

治疗 3 个月后，足内翻基本消失，小腿前外侧、足背和趾面感觉恢复，足趾活动较自如，行走时右腿略抬高，步态较前有很大改善，右腿水平抬起可对抗一定阻力，右腿大腿围增粗，双大腿围差距缩小至 1cm。治疗 6 个月后，右腿大腿围同健侧，右腿功能恢复，行走及步态均已正常。

按语：3 岁男童因坐骨神经损伤导致右腿运动功能障碍，采用推拿和按摩方法治疗，可缓解肌肉紧张，改善神经功能，从而恢复肢体活动能力。其核心在于通过物理手段改善局部血液循环和神经功能，从而促进受损肌肉和神经恢复。

梁 氏 正 骨

梁氏正骨，始于明代，传承至今，历 14 代，已三百余年。梁氏正骨创始人是明代的梁遂先生，梁遂幼年苦读诗文，过目成诵，无心仕途，潜心研究医学，而为良医，尤为擅长治疗骨科。后经历多代传承至梁瑞图。梁瑞图，字增生，整理完善了梁氏骨伤科，据 1929 年《泰安县志》载："梁瑞图先生，字增生，号莲峰，安驾庄人，精岐黄并发明接骨，凡跌打车轧皮不破而碎骨者，先接好，以膏药贴患处，再用竹木逼挺，无使错乱，不数日结成一片，愈后尚能负重其效实过西人，世传遗术，远近赖之。"梁瑞图传侄梁毓华，毓华传子圣泉。梁圣泉，字时渠，精岐黄，专骨伤科，恭名求医者众，门庭若市。近者周围各县，远者东北三省，凡求医无力付资者，施术舍药。圣泉传子桂荣。梁桂荣博采众家之长，在实践中，规范正骨十四法，著有《梁氏骨伤科辑要》《内科辨览》，为子侄授业教本，惜世事多变，在日寇侵占家乡，全家逃难时，居家被焚，化为灰烬。随后梁氏正骨的传人们肩负起了传承的历史重任，经战乱，至建国，到地方的联合诊所，一路走来，修身敬德，始终坚守着祖上创下的基业，精心钻研，反复实践，总结了大量的骨伤科诊断、治疗经验，至今享誉一方。随着传统文化的复兴与有效传承，"安驾庄梁氏正骨疗法"被列入山东省非物质文化遗产传统医药类保护项目，走向了世界，载入了史册，为国家的传统中医药事业增添了光彩。

（一）学术思想

1. 注重整体辨证　梁氏正骨认为人是一个独立完整的有机整体，由皮肉、筋骨、经络、脏腑、气血等组成，各组织器官相互制约，相互协调，相互为用。人体某处受到伤害，均可引起全身症状。在辨证方面，既要重视局部辨证（如骨折、畸形等），又要重视整体辨证（如失血、创伤性休克等），二者不可偏废。在治疗上，要分清主次缓急。折必伤及气血，波及脏腑。伤损致瘀，能影响气血运行；失血则气虚血虚，导致脏腑功能低下。正如陈士铎《辨证录·接骨门》指出的治疗骨折伤损"必以活血化瘀为先，血不活则瘀不能祛，瘀不去则骨不能接"。骨折早期应施以活血化瘀之剂，这样有利于血肿吸收和骨折愈合。固定肢体后，可导致气血运行不畅，治以温阳益气、养血舒筋活络、补益肝肾之剂，以促进骨折愈合和肢体功能的恢复。

2. 筋骨并重　人体筋骨相互依存，相互为用。骨是躯体的支架，筋则起连承作用。筋骨维持机体的立身和运动。筋依附着骨，骨维系着筋，骨居其里，肉围其外。一旦伤损，轻则伤皮肉及筋，重则伤筋及骨，造成骨折。不论闭合损伤或复合损伤，均可出现肢体功能障碍。临证时，必须筋骨并重，不但要治疗骨折，还要及时治疗软组织损伤。如小腿骨折因挤压伤所致筋膜间隔室综合征，患肢高张力血肿，此时必须及时减压，否则会导致患肢坏死，甚至危及生命。可用中药清热解毒，破瘀，迅速消除血肿。筋肉损伤若得不到及时的治疗，也能影响肢体功能的恢复，如大面积潜行性剥脱性损伤，则应以益气止血、祛瘀生新为原则及时治疗。

3. 内外并重　骨损伤必然累及气血。临床必须细诊详察，根据病情变化，先抢救危及生命的内伤，再处理骨折、筋伤。治疗骨伤时，既治内损又治外伤，先整复固定骨折，然后内服活血破瘀之剂或行气活血之剂，纠正气滞血瘀。在内部用药的同时亦不可忽视局部外用药物。梁氏骨科遵《内经》整体观，四诊合参，辨证施治。损伤初期，络脉瘀阻，肿痛并见，治以活血破瘀通络，或清热凉血祛瘀，或益气活血祛瘀。1周后瘀血已祛，络脉通畅，为筋骨的修复创造了内环境。虽气血脏腑功能有了生机，但损伤之后必虚，此时处方以益气养血、活血通络，或益气养血、养肝补肾、壮骨通络为主。对于跌损、闪挫、创伤、骨折、脱位均外敷梁氏接骨膏药，后期施五加皮汤烫洗。

4. 动静兼顾　为维持骨折、关节脱位整复后的良好位置，正确的固定是治疗骨折的重要手段。但固定不可以长期制动、静息：长期制动、静息，会影响肢体的气血运行，并导致肢体关节僵硬、骨质疏松、愈合迟缓、肢体麻木、功能障碍等。所以在骨折固定5天内，骨折固定肢体两端纵向相对叩击，每天2～4次，使两断端紧密嵌插结合，相互刺激，有利于促进骨折愈合，切忌粗暴动作，以免固定失控，造成两断端重叠、成角或肢体旋转的不良后果。5天后在医护人员指导下，进行练功活动。练功活动的原则，是在不破坏固定，不造成移位，不妨碍骨折对位及愈合的情况下，根据肢体功能范围，视病情，分步骤，循序渐进地进行肢体及全身的练功活动，从而促进气血运行，达到祛瘀生新、舒筋活络的作用，预防肌肉萎缩、关节僵硬、骨质疏松。

（二）流派特点

1. 手法特点　梁氏正骨认为在骨伤科临床诊断与整复中，手法相当重要。骨折、脱位的整复、解除固定后协助练功，均需辅以手法。主要包括诊断手法、骨折复位手法和关节脱位复位手法。

（1）诊断手法是医者在明了受伤的病因、部位和伤势的情况下进行的一种手法。目的是通过手法触摸、按压、摇动、叩击、量诊，综合掌握伤情，做出正确的判定和诊断。诊断手法是在熟悉人体骨骼、关节、筋脉特征的基础上，通过大量实践积累而形成的。检查时主张由远及近，由轻到重，由浅入深，或施以叩击，或施以触摸，目的是辨清骨折类型、错位重叠和筋肉扭伤、挫伤、撕断裂伤等情况，必要时借助 X 线、CT、磁共振等设备，做出更为准确的诊断。

（2）创伤骨折大多有错位重叠、肢体旋转收缩等情况，如不使其恢复常态，轻则影响肢体功能，重则造成残废。在整复治疗时，尽量恢复肢体长度，矫正旋转畸形及各方向的错位，尽量达到解剖对位和功能对位。常采用的手法有拔伸牵引、旋转屈伸、折顶裹旋、夹挤分骨、摇摆触顶、按摩推拿等。稳、准、轻、巧的熟练手法是整复骨折的关键环节，简单粗暴的整复手法，可加重患处的损伤。如多发性肋骨骨折以粗暴手法整复，可能造成气胸，甚或危及生命，因此梁氏正骨强调切忌简单粗暴的检查、整复。

（3）关节脱位多由外力跌打、牵拉、闪挫所致。整复关节脱位，必须训练有素、手法熟练，以旋转拔伸为主，辅以其他手法。新鲜性脱位用力要轻巧；陈旧性脱位，一定要在麻醉下施术，先松解粘连，再行手法治疗。关节脱位必须以手法整复、归原，以恢复关节正常功能。复位后 3 天（特殊如小儿桡骨头半脱位、下颌关节脱位除外）即可在健肢的扶持下进行小幅度的练功活动，以免造成关节周围组织粘连、肌肉萎缩、肢体废用。

2. 外固定特点　外固定是为了维持整复后的良好位置，防止移位，保证正常的愈合过程和固定后的肢体练功活动。外固定是治疗骨折、脱位必要措施。梁氏正骨所用外固定器材有杉树皮夹板、木夹板、石膏、牵引架、固定支架、绷带等。外固定必须选用适当、轻巧、稳妥器材，必须遵循一定的规律和原则，即有利于修复的稳定环境，有利于肢体的气血运行和练功活动。固定夹板必须有一定的长度，长短以不超过关节为准，宽窄按伤势选制，固定时间以临床愈合为宜。

3. 用药特点　梁氏正骨用药在整体观的指导下，从气血、脾肝肾等方面辨证施治。骨折分早、中、后三期辨证论治。早期宜活血祛瘀，四肢损伤以十三味总方为主治疗，而头部外伤首选血府逐瘀汤、胸胁部损伤选复原活血汤、脊柱骨折血肿选大成汤化裁。中期治则为和营止痛，接骨续筋，重视虫类接骨药的应用。后期补益气血，补肝肾，壮筋骨，多选八珍汤、十全大补汤、六味地黄汤治之。配合梁氏特色接骨膏药，内服外敷，疗效显著。后期应用五加皮汤熏洗，舒筋活络，促进肢体的功能活动早日恢复。

（三）流派代表方

1. 梁氏接骨膏药

组成：乳香、没药、血竭、儿茶、大黄、千年健、海风藤、川乌、草乌、桂枝、苏木、自然铜、豹骨、虎骨、象皮、当归、川芎、防风、白芷、羌活、独活、龟板、穿山甲、苍术、秦艽、威灵仙、木瓜、牛膝、土鳖、五加皮、延胡索、骨碎补、白芥子、斑蝥等。

功用：活血化瘀，续筋接骨，祛风除湿，理气止痛。

主治：皮肤未破之骨折、脱位、伤筋等。亦可治骨不连、骨缺血性坏死、颈肩腰腿痛等。

用法：上药武火炸枯，文火熬至滴水成珠，用樟丹收膏。根据骨折损伤的面积大小摊布，3～4周更换 1 次。

2. 梁氏创伤膏

组成：天麻、桂枝、独活、白芷、防风、苍术、木瓜、五加皮、透骨草、艾叶、土鳖虫、川椒、威灵仙、川乌、草乌、秦艽、地风藤、千年健、乳香、没药、杜仲、儿茶、续断、血竭、自然铜、当归、赤芍、红花、鸡血藤、海风藤、青风藤、全蝎、毛姜、荆芥、生地黄、牛膝、麻黄、象皮、梅片各 3g，蜂蜡 75g，香油 500g。

功用：祛风渗湿，活血止痛，消肿排脓，祛腐，解毒生肌。

主治：侵性感染伤口，如伤口长期不愈合、骨髓炎、慢性溃疡及烧烫伤等症状。

用法：将上药（蜂蜡、梅片除外）一起倒入锅内，用武火煎熬，并用鲜柳枝不停搅动，待锅内之油有黄沫伴出烟时，改文火继熬，视象皮溶化后，将药渣捞出，然后将蜂蜡入锅内溶化自然冷却，等膏温降至 60℃左右时再将梅片放入搅匀，冷却后置入无菌器皿内备用。用时以生理盐水棉球消毒伤口后，将适量创伤膏涂在纱布上敷于创面，包扎固定。每 2～3 天换药 1 次。

邹平刘氏正骨流派

刘氏家族从明朝时开始，世代传习少林派的武技和治疗跌打损伤的医术，融武技与医术为一体，二者相辅相成、相得益彰。经过数代传承，武技逐渐退居次要，而正骨医术则占据了主要地位。随着时代的进步和科学技术的发展，经历代传人的不懈努力和继承发扬，形成了流派的独特风格，成为我国著名的少林伤科流派之一，其代表人物刘道信，自幼随其父刘兑峰、其叔刘仙峰日习武艺，夜学正骨。稍长就私塾读书，成年至北京行医，在骨伤界享有盛名。其亲传弟子崔萃贤、鹿焕文和田纪钧继承刘氏传统，博采众长，融会贯通，将刘氏正骨流派予以推广。

（一）学术思想

1. 手摸心会，有的放矢，灵活轻巧，对症而施 近年来，在此思想指导下，刘氏正骨流派倡导"手法处方"的应用。将诸多手法简约地划分成局部调整、周围调节和活动肢节三类，提纲挈领地概括所有类别的手法。对上环，以"牵拉端送略带旋势，转动使活合槽归位"为要领，强调整复是一个连续过程，必须一气呵成，切忌截然分开。对复位困难的类型，采用转换过渡的方法，变难为易。对错骨缝，认为"骨折环必错，筋伤多错缝"，强调不论骨折或伤筋，都要先检查骨缝是否平整，如有错动移位必先整复。在脱位整复以后，也要注意是否遗有错骨缝。实践证明，重视骨缝的改变并及时予以矫正，对加快功能恢复、减少骨折和骨折后遗症的发生都有重要意义。对伤筋，强调必须在触摸到筋的病变以后，方可采用基本手法配合对症手法进行治疗。反对在没有手法治疗指征的情况下，盲目成套地滥用手法。

2. 注重功能复位 刘氏正骨流派对接骨，注重功能及外形的恢复，不苛求断端解剖对位，强调排除骨折处上、下关节错骨缝及复位后纵向推碰和骨折肢体的适度活动。他对无明显移位的撕裂性骨折和四肢末梢的粉碎性骨折等，不用固定方法治疗，可减少因长期捆扎固定而造成变形、引起关节强直以及肌肉萎缩等现象。由于不捆绑患部可以经常施以按摩或熏洗，使各组织都能照常进行新陈代谢，为损伤处的机能恢复提供了有利的先决条件，缩短骨折愈合时间。

（二）流派特点

1. 手法特点 刘氏正骨流派治疗手法讲求刚劲迅猛，并以按穴治伤、指功点穴和按穴加减用药为特点，一般常用捏、提、按、拨、点、颤、鼓、拿、压、挤、牵、揉、推、端、续、整等十六法。

要求术者手摸心会、稳准巧快，要求助手心领神会、默契配合。

（1）接骨手法：步骤是：减重松筋—吻合关节—顺伤牵引—逆伤整复—轻放轻推—活动肢节。

（2）关节脱位整复手法总要领：拉、别、旋、送、回转、旋动，一气呵成，转换过渡和分次完成。

（3）治筋手法原则：①治疗前，必须确诊是伤筋，并能摸到筋肉病变的部位，方可实施手法。②手法治疗的根本点是解除筋肉的各种病变。③肿胀严重，并继续发展的阶段，禁做或少做局部调整手法，只宜在局部加压、制动和内服、外用药物，必要时适当做周围调节手法。④肿胀不再发展，伤情已趋于稳定时，先做局部调整手法复正筋位，再配合周围调节手法疏导通散。⑤筋歪者宜尽早复正；筋走者需待筋肉肿胀消退后，再复位归槽；筋裂者应先理顺筋肉后，再制动使其愈合。⑥伤筋的中期和后期，必须多做周围调节手法，使经络通畅，否则邪无去所，后患无穷。⑦必须先松筋、后牵拉，且牵拉力不可过大，达病即止。⑧活动肢节时，范围应由小渐大，方向应由少渐多，切忌过急、过猛、过度；治筋手法的顺序：放松筋肉、行气活血—解除病源、回位归槽—循经按揉、疏通经络—牵抖转动、展筋活节。

2. 外固定特点　固定的步骤及要领：①贴敷"麝香接骨膏"，伤重者全贴，伤轻者夹缝中贴。②用纸绷带环绕伤处。③用竹夹板环围，布袋扎紧。④伤重者在竹夹板外面再用木制大夹板加固，增强约束力。⑤上肢悬吊，下肢沙袋撑靠。

3. 用药特点　刘氏正骨流派自制的丸、散、膏、丹，如"正骨紫金丹""跌打丸""麝香接骨膏""接骨散""金刀铁扇散"和"红衣洗药"等，无论外服或内用，方中均偏重活血舒肝，尤喜用马钱子。

山　西　省

邹　本　贵

邹本贵，男，生于1962年12月，山西省太原市人，教授、主任中医师。邹本贵耕耘于中医骨伤科临床、科研、教学工作二十余年，遵循中医从临证中总结经验、在临证中验证理论的研究途径，逐步形成了骨关节疾病、骨质疏松症的中医辨证治疗思路，并取得了良好的临床疗效，年门诊量2500余人次。主持省卫生厅科技攻关项目1项。发表学术论文20余篇，出版学术著作10余部。

（一）学术思想

1. 注重整体辨证　邹本贵以辨证论治为基础，临床用方少而精，运用方剂既采经方之长，又取时方之效，注重抓主症，灵活取方，辨证施药，且药专效宏，讲究"方病结合，方证相应"，对于经方和时方在骨科中的运用颇有心得，治疗慢性腰腿痛临床疗效显著。

2. 损伤之初主活血化瘀，兼以辨证施治　损伤初期，局部组织损伤，脉络损伤致血溢脉外、肿胀疼痛，若此期瘀阻不祛，则骨难以续接。邹本贵善用一盘珠汤、桃红四物汤和复元活血汤等经方，并在此基础上加以创新，根据三期辨证原则治疗骨科损伤疾病的临床疗效显著。

3. 从血瘀致病论治腰椎间盘突出症　邹本贵通过多年临床工作总结出"腰突症乃血瘀致病"的理论，即在肝肾亏虚的基础上，机体受到外邪或外伤等作用，或是猛烈的急性损伤或长期的慢性损伤等作用，造成的机体经脉闭阻，瘀血阻滞。邹本贵提出腰椎间盘突出症的基本治法为"活血化瘀、利水消肿"。

4. 多维度理念治疗膝关节疾病　邹本贵指出膝关节疾病的病因病机为虚、邪、病理产物三者并存，经络痹阻而成，临证时根据主次辨证论治，治以扶正祛邪、清痰化瘀为主，佐以通经活络。虚以肝、脾、肾为主，邪以风、寒、湿为要，病理产物以痰、瘀为重。根据该病虚、邪、病理产物三者并存及经络痹阻的病因病机特点，邹本贵从补虚、祛邪、清痰瘀、通经活络等方面入手，结合多年临床经验及北方寒重的地区特点，灵活运用 3 个药方加减治疗膝痹。二仙汤加减治疗肝脾肾亏虚型膝痹，独活寄生汤加减治疗风寒湿痹型膝痹，活络效灵丹加减治疗痰瘀痹阻型膝痹，依据辨证随证加减及结合手法治疗。

5. 通治气血，以经方搭配骨科三期辨证思路治疗颈椎病　邹本贵在治疗颈椎病时常从中医经典著作出发，善于运用经方理论思维。在治疗上，既重视辨病在气或在血，治法上强调舒筋理气行血，兼以平补肝肾，活血化瘀，配合骨科三期辨证思想论治颈椎病的同时，也主张药理调护与功能锻炼相结合的治疗手段，在治疗颈椎病方面常能收获满意疗效。临床上擅用黄芪桂枝五物汤治疗神经根型颈椎病和小柴胡汤治疗椎动脉型颈椎病，且其临床疗效显著。

（二）验案撷粹

1. 治疗风寒湿证型颈椎病医案一则　患者，女，54 岁。

主诉：右上肢麻木、抽痛 2 个月余。

病史：患者于 2 个月前无明显诱因出现右上肢麻木、抽痛不适，期间曾在当地诊所进行推拿针灸治疗，未见明显好转，今日觉症状加重，遂来就诊。患者诉两个月前无明显诱因出现右上肢麻木、抽痛不适，既往有颈部疼痛病史，长期伏案工作后症状加重。

诊查：颈肩部肌肉僵硬，颈椎棘突压痛明显，压颈试验阳性及臂丛神经牵拉试验阳性，颈椎MRI 提示颈椎生理曲度改变，颈椎骨质增生。舌暗红，苔黄，脉弦细。

中医诊断：眩晕。

西医诊断：颈椎病。

治法：温阳通脉，宣痹止痛。

处方：葛根 20g，黄芪 20g，桂枝 12g，生白芍 30g，当归 12g，川芎 12g，泽兰 12g，苏木 12g，三七 3g，延胡索 12g，羌活 12g，威灵仙 12g，薏苡仁 20g，黄柏 12g，知母 12g，炙甘草 6g。7 剂，水煎服，每日 1 剂，早晚分服。

复诊：经上方诊治后，右上肢疼痛麻木感较前减轻，舌淡红，苔黄腻，患者诉口苦，排便困难，续服上方，加黄芩清利湿热，通经活络。

三诊：诉疼痛减轻，颈部酸困，右上肢仍有麻木感，舌质红，苔黄腻，脉弦，续服上方，加苍术健脾燥湿。

按语：患者为中年女性，长期伏案工作后致右上肢麻木窜痛，症状符合血痹之肌肤不仁。痹者，痛也，所谓痛者，不通则痛，不荣则痛。患者本因长期坐姿不当，而致筋骨劳损，日久气血虚弱，阴精亏损，筋骨失于濡养，即不营则痛。邹教授认为黄芪桂枝五物汤本身中蕴含多方疗效，功效囊括桂枝汤和小建中汤，用方得当，是既补气益血，又能行气活血的良方。方中桂枝、芍药取桂枝汤中调和营卫之功效，并重用芍药，取其酸甘化阴，有缓急止痛之用意，可治以中焦虚劳所致各种疼痛。黄芪味甘性温，功可补气升阳；配合当归，取当归补血汤之意以补气活血止痛。重用葛根与黄芪搭配，葛根解肌止痛，善治项强，能起津液而生气阴，濡润经脉，而舒其拘挛，是治疗疼痛之要药；黄芪益气补血，二药相伍，达益气止痛之功；且现代药理研究表明葛根具有神经组织保护功能，能对抗因缺血缺氧所致的神经损伤。方中加入威灵仙，加强祛风散寒、通络止痛之功，同时威灵仙可以宣通十二经络，载药直达病所。所以注重并调气血的中药，则可以从多个环节改善或消除颈椎病的症状互生。

2. 治疗阳虚寒凝型膝骨关节炎医案一则　患者，男，64 岁。

主诉：右膝关节疼痛半年余。

病史：患者半年前无明显诱因出现右膝关节疼痛，活动时加重，右下肢畏寒。

诊查：右膝屈伸不利，关节内侧压痛，舌质暗淡，苔白，脉沉缓。X线检查显示：右膝骨质增生。

中医诊断：膝痹病。

西医诊断：右膝骨关节炎。

治法：温阳散寒，祛湿止痛。

处方：仙茅12g，淫羊藿12g，巴戟天12g，当归12g，知母12g，黄柏12g，杜仲12g，牛膝12g，泽兰12g，苏木12g，威灵仙12g，炙甘草6g。7剂，水煎服，每日1剂，早晚分服。盐酸氨基葡萄糖片（0.24g/片）口服，每次0.48g，每日2次。

复诊：患者治疗后疼痛稍减，右膝功能可，内侧有压痛，舌淡，苔黄腻，脉沉缓。原方加苍术12g、薏苡仁12g。7剂，水煎服，每日1剂，早晚分服。盐酸氨基葡萄糖片用法同前。

三诊：患者疼痛减轻，眠差，舌暗红，苔稍黄腻，脉沉。原方加柏子仁12g、炒酸枣仁12g。7剂，水煎服，每日1剂，早晚分服。盐酸氨基葡萄糖片用法同前。

按语：中老年人脏腑、腠理为虚，易感受风寒湿，痹阻肢体关节，气血不畅，则见膝部重痛，久则经脉失养，肢节屈伸不利。寒邪损伤阳气，或阳虚阴寒内盛，形体失却温煦，则形寒肢冷，触之不热，得热痛减，遇寒加剧。舌质暗淡，苔白，脉沉缓为一派寒湿阻络之象。方中仙茅、淫羊藿、巴戟天性温不燥，起补肾壮阳之功；知母、黄柏性寒而入肾经，可泻相火而坚肾阴；当归具有补血和血之效；杜仲补肝肾，强筋骨；泽兰活血化瘀；苏木祛瘀通络；威灵仙祛风湿，消骨鲠。方中辛温与苦寒共用，壮阳与滋阴并举，温补与寒泻同施，其功在于既温而又不燥，既寒而又不凝滞，既补而又不温热，强肾无燥热之偏，益精无凝滞之嫌，尤以温肾阳、补肾精、泻相火、滋肝肾之阴、调理冲任、平衡阴阳等见长，使阴得阳助而泉源不竭，阳得阴助而生化无穷，达阴阳调和之目的，而诸症除。

陕 西 省

郭汉章

郭汉章（1961～2002年），男，1916年生，河南洛阳平乐村人，生于医学世家，祖传正骨数百年，自幼随先祖习医，悬壶于乡里，每逢乡里迁坟开棺松骨之时，必立于左右，俯身倾耳，详查骨骼关节联结之精巧，久之，皆熟记于心。1956年，郭汉章献出家传秘方，以造福更多患者，先后参与编著新中国第一部中医骨伤科专著《实用正骨学》、主编《中国骨伤学丛书·卷二·诊断学》。鉴于郭汉章在中医骨伤领域的突出贡献与成就，1991年和1997年被国家人事部、卫生部、国家中医药管理局评定为全国老中医药专家学术经验继承工作指导老师，全国名老中医，享受政府特殊津贴。

（一）专长绝技

创新"正骨八法"　郭汉章强调治疗时，医者要集中精力，通过各种施术手段，按照术前既定整复方案，将八法有机运用于整复全过程，施法宜巧、准、稳、柔。郭汉章主张力达"法之所施，使患者不知其苦"的境界。郭汉章认为不仅要注意复位和固定，体位也很重要。如果体位不当，即使复位满意，固定合适，骨折仍可能移位。如股骨转子间骨折（顺间型），进行下肢牵引后，应将患肢保持于外展20°～30°中立位，否则易发生髋内翻及外旋，日后易产生跛行。又如肱骨中段骨折，向外成角移位，复位后小夹板固定，并将患肢固定于外展支架上，保持肘关节屈曲90°，上臂外展70°～90°，以防骨折向外成角。郭汉章根据自己多年临床经验，总结出15字要诀，即"复位是目的，固定是手段，体位是关键"，贯穿于治疗始终。

（二）验案撷粹

治疗骨不连病医案一则　曹某，女，70岁，西安人。

主诉：右股骨术后疼痛10个月余。

病史：患者于2010年1月初不慎从楼梯上摔落，遂于某医院就诊，诊断为"右股骨干下1/3粉碎性骨折"，给予"右股骨干钢板螺钉内固定术"，术后6个月，患者在步行及负重运动时感患侧疼痛明显，遂拍片复查，X片示：骨折端间隙存在，骨质轻微疏松，骨折处愈合缓慢。医生嘱咐患者在家拄拐并继续锻炼观察，并予中成药及钙片口服保守治疗。用药后未见好转，患者考虑自身原因拒绝再次手术，经介绍来我院寻求中医保守治疗。

诊查：X线片显示右股骨干下段骨折呈螺旋粉碎性，骨折线清晰，断端无明显骨痂形成，骨质密度下降。

中医诊断：骨不连。

西医诊断：骨折不愈合。

治法：祛瘀生新，补骨强筋，通络止痛。患者长时间没有对症治疗，导致身体状况较差，年龄较大且伤在下肢，经研究讨论先服用中药以观察患者适应情况。处方：①口服壮骨蜜丸，每次2丸，每日2次，连服两个月。②早晨空腹口服"消痛生骨散"胶囊，每日1粒，连服两个月；③患部疼痛暂缓外用熏洗药。嘱患者畅情志，调饮食，多行户外活动，防摔。

复诊：患者恢复良好，诊查后给予患者常规治疗。续服原方加外用熏洗药，每日2次，每剂6次，并嘱熏洗完后适当按摩锻炼，1个疗程后复诊。

三诊：于某医院复查，患者自诉右腿疼痛大减，已可轻微负重，纳可，前后X线片对照效果明显。效不更方，上方续服两个疗程，针对性调整壮骨蜜丸和外用熏洗药。

四诊：在某医院复查，患者已去双拐步行，身体状况良好。X线片对照骨折线消失，有连续性骨痂通过骨折线。2014年年初随访老人身体精神状况良好，走路已不需要借任何外力，平路连续行走半小时且无不适感，考虑患者年龄较大建议不予拆除内固定。

按语：骨不连是骨科临床上面临的重要难题之一，目前西医采用的治疗办法比较多，但手术效果不佳，患者经济负担较大，且术后断端成纤维化、软骨组织骨化过程障碍。选用中医治疗具有效果明显，经济压力小，减轻患者痛苦的特点。如果发生术后内固定断裂等严重不良反应，应摒弃门户之见，采用中西结合治疗挽救患者生命。

（三）经验方

1. 展筋活血散

处方：红参、琥珀、没药（制）、乳香（制）、血竭、珍珠粉、当归、三七、麝香、牛黄。

功能：活血化瘀，通络展筋，消肿止痛。

主治：跌打损伤所致的关节肌肉肿痛、急性软组织及其他慢性组织损伤、腰肌劳损、关节挫伤、肩周炎、颈椎病和腰椎间盘突出等。

用法用量：用拇指指腹粘药，在痛点处顺时针方向旋转，一次碾磨30圈，每个痛点碾磨3次，每次粘药约5mg，每日碾磨1～2次。

2. 公英膏

处方：蒲公英、生地黄、冰片。

功能：清热解毒，凉血止痛。

用法：将蒲公英、生地黄、冰片制成膏剂，外敷于患部。

主治：适用于骨折、筋伤初期，局部肿痛及热痹之证。

3. 公英解毒汤

处方：蒲公英、板蓝根、地丁。

功能：清热解毒、凉血。

用法：水煎内服。

主治：适用于各种痈肿疔疮初期及热痹等热毒炽盛之证。

4. 红辛酒

处方：红花 10g，细辛 10g。

功能：活血镇痛。

用法：泡入 500ml 白酒中，制成酊剂，24 小时后即可外擦患部，每日 2～3 次。

主治：跌打损伤，各种劳损、痹证等。

5. 黄芩汤

处方：黄芩。

用法：煎成水溶液外用，清洗创面。

主治：适用于骨外露合并感染、软组织缺损、骨髓炎等。

6. 甘葱汤

处方：生甘草 15g，葱白 2 段。

功能：清热解毒。

用法：水煎洗患部，每日 2 次。

主治：创伤、蚊虫叮咬、足癣等合并感染。

李 堪 印

李堪印，男，1938 年生，陕西省周至县人，陕西省名老中医，主任中医师，教授，第二批全国老中医药专家学术经验继承工作指导老师。从事骨伤科临床、教学、科研工作约 50 年，发表各类专业学术论文 20 多篇。2012 年国家中医药管理局立项，成立了"李堪印名老中医药专家学术传承工作室"，开展了医学教研工作。

（一）学术思想

辨位施法　李堪印提出，"辨位施法"是对中医辨证施治理论的补充和发展，是中西医结合的具体表现，符合骨伤科的专业特点和发展要求。此外，李堪印还提出了诊断骨伤科疾病时要分型和分类，在治疗上应根据具体情况施以不同的方法，把骨伤科的治疗原则确定为以下 4 点：局部与整体并重，辨证与辨位结合，手法治疗与药物治疗结合和传统医学理论与现代医学技术紧密结合。

（二）专长绝技

治疗肱骨髁上骨折　对于肱骨髁上骨折，李堪印仔细分析夹板固定力的来源，他认为"不超过骨折线的夹板放置是不会产生固定力的"，以往固定肱骨髁上骨折有四块夹板，而实际起到固定作用的只有内外两块，由于前面夹板位于骨折线之上，不会产生固定力，因此可弃用，利用屈肘后肱三头肌产生的收缩作用，维持整复后的前后位置。这是一种新型的固定方法，解除夹板对肘窝的压迫后，有利于血液回流，不仅能有效保证骨折整复后的稳定性，还可大大地减少并发症的发生，临床实践证明，效果良好。

在临床上，李堪印尤其重视该病的鉴别诊断，儿童的肘关节骨骺出现时间不一，因此在 X 线片上容易混淆，常常导致误诊，在临床中常与以下 3 种情况相鉴别：①肱骨小头骨骺分离，肱骨小头骨化中心一般在 1 岁左右出现，而滑车的骨化中心多在 10 岁左右出现，故在 12 岁以前发生肱骨远端骨骺分离，其 X 线表现只见肱骨小头移位，即认为肱骨小头骨骺分离，而肱骨小头骨骺分离鉴别要点：肱骨小头移向外下方、桡骨位置不变，因而桡骨纵轴线不超过肱骨小头；②肱骨远端的骨骺分离，肱骨远端骨骺分离是极少数肱骨髁上骨折的骨折线，其位置较低，相当于骨骺线水平，使肱骨小头和滑车骨骺一起与肱骨干分离，因骨骺分离发生的机制和治疗同肱骨髁上骨折完全相同，又称低位肱骨髁上骨折，其鉴别要点为：X 线片上肱骨小头外移，肱桡关系不变，桡骨纵轴线通过肱骨小头，因为肱骨远端滑车及骨骺软骨在 X 线片上不显影，仅看到肱骨小头移位；③肘关节脱位，儿童肘关节脱位少见，3 岁以下极少见，如果 X 线片疑似肘关节脱位，需要仔细鉴别，肘关节脱位三角关系异常，尺骨鹰嘴突向后方形成特有畸形，鹰嘴上窝呈空虚状态，若低位髁上骨折三角关系正常，鹰嘴窝上方呈饱满状态，可以试行复位，但脱位复位后不稳定，由于肱骨远端骨骺分离，肘关节稍微伸直畸形立即出现。3 岁以上肱骨小头出现脱位时肱骨小头与桡骨纵轴并不在一条直线上。

（三）验案撷粹

治疗颈心综合征医案一则　李某，女，52 岁。

主诉：颈部不适伴胸闷、心慌 2 周。

病史：患者于 2 周前因睡觉时颈部受凉，晨起突发颈部不适伴胸闷、心慌，于外院以冠心病治疗，效果不佳。

诊查：颈项部肌肉紧张，颈椎各棘突处压痛呈阳性。X 线示：颈椎生理曲度异常。心电图显示：ST 段略下移。舌质淡红、苔薄白，脉弦。

中医诊断：痹证（外感风寒证）。

西医诊断：颈心综合征。

治法：疏散风寒，柔肝止痛，可兼补肝肾。

处方：葛根 12g，桂枝 12g，防风 12g，鸡血藤 30g，桑枝 12g，白芍 12g，姜黄 12g，羌活 12g，山萸肉 12g，杜仲 12g，炙甘草 10g。7 剂，水煎服，每日 1 剂，早晚分服。辅助牵引、推拿治疗。嘱其避风、防寒、防潮，避免居潮湿之地，注意调节饮食，加强体育锻炼，增强体质，避免长期低头伏案。

二诊：经上方案治疗后，症状明显减轻，但项部仍时有酸痛不适，改成药颈痛消口服 3 周，随诊未复发。

按语：颈心综合征是由于颈椎发生退行性变进而刺激颈椎旁的交感神经，表现出类似冠心病心绞痛的一组症状，因其可出现发作性胸痛，心电图改变，易误诊为冠心病心绞痛。中医辨证为风寒之邪侵及肩颈，寒性收引，故见诸症，治疗当疏散风寒，补肝肾，柔肝止痛，方中桂枝、防风、羌活，散寒除湿祛风；白芍、山萸肉、甘草，酸甘化阴，养肝柔筋；姜黄、鸡血藤养血活血通络；杜仲益肾壮骨，祛风湿，利关节；桑枝通利经络；全方合奏祛风散寒除湿、养肝柔筋解痉、活血通络止痛之功效。

（四）经验方

芍药甘草汤加减

处方：芍药 12g，甘草 12g。

功能：调和肝脾，缓急止痛。

主治：早期强直性脊柱炎，膝骨关节炎，坐骨神经痛等。

用法：加水 600ml，煮取 300ml，去滓，温服。

方解：芍药甘草汤出自《伤寒论》，传统用于伤寒病误用汗法后伤及阴血，从而导致脚挛急不能伸展，烦躁，吐逆之证。《黄帝内经》中记载"肝苦急，急食甘以缓之，以酸泻之"。李教授以酸甘立法，一取酸甘以化阴之功，芍药味酸，甘草味甘，酸甘结合，以补阴血，肝血充足，筋得濡养，运动灵活而有力。二取柔肝益脾之功，肝主筋，肝阴不足，风木不制，横乘脾土，筋系挛急，芍药养肝柔筋，甘草补益脾气，二者合用，使脾气旺盛而不受邪，从而达到良好的效果。三取缓急止痛之功，芍药、甘草均有缓急止痛的作用，两药合用，共奏缓急止痛之功，可有效缓解患者早期疼痛的症状，据现代药理研究证实，芍药甘草汤亦具有抗炎镇痛作用。四取通脉活血之功，肝气不足，肝血不通，因虚致瘀，而芍药、甘草两药配伍，祛瘀生新，常用于治疗虚实夹杂的痉挛病症。李堪印教授指出此期病邪在气在血，多选择活血行气作用较平和之品，如延胡索、川牛膝、没药、赤芍之类。脾胃虚弱者，方中加入白术、陈皮、茯苓、半夏等药物顾护脾胃。

李彦民

李彦民，男，1949 年生人，陕西省西安市鄠邑区人。陕西中医学院十大名医，主任中医师，博士研究生导师，陕西省骨伤科专业委员会主任委员。在 30 多年的临床工作实践中，李彦民逐步形成了"络以通为贵""伤筋疾病，内外兼治；治疗骨折，功能为重；风湿疾病，突出辨证；医患协作，以人为本""筋能束骨，亦能荣骨"等学术思想。李彦民以此学术思想的指导，在治疗伤筋、伤骨、风湿疾病、骨科感染等方面，建树颇丰。

（一）学术思想

1. 体虚为本，邪实为标 李彦民认为，膝骨关节炎是本虚标实之病，本虚是指肝肾亏虚或气血不足；标实则为寒湿外侵或内生痰瘀互结。人至中年，脏腑功能衰退，正气虚弱，抗邪能力大大减弱，不能抵御风寒湿外邪，机体调节适应能力锐减，加之风寒湿邪最易侵袭关节、经脉、筋骨，并留滞不去；或老年脏腑亏虚，其气血推动和调节能力下降，脏腑经络功能失常，气血津液代谢运行失常，导致瘀血和痰饮的产生，痰瘀互结，阻滞经络，最终致经络痹阻。

2. 病证结合，突出辨证 针对膝骨关节炎治疗，李彦民在多年临床工作中强调首先要正确诊断，在结合症状、体征以及辅助检查的基础上，根据西医诊断标准明确疾病诊断。同时也要求准确辨证，在辨寒热、病邪、虚实的基础上，将膝骨关节炎分为四型：

（1）寒湿阻络型：关节疼痛肿胀，痛有定处，晨僵，肢体屈伸不利，遇寒痛剧，得热痛减，局部畏寒怕冷，舌质淡，苔薄白，脉浮紧或沉紧。

（2）肝肾亏虚型：病情反复，局部关节变形，关节痛如被杖，昼轻夜重，筋脉拘急，屈伸不利，肌肤麻木不仁。

（3）痰瘀互结型：关节肿胀变形，屈伸不利，或见局部皮色紫暗，硬结，痛处坚定不移，肢体麻木，舌质暗红或有瘀点，苔薄白，脉弦。

（4）气血两虚型：关节肿胀疼痛，僵硬，麻木不仁，面色淡白，神疲乏力，心悸自汗。

临床中以寒湿阻络型和肝肾亏虚型最为常见。

（二）专长绝技

内服膝乌汤治疗膝骨关节炎 膝骨关节炎始发部位在软骨，引发膝关节软骨退行性变，最主要的病理变化为受累关节软骨的进行性破坏、软骨变性及软骨下骨质硬化等，而其本质为关节软骨基质的分解代谢和合成代谢的失衡。通过组织形态学观察及实验研究证实，膝乌汤可以抑制血清及关节软骨中白细胞介素及一氧化氮等炎症因子，减轻炎症反应。同时膝乌汤还能有效降低关节液中肿瘤坏死因子含量，从而抑制滑膜炎性改变，延缓软骨退变，改善骨内微循环，降低骨内压，促进关节功能恢复。

（三）验案撷粹

1. 治疗颈性眩晕医案一则　王某，男，40 岁，工程师。

主诉：眩晕 3 年，复发 2 天。

病史：3 年前无明显诱因突然眩晕跌倒，伴恶心、呕吐，以后多次发作。近 1 年来，多次出现眩晕、跌倒发作，并伴有手持物落地现象。1 天前清晨起床转头时突然出现天旋地转，双目难睁，卧床不起，出冷汗，恶心呕吐，头不能转侧，转则眩晕发作。

诊查：神志清楚，对答如流，被动侧卧体位，血压 100/70mmHg，颈项未见明显压痛，颈项旋转活动受限，双侧椎动脉扭曲试验阳性，低头试验阳性。X 线片显示：颈椎 5～7 椎突变尖。脑血流图提示：脑血管弹性减退，动脉系统搏动性血流量下降。心电图未见异常。电测听正常，排除耳源性眩晕，排除眼病眩晕。CT 图示排除颅内肿瘤可能。血糖化验正常。

中医诊断：眩晕。

西医诊断：颈椎病。

治法：疏风散寒，活血化瘀，舒筋活络。

处方：予半夏白术天麻汤加仙鹤草、葛根、黄芪、丹参各 30g，每日 1 剂，水煎服。服用 3 天后眩晕症状明显减轻，可以翻身侧卧；服用 20 剂后，眩晕症状完全消失，颈部活动自如，椎动脉扭曲试验阴性。随访一年半无复发。

按语：近年来临床研究发现，颈椎病好发于长期从事伏案低头工作的人群，且年龄集中在 30～50 岁。究其病因，低头伏案，久坐伤气，脾失健运，致水谷不化精微，聚湿生痰，痰湿中阻，则清阳不升，浊阴不降，加之患者长期低头，致颈部慢性劳损、退变，气血运行不畅，经络痹阻，故转头时多发眩晕。此类患者血压多无异常，常于劳累后发作，舌淡苔白腻，脉弦细。中青年眩晕多为痰浊上扰，虚瘀夹杂。治法为健脾化痰，祛风除湿。选方为半夏白术天麻汤，方中半夏燥湿化痰，降逆止呕；天麻平肝息风，可止头眩，两者合用，为治风痰眩晕头痛之要药，共为君药。以白术、茯苓为臣，健脾祛湿，能治生痰之源。佐以橘红理气化痰，脾气顺则痰消；蔓荆子引药上行，直达头目，祛风止眩；甘草为使调和诸药；生姜兼制半夏之毒，姜、枣调和脾胃。纵观全方，风痰同治，标本兼顾，但以化痰息风治标为主，辅以健脾祛湿治本。

2. 治疗痹证医案一则　李某，男，42 岁，工人。

主诉：双腕及双手多关节肿痛，活动不利 1 个月，伴晨僵。

病史：患者有类风湿关节炎病史 20 余年，反复发作，双手指、足趾关节呈类风湿关节炎晚期特征性改变。1 个月前因劳累和接触冷水后出现双腕及双手指多关节肿胀，疼痛较甚，遇寒加重，得温痛减。诊查：可见双手 2、3、4 指近侧指间关节肿胀呈梭形，压痛，屈伸受限，双手指尺倾畸形，双腕关节肿痛，皮肤无红热。辅助检查：ESR 80mm/h，抗 O（+）。舌淡红，苔白滑腻，脉弦缓。

中医诊断：痹证（寒湿痹阻，脉络失宣证）。

西医诊断：类风湿关节炎。

治法：温经散寒，宣痹通络。

处方：乌头汤加味。药用制草乌 6g，制川乌 6g，白芍 20g，黄芪 20g，炙麻黄 10g，细辛 3g，桂枝 10g，生甘草 6g。7 剂，水煎服，每日 1 剂，早晚分服。

二诊：双手指及双腕关节疼痛肿胀及晨僵症状均有减轻。依原方增加用量为制草乌 9g，制川乌 9g，细辛 5g；加苍术 10g，7 剂，水煎服，每日 1 剂，早晚分服。

三诊：患者自诉服上方 2 剂后疼痛肿胀大减，双手如释重负，药后感全身欲汗出，鼻孔有热气。此为方中辛热之品起效。复查 ESR 18mm/h，RF 阳性，续服上方调治 2 周后，复查 ESR、ASO、RF 均正常，嘱患者续服六味地黄丸善后。

按语：该患者有类风湿关节炎病史 20 余年，细辨诸症，均为寒湿内阻之象。故初诊时，以制草乌、制川乌、桂枝、细辛、炙麻黄温热之品以温经散寒，另加白芍柔筋，黄芪温补，甘草调和，服药 7 剂后寒湿内阻之势已经得遏。二诊效不更方，加大制草乌、制川乌、细辛用量，添以苍术燥湿，引寒邪随湿而出。半月后复诊，寒湿尽去，化验查体均已正常。以六味地黄丸滋阴善后，防止温热之邪化燥。

（四）经验方

1. 舒筋活络洗剂

处方：透骨草 30g，伸筋草 15g，刘寄奴 15g，桑枝 15g，桂枝 15g，艾叶 15g，红花 15g，花椒 15g，川乌 9g，草乌 9g，牛膝 15g，木瓜 15g。

功能：舒筋活血，通络止痛。

主治：①慢性筋骨疾病，如肩关节周围炎、骨关节炎、颈椎病、腰椎椎管狭窄症、腰椎间盘突出症等。②风湿性关节炎非活动期。③骨折、脱位恢复期。

用法：舒筋活络洗剂分为热敷和熏洗两种方法。热敷法主要用于躯干及邻近躯干部位四肢关节的病变，即颈肩腰背部及髋臀部。熏洗法则主要用于远离躯干的四肢关节部位的病变。热敷法的操作为，将一副药放入 250ml 食醋中搅拌均匀，分装在两个大小合适的布袋中，放入锅中蒸 30 分钟，将两个药袋保持在 40℃左右的温度，交替热敷病变部位，每次 30 分钟，每日 2 次，每副药可用 2 天，10 副药为 1 个疗程。实际临床使用时，依据病情调整疗程长短和多少。熏洗法的操作是，每副药加水 4000～5000ml 煎熬 30 分钟，熬制完成后，药和药渣不要分开，将药盆置于患处距适当距离，先用热气熏蒸，待药液降至 50℃左右时用白布浸入药液，热敷患处。当药液降至 40℃左右时，用白布包裹药渣并浸入药液热敷患处。每次熏洗 30 分钟，每日 2 次，每副药用两天。

禁忌证：①骨折、脱位的早期，即骨折、脱位在达临床愈合解除外固定之前。②急性伤筋早期，即急性扭挫伤 3 周之内。③骨病类疾病，如骨结核、骨髓炎、骨肿瘤等。

2. 抗感染洗剂

处方：苦参 30g，蒲公英 30g，黄柏 30g，紫花地丁 15g，蚤休 15g。

功能：托毒消痈。

主治：骨科感染性疾病。

用法：抗感染洗剂的使用方法为湿敷洗涤。具体是在每副药中加水 2000ml，用砂锅煎熬 30 分钟，滤渣取药液，使用时，药液保持温度，用消毒纱布浸蘸药液，轻轻洗涤感染创面，注意无菌操作，每次 30 分钟，每日 1 次。每次洗涤结束后，用浸蘸药液的纱布块覆盖创面，无菌包扎。根据感染创面局部情况，决定疗程长短及多少。至创面无脓性分泌物，肉芽组织新鲜即可，中病即止。

禁忌证：对于感染创面有活动性出血或有出血倾向者禁用或慎用，避免因应用该洗剂造成大出血或出血。

刘 德 玉

　　刘德玉，男，1953 年出生于陕西周至县，主任中医师，全国名老中医师承制研究生博士、硕士导师。师承第二批全国名老中医药专家学术经验继承工作指导老师李堪印，荣获"陕西省师带徒优秀学员"称号。被评定为陕西省教育厅中医骨伤科学术带头人，卫生部临床重点专科学科带头人，国家局"十一五"重点专科建设学科带头人，全国卫生系统先进个人。

　　（一）学术思想

　　1. 提出"四动"理论治疗骨折　对于骨折的治疗，刘德玉创新性地提出"四动"理论，即骨折后需在动中整复，动中固定，动中愈合和动中康复。在骨折治疗过程中，强调辨位施法和辨证施治相辅相成、互相补充，将整体观念贯穿始终。

　　2. 整局兼顾、病症位结合　刘德玉指出要既病防变，即在疾病发生后，要根据疾病的分期以及症状体征的严重程度，进行动态地观察，做到早治疗，以免疾病加重。在整体观念的指导下，通过辨证和辨别病情相结合，分清疾病的阴阳、表里、虚实、寒热，并予以分别处理。如膝骨关节炎，刘德玉指出膝骨关节炎的发生不仅表现在局部，而且是全身的病理在局部的反应，因此在对膝骨关节炎的治疗上遵循整体和局部兼顾的辨病、辨症、辨位的三辨结合以及标本兼顾原则。

　　（二）专长绝技

　　"内外兼治，中西兼顾"治疗膝骨关节炎　中医理论指明膝骨关节炎病变的根本是肝肾亏虚，而风寒湿邪是其外因，瘀血是病理产物，邪、瘀日久致虚，相互为患，由此形成恶性循环，逐渐加重疾病的过程。在中医理论指导之下，刘德玉归纳出膝骨关节炎的治则应以补肝肾，强筋骨以及益气血为大法，同时要内外兼治，中西兼顾，即以内治为主，兼用外治。内治法常用经验方如下：鹿角胶 15g（烊化），熟地黄 15g，淫羊藿 15g，川牛膝 10g，肉苁蓉 10g，生黄芪 30g，白芍 15g，鸡血藤 15g，汉三七 10g，没药 10g，水煎服，每剂煎水 500～600ml，早晚分服。湿者加苍术 8g，热者加黄柏 8g，膝肿胀明显加茯苓 15g、薏米 30g，风邪者加防风 10g、独活 20g，寒邪者加附片 10g，应先煎 20 分钟。外用自拟热敷散：独活 12g，防风 12g，刘寄奴 12g，秦艽 12g，红花 9g，桑枝 30g，艾叶 9g，麦芽 15g，川芎 9g，草乌 9g，花椒 9g，栀子 9g，生姜 20g，透骨草 12g，五加皮 15g，大葱 3 根切断，将药粉碎粗末，用醋搅拌均匀，将药用纱布包裹，上锅热 20 分钟再敷患膝，以药包的温度下降至凉为一次，每日 2 次，10 次为 1 个疗程。舒筋活络洗剂：桂枝 15g，伸筋草 30g，桑枝 15g，透骨草 30g，红花 15g，川乌 9g，草乌 9g，艾叶 15g，花椒 15g，刘寄奴 15g，牛膝 15g，木瓜 15g，煎药取汁以及药渣熏洗患膝，每日 1～2 次，每次 20 分钟，10 天为 1 个疗程。

　　（三）验案撷粹

　　治疗双膝骨关节炎医案一则　鲁某，男，68 岁，工人。
　　主诉：双膝关节疼痛伴活动受限 10 年余，加重 1 年。
　　病史：10 年前患者无明显诱因开始出现双膝关节疼痛，疼痛较轻，反复，未予重视。1 年前患者出现双膝关节疼痛加重，并伴有膝软欲跌现象，活动时疼痛明显，休息后症状缓解，曾到西安某医院就诊，诊断为"双膝骨关节炎"，并予硫酸氨基葡萄糖、塞来昔布胶囊药物治疗后稍有好转。2 个月前患者双膝关节出现持续性疼痛，夜间疼痛明显，轻微肿胀，并伴关节活动受限，负重行走及下蹲困难，右膝关节为重，为求进一步诊治，今来我院就诊。除上述症状外，患者还出现乏力、少气懒言，畏风寒，易汗出，失眠等症状。
　　诊查：痛苦面容，面色少华，舌暗淡，苔薄白，舌下脉络瘀曲，脉细涩。双膝关节髌周压痛明显，内膝眼处为重，双膝关节轻度肿胀，浮髌试验（-），麦氏征右侧（+）、左侧（-），右膝关节伸直活动受限，左膝活动尚可。双膝 X 线片示：双膝关节诸骨关节边缘均可见骨质增生，髁间棘变尖，右侧膝关节内侧间隙明显变窄。

中医诊断：膝痹病（肝肾亏虚，瘀血痹阻证）。

西医诊断：双膝骨关节炎。

治法：补肝益肾，祛瘀通络，活血止痛。

处方：选用刘老自拟方补肾蠲痹汤加减：黄芪 30g，肉苁蓉 12g，怀牛膝 15g，淫羊藿 12g，土鳖虫 12g，延胡索 12g，木瓜 15g，骨碎补 12g，当归 12g，丹参 15g，夜交藤 15g，合欢皮 12g，鸡血藤 15g，三七 10g（冲服），茯苓 12g，黑附片 6g（先煎），甘草 10g。14 剂，水煎服，每日 1 剂，早晚分服。

复诊：双膝关节疼痛较前明显减轻，双膝肿胀基本消失，畏风寒、易汗出、乏力、失眠等症状基本改善，根据效不更方原则，继服上方。

按语：患者年老体弱，肝肾亏虚，肾精不足，生血无源，血不荣筋，不荣则痛，故出现膝关节疼痛，筋脉拘挛，屈伸不利，活动受限；气血不足，日久运行失常，致气血瘀滞，痹阻关节，不通则痛，故见关节疼痛拒按，面色无华，少气懒言，舌质暗淡，舌下脉络迂曲，脉细涩；血不利则为水，可见关节肿胀。

孙绍良

孙绍良，男，于 1919 年出生于陕西省汉中市南郑区连山乡。中共党员，骨伤科教授，主任中医师。曾任中华中医药学会骨伤科专业委员会委员、顾问委员，全国中医院校骨伤科研究会委员、学术委员会副组长。

（一）学术思想

1. 衷中参西，辨证论治　孙绍良毕业于陕西医专，后又在成都中医学院中医研究班从事岐黄之学，他不仅有雄厚的中医理论基础，又有扎实的现代医学功底。加之他崇尚科学，不持中西医门户之见，精心钻研，推崇中西合参，将中西医融为一体，自创骨折三期分治。骨折整复，分为少、中、老辨证施法：①人在少年，生机蓬勃，骨骼柔嫩，骨骼中含有较多有机质（胶质），虽易骨折，但由于小儿的组织再生和塑形能力较强，骨折愈合速度较快。因此手法复位宜早为妙，手法宜灵巧，勿用暴力。②中青年人，血气方刚，气血充沛，筋骨强健，肌肉发达，多遭受较大暴力导致骨折，加之骨折后由于肌肉牵拉，使骨折移位较大。所以在整复时应施以劲力，才能使骨折复位。中青年下肢骨折时，孙绍良善用持续牵引法予以整复。③人到老年，肝肾渐衰，筋骨懈惰，气血不充，骨质疏松，骨骼中含有较多无机盐，极易骨折。施行整复手法时，应力不宜过大，切忌使用暴力，谨防合并损伤。同时老年人心脑血管系统疾病较多，整复时尽量让患者取卧位，以防诱发心脑血管系统疾病。

2. 三期分治，内外兼施　孙绍良把中医的瘀去、新生、骨合理论，与现代医学中的血肿机化期、原始骨痂形成期和骨痂改造塑形期的认识有机结合，自创骨折三期辨证论治体系。将骨折治疗全过程划分为理气活血化瘀期、和营接骨续筋期和补养肝肾强壮筋骨期，并于每期分别施于相应的内外治法。孙绍良虽创三期分治，却又非常注重辨证立法。他认为分三期论治之目的，在于删繁就简，有章可循，因为人有老少，伤有轻重，且患者体质有别，不可墨守三期一概而论。如气血瘀滞，孙绍良尊前贤所论，分为偏于气滞和偏于血瘀两种证型，治法各有侧重，或依据具体病例灵活加减用药施法。

（二）专长绝技

以五步手法治疗腰腿痛　孙绍良根据自己的临证经验，集古今众家之长，创立了五步理筋手法治疗腰腿痛。

一步疏通：患者俯卧位，术者站于患者左侧，沿着患者脊柱两侧，用双手拇指自上而下按摩至承山穴，同时找出压痛点，在按摩所经过的肾俞穴、环跳穴、委中穴、承扶穴、殷门穴以及压痛点（阿是穴）以指代针重压 3～5 次。

二步按扳：患者仍取俯卧位，术者以左手掌根压于患者腰部，右肘微曲，置于患者右膝前方，同时托大腿，向上抬起右下肢，以左手压腰部，左、右手相互配合，按扳 3～5 次。随后医生改立于患者另一侧，左、右手配合同法按扳 3～5 次。

三步侧扳：患者背向术者侧卧，若左侧卧位，则左下肢伸直，右下肢屈曲置于左下肢之上，术者一手拿患者肩部，另一手拿其髋部，左、右手前后方向相对用力侧扳 3～5 次。随后患者改换为右侧卧位，同法侧扳 3～5 次。

四步牵抖：患者取俯卧位，双手抓紧床头，助手双手分别固定患者两腋部，术者双手分别握患者双踝部，用力拔伸 1～2 分钟，并猛拉快抖 3～5 次。

五步闪压：患者体位同上，一助手双手分别固定患者两腋部，另一助手双手握患者两踝部用力拔伸，并抬高双下肢及腰部，使患者腹部离床，与床面呈 20°～40°夹角，术者双手重叠置于患者腰部压痛点，一压一放，在患者腰部有节奏地闪压 3～5 次。

以上五步手法广泛应用于多种腰腿痛疾病，屡验屡效。尤其适用腰肌劳损、腰扭伤、腰椎间盘突出症、腰椎椎管狭窄症和增生性脊柱炎等病症。

（三）验案撷粹

治疗腰腿痛医案一则　刘某，男，43 岁，务农。

主诉：反复腰痛 10 年余。

病史：10 年前，患者无明显诱因出现腰部疼痛，每劳累后腰痛加剧，以酸困为主，不伴双下肢放射痛，亦无其他伴随症状。病情严重时，常卧床难起，扶拐后可勉强下床。

诊查：脊柱外观无畸形，腰部广泛压痛，无双下肢放射痛，各关节被动活动正常。脊柱 X 线片示：第一骶椎椎板未愈合。舌淡红，苔薄白，脉虚弦。

中医诊断：筋伤。

西医诊断：腰肌劳损，先天性隐性骶椎裂。

治法：予五步手法治疗 7 次，并配合中药内服（黄芪桂枝五物汤加减），病渐痊愈。随访 2 年无复发，正常参加农业生产劳动。

按语：手法治疗历史悠久，方法繁多，各宗其师，治疗因人而异。孙老求本溯源，系统总结，荟萃历代诸家之精华、参合自己临证经验，施术于临床，诊治时强调施法当依伤情而定夺。孙老自创之理筋治疗手法，具有舒筋活络，调气和血，散瘀生新之功。强调手法须由轻渐重，再由重转轻地交替进行。

上　海　市

李　飞　跃

李飞跃，男，1958 年生，山东曹县人，上海名中医，主任、教授，魏氏伤科第 23 代传人，第

四、五、六批全国老中医药专家学术经验继承工作指导老师，上海市伤骨科研究所副所长，上海市中医药学会骨伤科分会副主任委员，魏氏伤科疗法代表性传承人，上海中医药杰出贡献奖获得者。

（一）学术思想

1. 衷中参西，合病证、明常变　李飞跃善于运用中医气血、脏腑理论，结合现代诊疗技术，在明确诊断的基础上，治疗疾病。他认为骨伤疾病与气血脏腑有着密切联系。临床上，以局部症状为主者，则以辨病外治为主，内治为辅；全身症状明显者，则以辨证内治为主，外治为辅；如局部与全身症状并重者，则既辨病又辨证，内外合治。此外，李教授特别重视病史采集及体格检查。强调接诊时应详尽细致的诊查，以全面了解并准确分析病性、病位、病势及转归，在此基础上，内服方药，外用手法，常变结合，方能收获佳效。

2. 内外兼治，长外治、精健脾　李飞跃既讲究内外合而治之，又长于外治。临证善施以药物外治法。他创立了"痹通洗方"，在骨关节病急性期过后，除了中药内服，还常辅以中药熏洗，他认为中药熏洗除了药物本身的作用外，温度的改变也能促进局部组织血液循环及代谢，有利于疾病的恢复。故李飞跃注重内外合治。

骨折的内治亦应先辨证，用药以三期分治为主：初期化瘀活血，中期生新和血，后期补气调血。若患者骨折后正气充足、损伤程度较轻且全身症状不重时，可按局部三期辨证分而治之；如正气不足、骨折严重，全身症状重，则在三期辨证的基础上，急则治标。

3. 筋骨并重，重手法、倡导引　李飞跃临诊强调筋骨并重，认为常常筋骨同损。筋骨相互依赖，两者一起才能发挥正常生理功能。骨折或脱位时，筋常扭转、嵌顿，使得复位困难，应先顺筋而后复位，且在复位后及时理筋，可促恢复。

李飞跃认为手法十分重要。损伤后，筋骨失衡、组织紊乱，须先予手法柔筋骨、顺气血，伤乃始愈。并根据病变部位形成了一整套完善的手法。

李飞跃亦重视导引疗法。主张在损伤早期即应考虑导引锻炼，且应针对不同的病情，灵活施用导引疗法，以促进疾病的康复。

（二）专长绝技

1. 健脾祛湿治膝痹　李国衡认为，膝痹病因以肝肾亏虚、气血不足致风寒湿浸淫留滞、瘀血内阻最为常见。临床多虚实夹杂，故用药重在活血益气、化瘀祛湿。李飞跃继承李国衡膝痹诊疗经验，发扬魏氏伤科特色，结合自身经验，临证多有良效。

2. 中西内外治滑脱　李飞跃在诊治腰椎滑脱症时注重现代医学与传统中医相结合，认为患者多为中老年人，脏腑、气血、肝肾不充，骨痿筋软，常施用滋肾补骨强筋、活血通络止痛之法。诊治中，始终强调顾护脾胃。除内治用药外，李飞跃还配合中药外治、手法及引导的治疗。中西结合，内外兼治，多途径治疗腰椎滑脱症。

3. 辨证治疗冻结肩　在李飞跃看来，冻结肩的病机为本虚标实，将肩痹病分为风寒湿热痹型、气滞血瘀型，肝肾亏虚、气血不足型三型。临证以内服、外敷、手法合而治之。内服中药以散寒祛风、化瘀活血、化湿清热为主，兼以补气益血、充养肝肾，配合外用方及手法调治，疗效显著。

（三）验案撷粹

辨证治疗冻结肩医案一则　姚某，男，55岁。

病史：患者在无外伤情况下出现右肩背痛3个月。

诊查：右肩上举30°，外展80°，拇指后伸 L_5 水平。舌淡，苔薄，脉偏细。右肩MRI示：右冈上肌腱改变。

中医诊断：肩痹病（气血亏虚证）。

西医诊断：冻结肩；冈上肌腱损伤。

治法：益气养血，舒筋通络。

处方：黄芪15g，党参12g，白术12g，茯苓12g，川芎9g，当归9g，丹参9g，桑枝9g，片姜黄6g，鸡血藤15g，秦艽6g，延胡索9g，伸筋草15g，白芍12g，甘草3g，合欢皮12g。7剂，水煎服，每日1次，早晚分服。

二诊：用药后右肩疼痛好转。舌红，苔薄腻，脉细。上方加广陈皮6g，米仁15g，防己9g，地鳖虫6g，14剂，水煎服，每日1次，早晚分服。

三诊：右肩仍有疼痛，右肩上举110°，外展90°，拇指背伸至L_1水平。舌红，苔薄腻，脉细。再拟祛风活血利湿，通络止痛。

方药：羌活9g，秦艽6g，川芎9g，当归9g，丹参9g，三七6g，落得打15g，地鳖虫9g，延胡索9g，没药12g，桑枝9g，海风藤12g，白芍12g，甘草3g。7剂，水煎服，每日1次，早晚分服。予魏氏伤科八步手法调治。

四诊：右肩仍有不适，疼痛较前减轻，右肩上举130°，外展90°，拇指背伸至T_{10}水平，舌红，苔薄，脉细，舌边齿印。拟益气养血，舒筋通络止痛。

方药：黄芪30g，党参15g，川芎6g，当归9g，炙甘草6g，桑枝9g，伸筋草15g，地鳖虫6g，片姜黄9g，白芍12g，络石藤18g，路路通9g，丹参9g，14剂，水煎服，每日1次，早晚分服。三七巴布膏2盒。予魏氏伤科八步手法调治。

五诊：右肩疼痛不明显，右肩上举150°，外展90°，拇指背伸T_8棘上。舌红，苔薄，脉细小弦，拟祛风活血，通络止痛。

方药：羌活9g，秦艽6g，独活9g，防风9g，桑枝9g，片姜黄9g，川芎6g，伸筋草15g，络石藤18g，海风藤12g，丹参9g，甘草3g。7剂，水煎服，每口1次，早晚分服。内服加外敷。三七巴布膏2盒。予魏氏伤科八步手法调治。

按语：此例患者为冈上肌腱改变逐渐出现的中后期肩关节粘连病变，病程缠绵。初诊时患者右肩上举30°，外展80°，拇指后伸L_5水平，辨为气血亏虚证，予圣愈汤加减。方中黄芪、党参、白术、茯苓补益脾气，川芎、当归、丹参活血通络，桑枝、片姜黄、鸡血藤、秦艽、延胡索散寒止痛，伸筋草、白芍、甘草缓急止痛，合欢皮宁心安神。二诊时已是2个月后，患者上次用药后右肩痛好转，效不更方，予一诊方加广陈皮、米仁、防己、地鳖虫，加强化湿通络之功。三诊时右肩仍有疼痛，活动范围增大，右肩上举110°，外展90°，拇指背伸至L_1水平，外展、上举活动改善，后伸仍有受限。考虑疼痛仍有，予八步手法调治，并结合苔脉，予祛风通络调治。方中羌活、秦艽祛风通络，川芎、当归、丹参、三七、落得打、没药活血化瘀，地鳖虫、延胡索、海风藤舒筋通络，白芍、甘草缓急止痛。四诊时患者肩关节背伸有改善，李老师继续予益气活血通络调治。五诊时患者外展、上举、背伸均有改善，再次加强祛风通络之功。对于此例顽固性冻结肩患者，以中药内服、外敷为主调治，临证拟方，起到了良好的治疗效果。

施　杞

施杞，男，1937年生，江苏东台人，国医大师，博士生导师，第一批国家级非物质文化遗产项目"中医正骨疗法"传承人，上海市首届名中医，第二、三、四、五、六、七批全国老中医药专家学术经验继承工作指导老师，国务院有突出贡献专家，享受国务院政府特殊津贴。目前任世界中医骨伤科联合会执行主席、中国中医骨伤科学会会长、中国中医药学会副会长等职。

（一）学术思想

1. 崇尚易水，顾护脾胃 施杞出生于中医世家，尤为崇尚易水学派。对"脾胃是后天之本，肾乃先天之本"的观点，十分认同，临床重视脏腑经络辨证及脾肾，他在临证中擅用圣愈汤、调中保元汤等。

2. 精于辨证，善于调治 施杞在临诊中，精于辨证，尤擅六经论辨。除外感病外，在大量临诊中，但凡病证与六经病描述相符，每每甄别合切之方，疗效卓著。认为诸方在伤科中均有证可循，有理可据，只要辨析精准，往往效果卓越。

初而治标，治本为调，分快慢调治。斟酌施行，为调治成败之关键。

3. 阻于经络，从肝论治 施杞认为败凝滞血，必从属于肝。损伤初期，气血滞瘀，肝气不畅，宜利气疏肝，通活血络，瘀血祛行；后期虚实夹杂，在调补脾肾的同时，不忘导消疏肝，使肝、脾、肾皆调，复健康元，始终围绕一个"肝"字展开论治。

4. 痰瘀同祛 施杞定痰为兼邪。六淫外邪、内伤七情及饮食皆可生痰。"痰"既为病理产物，又是致病因素。痰总在脏腑功能失调，水气不利而停后形成，往往与瘀、浊并存，共同致病。每位患者病情不同，不可简单论之为血瘀，须知日久必有兼邪，须痰瘀同祛。

5. 辨证与辨病相结合 施杞认为应该病证结合。局部病理状况与全身状况同时考虑，方能更精准地认识疾病，诊疗方能更佳。

6. 外损内伤兼顾 施杞认为，筋骨病属"痹证"范畴，常病久而脏器受累，生活极不便利。论其病因，痹证者，内、外因共存也。外者，六淫是也，内则为正气亏虚、阴阳失衡。其证属本虚标实，应扶正祛邪。

7. 法宗调衡 法宗调衡，施杞所常用的防治大法。通过调气血，和脏腑及复筋骨等治疗方式，使机体重新恢复平衡。再根据病情采取内治、外治等方法。外治法中常用手法、针灸、导引等方式疏经通络，恢复筋骨平衡。

8. 少阳为枢 施杞认为，以少阳为枢，意义重大。动静的关键在于"枢"动，求衡筋骨。施杞常将肿痛、震颤、僵麻、感觉异常等症状归结于"少阳证"的范畴，常用"和解""求衡"的治疗原则，以筋骨平衡为主旨，联合手法、导引、外用药、"施氏十二字养生功"等多种求"衡"方法来实现。这一思想丰富了过往单从"肾"论治骨病的观点，为临床提供了新的思考方向。

（二）专长绝技

1. 由肾入手治疗骨质疏松症 施杞强调，肾主导人体骨的生长、发育。若精亏，则骨失养，骨质疏松症乃生。施杞倡导从肾论治，以补肾益精、调和阴阳等为治则，运用中医综合治疗，以达到"阴平阳秘"的状态。

2. 病、证、型结合治颈椎病 施杞临证辨治颈椎病，提倡按病分型，辨病、辨证、辨型相结合，以缓解筋肉痉挛、消除局部炎症、改善微循环、增加营养及恢复动静平衡为目标，以看清患者、看透病情、看明门道为目的，以扶正祛邪、补益肝脾肾、调和气血为治法治疗颈椎疾病。

3. 阻于经络，从肝论治 施杞继承和发展了"损伤败血必归于肝"的观点。临床上，对不同阶段表现出来的症候，分别以相应之法来治疗。以肝经药物为主，尤善运用柴胡，如柴胡细辛汤、复元活血汤等。

（三）验案撷粹

治疗颈椎病医案一则 朱某，女，45岁。

主诉：颈项板滞2个月余。

病史：颈项板滞 2 个月余，颈枕部、肩背部反复疼痛、恶风，近日咽痒咽痛，有慢性咽喉炎史。无肢麻，无头晕，行走正常，胃纳可，大便两三日一行，夜寐尚安。

诊查：颈部活动受限，两风池穴及右斜方肌压痛（+），臂丛牵拉试验（-），Hoffmann 征（-）。舌红，苔薄白，脉细弦。颈椎 X 线片示：颈椎退行性病变。

中医诊断：项痹病（气滞血瘀证）。

西医诊断：颈椎病（咽型、颈型）。

治法：祛风散寒，益气和营，温经通络。

处方：葛根汤合会厌逐瘀汤加减：炙黄芪 15g，全当归 9g，赤芍、白芍 12g，大川芎 12g，汉防己 15g，粉葛根 18g，川桂枝 9g，炙麻黄 9g，青风藤 18g，板蓝根 12g，大玄参 9g，炙甘草 5g。14 剂，水煎服，每日 1 剂，早晚分服，并嘱药渣入布袋热敷颈项。同时每日操练"施氏十二字养生功"。

二诊：患者诉 7 剂后疼痛已明显缓解，再予 7 剂调和营卫，以巩固疗效。

随访：患者症状明显改善，生活正常，无劳累，几乎无不适感，再方后停止服药，仅嘱每日操练"施氏十二字养生功"。

按语：此例为典型的颈型颈椎病。患者颈项板滞疼痛、恶风、苔薄白均为风寒外束之象。故首用葛根汤祛风散寒通络。但临床上常不能获效，主要是因辨证用药存在差别，且没有利用好内外合治的优势。此病患，病程已两月余，且颈椎有退变征象，脉细，舌淡，说明正气已亏，营卫失和，津液有伤。故施杞在运用葛根汤的同时配合使用会厌逐瘀汤，并且重用黄芪以扶正祛邪，配合局部外敷药物，由于药物热气蒸腾，促进气血畅行，取得良好的疗效；与此同时，叮嘱患者每日坚持操练养生功也促进了疾病的康复并维持了疗效的稳定，进而延缓颈椎退行性病变，预防颈椎病再次发生。

（四）经验方

1. 芪麝丸

处方：黄芪，川芎，人工麝香，人工牛黄，防己，青风藤。

功能：益气化瘀，祛风通络，舒筋止痛。

主治：本方适用于神经根型颈椎病，中医辨证属于气虚血瘀证者。临床表现为颈项部疼痛与不适，上肢放射性疼痛、麻木，神疲、乏力、眩晕，舌质暗红或有瘀斑、舌苔淡薄或厚腻、脉细弱或弦涩等。

方解：经过多年临床实践和实验研究，施杞及其带领的研究团队，以"调和气血"为基本治法，结合圣愈汤及防己黄芪汤，对其进行加减化裁，在继承石氏伤科"以气为主，以血为先，痰瘀兼顾"的辨证论治理论基础上，形成了益气化瘀系列方药，芪麝丸为其中之一。该方主治颈椎病之气虚血瘀，痰湿内蕴，经脉不畅者，功可祛瘀通络，益气利水。君药黄芪补中益气，利水消肿；川芎辛香行散，温通血脉。臣药人工麝香活血散结，消肿止痛。佐药人工牛黄清热化痰利咽，兼治颈椎病伴发咽喉不畅者。使药防己祛风除湿，利水消肿止痛。《本草汇言》载，青风藤能"舒筋活血，正骨利髓"，可祛风通络，舒筋祛湿除痹，与防己配伍，利小便以消肿，可治疗小关节水肿。

2. 滋肾阴方

处方：枸杞子 12g，山茱萸 12g，山药 12g，菟丝子 9g，鹿角胶 6g，龟板胶 6g，熟地黄 12g，川牛膝 15g，女贞子 12g，制首乌 9g。

功能：补益肝肾，滋阴健骨，通痹止痛。

主治：可用于治疗颈腰椎病、骨关节炎、骨质疏松症等慢性筋骨病的肾阴不足、精髓亏虚者，症见腰膝酸痛，筋骨痿弱，偏枯等。

方解：本方为治疗肾阴虚型骨质疏松症的基础方。在系统地分析施杞治疗骨质疏松症的2646张处方后，运用生物信息学中心性研究、结构洞分析、凝聚群分析等方法，分析药物配伍网络、核心药物及药对、关键桥接药物、小方及基本方等，总结"补肾益精法"临床处方配伍规律，创制本方。

取左归丸方义，加入女贞子、制首乌二药。"形不足者，温之以气；精不足者，补之以味。"方中熟地黄、山药、山茱萸补肝肾益阴血；再加菟丝子、枸杞子平补肝肾，川牛膝壮腰强督。女贞子味甘苦，性凉，补中有清，可滋肾养肝，益精血，补而不滞。

《本草经疏》载："女贞子，气味俱阴，正入肾除热补精之要品，肾得补，则五脏自安，精神自足，百病去而身肥健矣。"制首乌补肝肾，益精血，强筋骨。龟板胶、鹿角胶为补肾要药，龟板滋阴走任脉，鹿角温阳走督脉，一阴一阳，相互为用，二药合用峻补精血，引药至病所。全方配伍以补益肝肾为主，育阴以涵阳。骨伤科临证可根据病情需要灵活加以墨旱莲、独活、桑寄生等。

石 仰 山

石仰山（1931～2015年），男，江苏无锡人，国医大师，中国骨伤名师，石氏伤科第4代传人，中国中医药研究院特约研究员，享受国务院政府特殊津贴，第二批国家级非物质文化遗产项目中医正骨疗法传承人。

参加整理了《石筱山医案》，撰写了《伤科的辨证论治》《关于筋骨和肝肾关系的理论探讨》和《治疗脑震荡》等论文二十余篇。

石仰山从医五十余载，临证用药颇具特色，内服配伍强调君臣佐使；外用之剂配伍讲究辛窜走窍，注重剂型改变，疗效颇著。对内伤、颈腰痛、骨质疏松症、术后关节粘连等疑难杂症的诊治，积累了丰富的经验。

（一）学术思想

1. 三期分治，内外结合　石仰山认为骨折可三期分治，可将骨折修复特点与用药特色相结合，初期重活血化瘀，中期和营生新，后期则补脾肾而通络，常施以骨碎补、川断、鸡血藤、桑枝等药，促愈而少后遗症。伤骨而动全身，调整气血和脏腑功能显得颇为重要。还常结合外治之法，多有相得益彰之效。

2. 气血兼顾重痰瘀　石仰山治伤强调"气血兼顾，以气为主，以血为先"。气不行，则血不畅，停为瘀血。若体内气血停滞，阻滞于经脉及脏腑，可影响水液代谢而进一步导致痰饮，痰饮内生，进一步加重瘀滞，如此反复。临床上应以行气活血、化痰祛瘀共奏，方能收获佳效。

3. 强调组方，擅用药对　石仰山内服配伍强调君臣佐使，擅用药对。如牛蒡、僵蚕相伍，可通经脉，破痰结，导结滞，宣气血，利关节。石氏家传名方"牛蒡子汤"即以此二药为君组成。

（二）专长绝技

1. 明病辨证，兼顾夹杂　石仰山强调辨病、辨证准确。他认为兼邪理论、痰瘀理论实际上是复杂病情的准确把握。如在腰腿痛的治疗上，石氏首重"痰瘀"，调治"兼邪"。石老发现，此类疾病之症状，会沿特定方向表现出来：第一种疼痛，大体沿行方向与足太阳膀胱经之局部走向类似，予"逐痰通络汤"加减，寒者，酌加桂枝、附子；热者，酌加葛根、石膏。第二种，大体沿行方向与足少阳胆经之局部走向相近，同用上方，寒者，加吴茱萸、木瓜；热者，加柴胡、白芍，均取得较好疗效。

2. 善于变化，用药灵活　石仰山认为人体气血津液之循环周流，依赖风气推动。故在治疗骨折脱臼之时，常常配伍荆芥、独活、白蒺藜及草乌等风药。首先，风药可促进气血津液运行；其次，其有消瘀行血、祛肿止痛之功；再者，患者卫表不固，易为外邪所乘，当以风药逐之。综上所述，临证予风药疗效颇佳，如石仰山常用玉珍散治疗骨折脱臼。

气滞血瘀日久，易于化热，先生每配伍凉血清热之药，如连翘、山栀、生地黄、丹皮、赤芍等。其中生地黄运用频率尤高。而寒凉过度，会使瘀血伏结于内，难以消散。故石仰山往往以"四物汤"为核心组方，加之当归、川芎等温引通利之药与生地黄、赤芍等凉血散瘀之品相互为用并临证加减，寒热配伍，消瘀散结，郁热得清。

3. 巧施夹板，固定有度　小夹板固定是石氏伤科一大特色。研究表明，较石膏固定而言，对于四肢骨折适应证的患者，夹板固定疗效较好。石仰山很重视量体选材，长度及数量因人而异，一般为"一长二宽二狭条"。如胫腓骨中端骨折，按长于后，宽两侧，狭者胫两侧的方式摆放，捆扎固定，并填补空隙。骨折断端的束带力求扎紧，以移动距离小于 1cm 为度，两侧扎带较之稍松，以通气血，扎带间距约 2cm。此外，不可捆扎过久而影响关节功能。

（三）验案撷粹

治疗腰椎间盘突出医案一则　唐某，男，46 岁。

主诉：右腰腿痛反复 1 年，加重 2 周。

病史：患者 1 年前查出 有腰椎间盘突出症（腰椎 CT 示：L_3/L_4、L_4/L_5 椎间盘突出，部分钙化）。其间用药治疗，时有反复，2 周前感冒后，症状加剧，右下肢发麻，坐卧不安，夜不能寐，服用各类药物无效，遂慕名而来。

诊查：患者疼痛沿足太阳膀胱经放射，俯仰转侧不能，直腿抬高试验（+），加强试验（+）。畏寒，口淡不渴，舌暗，苔白腻，脉弦。

中医诊断：腰痹（痰瘀阻络证）。

西医诊断：腰椎间盘突出症。

治法：化痰行瘀，通络止痛。

处方：逐痰通络汤加减。牛蒡子 9g，僵蚕 9g，白芥子 9g，炙地龙 9g，泽漆 12g，制南星 9g，金雀根 30g，当归 12g，川牛膝 12g，炙甘草 6g，炮附子 12g，桂枝 12g，白术 15g，全蝎 6g，蜈蚣 6g，生姜 5 片。7 剂，水煎服，每日 1 剂，早晚分服。

按语：患者主诉为右腰腿痛，症状持续一年，近两周症状加重。其被诊断为腰痹（痰瘀阻络证）。痰湿和血瘀在体内积聚，导致经络阻塞，从而引起腰腿痛。采用逐痰通络汤加减进行治疗，本方可逐痰化瘀，通畅经络，补血调气。方中牛蒡子、僵蚕、白芥子、炙地龙、泽漆、制南星、金雀根共同作用，以逐痰化瘀，通络止痛；当归、川牛膝、炙甘草、桂枝、白术可以补气血，调和脏腑，增强身体的调节功能；炮附子可温阳散寒，提升身体的抵抗力；全蝎、蜈蚣可强效疏通经络，缓解疼痛，生姜可调和诸药和胃。此方配伍合理，有效改善症状，调理体质。

（四）经验方

内服方

（1）牛蒡子汤

处方：牛蒡 9g，白蒺藜 12g，僵蚕 9g，秦艽 12g，独活 6g，半夏 9g，白芷 12g，桑枝 12g，水煎服。

功效：祛风豁痰通络。

主治：风寒痰湿入络，周身或四肢、颈项等部骨节酸痛，活动牵强。

（2）柴胡细辛汤

处方：柴胡6g，薄荷3g，细辛3g，地鳖虫9g，当归尾9g，川芎9g，泽兰12g，丹参12g，半夏9g，水煎服。

功效：祛瘀生新，调和升降。

主治：头部内伤，昏迷苏醒后或无明显昏迷、头晕、头痛、嗜卧、泛泛欲恶。

石 印 玉

石印玉，男，1942年生，江苏无锡人，主任医师。博士生导师，石氏伤科传承人，享受国务院政府特殊津贴。《中西医结合骨伤科学》主编，《中国中医骨伤杂志》副主编，《中医骨伤》《中医正骨》编委。

（一）学术思想

1.治伤先识人 石印玉主张"治伤先识人"。其认为，三期治法中，后期是补，无虚不补。瘀去虚现，唯补为要。应依据患者病情、体质来整体辨证。

2.理伤从肝论治 石印玉明确提出，气、血、筋、骨皆与肝密切相关，伤科之证，多由肝而致，可"从肝论之"。此法不仅于内伤、筋伤之患中可用，骨折后及亚健康等也亦适用。此外，当今患者，除气郁血滞外，病情体质亦有所不同。如早期多实久多虚，青年多郁而亢，老则虚而夹邪，兼痰湿者多，应灵活治肝，兼邪而顾之，以期平衡。

3.重视伤科内伤 伤科内伤，虽属伤科四大病症之一，然其发展与其他三者相比，十分落后。石印玉在总结归纳前人经验之后，提出了自己的认识：凡外力所伤、外无体表征象，主要是伤及头颅或躯干部脏腑气血的病症，其症状可当即出现，又可缓慢起病。这一认识，既进一步明确了伤科内伤的病因、病位、病机、特征等，又为伤科发展献出了一份力量。

4.强调与时俱进 我们应结合现代医学，互补长短。骨折复位的要求，已从功能复位转变为影像学解剖复位。尽管某些情况下，手术是必需的，然术后功能康复方面，可以扬中医药之长；先以西药治其标，同时或其后施以中医治疗。在做好总结归纳基础上，进行理论和临床优化的创新研究。

（二）专长绝技

1.以经方辨治 石印玉学识渊博，为石氏伤科第四代传人。在长期的临床诊治实践中，注重整体观念，强调气血兼顾、内外结合的学术思想，对经方尤为推崇，认为经方之适用范围，不仅仅局限于"内科"，亦适用于伤科疾患。一旦掌握其治疗体系，辨证准确，施以相应方药，效果亦能立竿见影。

2.特色临床检查 石印玉十分注重临床检查。他常说，体格检查是为了探明病情，协助诊疗，施行时须柔和有度，准确到位，方能正确反映疾病信息，指导诊疗，而不是拘泥于形式，随意施行。如检查跟腱反射时，石老常让患者仰卧体位，嘱患者四指相扣，再让患者紧拉快放，同时进行跟腱的叩诊，因患者注意力分散，下肢未受到意识强烈地控制，往往成功率较高。

3.针药结合 在治疗骨关节病时，石印玉常在使用中药粉剂的同时配合针灸治疗。中药组以虫类药为主，加以穴位电针针刺，奏搜风活血、通络止痛之效。针药结合，既能导滞祛瘀，又能改善局部血液循环及组织应力，使症状得以改善。其见效快，疗程短，效果好，在筋伤方面，疗效亦显著。

王 拥 军

王拥军，男，1965 年生，安徽省宿州市人，中共党员，石氏伤科第五代继承人，上海中医药大学副校长、主任医师、教授、博士生导师。世界中医骨科联合会副主席兼副秘书长、中国中医科学院客座研究员、国务院学位委员会第八届中医学科评议组召集人、国家"973"计划项目首席科学家、中华中医药学会精准医学分会主任委员、中国康复医学会颈椎病专业委员会副会长、国家杰出青年科学基金获得者、"岐黄学者"、中医药传承与创新"百千万"人才工程（岐黄工程）首席科学家、科技部重点领域创新团队计划项目负责人、"创新团队"计划项目负责人。

王拥军首创"动、静力失衡性大鼠颈椎间盘退变模型"及软骨细胞退变模型，提出并证实"动力失衡为先，静力失衡为主"的脊柱力学失衡学说，曾在 *Spine* 发表 2 篇论文。在国际上首先发现 Runx1、Runx3 及亚型在间充质干细胞分化为软骨细胞过程中具有持续的、直接的作用。确立了"益气化瘀，标本兼顾"治疗椎间盘退变性疾病的法则，总结出 10 个具体治疗方剂，协助开发了"复方芪麝片"和"复方芪灵片"。申请国家发明专利 11 项并授权 5 项，开发中药新药 6 项（芪麝丸、参芪麝蓉胶囊、健腰密骨片等）并转让 3 项，获得国家中药新药证书 1 项（芪麝丸，Z20090067），并在全国 70 多家医院推广应用，推动了中医学的继承与发展。主办 6 届上海国际骨生物学术研讨会，2 次应邀参加 WHO 传统医学大会，"减轻慢性炎症反应治疗骨疾病的观点"被 *Nature Reviews Rheumatology* 作为亮点文章介绍，推动了中医药的现代化与国际化。

王拥军建立了中医脊柱病与骨代谢疾病实验室，引进国际先进的实验室管理经验。将系统生物学、Micro-CT、RNAi、脊柱三维步态分析系统等运用到中医药的研究中，率先建立了基因敲除小鼠、斑马鱼等模式动物学研究平台，建立了基于表达特异性报道基因克隆细胞株的体外药物筛选平台和基于基因敲除及转基因动物的体内药物筛选平台。

王拥军建立了 28 种病理与病证结合模型以及规范化研究方法，形成了"慢性筋骨病模式生物学"研究体系。发现并证实了"筋伤为先，骨损为主"导致筋骨失衡的机制，创立了恢复筋骨平衡的法则。提出了"抑制炎症因子"和"增加神经细胞营养"治疗颈腰椎疾病的方案，建立了非手术与手术序贯联合综合性防治体系。发现了 β-Catenin、Smad3 和 Runx1 是调控 BMSCs 增殖与分化的新基因，证明了骨赘来源于软骨细胞，并阐明了益气化瘀补肾法调控 Wnt/β-catenin、TGF β/Smads 等信号转导机制。证明了气虚血瘀（微循环障碍、炎症因子释放）是慢性筋骨病的病理基础，肾精亏虚（细胞外基质降解及细胞凋亡）加重筋骨衰老，并建立了益气化瘀补肾法系统性防治方案。证明了成体干细胞、微环境以及 NEIC 系统调控筋骨"生长壮老"全过程，发展了"肾主骨、肾藏精"理论，为延缓筋骨衰老研究奠定了基础。

（一）学术思想

1. "气虚血瘀、肾精亏虚"可致慢性筋骨病　王拥军认为"气虚血瘀"是慢性筋骨病的病理基础。一方面，随着人体的衰老，出现气血不足、肝肾亏虚，筋骨失养；另一方面，外邪侵袭后，邪气内注，致气血运行紊乱或阻滞，进一步加重筋骨疾患。其病机多为气血失和、经脉失养，调和气血法为治疗该病的基本法则。

2. 补肾精中药有"双重调节骨代谢"的作用　王拥军认为"肾精"至关重要。肾精不仅组成原始物质，促进机体发育；也在成体功能的生衰演变中发挥重要作用，在防治疾病方面亦有重要价值。肾精化气，继分肾阴和肾阳，它们是五脏阴阳之根（即元阴元阳），二者互根，你中有我，我中有你；已经证明温肾阳和滋肾阴中药都有"双重调节骨代谢"的作用，能够激活内源性干细胞，调整微环境，并使干细胞"沉默"与"唤醒"机制平衡，进而代替干细胞移植，发挥防治慢性病的作用。

3. "椎间盘乃奇恒之腑" 椎间盘也具有器官的功能这一现象，为王拥军团队在国际上首次发现，其呈现衰老的基本规律及"椎间盘乃奇恒之腑"的学术观点，先后由其团队所证明、提出。椎间盘是相对密闭的组织，具有"藏泻"双重功能，还与骨、髓、督脉、肾有着密切关系。如若椎间盘发生了退行性改变，可导致肝、肾、脾功能亦会发生改变，转而进一步加剧椎间盘的退变。首次证明了 β-catenin 和 Smad3 蛋白在椎间盘退变与衰老过程中的调控作用，占据了极其重要的地位。

（二）专长绝技

1. "益气化瘀补肾"治疗椎间盘 王拥军十分赞同"气虚、血瘀、肾亏"是椎间盘衰老基础的说法。王拥军由病理出发，结合中医认识，认为在椎间盘抗衰老的过程中，益气、化瘀、补肾三者，占据了重要地位，它们分别为椎间盘延缓衰老的关键、核心及根本。结合整体观念及辨证论治，创造性地将三者有机结合，中西互济，病理生理相调，运用中医综合疗法，能够有效地改善气虚血瘀肾虚的状态，以期阴阳调和，恢复椎间盘的正常形态与功能。

2. 利用引导和手法恢复筋骨平衡 王拥军发现并证实了"筋伤为先，骨损为主"是导致筋骨失衡的机制，以健脾、疏肝药物强筋，以锻炼实现筋骨平衡。他与施杞教授一起，整理并创立了"12字养生功"并免费向全国推广。手法方面，王拥军在"三步九法"的基础上，发展出"整颈三步九法""整腰三步九法""整肩三步九法""整膝三步九法"等。"三步九法""导引操""平操"等，依靠手法对穴位、皮部、经筋的刺激，进而激发人体的自我调节能力，达到"舒理经筋正骨、气血脏腑调和、脊柱恢复平衡"的目的。

3. "三个法则"综合防治慢性筋骨病 治疗慢性筋骨病，王拥军讲究三个基本法则分别是整体观、辨证论治和恒动观。他认为，慢性筋骨病的中医治疗，与中医藏象、经络理论联系密切，不可只着眼于局部，必须根据病情，辨证论治。如颈椎病患者，早期为气滞血瘀，病程长久，可渐渐发展为气虚血瘀，需益气化瘀。而患者除筋骨症状之外，同时会夹杂不同兼症。因此，需观舌苔、诊脉，结合各种化验、检查，在全方位、多角度考虑的基础上进行辨证分型，方有佳效。

4. 中医药综合治疗慢性筋骨病 王拥军认为，通过中药、针灸、手法、导引等综合治疗，能使患者气血、经络调和，筋骨平衡。如能针对性地采取"防病""防变""防复"等措施，将大大降低其发病率和复发率。

5. 遣方配药治疗骨质疏松 王拥军课题组调查后证明，骨质疏松症患者以"肾精亏虚"为主证。患者常伴有明显肾精亏虚的症状，如腰膝酸软、口干耳鸣、神疲乏力、失眠多梦等。因此，王拥军教授认为治疗骨质疏松症须补肾填精，阴阳同补。临诊常以蛇床子、女贞子相伍，阴阳相和，温凉相济，既温肾阳，又滋肾阴，且如此填精益肾之效愈强，此对相伍，相得益彰。

（三）验案撷粹

治疗骨质疏松医案一则 杨某，女，65 岁，绝经年龄为 48 岁。

病史：患者自觉双膝关节疼痛、腿软 1 年余。面色㿠白，发落齿摇，畏寒喜暖，手足怕冷，小腿抽筋，耳鸣，视物模糊，腰膝酸软，步履艰难，大便尚可，夜尿稍频，舌淡苔白，脉沉迟。未用药治疗，故来我院求诊。既往有高血压、膝骨关节炎、骨质疏松症病史。

诊查：在社区体检腰椎（L_1～L_4）BMD 值 0.767g/cm²，T 值-2.5；髋部 BMD 值 0.586g/cm²，T 值-2.9。检测维生素 D 总量 14.6ng/ml。双手握力：左手 19.9kg，右手 23.9kg（用握力计分别测定双手最大握力 2 次，取 2 次测量平均值）。坐立试验时间：8.8 秒（受试者前臂交叉置于胸前，以尽可能快的速度从固定高度椅子上连续站起 5 次，记录所需的时间站立）。骨质疏松生活量表 ECOS16 评分：37 分；膝骨关节炎功能量表 WOMAC 评分：46 分；膝关节 X 线摄片示双膝关节退行性改变。

中医诊断：痹证（肾阳虚证）。

西医诊断：骨质疏松症；膝关节退行性病变。

治法：温补肾阳，益精填髓。

处方：蛇床子 12g，女贞子 12g，黄芪 12g，淫羊藿 12g，墨旱莲 12g，丹参 12g，补骨脂 12g，骨碎补 12g，牛膝 12g。7 剂，水煎服，每日 1 剂，早晚分服。

二诊：用药后双膝关节痛，畏寒喜暖，手足怕冷症状明显缓解，夜尿和抽筋次数减少。维持原方用药，并补充活性维生素 D。

三诊：经过一段时间的中药调理和补充维生素 D，中医症状明显改善，日常生活不受影响，停药后嘱其功能锻炼为主，一年后复查骨密度。

跟踪随访第 2 次骨密度，其中腰椎（$L_1 \sim L_4$）BMD 值 $0.823g/cm^2$，骨密度 T 为-2；髋部 BMD 值 $0.577g/cm^2$，T 值-3。双手握力：左手 24.9kg，右手 21.8kg，坐立试验时间：8.3 秒，骨质疏松生活量表 ECOS16 评分 25 分；膝骨关节炎功能量表 WOMAC 评分 39 分；中医症状明显改善，获得了良好的日常生活质量。

按语：该患者诊断为绝经后骨质疏松症，并伴发膝关节退行性病变，严重影响生活质量，再有患者平素腰膝酸软，畏寒肢冷，舌脉都符合肾阳虚证的特点。方拟蛇床子和女贞子药对为君，阴阳并补；淫羊藿和墨旱莲为臣药，前者辛甘温补辅佐君药的补阳效果，后者助君药滋补肾阴；黄芪和丹参为佐药，气血双补，再佐补骨脂和骨碎补以增强全方补肝肾筋骨之功；使以牛膝引药下行。二诊以后症状得到有效缓解，生活质量也逐渐提高。随访 1 年后再次检测骨密度提示骨量流失减缓，肌力提高，站立时间加快，生活和关节量表评分都维持在较好水平。

詹红生

詹红生，男，1964 年生，河南确山人，主任医师，教授，博士生导师，博士后合作导师，第五代石氏伤科继承人。享受国务院政府特殊津贴、第六批全国老中医药专家学术经验继承工作指导老师、全国百名杰出青年中医、全国优秀中医临床人才。现任上海中医药大学上海市中医药研究院教授，博士生（后）导师，骨伤科研究所所长，附属曙光医院骨伤科主任，主任医师，曙光临床医学院中医骨伤科学教研室主任；"中医骨伤科学"国家重点学科带头人；"骨伤科"国家临床重点专科和国家中医重点专科带头人。

中国中医药研究促进会骨科分会副主任委员，中华中医药学会骨伤科分会常务委员兼副秘书长，中华中医药学会运动医学分会副主任委员，世界中医药学会联合会中医手法专业委员会常务理事兼副秘书长，世界手法医学联合会常务副主席，世界中医药学会联合会骨伤科专业委员会副主任委员。中国针灸学会针灸推拿结合专业委员会副秘书长，《中国骨伤》《中国中医骨伤科》《中医正骨》《国医论坛》杂志编委，《中国组织工程研究与临床康复》杂志学术委员会执行编委，上海市中西医结合学会理事，上海市中医药学会骨伤科分会副主任委员，上海市住院医师规范化培训专家委员会中医骨伤科专家组组长，河南中医学院第一附属医院客座教授，南阳理工学院张仲景国医学院兼职教授等。

詹红生先后毕业于河南省信阳卫校、张仲景国医大学（河南南阳）和上海中医药大学，获气功学专业硕士和中医骨伤科学专业博士学位，师承储维忠教授和石印玉教授，为上海石氏伤科第五代传人；并参师于国医大师颜德馨、翁恩琪、陈省三、孙树椿和韦贵康等名家名师。1983 年詹红生开始从事中医医疗工作，1988 年开始从事中医科研和教学工作。致力于慢性筋骨病损防治研究、中医药临床评价方法学研究及中华养生文化与技术的传播。

（一）学术思想

1."筋骨失和、年老体虚"致慢性筋骨病 詹红生认为，当肌体出现病理损伤时，筋先受损，气血外溢，瘀血而成，阻滞经络，陈伤不治，继而筋骨失和。加之中老年人群年老病久，气血不足，肝肾亏虚，失于滋养，导致骨痿筋软，更易出现慢性筋骨疾病。詹教授认为其关键病机为"筋出槽，骨错缝，气血不通，筋骨失和"。

2. 筋主骨从，从筋治骨 詹红生针对骨质疏松症等慢性筋骨病损特点，提出了"筋主骨从乃维系筋骨和合之本，筋为骨用是诊治慢性病损之策，肝脾肾同治可收筋强骨健之效，四以相和为保全筋骨健康之法"的观点。

3. 通过"四以相和"调阴阳 "四以相和"是一种针对慢性筋骨疾病，以和为核心的摄生理念。具体表现以药物、手法、针灸相结合，加上培养正确的饮食习惯及自我导引练功，从而恢复人体"阴平阳秘"的状态。"四以相和"不仅是四种防治方法有机结合，更是通过"内外兼治、形神共调、药膳同源"等方法，取法于自然，使患者"食饮有节，起居有常，不妄作劳，故能形神皆俱，尽其天年"。

（二）专长绝技

1."从筋论治"中老年慢性腰腿痛 詹红生认为，"筋主骨从乃维系筋骨和合之本，筋为骨用是治疗慢性病损之策，肝肾脾同治可收筋强骨健之效，四以相和为保全筋骨健康之法"。故在治疗老年腰腿痛患者时，充分认识老年患者此类疾病的特点，辨证施治，以补益肝肾脾、气血并重，局部与整体结合，兼以或祛风通络，或散瘀止痛，杂邪、虚实兼顾、攻补兼施，可取得满意的临床疗效。

2. 筋主骨从，辨治骨质疏松 詹红生在骨质疏松症治疗中，继承了石氏伤科"以气为主、以血为先、脾肾同调"学术观点，提出"筋主骨从、从筋治骨"的骨质疏松治疗理念，着眼于肌肉退化对于骨质疏松症及其继发脆性骨折的影响，通过改善筋肉功能，反作用于骨来达到治疗目的。同时针对骨质疏松症慢性病特点将"四以相和"整体观运用于骨质疏松症防治当中，疗效颇佳。

3."四以相和"治疗颈椎病 随着社会生活方式改变，慢性筋骨病呈高发趋势，詹红生结合多年临床经验，创造性地提出了"四以相和"的防治策略，从生活起居、导引练功、饮食药膳、医疗干预等方面，针对不同患者制定系统个性化的干预方案，以求"谨和五味，骨正筋柔，气血以流，膝理以密"。

（三）验案撷粹

筋主骨从辨治骨质疏松医案一则 张某，女，80 岁。

病史：患者腰背隐痛多年，夜间痛甚，间断发作，渐至周身骨节疼痛。近半年来无明显诱因出现腰痛加重，下肢酸软无力，步行困难，曾在其他医院诊为腰椎间盘突出症和腰椎骨质增生，经中药、西药、理疗等治疗无效（具体药物不详），现时感耳鸣，手足冷，眠差，大便困难，舌质淡、有瘀斑，脉沉缓。既往有多处陈旧性胸、腰椎骨折病史。

诊查：腰部屈伸、左右侧屈、旋转均受限，胸腰段脊柱后弯畸形，双侧 $T_6 \sim T_7$ 椎旁、$L_1 \sim L_4$ 旁压痛（+），叩击痛（+），膝腱、跟腱反射正常，拇趾背伸、跖屈正常，病理征未引出。腰椎 MRI 示：L_4/L_5、L_5/S_1 椎间盘膨出，T_{12}、L_1 陈旧性压缩骨折，骨密度示：$L_1 \sim L_4$ 为 0.560g/cm^2（-4.6SD）。股骨颈为 0.601g/cm^2（-2.6SD）。股骨全部为 0.666g/cm^2（-2.3SD）。

中医诊断：骨痿（肝肾不足，络脉瘀阻证）。

西医诊断：骨质疏松。

治法：补益肝肾，通络止痛。

处方：苁蓉牛膝汤加减。肉苁蓉20g，川牛膝10g，怀牛膝10g，木瓜10g，当归10g，赤芍10g，熟地黄10g，鹿角片6g，丹参10g，附片10g，炙甘草15g，乌梅30g，生鸡内金10g。

嘱均衡膳食营养，注意补充钙质及蛋白质，多晒太阳，适度活动。

复诊：诉腰部疼痛明显减轻。处方：熟地黄30g，山药15g，山茱萸9g，牡丹皮9g，茯苓15g，泽泻10g，鹿角片9g，龟甲9g，水蛭9g，丹参15g，莱菔子9g，白蔻仁6g，菟丝子10g，巴戟天9g，黄精9g，玉米须15g，车前子15g，仙鹤草15g，枳壳6g，桔梗6g。

按语：患者为老年女性，出现了骨骼脆弱、肌肉无力的症状，符合骨痿的诊断，肝肾不足意味着身体的精气不足，导致骨骼肌肉得不到足够的滋养；络脉瘀阻则血液运行不畅，加剧了肌肉和骨骼症状。适用苁蓉牛膝汤加减治疗，该方旨在补益肝肾精气、改善脉络瘀阻，强化骨骼肌肉。其中肉苁蓉、川牛膝、怀牛膝补充肝肾，强筋骨；木瓜、当归、赤芍药活血化瘀，舒筋活络；熟地黄、鹿角片滋补血阴，丹参、附片活血镇静、温肾助阳；炙甘草调和诸药；乌梅止泻；生鸡内金强化脾胃。

陆　氏　伤　科

陆氏伤科发源自宁波老陆家伤科，"浙东第一伤科"为其曾经之称谓，始于1658年前后。创始人陆士逵，河南开封人，喜擅武术（曾为朝前侍卫）。至明末，陆老择甬济世，后与王端伯（甬名拳师）成为莫逆。《秘授伤科实验良方》及《接骨秘方》等书，均为端伯先生所著，陆得真传后亦济世扶伤，渐名传派成。《伤科》为其晚年所著，临诊经验皆被其总结于此，如宝珍传。

至三世，出一太婆，功夫了得，医术亦斐然。然拳术方面，后世传承不多，但医术之钻研从未停止，后人博览钻研，扶理伤患既擅，损伤内治亦精。

陆银华、陆铜华两兄弟均为第六世传人，声名更盛。陆银华早年从戎，后弃官返甬，于宁波百杖街济世扶伤，总起沉疴，遂派立名扬，陆氏伤科亦被誉为"浙东伤科第一家"。

陆云响，女，1913年生，浙江鄞州区人。1937年，陆银华携长女（陆云响）、女婿（陆清帆），应邀至四明医院（现曙光医院）悬壶。夫妇二人尽得父（陆银华）之真传，除常见疾病外，对腰部疾患、头部震伤等疑难病症的诊疗，亦是了熟于胸。"治病要活"为陆氏之主张。应视病情，综合考虑，辨证分析，每获奇效，声名渐扬。

1953年，清帆先生改于同济医院（现长征医院）济世，上海中医药学会伤科分会第一任副会长亦由其所任。1958年因病驾鹤。

1959年，陆云响改址于静安中心医院扶伤，任中医科主任。陆念祖（其子）、陆安琪（女）俱得其所授。正式门生有谈勇茂、陈国利、黄雪妹3人。

银质针为陆云响开创新用。于己身之上试针，治疗腰腿痛的特效穴被其发现，一改以往，银质针创造性地被施用于躯干疾病的治疗。20世纪60年代，腰痛伴坐骨神经痛被其针刺"环跳"来治疗。其中部分严重病例，直腿仅能抬高至30°左右，若此穴位被施一针"多向刺"后，患者"得气感"及下肢传导征象将会显现，待气至病所即起针，不但疼痛显著改善，且患肢可立即抬高到90°左右。此显著的疗效，引起了宣哲人（当时静安区中心医院西医骨科主任、后中国软组织外科学创始人）的注意。陆云响一改旧习，向宣哲人开放家学，与其开展了合作。中国科学院生理研究所在他们的委托下，相应的动物实验被开展，以探究银质针治疗的机制。结果显示，银质针尾壮火3柱后，针柄温度可大于100℃，针尖为40℃，揭示其机理的第一步，已然迈出。随即，宣哲人决定继续开展研究。两人中西医合作，相得益彰，后手术松解术，被宣哲人以银质针针刺所代替，密集型银质针治疗软组织疾病的疗法被创立，并得到推广。

陆海昌（陆银华之子），为第七代传人，鄞州骨伤科医院于1999年由其创立。陆健祖（陆海昌之子），不仅承袭先辈经验，许多高新设备已被引进，使各种手术及治疗得以展开，多篇论文在各级刊物上被发表，陆氏伤科亦得到进一步发展。

陆念祖，为第八代传人，主任医师，享受国务院政府特殊津贴，被授予全国五一劳动奖章、全国劳动模范称号。陆念祖不仅延续了先辈们使用银质针之传统，此外，推拿、内服、外敷等疗法亦被使而用之，较为规范的"颈肩腰腿痛疾病陆氏诊疗常规"逐渐形成。

通过约20年临诊，近2万病例的积累（当时国内最大样本量），逐渐形成了肩关节周围炎特色治疗，当时其水平，于国内遥遥领先，"上海滩的肩周陆"这一称号，即为人们对其赞誉。非重度患者，经松解及银质针治疗后，多两趟即瘥；若为重度，短效全麻技术将被应用。自2003年，丙泊酚静脉全麻开始被应用，粘连松解术先被施行，长银针再继而续之，肩关节功能之恢复，多仅需1周。2009年之前，1200余例患者已被收治。其中100例患者为长期随访对象，结果显示，9成以上患者的长期疗效优良。

（一）学术思想

1. 筋骨之病，动静结合　　"动静结合""筋骨并重""内外兼治"，为陆氏伤科所强调。手法治疗小儿肘关节半脱位，坐法蹬肩复位肩关节等方式，皆为陆氏所独有。若骨折对位良好，其愈合定然不慢；骨折捆扎不可过久，此两点为陆氏伤科之观点。不少骨折绑扎方法，被陆氏伤科发明出来。待骨折被复位后，杉树皮小夹板被选用来捆扎固定。髌骨如骨折，"井"字包扎法（即4条带固定）及"十"字包扎法，将被施而用之。古人之抱膝圈及临床实际，皆为陆氏伤科施用此法之原因。"井"字捆扎，因扎带柔韧可实现相应伸缩；将"十"字捆扎于"井"字之外，可避免扎带松弛、移位。

如若血肿较甚，"十"字捆扎可被单独施行。托软垫于膝下，以箍定髌骨，待肿胀消退，"井"字捆扎可被施而行之，当骨折愈合后，"十"字捆扎法，又可被使而用之，在固定的同时，锻炼亦能同时进行，关节僵硬的发生将大幅减少。当时之"抱膝圈"捆扎髌骨骨折与"十"字、"井"字法比较，可谓逊色不少，而后者则深受同行之肯定。时至今日，若有髌骨骨裂或横断骨折而要求保守治疗的患者，此法仍可被施而治之，收效喜人。至于肱骨大结节或肱骨颈骨折，先予复位，再以杉树皮夹板跨关节捆扎（腋下肘间施以棉垫），肘部垂直，横贴于胸腹之前，手心向上5寸，患肢贴胸保护。除肘关节近端骨折患者，被要求屈肘90°卧眠以外，剩余骨折，均能伸肘而眠，而影响肘部功能、关节粘连等情况，将被大幅度避免。此外，较完整的康复锻炼方法，亦已被研发出来，将依据病变部位、时期及患者病情进行适当调整。

2. 内外兼顾　　陆氏伤科外治、内治皆重，认为损伤所致的功能紊乱、组织器官受损等症，若采取内外皆调的方式治疗，疗效更佳。诸多内服自拟方被发掘出来，消肿散结、逐瘀止血、活络舒筋为其主要功效。

3. 损伤之证重在气血　　陆氏认为，损伤之证，均属气血之范畴，临诊须先定在气在血。病在血且失血较多，补气固血之法，则须施而行之；如血瘀，则行气祛瘀法可被施而与之。如病在气，则调气行血之法，可被遣而用之。

（二）流派特点

1. 针法创新，创制银针　　陆氏银质针，为此派所独有，在治疗功能障碍及痹证之时，常被使而用之。经长期探索，针法、针具及取穴，均为云响医师所改进，在颈肩、腰腿痛等症的治疗上，疗效显著。

"九针"为陆氏银质针之根，长针、圆利针和大针之特点，被其所吸收。针体粗长、针刺更深、作用更明显均为其特点，人之潜能，因受强刺激而被激发。经气因针体导热性及药性而激发，患处温度将快速升高，血液循环亦将被促进。针尖钝而圆、针身韧而软、具有优良的导电性等，均为银质针之特点，而"利关节""取远疗"和"泻机关之水"则为其功效，对腰椎间盘突出症、急性腰扭伤、冻结肩、膝骨关节炎等疾病的治疗，疗效明显。

2. 擅长治疗脑震伤　治疗脑震伤，陆氏综合考虑，审慎辨治。损伤早期，脉络为气血壅阻，可见头眩目暗、晕厥、心悸、健忘、夜寐不安等症。琥珀、石菖蒲、童尿等，可据病情施而予之。若仍不醒，"金箔镇静汤"可被予之。若复得清醒，但呕不止者，乃瘀热化火所致，"赭石镇静汤"可被遣而用之。至中晚期或后遗症期，可见视物不清、眩晕、失眠等症，补中益气汤、归脾汤或通窍活血汤，可据病情加减。

（三）流派代表方

内服方

（1）琥珀镇静汤

组成：琥珀，龙齿，丁香，藿香，天麻，丹参，当归尾，赤芍药，豆豉，荆芥。

功效：镇惊安神，芳香开窍，活血化瘀。

（2）金箔镇静汤

组成：金箔，丁香，琥珀，郁金，荆芥，龙齿，砂仁，石菖蒲，藿香，豆豉，天竺黄，丹参，天麻。

功效：重镇安神，宁心开窍，理气化痰。

（3）赭石镇静汤

组成：代赭石，藿香梗，龙齿，砂仁，淡豆豉，琥珀，赤芍药，明天麻，紫丹参，紫丁香。

功效：安胃降逆，开窍宁心。

主治：脑震伤醒后呕吐不止。

（4）延胡索汤

组成：延胡索，当归尾，赤芍药，广郁金，枳壳，通草，香附，木香，青皮，丹参，白芥子。

功效：活血行气止痛。

主治：胸胁内伤、胸部岔气、肋骨骨折。临床常见胸胁疼痛，转侧翻身咳嗽加重，胸闷，呼吸不畅，局部症见微肿或青紫，按之作痛甚则拒按。苔白腻，脉弦细。

加减：如偏重气滞，加三七粉吞服；偏重血瘀，加桃仁、丹参、红花。

（5）破瘀活血汤

组成：当归尾、赤芍、生地黄、桃仁、泽兰、红花、乳香、没药。上肢病加用丹参，下肢病加用川牛膝。

功效：破瘀活血，消肿止痛。

主治：出血肿胀期。由于外伤后络脉损伤，血流脉外，局部血瘀凝结，青肿疼痛，服药后可使瘀肿迅速消退。

加减：服用2～5剂后，去桃仁、泽兰，加秦皮、五加皮。同时配合外敷陆氏消肿膏。

（6）和血散瘀汤

组成：当归、续断、赤芍、生地黄、秦艽、桑寄生、川牛膝、茜草、威灵仙。

功效：和血通络，祛瘀生新。

主治：应用局部肿势消退，但余瘀内结未净，气血未复，骨未续，痛未止，肿未全退。

（7）伤科危症夺命丹

组成：珍珠母、熊胆、西牛黄、麝香、三七、人中白、人参、天竺黄、木香。

功效：芳香醒脑开窍。

主治：脑震伤人事不省，昏沉不醒。

（8）续骨汤

组成：当归、杜仲、大熟地、赤白芍、党参、川续断、红花、狗脊、补骨脂、怀牛膝、黄芪、丹参。

功效：活血舒筋，补肾续骨。

主治：骨折接骨期。

（四）验案撷粹

治疗腰椎间盘突出症医案一则　刘某，女，43岁。

主诉：腰痛10余年，加重1年。

病史：患者腰痛10余年，1年前夏季开始渐渐加剧，以致丧失劳动能力而病卧在床。后突然右臀部剧烈疼痛，并向右下肢和足跟放射。曾予哌替啶、地西泮治疗，未见好转，患者思欲轻生，遂来就诊。

诊查：腰椎各横突压痛明显，右臀上皮神经压痛，右直腿抬高试验（+）（仅30°），小便赤黄，苔白腻，脉紧。

中医诊断：腰痛（气滞血瘀证）。

西医诊断：腰椎间盘突出症（急性期）。

治法：行气活血，通络止痛。

处方：环跳、秩边、承扶、天应、次髎透第5腰椎板。

按语：此为邪滞经络，气血经脉拘挛，不通则痛。以长银针疏导邪气，松其痉挛，以通止痛。针刺后，顿觉腰部轻松，疼痛消失，直腿抬高90°以上，当即能下床自己行走，随即出院，后门诊调理，次年元旦上班。

闵殷伤科

殷氏伤科于18世纪末、19世纪初起源于苏州思婆巷。当时"闵家伤科"的闺女嫁来殷家，与殷企范结为夫妇，闵氏与殷氏结为亲家，伤科就此传入殷家。殷企范与殷闵氏在苏州思婆巷行医，闵家伤科在昆山白塔港行医。闵殷两家伤科当时在江浙两省已颇有盛名，并获清朝皇帝赐予的赞碑。1910年前后，先祖父殷致祥、先父殷震贤相继来沪行医，当时闵家也抵沪悬壶，闵殷两家伤科相处在一条里弄，闵家先由闵采臣行医，后由闵贤玉继续。他们两人在解放前后相继病故。殷震贤在解放后参加联合诊所，1956年到曙光医院（原上海第十一人民医院）任伤科副主任，1960年病故。

（一）学术思想

1. 治病辨证，重视整体　损伤疾病，由外及内。皮肉筋骨外伤，必然影响内部气血脏腑经络。伤科疾病同样强调辨证论治。临诊时，应先整体审查，辨病辨证同行，待谋定而后动。伤科疾病多为局部损伤，但它影响肝肾脾胃，治病求本，重视整体是极其重要的。

2. 劳损宿伤，甘温补气　伤科疾病，不一定有外伤，日久劳作，耗损阳气，亦可疾病，拖延日久，则成宿伤陈疾。久病属虚，可见肝血肾精不足。临床多用黄芪甘温补气而得效。

3. 气血同调，以气为重　"补气以活血生血，理气以破结散瘀"，此为闵殷伤科治伤之精髓。伤科之患，多属劳损，或外力，或慢损，气血不畅，瘀痛乃生；补气生血而瘀开，理气活血而瘀散，气血通调，病痛除焉。闵殷伤科认为，血虚者，必为气虚后也；血瘀者，乃为气滞所生焉，临诊时，须气血通调而以气为重，故补血时，必同补气也，化瘀之时，必行气焉。

（二）流派特点

1. 风湿痹证，针药手法并举　伤科病种，以痹证为多，"风寒湿，杂合为痹"，"痹者，闭也"。此类疾病，每多气虚之时，邪气为胜，风寒湿乘虚而入，治宜辨别虚实，针药手法同举，可获显效。

2. 脱位上骱，妙手回春　常见的关节脱位都能用手法整复，立竿见影。髋关节前后脱位的整复，用一人复位法也能取得成功。

3. 内治方药，各有所长　家传方药有活血丸（又名辰妙丸）、新伤续断汤、祛瘀止痛散、接骨续筋散、柴胡细辛汤、止血散等。

（三）流派代表方

内服汤剂

（1）新伤续断汤

歌诀：新伤续断防地鳖，苏木桃仁乳没攻，赤芍丹参泽兰叶，延胡落得嫩桑枝。

功效：祛瘀接骨。

方解：骨折初期，瘀血积滞，不能只顾接骨而不化瘀，盖瘀不去骨不接也。方中以当归、泽兰、丹参、地鳖、乳香、没药、延胡索、桃仁、苏木行化瘀消肿之功效，配以骨碎补、川断、桑枝、自然铜行续骨舒筋之功效。

（2）柴胡细辛汤

歌诀：柴胡细辛汤薄荷，当归川芎丹参用，泽兰地鳖黄连夏，升清降浊脑震伤。

功效：醒脑开窍，活血化瘀。

方解：灵脑受震，气塞血瘀，阻塞清窍。败血归肝，肝失调达。肝气犯胃，胃气失降，上逆而泛。方中以柴胡、细辛、薄荷升其清阳之气，当归、川芎、丹参、泽兰、地鳖、黄连、半夏降化浊阴之瘀，使清气得以升，浊气得以降，脑府不受害也。临证亦以左金丸代黄连，亦无非取其泄降胃热之意。

（3）防风归芎汤

歌诀：防风归芎汤荆羌，白芷细辛与蔓荆，苏木桃仁乳没共，丹参泽兰脑伤宜。

功效：化瘀消肿止痛。

方解：头为至高之位，挫伤而致皮下血肿，可现头痛之症。方用防风、荆芥、羌活、蔓荆子轻清上达之品，配以当归、川芎、丹参、泽兰、乳香、没药、桃仁、苏木活血化瘀之药，共奏宣散、化瘀、消肿之功，以防成疮作脓之患。

（4）牛蒡子汤

歌诀：牛蒡子汤炙僵蚕，秦艽白芷白蒺藜，半夏桑枝络右藤，寒湿伤筋化热宜。

功效：祛风化痰，清热利湿。

方解：牛蒡子散结除风，行十二经，除四肢之风，利凝滞之气，故本方以牛蒡子为主，配合蒺藜、僵蚕、独活、秦艽、白芷、苍术、钻地风等以透达外风之邪，引牛膝下行以起直达病巢之功。

（四）验案撷粹

治疗肩关节血肿验案一则　患者，女，67 岁。

主诉：右肩臂疼痛 3 个月余。

病史：患者曾在外院行 MRI 检查显示右肩关节积液，给予美洛昔康等消炎镇痛药物治疗后未见明显好转。

诊查：就诊时右肩疼痛延及右上臂，外展受限，夜痛更甚、不能侧卧，舌质稍暗，苔稍白腻，脉沉细。

中医诊断：痹证（气虚血弱，痰凝经络证）。

西医诊断：肩周炎。

治法：补气活血，化痰通络。

处方：黄芪 30g，白术 15g，党参 15g，茯苓 15g，鸡血藤 30g，赤芍 15g，制半夏 30g，制南星 15g，枳壳 15g，姜黄 15g，上药水煎服，每日 1 剂，分 2 次口服。服用 3 周后，疼痛基本缓解。

按语：肩臂痛病因较多，如寒湿、瘀血、血虚、风寒、风热或气虚痰凝等。"脾气虚则四肢不用"（《灵枢·本神》），此患者正是因脾虚气弱而致血行不畅，凝而为瘀，痰瘀互结，阻滞四肢经络不通而致肩臂疼痛。上方以黄芪、党参、白术、茯苓健脾生气化湿，枳壳、姜黄行气理气，赤芍、鸡血藤补血活血，半夏、制南星化痰，诸药共奏健脾行气、活血化瘀的功效，从而达到标本兼治的作用。

石 氏 伤 科

上海石氏伤科源自江苏无锡，至今已有 150 余年的历史。20 世纪 70 年代，石氏伤科迁至上海。历经几代人的不断努力，目前上海石氏伤科已成为享誉江南乃至全国的骨伤流派之一。

石氏伤科第一代创始人为清朝晚期道光年间的石兰亭。他融传统武术整骨手法与中医内治调理方法于一炉，悬壶上海，开宗立派。第二代石晓山吸纳前贤之说，充实发展了石氏学术内涵，形成颇具特色的骨伤诊疗方法，使石氏伤科声名鹊起。后历经第三代石筱山、石幼山的不断探索和积累，进一步丰富完善了石氏伤科的学术思想，不断收徒授业，桃李满园。石氏的第四代传人有石纯农（颂平子）、石仰山（筱山子）、石凤珍（筱山女）、石印玉（幼山子）、石鉴玉（幼山子）、石凤霞（幼山女）、沈蕴新（幼山媳）、石蕴华（第三代堂侄）。筱山先生的高徒有梁劲予、杨锦章、诸方受、罗济平、沈德骅、蒋立人。幼山的高徒有陈国昌、奚鸿昌。由中医学院组织结对的学生有陈谟京、诸福度、曲克服、陆品兰等。上海石氏伤科传承至今，第五代乃至第六代人已逐渐长成，遍及苏浙闽粤以及海外等地。历经战火与荣光的上海石氏伤科，以海纳百川的襟怀和勇于创新的气魄，不断与时俱进，被列为第一批国家级非物质文化遗产，扬名海内外。

（一）学术思想

1. 以气为主，以血为先，气血并重　石氏伤科认为，伤科疾病，不论在脏腑、经络（脉），或在皮肉、筋骨，都离不开气血。气血之于形体，无处不到。对于因损伤而成的疾病，其辨证论治原则，首先是建立在"气血并重"基础之上，坚持气血兼顾而不偏废。石氏伤科认为"以气为先"是常法，"以血为先"是变法。以新伤为例，一般的内伤，若发作时较缓，受伤时感觉较弱，在治疗上多"以气为主"。若为骨折、脱臼等较严重的外伤，治疗时活血祛瘀，多"以血为主"。

2. 重视正气，勘审虚实，施以补泻　石氏伤科认为新伤有出血致虚或损伤有瘀而禀赋较弱者，强调应先调补虚弱之体，然后祛瘀，或予以攻补兼施，重视对正气的顾护。

3. 调治兼邪，独重痰湿　石氏伤科对伤科的"兼邪"施治，尤多心得。石氏伤科认为："凡非本病，其发生不论前后，而有一个时期与本病同时存在的邪气，都叫兼邪。"治疗时应须审症辨因，对症施治。在风寒湿三者中，石氏伤科尤重湿邪，认为伤损后气血不和，痰湿常会凝滞经络。石氏伤科治理痰湿常将化散之法与温补脾肾之阳相结合，对于一般的痰湿常用"牛蒡子汤"加减来治疗，劳倦者合补中益气汤，以使痰湿阻滞渐消，气血失和日调。损伤兼及风寒、痰湿邪气合而为病时，往往使用麻桂温经汤加减来治疗，以祛邪宣络，活血止痛，效果显著。

4. 内外并重，综合治疗　中医伤科对损伤性疾病的治疗，具有独特的疗效，就是因其能根据不同的病情对症治疗，或采取内服、外用的药物并治，或运用顺筋整骨的手法治疗，或使用衬垫、夹缚、牵引等器具治疗。石氏伤科认为无论是内外兼治，或综合治疗，均不能离开"辨证施治"这一基本原则。

5. 筋骨损伤，三期论治　石氏伤科把损伤分为早、中、后三个时期。早期：筋损骨折，气滞血瘀，治疗上除用手法复位、外固定外，还应用活血化瘀，消肿止痛的内服和外用药物。四肢损伤以活血化瘀为主，稍佐理气药物，躯干损伤则往往气血兼顾。中期筋骨已开始接续，瘀血散而未尽，气血仍未调和，治疗上除了继续固定外，要适当活动关节，使气血通畅，用药则以活血舒筋和络为主。中后期可加用一些祛风通络药，如独活、防风等。后期解除固定后，可用中药熏洗以助功能恢复。

（二）流派特点

1. 手法特点

（1）石氏伤科理伤，首先是应用摸法诊断，比如摸患处以了解伤情。在应用摸法的过程中，注意与健侧对比、与正常情况对比，以便更清楚地通过手法获得诊断结果。诊断后要以"稳而有序，柔而灵活"的手法进行治疗。

（2）治疗手法，石氏伤科一般常以十二字为用，即拔、伸、捺、正、拽、搦、端、提、按、揉、摇、转（也作抖）十二法。拔、伸、捺、正主要用于正骨。石氏伤科就这些手法还指出过两点：一是"这十二法在应用上并没有严格的界限，无论正骨或是理筋等，随着需要，可以互相换用，灵活使用"。因此，不宜机械地划分这是正骨手法，那是理筋手法。二是理筋手法不独用于伤筋的治疗，"接骨前后亦须注意理筋，使之活动顺和""骨折接续后期，亦应以理筋为辅助手法"，这一点石氏伤科在临证时极为重视。

2. 外固定特点

（1）骨折固定，石氏伤科推崇《正骨心法要旨》所述要领："制器以正之，用辅手法之所不逮。"采用以杉木片或三头板中的一层作为夹板，固定的顺序是外敷药—棉垫—夹板（局部或加硬纸板）—绷带—硬纸板（或杉木板）—绷带，外敷药使固定物与肢体更为贴近。夹板通过敷药及重点部位加上可塑形的硬纸板和棉垫，使固定力量有侧重。外层硬纸板（或杉木板）有时超过关节，起到维持固定或短时间内控制关节在适当位置的作用。这种通过多种材料、多层结构、按照肢体形态塑形的固定方法，既便于关节活动，又利于骨折愈合。另外对于肢体肌肉丰厚处的长骨骨折，采用双重夹缚，即在夹板包扎完善后，外面裹以长而较厚的木板加强固定。

（2）固定妥后，随着外敷药的更换，适时疏理筋脉、调整夹板固定的松紧度。强调绑扎固定的重点在"断端附近"，用三条带缚，以"中心一条带为主"，缚时要适当压紧，两头可以较松。压紧的目的是使骨位不致移动；较松的目的是在于使气血流通。此外在近关节处尤应注意其屈伸活动。一般长骨骨折与近关节处有别，绑扎时常有一端须超出关节。绑扎固定后外观应与肢体匀贴且能维持到下次复诊，外观过松或过紧则难以取效。

3. 用药特点 石氏伤科把损伤分为早、中、后三个时期。

早期：筋损骨折，气滞血瘀。应用活血化瘀、消肿止痛的内服外用药物治疗。四肢损伤早期常用方：荆芥 6g，生地黄 12g，当归 9g，土鳖虫 9g，赤芍 9g，忍冬藤 12g，泽兰叶 9g，王不留行 9g，炙乳香 3g，炙没药 3g，青皮 4.5g，陈皮 4.5g，桃仁 9g。局部青紫严重加蔓荆子 9g、紫荆皮 9g。如有骨折，加煅自然铜 12g、骨碎补 9g。

中期：筋骨已开始接续，瘀血散而未尽，气血仍未调和，用药则以活血舒筋和络为主。常用方：当归 9g，丹参 9g，防风 6g，独活 6g，川续断 12g，狗脊 12g，川芎 1.5g，泽兰 9g，红花 3g，伸筋草 12g。

后期：治以益气活血，健筋壮骨。常用方：炙黄芪 12g，炒党参 9g，焦白术 6g，当归 6g，独活 6g，川续断 12g，狗脊 12g，红花 9g，伸筋草 12g。局部畏冷，加桂枝 3g、白芍 6g；中后期可加用一些祛风通络药，如独活、防风等。后期解除固定后，可用中药熏洗以助功能恢复，如桂枝、羌活、独活、花椒、甘松、伸筋草等。另外，石氏伤科善用柴胡，认为该药开郁散滞而通达上下，用治伤科内伤瘀痛气滞诸症，如石家祖传经验方"柴胡桔梗汤"等常用之。此外石氏伤科还常用草乌、川乌作为理伤止痛之要药。

内治方药主要有"麒麟散""新伤续断汤""牛蒡子汤"等。其中"麒麟散"，为常用之伤药，能祛瘀生新、理伤续断，在祛瘀的伤药中属于比较平和而疗效显著的一类；"新伤续断汤"以活血化瘀、续筋止痛为主，擅长治疗筋骨折损的新伤，其中上肢损伤加姜黄，下肢损伤加牛膝。本方还适用于躯干损伤及骨折初期，用药时当辨上、中、下三焦及脏腑气血，随证加减用之。另有"牛蒡子汤"，主治风寒痰湿入络，周身或四肢、颈项等部位的骨节酸痛等。

外治方药中常用的有敷药、膏药、掺药、熨药、搽擦药、熏洗药等，临床上一般随症择优选择。主要包括三色敷药、三黄膏、红玉膏、接骨丹、黑虎丹、铁扇散、金枪膏、伤筋药水、损伤风湿膏、经验洗方等。其中三色敷药最为常用，可用于损伤各期；在治疗新伤瘀阻，易于化热时，可在敷药外再加上凉血清营、散瘀消肿的三黄膏；或治疗时遇到肌肤擦破及皮肤过敏者，可与红玉膏同时使用；或遇到骨折患者时，除在患者折断处敷以三色敷药外，若还需消肿散结，可加黑虎丹；另有铁扇散、金枪膏也可用于治疗创伤，具有止血生肌，拔毒敛疮之功效；而伤膏药则具有温通活血散滞的功效，善治损伤风湿诸症；消坚膏用于治疗伤后瘀痛，关节坚硬及患处结块坚硬、肿胀积液等症；接骨丹具有接骨续筋止痛之功；伤筋药水用于治疗因风湿导致的筋骨麻木疼痛、筋络挛缩等诸症；经验洗方用治骨折及软组织损伤后期，筋骨疼痛、关节不利等症。

随着时代的发展，石氏伤科不断创新发展。对于较复杂、单纯依靠手法正骨不容易复位成功的骨折，或依靠夹板和石膏不容易维持复位的骨折，石氏伤科创造性地将手法正骨术应用于内植钢板的手术之中。医生在手法正骨复位基础上，通过微创切口，将内植钢板固定。先用手法正骨术使骨折得到复位，再通过微小切口使骨折得到固定。手术操作过程变得容易和简化，这样使得原本需要通过大切口才能暴露和复位的骨折变得相对简单，充分体现了中西医结合的优势，是一种中西医结合治疗骨折的新模式。

（三）流派代表方或临证医案

兹举石氏伤科内外治方各一则、临证验案两则，供参考。

1. 内服方

方名：麒麟散。

组成：血竭 60g，炙乳香 30g，炙没药 30g，制大黄 30g，土鳖虫 30g，杜红花 60g，当归尾 120g，黄麻炭 45g，参三七 15g，煅自然铜 30g，雄黄 3g，辰砂 6g，冰片 8g。

功用：散瘀生新，理伤续断。

主治：一切损伤，诸凡骨折、脱位、伤筋等。

用法：共研细末，每日用温开水送服 1~2g。伤在上肢，饭后服；伤在下肢，饭前服，尤以晚饭前后服为宜。

方解：方中血竭，即麒麟竭。缪希雍在《本草经疏》中云，本品是"散瘀血，生新血之要药"，故定名曰"麒麟散"。没药功专散瘀，乳香调气活血，相辅相成；大黄经制过后可使峻攻转为缓行；地鳖虫能祛附着之瘀血；红花、当归尾活血润燥；冰片性走窜，可引药直达伤处，兼散郁火。本方与"七厘散""夺命丹""下瘀血汤"三方相比较，所去者有桃仁、儿茶、骨碎补、麝香四味；所增者有黄麻炭、参三七、雄黄三味，因桃仁含油质，性黏，合成散剂后，容易结块，且方中活血药已不少，故去之。儿茶当时真伪杂生，难以辨别；骨碎补散瘀止血之效，不如黄麻炭和参三七，故易之。麝香性走窜，因方中已有冰片可使，本方不是用于急救，故换为雄黄可使解瘀毒之效更佳。

2. 外用方

（1）三色敷药

组成：紫荆皮 240g，黄荆子 240g，全当归 60g，赤芍 60g，丹参 60g，怀牛膝 60g，片姜黄 60g，五加皮 60g，木瓜 60g，羌活 60g，独活 60g，白芷 60g，威灵仙 60g，天花粉 60g，防风 60g，木防己 60g，川芎 30g，秦艽 30g，连翘 24g，马钱子 60g，生甘草 18g。

功用：活血祛瘀，消肿止痛，续筋骨，利关节，治疗寒湿痹痛。

主治：一切伤筋骨折，青紫肿胀，疼痛酸楚。亦治陈伤及寒湿痹证。

用法：上药均研细末，和匀。用饴糖或蜂蜜适量调和成糊状，将药糊摊于桑皮纸或纱布垫上，0.4~0.5cm 厚，药糊上再加盖桑皮纸一层，外用胶布或绷带固定，隔三五日更换。需要时可在桑皮纸上加其他药剂或掺药。

（2）三黄膏

组成：大黄 300g，黄芩 300g，黄柏 300g，东丹 120g，热石膏 120g。

功用：清热解毒，祛瘀破血，消肿止痛，祛除湿热。

主治：损伤以后的红肿青紫疼痛。亦可用于其他原因所致红肿热痛。

用法：上述药品用量根据患处情况，随症加减，等分各为细末，用凡士林调成软膏。摊薄层于纱布垫上，贴于患处。

或与三色敷药同时并用，先将三色敷药摊涂于折叠多层的桑皮纸上，厚 2~3mm，其上覆盖一层极薄的三黄膏，然后敷于无创口的患处。三色敷药温通散瘀，三黄膏清热消肿，一温一凉，互为制约，兼具散瘀止痛消肿的功用，使瘀血流注等并发症得以基本防治。

（3）上海石氏第四代传承人诸方受治疗颈椎病医案一则：蒋某，女，66 岁。

初病史：2009 年 4 月 17 日。10 多年来颈痛常发，两手有时作麻，10 天前觉双腿乏力，现已缓解。现感颈背酸痛，延及上胸部，头晕，颈椎牵引后头晕加重，腰椎压缩骨折史 3 年。

诊查：两下肢肌力 3 级，霍夫曼征阳性。X 线片示：颈椎退变，骨质增生，生理曲度变直。颈椎 CT 示：$C_{5/6}$ 椎间盘突出。

中医诊断：颈痹。

西医诊断：颈椎病。

治法：温补肾阳，健脾益气。

处方：温肾宣痹汤。

明天麻 10g，白蒺藜 10g，牛蒡子 10g，杭菊 12g，嫩钩藤 12g，僵蚕 10g，川桂枝 10g，淡附片 10g，北细辛 6g，生薏苡仁 15g，炒白术 10g，生甘草 10g。7 剂，水冲服，每日 1 剂，早晚分服。

二诊：2009 年 4 月 24 日。颈后酸痛，转颈时引及肩部，以右侧明显。

明天麻 10g，制狗脊 10g，广木香 10g，葛根 12g，泽泻 12g，白茯苓 12g，川桂枝 10g，淡附片 10g，北细辛 6g，生薏苡仁 15g，炒白术 10g，生甘草 10g。7 剂，水冲服，每日 1 剂，早晚分服。

三诊：2009 年 5 月 19 日。两腿力弱发作 1 周（1993 年，1997 年有类似发作），两侧股四头肌肌力 4 级，左侧较差。

炙绵芪 10g，制狗脊 10g，全当归 10g，怀牛膝 10g，川桂枝 10g，丹参 10g，淡附片 10g，细辛 3g，炒白术 10g，生薏苡仁 15g，泽泻 10g，生甘草 10g。7 剂，水冲服，每日 1 剂，早晚分服。

四诊：2009 年 6 月 5 日。2 周来又发颈背痛，双腿有力弱感，且有痛感，有颈椎间盘突出症，腰椎压缩骨折史。颅脑 CT 示腔隙性脑梗死。

炙绵芪 15g，明天麻 6g，制狗脊 10g，川桂枝 10g，淡附片 10g，北细辛 6g，广木香 10g，白茯苓 12g，泽泻 10g，炒白术 10g，生甘草 10g。7 剂，水冲服，每日 1 剂，早晚分服。

按语：颈椎病常见于中老年人，为本虚标实之病，脾肾亏虚是根本。据其发病机制，采用固本为主、标本兼治之法。治当温补肾阳，健脾益气。常选用淡附片、制狗脊、桑寄生、炒白术、生薏苡仁、巴戟天、骨碎补、绵黄芪等。

脊髓型颈椎病其病机为"荣气虚，卫气实"之故。《素问·逆调论》曰："荣气虚则不仁，卫气虚则不用，荣卫俱虚则不仁且不用。"以此为辨证依据，此型乃久病脾肾亏虚较甚之证。治当温补肾阳，健脾益气。

（4）上海石氏第四代传人、国医大师石仰山治疗腰痛医案一则：某女，52 岁。初诊日期：2011 年 2 月 1 日。

主诉：右侧腰腿痛 6 个月。患者于 6 个月前，

病史：患者于 6 个月前在无诱因情况下出现右侧腰腿痛，并伴有右小腿外侧、足背麻木，行走不利，无夜间疼痛，无间歇性跛行，经 CT 及 MRI 检查均示为 $L_4 \sim L_5$ 椎间盘右侧突出。

诊查：腰椎前屈受限，$L_4 \sim L_5$ 右旁压痛（+），叩击痛（+），直腿抬高试验（+），左 80°、右 50°，屈颈试验（+），右足背皮肤针痛觉减退，双下肢肌力正常，病理征（-）。舌淡，苔薄白，脉细。

中医诊断：腰椎间盘突出症（气血不足，痰瘀阻络）。

西医诊断：腰椎间盘突出症。

治法：益气养经、活血化痰通络。

处方：生黄芪 45g，当归 12g，赤芍 12g，川芎 9g，桃仁 12g，红花 6g，地龙 12g，白芍 12g，甘草 6g，川牛膝 12g，夏枯草 15g，泽漆 9g，泽泻 9g，虎杖 9g，三棱 9g，莪术 9g，全蝎 6g。14 剂，水煎服，每日 1 剂，早晚分服。

二诊（2 月 15 日）：右侧腰腿痛稍改善，麻木仍存，舌淡，苔薄白，脉细，上方加蜈蚣 6g。

三诊（3 月 1 日）：右侧腰腿痛明显改善，苔脉同前。上方加川续断 12g、狗脊 12g。其后，以上方为基础随症加减，服药 3 个月，右侧腰腿痛基本消失，足背麻木仍存在，但较前减轻。

按语：腰椎间盘突出症是以神经损害为特征的综合征。由髓核组织刺激引起，产生各种细胞因子和其他炎性介质及自身免疫成分，导致继发性神经对压力的高度敏感性。腰部是足太阳膀胱经和督脉循行的部位。中年之后，气血亏虚，加之长时间姿势不当、劳损等，均易使腰络受阻，经脉闭塞，从而气血运行不畅，痰瘀凝于腰部而成该病。本患者乃是气血不足，痰瘀阻络。治疗以"石氏益气养经汤"加减。方中重用黄芪为君，取其力专而性走，大补元气，使气旺血行；气虚导致血瘀，本虚标实，故配当归、赤芍、川芎、桃仁、红花、虎杖、三棱、莪术以活血祛瘀，通利血脉。白芍、甘草配伍具有养血柔肝舒筋、缓急止痉解痛作用；全蝎、蜈蚣、地龙配伍具有较强的息风解痉、开瘀化痰、通络止痛之效，两组药物合用能缓解下肢牵涉痛。佐以夏枯草、泽漆、泽泻以化痰散结、

利水消肿，能够消除神经根的充血水肿。"腰为肾之府"，用川续断、狗脊、牛膝以补肝肾、强筋骨，养肾之根；狗脊又能温少阴之经，引太阳督脉之经气。诸药合用可获瘀痰消除、气血平和、经络通畅之效，故取得较好的疗效。石老认为，骨伤科疾病痛证的主要病机是瘀血内停、痰湿阻络和痰瘀交阻。但临证辨治，须结合病者个体差异，以及疾病之轻重缓急、病程之先后等不同特征而加以综合辨治，灵活变通，方可达到痛止病愈之目的。

（5）上海石氏第四代传人石印玉治疗肘关节医案一则：郭某，男，42 岁，高级主管。

主诉：患者右肘部外伤血肿一年，血肿显著疼痛，其结块逐渐增大，质硬，夜间疼痛明显。

病史：初诊时间：2010 年 6 月 14 日。患者右前臂外伤血肿结块疼痛年余，当时右前臂皮肤瘀凝青紫，血肿明显，不能举持重物，手臂用力时则痛甚。曾经内服活血化瘀药物、局部封闭、理疗、膏药。对症治疗后，皮肤青紫消退，肿胀消退缓慢，日久瘀凝结块，自觉疼痛渐剧。

诊查：血肿结块大小约 5cm×3cm，质地坚硬，轻按即感疼痛，入夜疼痛难眠，前臂旋转时或持物抬举时疼痛加剧，二便调，纳可，苔薄白，脉细弦。

中医诊断：损伤后遗（痰瘀内留证）。

西医诊断：肘关节血肿机化。

治法：祛痰化瘀、消肿止痛。

处方：山羊血 6g，花蕊石 9g，牛角鳃 9g，牛蒡子 9g，泽漆 9g，白芥子 6g，当归 9g，丹参 20g，川断 12g，甲片 6g，桑枝 6g，甘草 6g。

外用：三色三黄膏，加黑虎丹经服药 28 帖及中药外敷后，结块渐消平，疼痛缓解，用力持物恢复正常，再敷 14 帖活血养筋之剂以固其效。

按语：从病理学的角度看，血管受到外来暴力而破裂，血液流出血管进入组织间隙形成内出血。血管内膜损伤，血小板析出在局部黏附聚集，形成伪足，并释放出 ADP，最终形成血栓。血栓堵塞静脉引起局部组织瘀血水肿。血栓形成后，肉芽组织将血栓成分溶解吸收，最后取而代之，形成机化。同时损伤处的组织内瘀血，不能很快吸收，逐渐纤维化，也是造成机化的原因之一。《灵枢·邪气脏腑病形》中曾记载："有所坠堕，恶血内留，腹中满胀，不得前后，先饮利药。"由此可见，不可为期而致的外伤，治当从血论，通利泻瘀。明代刘宗厚认为损伤是"外受有形之物所伤，乃血肉筋骨受病"，所以"损伤一证，专从血论"。石氏伤科在继承前贤经验的同时，经过长期临床实践，提出"理伤宜气血兼顾，气血的关系是以气为主，以血为先"。石氏伤科认为本病由外伤起因，血溢脉外而致出血肿胀，气血皆损而致运行不畅，停滞成瘀，瘀血日久不化，凝而成痰；同时血瘀也可使气机运行失畅加剧，促成痰的凝聚。因此本病病机除了气血损伤之外，还与"痰瘀交凝碍气而病"有关。

施氏伤科

施氏伤科，道光年间起始江苏海门，由施老高祖（施镇仓）所创。施镇仓先从宋锡万先生学拳及理伤之术，后与少林寺拳师郭九皋结为莫逆，尽得其传。镇仓有四子，长端葵、次黑香、三简如、幼兴葵，均继承家业。其高祖、曾祖，皆声名远播，然诊疗范围，仅限于跌打、损伤、接骨、复位之类。祖父施秀康（1860～1919 年），以伤、外两科闻名。其伯父施源亮秉承家学。其父源昌，不仅承学理伤，中医理论和内科临床则师从儒医沈昌济。20 世纪初，乡间出现现代工业，机器轧伤及车祸频发，枪弹伤偶有可见，因当时医疗条件不佳，当地绝大部分伤员均由施氏医治。正在此期间，施氏渐形成了一套疗效显著的辨治体系，并研制出多种有效外用药。新中国成立后，施氏伤科进一步发展。

施维智，男，1917年生，江苏海门人。施氏伤科第五代传人。内、外、伤科均诊，主攻伤科。曾任上海市卢湾区中心医院副院长，上海香山中医院名誉院长，中国骨伤科学会顾问等。1959年荣获卫生部颁发的"在继承发扬祖国医药学方面表现积极、成绩颇佳"奖状，并被评为1959年度上海市先进卫生工作者。1985年，他亲手创办了香山中医医院及施氏伤科，深受患者爱戴，成为沪上"伤科八大家"之一。1990年被聘为全国首届名老中医药专家学术经验继承工作指导老师。2011年，施氏伤科入选上海市非物质文化遗产，2012年，成为上海市中医临床重点学科。

第六代吴云定等，第七代陈建华、李麟平、孙波等，真传尽得，并将其传承、发扬。陈志文，于1964年拜施氏为师，随师学习、工作，继承了施氏的思想及理论、经验。曾任上海市香山中医院院长、副主任医师、中华全国中医学会中医骨伤科学会秘书。弟子有崔仲梁、张伯禹、金惠芳等。

（一）学术思想

1. 内外结合，三期论治 施氏伤科强调"内外结合，三期论治"，在各种损伤的内治、外治中均有应用。认为损伤之证，应辨证治之。主张攻、和、补三法交替。骨折初期：经脉同时受伤，气机不畅而滞，血液离经成瘀，气血不通则为痛，治以化瘀活血、止痛行气为主。骨折中期肿势渐退，瘀血将消，此时断端正长续，治宜续骨和营、通络舒筋为主。骨折后期以益气血、补肝肾、壮筋骨为主。

主张骨折夹缚固定，"松—紧—松"三期分治。初期，瘀肿明显，捆扎宜较松，气血行而瘀血收。中期，肿胀消退，宜紧，使骨折断端对位良好。后期，断端已连但不牢固，可再松一点，避免肌肉萎缩、关节僵硬。

功能锻炼亦分期。早期不做关节活动，自主收缩。中期活动未固定关节，防止肌肉萎缩。后期，注重对解除限制关节的练习，禁施暴力。

2. 十三科一理贯之 施氏伤科的学术思想是"十三科一理贯之"，推崇"损外伤内"之说法。盖人肢体损伤，每能导致脏腑、经络、气血功能失调，施氏伤科认为，凡损伤后使脏腑功能失调者，应以辨证施治的规律进行内治，不可只治其外，不顾其内。

3. 传统理论指导实践 施氏伤科十分重视传统理论的运用，用其来解决现代骨科之疑难重病。现代医学认为，血供少，则骨不长，这与中医筋骨依肝肾精气、气血充养之观点相同，指出应尽早补肝肾、养气血，以促使骨折长续。对于骨折的修复、不连、迟延愈合及粘连等各种整复和固定方法等提出了一些新见解。认为若关节受伤，其一是骨折初期，瘀血内结；其二为骨折后期肝肾、气血不足，外感之邪易侵入，以此治疗，临床每获高效。

4. 立论气血俱伤 施氏伤科认为损伤以气血俱伤立论较为合理。在临床上，损伤轻重、部位不同，施治应有所别。故施氏伤科临诊时，针对见症，依据阴阳五行，参合经络、脏象学说，为之诊治。

（二）流派特点

1. 独到治疗股骨头无菌性坏死 施氏伤科认为肝肾气血亏虚为股骨头无菌性坏死的主因，论治审因后，施行补肝肾、益气血之类。主张保留及利用病变股骨头，减少其负重，尽量延缓坏死进度。

2. 辨证腰腿痛治疗 施氏伤科认为本病起于劳伤，肾气虚损，外邪袭表，风寒痹证乃发。首先应辨明虚实，以风寒为标，肾虚为本，为正虚邪实，此外，应根据患者症状体征，结合现代影像明确诊断，有针对性地治疗本病。施氏将此病分为急性发作型（正虚邪实）和缓解型（正虚）两类。前者辨风寒轻重，风甚祛风，寒甚散寒；后者分阴、阳两虚，阴虚育阴，阳虚温阳，疗效颇佳。

3. 中西医结合治疗关节内骨折 施氏伤科结合现代医学，改进中医的某些夹敷方法和药治方法，以散寒活血，促进肿胀消退，促进关节的恢复，结合早期功能锻炼，大幅地减少了后遗症的发生。

4. 擅长治疗颅脑损伤 脑震荡后遗症，临床缺少特效疗法。而施氏针对此症的头晕、头痛、泛恶、嗳气等主要症状，以息风平肝、和胃理气内治，活血化瘀外治为主的治法，治愈了不少危重和沉疴的患者。

5. 重视制药 施氏伤科重制药。临证集膏、散、丹、熏洗、药水、管药等外用药于一体。采用纯手工制作，取材于天然。如硬膏有宿伤、新伤、风湿、接骨膏等，油膏有金疮、金黄如意膏等，散剂有金疮、海浮、三味生肌散等，丹剂有黑龙、活血、十宝丹等。还有止血黑绒絮、管药等。

施氏伤科历代传承创新，开展了多项宿伤膏、吊伤膏等外用药治疗软组织损伤、膝关节炎等疾病的实验研究，不断探索其奥秘。

6. 强调手法 筋骨疾患是以"外损肢体，气血不和"为特点。人体气血循环全身，维持人体的阴阳平衡。吴云定先生认为，当处于病理状态时，需通过理筋整骨手法，通畅气血。只有筋和脉顺，气血常循其道，骨骼始坚。

施氏伤科整骨技法分为16种推拿手法和14种整骨手法。推拿手法包括拇指推揉、虎口推揉、掌根推揉、提捏、弹拨、点按、肘压法等。整骨手法包括颈部引颈拔伸牵拉、颈部侧屈、绞腰、仰扳过伸、提腿压腰、踩踏法等。施氏手法重视规范操作与套路，整骨理筋并重，刚柔相济，其本质是使筋归槽，骨合缝，达到骨正筋柔的效果。

（三）流派代表方或临证医案

1. 方药

（1）特色制剂：施氏内服自制剂有用于腰腿痛的疏风舒腰颗粒、地龙舒腰胶囊、芷龙蠲痹片；治疗颈椎病的天麻颈脑宁片；治疗骨质疏松的归龟壮骨片。

（2）特色膏药：施氏外用药讲究随证施法。慢性劳损者选用宿伤膏；急性损伤者选用新伤膏；外伤消肿明显者选用吊伤膏；骨折后续筋接骨选用接骨膏；肢体萎痹麻木选用壮筋通络外洗方。

2. 临证医案 方某，男，23岁。

主诉：患者因外伤致左肘畸形，伴昏迷。

病史：从行驶的卡车上跳下，当即昏迷及左肘畸形，被送至附近医院急诊，经摄片检查示中颅窝骨折及左肱骨髁间粉碎性骨折，经及时抢救后，于观察室留观，左肘仅以石膏托临时固定。病情稳定后转入我院。

诊查：神清，头痛头晕，恶心呕吐，左侧面瘫，左耳道有陈旧血迹，左肘部明显肿胀延至手背，手指血运与感觉正常，X片示：两髁分离10mm，外髁向外侧倒转90°，关节面不平且有碎骨片。

中医诊断：骨折病（气滞血瘀证）。

西医诊断：左肱骨髁间粉碎性骨折，颅窝骨折。

治法：解除石膏托，因肘部肿胀严重，血肿已机化，手法复位无效，以小夹板固定肘关节于功能位，至受伤四周时解除固定。在治疗过程中，按内服、外敷中药并进行功能锻炼。

后随访复查，左肘关节无明显畸形，局部无酸痛，左臂肌力正常，恢复原重体力劳动。左肘关节屈110°，伸30°。X线片复查示：左肱骨髁间骨折已骨性愈合，关节面不平整。

处方：桃红四物汤加减。熟地黄12g，当归9g，白芍9g，川芎6g，桃仁9g，红花6g。7剂，水煎服，每日1次，早晚分服。

按语：该患者因急性外伤致左肱骨髁间粉碎骨折及颅窝骨折；细辨诸证，为气滞血瘀之象。故内服桃红四物汤加减，主要由当归、熟地、川芎、白芍、桃仁、红花组成；当归有补血调经的作用，配伍熟地、桃仁可加强补血活血功效。川芎主归肝经，能调畅肝的气机。白芍可养血调肝。全方共同配伍：起到养血活血、调经散瘀的作用。

佟 氏 伤 科

佟氏伤科家学渊源，其祖上为满清皇族（正白旗），以武术伤科为特色。始祖佟国荣，入关后定居沧州，诊疗范围有正骨伤科、针灸推拿等，医武皆声名远播。距今已有 300 余年，经过 10 余代人的努力，逐渐形成具有特色的学术流派，位列上海伤科八大家之一。

佟忠义，男，1879 年生，河北沧州人，秉承家学，曾于东北、河北、上海等地设诊理伤，声名远播；又长武艺，尤擅摔跤。曾任第六、第七届全运会上海武术指导，中华全国体总会委员等。

（一）学术思想

1. 内服外治，综合治疗　佟氏伤科治伤注重辨证施治，主张手法与内、外治结合。临诊时，以手法为主，药为辅，并联合推拿、针灸、外敷等综合治疗。上海伤科名家佟忠义，将家传的手法总结为"推，拿，拗，捏，合，撑，拉，提，气"，对于单纯、开放性骨折及脱位的治疗，具有效优价廉的特点。

2. 整体为本，外伤内治　骨伤疾病虽以局部病变为主，论治时，仍强调以整体为本。既注重损伤局部病变，还关注患者气血、脏腑之变化。在论治时，调气血、强筋骨，补肝肾，和脏腑，疗效显著。

骨折后期，佟氏伤科还主张熏洗方与针刺结合。内服以加味八珍汤、健步虎潜丸调治，针刺则随证取穴，新伤泻，陈伤补。

3. 注重练功，以利治疗和康复　佟氏伤科尤重练功，对施术者手法的要求非常之高，认为既要做到"勤"，又要做到"恒"。佟忠义所创编的"米字颈椎操"，既能活动筋骨治病，又能强身健体而防病。通过功法，往往可使患者从被动治疗，渐渐转为主动施治。经实践证明，患肢活动与全身锻炼，对损伤的治疗，能起到加速气血流通、促进祛瘀生新、加速骨折愈合，使筋骨、关节得到濡养，减少肌肉萎缩、关节僵硬和骨质疏松的发生，有助于功能的恢复。

（二）经验方

内服方

（1）九厘英雄散

组成：制乳没 120g，煅自然铜 120g，炒大黄 120g，红花 120g，地鳖虫 120g，桃仁 120g，血竭 120g。

功效：续筋接骨，祛瘀止痛。

（2）加味四物汤

组成：当归 9g，川芎 4.5g，赤芍 9g，桃仁 9g，生地黄 12g，苏木 9g，红花 6g，炙地鳖虫 4.5g，骨碎补（去毛）12g，制乳没（各）3g，三七粉（分吞）1.5g。

功效：活血祛瘀，续骨止痛。

魏 氏 伤 科

魏氏伤科，始于嘉庆，源自少林正骨。山东菏泽曹县梁堤头魏氏世医之家，魏氏仅一脉相传，不传二姓，以致百年来，虽声名远播，却不见其经传。直至第六代魏常禄，才始改家规，择良选善，仍严格选徒，得真传者寥寥，使百年绝学濒临失传之境地。第七代传人魏才，彻底打破旧规习，广开教门，倾力相授。同时，搜集家传秘本古谱，整理手法，方使得魏氏绝学重见光明。

　　魏指薪，男，1896 年生人，山东省曹县人，青年时随父（西山）习伤科，后与堂兄（从先）行医。1925 年，29 岁的魏指薪到上海发展，挂牌行医。魏指薪不仅学医，还习武，曾向武术名家王子平学习武术，向安徽宜城内功名家农劲苏学习内家功法，将武功、内功与伤科相结合，使他的医术飞跃，逐渐在上海站稳脚跟（后成为上海伤科八大家之一）。1955 年，魏指薪放弃了私人开诊，带两个女儿淑英、淑云和两个门婿施家忠、李国衡一起，进入上海第二医学院（现上海交大医学院）及其附属广慈医院（现上海瑞金医院）、仁济医院工作，开始了中医、中西医结合的临床研究。1958 年，上海市伤科研究所成立，与叶衍庆开展伤骨科研究的工作。后魏氏伤科治伤体系初具，流派渐成。

　　李国衡，男，1924 年生人，江苏省扬州市人，党员，伤科名师，上海瑞金医院终身教授，享国务院政府特殊津贴。李国衡师从魏指薪。李国衡在长期医疗实践中，提出了"骨错缝、筋出槽"的学术观点。李国衡将"骨错缝"分为脱、扭、滑、错四种情况。"骨错缝"在脊椎和四肢都有可能发生，常见的有胸背部小关节（如肋脊、肋骨横突、胸骨肋骨间关节等）。还认为"筋出槽"是指肱二头肌长头滑脱，属于肩关节急性损伤之一。李国衡认为，治伤之法，关键在平衡。衡则康，不衡则疾。李国衡强调平衡施法，注重局部与整体的关系，依据病情，多"取对侧"施法（病上取下、病左取右），力求达到整体平衡。

　　（一）学术思想

　　1. 注重损伤分类　魏氏将损伤分为软、硬、内、外四大类。硬伤是指各种骨折、脱位、骨错缝等；软伤是指肌腱、韧带等软组织的损伤；外伤是指皮肉破裂出血、异物穿刺与烫火伤等；内伤是指脏腑气血、脑髓损伤等，简明扼要，实践性强。辨治又归纳为内与外两大类，内伤以脏腑气血损伤为主，应用传统的四诊八纲，来确定损伤部位和病理变化；外伤以筋骨、皮肉、脉为主，运用望、比、摸等法检查，对损伤部位、性质和程度进行判断。

　　2. 重视手法的运用　魏氏治伤注重手法，认为损伤后，均须以手法理筋活血，以恢复正常的解剖结构和生理功能。不但要触外知内，还要能拨乱反正、接骨复位、经脉条达、气顺血畅，要能发现 X 线上不能显示的损伤。既能明确诊断，还能更好地整复脱位、调治疾病。平时不仅要加强练习，还要学会变通，知晓临证加减。魏氏伤科素有"整骨容易顺筋难"的教诲。认为筋骨相互依赖而发挥正常生理功能。骨伤则动于筋，筋伤亦动于骨，必须并重施治。骨折或关节脱位，常因筋的扭曲或嵌顿而造成复位的困难，应先理筋，再行复位。而变位后及时治筋，可促使功能早日康复。手法操作应该"点、线、面"相结合。首先，穴位不固定，随病及痛点取阿是穴。临诊时主要强调压痛点手法的处理，治疗重点在"消"。再者，要顺着经络、肌纤维的走向。其目的是疏通经络、平衡阴阳，治疗重点在"通"。若压痛明显，痛点周围的筋肉亦将受累，待其得到松弛之后，疼痛才会缓解。

　　3. 注重导引疗法　魏氏重导引，主张早期即适时行导引锻炼。若为被动治法，那么导引则是主动正骨理筋治法。两者相得益彰。例如，髋关节脱位复位后，一般需做较长时间固定。但他主张固定 2 周后即开始锻炼。

　　4. 既重外治，又重内治　损于外而伤于内，内外须同治。

　　外治法中，敷贴、熏洗二法，最为常用。敷贴药如碎骨丹、三圣散。外敷碎骨丹，能促进骨痂的生长；三圣散能消肿止痛、促进组织修复。熏洗药常用家传四肢洗方。

　　在内治上，强调辨证施治，要运用整体观念看问题，不仅要注意气血变化，还要重视损伤对脏腑之间的影响。推崇三期治法，又灵活变通。魏老尤为重脾胃，认为调理脾胃既能化瘀统血，又能生新充养，贯穿损伤全过程。

（二）流派特点

1. 视情况骨折复位　若骨折初期，局部血肿严重，不利于复位。待肿消，肌松之时，再行复位。然时间亦不可过长，须于伤后 2 周以内，否则日久，断端接长，太过牢固，不利于复位。

2. 巧用夹板固定　夹板分软硬两种，视情况用之。若下肢骨折（骨干），除了软板、硬板之外，尚需加相应的长短沙袋，这样较牢固可靠，不易松动。动静结合是中医骨伤科治疗特色。在固定的同时，患肢肢体要适当地运动（尤其是早期），以防日后不得屈伸。

3. 三期分治与辨证施治　魏氏伤科根据损伤的不同阶段，确立了早、中、后三期。早期活血化瘀，消肿止痛；中期既活血又要养血长骨；后期气血两虚，肝肾不足，应行补益，促使机体复原。

魏氏指出，三期分治必须与气血、脏腑辨证相结合，以求做到全面的辨证施治。如和血生新并不一定在活血化瘀之后，如皮破出血或亡血过多，早期即应和血生新，补而行之。活血化瘀之后，虚象比较明显者，即应补益。后期瘀去未尽者，仍需活血化瘀。骨折愈合后，无明显虚象者，则无须补益。其他各类严重创伤，均可在三期治法的基础上结合辨证施治；慢性疾病或各类伤科杂症以及内伤等症，更应强调辨证施治。

4. 魏指薪专长绝技

（1）手随心传，法随病至：魏指薪诊断上强调望、比、摸三方面，而以"摸"为核心。尤擅伤科手法，魏氏在手法上具有准确、适度、透力的特点。临诊时，随病加减，做到"手随心传，法随病至"。软组织手法有摸、推、按、拿、摩、揉、点、挤、提、拉、摇、抖、扣、背、捻、搓十六种单式手法，以及多种复式手法，疗效显著。

（2）根据损伤分期健脾：魏指薪认为调脾理胃贯穿了损伤的始终。损伤初期，多理气健脾，化瘀活血；中期宜益胃补脾，活络和营，分别以二陈汤合桃红四物汤、参苓白术散化裁加减；后期常加砂仁、佩兰、薏苡仁、炒山楂、炒麦芽等，防止滋腻、碍脾和中。

（3）长于骨伤科杂症：魏指薪对骨伤杂证颇有研究。如黑虎丹可用来治疗类风湿关节炎；治疗胸肋骨软骨炎则用化痰破瘀法，联合手法、夹板、外洗治疗痉挛性平足等，均取得良好疗效。此外，头晕片、化滞丹、虎骨壮筋丸等皆是骨伤科要药。

5. 李国衡专长绝技

（1）手法药物疗风湿：魏氏伤科治疗风寒湿痹的专门方有三个：分别为疲劳身痛汤、黑虎丹和异功酒。此外，还研制出蒸敷方等应用于临床，配合手法，疗效喜人。

（2）全面评估、辨证论治：按阶段施治，早攻、中和、后补。但又不能过于机械划分，应考虑患者年龄、病情、职业等因素，在辨证的基础上，灵活应用，方臻完善。如开放性骨折导致的失血证，气随血脱，表现以虚象为主者，早期即应益气和血，青壮年身体强健，骨折后期常无虚证，亦无须培补。如若损伤后全身症状不显，可着重外治；若单纯内伤，则着重内治；要是内、外伤并存，局部、全身症状均明显，则应内外兼治，整体局部相统一。

（三）流派代表方或临证医案

1. 内服方

（1）柏子养心汤

组成：柏子仁 9g，全当归 12g，朱茯神 12g，酸枣仁 9g，炒杭白芍 9g，人参 6g，远志肉 9g，大生地 12g，炙黄芪 12g，麦冬 9g，川黄连 1.5g，生甘草 3g。

功效：安神定志，润燥泻火。

主治：积劳内伤，心血失养，虚火旺盛，舌干唇燥，夜不安眠。

心阴不足，心悸怔忡者亦可用之。用时可做加减，人参根据病情来选择，或用生晒参，或党参，或太子参等。

（2）地龙汤

组成：地龙 6g，当归 9g，杜仲 12g，甘草 4.5g，香附 6g，川芎 4.5g，制川军 8g，续断 9g，桃仁 6g，独活 6g，水煎服。

功效：活血，化瘀，通络。

主治：跌打损伤，腰部刺痛。

（3）疏肝降气汤（李国衡验方）

组成：软柴胡 9g，江枳壳 4.5g，生白术 9g，广郁金 9g，全当归 9g，云茯苓 9g，旋覆梗 9g，杭白芍 9g，延胡索 9g，八月札 9g，开心果 9g，生甘草 3g。

功效：疏肝，理气，止痛。

主治：胁肋损伤，气逆呼吸不畅，或损伤之后，胁肋作胀，精神抑郁症，妇女可酌加香附。

（4）养血壮筋汤（李国衡验方）

组成：大生地 12g，阿胶珠（烊冲）9g，杭白芍 9g，南川芎 9g，大党参 12g，北白芍 9g，全当归 9g，川断肉 9g，厚杜仲 9g。

功效：养气血，补肝肾，壮筋骨。

主治：关节脱位等损伤，周围神经损伤瘫痪无力等症。方中大生地、阿胶珠，如患者脾胃较佳，可改用熟地黄、阿胶。

（5）杜仲散

组成：炒杜仲 9g，大当归 9g，乳没炭各 6g，肉苁蓉 9g，川牛膝 9g，骨碎补 9g，川断炭 9g，炙黄芪 12g，补骨脂 9g。

功效：补肾，固腰，止痛。

主治：一切新旧损伤腰痛，肾气不足，腰椎骨节退变，酸痛无力等症。

（6）疲劳身痛汤

组成：川羌活 9g，鹿衔草 12g，川木瓜 9g，青防风 9g，仙鹤草 12g，乳没炭各 6g，炒苍术 6g，合欢皮 12g，大红枣 5 枚。

功效：祛风化湿，祛疲劳，强筋骨，镇酸痛。

主治：外受风寒，湿痹，复因积劳伤筋，遍体关节酸痛乏力。配合疏风化湿，舒筋止痛而成。

2. 外用方

（1）丁桂散

组成：公丁、肉桂各 30g。研末，外敷后贴膏药。

功效：温经通络，散寒止痛。

主治：阴疽，跌打损伤等症。

（2）断骨丹（魏氏秘方）

组成：川续断 5000g，荆芥穗 2500g，川大黄 1000g，五加皮 5000g，上肉桂 500g，水防风 2000g，川白及 2500g，干公英 2000g，地鳖虫 2000g，自然铜 2500g，落得打 5000g，红茜草 2500g，川羌活 2500g，皂角子 5000g，参三七 5000g，乳没炭各 7500g，香橼皮 5000g。

功效：活血消肿，止痛长骨。

主治：一切损伤。

用法：与三圣散同，为骨折常用药，现已制成巴布新剂型，比较清洁并不易发生皮肤过敏。

（3）水火烫伤膏（魏氏秘方）

组成：滴乳香 30g，明没药 30g，紫草 21g，全当归 60g，西吉子 75g，黄柏 21g，大生地 90g，真黄蜡 500g，牡丹皮 45g，寒水石 45g，川白芷 45g，真麻油 2500g。

功效：清凉解毒，化腐生肌，止痛。

主治：各种轻重不同，大小不等之水火烫伤。

制法与用法：除黄蜡外，所有药物与麻油一同放入锅内，文火熬制，滤渣留液，加黄蜡拌匀，冷后即成。用时先用冷开水冲洗创面清洁消毒，将药膏拌稀摊在消毒纱布上敷在患处，轻者每日 2～3 次更换，重者多次更换。换药时如有白色脓液外溢，此乃热毒外出，可洗净后再换新药。此药多年来一直为烧伤科所采用。

（4）热敷治疗床方（李国衡方药与治法）

组成：全当归 24g，川桂枝 24g，透骨草 24g，羌独活各 30g，伸筋草 30g，杆杆活 60g，银花藤 30g，老紫草 18g，络石藤 30g，川红花 18g，海桐皮 30g，川牛膝 18g。

功效：活血止痛，温经散寒，祛风通络。

主治：损伤肿痛，运动障碍。骨节损伤后，关节僵硬，肌腱粘连，肌肉萎缩。感受风寒湿邪，局部疼痛，肌肤麻木不仁等症。

适应证：腰背部肌肉劳损，腰臀部筋膜劳损，腰椎退行性病变，腰椎间盘突出症，风寒湿侵袭等所致腰痛，脊椎陈旧损伤后疼痛（非截瘫），腰部扭伤后期。

禁忌证：肿瘤，结核，化脓性炎症，皮肤破溃或过敏，血压过高等。孕妇不宜应用。

3. 医案 巧用夹板固定医案一则。

周某，女，74 岁。

主诉：跌伤 2 天，右肩肿痛，活动受限。

病史：患者 2 天前在家中不慎滑跌，右肩部着地，当即去外院检查急诊拍片示右肱骨近端骨折，位置可，予以三角巾悬吊固定。二便可。

诊查：右臂悬吊固定中，右肩部肿胀，肱骨近端压痛，皮下青紫，苔薄，脉略细。X 线片：右肱骨外科颈骨折，轻度移位。

中医诊断：骨折（损伤跌仆，骨断筋伤、血瘀肿痛）。

西医诊断：右肱骨近端骨折。

治法：治宜活血化瘀，消肿止痛。

处方：生地黄 12g，白芍 12g，当归 9g，川芎 6g，丹参 9g，枣仁 6g，夜交藤 12g，甘草 3g，延胡索 9g，桑枝 9g，茯苓 9g，落得打 9g。7 剂，水煎服，每日 1 次，早晚分服。

外服断骨丹及软板固定。外敷药 2 天换 1 次。三角巾悬吊固定。

二诊：右肩部仍肿痛，手指活动可，苔薄舌红，脉略细。治疗：继予断骨丹外敷。原方加地鳖虫 4.5g，7 剂，水煎服，每日 1 次，早晚分服，继以活血化瘀止痛为治法。

三诊：伤后 2 周余，右肩部肿胀较前有减退，疼痛好转，苔薄，脉偏细。继予断骨丹外敷再拟和血生新为治：上方去桑枝、延胡索、落得打，加川断 9g、杜仲 9g、太子参 12g，7 剂，水煎服，每日 1 次，早晚分服。

四诊：肩痛好转，患肩活动受限，苔脉同前，原方出入，上方继进长骨之品。原方加骨碎补 9g，煅自然铜（先下）12g，14 剂，水煎服，每日 1 次，早晚分服。头、二煎内服，药渣煎水外用。嘱逐步功能锻炼：划圈锻炼，每日 2～3 次，每次 10～20 圈。

五诊：右肩痛好转，活动仍有疼痛感。检查：右肩关节活动受限，右肱骨近端压痛已不明显，苔薄，脉偏细。四肢洗方 10 包外用，拍片检查。嘱功能锻炼：抬肩及臂外展锻炼。

随访：长期复诊，右肩活动部分限制，主诉对日常生活影响不大，X 线片示：骨折愈合可。

按语：本例魏氏伤科认为有骨裂、骨断之分。后者主要为完全骨折或有移位嵌插，如移位嵌插明显者需行手法整复。本病例移位轻度，故主要以药物治疗，同时软板 2～3 块绷带包扎固定，本例用药初中期仍以三期分治为主，内外用药。待肿胀消退，按痛已止，即可采用外洗方。本例选用四肢洗方，为魏氏验方，以利关节，通经络，活血祛风。使邪去瘀化、疼痛消除。同时本例治疗突出功能锻炼。一般伤后 3～4 周开始，活动范围逐渐增大，循序渐进。本案功能锻炼先从划圈锻炼开始，逐步过渡到抬肩及外展锻炼。

王 氏 伤 科

王氏伤科代表人王子平（1881～1973 年），男，河北省沧州市义和街人，字永安，中国近代武术名家、著名伤科家。在继承武术伤科流派技术的基础上，更进一步加大了王氏伤科在我国的影响力。其武艺亦是非凡，有"千斤大力王"之称，与佟忠义一起，被人尊为"沧州二杰"，且曾多次力败西方大力士，弘扬国威。

（一）学术思想

1. 气血并重，内外兼治　王氏提倡活血与理气并重。气血运行于全身，一旦外伤，将致气血不畅，百病由生，因而理气、活血、化瘀乃治伤之大法。王氏伤科自成一体，其中内治法继承了少林十三味加减方的特点，故其方药也常在十三味左右，再根据辨证论治进行加减。强调治疗先定"法"，后选"方"，无论选择何种方药，其"法"是一致的。王氏总结内治法为三期十法。辨证应用于损伤各期。其次，继承了武术伤科的特点，常运用丸、散、膏、丹等剂型，内外兼治。

2. 动静结合，重视练功　对于骨折、伤筋、脱位等病症的治疗，强调合适的夹缚固定和练功活动，强调在治疗的全过程中，必须贯彻动静结合，早期宜静，中期动静并重，后期宜动，尽可能地恢复肢体的功能。此外，极重视练功和练功疗法。练功是指医生练习的基本功、基本手法以及和手法有关的体格和素质。练功疗法是指作为治疗手段的练功活动，古称导引。王氏由于武功卓越，且精通伤科，勤学苦练，博采众长，经过长期的医疗实践，形成了独具一格的王氏练功法。他还强调药物与练功相结合，这对年老体弱者来说，既能疗病，又可强身。

3. 提倡手法与练功相结合　王氏认为，手法和练功相结合，能获事半功倍之效。练功具有动静结合、以动为主、整体局部相结合、内外结合等优点，不仅能确保手法之疗效、促进愈合，还能预防复发；而手法可缓解急性疼痛，且有利于练功的展开。

4. 主张中西医结合　王氏非常拥护党中西医结合的政策。他强调不仅要坚持中医理论，而且生理、解剖等现代医学知识也要学习，通过两者有机结合，更好地诊疗疾病，依据每个患者的特点，针对性的治疗，方能提高疗效，促进中医伤科的发展。

（二）流派特点

1. 利用手法、练功治病　王氏认为手法有治骨、理筋两大类，为前、中、后三阶段。前期治疗多用轻度按摩、揉擦等手法；中期为正骨矫正，解决主要病变；后期用推拿按摩手法整理收功，如此轻重相合，有的放矢，并依据患者实际的情况，适当调整手法，常疗效颇佳。

王氏赞同"邪之所凑，其气必虚"的观点。继承古法之优点，以"祛病延年二十势"为主，创编了一套的练功疗法，促使慢性病较快地痊愈。

重视伤科手法，王氏在先人基础上，总结整理出"新正骨八法"，并将擒拿、点穴与正骨理筋于法融于一体。把手法分为诊断、治疗两类。

（1）诊断手法：王氏将它分为多种：

1）揣摸捻拣法：它要求医者手与脑并用，摸清压痛的部位、程度、性质，同部的畸形情况、异常活动、弹性固定以及皮肤灼热等。

2）挤压法：用手挤压患处上下、左右、前后，来确定骨骼是否折断。如用手掌按胸骨及相应背骨，出现挤压痛者，提示肋骨骨折；用两手挤压两髂骨，进而有挤压痛者，提示骨盆骨折。在骨折后期，可用此法辨别骨折是否愈合。

3）叩击法：是通过叩击肢体远端，来检查有无骨折的方法。

4）旋转法：用手提伤肢下端，做轻轻地旋转，观察伤处有无疼痛反应或活动限制、有无响声等。

5）屈伸法：用手握住伤部邻近的关节做屈伸动作，根据屈伸活动的度数来测量关节活动功能。旋转法与屈伸法常与患者健侧的旋转与屈伸活动进行对比。

（2）治疗手法：分为正骨手法与理筋手法。

1）"新正骨八法"，即拔伸牵引、旋转屈伸、端提挤按、摇摆叩击、挤捏分骨、触顶合骨、折顶回旋、按摩推拿。

2）对伤筋患者则采用按摩、擦法、揉法、击打法、点穴法、拿捏法、屈伸关节法、旋转摇晃法、腰部背伸法、按压法、抖法、搓法等，以收舒筋通络、消肿止痛之功。

3）以传统的旋转摇晃手法矫正颈部：王氏认为以旋转摇晃手法矫正颈部，只要操作正确，手法是安全的。强调在正骨前，要先放松颈部周围的软组织。嘱患者微微屈颈，保持放松。手法矫正之前应多施行几次，使之有一个准备，施行时切忌粗暴，要求使人骤然不觉。

4）以传统的"扰伸"与"捺正"治疗腰部疾患：王氏推崇传统手法"扰伸"与"捺正"治疗腰部疾患。王氏以"背法"与"托法"为主。"背法"中包含局部按压力、"顶"力。在背起患者后要摇晃一下和"顶"一下。摇晃可以调整椎间和关节之间的紊乱，使松弛错缝的关节调正。而"顶"一下的作用亦不可小觑。主张胸腰段椎体压缩性骨折及腰肌慢性劳损患者，早期即应适当锻炼。

2. 擅长辨证施治　王氏依据临床经验，制定了伤科内治八法，主张药物、剂型的选用均要辨证施治，依情况而变化。

王氏把内治法总括成三期十法。三期指初、中、后三期，十法乃攻下逐瘀、行气消瘀、清热凉血、和营止痛、接骨续筋、舒筋活络、补气养血、补养脾胃、补益肝肾、温经通络十法。损伤初期，多用攻下逐瘀法，方取"攻下逐瘀十三味加减汤"，此方系由桃仁承气汤、鸡鸣散、大成汤三方变化而来。此方主治损伤后瘀肿疼痛。初期可用行气消瘀法，方取行气消瘀十三味加减方、膈下逐瘀汤及清热凉血十三味加减汤、十炎散等。中期，多用和营止痛法，方取"和营止痛十三味加减汤"，活血祛瘀、和营止痛，尤以肿痛未消者为宜，尚可用"接骨活血十三味加减汤""活血舒筋十三味加减方""舒筋活血汤"等。后期，多补气养血，取八珍汤、补气养血汤（即十全大补汤）、健脾养胃十三味加减方、补中益气汤、壮筋养血汤、左归丸、右归丸、麻桂温经汤、乌头汤等。外用药方面，王氏常用消瘀止痛药膏、舒筋活络药膏、接骨续筋膏、上肢和下肢损伤洗方等。

（三）流派代表方

内服方——续骨活血汤

组成：当归尾12g，赤芍10g，白芍10g，生地黄15g，红花6g，地鳖虫6g，骨碎补12g，煅自然铜12g，落得打10g，乳香6g，没药6g。

功用：祛瘀止血，活血续骨。

主治：骨折及软组织损伤。

用法：水煎服。

四 川 省

罗才贵

罗才贵，男，1949 年生，四川峨眉山人，名老中医、博士生导师、中医教授、中央保健委员会委员、卫生部"健康 2020"战略规划研究专家、四川省非物质文化遗产"峨眉伤科流派"代表性传承人、中国高校教材编写专家。1976 年毕业于成都中医学院中医专业并留校工作，先后兼任中华医学会成都针灸学会理事长、成都针灸学会推拿专委会主任委员、四川省科学技术顾问团顾问等多个职务，并荣获"四川省优秀中青年专家""四川省首届名中医"等称号。

罗才贵以"学院派"（成都中医学院）出身，在其家传"雷氏伤科"的基础上兼容并蓄，远取内难诸经之精华，近承杜氏"理筋手法"、上海"吴氏推拿"，结合多年临床体会及现代医学相关理论，在传统脏腑经络理论的基础上，罗才贵提出了"其患有节，节则有章，缓急轻重，法治相当"为指导，"松""分""温""顺"为总纲，具体"趾压踩跷法""搓擦腰骶八法""并指推拨法""勾点法""勾顶法""弹拨法""腰部松振法""镇定点穴法"等为代表的特色手法体系，并以此为基础不断改进运用。

罗才贵医德高尚，勤学不辍，精业笃行，师于古而不拘泥于古。对待学识，谨遵已故老先生冉品珍教授"习医之人，须探本求源，熟读经典，于茫茫沧海中寻其序端；阅读经典，应细嚼慢咽，随手所录，遇难之处，应反复体会，旁参博览，深思是辨，切忌墨守旧说，囿于一见"之言。

罗才贵凭其深厚的中医功底、扎实的技法在全国乃至全世界都脱颖而出。1983 年，经由卫生部、外交部先后选派，赴阿联酋医疗队工作两年，并且担任酋长的医疗保健工作，受到了一致好评；1991 年至今担任多名中央首长以及省市多位领导的医疗保健工作；1994 年，中国政府选派罗才贵赴南非为国际著名领袖曼德拉总统担任医疗保健工作，用推拿按摩治愈曼德拉总统的慢性顽固疾病，获得曼德拉总统"金子般的双手，金手推拿"之极高赞誉。1994 年 8 月 25 日，南非政府宣布："凡考试合格、取得南非行医执照的他国中医医师，就准予在南非行医。" 罗才贵也获得了我国驻南非问题研究中心给予的高度评价："罗才贵增进了我国同非及曼德拉主席的友谊，加快了中南建交的步伐。"

在教学工作中，他指导 20 余名硕博士研究生，举办首届省推拿培训班，为国家培养推拿技术骨干，并先后赴英、德、日本等国家和地区讲学；合作撰写了《推拿治疗学》《实用中医推拿学》《中医临床骨伤病学》等 13 部专著及教材，阐明了骨伤推拿及罗氏推拿法的鲜明特色以及对疑难杂病的独到见解，并且在国内外优秀期刊上发表论文 20 余篇。

罗才贵经过长期实践经验的总结，将筋伤顽疾等伤科疾病发病的原因归结为"寒瘀互结"，并逐渐形成"其患有节，节则有章，缓急轻重，法治相当"的具有现代意义的骨伤科学术思想。罗才贵十分擅长推拿治疗骨伤科疾病，以中医基础理论为本，强调局部和整体的辨证关系，注重内外兼顾。特别是在脊柱疾病的治疗中，其独创的"趾压踩腰法"在治疗腰椎间盘突出等疾病上，具有显著疗效。

（一）学术思想

1. 其患有节，节则有章，缓急轻重，法治相当 罗才贵在继承了其家传雷氏"伤科疗法"治病经验、治疗方法以及推拿手法的基础上，又对成都"杜氏骨伤"、上海"吴氏推拿"的理论加以吸收，结合自身多年的临床经验以及现代医学的诸多观点，进行融会贯通，不断总结。形成了"其患有节，节则有章，缓急轻重，法治相当"为运用指导，体现"松、分、温、顺"为总纲，具体表现镇静点穴法、弹拨法、勾点法、搓擦法、腰部松振法、"趾压"踩蹻法等手法为代表的现代骨伤推拿手法体系。具有兼容并蓄、创新继承并举的特点，其推拿手法经博采众长后逐渐体现出以下特点：

（1）刚柔并济，寓柔于刚：罗才贵认为推拿手法在施术时应强调对症施治、辨证施法、刚柔相合，手法操作时要注意均匀、持久，轻重相当。当刚则刚；当柔则柔。经过治疗，达到"以痛定痛""通则不痛"的效果，在治疗中切记不可一味暴力刚劲，又不可过于轻拂，应该讲究刚柔并济，寓柔于刚。

（2）巧用巧力，持久渗透：罗才贵认为手法施术的过程中，应学会借用巧力，灵活借助自身或外界的力量进行施术，以保存自身的运气之力，避免术者自身耗气太多而造成手法动作力道无法持久渗透，影响治疗效果。每一种手法在施术时达到治疗部位所需的力道、深度以及时间。

（3）辨证施治，"得气"为度：手法的运用离不开辨证施治，切不可一概而论。应根据患者的体质选择适当的手法，注重手法的轻重缓急、患者的病程以及其他情况。操作时应注意是否"得气"，应以"得气"为度，力求"气达病所"，在急性期可以选择轻柔的手法，而恢复期手法可适当加重，若有关节活动障碍的患者，可配合相关关节活动的手法，进行辨证施治。

（4）选穴精准，手法精巧：罗才贵在治疗伤科疾病的过程中，常常在经络选穴上精准而见解独到，常常在选用特定穴的基础上加以辨证选穴，选穴手法应该有一定的目的性，不可随意取穴位。应注意力度的适中，方向的精准，以达"骨合缝，筋归槽"的治疗效果。用简单的穴位，手法起到事半功倍的效果。

（5）中西结合，包容并蓄：罗才贵十分重视在传统中医脏腑经络基本理论的基础上，与西医现代化的诊疗技术相结合，坚持辨证与辨病相结合。以现代化的检查手段为诊疗的参考和诊断依据，直接明了地观察病变部位以及病变性质，再运用传统中医的诊疗手法，四诊合参，辨证论治，进而进行针对性的治疗。在进行复位操作时，在注重解剖生理复位的同时兼顾功能复位。中西结合取长补短，融会贯通，准确诊疗，疗效显著。

（6）针、推、药结合，各有所长，各施其适宜，不可相互替代：如孙思邈在《备急千金要方》中论："汤药攻其内，针灸攻其外，则病无所逃矣。"又云："知针知药，固是良医。"推拿以其独特的操作方法及其作用，对某些疾病可以起到立竿见影的疗效，如"骨错缝，筋出槽"而引起的疼痛不适，以复位手法使"骨合缝，筋归槽"则可以立马缓解症状，这是单纯针灸中药所不可替代的，又以"气血阴阳俱不足者，勿取以针，而以甘药和之"，中药以其特定的综合作用发挥针、推所不可替代的作用。

由于肌肉解剖层次性及推拿手法操作的局限性，某些部位推拿手法不能透达或透达不够，为此罗才贵常用特色针法予以弥补，如临床罗才贵观察到"在疼痛部位可触及肌肉板结紧张，其疼痛带多在肌间隙、骨边、肌肉起止点，剖其肌肉可见肌肉间隙之粘连炎症"，治疗上罗才贵选用"恢刺法"从肌间隙、骨端等处进针行指搓、指捻针法可以起到很明显的松节作用而缓解疼痛。搓捻法具有较强的催气、行气作用，且出针后可以保留较强的针感。临证时根据临床辨证灵活施用，各施所长，优势互补，常可达到事半功倍的效果。

（7）特色穴位：罗才贵擅长选用"八髎穴"，但凡患者下腹、腰腿部不适者尤其伴有下肢不适症状者，均有选用；颈部疾患常选肌间隙之阿是穴、新设穴、天柱穴、百劳穴等。

《素问·骨空论》曰："腰痛不可转摇，急引阴卵，刺八髎与痛上。"《针灸大成》载曰："八髎总治腰痛。"《针灸甲乙经》载曰："腰痛浃浃，不可以俯仰，腰以下至足不仁，入脊腰背寒，次髎主之。"现代学者研究认为，在八髎穴处进行针刺、推拿可以缓解腰背部的骶棘肌、腰大肌、髂腰肌等的保护性肌紧张，而纠正由于腰骶部肌力不等所造成的关节紊乱；同时通过对穴位的刺激改善局部血液循环，促进吸收代谢产物及炎性物质，并可减轻腰骶部位的组织水肿，从而缓解疼痛不适；当针刺达到一定深度时可直接刺激骶神经，激发相应神经反射调节而发挥相应的治疗作用：消除神经根内及局部组织水肿，促进受损神经的损伤修复，改善坐骨神经因直接或间接刺激而引起的下肢放射、麻木等不适感。相关学者临床研究表明：针刺"八髎穴"针感向上达腰部，向下至足跟、足趾时，在治疗腰椎疾病、腰骶神经炎症方面具有显著的疗效。

2. 抓主症，明病机，创公式，巧组方

（1）罗才贵认为，颈咽综合征属本虚标实之证。肾主骨，藏精生髓，髓以养骨；肝主筋，藏血，筋得肝血濡养。足少阴肾经"入肺中，循喉咙"；足厥阴肝经"循喉咙之后"。若肝肾亏损，气血不和，经气瘀滞而气血不荣于颈咽部经络，则导致气血瘀滞，津液聚集，进而成瘀成痰。风寒湿邪外侵，则有"风痰入络"之象，导致经脉不通，病情难愈。

（2）罗才贵认为，腰痛者体虚为其根本，外邪引动致气血失和，经络失调为其病机。故在选穴上兼顾配穴以肾俞、命门等壮腰益肾，八髎、腰阳关、委中等活络止痛。余穴位依其所属经络、位置发挥其本属或特殊功能治疗作用。由于各人先天发育、高矮、胖瘦等不同，骶后孔横竖间距亦有不同，故罗才贵强调"揣"穴并"爪切"定穴以准确取穴而保证疗效，并达到"切而散之""宣散气血而不伤荣卫"的效果。根据针感的产生及穴位层次性针感现象，结合患者体型朝腰骶斜刺针入约 60mm 到达骶前孔前后，此时针感向上可达腰部，向下至足跟、足趾，对腰椎疾病、腰骶神经丛炎有卓效。通过辨证施予具有某些特殊治疗作用的中药口服可以针对性地调节机体功能，而更好地提高临床疗效。针刺八髎穴医治腰痛病，其取得疗效的关键在于对取穴、针刺角度及深度的准确把握，各行针手法的选择及运用应根据患者情况而定，具体问题具体分析，不能一概而论。

（3）罗才贵认为，口糜多因饮食、情志、劳倦、久病不愈等因素所致。思虑劳倦，阴液耗损，或热病后期，阴分受伤，阴虚则火旺，上炎于口而发。证属肾阴虚则多兼有热象，临床见溃疡疮面隐隐作痛，色红质嫩，疼痛昼轻夜重，伴失眠多梦，潮热盗汗，腰膝酸软，五心烦热，咽干口燥，大便秘结，舌红少苔，脉细数。同时具备肾阴虚与胃火亢盛两种证型者亦普遍多见，此乃少阴肾水不足，阳明胃热有余，相火妄动，上犯口咽，致口舌糜烂。如《医宗金鉴》载曰："口糜由阳旺阴虚，膀胱湿水泛溢脾经，湿与热瘀，郁久化热，热气熏灼胃口，而致满口糜烂，甚于口疮。"因而罗才贵从清热泻火、滋阴生津角度论治，临床上常以少阴甘桔汤加减治疗，多收良效。

（4）罗才贵认为，诸类外伤均可认为是外邪入侵，正气受损。临床上治疗颅脑损伤恢复期综合征，根据其外伤出血的特点，大多数医家从气滞血瘀着手治疗往往可取得较好的临床疗效。但处于急性期或亚急性期的颅脑损伤，不可单纯运用活血化瘀法治疗，原因是在急性期或亚急性期中，由于颅脑内外相通，邪气盛而正气未虚，正邪相搏，此时祛除外邪为其要务，而瘀血并非主因。因此在外伤治疗中，认清邪气性质尤为重要。《素问·骨空论》曰："风为百病之长……风者，百病之始也。"外邪入侵时必兼有风邪，因此，风邪内侵是外伤致病的重要因素之一。颅脑损伤患者多有神昏、强直、痉挛、肢体不用等表现，此类症状可因热极生风、风痹、风痰等原因导致，《素问·风论》载曰："风者，善行数变，腠理开，则洒然寒，闭则热而闷。"《素问·至真要大论》也提到："诸暴强直，皆属于风。"虽然颅脑外伤病因纷繁杂乱，但其临床特点均提示风邪作祟，例如，病情急骤、多变及肌张力增高等。因此在临床治疗上，可选用息风之法作为一个基本的原则贯穿始终。罗才贵提出治疗外伤疾病时，应当注意息外风的同时配合其他治疗方法，通过协同作用达到更佳治疗效果。

（5）罗才贵认为，在临床上，如前斜角肌综合征等众多伤科顽疾多以"寒瘀互结"为主要病机，以活血化瘀、温经止痛的治法为宜。在推拿手法中，勾揉手法具有活血化瘀、理气止痛的功效，点按手法具有温经散寒、解痉止痛的功效。故在推拿手法选择上，以勾揉手法松筋祛瘀，点按手法温经行血。《灵枢·阴阳二十五人》云："凝涩者，致气以温之，血和乃止。"解剖学表明，前斜角肌起于第3～6颈椎横突前结节，止于第1肋骨上面的斜角肌结节，其作用是帮助深呼吸，侧屈颈椎。前斜角肌附着点后方有锁骨下动静脉和臂丛神经穿过，其抵止部较坚韧且缺乏弹性，前斜角肌异常时，易导致周围组织受到卡压，出现各种神经、血管症状，病程日久炎性渗出，还易与周围组织发生粘连，手法作用于胸锁乳突肌和前斜角肌间隙，有效缓解痉挛、剥离粘连、减轻神经症状等症时，针对"筋喜柔不喜刚"的特点，又可避免对肌肉直接正面刺激，并通过辨证给予特定中药口服调内固外更好提升临床疗效。

（6）罗才贵认为，"筋痹"不易传变，多以局部症状为主，极少牵连全身，故在局部施术治疗即可获得较好的临床疗效。搓针、捻针手法均可激发局部经气，产生温热效果，且出针后患者针感遗留时间较长，然而其手法刺激较强，在治疗之前应与患者充分沟通，消除其紧张情绪，在治疗过程中积极引导患者静心感受局部针感，使"神归之"，神归之则热，热则痛减；患者神归之则神使，神使则"精神进，志意治，故病可愈"。由于搓针、捻针手法的强刺激，出针后患者针刺部位多出现不适感，而推拿手法作用于局部时，不仅可以产热，同时也可以舒缓肌肉，从而减轻疼痛不适，故此时施以推拿手法常可取得事半功倍的效果。故罗才贵治疗"筋痹"，一般先予针刺再予推拿，治疗频率和疗程根据病情而定，病势急者可每日治疗1次，也可隔日治疗，疗程一般为1～2周。《灵枢·禁服》曰："紧则灸刺且饮药。"故临证"筋痹"，在针刺、推拿治疗的基础上，罗才贵常配合中药，尤其对病久者，针、推、药三者必定兼顾合用，以"病久而不去者，内舍于其合也……筋痹不已，复感于邪，内舍于肝"（《素问·痹论》），久病者多阴阳形气俱不足。此时以"针灸攻其外，汤药攻其内"（《备急千金要方》），手法柔筋正骨，三者相辅相成，共奏佳效。"形苦志乐，病生于筋，治之以熨引"（《素问·血气形志》），"形苦"是"筋痹"的重要病因，"熨引"为防治措施，患者可自行操作此法，故而在治疗结束时嘱咐患者注意事项，并在生活中不断完善自我保健。

（二）专长绝技

罗才贵的推拿手法主要以"松、分、温、顺"为主，以"温则通、松则通、顺则通、动则通"为主要指导思想，以"其患有节，节则有章，缓急轻重，法治相当"为法，具体形成了以挤压类：趾压踩跷法、勾顶法、勾点法、镇定点穴法、并指推拨法、弹拨法；振动类：腰部松振法、叠掌振法；摩擦类：搓擦八髎法等为代表的推拿手法体系。

1. 勾点法 适用于全身肌肉间隙以及各经络穴位，以常见的颈椎病为例，患者取坐位或俯卧位、仰卧位）用手指指端（一般使用中指或食指指端）在治疗部位进行点压、勾拨，可伴轻微旋揉。

操作方法：首先定位点穴，一般在肌间隙或肌肉起止点，定点要稳准，继而在此基础上勾压住特定穴位部的组织或肌间隙旁肌肉，并向一定方向拨动。具体施术者用中指或食指指端勾点住治疗部位，相应的中指或食指掌指关节处伸直，近节指间关节微微屈曲或伸直，远侧指间关节屈曲成约90°角，其余手指呈握拳或者屈曲状。勾拨方向视治疗部位及疾病需求，或向上下或向左右用力点按、勾拨，要求为贯达指端深入组织内部而持续加压。该法刺激较强，以不使局部剧痛而又有得气感为宜，视患者体质和病情轻重选择合适的点压强度与勾拨速度，以揉法、擦法等手法进行最后的放松。

勾点法基于中医学脏腑、经络、气血等理论，将勾、点、拨手法与脏腑经络穴位相结合，勾拨可以激发局部经络气血，调整勾拨方向顺逆经络之循行来调整补泻调节气血的运行，作用并影响相关脏腑，而调整机体的生理机能，消除症状，使机体康复。

2. 趾压踩跷法 是罗才贵极具代表性的手法之一，趾压踩跷法是他在继承传统踩跷的基础上，对腰骶部位慢性筋伤疾病的发病原理进行改良创新而来，具有刺激力度强、持续时间长、易渗透、省力的特点，能起到较好的理筋整复、活血通络、解痉止痛的作用。

操作方法：患者俯卧位，双上肢自然放置于身体两旁，双脚分开与肩同宽，在前胸部及耻骨联合部各垫 3～4 个枕头，使腹部腾空 5～10cm，术者双手扶住横木，以控制自身重量及踩腰时的力量。该技法的操作术式主要有：踩踏腰背双腿、循经趾压腰俞穴、摖搓拨揉腰腿、趾压踩颤腰腿、趾压冲跳踩腰、趾压闭气冲经、跟臀踩压双腿、勾提双腿扳腰、端直滑推腰腿、牵提双踝踩腰、倒八分推腰腿、腕踝牵拉踩腰，操作完后患者腰部垫枕仰卧平躺 3～5 分钟。

操作要点：在趾压踩跷之前要先放松腰部肌肉，消除患者紧张情绪，前胸部及耻骨联合处各垫枕头，使腹部腾空，双足或单足拇趾在特定部位实施操作，一般趾压部位为 $L_4～L_5$ 或 $L_5～S_1$ 腰椎间隙，不能直接踩在骨骼上进行操作；如横突部。弹跳操作时以膝关节的屈伸来对腰部进行连续的弹压刺激，踩压要有节奏感，一般采用"轻—轻—重"即两轻一重的刺激频率；操作时施术者足尖不能离开操作部位，以免擦伤皮肤，同时嘱患者配合术者踩踏调整呼吸，跳时吸气，压时呼气，切忌屏气；在施术过程中，根据患者体质、耐受度及病情决定踩压的力度和次数，切忌不可勉强和暴力操作；交替踩压时重心随左右足轮换转移；在手抓杠稳而牢固的基础上适当增加吊力，震颤时候幅度要小但速度要快；滑推时保持身体移动平衡而又顺畅连贯；点压力度要均匀柔和，提拉与踩压同时用力，忌用暴力。

排除踩跷禁忌：骨伤疾患如骨折、骨结核、骨髓炎、骨肿瘤、严重骨质疏松症者；严重的心、肝、肺、肾功能衰竭患者，或身体过于虚弱而不能承受强刺激者；急性腹膜炎以及腰部皮肤破损者；有出血倾向或患有血液疾病者；妊娠妇女及月经期间等。

3. 勾顶法　临床罗才贵在施用该法时，患者临床症状以腰骶、下腹部不适为参考，如腰腿痛伴有下焦如腹股沟、小腹部症状。

操作方法：患者取仰卧位或者俯卧位，术者以手拇指或中指点按关元穴处，另一手用手指点按相应椎间盘突出部位对应处督脉穴位或背俞穴。

操作要点：此操作需要有强劲的指力，直至病所，两手协同操作并相向用力，依据患者症状表现来调整手指用力方向，发力时缓慢加力，使力透达到深部，并朝某一方向传导，切忌突然施加冲击或爆发力。在此基础上可以配合振法操作，振法操作时要持续用力，结束时要缓慢卸力，不可突然松劲卸力。

4. 弹拨法　是由"捏、提、弹"三法和合而成，具有舒筋通络、解痉止痛、松解粘连的作用。适用于颈肩、项背、腰部以及四肢部，常用于胸锁乳突肌、斜方肌、胸大肌、肱二头肌、跟腱等部位，能改善气血循环，达到强骨止痉的作用。

操作方法：操作时术者先用揉、摖等手法放松相关肌肉，再用拇、食、中指两指或拇、食、中指三指对指呈环状，紧捏施术部位肌肉或肌腱，然后稍用力向上提起，保持一段时间后突然松开，使肌肉或肌腱从指间滑脱迅速弹回原位，如木工提弹墨线之状，甚者可以听到回弹之声响。

操作要点：相合用力的两指以指端着力，施力均衡，提捏稳当而不滑动，由于弹拨法刺激性较强，每处每次弹拨 1～3 次即可，弹筋后立即给予抹揉，以解除患者不适的感觉，不可暴力操作。

5. 并指推拨法　"按而动之为拨"，该法是在拨法的基础上演变而来，具有解除肌肉痉挛、松解组织粘连、通经活络、行气活血、解痉止痛的功效。常用于筋脉挛急或损伤引起的肌肉紧张、痉挛、粘连和筋结条索等，常在颈肩、腰背部施术操作。

操作方法：操作时施术者以双手用食指、中指、无名指并列指端或指腹叠按放置于施术部位，适当加压至患者有酸胀感，再做与筋脉呈垂直方向的来回推拨。

操作要点：操作时手腕放松，手指保持伸直，力贯指端，身体稍前屈以借力，由肘关节的屈伸来实现手指的推拨，推拨时要求手指指端扣压在肌间隙，手法要求实而不轻浮，透达而深入，力量均匀和缓，由轻逐渐加重。根据施术部位来调整末节指端与手指的角度及力量，不能在皮肤表面滑动，宜轻而不浮、重而不滞。

6. 镇定点穴法 以指代针点按穴位是通关开窍、以痛定痛、以通定痛的一种手法，该法刺激性强、着力深透，具有宣通气血、开通闭塞、活血止痛、解除痉挛的作用。

操作方法：先找准点穴部位，腧穴或肌肉起止点、肌间隙，再以拇指或中指指端点按在该部位，由轻到重逐渐加压，垂直用力，固定不移，用力要持续和缓渗透，以"得气"或患者耐受为度。操作时术者沉肩，肘关节伸直或屈曲，腕部伸直，借用自身体重，由前臂静止发力。

操作要点：取穴准确，垂直用力，力量由轻到重，逐渐加压，施力时借助身体前倾提供助力以节省体力，用力时尽量手腕保持伸直，借用身体往下用力以维持力度，"得气"为度。操作结束时缓慢卸力，切忌突然暴力加压与卸力。

7. 腰部松振法 用于治疗腰部因"骨错缝，筋出槽"所致的疼痛不适疗效显著，能有效地缓解肌肉紧张不适。此法具有行气活血、解除粘连、松解肌肉的作用，与传统振法相比动作幅度更大，持续时间更长，且不易产生疲劳，具有柔和而绵绵不绝、深沉而不刚猛的特点。

操作方法：患者取俯卧位，术者沉肩，双手交叉放于患者腰骶部，双手拇指与四指分开呈"钳"状，卡住腰骶部及上腰段，由前臂的上下摆动带动手腕的起伏，并随着患者呼吸振动腰部。

操作要点：传统振法是以前臂肌群静止性收缩而产生振动，而该法是前臂肌群的主动运动收缩，做连续、快速的上下振动，患者有提拉感受，随着患者呼吸而起伏，操作时施术者尽量不用意识去控制手的动作，受术者不可屏气。

8. 叠掌振法 与腰部松振法相比，叠掌振法寓按法于振法之中，二者结合。具有舒筋活络、解痉止痛的作用，常用于松解腰背部关节紊乱及组织的绞索嵌顿、肌肉劳损和顽麻痹痛等。

操作方法：患者取合适体位，如在腰部操作，患者取俯卧位，施术者手按在施术部位如腰部，另一手叠按在该手掌背部，适当加压，在施用该手法时施术者肩膀放松，手腕为半松弛状，在腰部操作时借助患者腹部的张力而做上下起伏的振动。

操作要点：以前臂的主动运动带动手腕的上下振动。在操作结束时以寸劲向下按压2～3次，实施操作者亦要呼吸调匀，不可闭气操作。

9. 搓擦八髎法 为罗才贵温热类代表手法，具有清利下焦、补肾壮腰、调气和血、温经止痛之功效，即"擦而温之"的作用。

操作方法：患者取俯卧位，施术者一手或叠掌于腰骶八髎穴部，以手掌按在操作部位，五指稍向上翘，稍微加力于腰骶八髎穴部，沉肩，屈肘，腕关节伸直，前臂与手掌面相平，上臂发力，前臂的前伸后缩牵动手掌来回做直线往返搓擦。

操作要点：来回搓擦时直线操作要直、长，动作要均匀和缓，搓擦时适当加压，用力要沉稳、均匀、连续、速度先慢后快，直线往返运动而不歪斜，搓擦时以不使皮肤皱褶为宜，来回操作要有节奏感，不能有间歇停顿。手法结束时加快搓擦速度，保持一段时间后结束。以透热至深层组织为度，操作时以深部组织透热而皮肤不发红为要点，操作时施术者扎马步、呼吸调匀，不可屏气。

10. 擦项部大椎法 "擦而温之"，罗才贵一般在颈椎病治疗结束时使用该法以调动气血阳气，温筋散寒，祛风除湿，活血理气及通络止痛。

操作方法：术者一手扶住患者前额以固定患者头部，另一手呈"虚掌"，以手掌内侧虎口至小鱼际部为着力部位，握住项部，沿着督脉循行由大椎穴向风府穴部做直线往返摩擦，以透热为度。

操作要点：动作要点是两手配合用力，适当加压，紧贴操作部位皮肤，上臂发力，以肩关节活动来带动肘关节屈伸活动，前臂、腕、手须保持一致，做上下或左右往返的摩擦移动，用力要沉稳、着实、均匀、连续，速度先慢后快，直线往返不能歪斜、滑动，要有节律感，不能间歇停顿，摩擦时以皮肤不起皱褶为宜。

（三）验案撷粹

1. 治疗"颈咽综合征"医案一则 杨某，女，65岁，教师。

主诉：咽痒咳嗽伴颈项僵痛5年余，加重1周。

病史：患者5年前无明显诱因出现咽痒咳嗽，夜间加重，咽部伴有异物感，咳之不出，咽之不下，头略仰伸或侧旋后咽部异物感有所减轻，患者于当地医院就诊，诊断为"慢性咽炎"，长年服用多种中西药物未见明显缓解。刻诊上症仍在，时有头晕，咳痰不爽，口干欲饮，难以入睡，烦躁多梦，胸闷心慌，时有腹胀、恶心欲呕，纳可，小便可，大便干硬，舌尖红，少苔，脉弦细。

诊查：颈椎各方向活动均受限，以右旋、右侧偏为甚，$C_4 \sim C_7$右侧横突压痛。颈椎X线片示：颈椎生理曲度变直，$C_3 \sim C_6$椎体前缘唇样骨质增生，$C_{5/6}$椎间隙变窄，项韧带钙化。

中医诊断：喉痹（阴虚火旺证）。

西医诊断：颈咽综合征。

治法：滋补肝肾，利咽润燥，化痰下气。

处方：浙贝母20g，生地黄20g，玄参20g，射干15g，鼠粘子20g，天花粉10g，连翘15g，竹叶10g（后下），僵蚕15g，桂枝20g，枳实10g，瓜蒌10g，薤白20g，半夏15g，石菖蒲20g，厚朴15g，火麻仁20g，肉苁蓉20g，茯神20g，远志10g。7剂，水煎服，每日1剂，早晚分服。另行针刺夹脊穴，合以颈部罗氏推拿手法12次。

二诊：诸症皆有好转，唯有腹胀仍如前，舌红，苔薄，脉细弦。同前法，去枳实薤白桂枝汤，加行气健脾之木香15g，佛手15g，甘松10g，7剂，水煎服，每日1剂，早晚分服。

三诊：夜间无咽痒咳嗽，异物感消失，颈项僵痛明显好转，寐佳，守前法，前方去佛手、木香、甘松、火麻仁，加黄芪30g、当归10g，续服10剂，水煎服，每日1剂，早晚分服。嘱患者注意颈部保暖，变换颈部姿势，配合功能锻炼，随访半年未见复发。

按语：本案中，患者长期伏案工作，导致颈部疼痛僵硬，且常伴有咽喉部不适感，夜间咽痒咳嗽尤甚，并现胸闷心慌、失眠多梦等颈椎病相关症状。一诊方中以生地黄、玄参滋补肝肾，养阴生津，凉血解毒；浙贝母、天花粉清肺润燥，化痰散结；射干、鼠粘子、连翘清热解毒利咽、化痰散结消肿；僵蚕祛入络之风痰，散结止痛；竹叶清热泻火利尿；薤白、枳实、瓜蒌、桂枝、厚朴通阳散结，祛痰下气，寓平冲降逆于行气之中，以复气机升降；半夏化痰降逆散结，燥湿除痞；肉苁蓉、火麻仁质润滋养，润肠通便；茯神、远志、石菖蒲宁心安神益志。二诊胸闷心慌、恶心欲呕已除，遂去枳实薤白桂枝汤；腹胀仍在，故加健脾行气消胀之佛手、木香、甘松。三诊诸症明显好转，守前法，前方去火麻仁、佛手、木香、甘松，加黄芪、当归以补血益气，调理善后。

2. 治疗腰痛病医案一则 患者，男，55岁，干部。

主诉：反复腰骶部酸痛不适4年，加重伴左下肢麻木5月余。

病史：患者4年前因久坐受凉后突然出现腰骶部酸痛不适，此后反复发作，劳累、受凉后加重，休息后缓解，5个月前出现久坐后站立时突然腰骶部疼痛加重，并伴有左下肢麻木，遂当地医院就诊，行针灸、推拿治疗后疗效不佳。患者腰骶部疼痛反复发作，为进一步诊治前来就诊。刻下症见：腰骶部疼痛伴左下肢麻木，咳嗽、喷嚏及用力排便时左下肢麻木明显；舌质淡胖有齿痕，苔薄白，脉细弱。

诊查：腰部活动受限，以前屈为主，腰椎生理曲度变直，腰骶部肌肉僵硬、压痛，无腰骶部叩击痛，左侧直腿抬高及加强试验阳性、挺腹试验阳性，腰部CT示：$L_4 \sim L_5$椎间盘左后方突出。

中医诊断：腰痛（肝肾不足，寒湿阻滞型）。

西医诊断：腰椎间盘突出症。

治法：以八髎穴为主毫针治疗。处方取穴：双侧次髎、肾俞，左侧上髎、中髎、坐骨点（臀沟尽头水平，后正中线旁开3寸）、委中、腰阳关、命门、腰俞。操作：上髎、次髎、中髎穴"揣"定后以押手拇指爪甲"爪切"标注穴位，局部常规消毒后，采用75mm毫针以适宜角度向腰骶部斜刺针入60mm，针刺得气后行中等刺激捻法，待针感传至腰骶、足底部，改行中等刺激强度搓法；余穴位常规揣切定穴后根据所处部位针刺25～40mm，行针得气，肾俞、腰阳关、腰俞穴行捻转（向左为主）补法，坐骨点及委中以有放射感向小腿传导为度，留针30分钟，其间行针2次，留针期间予TDP灯照射。

复诊：初次治疗后，患者腰骶部不适感明显减轻，治疗5次后腰骶部不适及左下肢麻木明显缓解，治疗12次后左下肢麻木症状基本消失，辅以独活寄生汤加减，药物组成：制川乌（另包先煎1h）15g，白术20g，桂枝15g，杜仲15g，独活15g，木瓜15g，防己15g，续断10g，海桐皮15g，伸筋草15g，牛膝15g，小茴香10g，骨碎补15g，6剂，水煎服，每日1剂，3次分服。嘱患者加强腰背部肌肉锻炼，注意防寒保暖。3个月后电话回访患者腰骶部不适及左下肢麻木症状未见复发。

按语：四诊合参，此患者为肝肾亏虚、精血亏耗之象，"久坐伤肉"后继由风寒湿等外邪侵袭致使机体筋骨失养，局部气血失和，经络不通，不通则不荣，"不通则痛，不荣则痛"；局部"营卫不相联属，血不行而气又不至"致瘀血凝滞，经络痹阻而麻木不适。治疗在针刺八髎穴的基础上，辅助以肾俞、腰阳关、命门穴，实以具有"温热、消炎、镇痛"等作用的指搓、捻行针手法以补益肝肾气血、散寒止痛，并在收功之时辅助以中药内服善后以巩固疗效，针药共奏益本祛邪定痛之功。

（四）经验方

少阴甘桔汤

处方：桔梗15g，川芎15g，甘草5g，黄芩20g，羌活15g，柴胡15g，玄参20g，升麻10g，生地黄20g，石斛15g，玉竹15g，淡豆豉15g，焦栀子15g。

功能：清热泻火，滋阴生津。

主治：口腔溃疡。

用法：每日1剂，水煎取汁400ml，分每日2次服用。

方解：原方去辛温之陈皮、葱白，犹恐耗液伤津。方中桔梗消肿排脓，尤适用于口腔咽喉溃疡疾病；黄芩泻火解毒；生地黄、玄参清热、凉血、滋阴以制胃火，共为君药。川芎活血行气以消肿，与黄芩相反相成；淡豆豉、焦栀子清热除烦，共为臣药。升麻、柴胡升举阳气，阳气升则邪气去，升麻又可清热解毒；石斛、玉竹滋阴生津，共为佐药。羌活祛风止痛，为使药。佐之甘草，补中顾护脾胃之气以扶正，且缓羌芎之温燥峻烈，以防伤阴。

应用情况：本方药临床应用多年，疗效可靠，无任何不良反应。该药的临床疗效十分确切，深受众多患者的欢迎。

禁忌：孕妇禁用。

杨礼淑

杨礼淑，女，1941年生，四川省骨科医院中医骨伤科专家，全国老中医药专家学术经验继承工作指导老师，享受国务院政府特殊津贴，四川省名老中医。杨礼淑擅长于中医正骨、推拿及伤科辨证内服、外用中药。1965年毕业于成都体育学院运动医学系，1961年以来跟随著名的骨伤科专家、成都体育学院第一任院长郑怀贤教授学习，精心钻研，精勤不倦，尽得师传。从医四十多年来，专攻中医骨伤，包容现代医学，使传统的中医骨伤得到全面继承和发扬，认为在中医骨伤科的治疗中气血学说具有重要作用，特别重视中医的整体观念。正骨及按摩手法最关键，合理的外固定是治疗骨折的一项重要措施，功能恢复是最终的目标。提倡微创手术，提倡根据临床实际情况及患者的具体情况，选择骨折疾病的最佳治疗方案。

从事儿童最常见骨折——肱骨髁上骨折的基础研究二十余年，在预防和减少儿童肘内翻的发生方面取得了重要的成果。2001 年发表的《中医对儿童肱骨髁上骨折的旋转移位及临床分型》对临床的工作具有指导意义；担任 2001 年申报的四川省中医药管理局课题《手法整复尺骨鹰嘴牵引防止儿童肱骨髁上骨折肘内翻的临床研究》中的指导老师，该课题设计的儿童上肢牵引架已获得国家专利。主编或参与编写了《中国骨伤科学》《实用骨伤科诊疗手册》《医学百科全书·中医伤科学》等医学专著。继承人沈海、周英，现均就职于四川省骨科医院。

（一）学术思想

杨礼淑的学术思想包括"治伤不离法，整骨先摸认"，以达到"素知其体相，识其部位"。

1. 骨折的辨证诊断，"治伤不离法、整骨先摸认"

（1）杨礼淑认为，中医骨伤科与其他学科一致，其辨证诊断同是在中医诊断学的理论指导下进行的，即通过望、闻、问、切四诊合参，和影像学及实验室检查相结合，根据所收集到的临床信息，结合脏腑、经络、气血、津液以及皮肉筋骨等理论知识，加以综合分析并做出诊断。对于中医骨伤科而言，在辨证过程中，既要求具备整体观念，注重全面检查，还要求与骨伤科之疾病特点相结合，由此进行细致的问诊和局部检查，由此才能系统地了解病情，并做出正确的判断，尽量避免漏诊、误诊。

（2）注意四诊，辨受伤原因。骨伤科疾病的发生原因不外乎内因、外因两个方面。骨伤科损伤性疾病多由外伤性暴力导致，常见的骨折暴力有跌仆、打撞、闪挫、坠堕、扭捩。其中，跌仆、坠堕为间接暴力，也是最常见的原因；打撞为直接暴力，可导致严重的软组织损伤，甚至是粉碎性骨折，严重的可伴有神经、血管以及内脏损伤等；错闪、扭捩则伴有自身机理的因素，可引起近关节内骨折以及软组织损伤。杨礼淑认为，进行病因辨证即通过详细询问病史、原因以及受伤过程，了解致伤暴力的大小、方向、方式及受伤姿势等。再结合其他检查做出正确的诊断，配合相应的治疗。尤其对于高能量损伤，更应做详细的病因询问，认真仔细地进行全身检查，并结合临床症状进行全面判断。特别是对于儿童患者，更可能由于惧怕就医而不愿指认或叙述不清，从而出现漏诊情况；此外，出现伴随症状时应充分考虑其病因，不能过分依赖于检查，以免错过一些阳性体征而致漏诊。

（3）辨骨折部位的解剖特点。杨礼淑主张，骨折移位与其所在部位有关，凡是骨折，都有其一定的特点，了解了这些特点，整复时则可达到事半功倍的效果。如肱骨内上髁骨折，因肱骨内上髁为前臂屈肌的附着点，故其骨折块移位是因前臂屈肌群收缩牵拉所引起，故在整复Ⅱ度肱骨内上髁骨折时应当将前臂旋前，腕关节掌屈后再行整复。在桡骨干上 1/3 骨折中，骨折发生在旋前圆肌止点以上，因此骨折移位多为近端旋后、远端旋前，故可在旋后位行牵引下整复，以此放松肱二头肌以及旋后肌群。而对于股骨下 1/3 骨折，如果骨折远端受腓肠肌的牵拉而发生后移，可在屈膝 20°～30°位整复来放松小腿三头肌，以此可获得更好的整复效果。

（4）辨损伤部位及骨折类型。在对损伤部位以及骨折类型的辨证中，杨礼淑认为，不同的暴力可引起不同的骨折，由于受伤时的体位不同，相同的暴力也可以造成不同类型的骨折，故处理方法也各有差异。例如，肱骨外科颈骨折，外展型骨折是上肢外展位受伤所致，骨折远端外展，向前内侧突出成角；内收型骨折则是骨折远端内收，向外侧突出成角、移位。由于患者受伤姿势不同以及骨折端移位方向不同，牵引姿势则各有所异。外展型骨折先在外展位牵引，待重叠移位矫正之后，配合术者矫正内移位时，而后内收肱骨干，并固定在内收位；内收型骨折先在内收位行牵引，待重叠移位矫正后，配合术者矫正外移和外成角时，外展肱骨干，并固定在外展位。

（5）从 X 线片辨骨折的移位程度、方向以及骨折线的异同，即注重读片。骨折移位包括侧方移位、旋转移位、重叠移位、分角移位、成角移位等，其中旋转移位的方向判断是最为困难的。正常情况下，骨与关节有很多解剖标志，骨折后因为某些解剖标志被破坏，因此骨折的旋转移位可以根据解剖标志的变化来进行判断。杨礼淑制定了肱骨髁上骨折旋转移位的分型标准，极大地提升了临床工作的效率。

2. 骨折的辨证治疗，"素知其体相，识其部位"

（1）正确的整复骨折：杨礼淑认为正确的整复骨折主要包括对骨折复位标准的认识、正确掌握骨折复位时机以及正骨手法的临床操作等方面。骨折的复位时机应辨证分析。一般来说，骨折后 1～2 小时内肢体的肿胀尚不严重，此时复位较易成功，但在临床上此种情况极少，大多数患者会在伤后 1～3 天，有的甚至伤后几周、几个月才来医院就诊，这时选择复位时机就显得尤为重要。杨礼淑时常强调对于复位时机的选择应辨证分析。骨折后若肢体肿胀严重以致出现广泛性张力性水肿时，不可勉强复位，否则不仅难以复位成功，还有可能造成新的损伤，从而导致肿胀的程度更甚，此时应予牵引或悬吊，以促肿胀消退，并辅以破血活血、行气止痛之中药内服，如桃红四物汤加减。但如果是因为骨折严重移位而使肿胀不能消退，则应适当施加手法以矫正畸形，以利消肿。而对一些就诊时间较晚，局部已有明显骨痂生长，骨折断端无明显活动感的病例，则不可强求手法复位，此类骨折应当选用其他方法治疗，以免造成神经、血管损伤以及邻近部位骨折。

复位标准有大家都熟悉的解剖学对位、近解剖学对位及功能对位。在不加重组织损伤的情况下，应当努力争取达到解剖学或近解剖学对位。杨礼淑认为，作为一个骨科医生必须对每个部位骨折对位情况的预后有一个清楚的认识。例如，尺桡骨骨折复位比锁骨骨折要求高，成人尺桡骨骨折断端成角不应超过 10°，且旋转移位必须完全矫正，否则将影响前臂的旋转功能，而锁骨骨折即使复位稍差或骨折畸形愈合也不会对上肢功能有太大影响。又如肱骨干骨折有一定的成角（15°左右）和对位 1/2 左右愈合，对肩、肘的功能也无明显影响，但肱骨干骨折的分离和旋转移位必须完全矫正。对于儿童，肱骨髁上骨折有极轻度的尺侧倾斜或尺侧嵌插都会引起肘关节提携角的改变从而出现肘内翻畸形。

此外对于不同年龄的患者骨折的功能对位也应当有正确的认识，老年人比青壮年要求要低，小儿相对也比青壮年要求低；从职业上来讲，运动员的要求比一般人的要高。在骨折整复之前还必须再次进行查体，了解有无神经、血管损伤，局部肿胀程度，患者的全身情况等，最后才可确定并着手整复。

杨礼淑一直强调，骨折整复是整体的协调操作，多数于瞬间完成，因此在手法整复前必须制定一个较为成熟的方案，除上所言，还应包括确定骨折类型，选用适当麻醉，确定整复的步骤及方法、夹板和压垫的放置方法以及固定体位等，这样才能在整复时有条不紊。在整复过程中杨礼淑要求施术者手法操作要正确，触摸骨折断端要准确，即手法复位的稳妥、准确及轻巧，要真正做到手摸心会。杨礼淑以《正骨心法要旨》所载的"故必素知其体相，识其部位，一旦临证，机触于外，巧生于内，手随心转，法从手出"的精辟论述作为临床指导方法，认为一定要反复实践，认真触摸，了解正常解剖和异常情况的不同之处。

（2）合理有效的外固定：在骨折的手法治疗中，整复只是治疗的第一步。骨折复位后，合理的选择外固定器材及体位，可以较好地保持骨折断端的对位，并且对于减少局部出血和疼痛，促进骨折愈合，防止出现并发症，具有十分重要的意义。临床上由于固定器材不合理、外固定体位不当等原因，所引起骨折复位后再移位的例子并不少见，并且容易导致骨折的畸形愈合，甚至不愈合等。

杨礼淑认为，在临床工作中，合理选择固定体位及固定器材十分重要，主要应当注意以下一些原则性的问题：

1）根据原始暴力的作用以及受伤姿势选择固定体位：原始暴力是发生骨折及骨折断端移位的主要原因，其方向常与断端的移位方向一致；受伤的姿势也可决定骨折类型以及骨折断端的移位方向，选择固定体位时，应与原始暴力及受伤姿势方向相反。比如桡骨远端骨折，多数受伤时是手掌着地，桡骨远端背伸遭受传达暴力，方向从掌心、手背传至桡骨远端，引起桡骨远端骨折。因此固定时则应保持腕关节轻度掌屈，以此防止背伸，这样既可以避免原始暴力再次作用于断端，又纠正了受伤后的姿势。

2）根据骨骼所附着肌肉及韧带的收缩、牵拉力选择固定体位：骨骼上所附着的肌肉和韧带是骨骼活动的动力来源，骨折后，远、近两断端上的肌肉以及韧带的力量平衡被破坏从而造成骨折移位，甚至痉挛在某一体位，因此骨折复位后固定时不仅仅要注意使骨折端的肌肉及韧带力量均衡，而且应注意放松肌肉，有时还需充分发挥肌肉和韧带对抗骨折移位的作用。如股骨干下1/3骨折，腓肠肌的牵拉作用导致骨折远端向后移位，采用牵引并固定患肢于屈髋屈膝中立位，主要是为了放松腓肠肌并紧张股四头肌，以此保持断端间良好的对位。

3）根据骨折端的邻近关节对骨折端的影响来选择固定体位：骨折部位邻近关节的活动常导致骨折断端复位后的再移位，所以除了要将关节内骨折绝对制约在某一体位外，对关节外骨折同样也需注意超关节固定以及制约某一关节向某一方向的活动。如跟骨撕脱性骨折除需将踝关节距屈位固定外，膝关节也应当保持屈膝30°固定，以此使跟腱放松。而在前臂双骨折的早期，应当注意使腕、肘关节功能位固定，以防止关节活动从而引起断端旋转移位。

4）不同类型的骨折应区别选用合适的外固定器材：骨折可分为稳定性骨折和不稳定性骨折两大类。杨礼淑一直强调，稳定性骨折的固定强度可相对弱一些，可以选用木质夹板或纸板，不用或者少用纸压垫，用扎带进行捆缚时，在松紧适度的原则下，可稍松一些，这样既可以有效固定，又可以最大限度地防止并发症的发生。而不稳定性骨折的固定强度则应适当增强，需选用合乎要求的小夹板，以此达到稳妥固定。凡夹板不能保持良好的对位对线或者肿胀严重有发生血液循环障碍可能者，应当先做骨牵引或皮牵引，然后以小夹板固定，在有效的牵引下，扎带可偏松一些，有利于血液循环。杨礼淑时常强调，压垫具有维持骨位以及轻度矫正骨位的作用，但不能依赖压垫对于骨折端的挤压作用，以此来替代手法复位，否则容易引起压迫性溃疡以及缺血性肌挛缩等不良后果。

5）固定时的注意事项：骨折整复后，固定十分重要，杨礼淑在临床诊疗中，提出了固定时的注意事项，一是指整复完成后的当时处理，即骨折复位成功后，切勿松手不管患处而去做固定等工作。此时术者应当用手按压挤捏住骨折复位时的应力点，以此作临时固定，以免松手后出现骨折再移位，这点应当引起医生的重视，如骨折一经复位，立即就松开手去拿绷带、夹板等，这样就容易导致骨折复位失败。正确的方法应当是待助手将夹板、压垫放置好后再改变手势，待用束带捆扎好了才松手。二是指骨折复位后经过X线检查，已确定复位成功之后的术后护理问题，不管在门诊部或者住院部都应当引起注意，特别是早期应勤于查房，观察伤肢情况、压垫及夹板的位置、束带的松紧度，防止骨折再次移位或者不良后果的发生。

6）使用小夹板固定时，必须严密观察患肢末端血液循环及感觉情况：使用小夹板固定的优点之一，即可随时调节扎带的松紧度，而要充分发挥这个优点，就必须对患肢进行严密的观察。一般情况下，骨折发生后的3～4天内，肿胀是持续性加重的，因此，于该阶段观察患肢时，应重点关注扎带是否偏紧，并及时给予适当的放松调整；骨折5～6天后肿胀逐渐消退，扎带逐渐松弛，但应当注意每天或隔天适当收紧，以防止骨折出现再移位或者伤肢循环障碍以及神经损伤等不良后果。

（3）充分认识功能锻炼的重要性：杨礼淑认为，正确的复位手法和骨折的良好对位是恢复关节功能的基础，但是只注重骨折的对位，而忽视恢复关节功能的必要治疗也难以达到目的。任何治疗方法都不能代替自主锻炼活动，而且功能锻炼不单是患者自身的事情，而是医患合作不可或缺的重要措施。杨礼淑认为，一方面要认真且耐心地指导患者进行功能锻炼；另一方面，医生和患者均应注意避免不利于骨折恢复的活动，那些可引起骨折断端间的剪力、成角以及扭转应力的活动将影响骨折愈合的顺利进行。

（二）专长绝技

1. 桡骨远端骨折手法复位

（1）临证分型：临床上依据受伤机制及骨折部位的不同，将桡骨远端骨折分为伸直型、屈曲型、掌侧缘型、背侧缘型及桡骨茎突骨折五型。

（2）手法整复：夹板固定操作法

1）工具：超腕远端夹板 4 块，中立板 1 块，横垫 1 个，纸压垫 2 个，平垫 1 个，绷带 1 卷，棉花 1 包，束带 3 条。

2）复位方法：提按整复法。

3）麻醉：行臂丛神经阻滞麻醉。

4）体位：患者取仰卧位或坐位，屈肘 90°，前臂旋前。

5）复位步骤：

第一步，对抗牵引法：矫正重叠及嵌插移位，助手双手握住患者上臂，另一助手握住伤肢掌指部，先持续对抗牵引 3～5 分钟。

第二步，对向推挤法：术者双手分别放置于断端错位处的内、外侧，对向推挤，同时一助手牵拉伤手向尺侧倾斜，纠正骨折断端桡侧移位及桡侧倾斜。

第三步，提按屈腕法：术者再以拇指按骨折远端背侧，其余各指提按近端掌侧，同时助手将患肢手腕拉向掌侧，屈曲以矫正背侧移位及掌成角。

第四步，整复后腕部调整：扣挤腕部或推尺骨小头，调整桡尺关节脱位，触摸骨折处，被动舒理肌腱。

6）固定：在维持牵引下，用四块夹板和中立板超腕关节固定，先于骨折远端背、桡侧放置抱骨垫，在骨折近端掌侧置以平垫。背侧及桡侧夹板放置时应超腕，掌侧及尺侧夹板平腕，以此限制腕关节的背伸及桡偏活动，然后以三条束带进行捆扎。

7）固定体位：用中立板将前臂固定于中立位，屈肘 90°，并将患肢悬吊于胸前，夹板固定时间为 4～5 周。

2. 中药内服、外用法治疗

（1）中药内服：对于肿胀严重，关节活动障碍者，以四物汤加味，如瘀血重则加红花、泽兰、苏木；如水肿严重加薏苡仁、猪苓、茯苓、防己；皮温高者加黄芩、生地黄；疼痛剧烈则加白芷、延胡索。另外，可根据患者的病症及疾病进程，选用四川省骨科医院的院内制剂"益尔力口服液""牛杞地黄丸""玄胡伤痛宁片""祛风活络丸"等。

（2）中药外敷：芪藤软坚散（四川省骨科医院院内制剂）加味。如皮温高加赤芍、黄芩、黄柏；水肿加重加木通、泽泻、防己、萆薢；根据病情选用二至三种药粉加入芪藤软坚散中，用温开水加蜂蜜调敷。

（3）中药外用熏洗：活血散瘀洗药与软筋化坚洗药，均为四川省骨科医院制剂。两方各一剂同时煎煮 2～3 次，每日熏洗 2 次，熏洗时应特别注意温度不宜过高，否则可能会引起肿胀及加重疼痛。

（三）验案撷粹

治疗桡骨远端骨折医案一则　李某，男，22 岁，大学生。

主诉：因打篮球跌仆致右手腕部肿胀、剧痛 2 小时。

病史：患者因打篮球时踩虚足，跌仆向前致右手掌着地受伤，右手腕部肿胀、剧痛。

诊查：患者右腕部肿胀、剧烈疼痛，呈"餐叉样"畸形，右腕皮肤可见多处瘀斑，按之则肿胀加重，舌质暗红，苔白，脉弦涩。X 线片示：右侧桡骨远端骨折，远端向背侧、桡侧移位，有 0.5cm 嵌插移位。

中医诊断：骨折（气滞血瘀证）。

西医诊断：右桡骨远端骨折（伸直型）。

治法：首先行常规手法复位，进行一次手法复位后见嵌插未矫正，且向背侧移位角度增大。分析原因后及时调整方法，运用杨老的"拔伸牵引"法，并在牵拉过程中，令助手一边摇摆，一边拔伸牵引大约 3 分钟，待嵌插、重叠完全纠正后，再次行端挤提按手法，整复完毕。复查 X 线片，可见骨折的背侧移位已完全矫正。骨折断端对位对线良好，以 4 块小夹板及中立板固定患肢于中立位，悬吊于胸前，每 3 天复查 1 次，调整外固定夹板以及束带的松紧，并同时进行手指握拳功能锻炼；固定至 3 周后可见有骨痂生长，4 周后拆除固定，骨折愈合且患者腕关节功能基本恢复正常。

杨 氏 正 骨

杨氏正骨代表人物杨天鹏（1902～2005 年），男，1902 年生，四川安岳姚市人，主任中医师，曾任成都骨科医院名誉院长，成都中医药大学教授，中国中医药学会骨伤科分会第一届、第二届理事会顾问。杨天鹏先后拜多位武师为师，曾专门到少林寺学艺，1922 年和 1926 年先后拜名师周云武和刘元福，兼攻中医骨伤科及少林武术，辗转川、黔两省多地行医。1956 年在成都"天元堂"的基础上成立了东城区正骨科联合诊所（即成都骨科医院前身），杨天鹏在治疗中以独到的理筋手法闻名远近，著有《杨天鹏骨伤科治验心法》，拍摄有《杨天鹏理筋手法》等专题片，后辈编写有《杨天鹏骨伤科治验真传》一书。杨氏在治疗手法中，尤擅理筋，独创的手法有"八字分拍法""近节牵抖法""四指拨络法"等，在各流派中独具一格，在操作时要求手法熟练，刚柔相济。杨氏尤善治疗脑震荡、肩凝症，重视骨折的整复对位，在牵引下，配合运用提、按、推、拿等法，使错位之骨尽量回复原位，整复后患部外敷自制的接骨散。杨天鹏从 20 世纪 60 年代开始收徒，遵前人"胆欲大而心欲小，智欲圆而行欲方"的格言，要求徒弟们看病既要敢想敢做，当机立断；又要小心谨慎，周密思考；既要灵活多变，又不墨守成规；必须按照客观规律办事，不能主观武断，这些具有创见性的辨证思想，很值得我们学习推崇。第一代传承人有：周太安、曾一林、张继祥、杨文忠、秦克枫、周兴开、李忠泉、朱显沛、马福祥、张朝仁、刘俊；第二代传承人有：周奉皋、潘良春、李明远、唐小波、杨宏、唐中尧、曾立君、冯树生、曾勇。其门人又各自传承，杨氏一派，开支广泛。

（一）学术思想

1. 遵循人与自然的感应，强调三因治宜　杨氏正骨认为人与自然界是一个统一的整体，即"天人合一""天人相应"。人的生命活动规律及疾病的发生等都与自然界的各种变化（如季节气候、方域地区、昼夜晨昏等）息息相关，如春夏之季，人多患温热之证，用药当用凉药而勿过寒，慎用温药；人居潮湿之所，则必多寒湿之证，用药自当温化寒湿。人们所处的自然环境不同及人对自然环境的适应程度不同，其体质特征和发病规律亦有所区别，用药又当根据体质强弱而兼顾。因此强调因时、因地、因人制宜，在诊断、治疗同一种疾病时，分辨三因，据证不同而协调用药，不应千篇一律。

2. 注重局部与整体的关系　杨氏正骨认为，一脉不和、周身不安。局部肢体的损伤可引起脏腑功能紊乱、气血运行失常。在认识和分析疾病的病理状况时，首先从整体出发，将重点放在局部病变引起的整体病理变化上，并把局部病理变化与整体病理反应统一起来。一般来说，人体某一局部的病理变化，往往与全身的脏腑、气血、阴阳的盛衰有关。脏腑、组织和器官在生理、病理上的相互联系和相互影响，决定了在诊治疾病时可以通过面色、形体、舌象、脉象等外在的变化，来了解和判断人体内在的病变，以做出正确的诊断，从而进行适当的治疗。

3. 重气和血，补肝脾肾　杨氏正骨认为，经脉畅通、气血调和，骨折才能愈合。倘使气滞血瘀、经脉闭塞，则气血不和，断端得不到滋养，就难以愈合。陈士铎在《百病辨证录》中说："血不活则瘀不去，瘀不去则骨不能接也。"强调了伤科活血化瘀的治疗原则。杨氏正骨认为，活血尤重行气，调补脾肾，在骨折初期，宜用行气活血之法以清除瘀血，尤以行气为重，因气能生血，也能推动血运行而不致瘀阻，为骨折愈合创造条件；骨折中期，治宜调和气血、接骨续筋；骨折后期，治宜益气养血为主，调补脾肾。只有脾肾功能正常，气、血、津、精、液，以及脏腑经络、四肢百骸、筋脉肉皮骨等组织才能得到充分的营养，为骨折愈合提供充分的原料。杨氏正骨认为，肝血肾精旺盛，筋骨亦劲强有力，肝血肾精衰退时，骨也随之衰退。年老体弱、肝肾精血较衰者，稍受外伤，即易发生骨折，而且伤后愈合较差，这就是肝肾不足的结果。因此，其主张在损伤中后期，甚至少数老弱体衰患者，活伤尤重肝肾，以肾为本，及早开始使用补肝肾之药。

（二）流派特点

1. 手法特点

（1）杨氏伤科手法上始终遵循中医学的整体观念和辨证论治两大基本原则。杨氏在秉承上述原则的基础上，积80余年之经验，总结出了一套完整的、系统的、独具特色的治伤之法，提出了许多形象鲜明的论点。如"来路即是去路"是指导骨折、脱位的整复手法的论点，"娴熟、刚柔相济、医患合作、借力发挥"是指导理筋手法的论点，"三通一动"是关于养生的论点。

（2）杨氏深谙手法在治伤中的地位。常以"七分手法三分药"来阐明手法的重要性，强调实施手法必须从整体出发，局部与整体并重，辨证（位）清楚，要达到"以手扪之，自悉其情"的地步，确保手法熟练、稳妥、刚柔相济、准确无误，力求手到病除的奇效。在治疗骨折、脱臼方面，杨氏提出的"来路即是去路"的手法原则，也就是必须以肌肉、骨骼杠杆力学和作用力的方向为依据，认真详细地分析清楚造成骨折各种畸形的原因和过程，脱臼的过程和最终方向，从而找到它正确的"来路"，以此反转推导到复位即是它的"去路"，这种反转推导的演进过程，就是骨折整复、脱自归位所施手法的最好途径。只有"素知其体相，识其部位"，才能"手随心转，法从手出"。根据"来路即是去路"的论述，通过长期临床实践，有力地证明了这一论述的科学性、普遍性和实用性。既能减轻患者痛苦，又为骨折早期愈合创造了有利条件。

（3）在实施手法时，杨氏反对手法粗暴、蛮力硬拉、加剧局部损伤、给患者增加更大痛苦的行为；主张医患合作，借力发挥，"机触于外，巧生于内"，以四两之力，拨千斤之物，力求做到手法一次成功。这就是杨氏正骨治疗骨折、脱臼的手法原则和特点。

2. 用药特点

（1）活血尤重行气：损伤一证，多从血立论。杨氏认为，气为一身之主，血无气不行，瘀血证每多始于气滞。故强调活血应重行气，令气行血畅而瘀祛。即使祛瘀，杨氏也不主张用峻猛攻下之法，认为攻下太过容易伤正气，不利于损伤组织的修复。根据"气为血帅""气行则血行""气滞则血滞"的理论，杨氏提出了以行气为主、化瘀为辅的治疗法则。

（2）疗伤重在扶阳：杨氏认为，阳气能促进人体的新陈代谢即气化过程，促进精、血、津、液的化生，使人体各种生理活动的进程加快，产热增加，精神振奋。"阳气者，精则养神、柔则养筋"，故阳气足则人体各方面功能强健。杨氏认为，卫气是阳气的一部分，卫气卫外，跌打损伤必使其受伤，导致阳气的虚损。阳气受损后，如不及时扶助阳气，可导致风寒湿邪乘虚侵袭人体，导致筋骨活动不利、肢体麻木、冷痛。阳气虚亦可使气化过程减慢，使人体代谢减缓，导致人精神萎靡不振或骨折后经久不愈、或骨痂生长缓慢。故杨氏在疗伤的过程中，早期重视顾护阳气，后期在调补阴阳的方药中，尤偏于温补阳气，有些方药则直接温补阳气、回阳通脉，无论内服或外用药皆忌用寒凉。

（3）治伤重调肝肾：损伤筋骨必内动于肝肾，故欲筋骨强劲必求之于肝肾。杨氏治疗损伤，除了早期使用一定量的活血化瘀药物外，后期非常重视调补肝肾。杨氏认为，肾藏精、肝藏血，精血的充盈与否，直接影响着筋骨的生长、发育。由于损伤而形成消血耗髓的病理变化，使筋骨失养，势必影响其修复、再生，所以应重视调补肝肾。另外，杨氏认为，伤后筋骨痿弱，骨质疏松，肢体关节屈伸不利，关节稳定性减弱，易形成习惯性的关节脱位、半脱位，或者关节错缝整复之后再次出现"筋出槽""骨错缝"的情况，与肝肾督亏虚、气血不足有密切关系。临床上杨氏常用滋肝固肾为主、调养脾胃为辅的方法，是因为"脾为后天之本"，脾主运化水谷，脾气的运化功能健全，就能为化生精气血等提供充足的养料，脏腑、经络、四肢百骸，以及筋脉肉皮骨等组织就能得到充足的营养，从而发挥正常的生理功能。

（三）流派代表方

内服方：虎穴散（经验方）

组成：红花，当归，乳香，没药，桂枝，木瓜，羌活，藁本，牛蒡子，细辛，天麻，麝香等。

功效：祛风通络、活血镇痛。

主治：脑震荡后期，症见头晕、头痛，痛如针刺，痛处不移，恶心呕吐，失眠多梦，身软乏力，焦虑，情绪易激动等。

方解：红花、当归、乳香、没药活血化瘀止痛；桂枝、木瓜通经柔筋止痛；牛蒡子疏风散结消肿；细辛祛风散寒逐痹；细辛、麝香开窍；羌活、藁本祛风散寒止痛，尤善治上半身及颠顶疼痛。瘀散经通则痛止，窍通神自清。

用法用量：上药共研细末，干燥储存，用白开水加醪糟汁冲服，成人早晚各服 1 次，每次服7.5g，老人及儿童酌减。

禁忌：服药期间忌服油腻之品，避风寒。孕妇忌服。

（四）临证医案

治疗颅骨骨折医案一则　刘某，男，38 岁。

主诉：骑车跌伤致头痛、昏迷、呕吐 1 小时。

病史：患者因酒后骑车跌伤头部，当即昏迷，苏醒后出现剧烈头痛，眩晕呕吐不止，在某医院摄片有"颅骨线形骨折伴血肿形成"。

诊查：头部包块压痛。

中医诊断：头痛（气滞血瘀）。

西医诊断：颅骨骨折。

治法：活血化瘀，逐风祛邪。

处方：虎穴散，以醪糟水冲服。

复诊：三日头痛大减，呕吐已止，头痛基本消失，唯时有眩晕和走路不稳。继服上方半月后恢复正常，追踪未见任何异常。

按语：杨天鹏指出通窍首当逐风，凡血病在颠顶，除用活血之法外，应当重视逐风祛邪。因头为诸阳之会，头部受伤后不仅会导致局部气血运行受阻，也可影响诸经，外邪则乘虚而入。脑为奇恒之腑，神灵之所在，宜静不宜动，血壅滞不流则痛，风邪侵袭则眩晕。所以应以逐风通窍之法治之。主此法要用于脑部损伤后遗症及颈椎病等。虎穴散中用红花、当归、乳香、没药、麝香以活血通窍，镇痛安神，羌活、藁本、天麻、牛蒡子、细辛、木瓜、桂枝逐风祛邪。在用本法治疗脑震荡时，损伤部位辅助敷贴"损伤药膏"可以促使离经之血尽快吸收。

郑 氏 骨 科

郑氏骨科，由中国中医运动医学的开创者、中国第一家体育医院创建人、中国武术协会第三任主席、一代武医宗师郑怀贤于20世纪初期创立，历经四代传承，在中医骨伤和运动创伤临床诊疗过程中，形成了武医结合、体医结合的独特学术体系，擅长伤科辨证，手法、伤科药物和功能锻炼特色鲜明，疗效卓著，是中国中医骨伤重要流派之一，是中国中医运动医学开创者。

郑氏骨科创始人郑怀贤，男，1897年生，河北安新人，曾任中华全国体育总会常委、中国武术协会主席、中国体育科学学会理事、全国运动医学学会委员、四川省政协常委、中华医学会四川分会副理事长、成都运动医学学会主席、成都体育学院运动医学系主任、成都体育学院附属体育医院院长等职。

1938年后在四川省成都市开设骨伤科诊所，并成功找寻到郑氏骨科理论与四川道地中药材特性的融合方式，研制出一系列疗效极佳、见效快速的"膏、丹、丸、散、酒剂"等伤科药物，价格低廉，成为郑氏骨科多年来代代传承、群众信赖的关键因素之一。

1958年10月1日，在贺龙元帅亲自指示关怀下，郑怀贤创建了中国第一所体育医院（四川省骨科医院前身），并在成都体育学院创办中医运动医学专业，开创了体育院校开办医学专业的先河，培养出大批骨伤科专业人才，长期服务于历届全运会、亚运会、奥运会等竞技体育、群众体育伤病诊治，开展中医骨科临床、科研、教学等工作。郑氏骨科目前核心分布区域为四川省成都市，以四川省骨科医院、成都体育学院和大邑志昌骨科医院等单位较为集中。其中四川省骨科医院年服务量70余万人次，为骨伤患者提供优质的诊疗服务，长期为国家运动队训练及各级各类重大赛事提供医疗保障。郑氏骨伤流派传承数千年中华传统文化之形意、八卦、太极三大内家武医流派精髓，坚持弘扬武医文化精神，为新中国中医药事业、竞技体育事业、群众健康事业等做出了巨大历史贡献。

2009年，郑氏骨科被列为四川省非物质文化遗产。郑怀贤除临床诊疗外，还勤于著述。先后撰有《正骨学》《伤科诊疗》《中西医治疗骨伤科经验》《伤科按摩术》《运动创伤学》《实用伤科中药与方剂》等著作名著，参加编写《中国医学百科全书·中医骨伤科学》《中国医学百科全书·运动医学》等。其中《正骨学》具有较高的学术价值，已被译成外文，传播到海外。

几十年来，运动医学系和附属体育医院为体育系统和卫生系统培养了大批中医骨伤科和运动医学人才，已遍布祖国四面八方。有的还远涉重洋，在异国他乡弘扬中华医术造福全人类。在郑怀贤的带领下，成都体育学院逐步形成了集医疗、教学、科研为一体，以传统骨伤科为特色的全国运动医学基地。

（一）学术思想

1. 整体观念、辨证论治　郑氏骨科始终坚持中医整体观和辨证论治思想，注重武医结合、体医结合功能为要、整体论治、四诊合参、动静结合、筋骨并重。诊断上独树一帜地提出"望问摸认"；治疗上独创了郑氏十二正骨手法、十三按摩手法、经穴按摩手法、运动按摩、郑氏骨伤系列药物、练功术和针灸拔罐术、心理治疗等方法。

2. 重视功能、强调治筋　郑氏治伤以救人免残、重视功能、强调治筋为指导思想，重视由表及里，由全身到局部的"望、问、摸、认"四诊合参法，主张按摩中要有机地将点、线、面联系起来，并强调在按摩中做到手中有穴。在骨折治疗中，以顺肌松筋、巧力接骨为上，以达到工作之需和外观无异为准，治骨不伤筋、治筋以束骨的筋骨兼顾为特点。郑怀贤常说："百病好医，心病难治。"故重视治疗患者之"心神"，以使其树立对治疗的信心。此为郑氏医患结合之要点。

3. 辨证立法、四诊结合　郑怀贤还经常教导我们，运用中药及其制剂治疗骨伤科疾病要求辨证立法，以八纲、脏腑、气血、经络、卫气营血等中医理论为基础，运用望、问、摸、认四诊，对患者所表现的症状，体征进行综合分析，也就是辨证诊断拟定治法的过程。其中气血辨证是伤科辨证的关键，而它又离不开经络辨证，因为经络是人体气血循环运行的通路，损伤可引起人体内部气血、脏腑、经络的功能紊乱，尤其是伤气伤血。正如沈金鳌在《杂病源流犀烛·跌仆闪挫源流》中所说："跌仆闪挫，卒然身受，由内及外，气血俱伤病也。"郑怀贤认为，当人体遭受损伤后，经脉失常，气血运行受阻，出现气滞血瘀，经络阻滞，脏腑不和等肿胀、疼痛、功能障碍或受限诸种症状，医者应以骨伤科特有的方式辨证，再拟定治法。

4. 内外兼用、扶正祛邪　另外，郑怀贤在伤科疾病中十分重视内外两种治法同时启用，取得相得益彰的效果。外治法是指对损伤局部的治疗方法，是利用药物、手法、器具等施用于人体外表患部以达到治疗目的一种方法；内治法是指通过药物以达到全身治疗作用的一种方法。无论内治法、外治法都要根据辨证确定邪正的虚实、病情的久暂、病情的轻重及病势的缓急，而采用先攻后补，或先补后攻，或攻补兼施的方法。这两种治法要相互协调，伤重内外兼治，以达到"内外夹攻"的治疗目的，伤轻仅用外治法即可。如《理瀹骈文·略言》所论，凡病多从外入，故医有外治法。经文内取、外取并列，未尝教人专用内治法也。外治之理即内治之理、外治之药即内治之药；所异者，法耳。郑老的骨伤内外治法，立法皆同，只是治疗的具体手段的差异。

（二）流派特点

1. 手法特点　郑氏伤科学术幼从师学，博采诸家之长，结合多年临床体验而成。郑怀贤对骨伤科造诣甚深，人称"神手"。如治急性腰肌劳损，经他理筋揉按，几分钟即痊愈而可直立行走。

（1）归纳出郑氏正骨12法，即"摸捏按提拉顶，端送搬摇旋挂"。

（2）郑氏伤科按摩13法，即"抚摩、揉、捏、揉捏、搓、摩擦、推压、摇晃、抖动、提弹、振动、叩击和按压"。

（3）独创经穴按摩8手法：即"摩推按拿，分合揉掐"。

（4）总结了郑氏伤科经验穴位55个。

（5）郑氏治伤，重视功能，强调治筋。指出骨为主干，节为枢纽，筋肉为动，若骨折脱位不治筋，重视综合治疗，强调外治；重视医患结合，强调治"心神"；倡导医者练功力、手法、熟记解剖、方药等基本功。

（6）在骨折治疗方面，他提出宁可重叠、也不可分离的治疗原则，并且创造了小夹板固定法和绷带矫正固定法，至今仍为临床常规使用。

（7）他还创造了指针按摩法，既有局部疗效，又有全身调节作用。并发现了5个新的指针穴位。

（8）其所创"一号新伤药""舒活灵药酒""铁弹丸""三七散""抗骨质增生丸""一号活络膏""虎骨木瓜酒"等郑氏经验良方，用于临床治疗，以其独特功效，为千百万患者解除了痛苦，有的已被正式生产为外伤骨科成药。

2. 用药特点 郑怀贤在长期的临床实践过程中，总结出伤科药物应用必须遵从的原则。

（1）用药首先必须根据中医理论辨证论治原则：在伤病判断清楚之后，方可根据病情辨证下药。由于患者不同，伤情不同，伤势变化多端，节气不同，地区不同，所以用药也应辨证下药，灵活掌握。具体地说，可根据患者体质强弱，根据局部和整体的关系，根据单纯损伤或复合损伤，主症与次症的变化等情况，在临床实践中做相应的药味加减，临调剂方，灵活配制。这样辨证施治，体现了中医药的特色，治疗效果显著。

（2）骨科用药应遵循先治肌肉红肿后治骨伤的原则

1）在骨折复位后，应先应用活血散瘀的药消肿，止痛，待肿痛减退，再施以接骨类药物治疗，否则将直接影响治疗的效果。

2）在治疗骨折伴有严重的软组织损伤（筋肉损伤），或者骨折后未能及时整复，以致引起严重红肿时，对于这类骨折暂时采取常规固定，此期要着重治疗软组织伤，待肿胀减轻后，再尽快治疗骨伤。否则，会因软组织广泛破坏，渗出物大量瘀滞而给骨伤的整复固定带来难度，使关节发生功能障碍概率大大增加。

（3）在骨伤后期，应遵循先治外邪的原则：在骨折愈合的后期，患者多有肿胀的感觉，以及肿胀难消的现象出现，实为患者受外邪（风、寒湿）侵袭，若外邪不除，则主病难愈。若胀痛甚者，乃是寒湿所致，宜予去寒湿法治疗。若上下关节胀麻痛，多为风湿所致，宜宣散风湿法治疗。

（4）若骨折在关节周围，应遵循慎用接骨药的原则：在骨折后，如果误用接骨药类药物，将会出现肌肉硬化，关节僵直现象；在关节脱位时，不宜使用接骨类药物，否则，在骨折愈后易出现相应的功能障碍。

（5）在治疗伤病的过程中，应遵循伤病情况需要，采用特殊药物与一般药物相结合的原则：例如，在足跖侧及足跟底，因角质层粗厚，药物吸收差，若使用一般药物则疗效缓慢，所以除用一般治疗软组织的药物以外，还应相应加些性能较强的药物，如胆南星、川乌、草乌等，必要时可加穿山甲，以引药入患部深处。

又如，在人体肌肤敏感性强的部位，如腋窝、腹股沟等部位，则药性不应过强，宜加刺激性小的药物，如地龙、海藻、制儿茶等，既不引起皮肤硬化，又能达到治疗目的。因此，在使用药物时，既要掌握药物的相应规律，又要遵循君臣佐使的配伍原则。

（6）治骨伤药中，应遵循关注个性（如患者的年龄、性别及体质等因素）的原则：因为在治疗过程中，常多用破积散瘀类的药物，因此在使用时应谨慎用药。

（7）对症下药原则

1）凡新伤患者，不论严重与否，在局部必有程度不同的红肿、疼痛、灼热等现象，此时，临床应使用散瘀、退热、行气的药物，如一号新伤药加大黄、黄芩，促使患部热退肿消，让患者疼痛随之自然减轻。若局部红肿和灼热现象已退去，则不用加药，使用一号新伤药即可。

2）凡骨折患者，为促使骨痂早日形成，可根据患者病情酌量增加含有钙质或胶质的药物，如河蟹、脆蛇、龙骨、白及、土鳖虫、鱼鳔胶、制儿茶等或该类药物必须在局部瘀散肿消之后，方可使用。

3）凡韧带伤者，宜先散瘀消肿，而后若有僵硬现象，再加海藻、地龙、制儿茶、昆布、南星、白蔹、山豆根等软坚类药物；若有关节积液，则加木通、茯苓、蓖麻叶等利水药物；若韧带松弛或软弱无力，可加远志、甘草、杜仲、续断、白及、五加皮、鱼鳔胶粉、紫河车等强筋类药物。

4）凡软组织（肌肉、肌腱、筋膜）伤者，宜加通经活血续筋的药物，如续断、木通、木香、土鳖虫、川芎、黄芪等，不宜用含有钙质的药物。

5）凡陈旧性损伤，往往易为风湿所侵，宜加萆薢、羌活、海桐皮、千年健、防风、老鹳草等系列药物。

6）内服药剂须严格遵守其禁忌事项。在一般情况下，可同时给以局部治疗的外敷药和整体治疗的内服药，以加强其疗效，前提条件是患者应无伤科内服药禁忌证；开放性损伤或有皮疹水疱者，暂不宜使用外敷药；孕妇、妇女经期或某些慢性病者，需慎用伤科内服药。骨折后，许多患者常出现便秘现象，此时应首先采用通便治疗，可服通导丸、导益散等。

7）在伤病显著好转之后，可用膏药代替夹板，膏药起到治疗作用的同时，还能起固定作用。

8）所有外敷药，需每日打开观察一次。更换敷药或重新加水和蜜调制（或重新加醋调制）再敷，敷药前，根据伤情可适当用舒活酊配合做按摩。

（三）流派代表方或临证医案

1. 二号新伤药

组成：黄柏30g，大黄15g，独活15g，木香15g，木通9g，白芷15g，延胡索9g，红花9g，血竭（若无血竭可用苏木代）9g，川芎15g，海桐8g，牛膝9g，芙蓉叶6g。

功效：退热，消肿，止痛。

主治：新伤局部疼痛，微肿，微热，活动不能着力。

上药共研细末，用蜂蜜和开水调敷，根据患处大小适量调和，摊于油纸或纱布上，贴患处。药干燥后可重新再加蜜加水，再敷。每剂可敷2天。

2. 七味三七口服液

组成：三七、赤芍、四制香附、酒川芎、红花、醋制延胡索、甘草。

功效：活血行气、消肿止痛。

主治：用于软组织损伤初期气滞血瘀，肿胀疼痛，该药在止血、消肿方面作用强，尤其可减少长骨骨折后出现张力性水肿发生率；同时对胸胁部软组织，胸骨及肋骨骨折有较好的疗效。

方解：三七散瘀止血、消肿定痛；赤芍清热凉血，散瘀止痛，二者共为君药。四制香附理气止痛；酒川芎活血行气、祛风止痛；红花活血通经、散瘀止痛；醋制延胡索活血、行气、止痛，四药为辅药，共奏活血、行气止痛之功。

3. 治疗踝关节损伤医案一则　黄某，男，20岁，学生。

病史：两小时前因踢球扭伤右踝，肿胀、疼痛。右足活动可，外踝下方压痛，右足内翻时疼痛明显。

中医诊断：筋伤（气滞血瘀）。

西医诊断：右踝关节外侧韧带损伤。

诊法：活血化瘀，消肿止痛。

处方：予一号新伤药用蜜调敷。黄柏、延胡索、血竭、血通、羌活、独活、白芷、木香各15g。

将上药共研细末，混匀。用时以少许蜂蜜调和成膏状。根据伤处大小，将药摊于油纸或纱布上，贴敷患处，药干后可加蜜再次调敷，每剂可敷2天。

用上药患者次日瘀消痛减，换药1次，痊愈。

按语：郑氏指出踝关节扭伤后，瘀血的吸收对于韧带修复和踝关节功能恢复至关重要。根据《普济方·折伤门》所言，如果瘀血无法快速吸收，将导致肿胀和疼痛。因此，首要任务是消除瘀血。在临床上，外敷郑氏1号新伤药是广泛应用于踝关节扭伤治疗的有效方法之一。该药方由黄柏、独活、木香、木通、延胡索、血通等组成，具有退热、消肿、止痛的作用，主要治疗早期闭合性软组织损伤以及伴有红肿热痛的情况，达到促进血液循环，加速瘀血吸收，促进踝关节损伤恢复的目的。将药物外敷于患部，药力能直接作用于病灶，起效迅速，疼痛较轻，副作用较小，安全可靠，患者容易接受。

天 津 市

苏 氏 骨 科

苏氏骨科起源于明末清初，距今已有约 300 年的历史，传至今日已有 7 代。苏氏子孙枝繁叶茂，自立门户者不在少数。苏氏骨科第一代苏海丰，是土生土长的天津人氏，其在前人基础上，创制纸垫、木板、膏药等切合临床的应用。逐渐形成名满京津的苏氏正骨。自此，苏氏在天津立足。二代代表人物苏积善，三代代表人物苏志益。现文献有明确记载的为苏氏第四代苏云峰、苏怯等 8 位传人。从第五代开始，苏氏骨科广开门铺，名声大振，打响了"正骨苏先生"的名号。代表人物为苏筱峰、苏筱堂（苏老八爷、苏幼堂、苏宝霖传承的健德堂；苏怯、苏少权、苏宝钊传承的钰权堂）等。第六代代表人物苏宝铭、苏宝恒等名医，使得钰权堂、健德堂等名铺遍地开花，誉满津门。苏宝铭于 1937 年在天津市中医专科学校毕业，后随苏筱堂学习并从事中医骨伤科工作，深得苏氏骨科真传，1956 年被邀请至北京医学院执教，任骨科教授。苏宝恒自幼学习祖传中医正骨医术，1942 年在"中医传习所"专修中医理论 2 年，后与其兄苏宝铭一起行医正骨，先后在天津体育学院、天津市人民医院骨科工作，任中医正骨科医师，后为天津医院创伤骨科主任医师。第七代代表人物苏玉增、苏玉亭等后辈，如今在京津地区多家医院一线耕耘，继承着苏氏骨科真义。在历代门人的努力下，苏氏骨科在国际上影响力不断提升，获得认可。

（一）学术思想

苏氏骨科以传统医学"辨证论治"的治疗原则为主导思想。坚持实践，中西结合，力争达到使患者痛苦少、骨折愈合快和功能恢复好的理想效果。其传人尚天裕博采中西医之长，提出了"动静结合、筋骨并重、内外兼顾、医患配合"的新骨折治疗原则，创立了一套以"手法复位，局部固定，功能锻炼，内外用药"为特点的骨折新疗法。在学习中医正骨八法的基础上，结合现代医学知识，通过临床实践，总结出十大整骨手法，即：手摸心会、拔伸牵引、旋转回绕、屈伸收展、成角折顶、端挤提按、夹挤分骨、摇摆触碰、对扣捏合、按摩推拿。

苏氏骨科以苏宝铭、苏宝恒为代表，擅长骨伤的手法治疗，经验丰富，手法巧妙，尤对一些治疗困难的骨折有许多独特的整复方法。苏氏正骨强调"按骨折的规律来处理骨折"，对锁骨骨折、肱骨外科颈骨折、前臂骨折、科雷氏骨折、成人股骨干上 1/3 骨折的治疗有独到之处。

苏氏擅长中医正骨医术，与西医同道一起开展中西医结合治疗骨折的研究，取得了使患者痛苦少、骨折愈合快和功能恢复好的理想效果。其传人尚天裕，博采中西医之长，在学习中医正骨八法的基础上，结合现代医学知识，通过临床实践，总结出十大正骨手法。即手摸心会、拔伸牵引、旋转回绕、屈伸收展、成角折顶、端挤提按、夹挤分骨、摇摆触碰、对扣捏合、按摩推拿。

（二）治法特点

1. 胸椎小关节紊乱症治疗经验

（1）准备手法：结合病史排除其他疾病明确诊断，嘱患者取俯卧位于治疗床，铺治疗巾。术者立于患者患侧，沿胸椎棘突自胸 1 椎体向下触诊，根据压痛点明确病变椎体，多在病变椎体附近可触及条索状隆起。找到病变椎体后，术者一手手掌按压患处，另一手以拇指一指禅法点按患侧委中穴 5 分钟，嘱患者放松全身肌肉群。

（2）复位手法：患者体位同前，术者立于患者患侧，以所选定病变椎体为中心，双掌指尖相对，两侧小鱼际均匀置于椎体两侧。嘱患者深呼吸，全身呈自然松弛状态，随同患者呼吸频率，在患者呼气末端时，术者双掌掌根相向向下发力搓，力道均匀，由椎体两侧顿挫性推压，频率以 15 次/分钟为宜。当闻及胸椎小关节发出"咔、哒"的弹响声，即表示脱位小关节成功回纳。若施术后复位不成功，可尝试双手交换位置，重复上述手法，直至复位成功。复位成功后，患者症状即消失或减轻。

（3）结束手法：患者体位同前。先以擦法在患椎两侧施术，后拍打揉搓胸背部肌群，点按胸背部膀胱经、督脉膈俞、肝俞、至阳等穴以及阿是穴。

（4）药物熏蒸：患者体位同前。予苏氏腰痹熏蒸方（药物组成：槲寄生、续断片、土鳖虫、青风藤、海风藤、烫狗脊、甘草片、丹参、三七、地龙、苏木、丝瓜络、海桐皮、细辛、威灵仙、醋五灵脂）熏蒸患处 20 分钟。结束治疗。

2. 流派传承

（1）不事刀锯，妙手回春——苏益三：益三，即苏志益。光绪十九年，举人高凌雯在《志余随笔》卷五中记载："咸同间医士苏益三，能疗金创，虽断胫折胁，亦有妙法；但敷以药，不事刀锯，故愈后无残废之虞。苏氏习西教而实传蒙古医术，今子孙世其业能疗金创。"指跌打损伤的骨科特点是"但敷以药，不事刀锯，故愈后无残废之虞"光靠敷药固定即能达到疗效。"习西教"，指他是天主教徒，《沽水旧闻》则认为他学过西医。所谓"蒙古医术"，实指马上民族容易发生跌打损伤，故在骨科上有特殊的医术。总体而言，苏益三在实践中能做到中西医结合，常常妙手回春。史载，咸丰三年（1853 年），太平天国将领林凤祥、李开芳率领北伐军数万人攻打天津，咸丰五年（1855 年）北伐失败，林凤祥被俘。同年 3 月，苏益三为被俘经过天津的林凤祥治疗箭伤。晚清民间常有斗殴，受损伤时必求苏先生治病，而成为晚清骨科之"神医"。

（2）出入名流，官方认证——苏少权：苏少权，1885 年生，十五岁从父苏怯学习正骨医术，1912 年随父开业应诊。1920 年在东马路设正骨科诊所，以正骨科苏家第五代见称于一时。苏家在东马路上还另有三家药铺，分别是"润善堂""颐和堂临时售货处"和"世德堂正骨科苏"。

1930 年任天津比商电车电灯公司附属医院医师，兼任天津市警察局消防大队常年医师。1941年移往住处金家窑四条胡同东头开业。新中国成立后参加中西医联合诊所，后在人民医院中医正骨科任中医师。

他开的药铺叫钰权堂，还为苏氏药物注册了骨人商标。《东亚晚报》（1938 年 9 月 14 日）曾刊登过苏少权"本堂只此一家，别无分号"的防伪启事，可见药物的畅销及名盛一时。此外，苏氏正骨也得到了官方的认可。1929 年《申报》报道"飞机驾驶员坠机受伤"事件，苏少权被官方派遣为受伤的驾驶员诊治。20 世纪 30 年代天津著名的世情小说家刘云若在《旧巷斜阳》中也曾借小说人物之口，盛赞苏氏"有名士之风"。1956 年，最早的甲骨文研究者王襄因骨折求助于苏少权，时年已 71 岁高龄的苏大夫仍能出诊，并与长子苏宝钊治好了王氏，王襄特地手书甲骨文楹联一副，高度赞扬其医术高明，赠予苏氏，题赠苏少权大夫联语："奇方兄习千金要，家学曾经三折肱。"

（3）以药著称，正骨苏八爷——苏幼堂：《天津地理买卖杂字》（刘浚哲撰，1920 年）里有这样一段话：苏先生，全知道，锦衣卫桥卖膏药。民国年间，天津流传的歇后语"苏先生的膏药没病找病儿"，意指苏氏膏药可以自己寻找病灶，从而做到药到病除。

苏幼堂，1895 年生，名鸿鹰，是"正骨苏先生"另一支系。店铺原在河北望海楼三条胡同一号（即现金家窑三条胡同），后于 1941 年迁往东南城角路南四号，号称健德堂，健德堂售卖的正骨膏药均由苏八爷亲自熬制，用料考究，疗效显著。健德堂由三人合资，时年 46 岁的苏幼堂任经理，"知药性者"为其子苏宝霖和王锡龄。1934 年苏幼堂曾任河北省会公安局正骨医官。1952 年，全国足球赛在津举行，大会规定在苏家私人诊所就医也可报销，一时患者盈门。1963 年经市政府批准成立联合诊所。新中国成立后，苏幼堂将正骨的祖传秘方，公开献给了国家，新华日报还特意刊文予以表彰。

（4）中西结合，创新垂范——苏绍三：苏绍三 1910 年生，字长义，苏氏第六代。苏绍三自幼继承父业学习正骨医术，1931 年始随父应诊开业诊所为东南城角路西同德堂，施行骨科业务兼营药店。苏氏先后进入中西医学校，系统学习中西医知识。1934 年 6 月毕业于天津私立新医学校（西医学校），1936 年毕业于天津中国医学传习所，40 年代初参加傅汝勤举办的第三届医学知新社讲习班，同班 62 人，融合中西医，有所创新，医术日益精进。苏绍三是苏氏骨科中第一位接受医学正规教育的传承人。

1930 年，天津有电车之后，因交通事故造成的创伤和骨折较多，苏绍三曾受聘为"天津市电车公司"特约骨科医师。1949 年后，兼任天津市公路运输工会工人福利医院（天津市第二中心医院前身）骨科顾问，1953 年加入联合诊所，任副所长，并在天津第二医院骨科定期应诊，1957 年参加天津市东南角卫生院，同时在天津医学院附属医院、天津南开医院、天津人民医院、天津中医学院第二附属医院等单位定期应诊。1953 年应"骨圣"方先之邀请，为在津举办的高级骨科医师进修班授课，与其研究，改进了原有的固定器具小夹板、竹篦等。

新疆维吾尔自治区

王 继 先

王继先，男，1938 年生，河南省商水人。从事骨伤科、教学及科研工作 50 余年，他勤求古训、博采众方，已具有较高的专业知识和技术水平，对骨伤科疾病的辨证论治尤为通晓，并能熟练地运用各种手法或手术治疗骨折、脱位、筋伤、骨病等病症，精通骨伤杂症的理、法、方、药的辨证论治，对疑难重症，如创伤休克、颅脑损伤、脊柱损伤等有丰富的诊治经验，并旁通中医外科、骨关节 X 线诊断、皮肤科、耳鼻口喉科以及肛肠等学科，通过临床研究，撰写出"脑震荡"的治疗体会、"活血化瘀在伤骨科的临床应用""仙鹤草汤治疗 94 例肱骨外上髁炎（网球肘）的治疗体会""氟骨症的中医辨证""中医骨伤科发展核心——人才建设"等学术论文 60 余篇 10 万余字，并在《中国中医骨伤科杂志》《防治通报》《新疆中医学》《科研资料》等 10 余种杂志和资料上刊用近 30 篇，为中医学院（校）、自治区历届西学中班、联合大学中医班等讲授中医骨伤科、中医外科、中医耳鼻口喉科、中药学等学科，共授课 3059 学时。

（一）学术思想

1. 注重抓主症，提倡用药要有理有法

（1）王继先主张："要吸取中药药动学理论的精华，重视调理，考虑病症。"临床治以补肾续骨汤，随证加减：若久病体虚，或天生体质虚弱、气血亏虚者，虽然骨折局部无痛，但不愈合应加当归、党参等补气养血；若肾虚骨空，遗精带下，乃骨丢失滋润濡养之功，新骨不生则加牡蛎、芡实；如肾阳不足，常加肉桂、制附子；如骨不愈合属脾肾两虚者，加用黄芪、党参、白术。王继先总结临床经验：大便干结者，加火麻仁、柏子仁养心安神，润肠通便；食积腹胀者，加谷芽、鸡内金以消食导滞除满；肝气郁结者，加合欢皮、茯神以安神解郁。

（2）王继先主张骨折迟缓愈合病位在于筋骨和肾，血瘀是其中的重要环节。肾中精气决定人的生长发育及生殖功能。精气为人体构成的基石，是人体生命活动的物质基础。《素问·金匮真言论》言："先天精者，生之本也。"肾者，藏精，生髓充骨，髓可濡养筋骨，精髓充足，则骨健壮。肾为水脏，藏真阴寓元阳，真阴乃肾精，具有濡养滋润促骨生长的功能；元阳乃肾气，温煦生长骨骼。《素问·逆调论》又言："肾不生，则髓不能满。"《医学精义》谓："肾藏精，精生髓。"髓充于骨腔故称之为骨髓，由于"诸髓者皆属于脑"，而"脑为髓海，肾气主之"，现代医学研究表明，骨生长发育所必需的物质，即胶原、硫酸软骨素及钙质和骨的沉积过程中所需的物质基础，如生长激素及维生素 D_2 和维生素 D_3 均是由肾脏激活而完成的，这也从侧面证明了肾脏与骨骼生长发育的关系。

（3）王继先认为："跌打损伤之症，专从血论，不论何经受伤，均有瘀血滞留。不论是内结之血、离经之血、或久病入络之血，均能阻滞血脉，造成血流不畅，而一旦瘀血壅滞，脉络不通，骨失气血滋养，必发为骨痹。"历代医家治疗损伤的首要原则为活血化瘀，即清除血肿，如陈士铎提出："瘀不去则骨不能接、瘀去则新骨生。"现代医学发现骨折后早期瘀血形成，后期血容量会增加。活血化瘀药不仅能减少早期瘀血，还能促进后期血运。通过对痂的测定，可见痂中胶原蛋白及钙含量有明显增加。可见骨愈合迟缓的病因病机与血液凝固紧密相关。

2. 强调筋骨并重，动静结合，预防为主　王继先强调，骨伤筋必伤，筋骨需同治。筋的主要功能是连属关节，约束形体，主司关节运动。《灵枢·经脉》云："骨为干，脉为营，筋为刚，肉为墙。"说明只有筋的功能刚强坚劲，才能约束骨骼。凡跌打损伤者，筋首当其冲，最易受伤。《灵枢·本脏》指出："是故血和则经脉流行，营复阴阳，筋骨劲强，关节清利矣。"《备急千金要方》说："肝应筋，筋与肝和。"筋伤肝亦伤，肝肾同源，肾损骨亦损，所以在损伤中肝肾筋骨是密不可分的，伤后如能在治疗筋骨疾病的同时调补肝肾，充分利用精生骨造髓，就能有效促进筋骨修复。

3. 伤科用药，顾护胃气以增效　王继先认为在中医骨科临床实践中，骨科用药不乏攻逐破气之药，长期饮用，可使脾胃损伤，日久脾胃运化失常，气血生化乏源，内不能调和于五脏六腑，外不能洒陈于营卫经脉。李中梓提出："脾胃者，犹兵家之饷道也，饷道一绝，万众立散。脾胃一败，百药难施，一有此身，必资谷气、谷入于胃，洒陈于六腑而气生，和调于五脏而血生，而人资之以为生者也。"骨科用药多易损伤脾胃，致使气血运化失常，从而诱发或加重骨质疏松。临床上，患者常因中药苦而难以入口，或因服药后胃部不适而难以坚持，或又因胃纳不佳，消化吸收不良导致疗效差。王老指出保证疗效的基础前提是脾胃健运，顾护胃气。

4. 防治结合，未病先治　王继先强调针对骨质疏松症及原发疾病当以预防为主，即中医"上工治未病"的思想，建议患者专项饮食，注重钙剂补充。骨质疏松症是骨折发生的重要原因，而骨折无论是手术内固定，还是保守外固定治疗，均要求制动患肢，进而可能导致废用性的骨质疏松，故而临床上十分有必要预防骨质疏松患者骨折的发生；此外老年骨质退变的典型表现即为骨质疏松症，人的衰老与肾气衰老紧密相关，肾为人体生命活动的源泉，预防骨质疏松，关键是避免肾气早衰，当房劳有节，适当锻炼。

（二）专长绝技

1. 手法配合药物治疗腰椎骨错缝

（1）手法治疗：腰椎骨关节错缝，如能触及骨错缝的关节偏移，可用坐位旋转复位法。患者端坐方凳之上，两足分开与肩等宽，术者立于患者左后，以棘突向左偏移为例，医者左手自患者左腋下伸向前方，手掌压在颈后部，拇指向下，余四指扶持右颈，患者双足踏地，坐稳不动，助手立患者对面，双腿夹住患者右大腿，双手压住大腿根部，维持患者正坐姿势，术者右手拇指顶住向左偏移的棘突，然后术者左手压患者颈部使腰前屈60°～70°，继续向左弯曲45°时，猛力使患者躯干向左后旋转并带动腰部，同时右手拇指推棘突向右上方，此时术者可感到右指下有椎体在轻微滑动，且可闻及"喀噔"的复位声。嘱患者坐正身体，术者双拇指从上至下，理顺棘突上韧带，同时用轻揉法松解腰肌。

（2）药物治疗：治以活血消肿，解痉止痛。常以活血舒肝汤加减：柴胡15g，白芍15g，当归15g，大黄10g，牛膝10g，炒枳壳10g，桃仁10g，木香10g，赤芍10g，没药10g，每日1剂，水煎服。配合自拟外敷方：伸筋草30g，透骨草30g，苏木30g，艾叶30g，白芷15g，红花10g，水煎，温热敷于局部，每日2～3次。

2."气血为先，肝肾同补"治疗股骨头坏死

（1）早期：以气滞血瘀型为主，治以活血化瘀通络，药用骨碎补、鸡血藤、赤芍药、丹参、当归、牡蛎、红花、续断、牛膝等。

（2）中期：以气虚血瘀型为主，治以补气和营、接骨续损，药用骨碎补、白芍、党参、白芷、牛膝、丹参、黄芪、木瓜、续断、仙鹤草、伸筋草、茯苓、自然铜、土鳖虫、枳壳、薏苡仁等。

（3）后期：以肾虚血瘀型为主，补肾通络、强筋健骨为治，方以六味地黄汤加活血通络之自然铜、穿山甲、血竭、全蝎、牛膝、丹参、续断、木瓜。

（三）验案撷粹

治疗股骨头坏死医案一则　李某，男，65岁，建筑工人。

主诉：右侧髋关节疼痛加重3天，伴活动不利1月余。

病史：1个月前，患者无明显诱因出现右侧髋关节疼痛，活动不利。患者既往有长期饮酒史，1个月前在外院行髋关节磁共振成像示：右侧股骨头缺血性坏死（Ⅰa期），当地医生嘱患者拄拐，口服塞来昔布进行保守治疗。今患者为寻求进一步治疗来我院就诊。

诊查：右髋压痛阳性，手足不温，神疲乏力，伴耳鸣。患者外院髋关节磁共振成像示：右侧股骨头缺血性坏死（Ⅰa期），见小面积坏死区域，股骨头整体形态较好。舌质淡润，苔薄白，边有齿痕，脉沉细。

中医诊断：骨蚀。

西医诊断：右侧股骨头缺血性坏死。

治法：补肝肾，益气血，通络止痛。

处方：黄芪30g，熟地黄20g，山药10g，伸筋草10g，山萸肉10g，延胡索10g，杜仲10g，白芷10g，牛膝10g，泽泻10g，牡蛎10g，续断10g，巴戟天10g，当归10g，木瓜10g，炙甘草6g。服药15剂，患者自诉疼痛减轻，然而食欲下降。考虑患者需长期服用，故以上方加鸡血藤10g，木香10g，全蝎3g，砂仁3g调和脾胃。

二诊：自诉右髋关节疼痛大减，行走自如无跛行。骨盆X线片示：股骨头完整无塌陷，头下可见一处低密度影。根据X线片分期，证属Ⅰa期，嘱咐患者注意营养摄入，避免剧烈运动，拄拐以此减轻患肢负重，继续服用原方1个月以巩固疗效。

按语：王继先认为该患者年龄较大，气血肝肾亏虚，肾精不足，筋脉拘急，可见神疲乏力，手足欠温，髋关节疼痛，痛处固定，屈伸不利，耳鸣，舌质淡润，苔薄白边有齿痕，脉沉细。治疗以六味地黄汤为主方，补肝肾，填精壮骨，通络止痛。肾主骨，故予以杜仲、巴戟天补肾填精壮骨，加引药下行之牛膝；患者疼痛予以延胡索、白芷行气止疼。故予以当归补血，黄芪补气。并以伸筋草、木瓜舒筋止痛，炙甘草调和诸药。后考虑用药时间较长，恐怕伤胃，故加砂仁、木香行气开胃，为加大活血力度，加全蝎、鸡血藤通络止痛。

（四）经验方

1. 骨质增生丸

组成：熟地黄 60g，骨碎补 45g，鸡血藤 45g，肉苁蓉 30g，海桐皮 15g，鹿衔草 15g。

功效：补肾强骨，通络止痛。

主治：骨质疏松症。

用法：每日 1 剂，水煎取汁 500ml，午饭和晚饭 2 小时后温服。

方解：方中熟地黄滋阴补肾；肉苁蓉壮肾中之阳气；熟地黄、肉苁蓉补肾中之阴阳，可治其本。鹿衔草、骨碎补补肾健骨以镇痛，且可佐肉苁蓉壮阳之功；海桐皮、鸡血藤养血通络以镇痛，又佐熟地黄养阴之效，四药相辅，补肾通络止痛，以治其标。诸药相合，有补肾益精，壮骨镇痛之效。王老指出骨质疏松常引起诸骨以及周身疼痛，痛无定处，结合自身临床经验，王继先临证注重抓主证，主张用药有理法，善于吸收中药药物动力学的理论精华，重权衡调理，也顾及兼证，随证加减。

应用情况：该方的临床疗效显著，深受患者的支持。

禁忌：暂无

2. 补肾续骨汤

组成：熟地黄 20g，（煅）自然铜 15g，龙骨 15g，山茱萸 12g，山药 12g，土鳖虫 10g，落得打 10g，血竭花 9g，三七（粉）6g（冲服）。

功效：滋补肝肾，化瘀活血。

主治：骨折迟缓愈合。

用法：每日 1 剂，水煎取汁 500ml，分午饭和晚饭 2 小时后温服。

方解：方中熟地黄、山茱萸补肾壮骨；山药健脾和胃；三七活血化瘀；血竭被誉为"伤科之圣药"，活血止痛效力强，《海药本草》载"主打伤折损，一切疼痛，补虚及血气搅刺，内伤血聚，并宜酒服"；龙骨、土鳖虫、自然铜和营接骨，现代药理学研究证明，土鳖虫能加快损伤部位的血管形成，增强骨细胞的生长活动，使钙盐沉积加速，并能吸收多余骨质，使髓腔再通，促进骨折愈合；自然铜含骨折愈合所需的钙、磷、铜、铁等无机盐离子，可诱导成纤维细胞转变为成骨细胞，从而促进骨痂生长，还能促进骨髓本身及周围血液中红细胞和血红蛋白的增生，加快骨痂胶原合成，促进钙、磷沉积，从而加速骨折愈合；落得打是治疗跌打损伤的要药，可活血消肿止痛，清代吴仪洛在《本草从新》中首载："落得打，宣、行血止血，甘平，治疗跌打损伤以及金疮出血。"众药合用，可改善局部微循环，促进局部代谢，改善组织缺血缺氧，促成钙磷沉积及骨痂形成和改建。

应用情况：本方药临床应用多年，疗效佳且不良反应少。

禁忌：孕妇禁用。

云　南　省

李　永　康

李永康（1935～2004 年），男，云南昆明人，出身于中医世家，为清代名医李少云之后，选择了先学西医、后学中医的人生道路。1958 年毕业于云南大学医学院医疗系五年制本科，分配到云南省第一人民医院（昆华医院），先后从事过骨科、普外科、急诊的医疗工作，并担任大外科总住院医师。1963 年李永康被选送到天津医院参加第九届全国骨科主治医师培训班，师从我国著名骨科先驱方先之教授、尚天裕教授。1965 年参加了为期一年的西学中班，系统地学习了中医的基本理论、基本诊疗技能和辨证论治的思维方法，掌握了中医诊治疾病的思路和方法，践行中西医结合

"两条腿走路"的临床诊疗模式。从事骨伤科医、教、研工作 45 年，治学严谨，发皇古义，学贯中西，博采众长，兼收并蓄，悉心待患，广植桃李，惠及于民。李永康擅长以中西医结合的诊疗模式诊治骨伤科疑难杂病，在云南省率先开展中西医结合小夹板外固定治疗四肢骨折、脱位，系统地总结出独具特色的多种整复手法，并凝练出相应的治疗原则。

（一）学术思想

1. 中西结合，衷中参西 李永康认为中西结合应当是中医和西医这两种医学的相辅相成、取长补短，如人行走的两条腿。中医学注重人身是一个整体，局部的骨折病变要根据个体的身体素质因人施治，辨证论治，西医充分利用现代科学技术和手段，把人体局部的器官和系统的解剖结构与功能变化、生理病理研究得清清楚楚。所以中医药要发展，就必须走中医药与现代自然科学及现代医学相结合的道路。

2. 理法方药，贵在变通 李永康临证遣方用药疗效甚高的经验精要正是缘于他提倡的"贵在变通"，这体现在方剂配伍组成的药味增减、剂型改变、药量变化均需根据不同情况而灵活变化，体现出方剂在临床中的具体运用特点，以应万变的病情，达到预期的治疗目的。如李老治疗痹证的骨痹 1 号方，加减化裁后可适用于多种证型，如瘀血作痛重用其中的丹参、红花、当归；风寒湿痹变更为以羌独活、全虫、威灵仙、蜈蚣为主要药物；针对湿热作痛加用苍术、薏苡仁、黄柏、知母以清热除湿通痹；针对肝肾亏虚者加用巴戟天、肉苁蓉、淫羊藿之类的药物以补益肝肾；气虚作痛重用黄芪等，充分体现了"变通"之意。

3. 手法复位，稳巧精准 李永康特别注重解剖学知识，要求"知其体相，识其部位"，对局部解剖应了如指掌，才能制定出合理的手法复位方案。在复位时结合 X 线片，分析骨折后断端的位置以及由此造成的筋的移位情况，利用"筋喜柔不喜刚"的生理特点，轻柔稳妥地放松软组织，告知患者放松肌肉、放宽心情，顺应解剖轻牵，正确利用杠杆原理，巧妙复位，"患者知痛骨已拢"，然后舒筋理筋，达到稳巧精准的手法复位境界。

4. 动静结合，内外兼治 李永康在治疗骨伤时，认为应根据骨折的类型，在辨证论治的基础上，要处理好固定与活动相统一、局部与整体兼顾的相互关系，要辨证地安排好制动与锻炼的关系，没有相对的静止状态，组织骨骼就无法修复；只有进行必要的功能锻炼，才能保证筋肉、关节的灵活性。在骨伤的整个治疗过程中，要辨证地处理好复位、固定、功能锻炼、内外用药的关系，才能使全身气血流通，促进骨伤愈合，功能也能及时恢复至康复正常。

（二）专长绝技

1. 旋前夹挤复位法加小夹板固定治疗 Colles 骨折 李永康应用旋前夹挤复位法加小夹板固定治疗桡骨远端骨折并取得满意疗效，他指出旋前夹挤复位适用于各个年龄阶段的骨折，优点在于手法轻柔，力度适中，操作简便，易于掌握，既避免了暴力整复造成的各种弊端，又解决了原始损伤中旋后移位问题；四块夹板固定能保持骨折块相对稳定，轻便好用，不超关节固定，避免骨折端发生再移位，便于腕关节及时进行功能锻炼，减轻患者痛苦。

2. 骨疏丸加钙剂治疗原发性骨质疏松症 李永康研制的骨疏丸加钙剂治疗原发性骨质疏松症有显著治疗作用，认为骨质疏松症属"肾虚"所致，兼有气虚和血瘀，骨疏丸药物组成：黄芪、丹参、熟地黄、怀山药、山茱萸、补骨脂、骨碎补、淫羊藿、炒杜仲、炒续断、怀牛膝、枸杞子、细辛、延胡索、桃仁、煅龙骨、煅牡蛎、自然铜、蕲蛇、制全蝎、蜈蚣。具有补肾壮骨、益气养血、通络止痛的作用，调节骨质疏松症患者的骨形成与骨吸收，达到实骨、止痛的目的。

3. 电热药物枕配合颈椎 II 号方治疗颈椎病 在颈椎病治疗上，李永康认为该病是慢性劳损产生的病理改变，应在患者配合下进行治疗效果才佳，做好自我保健，采用电热药物枕配合颈椎Ⅱ号方治疗均有效。在治疗上充分发挥中医学的优势，运用补益肝肾、祛风除湿、活血化瘀、通络止痛的颈椎Ⅱ号方（全蝎、蜈蚣、当归、天麻等），具有扶正祛邪、攻补兼施特点，同时在祛风除湿中不忘活血，体现了"治风先治血，血行风自灭"的治法组方原则，全方温而不燥、滋阴而不腻，有祛邪不伤正、扶正不留邪的特点。李永康还研制出电热药物枕作为局部外治，直接发挥按摩、振动作用，并加用中药以活血化瘀、芳香开窍，既可以直接经皮肤毛孔吸收进入颈部，又能通过呼吸道吸入人体，达到祛风散寒除湿、通络利节止痛、活血化瘀软坚功效。

4. 治疗肩关节脱位　针对肩关节脱位的治疗，李永康重视脱位的损伤原理，对肩部解剖及创伤机制有明确认知，分析损伤机制，明了脱位过程，对于新鲜脱位要求及时尽快手法复位，必要时给予麻醉，在充分牵引情况下，松弛肌肉，使肱骨头回还，方能轻松复位成功，即"反其道而行之"，逆损伤机制还纳，手法轻柔而戒用暴力复位，以避免造成肱骨外科颈骨折或腋神经损伤等医源性损伤。复位成功后将患肢固定于内收内旋位3周，根据三期辨证进行患肩摆肩、旋转活动等功能锻炼，配以中药内服促进康复。

（三）验案撷粹

1. 治疗骨质疏松症医案一则　张某，女，59岁。

主诉：腰痛3年余，再发加重1个月。

诊查：腰痛，站立行走困难，活动时腰部疼痛加重，腰椎呈明显后突畸形，以腰胸段为重呈"驼背畸形"。舌质淡，苔薄白，脉沉弦。X线片示：胸腰椎体骨密度降低，骨皮质变薄。经骨密度仪检查提示重度骨质疏松。

中医诊断：骨痿（肝肾亏虚证）。

西医诊断：骨质疏松症。

治法：益气血、补肝肾、填精髓、强筋骨。

处方：口服骨疏丸。

药物组成：黄芪、丹参、熟地黄、山茱萸、怀山药、补骨脂、骨碎补、淫羊藿、炒杜仲、炒续断、怀牛膝、枸杞子、细辛、延胡索、桃仁、煅龙骨、煅牡蛎、自然铜、蕲蛇、制全蝎、蜈蚣，每日3次。

复诊：口服成药骨疏丸4瓶后，腰痛减轻，继服4瓶骨疏丸后腰痛明显缓解，活动功能正常。

按语：李永康认为，骨质疏松症主因是由肝肾亏虚，不能生髓养骨所致，在运用大量补肝肾药的同时，加用活血通络之品，使补益肝肾之药能入奇经八脉。在骨质疏松症的急性期，加用活血通络之品能有效改变体内骨代谢水平，降低血钙浓度，改善骨结构，重塑正常骨组织。骨疏丸方用熟地黄、山茱萸、怀山药、枸杞子、补骨脂、骨碎补、淫羊藿、炒杜仲、炒续断、怀牛膝以补益肝肾；煅龙骨、煅牡蛎、自然铜补肝肾、强筋骨、止痛；黄芪益气，丹参、桃仁、延胡索活血止痛；细辛、蕲蛇、全蝎、蜈蚣舒筋活络、祛风散寒、引药入络脉。全方补肝肾、强筋骨、补精髓、益气血，补行结合，药到筋骨，起壮骨健筋的作用。偏热可加入黄芩、黄连、石膏少许，去其燥热之气；或加黄柏、知母滋阴清热。如下焦湿热较重者可加苍术、薏苡仁、泽泻清热利湿。如脾胃不足，后天之本不固，伴肢体肿胀者，可加人参、猪苓、茯苓，并加重黄芪用量。

2. 治疗腰椎间盘突出症医案一则　李某，男，56岁。

主诉：反复腰骶部疼痛伴右下肢放射痛3年，加重伴麻木3天。

诊查：下腰段棘突轻度右偏，腰4/5、腰5/骶1棘突右侧旁开2cm处压痛阳性，右下肢直腿抬高和加强试验（+），右小腿外侧及足背内侧痛觉、感觉减退，右侧跟腱反射减弱。右小腿肌肉轻度萎缩。CT检查示：腰4/5椎间盘向右侧突出。

中医诊断：腰痹病（气血不足、肝肾亏损、筋骨失养证）。

西医诊断：腰 4/5 椎间盘突出症。

病因病机：因虚、损、瘀致腰腿部邪气流连，病久入深，着于筋脉肌骨，荣卫凝涩不通而瘀；积劳损伤，血脉经络阻滞不通，不通则痹；由气血不足、肝肾亏虚，不能生髓养骨所致。

治法：补益肝肾、强筋壮骨、活血化瘀、散寒止痛。

处方：口服骨痹 1 号方。独活 15g，羌活 15g，秦艽 15g，细辛 9g，防风 15g，威灵仙 15g，桑寄生 15g，续断 15g，杜仲 15g，怀牛膝 15g，枸杞子 15g，当归 15g，丹参 15g，红花 9g，茯苓 15g，制全蝎 9g，蜈蚣 2 条，甘草 6g。水煎服，每日 2 次，每剂服 2 天，6 剂为 1 个疗程。

二诊：2 周后，腰骶痛减轻，右小腿外侧仍有麻痛不适。前方加乌梢蛇 10g，白芷 15g，水煎服如前法，6 剂为 1 个疗程。

三诊：腰骶痛轻微，功能基本恢复正常，过劳后稍有不适。

按语：李永康认为腰腿痛病机可归纳为瘀、虚、损三方面。

一是瘀，因邪气流连，病久入深，筋脉、肌骨、荣卫凝涩不通，气血运行不畅而气血瘀滞，瘀是一切痛证的根本，无论新伤还是旧伤、关节僵硬还是关节不利，均是由瘀所致。

二是虚，因瘀而久之，肝肾失养，气血失荣，致使气血不畅，经脉壅滞，再加邪滞经络及筋脉，形成痹证，从而出现腰酸背痛，腰膝软弱无力，甚则屈伸不利等症状，缠绵难解。

三是损，腰腿部极易积劳成伤，血脉经络阻滞不通，不通则痹。故气虚血瘀是治疗腰腿痛的立法依据，治宜补益肝肾、养血生精、强筋壮骨、活血化瘀、散寒除湿止痹痛。方中独活、防风、羌活、秦艽、威灵仙、细辛祛风除湿、辛温散寒而止痛；桑寄生、杜仲、续断、怀牛膝、枸杞子补益肝肾、生精增髓以壮骨；当归、丹参、红花活血化瘀、通络止痛；茯苓渗湿利水；全蝎、蜈蚣其性善走窜，长于搜风剔络而止痛；甘草调和诸药。较大剂量细辛入煎剂具有显著的镇痛作用是本方的一大特点。

浙 江 省

肖 鲁 伟

肖鲁伟，男，1948 年生，浙江慈溪人。主任医师，教授，1975～1979 年在黑龙江中医学院从事教学工作，1979 后转至浙江中医学院附属医院，主攻骨关节病的中西医结合诊治。曾任中华中医药学会骨伤分会副主任委员、浙江省中医学院院长、浙江中医药学会会长。

（一）学术思想

1."骨痿属髓，治病调髓" 对于骨病，肖鲁伟总结出"诸骨病萎，皆属于髓"，并从"髓系骨病"入手，"髓系骨病"的理论体系，得以问世。

肖鲁伟认为：在肾主骨生髓的过程中，髓的存在尤为重要，其作用类似于关键枢纽，地位十分突出，具有分化与转化的作用。干细胞常被称为"未完全分化的原始细胞"，不仅能分化成各种不同的组织，还能参与造血过程；髓为骨中之精，精气贮而藏之，能充养骨骼，化生新血。综合两者，干细胞功能与其作用相类似，可以认为是"髓"在细胞层面的体现。

肖鲁伟创立"调髓"之法，分外源性补髓与内源性调髓两种。外源性补髓，主要是通过手术移植干细胞或自体血清干细胞（PRP）的方法实现，可在短时间内增加髓的数量，提升对骨骼的滋养能力。具体治法有：经旋股内动脉骨髓干细胞移植治疗股骨头坏死、在关节腔内注射富血小板血浆可诱导干细胞的分化与生长，从而实现局部的直接补髓。内源性调髓，是指借助中药来盘活机体内的干细胞，加速其成熟与分化，修复并维持骨稳定的状态，达到"化物为己，为我所用的状态"。具体药物有：熟地黄、杜仲、菟丝子、补骨脂、女贞子、墨旱莲、龟甲等。

2.整体辨证，审因论治　肖鲁伟临证重视"整体辨证，审因论治"，药简效宏，善用经方，关注病理，病证结合，崇尚经典，注重养生。擅长"从肾论治"疗腰痛，"肾髓同治"医股骨头坏死，"补肾活血"治骨关节炎，"解表通痹"辨治颈椎病，"疏肝健脾益肾"治绝经后骨质疏松症，病证结合、标本兼施治肩凝症等。

（二）验案撷粹

治疗腰痛医案一则　许某，男，66岁。

病史：患者5年前无明显诱因下出现腰痛，逐年加重，1年前开始出现双脚胀痛，行走后加重，曾行中西药、针灸、理疗治疗未效。

诊查：脊柱侧弯；腰L$_3$～L$_4$椎体及右侧椎旁轻压痛，叩击痛（+），左侧椎旁压痛较右侧为轻。双下肢直腿抬高试验（-），双侧足底麻木疼痛；左足拇趾背伸肌力尚可，右足拇背伸屈肌力降低；双侧足背感觉正常，双侧跟膝腱反射减弱。

治疗：在全身麻醉下行"椎板减压+髓核摘除+椎弓根螺钉内固定+Cage植骨融合术+脊柱侧弯矫形术"，术程顺利，术后予中药活血化瘀、利水消肿治疗。1个周后下地行走，2周后出院，足部疼痛麻木完全消失，带中药右归饮15剂回家煎服。1个月后复诊，诉全身情况良好，无明显不适，已能参加轻体力劳动，1年随访腰痛未复发。

按语：肖鲁伟指出Cage植骨融合术能为脊柱提供即刻稳定性，有效避免远期椎间隙坍塌，且研究表明在恢复脊柱正常生理功能及椎间隙高度方面优于传统植骨术，椎间融合器植入能有效撑开椎间隙，从而提高椎间隙高度，同时Cage融合器植入减轻了椎间轴向应变力，与椎弓根钉联合应用，可形成力学上的稳定框架结构，从而避免椎弓根应变力过度集中，能有效控制节段间屈伸运动，降低椎弓根螺钉断裂可能性，提高脊柱复位率及临床治疗效果。

叶　海

叶海，男，1940年生，浙江温州人。主任医师，教授，毕业于浙江中医药大学，从事中医骨伤科临床、教育、科研工作五十余年，曾任宁波市中医院副院长、国家级名老中医、第二批全国老中医药专家学术经验继承工作指导老师，擅长治疗另类复杂性损伤、颈椎病、腰椎间盘突出症、退行性骨关节病、股骨头缺血性坏死、骨质疏松及各类风湿、类风湿、痛风性关节炎等疑难病症，疗效卓著。

（一）学术思想

中西结合，经纬辨证　叶海创立了骨伤"经纬辨证"法：以脏腑功能、整体辨证的中医病因病机为经线；以局部损伤、临床主症或者检查结果为纬线，经纬交叉、多因素交织进行辨证，这种设"纬"、辨"经"、定"点"、集"面"的思辨方法，兼顾患者的整体身体机能（经）与病损的定位、定期、定性（纬），分别施以对应方剂，可精确用药。

（二）验案撷粹

经纬辨证医案一则　患者，男，55岁。

主诉：右髋驻地时有痛感1年余。

病史：患者17个月前因右股骨颈骨折行手术内固定，术后当右髋驻地时有痛感，下肢步履感觉失常。髋部刺痛，痛处固定，行走及活动时疼痛加重，间歇性跛行。发病以来，时有腰背酸痛，夜寐安，胃纳尚可，大便秘结，三日一行，舌红、苔薄白，脉细弦。

诊查：右髋关节局部深压痛，关节内旋及外展活动轻度受限，右侧"4"字征阳性，右下肢肌力Ⅴ级，皮肤感觉未见明显异常，患肢远端血运及活动可。X线检查：股骨头外形正常，关节间隙正常，轻度骨质疏松，骨小梁模糊。

中医诊断：骨痹（气滞血瘀、脾肾不足证）。

西医诊断：右股骨头无菌性坏死。

治法：活血舒筋，佐以补益脾肾。

处方：苓芍六味汤加味。赤芍、炒白芍、茯苓各20g，三棱、莪术、延胡索、柴胡、枳壳各10g，党参、桑寄生、怀牛膝、巴戟天、肉苁蓉、火麻仁各15g，炒稻芽30g，清甘草5g。7剂，每日1剂，水煎分2次温服。

二诊：患者诉服药后髋部疼痛未见明显改善，大便转调，纳食可，舌红、苔薄白，脉细弦。续用原方去怀牛膝、桑寄生，加僵蚕15g，蜂房10g，以加强活血化瘀之功。7剂，每日1剂，水煎分2次温服。

三诊：患者诉局部疼痛减轻，腰背酸痛好转，大便日行1次，舌红、苔薄白，脉细弦。继以破血逐瘀，补益脾肾为治。

处方：赤芍、莪术、党参、巴戟天、鹿角片（先煎）各15g，三棱、荆芥、防风、延胡索、柴胡各10g，陈皮、清甘草各5g，制川乌9g（先煎），细辛3g，茯苓20g，炒稻芽30g。14剂，每日1剂，水煎服。此后患者每2周复诊1次，续以苓芍六味汤加味活血舒筋，佐以补益脾肾。药后患者诸症悉平，髋部疼痛及活动能力均明显改善。8个月后复查X线检查，股骨头基本恢复正常。

按语：根据"局部症状为纬，整体辨证为经"的理论要点，以X线检查结果确定为"纬线1"；辨证分析其病因病机，患者外伤后气血运行不畅，属于气滞血瘀证候，确定为"经线3"。故采取"活血舒筋，佐以补益脾肾"为法，方以苓芍六味汤加味。以赤芍、三棱、莪术、延胡索破血逐瘀，活血通络；柴胡、枳壳、炒白芍疏肝理气，柔肝止痛；党参、茯苓、炒稻芽、清甘草健脾益气，扶正祛邪；桑寄生、怀牛膝、巴戟天补肝益肾，壮骨强筋；肉苁蓉、火麻仁滋阴养血，润肠通便。全方以理气止痛，活血通络为主，佐以健脾益肾，扶助正气。二诊、三诊考虑原方活血止痛力量稍显薄弱，故加入虫类药及祛风止痛药以加强活血祛风、通络止痛之效。

张 玉 柱

张玉柱，男，1947年生，浙江富阳人，主任中医师，教授，张氏骨伤第五代传人。张玉柱自幼热爱医道，在传承先辈经验的基础上，熟读中医典籍，兼学现代医学，把生物力学等现代科学融入传统医学之中，使张氏骨伤有了明显的时代特色，并逐步走向理论化、系统化与科学化。其为第四批全国老中医药专家学术经验继承工作指导教师，浙江省名中医，国家中医药管理局十五、"十一五""十二五"中医骨伤重点专科建设单位及浙江省中医正骨医疗中心的学科带头人。通过张氏骨伤第五代传人的努力，使富阳张氏骨伤和浙江省杭州市富阳区中医骨伤医院大步走向辉煌。

（一）学术思想

张玉柱在继承先辈经验"手法整复""百草膏外敷""杉树皮夹板"固定治疗骨伤技术的基础上，融入现代正骨理论，并提出"整体辨证、手法整复、夹板固定、内外兼治、筋骨并重"等论点。

1. 诊伤断证：详释病情，七诊合参　张玉柱以"望、摸、比、问、切、量、阅"七法贯穿整个诊断过程。强调在辨证过程中，既要有整体观念，重视全面的检查，还要注意结合骨伤科的特点，进行细致的局部检查，才能全面而系统地了解病情，做出正确的判断。

2. 损伤用药：顾护脾胃，擅用疏法 张玉柱十分重视骨伤疾病的内治，强调必须从机体的整体观念出发，以《伤科补要》"损伤之症，专从血论"为指导原则，善用破血、活血、养血、和血之法，还擅长运用疏肝、平肝之法。张玉柱认为头部内伤早期症状大都与肝经较为密切，常以天麻钩藤饮加减。

张玉柱治伤以三期辨证为指导，临床当中尤重全局观念，善于运用引经药，如头部损伤加藁本、细辛、川芎；上肢损伤加桑枝、羌活、片姜黄；下肢损伤加牛膝、独活、泽泻；颈部损伤加葛根、桂枝；胸胁部损伤加广郁金、青陈皮、制香附、延胡索；腰部损伤加狗脊、杜仲、桑寄生；尾骶部损伤加马鞭草、韭菜子；腹部损伤加广木香、炒枳壳；小腹部损伤加小茴香、台乌药等。药达病所，疗效卓著。

张玉柱亦十分重视外治，外敷以百草伤膏为主，适用于损伤各期；外洗以损伤洗剂为主。

整体辨证，尤重脾胃，认为损伤后多病程缠绵，用药时间长，且伤药多克伐碍胃，需合理配伍，以免损伤脾胃，影响气血生化，影响骨折的愈合。因此，用药时须注意勿克伤伐正，耗伤气血，注意保护脾胃，常用川石斛、广木香、木蝴蝶、广陈皮、炒白术、淮山药等。

（二）专长绝技

1. 外用药

（1）金黄散伤膏：由消肿止痛膏及如意金黄散制成，用于骨折损伤初期血肿较甚者。

（2）百草伤膏：用于骨折损伤早中期肿胀不甚者，以及骨折后期、陈伤、筋伤等。

（3）消瘀通络熏条：又名太乙针，用于陈伤筋脉拘挛者。

2. 内治用药

（1）上肢

1）姜枝活血汤加减，常用药物：片姜黄 8g，桑枝 15g，桃仁 10g，红花 6g，当归 10g，赤芍 12g，泽兰 10g，延胡索 10g，赤小豆 25g，骨碎补 15g 等。

2）养血舒筋汤加减，常用药物：片姜黄 10g，桂枝 6g，当归 10g，白术 15g，白芍 10g，鸡血藤 15g，川芎 10g，丹参 15g，山药 10g，骨碎补 15g，续断 10g，金狗脊 15g，炒杜仲 10g 等。

（2）下肢、骨盆

1）川膝散加桃红四物汤加减，常用药物：川牛膝 15g，桃仁 10g，红花 6g，当归 10g，赤芍 12g，生地黄 15g，防己 10g，延胡索 10g，泽兰 10g，黄柏 8g，赤小豆 25g 等。

2）养血舒筋汤加减，常用药物：淮牛膝 15g，木瓜 10g，当归 10g，白术 15g，白芍 10g，鸡血藤 15g，丹参 15g，山药 10g，骨碎补 15g，补骨脂 10g，续断 10g，金狗脊 15g，炒杜仲 10g，五加皮 10g 等。

（3）胸胁部

1）郁贝散加减，常用药物：广郁金 10g，浙贝母 10g，当归 10g，赤芍 12g，桃仁 10g，瓜蒌 10g，制香附 10g，延胡索 10g，黄芩 10g，枳壳 10g，青陈皮各 10g 等。

2）郁贝养血汤加减，常用药物：广郁金 10g，浙贝母 10g，骨碎补 15g，川续断 10g，补骨脂 15g，金狗脊 15g，炒杜仲 10g，当归 10g，白芍 10g，丹参 15g 等。

（4）脊柱脊髓

1）早期桃仁承气汤加减，常用药物：桃仁 10g，红花 6g，厚朴 10g，枳壳 10g，当归 10g，生大黄 10g（后下），泽兰 10g，延胡索 10g，骨碎补 15g，续断 10g，土鳖虫 8g 等。颈椎加藁本 12g；胸椎加刘寄奴 10g；腰椎加川牛膝 10g。

2）中期豨莶狗脊仙灵脾汤加减，常用药物：豨莶草 15g，狗脊 15g，淫羊藿 10g，鸡血藤 15g，续断 10g，川牛膝 15g，广地龙 15g，全当归 10g，全虫（或海马）6g 等。瘀肿者去鸡血藤、全虫，加桃仁 10g，红花 6g，泽兰 10g；伴骨折加骨碎补 15g，地鳖虫 8g；高位截瘫加藁本 10g；抽搐加钩藤 12g（后下），老蝉 6g，白芍 10g；小便失禁加益智仁 10g，小茴香 6g；尿路感染加蒲公英 15g，木通 8g，车前草 15g；大便秘结加火麻仁 15g，瓜蒌仁 10g，生大黄 10g（后下）。

3. 手法整复：巧用劲力，收骨入位　张玉柱临诊重视手法，其将手法总结为"摸、牵、折、旋、提、挤、叩、捋"八法。实施手法遵循"早、稳、准、巧、快"的原则，达到"法使骤然人不觉，患者知痛骨已拢"的境界，大大减少了患者的痛苦。

4. 夹板固定：量身塑形，松紧相宜　张玉柱善用自制的杉树皮夹板外固定，局部敷贴金黄散伤膏，以"先松后紧，松紧适宜"为原则，分三阶段适时调整，初期宜松，中期宜紧，后期松紧适宜。夹板的松紧主要靠布胶环扎和绷带绑扎时所施的拉力来调整。

5. 功能锻炼：动静结合，善用器具　张玉柱指导功能锻炼除徒手的方式以外，还喜欢借助日常生活中常见易得的一些用品来协助功能锻炼，效果明显，易于被患者接受。

（三）验案撷粹

治疗颈椎病医案一则　患者，女，46 岁。

主诉：头颈疼痛、颈强转侧不利 6 个月。

病史：近半年来患者感头颈疼痛、转侧不利，偏头时肩臂手放射痛，腰膝酸软。

诊查：X 线片显示颈椎骨质增生。舌质暗淡、苔薄白、脉弦细。

中医诊断：项痹病（肝肾亏虚证）。

西医诊断：颈椎病。

治则：滋补肝肾。

处方：当归 10g，川芎 8g，丹参 15g，菊花 12g，天麻 10g，五加皮 10g，狗脊 15g，川牛膝 15g，威灵仙 9g，枸杞子 15g，木瓜 10g，石斛 12g。每日 1 剂，水煎服。

治疗半月后症状有所好转，疼痛减轻，颈部僵硬感有所缓解，原方去威灵仙，加杜仲、续断，继续治疗 1 个月，疼痛明显缓解，颈部僵硬感基本消失。

按语：张玉柱对于该病从机体整体出发，以"损伤之症，专从血论"为原则，从活血、养血和补血角度拟方，取当归、川芎、丹参、狗脊、川牛膝、威灵仙之活血、养血、祛瘀、舒筋、止痛的功效，兼以菊花、石斛、枸杞子滋补肝肾，木瓜平肝和胃，从肝肾论治颈椎病，补血之中兼以调治藏血之脏，达到标本兼治的目的。

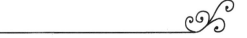

下篇 伤科疾病

下篇 以疾病种类为线索，论述伤科典型疾病的定义、病因病理及临床诊疗等内容，立足经典，放眼未来，坚持守正创新，继往开来，从不同疾病，展现伤科诊疗之精华。

脊 柱 骨 病

脊椎退行性疾病是指成年以后，发生在脊柱椎间盘及椎骨关节的退变，是不同关节和韧带退变的统称，颈、腰椎常被累及。广泛的、多为非对称性的椎间盘退变，见椎体、小关节增生，骨刺形成，脊椎周围韧带肥厚、钙化和骨化，脊柱失稳等，多有移位、半脱位及滑脱等症，并继发脊柱侧弯等，这些均为其临床特点。椎间盘是脊柱退行性改变最先发生的位置。初期症状可不显，当脊椎退行性变到一定程度，将会压迫椎管及椎间孔，造成管腔狭窄，脊髓神经根压迫症状将会出现。脊椎退行性变可由遗传、自身免疫、急性创伤或慢性劳损等原因所致。而神经放射性疼痛，多由脊柱骨质增生引起。

（一）病理机制

1. 脊柱的结构与功能 人体背部正中，即为脊柱所在，人的承载和运动主要依靠此结构，其功能主要包含支撑、减震、运动和保护内脏及脊髓等方面。胸廓由脊柱与肋骨、胸骨构成，骨盆由骶骨、尾骨和髋骨组成，两者的内在脏器，主要受胸腔和盆腔保护。而脊柱之所以能像弹簧一样，具有缓冲、减震的能力，维持相对稳定的姿势，在剧烈运动时，不至于造成颅脑损伤，主要归功于自身四个生理弯曲及椎间盘的存在。

2. 椎体骨 椎体骨由皮质骨与松质骨共同组成。致密皮质骨总量较少且位于外侧，松质骨总量较多而位于中央，两者共同维持椎体的承载能力。不惑以前，皮质骨分担椎体压力较少，松质骨分担稍多；不惑之后，皮质骨分担的压力显著增加，而松质骨则明显减少。部分患者椎体骨密度下降明显，甚者可降至原1/3，这种情况下，整体承载能力迅速降低。

3. 椎间盘 脊柱高度将近1/3由椎间盘占据，它的组成包括了上下软骨板、中央的髓核、周围的纤维环。软骨板是透明软骨，约1mm厚，将椎体与椎间盘相连接。软骨板上有许多微孔，可供水分、营养物质及其他代谢产物进行交换。髓核是胶原物质，呈胶冻状，由软骨细胞和胶原纤维网结构两部分组成。髓核的含水量大约是80%，且有丰富的蛋白粘多糖包含在内，弹性和膨胀性由此所得。椎间盘的周缘部为纤维环所处，它由胶原纤维及纤维软骨构成，在椎间，纤维大体呈斜行分布；至横切面上时，则以同心环状排列，每个纤维环与其相邻结构的纤维具斜度正好相反并交叉。其前侧两方较厚，后外侧较薄。其生物力学功能有维持脊柱稳定、减振、缓冲、均分外力等。

椎间盘不仅是脊柱功能的重要一环，还通过改变自身形态来参与脊柱的运动，进而适应脊柱的运动，缓冲运动产生的冲击，维持脊柱的稳定。

4. 肌肉 肌肉在脊柱背侧占据了很大一部分，是椎体骨运动的源泉，体位的保持、脊柱的稳定均离不开它。作用于躯干的外力，其发动和承受对象，多为脊柱周围的肌肉。背肌和腰肌均直接作用于对应脊柱。背肌分浅深两层：背阔肌、下后锯肌同为浅层；而髓棘肌、棘突间肌、横突棘肌、横突间肌，均为深层。至于腰肌，它则由腰方肌和腰大肌两者组成。腰前外侧壁肌、臀中肌、臀大肌、臀小肌、半腱肌、半膜肌及股二头肌等，间接作用于腰脊部脊柱。内部压缩载荷矢量的方向，或可由躯干肌肉的共同作用改变，而每个节段的瞬时旋转中心，沿着脊柱前后凸曲线，由压缩力穿过。

5. 韧带 胶原纤维构成了脊柱韧带，具有非线性弹性力学行为。前纵韧带、后纵韧带、黄韧带、棘间及棘上韧带、椎间横韧带、关节囊韧带均是运动节段间韧带。较为坚韧是前纵韧带的特点，将脊柱活动限制在一定范围内。至于黄韧带，含有较多弹性纤维，既可伸长，又可缩短，多呈反向运动，使得张力保持相对恒定。另外，其张力使椎间盘始终保持预应力，增加了脊柱的稳定。棘间韧带和棘上韧带，能够在一定程度上限制脊柱前后屈伸运动，然对侧弯，几近无效。在侧屈时，此时椎间横韧带承受的应力最大。在抵抗扭转及侧屈时，关节囊韧带起了重要作用。一旦有外力作用于脊柱运动节段时，相应韧带会起到一定的限制作用，以维持椎体的稳定。除了能够限制脊柱运动之外，其力学特性为非线性。一旦机体所遭受的外作用力较大，其保护脊柱及缓解冲击的功能将体现出来。其功能与年龄及激素浓度密切相关。

（二）临床诊断

疼痛是大部分脊柱疾病的首要症状。疼痛的特征应被全面了解，如部位、性质、严重程度、急慢性、加重和缓解因素等。应根据患者的描述，了解病变的具体部位，有针对性地提出相关问题，从而判断受累的神经根。虽然定位尚不明确，但臀部和大腿、肩带和肩胛骨周围的放射痛，一般来说，多由椎间盘外层纤维环、髓核的退变、关节突关节退变所致。而根性疼痛，一般定位明确，其位置较深，有触电感，当咳嗽、打喷嚏造成腹压增高时，疼痛将会加重。询问活动对疼痛的影响，对于疾病的鉴别有着重要意义。通常，当身体前屈或处于坐位时，腰椎间盘突出造成的疼痛将会加重，因为上述姿势使椎间盘内的压力增高。而后伸或站立时，因腰椎关节突关节造成的疼痛常会加重。脊柱患者的另一个重要主诉，即为神经功能障碍。因而，当医生询问病史时，造成神经压迫的节段，将是询问的重点。

视、触、动和量四个部分，组成了物理检查，包括非特异性检查、特异性检查两类。前者可获得一般信息，后者则能明确病理部位。颈椎病患者，物理检查中最重要的部分是上肢神经学检查。颈椎神经根受压的节段，可由特征性的感觉、运动和反射改变来反映。肱二头、肱三头及肱桡肌反射，共同构成了上肢反射。颈椎和上胸椎各神经根皮节处的针刺觉和轻触觉，是感觉检查的组成部分。有时候，本体感觉和振动觉亦要被检查。临床上，通常选大拇指检查本体感觉，而选桡骨小头和尺骨头检查振动觉。通过本体、运动觉的检查，对于神经及后索疾病的诊断和鉴别，具有重要意义。当施行神经系统检查时，上运动神经元损害表现的检查，不但不可遗漏，还应仔细检查。四肢的腱反射，应首先检查。如若上下肢腱反射亢进，则提示脑部或颈脊髓为上运动神经元损害性病变所在。当上肢腱反射正常或减弱，而下肢腱反射亢进，提示颈脊髓或胸脊髓可能为病变部位。痉挛性步态多提示上运动神经源性损害；若有跨阈步态，常认为小腿前外侧肌群神经源性或肌源性损害；如若腰部处于保护性强迫低位，一般提示有腰痛存在等。沿经乳头的垂线，依次从头至尾端检查，可反映胸神经根或脊髓的感觉功能。浅反射和下肢上运动神经元体征，亦能反映胸脊髓功能。浅反射由腹壁反射及提睾反射构成。当腹壁反射消失，说明胸脊髓的功能存在障碍。直腿抬高试验以及股神经牵拉试验，共同组成了神经根牵拉试验。施行直腿抬高试验时，嘱患者取仰卧位，伸直双膝，检查者立于患者一侧，将该下肢被动抬高。若在抬高70°以前，出现小腿的放射痛或感觉异常，即为直腿抬高试验阳性。一旦出现小腿放射痛，应适当降低抬高角度，待疼痛消失，再背屈患者踝关节，如放射痛再次出现，则称加强试验阳性或拉塞格征阳性。

由当初单纯地观察解剖结构到能够反映功能变化，影像医学不断发展，对疾病的诊疗方式的选择、预后的评估，提供了巨大帮助。在现代科技帮助下，利用如数字（计算机）照相、CT+3D、MRI等，以前困难的诊断，将变得不再那么神秘。利用亲骨性放射性核素或其标记化合物进行骨显像和治疗，是核医学在脊柱疾病中的主要应用方式。尽管在原发肿瘤诊断方面的表现中规中矩，但在转移性病变及原发灶的探测、疗效的随访及预后的评估等方面，骨肿瘤核医学，作为功能影像，具有较明显的优势。在代谢性、内分泌性和先天性骨病的诊断方面，核医学具有灵敏度高、可全身扫描的优势。

肌电图是一门临床检测技术，主要用于记录肌肉在安静和随意收缩状态下肌肉的电生理特性。狭义肌电图，一般指常规同心针电极肌电图。而广义肌电图，则由同心针电极肌电图、重复神经电刺激、周围神经传导测定、周围神经反射测定，以及临床诱发电位等各种与神经肌肉疾病相关的临床神经电生理测定技术构成。疾病所致组织受损的范围、节段、部位、严重程度、预后、脊柱手术的实时监测等，均可在肌电图和神经电生理测定技术帮助下实现。

运动诱发电位是指，大脑皮层运动区及脊神经根受到经颅刺激，在相应的肌肉上，获得的动作电位将被记录，中枢运动传导的时间，将由此被计算出来。电刺激运动诱发电位和磁刺激运动诱发电位，为其两种分类。

（三）脊柱退行性疾病的治疗

1. 脊柱退行性疾病的外科治疗技术

（1）脊柱融合术：目前，治疗腰椎退行性疾患的主要方式，仍为坚强内固定与融合技术，其主要原理是保证了脊柱的稳定并消除了异常活动。两个或多个脊椎节段间，在植骨后变为骨性连接，脊柱融合的定义即为此。目前，脊柱的各个部分，在特殊技术和手术方式的协助下，都可进行内固定和融合。另外，诊断技术、术中图像引导、术中检测、微创外科以及植骨材料等方面，亦进展显著。脊柱侧弯、后凸、骨折、脱位、椎体滑脱和椎间盘病变等各种脊柱疾患，脊柱融合术均可治疗。

融合操作包括了融合区域骨表面的准备及成骨刺激。"植骨"通常被解释为是对骨愈合反应的刺激，自体或同种骨（同种异体骨）、合成材料、活性物质均可使用。炎症期、修复期和重塑期，为植骨愈合的 3 个基本阶段。骨移植融合，较理想情况下，应具备以下条件：①无免疫活性的骨移植材料，而有活跃的成骨、骨诱导和爬行替代能力；②一个条件良好的植骨床；③矫形的维持及稳定，可通过合理的内固定达成；④彻底清除病变区域；⑤术区无感染，无不利因素（长期应用糖皮质激素、骨质疏松等）。

内固定的矫形与固定只是暂时的，是为骨性融合创造有利条件。骨生成、骨诱导和骨传导特性，为理想骨移植材料应当具备的。人们依据这 3 种特性，设计了许多植骨材料，自体、异体以及合成骨移植替代材料，均有所涉及。此外，还利用现代组织工程及基因工程技术，优化了植骨，使骨融合率达到最大。目前，骨髓移植、局部应用促骨生长因子、基因治疗、组织工程骨、电磁刺激等，为促进植骨融合的主要方法。

（2）脊柱非融合技术：近年来，非融合与动态固定的理念被许多学者提出。动态固定系统，为通过改变节段运动范围及负荷的一种固定方式。"后方动态稳定"和"前方动态稳定"为应用较多的两大类，前者包括棘突间撑开装置、动态连接装置等，至于后者，多指人工椎间盘置换术和人工髓核置换术。现临床上，"后方动态稳定"应用较多。

（3）脊柱微创治疗技术：自史密斯首创用化学溶核法治疗椎间盘突出之后，从 20 世纪 60 年代至今，化学溶核、经皮椎间盘切吸术、激光经皮椎间盘切除术、经皮内镜椎间盘切除术，是微创治疗颈椎、腰椎间盘病变的演化过程。

1）经皮椎间盘切除术：1985 年，经皮椎间盘切除术，被美国矫形外科学会列为治疗非复杂腰椎间盘突出症安全、有效的治疗方法。

其适应证为：①坐骨神经痛症状明显，腰痛症状弱于腿痛症状；②下肢感觉、运动障碍；③在腰椎管狭窄症状基础上，突然出现神经根症状；④椎间盘突出在非手术治疗后复发。

禁忌证为：①腰腿痛并非间盘病变所致；②椎间盘突出钙化；③椎间盘突但髓核游离、移位较远；④既往有椎间盘切除手术史；⑤严重腰椎退变致侧隐窝狭窄、黄韧带肥厚、小关节严重蜕变者；⑥穿刺部位及周围软组织感染者。

2）后路椎板间隙内镜下腰椎间盘切除术：显微内镜腰椎间盘切除系统，被认为是目前世界上最先进的腰椎间盘摘除手术系统。它将内镜技术与传统椎间盘摘除术有机结合，是内镜化的开窗手术，在内镜电视监视系统的帮助下，可将术野放大至原有的 16 倍，术野内组织可被清楚显露与分辨，在完成开窗、神经剥离、椎间盘摘除等过程中，创伤被降至最低，正常的脊柱生物学结构得以最大程度的保留，传统手术后的脊柱失稳、椎管内瘢痕粘连等问题得到了有效解决，对椎管内游离椎间盘组织及侧隐窝狭窄的处理，亦是其适应证，对椎间盘突出伴节段性椎管狭窄，此技术可出色胜任。合并有广泛腰椎管狭窄，巨大中央型、极外侧型、复发性腰椎间盘突出，腰椎滑脱，小关节突明显内聚，椎管内严重粘连者，应视为手术禁忌。

3）电视胸腔镜辅助下的前路脊柱手术：20 世纪 90 年代初期，在胸外科疾病中，电视胸腔镜技术的频繁出现，受到了学者的广泛关注，并尝试将此技术应用于胸椎前路手术的治疗。随着技术和器械的进步，VATS 手术普遍地用在胸椎骨折、脊柱侧弯、舒尔曼病和胸椎肿瘤的诊疗中，多数学者的研究显示，与开胸手术相比，VATS 技术的临床疗效相近或略显优势，尤其在儿童脊柱畸形的前路矫形中，VATS 技术的应用价值及临床疗效俱佳。

4）椎间盘内热疗：20 世纪 90 年代以来，兴起了一种针对椎间盘源性下腰痛的微创治疗方法，它就是椎间盘内热疗。通过在椎间盘内置入产热导管，在纤维环内部，热能被注入并释放，椎间盘物质因热能而皱缩，纤维环的愈合将加快，纤维环内部的神经末梢亦被凝固杀灭，治疗椎间盘源性疼痛的目的则被达到。后来，芬奇等开始利用射频电极置入离子振荡的方式产热，近些年来，双极射频成形亦被发明出来。适应证包括：①慢性下腰痛正规保守治疗 6 个月以上无效的；②影像学上无明显因椎间盘突出导致神经根受压表现及临床上的根性症状；③椎间盘造影阳性。为防止椎间高度过低，使导管难以置入及展开，有部分学者提出，如若椎间高度减少大于50%，则应被划入相对禁忌范畴。

5）经皮射频低温等离子消融：运用射频能量在低温下分子的分解能力，多个槽道将在椎间盘上被开出，疼痛会因压力的减轻而缓解，此为经皮射频低温等离子消融髓核成形术治疗颈腰椎间盘源性疼痛和椎间盘突出症的原理。

6）椎间盘内臭氧注射：近年出现了不少经皮椎间盘内治疗的方式，椎间盘内臭氧注射治疗就是其中一种。实验结果显示，当用于椎间盘疾病的治疗，臭氧的浓度为 30～40μg/ml 时效果最佳，此时，髓核既被脱水，髓核炎症亦减到最轻。对于椎间盘突出症，臭氧注射是一种有效且十分安全的治疗措施。穆托提出的适应证如：①经过 2 个月及以上的正规保守治疗，下腰痛神经根痛未改；②根性分布的感觉异常、轻度的肌力减退及根性激惹症状；③CT 或 MRI 示轻中度椎间盘突出且与症状相关。而禁忌证为：存在马尾症状，明显的肌力减退，重度椎间盘突出、脱出。

7）椎体成形（PV）及后凸成形：时至今日，骨质疏松性压缩骨折的主要治疗手段之一，就是经皮椎体成形术。对脊柱肿瘤导致的病理性压缩骨折而产生的疼痛，经皮椎体成形术亦被广泛应用。后凸成形术的发明，就是为了解决椎体变形和继发性脊柱后弯畸形的问题。通过此方法，疼痛得到迅速缓解，患者的生活质量得到大幅改善。此术可以改善脊柱转移癌或原发性脊柱肿瘤潜在病理性压缩骨折的风险（如多发骨髓瘤及血管瘤等），如若适时配合活检术，既可减轻疼痛，又能明确病理诊断，为术后放、化疗的实施，提供确切依据。椎管内侵及注入骨水泥后有引发硬膜脊髓压迫风险者、凝血功能障碍及活动性感染患者、不引发疼痛的骨质疏松性压缩骨折或疼痛与骨折无关，均为其禁忌证。而相对禁忌证为出现根性症状。

2. 脊柱退行性疾病的非手术疗法

（1）中医药疗法：中医治疗由中药、手法、针灸、拔罐、导引练功等方式共同组成。脊椎退行性疾病，风、寒、湿等，多为其为外因，内因为肝肾亏虚，多有血瘀相伴，临诊应标本兼治，疏通经络，先辨证，再选取合适的治疗方法，如中药内服、外敷相结合。

中药内服、外用治疗：本病属于本虚标实，本虚的原因有肾精不足、肝肾亏虚、脾肾阳虚、肾气虚弱等，致筋骨失养；标实可由风寒乘虚侵入，抑或瘀邪阻络，气血失调所致。依据病情辨证，或治标，或治本，抑或标本同治。在临床上，中药熏蒸、中药离子导入也经常被用到，可加速血液循环、松弛局部肌肉、扩张局部毛细血管，达到相关作用。

疏通经络、运行气血、解痉止痛，均可通过手法体现。手法治疗不仅方式多，且有效安全。手法和体位的有机结合，为其治疗的主要形式。其治疗的三个阶段分别为：放松准备、治疗、放松整理结束。临床操作时，擦按揉、拿捏等手法与侧位腰椎斜扳、局部按压及疼痛肌肉弹拨等手法，常被结合施行。

针灸治疗：足少阴肾经、足太阳经膀胱经与脊椎退行性疾病密切相关，筋骨疼痛常为首要症状。针灸疗法常与药物和手法配合，共同施行治疗，消除神经根炎症和水肿、改善局部血液循环、松解粘连为其作用。体针、头针、耳针、梅花针、电针、放血、小针刀、艾灸、火罐、刮痧疗法等，均为常用方式。灸法是将艾绒（或其他药物）点燃后，直接或间接地在体表穴位上进行熏蒸、温熨的一种治疗方法。灸法有温通气血、扶正祛邪、疏经通络、散结消肿、驱寒逐湿、调和阴阳等作用，可通过灸火的热力、药物的作用及经络传导来实现。

练功疗法又称导引，是一种具有调动和激发人体经气，达到防病治病、延年强身作用的疗法。多通过按摩、拍打等肢体活动，配合呼吸吐纳等一系列肢体动作来实现。结合患者病情，有针对性地选用全身或局部练功法，易筋经、气功、八段锦、太极拳、瑜伽及施氏十二字养生功等，均为常用的导引术。

（2）骶管注射治疗：是一种通过液体直接将药物注射于患处的疗法。通过这种方法，炎性渗出将会减少，组织及神经根水肿将减轻，进而疼痛缓解。简便、安全、有效为此法的特点，尤其适合腰 5/骶 1 椎间盘突出患者。

（3）牵引治疗：骨盆牵引、机械牵引为常见的临床牵引治疗方式。利用椎间隙及椎间盘内负压的存在，通过牵引，一定程度上增大其纵向拉力，减轻对神经根的压迫，临床症状将得到缓解。在施行牵引之前，禁忌证及适应证必须被明确。牵引时应按照操作规范施行，不建议严重椎管狭窄、牵引后症状加重、年高体弱多病、严重骨质疏松进行牵引，且操作时应严格按操作规程进行。

（4）物理疗法：电疗、冲击波、蜡疗、超声波、水疗、牵引等，均属于物理疗法。不同理化效应、微观结构的改变，通过物理疗法的治疗，将在组织中产生，微循环将得到改善，镇痛亦会缓解。

（5）运动疗法：在生物力学、神经肌肉感知系统等原理的基础上，依据患者的肌肉、骨关节、神经系统间的生理、病理关系及模式改变，现代康复运动疗法被设计出来了。而弱化肌肉（链）的激活、痉挛肌肉（链）的抑制、骨关节位置的纠正，多通过训练的方式来实现，而后，运动的平衡将得到协调，临床症状则会减轻或消除。临床上，麦肯基疗法、JANDA 疗法、正骨疗法、关节松动术、肌肉能量疗法等，均为治疗脊柱退行性病变常用的运动疗法。另外，运动处方（如短途步行、固定自行车、游泳等）亦被纳入特异性活动的训练当中。

颈 椎 病

颈椎病是指因颈椎骨质增生、颈项韧带钙化及颈椎间盘退行性改变等，压迫和刺激颈部神经、血管及脊髓而引起的一系列症状和体征的综合征。在中医学中，颈椎病多被归于"痹证""眩晕""痿证""项强"等范畴，多见于 40 岁以上的中老年患者，患病比率为 3.8%～17.6%，男女患病比例约为 6∶1。

（一）病因病机

随着年龄的增长，肝肾逐渐不足，筋骨懈惰，颈椎间盘发生退行性改变，引起椎间盘的萎缩变性，致弹力减小，向四周膨出，椎间隙变窄，而后出现椎体前后缘与钩椎关节的增生，小关节关系发生改变，椎体呈半脱位状态，椎间孔狭窄，黄韧带变性、肥厚等一系列的继发性改变。这些结构变化均可影响脊神经根、椎动脉、脊髓及交感神经等，从而导致相应的临床症状。除此之外，长期劳损、颈部外伤及外邪侵袭，均可导致颈椎间盘组织以及骨与关节逐渐发生退行性改变。

（1）外邪侵袭：久居潮湿，或汗出受风，或着凉等原因，导致风寒、湿热、寒湿等外邪侵袭颈项部，造成颈项部经脉受阻，气血运行不畅的一系列病变。

（2）劳力损伤：因外力导致的急性外伤或因长期姿势不当的工作状态而导致的慢性劳损而引起的气血瘀滞等。

（3）肝肾亏虚：先天禀赋不足或年老体弱、肝肾不足或劳累太过，以致肝肾精气亏损，不能濡养颈部筋脉，引起椎间盘萎缩变性、弹力减小、椎间隙变窄等一系列改变。

（4）气血亏虚：因先天禀赋或后期饮食不当等原因导致脾气不足，气血生化乏源，以致颈项部筋脉失于濡养。

（5）痰湿内蕴：因体胖或长期酗酒或过食肥甘厚味等原因导致气血瘀滞，痰瘀互结于颈项部。

（二）辨证分型

1. 中医分型　目前颈椎病尚无统一的中医证候分型及治疗标准，各医家在临床中的选方用药也各有侧重，在《中医病证诊断疗效标准》中，将颈椎病的中医辨证分为五型：

（1）寒湿型：主要表现为颈、肩、上肢窜痛麻木，以痛为主，头有沉重感，颈部僵硬，活动受限，畏风恶寒，舌淡红，苔薄白，脉弦紧。

（2）气滞血瘀型：主要表现为颈部、肩部以及上肢部位的刺痛，且痛处固定，并可伴有肢体麻木，舌质紫暗，脉弦涩。

（3）痰湿阻络型：主要表现为咳吐痰涎，脘痞纳呆，头晕目眩，四肢麻木不仁，舌胖大，苔厚腻，脉弦滑。

（4）肝肾不足型：主要表现为头晕目眩，耳鸣健忘，失眠多梦，口燥咽干，五心烦热，颧红盗汗，舌红少苔，脉细数。

（5）气血亏虚型：主要表现为形体消瘦，神疲乏力，肌肤麻木，短气自汗，面色少华，唇甲淡白，头昏目花，舌淡苔少，脉细弱。

2. 西医分型

（1）神经根型颈椎病：此型颈椎病患者多数无明显外伤史，且多数渐感颈部单侧局限性疼痛，颈根部有电击样疼痛，并向肩部、上臂、前臂及手指放射，且伴有麻木感，或以疼痛、麻木为主。疼痛呈酸痛、灼痛或电击样痛，咳嗽、颈部后伸甚至腹压增加时疼痛可有加重。上肢酸软重着，持物无力，部分患者还可见头晕、耳鸣等，并有握力减弱及肌肉萎缩，此类患者的颈部常无痛疼感觉。中医证候分类多归于风寒湿型或气滞血瘀型，治疗上多用温经散寒、祛风湿、通经络、行气血的方法。

（2）脊髓型颈椎病：缓慢进行性双下肢麻木、无力、发冷、疼痛，走路欠灵、易绊倒、打软腿，难以跨越障碍物。休息时症状缓解，紧张、劳累时症状加重，时缓时剧，逐渐加重。此类型颈椎病患者晚期可出现下肢甚至四肢的瘫痪、尿潴留以及二便失禁。中医认为"肾主骨生髓"，又说"五谷之精液，和合而为膏者，内渗入骨空，补益脑髓"。所以此证型多归于肝肾亏虚型或气血亏虚型。

治疗上多用补益肝肾，健脾益气养血的方法。

（3）椎动脉型颈椎病：单侧颈枕部或枕顶部发作性头痛（偏头痛），视力减弱，耳鸣，听力下降，眩晕，可见猝倒发作。中医证型分类多归于肝肾不足型、气血亏虚型、痰浊中阻型等。治疗上多采用滋补肝肾、补益气血、祛痰通络等方法。

（4）交感神经型颈椎病：主要症状有头痛后见偏头痛，时有恶心、呕吐，颈肩部酸困疼痛，上肢发凉发绀，眼睑无力，眼窝胀痛，视物模糊，瞳孔扩大或缩小，常见耳鸣、听力减退甚至消失，心前区持续性压痛或钻痛，心律不齐，心动过速。中医认为此证早期当以气虚为主症，病情日久而致气血两虚或肾气虚，因此应当归于气血亏虚型或肝肾不足型，治疗上多采用补气养血、平肝潜阳、补益肝肾、温阳散结、行气祛痰等方法。

（三）颈椎病的综合治疗

目前临床上通常以手法治疗颈椎病，并以牵引、练功、药物等配合治疗。

1. 理筋治疗 是中医临床外治颈椎病较为有效的治疗方法，其原则为舒筋通络、理筋整复以及活血化瘀，通过推拿理筋手法来治疗患者颈肩肌群，缓解肌群紧张及痉挛，帮助恢复颈椎的正常活动，松解肩颈软组织及神经根的粘连，以此达到治愈颈椎病的目的。

理筋手法是目前治疗颈椎病的主要方法，其具体的操作手法为：患者取坐位，术者先在颈项部用点压、拿捏、弹拨、㨰法、按摩等舒筋活血、通络止痛的手法，松解痉挛紧张的肌肉；然用颈项旋扳法，患者取稍低坐位，术者站于患者的侧后方，以同侧肘部弯曲托住患者下颌，而另外一手扶托住患者后枕部，嘱咐患者放松其颈部，术者将患者头部向头顶方向牵引，再向术者站立侧旋转，当接近限度时，再以适当的力量使其继续旋转5°～10°，可闻及轻微的关节弹响声，而后再进行另一侧头部的旋扳。此手法须在颈部肌肉完全放松，并保持头部的上提力量的情况下旋扳，禁用暴力，若使用不当则有一定危险，故应慎用，脊髓型颈椎病禁用此法，以免发生危险。最后用放松手法，缓解治疗手法导致的不适感。

2. 药物治疗 中医临床上常根据颈椎病的分型，用药物进行辨证论治。

（1）对于神经根型的颈椎病患者，临床多用川桂枝、羌活、川芎、当归尾、威灵仙、秦艽、天麻、赤芍、葛根、炮甲珠、炒神曲等中药来祛风通络、温经散寒、活血化瘀。

（2）对于单纯性椎动脉型颈椎病患者常用炙黄芪、炒白术、鸡血藤、天麻、当归、熟地黄、白芍、党参、炙甘草等中药滋补肝肾、补益气血、祛风通络。

（3）对于久治不愈或有手术后遗症的脊髓型颈椎病患者，临床多用枣皮、白芍、熟地黄、炮干姜、牛膝、肉桂、炒杜仲、炮甲珠、鹿角胶、龟板胶、白芥子、炙甘草、川桂枝、淮山药、炒神曲等中药补气养血、滋补肝肾、温阳散结、行气祛痰；具体的处方用量根据患者的病情斟酌使用。

此外，临床上常用的中成药有补肾壮筋丸、补肾壮筋汤、颈痛灵、颈复康等；西药则可用甾体或非甾体类消炎镇痛类药物口服。

3. 牵引治疗 通常为枕颌布袋牵引法。患者取坐位或仰卧位，患者姿势以头部略向前倾为宜，牵引重量可逐渐增加至6～8kg，每日或隔日1次，每次30分钟。枕颌牵引具有缓解肌肉痉挛，增大椎间隙，通畅气血，减轻压迫刺激症状的效用。中医牵引疗法注重牵引的角度、重量及时间，轻量级牵引作用主要为松解颈部痉挛，用于治疗脊髓型早期患者和脑型患者；重量级牵引重量通常为5～10kg，可松解肌肉、牵拉开颈椎间隙，多用于神经根型和交感神经型颈椎病患者。具体牵引事宜应结合患者临床症状，掌握好牵引的重量和角度。

4. 针灸治疗

主穴：旁夹脊穴，加双侧风池、风府、大椎、天柱、后溪、绝骨。

配穴：上肢酸痛配曲池、外关，肩胛上背痛配肩髃，头晕配百会。

针灸治疗每日 1 次，每次 15～30 分钟，7 天为 1 个疗程，同时可用电针、耳针或梅花针等辅助治疗。

5. 练功活动 做颈项前屈后伸、左右侧曲旋转及前伸后缩等动作进行活动锻炼。还可通过中国传统功法来恢复锻炼，如八段锦、五禽戏、太极拳等。

6. 其他疗法 局部封闭疗法：痛敏点处局部封闭，可用曲安奈德 5ml，加 2%的利多卡因 5ml 做局部封闭。外用止痛搽剂、外敷药、熥敷合剂熏洗药熨、理疗等均有一定疗效，可互相配合应用。急性发作期，也可用颈围或颈托固定 1～2 周。

（四）经典撷粹

1. 张仲景与项强 张仲景的《伤寒杂病论》中与项强相关的条文共 13 条，有关的治疗方药有 8 首，分布于各篇之中，现选取部分项强的条文归纳论述：书中言："太阳病，项背强几几，反汗出而恶风者，桂枝加葛根汤主之。"病机是风寒袭表，营卫不和，经气不畅，致使经脉失养，从而导致了项强，在治疗时需祛风散寒，调和营卫，选用桂枝加葛根汤。又曰："太阳病，项背强几几，无汗而恶风，葛根汤主之。"若病机是风寒外束，导致邪客太阳经脉，经气不利，津液运行不畅，经脉失养而项强，治疗时则应解表散寒，生津舒筋，选用葛根汤。两条条文均是关于"项背强几几"的，不同点在于太阳伤寒与太阳中风之间的区别，汗出与否是风寒之邪客于太阳经脉，引起项强，从而使用桂枝加葛根汤或葛根汤。《伤寒杂病论》中有关项强的病因病机的论述有很多，其治法方药亦多变，其阐述精辟，用药独特，临床验之往往有独特效果，因此为后世对颈椎病的辨证论治提供了切实有效的指导借鉴。

2. 李时珍与痹证 颈椎病在中医学上，多归于痹证中项痹范畴。李时珍研究总结前人治疗痹证的经验，在治疗痹证的选方上，广泛撷取前人经典著作和经验。如借鉴《丹溪心法》中"生葱捣烂，入香油数点，水煎，调川芎、郁金末一钱服，取吐"或《普济方》中"诸风湿痹，筋挛膝痛……黄卷散……日二服；或用仲景方"风湿相搏，关节沉痛……微肿恶风，防己黄芪汤主之，腹痛加芍药"等来治疗痹证。此外在治疗风湿身痛，日晡剧者，也会使用麻杏苡甘汤来治疗。李时珍根据痹证风寒湿邪偏胜之不同，选择前贤相应的治法及方药，使历代与痹证相关的疗法之精粹得以传承延续，同时使中医治疗痹证的理论及方法日趋完善及丰富。时珍还主张，酒性性温，可以去除一切风痹湿气，具有壮筋骨、通血脉之效果，可治风湿周痹、历节作痛等数种痹病。《本草纲目》中记载治疗痹痛的酒剂多达 20 余种。如白石英酒、五加皮酒、菖蒲酒、巨胜酒、南藤酒、薏苡仁酒、松节酒、虎骨酒等。具体随症使用，或单饮药酒，或配施他药，择宜而用，为后世治疗痹证（项痹）提供借鉴。

3. 国医大师石仰山与石氏牛蒡子汤 石仰山主张颈椎病多因风寒痰湿交阻、脏腑气血失和为病，强调"调治兼邪，从痰论治"。风寒湿为发病之始因，也为致病之外因；而气血失和、痰湿内生、脾肾亏虚为致病之内因。总之，本病以气血失和、脾肾亏虚为本，风寒痰湿瘀互阻为标，石老认为，颈椎病的四大病机分别为风寒湿邪入络、气血失和、痰湿瘀互阻、脾肾亏虚，重点应从痰论治，其以石氏家传组方牛蒡子汤为主方治疗，临证疗效显著。石氏牛蒡子汤组成：炒牛蒡子 9g，白蒺藜 12g，僵蚕 9g，桑枝 9g，独活 9g，半夏 9g，白芷 6g，秦艽 6g 为主方。中风寒痹阻型加桂枝 9g、麻黄 6g；痰湿阻络型加白术 12g、茯苓 12g、山萸肉 12g、党参 9g、淮山药 12g；痰瘀交阻型加黄芪 15g、当归 12g、桃仁 12g、川芎 9g、红花 6g。

方解：牛蒡子汤中牛蒡子、僵蚕共为主药，通滞破结，搜筋络顽疾，祛除浊邪。助以秦艽、独活通达周身，舒筋和血，理少阴之伏风，透阳明之温热；用半夏化痰燥湿、消痞散结和胃；更配以白芷，芳香宣窍、化湿排脓以生新；以白蒺藜，疏肝风，引气，散瘀结；以桑枝养筋透络，祛风湿而利关节。全方以辛为主，通畅气血，破痰散结，疏肝宣肺，开导壅滞；此方特点为寒温并用，温而不燥，寒而不凝，泄风逐湿之力尤捷，从而使痰湿去，令筋骨健。临床对于兼夹风寒者，石老除用牛蒡子汤豁痰通络外，还主张以辛温之药活血通经除痹，遣方用药时常以牛蒡子汤加麻黄、桂枝。对于症见脾肾亏虚者，除豁痰通络外更需结合健脾补肾同治，加党参、白术、淮山药、山萸肉等。对于症见痰瘀交阻者，以主方石氏牛蒡子汤加黄芪、川芎、当归、桃仁、红花。

验案：患者，男，47岁。初诊日期：2005年4月29日。患者左颈背肩臂酸痛板滞1个月余，头晕、右手指麻木时作，纳呆，曾经外院诊治，但未获效。X线片显示：颈椎生理曲度变直，颈椎5～6间隙略窄。经颅多普勒超声（TCD）显示：椎-基底动脉存在供血不足。体格检查：颈部活动基本正常，颈椎5～7棘突两侧压痛，无明显放射痛，霍夫曼征（-），右手环、小指痛觉迟钝。舌淡暗，苔薄白腻，脉弦滑。

中医诊断：项痹（痰瘀阻络证）。

西医诊断：颈椎病。

治法：和营逐痰，佐以健脾补肾。

处方：炒牛蒡9g，僵蚕9g，白蒺藜12g，独活9g，秦艽6g，白芷6g，半夏9g，桑枝9g，黄芪30g，川芎9g，当归12g，桃仁12g，红花6g，炒白芍9g，淮山药12g，苍术12g，炒白术12g，山茱萸12g，川续断12g，桑寄生12g。每日1剂，水煎服，早晚分服。

二诊（5月13日）：患者颈背肩臂处酸痛板滞及头晕，经治较于之前明显减轻，而右手指麻木也较前减；舌淡暗，苔薄白腻，脉弦滑。以上方加金雀根30g。

三诊（5月27日）：颈背肩臂酸痛板滞已不明显，头晕、手指麻木尚未瘥。舌淡暗，苔薄白腻，脉弦滑。以上方去白芷、秦艽，加鸡血藤15g、党参9g，共14剂。

其后，以上方为基础随症加减，1个月后复诊，诸症已基本消除。

按语：本案颈椎病证型为痰瘀阻络。其病机为脾肾亏虚，痰湿内生；腠理疏松，气血失和，风寒湿邪乘虚而入；且内外湿邪相合，留阻于筋脉，瘀滞脉络，痰瘀互阻。治疗以补益脾肾、调和气血，侧重豁痰，予和营逐痰通络，佐以健脾补肾。

4. 国医大师韦贵康与痛安汤 韦贵康在治疗颈椎病患者时，常以痛安汤为基础方，辨证化裁，效果显著。痛安汤的方名深有其意，因为疼痛是颈椎病患者中最常见的症状。痛安汤组成：丹参30g，龙骨30g，三七9g，降香12g，两面针12g，白芍15g，甘草5g。全方共7味药，用药精简，多见奇效。

方解：韦老认为三七、丹参两药相须为用，能增强活血化瘀止痛之效。降香、龙骨相配，有降气潜阳的作用，对异常血压有改善作用，而且龙骨善于利痰，降香又有理气活血、化瘀止痛的功效，药对其症。甘草、两面针、白芍合用，具有解痉定痛之效。白芍和甘草均有缓急止痛功效，两者配伍，相须为用。两面针为广东、广西常用药，具有祛风通络、活血行气止痛之效。

验案：患者，男，35岁，2019年10月28日初诊。以"颈肩部疼痛2月余"为主诉就诊。2月余前患者劳累后出现颈肩部疼痛，以右侧为主，仰头受限，偶有头晕头痛，双上肢痹痛，劳累后上症加重，无胸闷胸痛，无下肢踩棉花感，纳眠可，二便调。查体：颈椎变直，颈肌紧张，颈2～3棘突稍有压痛，臂丛神经牵拉试验（-），椎间孔挤压试验（-），旋颈试验（-），霍夫曼征（-），生理反射存在，病理反射尚未引出，舌质淡暗，苔白，脉弦。辅助检查：颈椎数字X射线摄影（DR）提示颈椎生理曲度变直，颈椎3/4、颈椎4/5椎间隙变窄。

中医诊断：项痹（气滞血瘀证）。

西医诊断：混合型颈椎病。

治法：活血行气，通络止痛。

处方：丹参20g，三七10g，煅龙骨20g，降香10g，白芍10g，两面针10g，甘草5g，葛根30g，川芎15g，细辛5g。共7剂，每日1剂，水煎服。配以韦氏正骨手法，调理颈椎小关节紊乱。1周后复诊，上述症状明显减轻，效不更方。

按语： 患者为中青年男性程序员，长期伏案工作，劳损耗气，气机运行不畅，以致血液运行障碍，气滞血瘀，致使颈肩疼痛，仰头不利，舌淡暗，苔白，脉弦为气滞血瘀之证。丹参、三七、川芎活血化瘀，煅龙骨、降香理气化瘀定痛，白芍、甘草、两面针解痉止痛，葛根解肌，韦贵康认为细辛治疗上肢痹痛效佳。韦氏正骨手法纠正颈椎小关节的紊乱，从而筋柔骨正。

腰椎间盘突出

腰椎间盘突出症是在腰椎间盘退变的基础上，受到外力因素作用，窦椎神经抑或神经根被突出的椎间盘刺激和（或）压迫，所导致的临床综合征。腰痛、下肢无力、放射痛、麻木、二便障碍等症状，为其临床常见表现。作为一种常见病，腰椎间盘突出症严重影响患者生活及劳动。本病好发于青、中年，男性居多，据国外相关研究：2%～3%为腰椎间盘突出症的大概发病率。35岁为大致分界线，当超过此年龄，男性发病率变为4.8%，女性则是2.5%，较总体发病率要高。其中，腰椎4/5椎间盘在发病部位中居于首位，次位为腰5/骶1，此二者共占腰椎间盘突出总数90%以上。除此之外，职业、体育运动、遗传等因素与腰椎间盘突出症的发生相关；而肥胖、吸烟等则是其易发因素。

（一）病因病机

1. 中医病因病机　腰椎间盘突出症属中医"腰痛""腰腿痛""痹证""骨痹"等范畴，气血、经络、脏腑功能的失调等，为其发病因素。腰者，肾之府也，与肾密切相关。"不通则痛"，"不荣则痛"为主要病机。不通为实，不荣为虚，中老年患者，多属因虚致病。《黄帝内经》述腰痛的病因主要分虚、实两方面，或两者兼有：实者，或坐卧湿地、感风寒，致风寒水湿之邪，浸渍经络，使得经络之气受阻，继而患病，或外伤跌仆，陈积伤累，致使经脉受损，瘀滞血凝所致；虚证多因肝肾不足，正气亏虚。"夫足少阴肾经也，属腰脚而主于骨，足厥阴肝经也，内血而主于筋。若二脏俱虚，为风邪所乘，博于经络，流注筋骨，故令腰脚疼痛，筋脉挛急，不得屈伸也"，为《普济方·身体门》所述。"病在骨，骨重不可举，骨髓酸痛，寒气至，名曰骨痹"，为《素问·长刺节论》所述。"湿之为病，……；在经络则为痹重，筋骨疼痛，腰痛不能转侧，或四肢瘫痪弱酸痛；……"，为《景岳全书·杂证谟·湿证》所述。急慢性腰痛的概念，首次被《诸病源候论》提出，少阴肾阳气损伤、风寒着腰、过用伤肾、坠堕伤腰以及寝卧湿地，均被认为与腰痛有关。

2. 发病机制

（1）椎间盘退变：因腰骶部活动度大，使椎间盘承受了较大的压力，通常，基质金属蛋白酶与金属蛋白酶组织抑制剂均存在于椎间盘中，两者处于一种制约平衡的状态，一旦这种状态被破坏，细胞外质的降解、椎间盘弹性将受到影响，椎间盘的退变将会被促进。椎间盘发生退变时，胶原类型及数量将被改变，椎间盘的弹性及缓冲力将会下降，受伤将会变得更加容易。椎间盘的血液供应本就不足，损伤、变性一旦产生，被自我修复的难度将会很大。

（2）机械应力损伤：硬膜囊为神经根发出部位，行走于椎管中，跨越椎间盘，一旦椎间盘突出，已有炎症的神经根，将会被突出的髓核压迫或牵张，神经根缺血、静脉回流受阻、水肿加重的情况将会出现，疼痛的阈值则会降低。

（3）免疫炎症：炎性免疫反应及炎症刺激，可由突出的椎间盘引起。其发病过程由一系列因素共同参与，如肿瘤坏死因子-α、丝裂原活化蛋白激酶、IL-6、环氧合酶-2、核转录因子β以及P38、5-羟色胺，它们参与了突出椎间盘炎性介质的表达、诱发血栓形成、慢性炎症反应等。

（二）辨证分型

1. 中医证候分类　根据国家中医药管理局《中医病证诊断疗效标准》制订。

（1）血瘀证：筋损脉阻，多由劳累、外伤所致，因不通，故痛生。"跌仆伤后伤痛者，此伤在筋骨而血脉凝滞也"，为《景岳全书》所述。"痛久必有瘀血"为王清任所言。临床上，腰腿固定刺痛，按触皆拒，活动受限，夜尤甚，舌暗紫，脉弦。

（2）寒湿证：中老年为此证主要患者，年高而体弱，风易夹寒湿，由腠理而入，邪阻脉络，因不荣而痛生。"风寒湿三气杂至，合而为痹也"，为《素问·痹论》所述。"寒气入经而稽迟，泣而不行，客于脉外则血少，客于脉中则气不通，故卒然而痛"，为《素问·举痛论》所述。临床上，腰腿冷重而痛，活动受限，遇寒湿而加重，舌淡，苔白，脉沉紧等，均为其常见表现。何以致此，以寒湿内侵，经络受阻也。

（3）湿热证：因素体脾虚，亦或喜食肥甘，内生湿热，阻滞腰部经络，此外，久居湿地、感受湿邪，病程日久，则郁而化热。腰痛而热，乏力，遇湿热而加重，活动后痛减，舌短赤，苔黄腻，脉濡数等，均为其常见表现。

（4）肝肾亏虚证：腰椎之患，与乙癸不可分割。肾精充则骨得养，方坚强矫健；肝藏脏养，故筋强而有力。若乙癸补充，筋骨未得充养，病则生焉。临床上，腰部酸胀疼，乏力，劳重卧减等症，为常见表现。面㿠白，四末凉，乏力懒言，可有阳痿、早泄等症，舌淡，脉沉细等，为阳虚表现。口咽干渴，潮热，烦躁，卧不宁，舌红，少苔，脉细数等，为阴虚主要表现。

2. 经络辨证　从疼痛的部位、敏感的穴位、临床症状等方面入手，分析与经络的联系，确定病变经络，以此治病，具有较高的研究价值，常见的有足厥阴、足少阳、足太阳经络病证。

（1）腰4神经根因腰3～4椎间盘突出而被压迫，下肢内侧为放射痛之走向，膝欲伸展而无力，膝跳减弱，其支配部位为腰4神经根，由足厥阴肝经所循行，足厥阴所致腰痛，可被证实。

（2）腰5神经根因腰4～5椎间盘突出而被压迫，大腿后外侧、小腿外侧、足内侧为放射痛之走向，其支配部位为腰5神经根，由足少阳胆经所循行，足少阳经所致腰痛，可被证实。

（3）骶1神经根因腰5骶1椎间盘突出而被压迫，大小腿后侧、外踝、足外侧为放射痛之走向，其支配部位为骶1神经根，由足太阳膀胱经所循行，足太阳膀胱经所致腰痛，可被证实。

3. 西医分型　退变型、膨出型、突出型、脱出游离型、施莫尔结节，均为被国际腰椎研究会认定的腰椎间盘突出分型。上下型椎间盘突出、单侧椎间盘突出、双侧椎间盘突出、中央型椎间盘突出等，为按突出方向所得的分型。突出节段不同，临床表现也不同：当骶1神经根因腰5/骶1椎间盘突出而被压迫，小腿后外侧、外踝、足跟、足底和小趾，均为放射区域；当腰5神经根因腰4/5椎间盘突出而受压，小腿前外侧、足背内侧和拇趾为放射区域；若闭孔及股神经因腰1/2、腰2/3、腰3/4椎间盘突出而受压，腹股沟区、大腿前内侧和膝前将会疼痛。此外，如若腰椎间盘严重脱出（游离型），马尾神经损害症状将会表现出来，如二便障碍、会阴部感觉异常等。

（三）诊断依据

1. 病史　青壮年为此病高发人群，寒湿旅居、腰部外伤、慢性劳损等，常可经询问得到，慢性腰痛史为主要前驱症状。

2. 症状

（1）腰痛：早期即可被发现。多为腰骶部酸胀痛，向臀部放射，久立、久坐、劳倦时尤甚，获休则缓。

（2）下肢疼痛：下肢放射痛，行走、咳嗽时尤甚，获休则缓，严重时，局部感觉异常、麻木等症将会出现。坐骨神经因腰4～5、腰5～骶1椎间盘突出而被压迫，进而生痛，下肢后外侧放射痛为其表现。而股神经因腰2～4椎间盘突出而被压迫，进而生痛，腹股沟区、下肢前内侧疼痛为其表现。一般仅肢体一侧出现放射痛。

（3）马尾神经症状：马尾神经因中央型椎间盘巨大突出、脱垂或因游离椎间盘而被压迫，双下肢、会阴部疼痛、感觉减退等症状将会表现出来，二便功能障碍、阳痿（男性）亦不是没有。会阴部麻木、刺痛，二便障碍及坐骨神经受累症状，为其主要表现。

（4）肌无力：相应肌肉出现不同程度麻痹的原因，多为根性受损。轻则肌力不如从前，重则失去功能。临床上，以胫后肌（腰5脊神经支配）麻木最为常见，紧接着则是股四头肌及腓肠肌等。

3. 体征

（1）一般体征：脊柱侧弯，跛行。腰部活动受限，前屈为主。因脊神经根背侧支受刺激，压痛、叩击痛常出现在患处椎旁，下肢放射痛亦可出现。

（2）特殊体征

1）直腿抬高及加强试验：当坐骨神经因腰4～5、腰5～骶1椎间盘突出而被压迫，则为阳性。若加强试验阳性，进一步诊查不可少，椎管外的病因须被排除。若椎管内严重突出，则健侧直腿抬高试验可为阳性。

2）股神经牵拉试验：腰2神经根受累时，可为阳性。

3）屈颈试验：屈颈时，脊神经根将会被牵拉，若放射痛出现在患侧下肢，提示阳性。

4）健肢抬高试验：当神经根腋部为病变椎间盘突出部位时，神经根因卡顿，无法向远端移动，故有疼痛。

5）Lasèque征：髋关节、膝关节均屈曲90°，随后膝关节将被拉直，若下肢后侧在此过程出现放射痛，提示阳性。伸膝时，坐骨神经遭牵拉、刺激，为其主要机制。

6）仰卧挺腹试验：仰卧且臀、背离床。若放射痛出现在患肢，提示阳性。

（3）神经系统表现

1）感觉障碍：受累脊神经根会出现相应感觉异常。皮肤过敏、麻木、刺痛、感觉减退等，可先后出现。

2）肌力下降：不同程度的肌力减退、肌萎缩，可在相应肌肉上表现出来。踝和足趾背伸力下降，可在腰5神经根受累时体现。趾及足跖屈力降低，可在骶1神经根受累时表现出来。

3）反射异常：腱反射减弱或消失，可在患侧表现出来。当腰4神经根被压迫，膝腱反射异常可表现出来；而当骶1神经根受压迫，跟腱反射减弱或消失可被见到。提睾反射、肛门反射减弱，肛门括约肌张力下降，均为马尾神经受累的表现。

4. 影像学表现

（1）X线：腰椎曲度变化，病变椎间隙变窄或前窄后宽，可在侧位体现；侧弯、患侧椎间隙高度多较健侧降低，可在正位显示。骨结核、骨肿瘤等病，将在平片显示，对临床诊疗，有巨大帮助。

（2）CT：神经根或硬膜囊被椎间盘组织压迫，椎管及侧隐窝狭窄、小关节增生肥大、椎板及黄韧带肥厚等情况，均可显示。

（3）MRI：突出物与神经根压迫的关系、形态、位置及大小，均可通过冠状位、矢状位、横断位来显示。其退变程度，可由MRI对软组织信号的高低变化来体现。

5. 电生理检查
神经损害的范围、程度、疗效，可由诱发电位、神经传导速度与肌电图协助判断。

（四）鉴别诊断

梨状肌综合征、马尾神经瘤、腰椎感染、腰椎滑脱症、强直性脊柱炎等疾病，腰腿痛的表现都存在，均需被仔细甄别。临床需要在排除这些疾病的情况下，结合临床表现与影像学检查、肌电图等明确诊断。

（五）腰椎间盘突出症的综合治疗

1. 中医辨证论治 大多数患者，通过保守治疗，如中药内服、针灸推拿等，疼痛将明显缓解，乃至消失。以中医辨证论治为前提，根据"实泻虚补；寒温热清"的原则，顺势而为，分缓急轻重、整体与局部相结合、扶正与祛邪并举，以复如前。

（1）中药内服治疗：治疗须三因制宜，根据不同的证型，方药举例如下，可供参考。

1）血瘀证

治法：祛瘀活血，通络舒筋，止痛行气。

方药：身痛逐瘀汤（出自《医林改错》，组成：秦艽、桃仁、香附、川芎、牛膝、甘草、羌活、当归、红花、五灵脂、没药、地龙）加减；若痛尤甚，选施杞教授经验方——筋痹方（生黄芪、生白芍、川芎、当归、生地黄、柴胡、制香附、乳香、羌活、秦艽、川牛膝、广地龙、炙甘草）合三藤饮（络石藤、青风藤、鸡血藤）加减；筋痹方合三虫饮（全蝎、蜈蚣、土鳖虫）加减可治麻木尤甚。

2）寒湿证

治法：除湿祛风，止痛温经，调气和血。

方药：甘姜苓术汤（甘草、茯苓、干姜、白术）加减；寒痹方（生黄芪、党参、当归、白芍、川芎、柴胡、熟地黄、鹿角片、肉桂、炮姜、生麻黄、白芥子、砂仁、炙甘草、牛蒡子、白僵蚕）加减；桂枝芍药知母汤（桂枝、附子、芍药、甘草、知母、麻黄、防风、生姜、白术等）。

3）湿热证

治法：以清热利湿为主。

方药：四妙丸（黄柏、薏苡仁、苍术、牛膝）加减；热痹方（黄芪、柴胡、当归、苦参、党参、苍术、防风、羌活、知母、茵陈、黄芩、秦艽、露蜂房、大枣、炙甘草）合牛膝、生薏苡仁加减；上中下通用痛风方（苍术、龙胆、羌活、红花、制南星、桂枝、防己、神曲、桃仁、威灵仙、川芎、黄柏、白芷等）。

4）肝肾亏虚证：肝肾亏虚证主要分阴虚、阳虚两类，根据临床病症，六味地黄丸、左归丸主攻阴虚；右归丸、金匮肾气丸主攻阳虚。偏阳虚，也可用温肾通痹方（炙黄芪、党参、白芍、川芎、当归、熟地黄、怀山药、山萸肉、柴胡、枸杞子、菟丝子、鹿角片、熟附片、肉桂、杜仲）加减；偏阴虚，则可用益肾通痹汤（炙黄芪、党参、当归、白芍、川芎、熟地黄、柴胡、山萸肉、怀山药、枸杞子、川牛膝、炙龟甲、鹿角片、菟丝子）加减。独活寄生汤（独活、当归、细辛、秦艽、牛膝、防风、党参、川芎、桑寄生、茯苓、生地黄、杜仲、白芍、甘草等），气血不足，寒湿痹痛均可治。

（2）中药外治法：外敷中药、外贴膏药、中药熏洗、中药溻渍、中药离子导入等，药物通过皮肤吸收，作用病灶，可减轻炎症、缓解疼痛。常用的有熏蒸、离子透入等途径。

常用的中药熏蒸药物有：伸筋草、当归尾、红花、川草乌、天南星、威灵仙、桑枝、海桐皮、细辛、制乳香、没药、透骨草、桂枝、苏木等，舒筋活血、通络温经为其主要功效。

（3）针灸疗法：多年以来，中医积累了大量针灸治疗腰痛的经验，常用取穴法有：

1）循经取穴："厥阴之脉令人腰痛……刺厥阴之脉，在腨踵鱼腹之外，寻之累累然，乃刺之……"；"少阳令人腰痛……刺少阳成骨之端出血，成骨在膝外廉之骨独起者……"；"足太阳脉令人腰痛……

刺其郄中正经出血……"，为《素问·刺腰痛》所述。腰夹脊、秩边、委中、阳陵泉、昆仑、悬钟、丘墟等，均为常用穴位。也可辨证配穴：①寒湿者，配风市、腰阳关；②湿热者，配行间、曲池、阴陵泉；③血瘀配血海、膈俞；④肝肾亏虚者，配关元、气海、足三里、三阴交。

2）特殊取穴法、特定穴位：如董氏奇穴、浮针、头针、腕踝针等。治疗下焦腰腿部疾病，尤其是腰痛、坐骨神经痛，董氏奇穴常选用：大白、灵骨，此两穴为治疗疼痛性疾病的要穴，疗效十分显著。

3）全息法取穴：如耳针、腹针、颊针等。

4）按时取穴：灵龟八法等。

5）其他：经验穴，如腰痛急性期，取后溪、人中等。

刺法、灸法亦多样，总体认为针偏泻，灸偏补。"病有浮沉之变，刺有浅深之别，补泄择理，其道无过。"有瘀血者，针刺出血。痛浅则刺浅，痛深则刺深。穴位注射亦常用，各种药液经常被注射到阿是穴、大肠俞、肾俞等穴位之中。激光穴位照射亦被使用。此外，温针灸仪、电针仪、经穴灸疗仪等，也被应用到腰痛的治疗当中。浮针治疗中，通过扫散运动，刺激病灶周围的结缔组织，能疏导气机、调达经络、增加局部血液循环、减少致痛物质的产生。

石氏单穴电针深刺技术，其核心思想是"以痛为腧"，选取经验穴——"腰突穴"进行治疗，效果显著。董针的动气针法，可促进机体气血流通、恢复经络及血脉的平衡，进而达到治愈或缓解的目的。赤凤迎源针法，可促使针感激发、调气和血、改善微循环、消除肌肉痉挛，将止痛效果增大。督脉雷火灸，通过艾火的温热效应，具有祛风、通络活血的作用。

（4）针刀疗法：具有减轻炎症区内压，阻断其对神经、血管的恶性刺激，促进组织修复，维持局部组织相对平衡的功能。一旦机体受到刺激，中枢神经系统中啡肽类物质含量将升高，具有一定镇痛作用。在操作针刀时，先以手指触摸、按、压，探寻病灶，当触及条索状、硬结状、片状组织，且有痛感时，即为所寻病灶，由该点神经支配的相应区域，也可有疼痛表现。再持针刀，切割、松解病灶，疼痛将迎刃而解。以针刀透压，治疗腰椎间盘突出症的方法，为张立勇教授所用。临诊时，以独创骶髂四针进行治疗，以独创的透压针法，对骶髂关节进行透刺，缓解周围组织痉挛，进而调整脊柱-骶-髋的力学平衡，恢复脊柱的异常力学应力。

（5）手法治疗：手法治疗被应用较多。据研究，手法具有调气血、促进循环、减轻无菌性炎症、调整局部生物力学结构、增强脊柱稳定性的作用，椎间隙将被扩大，减轻对脊髓神经的压迫。另外，手法还能维持筋骨平衡。其适应证有：①首次发作时间小于等于6个月；②无马尾神经压迫症状；③因病不能手术而无手法施行禁忌；④不存在下肢运动功能进行性障碍；⑤中医辨证属气滞血瘀者。

施行时，应"先理筋，后正骨"，先行理筋手法，使机体放松、适应，再用正骨手法，使筋骨回位，气血畅通，进而减轻疼痛。基于常年临床实践与"筋骨平衡"理论，国医大师施杞自创的"整腰三步九法"，可调筋骨，活血止痛，疗效颇佳。

杠杆定位手法，直接对病变腰椎节段施力，能更加稳定地控制力度，更有针对性地调整脊柱。再者，杠杆定位手法，是对腰椎整体施力，可缓解腰部疼痛、恢复腰椎功能、改善腰椎曲度和稳定性。脊柱微调手法，主要通过对局部病变的小幅度运动，释放受压的椎间盘，继而症状得缓。在实行过程中，具有力矩小、椎体所受力小、易于控制力度、安全性高等优势。

（6）导引功法："洗、梳、揉、搓、松、按、转、磨、蹲、摩、吐、调"，为国医大师施杞所归纳的十二字养生功，调节肌力平衡、促进血液循环、消除小关节的炎症等，均为其作用，可将之视为防病保健的锻炼之法。"石氏腰椎导引操"，是一种通过筋骨力量锻炼、坐骨神经粘连松解锻炼，来治疗本病的疗法，亦有较好的疗效。传统功法，如八段锦、易筋经、太极等传统养生法，对畅通气血，提高平衡力，有很大帮助。

2. 物理因子治疗 有磁疗、超短波、热疗、电疗、激光疗等方式，有镇痛、缓解肌紧张、改善血液循环、促进炎症吸收、促进患肢功能恢复的作用。在急性期，超短波、微波等高频电疗可被选用；慢性期，低频脉冲电疗、经络导平、电脑中频电疗等，可选而用之。

3. 牵引治疗 脊柱的四维结构理论认为，一旦肌力不均，脊柱稳定性首先遭到破坏，可出现旋转、侧弯等变化，动态平衡失调，进而发病。腰椎牵引作为一种治疗方式，其主要作用有：能够增宽椎间隙、降低椎间盘内压、调整神经根与突出物的关系、改善血循环、缓解肌痉挛。目前，临床上多采用电脑自动牵引仪，常用的方式包括持续、间歇两种，牵引重量多为自身体重30%～50%，每次半小时，每日1～2次。

4. 骶管封闭治疗 临诊治疗本病时，骶管封闭被证实快速、有效。若症状明显者，可配合此法。操作时，取俯卧位，骶管裂孔的位置须先被确定，常规消毒、铺巾。抽取1%利多卡因溶液备用，穿刺时进针须缓，当骶管裂孔韧带被突破，会觉阻力消失。然后缓缓插入硬膜外导管10～15cm，见导管尾端搏动，且回抽无血性液体，分3～4次，缓慢注入合剂（2%利多卡因溶液5ml+生理盐水35～45ml+复方倍他米松1ml，共35～50ml）。开始至术毕10分钟，时刻关注患者状态，若无明显不适，再施行手法。

5. 手术治疗 病程超过6～12周，且经正规保守治疗疗效欠佳；剧痛，日常严重受扰，或有典型神经病变症状，均为腰椎间盘突出症的手术指征。

目前，临床常用手术方式有：单纯髓核摘除术、微创手术、椎间融合术等。

（1）单纯髓核摘除术：经后路髓核摘除术，在界内被称为治疗腰椎间盘突出症经典的手术方式，能在直视下，将病变髓核切除，减压充分，但长期疗效欠佳。因椎间盘高度丢失，可导致神经椎间孔变窄，若椎间盘切除较多，容易加速腰椎间盘及小关节的退变，影响患者日后脊柱的稳定。

（2）微创手术：以经皮穿刺介入手术为代表，主要有经皮穿刺椎间盘切吸术、射频消融髓核成形术和经皮椎间盘化学溶解术等。目前手术时，多辅以CT引导，使定位更精准，创伤更小。例如，CT引导下低温等离子射频消融术联合臭氧注射术、CT导向侧隐窝入路臭氧融核术、尖端可旋转穿刺针引导下经皮激光椎间盘减压术等。

经皮椎间孔镜椎间盘摘除术，有手术时间短、创伤小、安全性高等特点。例如，CT引导下保留黄韧带椎板间入路脊柱内镜手术、单侧双通道脊柱内镜手术、超声引导下脊柱内镜治疗等，精准定位，不改变患者腰椎整体稳定性，减少了不良事件的发生。单侧双通道内镜技术（UBE）兼具传统开放手术及微创脊柱内镜的优点，被称为"水介质的显微镜技术"，是一种改良的后方椎板间入路，内镜与器械通道位于同侧，尤对复杂程度较高的腰椎间盘突出症，具有术野清晰、操作灵活、高效等特点。

（3）减压内固定术

1）椎间融合术：主要应用于腰椎不稳、长期慢性腰背痛、复发性腰椎间盘突出症的突出物巨大和（或）合并腰椎畸形的患者，可有效改善脊柱稳定性。因脊柱活动受限，易加剧相邻节段的退变。使用Cage后，一个良好的环境将被提供给植骨，加速术后的康复和融合。但Cage的插入，减少了骨性融合的可用接触面积，增加了感染率，提高了患者住院费用。而传统的椎间植骨材料，多取患者髂骨，虽有降低手术费用、增加了骨性接触面积等优势，但可能导致供骨部位持续疼痛。而后路腰椎椎间融合术（PLIF），在治疗退行性腰椎间盘突出症时，被证明有效。通常采用单侧椎弓根螺钉内固定治疗，虽较双侧固定强度弱，但能明显减轻植骨融合节段的应力遮挡，更利于融合，且术程短、出血少、总费用低。另外ROD系统，在治疗腰椎间盘突出伴相邻节段退变时，被证明疗效明显。

2）经椎方根动态稳定系统：该术在保留脊柱节段的运动功能方面，具有独特优势，此外还能大幅降低邻近结构的负荷，提高椎间盘的稳定性，为纤维环的修复及愈合提供一个良好的环境。

6. 运动疗法

（1）急性发作期，神经根因无菌性炎症，而水肿明显，卧床休息1～2周是常被推荐的方式，体重对病变椎间盘的压力将被减轻，促进炎症的吸收，减少对神经根的刺激，使疼痛减轻或消失，但不可完全卧床，应经常起身，行短时间的站立、行走。

（2）恢复期，应加强腰背部核心肌群和腹肌的肌力训练，从而提高腰椎稳定性。肌力的主要训练包括：锻炼腰背肌的有"双桥练习"及"背飞练习"，训练腹肌的有威廉姆斯体操及 McKenzie 疗法。不但能舒缓全身肌肉，还能增强躯干控制力，维持椎体稳定性，进而改善运动功能。可使肌肉重新伸展，不再绷紧，进一步缓解疼痛症状，亦能提高患者的柔韧性及耐力，为日后的生活、运动打下良好基础。

7. 西药治疗　患此病者，若麻痛甚不可忍，可肌松、止痛及神经营养类药物联合应用。在腰椎硬膜外注射类固醇激素，疼痛将得到显著缓解，应在局部小剂量应用。甘露醇可明显减轻神经根水肿，缓解刺激；对于坐骨神经慢性受压性损伤所致的疼痛，七叶皂苷可显著缓解，此疗效已被证实。

8. 预防　预防可分为一级、二级预防。主要包括：注意平时的坐、站、睡以及劳动的姿势；加强腰背肌肉功能锻炼；挑选适当的床铺，最好软硬适中，能贴合腰部生理曲度；注意腰部保暖与防寒等。

（六）守正与创新

1. 古代腰痛医案赏析——《兰室秘藏·腰痛门》

（1）一人为东垣所治，于寒湿之地露宿，腰肋痛搐月余。"为足太阳、足少阴血络有凝血作痛，间有一二证属少阳胆经。外络脉病，皆去血络之凝，乃愈"，为腰痛论所云。"冬三月禁针。只宜服药通其经络，破血络中败血"，为经所云。以防风、汉防己各三分，独活、炒曲各五分，桃仁五粒，羌活一钱五分，柴胡、肉桂、当归、川芎、炙草、苍术各一钱，酒煎服愈。

震按：虽去瘀，然温寒胜湿药多用。得其因也。

（2）独活汤：因劳而腰痛生，状如折，如山沉重。独活、羌活、防风、泽泻、大黄煨、肉桂（以上各三钱），酒黄柏、酒汉防己（以上各一两），连翘、当归梢（以上各五钱），桃仁三十个，炙甘草（二钱）。上咀，加酒半盏，水煎热服。药量上，防己、黄柏、桃仁量重。若寒湿瘀阻，显湿热且较重，独活汤得以显效。若施川芎肉桂汤，则川芎不可重用的。

（3）徐质夫坠马，为丹溪所治。腰疼，转侧不能，脉皆散大，弦长。恶血已生，然尚未可驱，以补接之法，先以与之。苏木、人参、黄、芎、归、陈皮、甘草，煎而服。至半月，散大渐敛。纳增。自然铜之类，始予之。三旬得瘥。

震按：世人治跌伤，常待瘀除，后乃补之。丹溪先补而瘀后除，视年老，脉散大然也，其学问之高，由此可见。昧者惧恶血为补而住，慎不施之，其心力耗于逐，然瘀不得去，而变化乃生。乃知补住恶血，为谬谈也。大元已虚，补药可受之，而瘀不相干涉。如大元充盛，施补则助邪长，增瘀而添痛，诚非所宜也。其虚与不虚，须先辩耳。

（4）一妇人为刘立所治。腰痛历年，药石不效。刘曰："病虽危殆，然一夕可安"。主人讶而请药。答曰："药者，不须也，但铅粉二三十两需之，壮士五人需在侧，五七枚大铃亦需备之。"不日悉有。床帐幔撤而置屋，病妇腰周回为米饮、铅粉所置，舒卧而上。一壮士奉令持铃，绕床而急走，不绝其声，倦则易而换之。夜半后，妇渐可自立，腰痛得释。皆来拜谢："师真乃神医，愿悉听其详。"刘云："因水银服之而病，客腰不行，疼痛生焉。铅粉乃水银所化，其母也，以金之音，使母唤子，银入粉中，故瘥矣。"

震按：实难以捉摸，较之浴银汤，坐川椒者，各有千秋。

（5）方鲁儒，神倦，腰膝痛剧。悉云腰膝者，肾主之也，遂用桂、附，两月不瘥，四肢痿软反甚，腰膝寒冷，遂以热药服喂，了无疑惧。诊之，脉虽伏，然重按有力，遂寻热甚证似寒，实则阳热至极，反兼胜己之化。小盒饭赤，沸汤者，必畏也，答曰然也。遂以黄柏三钱，龙胆草二钱，芩、连、栀子各一钱五分，遣生姜七片为导，热药服下，腰间遂觉畅快，三剂而消。后予培元之类，三旬则瘥。

震按：大热似寒，不可予热，反予其寒，热除则缓。

（6）张修甫腰痛而坠，然行房时重未见，补肾之类未效。腰为肾府也，肾虚则腰病，然行房时，何以不见重？瘀滞也。肾因行房而摇，血因行而畅，无瘀则亦不重。以穿山甲、青皮、知母、木通、桃仁、黄柏、苏木、红花、青皮、乌药各一钱，甘草五分，加姜、枣，不日则瘥。

震按：古人本有积存之法，可治瘀血所治之腰痛。然思至行房时，肾摇而血可行。实乃明哲也。夫肉桂多以行瘀，今反行知、柏何也，脉中见相火强故也。

（7）东宿曰：吴东星应试冒暑，落第后而快，因成疟，自中秋延起，至十月乃止，然腰痛，咳嗽，白浊俱出，骨瘦肉削。医药胡乱而投之，大羌活汤、地黄汤及连、附、桂、参等皆曾为其试，痛剧振声，四邻皆惧。触之，弦细为左脉之象，滑大为右脉之象，至皆以六为数，渴而目赤。因知杨梅疮曾为其所患，积毒未清，尚于经络伏而留之，适逢疟，气血亏虚，余毒复现，故痛震邻。归、芍、甘草、牛膝、白鲜皮、苡仁、木通、钩藤皆用之，添土茯苓四两，煎汤代水而熬，数剂后，痛消嗽缓。酒后犯房，腰次日如缚状，足面亦疼，左眼赤，尿短，火于足底存之，自两胯起，直而冲其于上，痛而难忍之。遂白藓、土茯苓、木通被去，红花、生地、石斛、黄柏添而加之，三日均服此药，证未消。适逢祁寒，大便燥结难出，误听人言，一日夜间，元明粉竟服至两许，舟仍停未行，然腰痛愈烈，双足挛缩，气息奄奄，青惨状，以危急已至矣。触按三部皆伏，痛也。此虽属热，便燥不出，然病于经络筋骨间，非肠胃也，肠胃泻之而效？蛰伏之季，阳气应大泻而亏，艳阳则生发无源矣，此为吾所云。何以四肢挛缩，痛甚难忍，以经络因寒而收引凝滞也。待寒邪得以温散，其标之痛得缓，后复调其本。苍术、五加皮、杜仲、炙甘草、桂心、破故纸，皆使而用之，二剂连行，痛得定而肢柔得和，复可饮食。虽标得去，然今闭藏之月也，本尚未可治，待艳阳至，病根方可去。吾之所言，未得其信，然降火滋阴之法，久施不效。待三月已至，煨肾散始予之，大泻数次，四肢不温而冷，悉恐。然吾知病已去矣，方实吾前之所云。中焦之药数剂，精气渐复，腰胯痛止而柔，举步无碍矣。盖经络为杨梅疮积毒而伏，补益之剂可去矣？遂以舒湿通热为先，待余毒已尽，遂用补益之类收之。后威灵仙末子仍以二钱，置猪腰之内，待煨熟后，同而食之，复泻，病方得尽除。

震按：此案起伏连绵，然孙公仍可寻而理之，仅所录者，已有七次。症状虽随证而变，然以病机而赴，以辨证施药之法未变，方明药石之有效不效，终使病除，实乃吾辈之模范。苟逸其半而存其半，则不知来路之渊源，未明结局之成败，何以评其是非乎？因不禁慨然于临证指南矣。

（8）张令施之弟，伤寒坏证，腰偻废，痛难忍不效。喻嘉言触之，脉平顺，痛已大减，遂云："虽非死证，然人恐废矣。"此证善行，痛如刀刺，邪正互争尚存，如若痛已全无，为正邪混而合一，安而无事焉。今虽痛减，实则忧甚。思而揣之，两腰因热邪深入，脉络瘀阻不通，则攻散之法可施。然邪气久居，大元不充，攻必不得应，故肉桂、附子为多而加之，合桃仁承气汤，二大剂煎送。服后方可起卧，再以丸剂与之，终病瘥而安。仲景治结胸证，为吾所仿，附子泻心汤法施而与之，结胸在上而气多，附子大黄同用，为吾行之以泻心。腰偻在下而血多，桃仁肉桂为吾行施之以散腰间之结血。后用此法治江生，二剂而愈。

震按：痛减而病进，见微而知著，借法而化裁之。

2. 近现代伤科名家腰椎间盘突出症医案

（1）石仰山医案：朱某，女，39 岁。

主诉：左腰腿痛反复半年余。

病史：患者腰部半年前曾遭外伤，左腰腿由此而痛，程度一般，查 MRI 示：腰 4 椎体轻度滑脱，曾行针灸、牵引等治疗，症状未除。现时有腰部刺痛，沿足少阳胆经放射，小腿抽痛，屈伸不利，口干，微苦，躁烦。舌红少津，苔薄黄腻，脉弦数。

中医诊断：腰痛病（痰瘀阻络）。

西医诊断：腰 4 椎体轻度滑脱症。

处方：逐痰通络汤加减。牛蒡子 9g，制南星 9g，竹茹 12g，浙贝母 15g，僵蚕 9g，白芥子 9g，当归 12g，川牛膝 12g，柴胡 15g，黄芩 9g，炙地龙 9g，络石藤 12g，丹参 15g，白芍 12g，生甘草 6g。7 剂。

嘱调饮食，畅情志。后得缓，方未改，续服之，1 个月后得愈。

按语： 石仰山认为损伤缠绵难愈，或劳损麻痹肿痛，大多与痰有关。损伤气血自属气脉闭塞，凝滞之类，易于痰聚为患。在骨伤科临床上，常见痰与风、寒、湿、瘀、热诸邪相合为患。石仰山理伤从痰论治，方中用制南星、竹茹、浙贝母化痰祛湿，丹参、川芎、当归活血养血化瘀；白芥子、僵蚕、络石藤、炙地龙化痰散结通络；柴胡、黄芩、牛蒡子舒肝清热；白芍柔肝养阴，生甘草调和诸药。诸药合用，标本兼治，痰浊化，瘀血散，脉络通则诸症除。

（2）石鉴玉医案：徐某，女，44 岁。

主诉：腰痛半年，加重 1 周。

病史：患者半年前出现腰腿痛，当时无下肢麻木，休息后缓解。1 周来腰痛复发并加重，咳嗽时明显，弯腰受限，伴下肢放射痛及麻木，休息后未能缓解，遂来就诊。

诊查：脊柱侧弯，腰椎曲度消失，活动受限，左右直腿抬高试验分别为 60°、30°，右 L_4～L_5 棘突旁压痛明显，右肢放射，梨状肌处压痛（+），右 L_4～L_5 神经分布区皮肤感觉较左侧减退，左右拇肌力可，生理反射存在。CT 示：右 L_4/L_5 椎间盘向右后方突出，侧隐窝狭窄，神经根受压迫。

中医诊断：腰痛（痰瘀互结证）。

西医诊断：腰椎间盘突出症（右 L_4/L_5）。

手术治疗：摘除腰 4～5 髓核并行松解、减压。翌日症缓。

中医治则：祛瘀通络，化痰利水。

方药：牛蒡子、制南星、白芥子、全当归、炙地龙、白僵蚕、金雀根、泽漆各 9g，川牛膝、丹参各 12g，生甘草 6g。7 剂，每日 1 剂，水煎，早晚分服。半个月后麻木全消。出院 3 个月内随访，未再复发。

按语： 虽为本虚标实，但应先治其标。独特的逐痰利水法，被用来治疗本病。由痰入手，少施活血之类，经络得以疏通，血脉复通，痰邪亦得而化之。豁消痰肿、通十二经络，为牛蒡子之功效；散结化痰，为白僵蚕之功，二者相合，留注经络之湿痰得以化散。豁利皮里膜外无形之痰，为白芥子之长；利消水肿、痰瘀，为泽漆之效；利水祛风，乃金雀根之功。泽漆、白芥子、金雀根 3 药，乃控涎丹之化裁，相伍而效如初，神经根之水肿，将被有效消退。化痰，属制南星之力强；活血、养血、化瘀，为丹参、当归之功，佐地龙，化痰瘀之功被增强。引经、活血通络，为川牛膝之长。逐痰利水化瘀之法治疗本病的独特观点，在此病案得到了很好的体现。

（3）刘元禄医案：章某，女，63 岁。

主诉：腰痛、活动受限 3 年，加重 10 天。

病史：曾服布洛芬，未明显缓解。刻下：腰部疼痛，痿软，下肢乏力，遇劳加重。10 天来加重，舌黯，苔白腻，脉沉细。否认既往史、过敏史。

诊查：腰部变直，右直腿抬高试验及加强试验（-），左直腿抬高试验50°（+），$L_4 \sim S_1$棘突旁压痛（+），双下肢感觉及足趾活动可。腰椎CT示：L_4/L_5椎间盘后缘局限性向后隆起，硬膜囊受压改变。

中医诊断：腰痛（肝肾亏虚、血瘀内阻证）。

西医诊断：腰椎间盘突出症（L_4/L_5）。

治法：补肾益精、养血活血。

处方：当归15g，熟地黄15g，川芎10g，白芍15g，牛膝15g，红花10g，枸杞子15g，山萸肉10g，杜仲15g，延胡索15g，牡丹皮15g，陈皮15g，甘草10g。7剂，每日1剂，水煎服，每日2次。

二诊：7剂后，症状得缓，偶有下肢无力，舌脉同前，巴戟天15g，淫羊藿10g为吾加之。14剂，诸症得缓，半年未发。

按语： 因肾气虚而血不行，致血瘀内阻腰椎间盘突出症。刘老从补肝肾、益气血通络着手，施以左归丸合四物汤加减。补益肾精、活血养血为全方之效。

3. 创新：骨伤科全国中医优秀人才治疗腰椎间盘突出症举隅

（1）詹红生：教授，第五代石氏伤科继承人，全国优秀中医临床人才、上海市中医药研究院骨伤科研究所所长、上海市中医药大学附属曙光医院骨伤科主任。詹教授长期临诊，对慢性筋骨疾病的治疗——"四以相和"的学术观点，为其所提出，即内为药物偏性所调，外以手法针灸、饮食相辅，以期平衡。他认为，中老年慢性腰腿痛的关键病机，乃"筋出槽，骨错缝，气血不通，筋骨失和"，治疗宜"从筋论治"。詹红生将脊柱生物力学有限元模型分析与大数据研究相结合，在其治疗手法或治疗方案等方面，取得了一定的成就。他认为：本病的诊断与治疗，三期有别（急性、亚急性、慢性），每个时期均有自己的特点，故应有所侧重，强调阶梯化、序贯化、手术方案细化的综合治疗原则。此外，在手法治疗脊柱"筋出槽骨错缝"方面，具有丰富经验，可实现"定性、定位、定向"的诊疗。消炎、免疫调节、镇痛等，为臭氧对本病之作用，而手法松解可促进臭氧在关节内的弥散，增强疗效。在了解此特点后，臭氧髓核注射术联合硬膜外麻醉下手法松解术，被詹红生团队施用于本病，效果喜人。

病案举例：患者，女，50岁。

初诊日期：2017年11月25日。

主诉：腰痛伴右下肢痛麻3周。

病史：患者3周前熬夜后出现腰部疼痛，伴右下肢痛麻，活动及久坐后明显，休息不得缓。曾被建议即刻手术，遭拒，服止痛药后不效。遂来就诊。

诊查：面色华，舌淡红，舌下络脉瘀阻，苔薄白，脉弦细。腰椎无明显侧弯，腰部活动受限；腰5～骶1右侧棘旁压痛（++），叩击放射痛（++），右侧直腿抬高30°、加强（+），左侧无殊。膝踝反射对称引出（-），双侧"4"字试验（-），足趾背伸、跖屈肌力正常，双下肢感觉正常。

辅助检查：MRI示腰5～骶1椎间盘髓核脱出伴局部椎管继发性狭窄，伴骶2水平椎管囊肿。MSU分型3级，JOA评分8分。

中医诊断：腰痹（气滞血瘀证）。

西医诊断：腰椎间盘突出症。

治法：活血行气，止痛通络，方选苁蓉牛膝汤加减。

处方：以石氏单穴电针深刺技术和腰椎手法为主（每周1次），配石氏虫粉方（三七粉2g，土鳖虫粉1g，蕲蛇粉1g，全蝎粉1g，穿山甲粉1g），14剂。每日1剂，分2次服。

二诊（12 月 2 日）：症状缓解，步行及久坐时仍有。诊查：腰椎活动明显改善；压痛及放射痛减轻，右侧直腿抬高 50°、加强（＋）。改上述治疗每周 2 次，增服洛索洛芬钠片。

三诊（12 月 5 日）：症状明显缓解。查体：右侧直腿抬高 50°、加强（＋），停用洛索洛芬钠片。原虫粉方加人参、白芷粉各 1g。

四诊（2018 年 1 月 27 日）：诸症改善，嘱加强锻炼。

五诊（2 月 3 日）：症状缓解明显，小腿麻木仍有。查体：棘右侧压痛消失，叩击放射痛（＋），右侧直腿抬高 60°、加强（＋），舌脉有热，调整虫粉（上方加羚羊角粉 1g、水蛭粉 1g、僵蚕粉 1g），共 21 剂。

六诊（2 月 24 日）：疼痛好转，足跟时感麻木。查体：叩击放射痛（＋），右侧直腿抬高 70°、加强（－），定期复查。

末诊（2019 年 4 月 13 日）：疼痛消失，偶有足跟麻木，休息得缓。查体：右侧直腿抬高 80°、加强（－）。左侧直腿抬高 80°、加强（＋），腰 5～骶 1 脊旁左侧压痛（－）、放射痛（－）。足趾背伸、跖屈肌力正常。腰椎 MRI：腰 5～骶 1 椎间盘突出髓核消失，骶 2 水平椎管囊肿。

按语： 詹红生继承石氏伤科以虫类药治疗腰痹痛的宝贵经验，指出其有"追拔沉混气血之邪"之效，全方由全蝎粉、蜈蚣粉、蕲蛇粉、三七粉、土鳖虫粉为基本组成。全蝎、蜈蚣，专入肝，善走窜，具有息风止痉、通络止痛、攻毒散结之效，辅以洛索洛芬钠片消炎镇痛。三诊加入人参、白芷粉补本固元，兼祛表邪。五诊根据病情变化适当加入羚羊角粉，水蛭粉，僵蚕粉，取三者平肝息风，破血逐瘀功效，祛除深部病邪。石氏虫粉方虽名为粉，但因材料和加工的限制，兼有散末之形，故能去风寒湿之邪，散五脏之结伏，去肠胃脏腑之积，救痛病之急。虫类药物普遍气厚势猛，故用白汤，即温开水冲服。腰痹痛病位在下，生用即可，无须另外加工。詹红生认为，虫类药物研粉服用能够充分析出有效成分，也相对减少了用量，这既可以减轻患者经济负担，也能减少药物不良反应，同时将吞服剂量控制在 1 g/d 左右，保证长期服用的安全性。

（2）姜劲挺：中国中医科学院临床医学博士，教授，主任中医师，中医骨伤科学学术型博士生导师。第四批全国名老中医药学术经验工作继承人，甘肃省名中医。

在腰椎间盘突出症背根神经节的免疫损伤机制、椎动脉型颈椎病中医药的治疗基础和临床研究方面，其已从事甚久。对各种腰椎间盘突出症、颈椎病、椎管狭窄、退行性骨关节病等疑难杂症的古今结合治疗，心得颇深；至于颈椎病引发的眩晕、焦虑、失眠等症，亦为其长处；现代设备、正骨手法、外敷膏方、小夹板固定，被有机结合，能无痛、精准治疗四肢骨折、脱位、急慢性软组织损伤。2010 年，赴丹麦哥本哈根大学进修期间，运动医学被其引入到中医骨伤科学体系之中，局部及整体得到统一，中医运动医学和运动康复相结合的新骨伤诊疗体系，由此形成；2012 年，将现代医学分析认识和中医药治疗干预有机结合，"中医脊柱相关疾病学"的核心思想被提出，在脊柱相关疾病的诊疗方面，发挥了重要作用。2011 年，"腰腿痛胶囊治疗腰椎间盘突出症机制研究"这一课题被其主持，并被评为"甘肃药学发展奖"二等奖。姜劲挺基于经络、脏腑理论及运动医学，提出了"颈腰同治"理念，在治疗腰椎的同时，亦对颈椎进行干预，通过手法调整脊柱的生物力学结构，在宋贵杰"三步三位九法"的基础上，研发了"新三步八法"，再结合中药内服外用、冲击波、局部注射等治疗，使得疗效显著，减少了本病复发。本病被姜劲挺分为内伤、外伤两型，认为"内伤型"与肝、脾、肾关系紧密，多是两脏或三脏同时病变，多属本虚标实。应先扶正后祛邪，临诊以补肝肾气血、调脾胃情志为主。常用方剂有当归黄芪汤、黄芪桂枝五物汤、仙鹤决明汤、瓜蒌薤白半夏汤、独活寄生汤等。补肾多用淫羊藿、肉苁蓉、川牛膝等，调理脾胃选焦山楂、六神曲、焦麦芽等，益气多用炙黄芪，活血多用赤芍、丹参。

病案举例：患者，女，69 岁。

初诊：2016年12月4日。

主诉：腰痛伴下肢放射痛1年，加重2个月。

病史：患者1年前无明显诱因下出现腰部疼痛，伴下肢外侧疼痛，颈腰部活动障碍，头晕、恶心偶有，劳累后明显，曾行小针刀、中药定向透药治疗不效。2个月来症状加重，遂来就诊。

诊查：舌暗淡，苔厚腻，脉弱，腰部活动度无明显异常，双上肢肌力无明显异常，右下肢肌力Ⅳ级，左下肢肌力Ⅴ级，Lasègue征（+），霍夫曼征、臂丛牵拉试验（−）。腰椎MRI：腰4/5、腰5/骶1椎间盘突出，颈椎MRI：颈椎5/6明显膨出。

临床诊断：①腰椎间盘突出症；②颈椎间盘突出症。

证型：肝肾亏虚，脾胃虚弱。

治则：疏肝补肾，健脾益气。

方药：予独活寄生汤合仙鹤决明汤加减，同时配合中药托敷剂托洗、手法正骨理筋和冲击波经络击打治疗。1个疗程后（15天），症状得缓，下肢放射痛减轻，头晕、头痛症状消失，予出院。去掉仙鹤决明汤再服6剂，余治疗改门诊每周两次进行，腰痛、放射痛于一个半月后消失，无头晕、恶心。嘱患者慎起居、避风寒，停中药内服。半年后，未见复发。

按语：姜劲挺从事骨伤科教学科研临床多年，指出痹证的治疗首要为辨证求因，重视病机演化，只有明确了病因病机，再制订治法，则收效显著。治法上以"扶正祛邪、补气通络"为原则，用药上循经分部、上下不同，重视肝脾肾，善于调情志，结合正骨理筋手法，多管齐下。选方取独活寄生汤以祛风湿，止痹痛，益肝肾，补气血，结合仙鹤决明汤以平抑肝风、镇肝潜阳，配合手法治疗，直达病所，使理正，方典，药到，病除。

腰椎管狭窄症

腰椎管狭窄症，是指腰椎椎管、神经根管或椎间孔因各种因素而狭窄，腰椎神经组织被压迫，血液循环受阻，导致相关神经功能障碍的一类疾病。腰腿痛、下肢乏力、麻木、神经源性跛行等，为其主要临床表现。神经源性跛行，可因直立体位而诱发，而前屈、弯腰、休息后可缓解为其特点。据查，9.3%为本病大概发病率，中老年为主要群体，男性居多。腰椎4/5为最常见好发部位，腰5/骶1为其次。

（一）病因病机

1. 中医病因病机　本病归"痹证""腰腿痛""痿证"等范畴，体质、气候、环境等与其关系密切。"岁火不及，寒乃大行……胁下与腰背相引而痛……"，为《素问·气交变大论》所述。"肾大则善病腰痛……肾偏倾则苦尻痛也"，为《灵枢·本脏》所述。"腰痛有五，阳气不足，少阴肾衰而痛为其一；因风痹风寒着而痛为其二；以肾虚劳役伤肾而痛为其三；由坠堕地伤腰而痛为其四；以寝卧湿地而痛为其五"，为《诸病源候论》所述。可见先天肾气不足、劳损伤肾等，为内因之属，外伤、慢性劳损、外邪侵袭等，归外因之类。所以，肾虚失固、又感风寒湿热之邪、痰瘀俱存、营卫失和，腰腿经脉痹阻，疼痛由生，为本症的主要病机。

"腰痛"与经络密切相关，"尺寸俱浮，直上直下，此为督脉，腰脊强痛，不得俯仰……"，为《难经·二十九难》所云；"太阳脉令人腰痛，引项脊尻背如重状……少阳令人腰痛……，不可以顾……腰痛上寒，刺足太阳、阳明……上热，刺足太阴……不可以俯仰，刺足少阳……少腹满，刺足厥阴……中热而喘，刺足少阴等"，为《素问·刺腰痛》所云，均示经络病变可导致腰痛。

2. 发病机制　腰椎管狭窄症，在解剖学上的表现为椎管容积减少及神经卡压，神经受压既可是局部，亦可节段、广泛，骨性、软组织均可导致。

按病因，有先、后天之分。

（1）发育性腰椎管狭窄症：特发性与软骨发育不全性，均为其分类。常因软骨发育不全，导致椎弓根先天性变短、内聚，椎管横径较正常人变窄，起初无异，后渐现狭窄症状。

（2）继发性腰椎管狭窄症：脊椎退行性改变、外伤、脊椎滑脱等原因，均可致病。退变性椎管狭窄，为本病常见原因之一。

腰椎管由前壁、后壁、两侧壁组构成型，为一骨纤维性管道。椎体后面、椎间盘后缘和后纵韧带，共同构成其前壁，而椎弓板、黄韧带、关节突关节，协同组成其后壁，椎弓根和椎间孔，一起形成其两侧壁。而椎管骶段，骨性通道，乃骶椎孔连而成之。腰椎退行性病变首先发生在椎间盘，而椎间盘退变，是由多种病因参与、相互作用后，产生一系列复杂的生物学过程。半百前后，脊柱渐退变，其中以椎间盘为先，髓核水分、蛋白多糖渐少，纤维环、髓核细胞之变性逐渐显现，没有了以往的弹性，软骨样化生苗头显现，软骨板不如过往之厚，纤维环约束力减弱，膨出、突出、椎间盘变窄逐渐显现，关节突关节与表面滑膜亦有退变，导致过度骨质增生，致使椎管或侧隐窝狭窄。关节紊乱，继发椎管骨及纤维性结构的肥大，增生性退变，椎管狭窄，脊髓、马尾、神经根被压迫，均可由狭窄及生物力学的改变造成。据统计，继发性狭窄占97%，而原发性约占其中70%。

（二）辨证分型

1. 中医证候分类 根据国家中医药管理局《中医病证诊断疗效标准》制订。

（1）风寒痹阻型：风寒入络、经脉气血不畅而阻。故腰腿重着酸胀，抽搐，冷显温缓之症现，舌淡，苔白滑，脉沉紧。

（2）肾气亏虚型：腰者，肾之处也，肾气不充，经脉不得充养。故腰腿酸痛，无力，劳后显，气短形羸，肉削之症现。舌淡，苔薄白，脉沉细。

（3）气虚血瘀型：气虚而血推行无力，经脉不畅，瘀血停阻。故面少华，神软，乏力，腰痛，麻木之症状。舌瘀紫，苔薄，脉弦紧。

目前，普遍认为，风、寒、痰、湿、虚、瘀六者，均乃本病之主要病因。其中，肾虚归内因，外邪侵袭属常见诱因，邪阻经络乃其重要病理机制。

2. 西医分型 按部位，中央型狭窄（主椎管）及侧方型狭窄（侧隐窝）均为其分型。

（1）中央型（主椎管）狭窄：当腰椎管前后径在10mm以下，硬膜囊与椎管矢径比值低于0.75，为相对狭窄，如若为0.6以下，则确诊为椎管狭窄。椎板和黄韧带肥厚、椎间盘突出为常见病因。

（2）侧方型狭窄：是指侧隐窝区和出口狭窄，侧隐窝在椎弓根上缘处，其前后径最窄，正常应大于3mm，如果小于3mm，即为狭窄。侧隐窝狭窄的主要因素，是上位椎体的下关节突与下位椎体的上关节突的增生。外侧型椎间盘的突出侧，亦是侧隐窝内神经根受压的原因之一，当纤维隔挛缩，神经将被卡压，进而引发症状。

（3）混合型：兼有中央型、侧隐窝狭窄的症状。

（三）诊断依据

腰椎管狭窄症的诊断，症状、体征、影像，均需被考虑在内，血管源性间歇性跛行、肿瘤等疾病，需与本病相鉴别。

1. 症状 本病长期下腰痛，以骶髂部为主，伴大、小腿后外侧及足部尖锐的根性放射痛，下肢疼痛、肌力减退均可出现，酸、麻、胀亦有，休息可缓减或消失。间歇性跛行，其症状可因步行或久立而加重，但当处于坐位或前屈位时，上症又可减轻。会阴部胀、麻，足背伸无力，二便及性生活障碍等症，将可在严重者身上体现。

2. 体征 本病可出现腰部过伸试验阳性。脊柱过伸试验：腰椎管狭窄程度将因脊柱伸展而加重，疼痛尤甚，而屈曲则可使症状缓解。肌力、腱反射、感觉异常、椎旁压痛、龙贝格（Romberg）征阳性、大腿后伸时疼痛加重等症，均可出现。

3. 影像学检查

（1）X 线：腰椎前凸减小、骨质增生、椎间隙狭窄等改变，均可被清晰地看到，腰 4/5、腰 5/骶 1 之间，为高发之处。

（2）CT：关节突、黄韧带、病变椎体上下缘骨质增生等变化，将被很好地显示出来，若矢状径小于 12mm、椎间盘突出，硬膜囊及神经根将被压迫。在诊断后纵韧带、黄韧带骨化及制订手术方案时，常被用到。

（3）MRI：对腰椎管狭窄症的诊断上，早已被广泛应用。可进行多面扫描（矢状面、横断面、冠状面），椎管解剖结构、腰椎曲度变化、病变椎间盘信号变化等，均可被其显示。弥散张量成像，可清晰地呈现腰椎神经纤维束及神经受压情况，可客观定量地评估。在椎管狭窄程度、临床症状、小关节退变程度较重的个体中，神经根沉降征阳性率较高，对重度腰椎管狭窄症的诊断，有相当大的帮助。现实中，一些患者的症状与 MRI 表现均有一定程度的差异，所以，术前决策并不能被面积测量所决定。

（4）腰椎管造影：硬膜囊或神经根袖造影剂充盈缺损或欠佳，多为阳性表现。而硬膜囊及神经根的受压情况，在不同体位的动力位造影下，将被显示出来。腰椎蛛网膜下隙神经根扩张、弯曲、缠绕的现象可因马尾神经冗余所致。目前，RNR 已可被 MRI 或脊髓造影所测出。到一定程度后，马尾神经被椎间盘髓核、黄韧带、骨赘等压迫，屈曲时马尾神经根可被牵拉上移，伸展时，因自身难以复位，开始在狭窄段上方迂曲、缠绕、上下移动，与周围摩擦、粘连，进而导致冗余，此为其发病机制。

4. 电生理检查 神经病变可被运动神经传导研究、F 波、皮肤感觉诱发电位、运动诱发电位和下肢肌电图等方式查出。

（四）鉴别诊断

腰椎管狭窄症的临床表现，与甲状腺功能减退、肌萎缩性侧索硬化症、血栓闭塞性脉管炎等疾病相似，详细的病史询问、周全的体格检查及重要的影像学检查，必不可少，以此来最大程度地避免漏诊误诊。

（1）血管源性间歇性跛行的疼痛，从小腿腓肠肌发出，然后向近端的腘绳肌和臀部发展，其诱发疼痛的行走距离是不变，间歇性跛行的腿痛，一般站立不动就可缓解，而神经源性间歇性跛行，可在体位得到调换后，方能得到缓解。本病可由询问病史、观察患肢皮色与温度、下肢血管彩超、触摸足背动脉、下肢血管造影、脚踏车运动试验等检查来鉴别。

（2）严重的腰椎管狭窄，可有二便功能障碍，临床较少。一旦发生，必须考虑急性中央型椎间盘突出造成马尾综合征的可能。

（3）临床中还可见到另一种间歇性跛行，患者步行后，下肢疼痛未必会被诉说，而诉双下肢沉重、无力，以及下肢某处麻木，且非根性分布。这些现象往往是颈或胸脊髓压迫的早期表现，建议行颈椎或胸椎的 MRI 检查。

（五）治疗

多数患者，在接受严谨科学的保守治疗后，症状得以缓解。若保守治疗 3 个月仍无效，疼痛及功能损害症状仍存，且有持续加重之势，则考虑手术治疗。

1. 保守治疗 主要有以下几种方式：急性期休息、口服非甾体消炎类药物、降钙素肌内注射、鲑鱼降钙素鼻喷、脂化前列腺素 E_1 静脉注射、前列腺素 E_1 口服、加巴喷丁口服、神经营养及神经修复类药物口服、进行利于躯干稳定的功能锻炼及硬膜囊外注射激素等方式，轻症患者多收效较好。在影像辅助下，经椎间孔多部位 ESI 或骶管注射，止痛效果较好，因造影增强透视较常规 X 线透视定位更精准，给药准确性更高。对初期轻症，适度牵引较受推崇。中药、理疗、针灸等治疗，均有较好疗效。日常习惯的改善，体重的调整，均对本病的防治有重要作用。腰围或支具的使用，使腰椎稳定性及平衡得到加强，在早期，效果喜人。腰背部肌肉锻炼同时须被配合，以防腰背肌肉无力的显现。

（1）中医辨证论治

1）风寒痹阻型：治则：散寒祛风、化瘀活血、止痛通络。处方：筋痹方合独活寄生汤加减。常用药物有：独活、川芎、秦艽、徐长卿、桑寄生、姜黄、细辛、肉桂。

2）肾气亏虚型：治则：强腰补肾，疏经通脉。处方：温肾通痹方、左归丸、右归丸加减。治宜温补肾督，解凝祛邪。常用药物有：熟地黄、白芥子、鹿角胶、炮姜、杜仲、鳖甲、川牛膝、麻黄、川芎、肉桂、细辛、炙甘草。

3）气虚血瘀型：治则：活血益气，止痛化瘀。处方：调身通痹汤加减。常用药物有：黄芪、当归、党参、升麻、枳壳、川牛膝、白僵蚕、杜仲、川芎、蝉蜕、生白术、鸡血藤。

随症加骨碎补、牛膝、鹿衔草、皂角刺等，间歇性跛行者若有，黄芪、蝉衣、僵蚕可加；胸闷纳差者若有，白术、枳实可加；下肢麻木若甚，地鳖虫、蜈蚣、乌梢蛇、全蝎等可加而用之。

（2）针灸：针刺有疏经通络、促进血液循环、消除炎症反应、调整椎体周围肌肉及韧带的状态及功能、有助于椎间盘还纳、直接调节血管周围交感神经和神经肌肉兴奋性、改善其营养不良和功能失调状态的作用。临床上，施针灸治疗时，十分重视对督脉的治疗。如针刀治疗，首选督脉腰俞穴、骶椎棘突间、腰阳关、命门穴、腰 5 棘突间、悬枢穴等，温针取大椎、命门及夹脊穴为主，还施行督脉灸、通督调脊等治疗。

（3）手法治疗：患者先取俯卧位，术者沿督脉及膀胱经行擦、推、弹、拨、扳等手法，在第 4、5 腰椎处，行掌根压颤法，拇指揉、按命门、腰阳关、十七椎下、肾俞、腰俞等穴。再取侧卧位，患侧在上，医者立于患者背后，一手扶肩，另一手扶髂嵴，向相反方向扭动；最后在患侧臀部及小腿后侧行揉、捏、拨、拍等手法。

（4）练功疗法：五点支撑法可被施用：患者仰卧、去枕，身体被头、肘和脚五点撑起。坚持 10～15 秒，撤力休息 3～5 秒。一起一落为一个周期。每次 10～15 周期，每日 2～3 次。

（5）牵引治疗：关节及椎间距离、椎管容积、椎管内压力、神经受压情况、充血、水肿的炎性过程可由牵引治疗改善，亦有助于椎间盘回纳，使病变椎间关节、周围韧带、萎缩肌肉逐渐松解，恢复正常生理状态。开始时，可采用仰卧屈膝位，施行间歇性牵引，开始重量可为自体重的 1/4，每次增加 2kg，最高达体重的 1/2，每次 30 分钟，每 1～2 天牵引 1 次。

2. 手术治疗

（1）手术适应证：下肢疼痛，日常生活受到严重影响；下肢感觉减退、肌肉萎缩等；存在神经损害体征；出现间歇性跛行，步行小于 500 米，日常生活遭严重影响；症状持续存在且保守治疗 3 个月后未改善，日常生活遭严重影响。

（2）手术原则

1）个性化原则：施行个体化治疗方案，迎合疾病类型，有针对性地治疗相应节段。

2）减压原则：在安全得到保证情况下，有效地将压力降低，争取使神经根恢复生理游离状态。

3）安全性原则：术程得到改良，术中操作细致，神经电生理监测可用于协助诊疗。

4）生物力学原则：最大限度地保留其原本构造，一旦节段性不稳出现，融合内固定可被施用。

5）微创化原则：使术程尽可能地被缩短，麻醉药物用量尽量减少，对机体的损害度尽量降低。

（3）手术方法选择

1）单纯椎板减压手术：若下肢症状明显，不存在腰椎失稳，执行手术减压，颇受推崇。通常认为，单纯椎板减压术对脊柱稳定损伤相对较小，不但对椎旁肌肉、后纵韧带复合体破坏较少，且术后并发症亦少。

2）有限椎板减压融合术：腰椎椎管狭窄合并腰椎失稳的患者适合此种手术。中央椎管严重狭窄计划行脊柱融合者，多施行全椎板减压，可在确保脊柱稳定性的同时，快速缓解腰腿疼痛，安全性较高。但脊柱稳定性遭到破坏且易继发腰椎管狭窄。而有限椎板减压术在被施行时，竖脊肌、棘突、棘间韧带和棘上韧带将被保留，解剖重建将会被进行，不仅手术创伤小，时长短，出血少，相比于全椎板切除减压术，其疗效更优，还使腰椎的稳定性得到了保障。

3）棘突间撑开装置：使用此装置后，椎管容积在负重或伸直状态下时，得到了增加，有间接减压的作用。较之后路腰椎融合术，使用棘突间装置后，不但可以降低邻近节段退变率，增加手术节段的活动范围，而且手术时长、预计失血量、住院时长均大幅少于融合患者，但是，其复发率、翻修率及手术成本较高。

4）椎间盘镜下减压融合术：椎间盘镜的使用，使椎板开窗减压手术变得进一步微创化，通过内镜，可清晰得到手术视野，去除部分椎板，摘除突出髓核组织，对周围组织影响较小，恢复快。但是，椎间盘镜因其手术视野不大，操作空间不多，如无法把握手术指征或手术技术不熟练，手术并发症容易产生。

5）椎间孔镜下减压融合术：椎间孔镜经皮内镜下椎间入路手术，是一种沿着原生理间隙进入，脊柱关节突等后柱稳定结构没有被破坏，脊柱稳定性最大程度得到保留。视野有限、术中椎间盘摘除不彻底、容易复发是该手术不足。斜向腰椎椎体间融合术手术是经侧路腰椎椎体间融合术改良而来，经斜前方入路，逐层进入，达患病椎间盘，减压、试模及融合器置入，将在通道下完成，腰大肌以及腰丛神经的操作，术中不直接侵扰，腰大肌乏力、腰骶神经丛受损等并发症，术后不会出现。研究表明，腰椎管狭窄症由经皮全可视脊柱内镜下 360°腰椎管减压术治疗时，效果优于后路腰椎椎间融合术。单纯椎间盘突出导致的狭窄到对椎板、关节突和黄韧带的有限性切除减压椎管，可由CT 定位内镜减压术解决，安全、微创、减压精准，是此术优势。Quadrant 通道作为可变通道，相对于固定通道（如运动诱发电位），手术视野更好，操作空间更大，此外，因一直处于镜下，手术更直观，技术门槛不高，易于学习。如今，单侧双通道内镜手术技术日益成熟，并发症进一步减少。

6）3D 打印技术的应用：3D 打印导航模板在椎弓根螺钉置入联合后减压术、椎间孔镜下减压术中被应用，可在术前进行模拟操作，把握椎弓根钉的置入位置，使准确性提高、损伤减少、手术时间缩短、出血量及感染率降低，促进患者腰椎功能的恢复。

3. 康复及术后注意事项 在条件允许下，下地活动及功能锻炼的开展，应尽可能地早。于术后定期复查。腰背肌锻炼仍需进一步加强，注意姿势的纠正。

（六）守正与创新

1. 近现代名家论治腰椎管狭窄症 先天肾气不足、肾气虚衰以及劳役伤肾被国医大师孙树椿归为本病内因，而外伤、积损、风寒湿三邪则归之于外。肾虚不固、外邪阻络、血瘀气滞，则为主要病机。国医大师施杞认为，损伤、外感及内伤为该病病因，此病被施教授分为风寒痹阻、肾气亏虚、气虚血瘀、痰湿阻滞四型，辨而施治。肾精亏虚，督脉瘀滞，被李同生教授认为是退行性腰椎管狭窄症的病机，"通督活血汤"（苏木、杜仲、当归、泽兰、地龙、赤芍各10g，黄芪、丹参、鹿角片各 18g，狗脊 12g）经常被其用来治疗本病。临诊时，独活寄生汤、补阳还五汤及身痛逐瘀汤，被应用得较多。

2. 全国骨伤优秀人才治疗腰椎管狭窄症

（1）詹红生：研究发现，下腰痛的患者中，有相当一部分出现了腰骶结构一定程度"骨错缝、筋出槽"的现象，如腰 5 横突与骶骨不与髂骨位置对称，或形成假关节，而对应点出现了压痛，被施以手法后，症状得以改善。当腰椎骨性结构或位置发生改变时，腰椎及其周围软组织的生物作用力被迫调整，组织、生化或解剖等方面的病理改变不可避免，两者可互为因果，"骨错缝、筋出槽"为共症，致使脊柱系统"气血不通，筋骨失和"，进而产生下腰部疼痛。"石氏伤科强筋固腰功"，是詹红生运用古法导引练功术原理结合腰部运动生理学特点研创而出，经受住了临床的检验，被证明有效且安全。对于慢性腰痛，"筋出槽、骨错缝"被认为是其关键病机，在施用手法后，筋被理顺、关节被松开、症状亦得缓，若想有长效，"筋"须得到良好锻炼，"筋骨和合"的状态必须重新得到恢复。施行时，呼吸和意念需协调，精神相对集中，再逐步进行，待功法锻炼和康复训练停止后，两组肌肉力量维持效应逐步减弱。

（2）温建民：内热针治疗腰椎退行性病变。骨科学者宣蛰人，在银质针的基础上，加以改良，发明了内热针。研究表明，增强慢性软组织损伤大鼠受损肌肉的抗氧化能力、促进慢性软组织损伤大鼠骨骼肌中碱性成纤维生长因子的表达及血管新生、加快损伤肌肉的微循环血流灌注、提高受损组织的抗氧化能力、促进肌腱连接处血管内皮生长因子（VEGF）和碱性成纤维细胞生长因子（bFGF）、脑源性神经营养因子（BDNF）和胶质细胞源性神经营养因子（GDNF）的表达、加快组织恢复及血管生成、降低腰椎退行性病变大鼠 Wnt1 及 β-catenin 的含量，均是内热针的功效，在腰椎退行性病纤维环细胞凋亡的调节中，内热针的作用不可忽视。

3. 姜劲挺腰椎管狭窄验案精选　李某，女，57 岁。

初诊：2019 年 2 月 14 日。

主诉：右侧腰腿痛 10 余年，加重 2 年。

病史：患者 10 余年前无明显诱因下出现右侧腰腿疼痛，曾在当地医院治疗，症状得缓；期间不规则治疗，症状偶发。2 年前再次出现右侧腰腿痛，性质同前，程度加重，伴腰骶部和双腿麻木，步行受限，约行 150 米，下蹲得缓后，可复行约 100 米，劳累上症加重。平素怕冷，得衣则减，易困体乏，舌淡，苔白腻，脉濡。

诊查：腰部肌肉紧张，右腰椎旁压痛，腰后伸试验阳性。腰椎 MRI 示：L_3/L_4、L_4/L_5 椎间盘突出，椎管狭窄。

中医诊断：腰痹（肝肾亏虚、痰瘀互结证）。

西医诊断：①腰椎间盘突出症；②腰椎管狭窄症。

治则：补肝肾，祛痰通络。

处方：炙黄芪 45g，续断 15g，桂枝 15g，葛根 30g，赤芍 12g，白芍 12g，桑寄生 20g，柴胡 12g，独活 15g，当归 12g，杜仲 25g，乌药 15g，羌活 15g，黄连 10g，淫羊藿 15g，薤白 12g，法半夏 10g，巴戟天 20g，干姜 20g，首乌藤 20g，川牛膝 15g，甘草 6g。6 剂，水煎服。

同时行"新三步八法"手法正骨理筋、腰部外敷"敦煌消定膏"、正骨托洗方托洗腰部；液体予丹参川芎嗪 10ml 和鹿瓜多肽 16mg 静脉滴注，每日 1 次以加强活血通络、补益肝肾之功；腰围固定，嘱其平卧休息。

二诊：2 月 20 日，腰腿部酸痛缓解，可步行至 300m，畏冷略好转，舌淡红，苔白，脉弦细。药用：上方去薤白、黄连、半夏；加黑顺片 15g（先煎）、川楝子 10g，再服 6 剂。

三诊：2 月 28 日，腰腿痛基本消失，可步行至 800 米，舌红，苔白，脉细。药用：上方去羌活，加地龙 15g，6 剂，余治疗同前。

按语：年老女患，肝肾不充，腰痛，寒、湿、痰、瘀、滞气者皆标也，肾虚者，其本也，为《医宗必读》所述。根据中医理论，"腰为肾之府""肝主筋"，患者以中老年人居多，肝肾已亏，筋脉不荣则痛，肢体活动受限明显。患病正值腊月，恰逢阴寒交汇，体虚而卫表不顾，外邪侵督伤阳，痰瘀合留，故见腰腿痛麻，日久尤甚。方中黄芪量大，益气通络；桂、芍养阴和营；柴、乌疏肝理气；续断、淫羊藿、巴戟天、杜仲、桑寄生、川牛膝，使肝肾得补，筋骨得强，肾阳得补；连、白、夏、姜清热祛痰化湿；羌独活祛风湿痹痛；葛根解肌通络；首乌藤安神通络，甘草调和诸药。疏肝补肾、益气活血、祛痰通络为此方之功。三诊后，患者症状基本消失，疗效甚好。

孟氏骨折

尺骨上 1/3 骨折合并桡骨头脱位为上肢常见的骨折合并脱位，又称孟氏骨折。临床这种损伤是指尺骨上 1/3 骨折，桡骨头同时自肱桡关节、上桡尺关节脱位，而肱尺关节无脱位，可伴有或不伴有桡骨骨折。这种骨折脱位可发生于各种年龄，但儿童及青少年较为多见。

（一）临床解剖

上桡尺关节包括在肘关节内，由桡骨头环状关节面与尺骨桡骨切迹构成，桡骨头下部被附着在尺骨桡切迹前后缘的环状韧带所包绕，把桡骨头固定于尺骨的桡侧切迹外侧。桡骨环状韧带与尺骨的桡切迹共同形成一个圆弧，桡骨头在此圆弧内做旋前及旋后运动，这是前臂旋转功能的重要解剖基础。桡骨头的杯状面与肱骨小头构成肱桡关节，故桡骨小头不但参与前臂的旋转，还参与肘关节的伸屈运动。在肱尺关节屈伸运动时，肱桡关节本身虽无特殊运动，但可协助桡尺近侧关节的运动，若切除桡骨头对肘关节的活动影响很少。桡骨环状韧带由坚强的纤维构成，可防止桡骨头脱出。当肘关节后伸、前臂旋前位受伤造成尺骨上 1/3 骨折合并桡骨头脱位时，环状韧带撕裂，桡骨头向前脱位，撕裂的桡骨环状韧带可嵌顿于桡骨头与尺骨桡切迹之间，致使手法难以复位。

（二）病因病机

直接暴力和间接暴力均能引起尺骨上 1/3 骨折合并桡骨头脱位，但以间接暴力引起者为多见。根据暴力方向及骨折移位情况，临床上可分为伸直、屈曲、内收和特殊型四种类型。

1. 伸直型 多见于儿童，跌倒时，手掌先着地，肘关节处于伸直、前臂旋后位可造成伸直型骨折。传导暴力由掌心通过尺桡骨传向上方，身体重力由上臂向前下方传至尺骨，外力先造成尺骨上 1/3 斜形骨折，继而迫使桡骨头冲破或滑出环状韧带，向前外方脱出，同时骨折端随之向掌侧及桡侧成角。

2. 屈曲型 多见于成年人，跌倒时，手掌着地，肘关节处于轻微屈位，前臂旋前，可造成屈曲型骨折。传导暴力由掌心传向外上方，身体的重力由上臂经肘关节向下传导至尺骨上端，先造成尺骨上 1/3 横断或短斜形骨折，此时前臂处于旋前位，尺、桡骨中上段交叉形成支点，在杠杆力的作用下，使桡骨头向后外脱位，随之骨折端向背侧、桡侧成角。

3. 内收型 多见于幼儿，跌倒时，手掌着地，身体向伤侧倾斜，肘关节处于伸直内收位，前臂旋前，可造成内收型骨折。传导暴力由掌心传向外上方，造成尺骨冠状突下方纵行或横断骨折并突向桡侧成角，骨折端移位较少，肘关节内收、旋转及弯曲的外力加上尺骨骨折端的推挤，使桡骨头向外侧脱出。

4. 特殊型 多见于成年人，从高处跌下或平地跌倒，遭受的暴力强大，肘关节呈伸直或过伸位，手掌先着地，自掌心向上的较大的传导暴力，先造成桡、尺骨干中上 1/3 双骨折，并迫使桡骨头向前方脱出。机器绞轧或重物击伤亦可造成该类型骨折。也有人认为其发生与伸直型骨折的机制相同，可能在桡骨头脱位后，桡骨又受到第 2 次创伤造成。

（三）临床表现

伤后肘部及前臂疼痛、肿胀、前臂旋转及肘关节活动功能受限。移位明显者，肘关节横径增宽，可见尺骨成角畸形，在肘关节前外、后外或外侧可摸到脱出的桡骨头，骨折和脱位处压痛明显，尺骨上 1/3 可触及骨性隆突及成角畸形，可打及骨擦音及异常活动，被动旋转前臂及屈伸肘关节疼痛敏锐。对儿童的尺骨上 1/3 骨折，必须仔细检查桡骨头是否同时脱位。检查时应注意腕和手指感觉及运动功能，以便确定是否因桡骨头向外脱位而合并桡神经损伤。凡有移位的尺骨骨折，X 线检查均须包括肘关节、腕关节，以免遗漏上桡尺关节、下桡尺关节脱位的诊断。

（四）诊断依据

（1）有明确的外伤史。

（2）伤后肘部及前臂疼痛、肿胀明显，骨折和脱位处压痛明显，肘关节呈半屈伸位，前臂旋转功能及肘关节活动功能障碍。移位明显者，可见尺骨成角畸形，可触及骨擦音及异常活动。在肘关节前外、后外或外侧可摸到突出的桡骨头。

（3）X 线摄片可明确骨折的移位方向和程度确定骨折的分型。

（五）鉴别诊断

（1）尺骨鹰嘴骨折：儿童内收型尺骨上 1/3 骨折合并桡骨头脱位，应与尺骨鹰嘴骨折相鉴别。前者在桡骨头处压痛明显，可打及脱出的桡骨头，前臂旋转功能障碍；后者压痛仅局限于尺骨鹰嘴，桡骨头处无压痛，前臂旋转功能尚好且无疼痛，X 线片显示患侧桡骨干纵轴线通过肱骨小头的中心。

（2）单纯性桡骨头脱位：儿童孟氏骨折有相当多的病例有尺骨鹰嘴部骨折，无明显移位，且以纵行或横行劈裂为多，有时在 X 线显示不太明显，因此应认真查体及仔细阅读 X 线片。

（3）肘关节前脱位合并尺骨鹰嘴骨折：多为肘部旋转暴力所致，临床表现为肘关节伸直，屈曲受限，肘窝部隆起，可触及脱出的尺、桡骨上端，在肘后方可触及肱骨下端及游离的尺骨鹰嘴骨折片，与健侧对比，前臂掌侧较健肢明显变长。仔细阅读 X 线片可鉴别。

股骨颈骨折

股骨颈骨折常发生于老年人，随着人的寿命延长，其发病率日渐增高，尤其随着人口老龄化，已成为严重的社会问题。其临床治疗中存在骨折不愈合和股骨头缺血坏死两个主要难题。至今，股骨颈骨折的治疗及结果等多方面仍遗留许多未解决的问题。目前，中国人的股骨颈骨折的发生已占全身骨折的 3.6%，占髋部骨折的 48%～54%。最常见人群是老年患者，多由跌倒等低能量损伤引起。年轻人股骨颈骨折多由高能量暴力损伤造成，仅占此部位骨折患者的 3%，随着影像技术及设备、内固定材料及设计、治疗理念及手术技术的进步，股骨颈骨折的治疗效果已得到显著改善。然而，股骨颈骨折的并发症，特别是骨折不愈合和股骨头缺血性坏死的发生率仍较高。据近期文献报道，年轻股骨颈骨折患者股骨头坏死的发生率达 14.3%，骨折不愈合率达 9.3%。还有其他并发症如股骨颈短缩等。如何有效诊断和治疗成人股骨颈骨折和改善患者预后是当前临床医师所面临的挑战之一。

（一）病因病机

（1）中医病因病机：中医认为股骨颈骨折属于骨蚀、骨痹、骨痿范畴，其病机在于气血虚弱、肝肾不足。中医理论认为"肾藏精，主生殖"，"肾主骨生精，精生髓，髓居其中；髓养骨，骨生髓，聚髓为脑"，肝主筋藏血与肾同源，二者荣衰与共，肝肾不足，则气血化生无源，血液营运不畅，营养不济而为瘀血，瘀血形成后反过来又成为致病因素，进一步阻滞经脉，使气血不能化生，筋骨失去气血营养遂变生本病。因此，肾精充足，则骨骼生化有源，坚固充实，强健有力。若肾气虚弱，髓无所充，骨失养，脆弱无力，则发为骨痿。

（2）西医损伤机制

1）外伤：一是外力从侧面对大转子的直接撞击；二是躯干于倒地时相对于持重下肢旋转，而股骨头则卡在髋臼窝内不能随同旋转，加上股骨颈前方强大的腰韧带和后方的髂股韧带挤压股骨颈。

2）骨质疏松：绝经后和老年性骨质疏松症可造成骨量下降和松质骨结构异常，最终导致骨的力学强度下降、骨折危险性增加，股骨颈为骨质疏松性骨折好发部位之一。

3）超负荷：股骨颈部如在一段时间内反复受到超负荷的外力作用，股骨颈部骨小梁可不断发生显微骨折而未及时修复，即使中青年也可能最终导致疲劳骨折。

（二）辨证分型

1. 中医分型　参照高等中医药院校教材《中医正骨学》（黄桂成，王庆普主编，2012 年），根据病程，股骨颈骨折可分为早期、中期、后期三期。

（1）骨折早期（血瘀气滞证）：伤后 2 周内。症见髋部疼痛，肿胀不显，活动受限，动则痛甚，舌质红，苔薄白，脉弦涩。

（2）骨折中期（营血不调证）：伤后 2～4 周。症见痛减肿消新血渐生，筋骨虽续而未坚，活动仍有受限，舌质淡红，苔薄白，脉弦细。

（3）骨折后期（肝肾气血亏虚证）：伤后 4 周以上髋部疼痛基本消失或时有隐痛，肿胀不显，可轻微活动，但尚未能负重行走，因病久必虚，舌质淡，胖嫩，边有齿痕，苔薄白，脉细弱。

2. 西医分型

（1）按骨折线部位分型

1）股骨头下骨折：骨折线位于股骨头下，使旋股内、外侧动脉发出的营养血管支损伤，中断了股骨头的血液供应，有供血量很少的股骨头小凹动脉供血，致使股骨头严重缺血，故发生股骨头缺血坏死的机会很大。

2）经股骨颈骨折：骨折线位于股骨颈中部，常呈斜形，多有一三角骨块与股骨头相连。骨折使由股骨干发出的滋养动脉升支损伤，导致股骨头供血不足，发生股骨头缺血坏死，或骨折不愈合。

3）股骨颈基底骨折：骨折线位于股骨颈与大、小转间连线处。由于有旋股内、外侧动脉分支吻合成的动脉环提供血液循环，对骨折部血液供应的干扰较小，骨折容易愈合。

（2）按骨折移位程度分型（Garden 分型法）：英国普雷斯顿皇家医学骨科医生 R.S.Garden 于 1961 年提出这一分型方法，是目前国内外学者常用的分型方法。Garden 按骨折移位的程度分为四类。

Ⅰ型：为不完全骨折或外展嵌插型骨折伴有股骨头一定程度后倾。

Ⅱ型：完全骨折没有发生移位。

Ⅲ型：完全骨折部分移位，股骨头外展，股骨颈轻度上移并外旋。

Ⅳ型：完全骨折完全移位，股骨颈明显上移外旋。

（3）按骨折稳定程度分型（Pauwels 分型法）：传统的 Pauwels 分型将股骨颈骨折远端骨折线与水平线之间的夹角定义为 Pauwels 角。依据 Pauwels 角度的大小将其分为 3 种类型：Ⅰ型：Pauwels

角≤30°；Ⅱ型：Pauwels 角为 30°～50°；Ⅲ型：Pauwels 角≥50°。

Pauwels 分型可以评估骨折的稳定性，并预测骨折固定后的稳定程度。随着 Pauwels 角度增大，股骨颈骨折出现并发症的概率也增加。通常 Pauwels Ⅱ型股骨颈骨折在年轻股骨颈骨折的患者中较为常见，其治疗更为棘手，并发症率更高。有研究报道，Pauwels 角测量重复性差，Pauwels 分型可信度低。也有学者对 Pauwels 角度的测量方法进行了修正。

（4）其他分型：股骨颈骨折的 AO/OTA 分型常被用于基础研究当中，分型相对复杂，临床实际应用意义有限。颈垂角及分型方法相对于 Pauwels 角及其分型更加稳定直接，可信度更高。

（三）股骨颈骨折的综合治疗

目前股骨颈骨折的治疗以保守治疗与手术治疗两种为主，可采用中西医相结合的治疗方法，提高骨折的愈合率，预防股骨头坏死等股骨颈骨折并发症。

1. 治疗原则 保守治疗是治疗无移位股骨颈骨折（Garden Ⅰ、Ⅱ型）的一种选择，特别是外翻嵌插型骨折。保守治疗过程中存在较高的骨折移位风险，因此应保持定期随访，如果发生骨折移位，则按移位的股骨颈骨折及时处理。保守治疗也适用于身体情况差或合并有严重内科疾病无法耐受手术或主动选择保守治疗的患者。对于绝大部分股骨颈骨折患者，首选手术治疗。手术方式的选择取决于骨折类型、移位程度、患者自身状况（年龄、骨质量）、伤前身体条件（伤前活动状态、合并症）等。临床上，一般将年龄小于 65 岁的股骨颈骨折患者定义为"年轻患者"，年龄大于 75 岁的患者定义为"老年患者"。而年龄在 65～75 岁的患者，应根据患者的伤前生理状态决定其属于"年轻患者"还是"老年患者"，年龄只是一般性标准，治疗方案的选择还要考虑患者的整体身体状况、实际活动能力和预期功能要求。对年轻患者或者骨骼条件较好的老年患者，手术治疗目标是尽量保留股骨头，避免股骨头坏死，并达到骨性愈合，首选闭合或切开复位内固定治疗。解剖复位和有效固定对获得良好的预后及功能有重要意义。对于骨骼质量较差的老年患者或合并疾病多的患者，为了避免或减少因长时间卧床可能带来的并发症，尽早恢复患者负重行走功能，首选髋关节置换（包括半髋关节置换和全髋关节置换）治疗等。

2. 中医治疗 股骨颈骨折主要分为内治疗法和外治疗法两部分。

（1）内治法：按骨折 3 期治疗原则辨证施治。

1）早期（术前及术后 1～2 周）：以行气活血、消肿止痛为主，药物可用桃红四物汤等。

2）中期（骨折 3 周以上到骨折近临床愈合止）：以和营生新、接骨续损为主，药物可用复方接骨木胶囊等。

3）后期（骨折近临床愈合起至接近骨性愈合、功能恢复止）：以养气血、补肝肾、壮筋骨为主，药物可用八珍汤等。

（2）外治法：拆线后 2～3 天进行，主要是采用敷、贴、搽、浸、熨等疗法，一般在骨折的初、中期主要是以药膏、膏药敷贴，在骨折的后期则主要是以药物的熏洗、热熨或涂擦等。

3. 西医治疗

（1）保守治疗：在国内主要包括持续患肢牵引和穿防旋鞋制动，适合于身体素质很差、合并全身性疾病、不能耐受手术或不愿接受手术的患者。其缺点是需长时间卧床，坠积性肺炎、压疮、泌尿系感染、下肢深静脉血栓等并发症较多。

（2）手术治疗

1）单钉和多钉：三翼钉是第一个用于治疗股骨颈骨折的单钉内固定物，疗效显著，但因其直径较大，以强力冲击固定，对股骨头和股骨颈损伤较大，目前已基本淘汰；多钉较单钉抗扭力和固定强度更强，但在骨折断端把持作用弱，骨折不愈合和后期股骨头坏死发生率高，现已少用。

2）空心加压螺钉：三枚空心加压螺钉治疗是目前国际上对股骨颈骨折内固定治疗中比较推荐和流行的方法。每枚螺钉都有其各自的力学作用，远端螺钉紧贴股骨距植入，到达股骨头活动中心，可减少股骨颈骨折断端剪切应力；上端螺钉以 120°～130°植入，接近垂直于骨折线，起到抗张力作用；中部螺钉从抗压缩及张力的骨小梁之间植入，能起到抗旋转作用。但是国外研究表明，虽然空心螺钉治疗股骨颈骨折有 95%以上的愈合率，但对于严重粉碎性骨折，如 Pauwells Ⅱ型骨折则不适用，螺钉治疗后其股骨颈短缩率高达 30%，导致下肢外展力矩缩短，最后出现下肢功能受限。近年来，新型设计的螺钉也逐渐应用于临床，邓文涛等采用双头螺纹加压钉治疗股骨颈骨折，认为双头螺纹可使钉和骨牢固结合，可防止钉尾后退和股骨颈短缩。

3）钢板内固定系统：钢板内固定治疗具有创伤小、循环破坏少、有效的动力加压等优点，同时其稳定的静力固定可减少内固定失败和股骨颈短缩等风险，功能恢复较好。作为钢板内固定的代表，传统动力髋螺钉系统（DHS）治疗股骨颈骨折疗效显著，但是 DHS 抗旋转能力较差，对于骨质疏松型不稳定骨折，尤其是股骨颈后侧粉碎性骨折，失败率较高，临床使用时常配合一枚单独拉力螺钉，以抗旋转，骨折愈合率高，远期股骨头坏死率低。目前对传统的 DHS 钢板螺钉系统也出现了一些改进，马信龙等设计了改良动态套筒式三翼钉，集合了 DHS 和三翼钉的优点，生物力学性能好，骨折固定可靠，临床评价较高。骆东等报道，AO 公司研制的螺旋刀片结合 DHS 生物力学优势和多枚空心钉抗旋转优点，有效防止内固定松动断裂和内翻畸形，疗效理想。

4）髓内钉：髓内固定的抗压缩、抗破坏能力、股骨头的抗变形能力及抗旋转能力均明显好于髓外固定。现阶段髓内钉主要用于治疗股骨转子间骨折，较少单独应用于治疗股骨颈骨折。但青壮年股骨颈骨折因高能量传导常伴同侧股骨干骨折，姚懿等应用髓内钉治疗股骨干骨折合并同侧股骨颈骨折，获得较好治疗效果。但在行髓内固定手术时，手术创伤大，术中放射曝光时间长、医源性并发症发生率也较高。

5）内固定加骨瓣：此种手术治疗方法主要应用于损伤暴力强度大，血运破坏严重，骨折难以愈合的 GardenⅢ、Ⅳ型中青年新鲜股骨颈骨折。赵振营等在内固定与植骨先后问题上主张先行临时固定术先植骨后再打钉的方法，这样既能够保证骨折的坚强固定又可以同时固定髂骨块。临床上骨瓣移植主要有两种：

肌骨瓣：目前临床使用较多的有股方肌、股直肌、缝匠肌、臀中小肌、阔筋膜张肌骨瓣等。刘家勇采用带缝匠肌骨瓣移植治疗青壮年股骨颈骨折 20 例，愈合率为 100%。但杨吉恒等认为双肌蒂的动脉血供要多于单一肌蒂血供，可增加植入骨块的血供，有利于折端的骨痂生长，减少股骨头缺血、坏死的发生。但有学者认为肌骨瓣远期肌肉纤维化而血供阻断，局部瘢痕挛缩及异位骨化，从而导致股骨头坏死的发生。

带血管蒂的骨瓣：目前临床应用以带旋髂血管蒂髂骨瓣为主。吕明雷等通过临床观察发现同侧带旋髂深血管蒂髂骨瓣移植治疗青壮年股骨颈骨折，成功率高，并发症少。沈彦带等比较旋髂深血管髂骨瓣、股方肌骨瓣、缝匠肌骨瓣联合加压螺纹钉以及单纯空心加压螺钉内固定四种方法治疗青壮年股骨颈骨折 102 例，发现带旋髂深血管髂骨瓣移植要优于其他骨瓣移植组，骨瓣移植组要优于单纯内固定组。但带旋髂深血管髂骨瓣移植手术操作复杂，学习曲线较长，基层医院难以推广。

6）内固定加干细胞移植：骨折的愈合主要是骨髓中的骨髓基质干细胞起主要作用，因此随着科技的发展，干细胞移植也成为治疗股骨颈骨折的方法之一。靳嘉昌等采用闭合复位内固定加干细胞移植治疗 30 例股骨颈骨折，结果 3～6 个月骨折愈合的 28 例，0.5～1 年愈合的 2 例，未发生一例股骨头坏死。

7）髋关节置换：人工髋关节置换解决了内固定术后股骨头坏死、骨折不愈合、内固定失败等问题，近年来已成为治疗老年股骨颈骨折的热门方法。包括半髋关节置换及全髋关节置换两种：

半髋关节置换：包括单极及双极人工股骨头置换术。目前临床上多采用双极人工股骨头置换，彭昊等通过临床分析认为单极组的术后关节功能和并发症要明显差于双极组，但是以上两种术式术后都存在髋臼软骨的磨损、人工头中心性脱位、假体下沉、髋部疼痛等并发症，特别是假体对髋臼的磨损严重。故此术式适用于患者年龄较大（72岁以上）、日常活动少、对手术耐受差的患者。

全髋关节置换术：此术式手术范围及创伤大、手术时间长、费用高，对手术操作有一定技术要求，故仅适用于身体相对健康、年龄相对较轻的股骨颈骨折有移位的患者。周天宇等通过临床研究发现全髋关节置换组优良率为96.3%，双极人工股骨头置换组优良率为89.5%，说明对于老年人全髋关节置换术较半髋置换术后功能恢复具有明显优势。宋先东等通过对老年骨质疏松患者生物型和骨水泥型全髋关节置换术临床疗效对比分析发现，骨水泥型全髋关节置换术术后疗效优于生物型。

4. 康复疗法　指导患者尽早活动足趾及踝关节，进行踝泵训练；尽可能多做股四头肌、臀大肌等长收缩；在患者病情允许的情况下，尽量活动上肢，增加上肢的肌力；指导患者进行深呼吸、扩胸、拍背运动，有利于增加肺活量，减少呼吸道分泌物，预防感染及肺栓塞；逐步采用按摩、关节松动训练、中药离子导入、红外线照射、蜡疗、超声药物透入、电磁疗法等康复疗法。

踝关节扭伤

踝关节和足部的骨折是骨科常见的损伤，踝关节的关节面比髋、膝关节的关节面小，但担负的重量与活动却很大，故易发生损伤。占全身骨折的3.83%。多见于青少年。

（一）临床解剖

踝关节由胫骨、腓骨下端的关节面与距骨滑车构成，故又名距骨小腿关节。胫骨的下关节面及内、外踝关节面共同构成关节窝，容纳距骨滑车（关节头），由于滑车关节面前宽后窄，当足背屈时，较宽的前部进入窝内，关节稳定；但在跖屈时，滑车较窄的后部进入窝内，踝关节松动且能做侧方运动，此时踝关节容易发生扭伤。

踝关节囊前后较薄，两侧较厚，并有韧带加强。胫侧副韧带为一强韧的三角形韧带，又名三角韧带，位于关节的内侧。起自内踝，呈扇形向下止于距骨、跟骨、舟骨三骨。三角韧带主要限制足的背屈，前部纤维则限制足的跖屈。腓侧副韧带位于关节的外侧，由从前往后排列的距腓前韧带、跟腓韧带、距腓后韧带三条独立的韧带组成，连接于外踝与距骨、跟骨。距腓后韧带可防止小腿骨向前脱位。当足过度跖屈内翻时，易损伤距腓前韧带及跟腓韧带。

踝关节属滑车关节，可沿通过横贯距骨体的冠状轴做背屈及跖屈运动。

（二）病因病机

踝部损伤原因复杂，类型很多。韧带损伤、骨折和脱位可单独或同时发生。根据受伤姿势可分为内翻、外翻、外旋、纵向挤压、侧方挤压、跖屈和背伸等多种，其中以内翻损伤最多见，外翻损伤次之。

（三）临床表现

踝关节伤后肿胀较甚，功能丧失，可有广泛瘀斑，甚至起张力性水疱，有明显压痛，可闻及骨擦音。外翻骨折多呈外翻畸形，内翻骨折多呈内翻畸形，距骨脱位时，则畸形更加明显。X线片可显示骨折脱位程度和损伤类型。

（四）诊断依据

（1）外伤史。

（2）患侧踝关节肿胀、疼痛、压痛、皮下瘀斑，踝部可呈内翻或外翻畸形，可扪及骨擦感，活动功能障碍。

（3）辅助检查：踝关节 X 线片显示踝关节骨折。

（五）鉴别诊断

踝部骨折主要是由于外伤性因素引起，踝部骨折时，常易并发其他骨折与损伤，因此临床上在做出诊断时应与下面的几个疾病进行鉴别。

（1）踝部扭伤：轻者韧带拉松或部分撕裂；重者则完全断裂，并有踝关节半脱位或并发骨折脱位。踝关节扭伤后，患者外踝前下方或下方有疼痛、肿胀，急性期可有瘀斑。这时做足内翻的动作会加重疼痛，做足外翻则可无疼痛。

（2）跖骨骨折：受伤后足部疼痛、肿胀、皮下瘀斑，足部短缩畸形，不能行走，检查可发现骨折部局限性压痛，有纵向叩击痛，前足的正位、侧位及斜位 X 线拍片可准确判断骨折的部位、类型和移位情况。

（六）并发症

踝部骨折中，特别是腓骨斜形骨折或螺旋形骨折后可造成腓骨短缩、距骨外倾移位、关节紊乱等改变，外踝损伤后功能恢复优劣随复位好坏而异。而本病最容易发生的并发症是创伤性关节炎。当患者受伤时，外踝向外移位 2mm，距骨随之亦向外移位 1～2mm，且伴距骨外旋 1°～2°，胫距关节接触面减少 51%。拉姆齐（Ramsey）指出距骨外移引起胫距关节接触面的改变，距骨外 1mm 时，胫距关节接触面减少 42%，随着外移距离的增加，接触面逐渐减少，而局部压力增加，是晚期发生创伤性关节炎的主要原因。

（七）功能锻炼及预后

踝关节局部解剖复杂，且为关节内骨折，容易遗留关节功能障碍和创伤性关节炎，久治不愈。故有计划地开展功能锻炼，贯彻筋骨并重原则，是预防后期并发症的关键措施。一般骨折整复固定后，即可自我锻炼踝背伸蹬腿和踝背伸膝关节伸屈、抬举等活动。骨折愈合去固定后，做摇足旋转、斜坡练步、站立屈膝背伸和下蹲背伸等踝关节的自主锻炼。踝关节强硬较甚者，可用捏揉通络、摇摆松筋、牵趾抖动等手法以理筋通络，并可采用推足背伸、按压跖屈、牵拉旋转、牵趾伸屈等手法活筋，以加快关节功能恢复。

肩关节周围炎

肩关节周围炎是指肩关节周围软组织病变而引起以肩关节疼痛和活动功能障碍为主要特征的筋伤疾病，简称"肩周炎"。其病名较多，因睡眠时肩部受凉引起的称"漏肩风"或"露肩风"；因肩部活动明显受限，形如冻结的称"冻结肩"；因本病好发于 50 岁左右患者，又称"五十肩"；还有称"肩凝风""肩凝症"。其病理又表现为关节囊与周围组织广泛粘连，故又称"粘连性肩关节囊炎"。本病女性发病率高于男性，多为慢性发病。

（一）病因病机

本病病因尚不明确，但与组织退变、外伤或慢性劳损、风寒湿邪侵袭等因素有关。五旬之人，年老体弱，肝肾渐衰、气血虚亏、筋肉失于濡养、局部组织退变，常常是本病的发病基础。肩部外伤、慢性劳损、外感风寒湿邪或因伤肩部长期制动等，易致肩部经脉不通，气血凝滞，或寒凝筋脉，肌肉痉挛，是诱发本病的常见因素。现代医学对本病发病机制的认识多倾向于慢性炎症学说。肩周炎的主要病理变化是肩关节囊及周围软组织发生范围较广的慢性无菌性炎症，引起软组织广泛性粘连，限制了肩关节活动。由于肩部肌腱、肌肉、关节囊、滑囊、韧带充血水肿，炎性细胞浸润，组织液渗出而形成瘢痕，造成肩周组织挛缩，肩关节滑囊、关节软骨间粘连，肩周软组织广泛性粘连进一步造成关节活动严重受限及感觉异常。

（二）辨证分型

1. 中医分型　目前肩关节周围炎尚无统一的中医证候分型及治疗标准，各医家在临床中的选方用药也不尽相同，但是总体上风寒湿阻型、气滞血瘀型、气血亏虚型在临床上较为常见。

（1）风寒湿阻型：多由生活环境潮湿或肩部保暖不当受风受寒所致，风邪偏盛者肩关节表现为游走性疼痛，疼痛较轻，遇风寒加重，得温痛减，畏风恶寒；寒邪偏胜则会表现为肩关节的痛楚较重，寒性收引凝滞，肩部肌肉韧带拘急不舒，也表现为肩关节的活动明显受限；湿邪偏盛者会表现为肩部沉重、疼痛固定，病程较长，阴天下雨会加重疼痛，舌质淡，苔薄白或腻，脉浮紧或沉；治宜祛风散寒、通络宣痹，方用三痹汤、桂枝附子汤加减。

（2）气滞血瘀型：肩部常表现为关节的肿胀，疼痛拒按，夜间明显加重，舌质暗或有瘀斑，舌苔白或薄黄，脉弦或细涩；多由情志不舒，肝郁气滞或外伤日久导致的气血瘀滞影响肩关节的气血运行不畅，不通则痛；治宜活血化瘀、行气止痛，方用身痛逐瘀汤加减。

（3）气血亏虚型：肩部酸痛或隐隐作痛，劳累后疼痛加剧，兼伴头晕目眩，气短懒言，心悸失眠，四肢乏力，手足麻木，舌质淡，苔少或白，脉细弱或沉；多由年老体衰、劳累过度或外伤失血过多导致。治宜补气养血、舒筋活络，方用当归鸡血藤汤或黄芪桂枝五物汤加减。

2. 西医分型　本病属于自限性疾病，病程一般为数月，也可长达 2 年。可将本病分为急性疼痛期、粘连僵硬期和缓解恢复期。

（1）急性疼痛期：主要临床表现为肩部疼痛逐渐加重，肩关节活动受限，是因疼痛引起的肌肉痉挛，韧带、关节囊挛缩所致，但肩关节本身尚能有相当范围的活动度。此期病程约为 1 个月，亦可延续 2～3 个月。

（2）粘连僵硬期：此期患者肩部疼痛逐渐减轻，但肩关节因肩周软组织广泛粘连，活动范围严重受限，主动和被动的肩内、外旋和外展活动度下降，出现"肩胛联动症""耸肩"现象及肩部肌肉挛缩。此期病程 3～6 个月。

（3）缓解恢复期：此期患者肩部疼痛基本消失，肩关节的挛缩、粘连逐渐消除而恢复正常功能。此期约需 6 个月。

（三）肩关节周围炎的综合治疗

目前对肩周炎主要还是保守治疗。以手法治疗为主，配合药物、理疗及练功等辅助治疗。部分患者可以自愈，但也存在病程长，病痛缠绵，功能恢复不全等症状，积极治疗可以相对缩短病程。

1. 理筋治疗　本病急性期疼痛严重者不宜用重手法治疗，以免加剧炎症反应。慢性期多采用理筋手法舒筋活络、松解粘连。具体方法：患者取端坐位、侧卧位或仰卧位，以右侧为例，医者主要是先在肩前、肩后和肩外侧做摩、滚、揉、拿捏等手法，然后用左手的拇、食、中三指对握三角肌束，做垂直于肌纤维走行方向的拨法，再拨动痛点附近的冈上肌、胸肌以充分放松肌肉。继之医者左手扶住肩部，右手握患手，做牵拉、抖动和旋转活动。最后帮助患肢做外展、内收、前屈、后伸等动作，解除肌腱粘连，帮助功能活动恢复。手法治疗时，会引起不同程度的疼痛，要注意用力适度，切忌简单粗暴，以患者能忍受为度。隔日 1 次，10 次为 1 个疗程。

2. 针灸治疗 针灸治疗肩周炎采用分期施治原则：急性期以缓解疼痛为主，针灸取穴以循经选取远端腧穴为主，泻法强刺激，并配合局部腧穴，毫针刺以"条口穴透承山穴"或"局部邻近穴配合条口穴"两种方案为主；慢性期及功能恢复期治疗目的是纠正肩关节功能活动障碍，针灸治疗采用病因辨证与经络辨证相结合，取穴以局部腧穴为主，并配合循经及辨证取穴。穴取肩髃、肩髎、臂臑、阿是穴。辨证配穴：风寒湿型，配大椎、阴陵泉；气血瘀滞型，配间使、三阴交；气血亏虚型，配足三里、合谷；根据疼痛部位配穴：手太阴肺经，配尺泽、孔最；手阳明大肠经，配肩井、曲池、合谷；手少阳三焦经，配清冷渊、外关、中渚；手太阳小肠经，配天宗、肩贞、养老。操作方法：患者取侧卧位，暴露患侧肩部，常规消毒针刺部位，选用直径 0.30mm、长 40～50mm 毫针，快速直刺进针，深度为 30～40mm，捻转使之得气。

3. 刮痧疗法 具有舒筋活络、改善微循环、促进新陈代谢等作用，该疗法可显著改善肩局部组织拘挛程度。临床可取穴：风池、肩井、臑俞、肩贞、肩髎、肩髃、臂臑、曲池、合谷。

操作方法：

（1）肩部刮痧：患者采用端坐位，用弧线刮法刮拭，由风池部从上向下，经过肩井，刮向肩端，要求手法流畅。每侧刮 15～20 次，力量均匀适中，在风池、肩井穴可行点压按揉手法，缓解疼痛。

（2）上肢刮痧：患者采用端坐位，用直线刮法，先刮拭肩头上下：从臑俞到肩贞，从肩髎到臂臑，从肩髃到臂臑。然后沿手阳明大肠经循行线刮拭：从肩髃过曲池到合谷，一手牵拉前臂，另一手握住刮痧板，由肩髃向下刮，经过曲池，直到合谷，刮 15～20 次。在肩髃、曲池穴处可稍加力重刮，其他部位轻手法刮拭，合谷穴处用刮板棱角点压按揉 3～5 次。

4. 练功活动 练功是治疗肩周炎过程中不可缺少的有效方法，应鼓励患者早期做上肢外展、上举、内旋、外旋、前屈、后伸、环转等功能活动。还可做"手指爬墙""手拉滑车"等锻炼。

（1）"手指爬墙"即让患者侧面站立靠近墙壁，在墙壁上画一高度标志，以手指接触墙壁由下往上移动，做肩外展上举动作，每日 2～3 次，每次 5～6 分钟，逐日增加上肢外展及上举度数。

（2）"手拉滑车"锻炼方法是采用滑轮挂绳，患者以健侧上肢向下牵拉挂绳另一端，帮助患侧肩关节的锻炼活动。锻炼要酌情进行，循序渐进，持之以恒。

（四）经典撷粹

1.《黄帝内经》与肩痹病 《黄帝内经》全书共出现"痹"字 160 余次，其中五体痹指皮痹、筋痹、肌痹、脉痹、骨痹，病位在肢体经络，肩痹当属五体痹范畴。《黄帝内经》中虽未明确提出"肩痹"病名，但多处论及"肩痛""肩不举"等症状表现。梳理条文可将肩痹发病病因归纳为气血不足，营卫亏虚，复感外邪，《素问·缪刺论》云："邪客于足太阳之络，令人头项肩痛。"《素问·痹论》中"风寒湿三气杂至，合而为痹""其不痛不仁者，病久入深，营卫之行涩，经络时疏，故不痛。皮肤不营，故为不仁"；《灵枢·邪客》云"营气者，泌其津液，注之于脉，化以为血，以营四末，内注五脏六腑，以应刻数焉""卫气者……而先行四末分肉皮肤之间而不休也"。痹病治疗上《黄帝内经》首选针刺，其次为艾灸，以及针、灸、药多法并用，《灵枢·官针》云："病在经络痼痹者，取以锋针。病痹气暴发者，取以员利针。病痹气痛而不去者，取以毫针。"《灵枢·周痹》云："刺痹者，必先切循其下之六经，视其虚实，及大络之血结而不通，及虚而脉陷空者而调之，熨而通之。其瘼坚，转引而行之。"其指出了针刺痹病首先要诊查经脉，分清虚实，再采用针对性的措施进行治疗。

2. 张仲景与血痹病 《金匮要略·血痹虚劳病脉证并治》云："血痹病从何得之？夫尊荣人骨

弱肌肤盛，重因疲劳汗出，卧不时动摇，加被微风，遂得之。但以脉自微涩在寸口，关上小紧数，宜针引阳气，令脉和紧去则愈。"又云："血痹阴阳俱微，寸口关上微，尺中小紧，外证身体不仁，如风痹状，黄芪桂枝五物汤主之。"轻症使用针法引阳气，令脉和则愈，风寒邪气已祛，营卫自和，气血通畅则愈。重症则使用黄芪桂枝五物汤进行治疗。黄芪桂枝五物汤，即桂枝汤去甘草，倍生姜加黄芪组成。黄芪为补气要药，行滞通痹，与桂枝、白芍、生姜、大枣合用，共奏和血通痹、益气温经、祛风散邪、调养营卫之功。

3. 娄多峰与肩凝汤　娄多峰是全国名老中医专家，尤善治疗痹病，结合多年的风湿病诊治经验，认真探索、努力了解风湿病的症状和体征，创立了虚邪瘀理论，提出了风湿病虚邪瘀的辨证，从而逐渐形成了自己独特的风湿理论体系。娄多峰治疗肩痹从"虚邪瘀"理论进行辨证，将肩痹（肩周炎）分为邪实、正虚、瘀血三候，然后分别采用祛邪、扶正、活血通络的治疗原则，进行辨证论治，疗效显著。娄多峰指出，虚邪瘀（痰）三者是风湿病的三大致病因素，在肩痹（肩周炎）病理演变中起着主导作用。临床以虚邪瘀（痰）阐释肩痹（肩周炎）的病因、病机，可执简驭繁，把握本质；循虚邪瘀（痰）选药组方治疗肩痹（肩周炎），能得心应手，无失法度。拟肩痹（肩周炎）经验方肩凝汤（羌活、生地黄、桂枝、透骨草、丹参、香附、当归、鸡血藤）。外伤瘀血痛者加制没药、制乳香；寒痛者加制草乌、制川乌；有热者加桑枝、忍冬藤；痉挛痛者加白芍、蜈蚣；气虚者加黄芪。

方解：肩凝汤中透骨草、羌活祛风散寒，通络止痛；当归、鸡血藤、丹参养血活血；桂枝温通经脉，散寒止痛；香附理气通络；黄芪增行气活血之效；姜黄、细辛、桑枝散寒通经；甘草调和诸药之功。全方共奏祛风散寒、通络止痛之功。

验案：刘某，女，64岁。

初诊：左肩关节无明显原因持续性沉困酸痛3个月，加重1月余，入院症见：左肩沉困酸痛，局部怕凉，得温痛减，活动时加剧，夜间明显。舌质淡，苔薄白，脉弦。

诊断：肩痹病（风湿痹阻证）。

治法：祛风除湿，活血通络。

处方：羌活18g，桂枝18g，草薢18g，透骨草30g，当归21g，黄芪30g，丹参24g，香附18g，鸡血藤30g。3剂，每日1剂，水煎，分温二服。

二诊：服3剂上药后疼痛逐渐消失，左肩关节活动较前稍灵活，现仍感觉酸沉。加草薢至30g，继服3剂。

三诊：左肩沉困酸痛消失。继服第2诊方药，连服10天，巩固疗效。

按语：肩痹临床上多见于50岁以上者，主要表现为肩部酸胀或麻木，凉痛，遇冷痛增，得热痛减，入夜加重，肩关节活动受限。本病多由肝肾亏虚所致，再加上患者年老体弱，气血不足，筋脉失养，关节失滑利；或遇风寒湿等外邪入侵，寒凝经络；或遇跌仆闪挫，导致瘀血痹阻经络，关节失荣。桂枝温经通脉，《药品化义》云："专行上部肩臂，能领药至痛处，以除肢节间痰凝血滞。"配活血、祛湿之药，行窜走上，使温通药性更强。因年老体弱加黄芪。二诊后仍有酸沉，说明肩周有湿邪，故加草薢至30g，除湿蠲痹，酸沉得解。

拇外翻

外翻是足部常见的畸形，是指拇趾向外偏斜超过正常生理角度的一种足部畸形，是前足最常见的病变之一。一般认为，拇趾向外偏斜超过15°就是拇外翻畸形。外翻角度与临床症状的轻重没有直接的相关性，一般畸形在形成后，很难自行矫正。拇外翻形成后，第一跖骨内侧常会有骨赘形成，并与鞋面不断摩擦，容易形成滑膜炎，又称拇囊炎。在第1跖骨头背侧突出并伴有滑囊炎者，又被称为背侧拇囊炎。由于拇外翻常常伴有足部其他部位的病变，如锤状趾、跖骨痛、小趾滑囊炎、扁平足等，因此，又有人称拇外翻为拇外翻复合体或外翻综合征。拇外翻一般好发于女性，多为遗传或者后天不正常行走姿势，以及穿鞋方式不当导致，在我国的发病率多在 20%到 30%，属于常见病。畸形的程度往往与临床症状不相符合，严重时常疼痛严重，不能穿鞋。随着生活水平的不断提高，人们对于美的追求也不断提升，拇外翻所带来的外形和功能上的变化，对人们的生活造成困扰，同时对拇外翻的治疗也提出了更高的要求。

拇外翻是一个近代新发的疾病，因其发病多集中于女性，而封建社会女性地位比较低，自宋朝开始，女性大多有缠足的习俗，所以在中医古籍中对于拇外翻并没有过多记载，但有提及"骨离缝，筋出槽"的记载，细究其内涵，拇外翻当属其中。

（一）病因病机

拇外翻的病因至今尚无明确理论，众说纷纭，但是患者基本都会经过从拇指向外偏斜到随后出现各种病理改变的过程。大多学者认为其发病与多种因素有关。

1. 穿鞋 一般认为穿鞋是诱发拇外翻的重要外部原因之一，拇外翻的高发人群为经常穿高跟鞋，特别是尖头鞋的女性，而在不穿鞋的民族中，拇外翻的发病概率很低，从众多数据推测穿鞋也是拇外翻的重要原因之一。但是生活中很多穿高跟鞋的人并未发生拇外翻，有学者指出，对于足底功能正常的人群，没有证据说明鞋可以引起拇外翻，所以不能说鞋子因素是导致拇外翻的直接原因，只能说是重要的外部原因。

2. 遗传因素 很多拇外翻的患者都有家族史，先天因素引起的骨骼发育不良，可以在骨骼成熟后充分显现，拇外翻的发病年龄与男女骨骼的成熟年龄一致，经临床研究发现，遗传因素是拇外翻发病的重要原因，更多的是因为鞋子不合适，而加重了某些结构不良足的病理变化。

3. 自身足部结构的异常 自身足部结构的异常可能会导致拇外翻的形成。主要包括前足拇趾旋前，跖趾关节形态失常，扁平足或者第一跖骨过长或者内翻等。

4. 医源性 如第二趾切除后，拇趾无阻挡，在外力的挤压下，也可加重或引起拇外翻。此外内侧籽骨切除后造成的跖趾关节软组织肌力不平衡，也可以引起拇外翻。

5. 其他 因创伤或其他疾病如类风湿关节炎、痛风、脑瘫等神经肌肉性病变也是诱发拇外翻的原因之一。

（二）辨证分型

1. 中医分型 从中医角度分析拇外翻，一般认为与外力损伤、虚损、风寒湿邪侵袭以及先天禀赋不足有关。

2. 西医分型 拇外翻在中医上目前尚无明确分型的分型。西医上目前普遍流行的有 Mann 分型和 Palladino 分型。

（1）Mann 分型：将拇外翻主要分为轻、中、重三度。

1）轻度：第一跖骨头内侧突出并有疼痛。拇外翻角（HAA，又称 HVA）<30°，一部分畸形可由于跖骨间关节外翻引起，跖趾关节匹配，第 1、2 跖骨间角（IMAX）<13°，胫侧籽骨一般位于正常位置或轻度位移。

2）中度：拇外翻偏挤压第 2 趾，拇趾一般有旋前畸形，HAA 为 30°～40°，IMA 通常为 13°～16°。胫侧籽骨有明显脱位。

3）重度：拇趾外侧挤压第 2 趾，拇趾一般有中重度旋前畸形，HAA>40°，IMA>16°，第二趾跖骨头下形成转移性跖骨痛。胫侧籽骨脱位于跖骨头腓侧缘外。

（2）Palladino 分型：按照拇外翻的发展过程将其进程分为 4 期。

Ⅰ期：HAA 正常，IMA 正常，第一跖趾关节关系正常。

Ⅱ期：HAA 不正常，IMA 正常，第一跖趾关节偏斜。

Ⅲ期：HAA 不正常，IMA 不正常，第一跖趾关节偏斜。

Ⅳ期：HAA 不正常，IMA 不正常，第一跖趾关节半脱位。

（三）综合治疗

1. 诊断要点

（1）患者常合并平足症，或有家族遗传史或穿尖头高跟鞋史。主要表现为足拇趾外翻、旋转畸形，局部疼痛，行走困难。

（2）部分患者出现足底以及拇内侧胼胝体，第 2 趾骑跨拇趾。第一跖趾关节内侧足底压痛。

（3）影像学提示：HAA＞20°；IMA＞9°；PASA：近侧关节固定角＞7.5°；DASA：远侧关节固定角＞7.5°。

2. 治疗

（1）非手术治疗：首先应该减轻局部压力，穿着比较宽松的鞋子；对于有炎症存在，如拇囊炎的患者可进行理疗，局部使用消肿止痛的药物，缓解症状；对于轻度畸形的患者，可以使用矫形支架。对于较重的畸形，支架所起到的作用有限，只能延缓畸形的发展，缓解疼痛。最后平时还可进行功能训练，加强对足部肌肉的训练，如用橡皮筋套住双侧拇趾外牵拉训练等。

（2）手术治疗：治疗拇外翻的手术有 200 多种，软组织手术，切断或手术矫正导致拇外翻畸形的肌肉韧带及关节囊等软组织，术后拇外翻畸形可得到一定的纠正。此外还有截骨手术，人工关节置换手术和关节融合术等。在手术的选择上，由于拇外翻病理因素多种多样，没有一种手术可以完美地解决拇外翻的所有问题。所以手术前对患者进行充分的评估对患者手术的选择具有重要意义。此外手术的选择受患者的年龄、身体状况、性别、职业，以及患者对术后的期望和要求等影响。

保守治疗在一定程度上可以缓解拇外翻的症状，但往往适用于发病的初期，起不到根本性的治疗，而手术治疗拇外翻仍是治疗本病的主要手段之一，手术方法多样。节选我国治疗拇外翻权威专家温建民的手术治疗办法，温氏拇外翻疗法具有中西医结合，术式简单，畸形不复发，康复快，并发症少等一系列的优点。

（1）术前准备：术前进行体格检查；血液学检查；心电图检查；填写手术知情同意书；填写术前拇外翻病例报告表；数码相机拍摄双足外观像，有条件者可行双足足印检查，足底压力测定等，以便观察手术前后足底压力变化。术前指导患者进行踝关节伸屈锻炼，跖趾关节、趾间关节跖屈背伸锻炼；若患者患有其他基础疾病，如糖尿病、重度高血压、重度心脏病等，须先纠正原发疾病至接近正常，方可手术。术前常规消毒，备皮。

足外洗 1 号（生大黄 20g、黄连 10g、黄柏 15g、苦参 10g、蛇床子 20g、川牛膝 10g、蒲公英 20g、紫花地丁 20g、生甘草 5g 等），中药泡脚清热解毒，每天 2 次，每次 30 分钟，泡足 2～3 天，若有足癣，可适当延长泡脚时间。

（2）手术适应证：手术适用于轻、中、重度拇外翻患者。

（3）手术禁忌证：严重糖尿病患者（血糖高于 8mmol/L）；急性感染性疾病患者；严重类风湿足；严重的神经损伤者；趾关节严重破坏关节已融合者；严重足癣者；其他有严重基础病不适宜行拇外翻手术者。

（4）基本术式

1）体位：仰卧位、术足伸出手术台外，台下接清创车或污物桶。

2）消毒与铺单：碘酒、酒精常规消毒。一般采用直接戴无菌手套，用手消毒，消毒范围到踝上 10～15cm 即可。常规铺单。

3）麻醉：采用 1%利多卡因局部浸润麻醉，沿拇囊周围分层浸润麻醉，注意麻药不要注射在拇囊部位，以免组织水肿影响手术定位。

4）手术器械：高速磨钻，小骨膜（剥离器），小骨锉，钻头等。

5）手术步骤

A. 松解外侧关节囊：如关节囊外侧紧张或外侧拇收肌挛缩，可在拇趾背外侧做一 0.5cm 切口，松解外侧关节囊及跖籽联合结构、拇内收肌斜头。

B. 入路及削磨骨赘：用 15 号小圆刀在拇趾近节趾骨近端内侧做弧形切口，长约 1cm，切开皮肤、皮下组织直达趾骨。用足外科小骨膜剥离器从远端向近端在关节囊和内侧跖骨头之间分离关节囊；用削磨钻磨去内侧跖骨头骨赘（宽不超过跖骨干内侧缘连线，不要超过矢状沟），骨赘可成糊状或成骨片取出。用小骨锉锉平跖骨头内侧，不使其有棱角。

C. 截骨：在第 1 跖骨头颈内侧切开皮肤直达骨膜，切口约 0.5cm，用削磨钻做一斜形截骨。在水平面截骨线从远端内侧至近端外侧与第 1 跖骨轴线的夹角为 10°～30°，在矢状面截骨线从远端背侧至近端跖侧与第 1 跖骨轴线的夹角为 5°～15°。

D. 截骨完毕冲洗切口：由近端向远端冲洗，冲洗要彻底，避免骨渣残留在关节腔内。

6）手法整复：通过手摸心会、拔伸牵引、推挤、端提等正骨手法纠正畸形及跖趾关节半脱位。整复标准：用手法将远端跖骨头由内向外推开约一骨皮质（在跖骨头内侧手感可触及小凹陷），并使截骨远端不向背侧移位（背侧截骨处无台阶），拇趾置于内翻位 0～5°。

7）包扎固定：用 4 列绷带卷成直径约 2cm 的圆形夹垫，放于 1～2 趾蹼，将绷带从第 1、2 趾蹼夹垫间通过踝关节做 "8" 字形包扎（因个体差异不同，夹垫大小有异），将拇趾固定在内翻位 0°～5°，然后用黏膏从足背内侧通过第 1、2 趾蹼间，绕过足跖内侧到足背做 "8" 字形固定，加强拇趾的内翻位固定。

8）固定完毕，用手提式 X 线机透视，如位置不满意，可用手法整复，直至位置满意为止，术后患足拍正侧位片。术后穿硬底、前开口的矫形鞋，步行走出手术室，轮椅推至放射线科摄像（双足正侧位）。若 X 线显示位置不满意，即刻回手术室重新整复，再次轮椅推至放射线科摄像。

（5）不同程度拇外翻手术方法

1）轻度拇外翻：一般采用标准术式疼痛症状较重，畸形不明显者，可行单纯骨赘磨削术。

2）中度拇外翻：主要根据第 1 跖趾关节外侧结构的紧张度，外侧结构紧张的在标准术式的基础上加外侧结构松解。

3）重度拇外翻：常规在标准术式的基础上加外侧结构松解；合并其他跖骨头下疼痛者，行跖骨头颈截骨；合并固定性锤状趾者，行趾间关节成形术。

（6）拇外翻并发症手术方法：根据患者外翻畸形程度与合并畸形情况，在常规标准术式的基础上可酌情采用以下术式：

1）第 1 跖趾关节外侧结构松解术：检查外侧结构松紧度；术前检查拇趾近节趾骨，如果拇趾较易扳到正常位置，则表明外侧结构不紧张，无须处理；如果很难达到正常位置，则须松解外侧结构。

切口位置：在第 1 跖趾关节外侧做一 0.5cm 纵行切口，紧贴外侧关节囊，小圆刀纵行切开外侧关节囊。重新检查外侧结构松紧度。如果仍然紧张，则用小骨膜剥离器做进一步松解。

手法松解第 1 跖趾关节外侧组织时，由于长期拇外翻致使趾蹼皮肤挛缩，可能会致趾蹼皮肤撕裂，如果撕裂仅到皮下可不用缝合或植皮，换药后可自行愈合。

2）锤状趾近节趾间关节成形术：以 1%利多卡因在趾间关节周围及关节间隙进行局部浸润麻醉。用小圆刀在趾间关节外侧做一约 0.5cm 纵行切口，直达趾间关节间隙；用骨膜剥离器从趾间关节外侧进入关节间隙，以确定进钻位置。用削磨钻分别磨削趾间关节的近端及远端关节面，使其光滑没有棱角。术毕冲洗切口，酌情将外侧关节囊及切口全层缝合，并与邻趾包扎固定。3 天后拆开包扎换药；7～10 天后拆除缝线。

（7）温建民外翻疗法技术要点

1）拇外翻截骨角度的技术要点

A. 轻中度：在水平面，截骨线与第 1 跖骨轴线的夹角为 10°～15°；在矢状面，截骨线与第 1 骨轴线的夹角为 5°～10°。

B. 重度：在水平面，截骨线与第 1 跖骨轴线的夹角为 15°～30°；在矢状面，截骨线与第 1 跖骨轴线的夹角为 10°～15°。

2）手法整复的技术要点

A. 轻中度：截骨后将远截骨端向外推移约一骨皮质，向跖侧推移约一骨皮质。

B. 重度：截骨后将远截骨端向外推约一骨皮质，向跖侧推 0.5cm 或向背侧成角 5°～15°（水平面截骨远端可超过截骨面的 1/2）。

截骨整复在向外侧推移远端跖骨头截骨块时，注意务必使跖骨头跖屈或跖移，以代偿因截骨所致第 1 跖骨短缩引起的内侧纵弓前壁的高度损失，预防和减轻转移性跖骨头下疼痛的发生。

手术操作注意事项：温氏外翻手术由于采用闭式操作，需要手术医生具有一定的手术操作经验，最好是具有大切口拇翻手术经验，同时要熟悉局部解剖。只有这样才能减少血管、神经的损伤；减少发生术趾坏死、麻木等并发症。术中应注意避免过多切除骨赘，破坏跖骨关节面；也要注意骨赘切除不足，可能引起矫形不满意。

（8）温建民在拇外翻截骨手术后常用其独创的"裹帘"法外固定以及"8"字绷带和分趾固定。

1）"裹帘"法始见于《医宗金鉴·正骨心法要旨》，其曰"跌扑损伤，虽用手法调治，恐未尽得其宜"，应"制器以正之，用辅手法之所不逮"，并列出 10 项固定器具，其中第 1 项即为"裹帘"。"以白布为之。因患处不宜他器，只宜布缠，始为得法，故名裹帘，其长短阔狭，量病势用之"。

2）温建民以此为基础对中西医结合治疗外翻术后外固定的方法进行了一系列探索。石膏质硬、弹性差，术后患足肿胀，石膏固定会影响血液循环，容易导致二次筋伤，发生足趾缺血坏死，也不能早期进行功能锻炼；此处内固定多属于坚强固定而非弹性固定，断端不能微动，影响下地后足底受力的重新分布。最终温建民根据"裹帘"法设计出"8"字绷带和分趾垫外固定的固定方法。该方法维持了截骨端外翻复位，又对抗了引起"骨错缝、筋出槽"的动力因素，兼顾了筋、骨两个方面，因而可获得满意的疗效。

痛风性关节炎

痛风性关节炎是人体嘌呤代谢紊乱，尿酸排泄减少引起血尿酸浓度增高而导致关节炎发作的疾病。高尿酸血症导致尿酸盐结晶沉积在关节及其周围组织，形成痛风性关节炎。其临床特点为高尿酸血症及由此而引起的关节旁或关节内痛风石沉积、痛风性关节炎反复急性发作和关节畸形。痛风性关节炎常见于 40 岁以上的男性，具有一定的遗传性。

（一）病因病机

1. 中医病因病机　痛风性关节炎主要是以正虚为本，以湿、火、痰、瘀痹阻为标。正虚主要是由先天禀赋不足，肝脾肾亏虚，气血亏虚，营卫失和以及后天饮食劳倦，情志不畅所致，或外感风寒湿热之邪气伤及正气。痛风性关节炎在后期病变中，病因病机错综复杂，先、后天因素互相影响，互为因果。或因内外因综合影响而致痰瘀互结。

2. 西医病因病机

（1）尿酸含量过高是导致痛风性关节炎最为主要的因素。痛风是因为长期性的嘌呤代谢障碍，而嘌呤代谢的最终产物为尿酸，尿酸堆积，血液中的血尿酸浓度明显高于常规血尿酸数值。尿酸盐晶体累及关节囊、关节滑膜、软骨骨质及其周围结缔组织易引起反复发作的急慢性痛风性关节炎、痛风石及关节畸形。

（2）多形核中性粒细胞在痛风性关节炎患者发病时，细胞表面的受体参与到其自身和单钠尿酸盐（MSU）的反应过程中，从而导致痛风性关节炎患者的发病。尤其是通过多形核中性粒细胞表面受体的相关作用，会导致相关趋化因子及一系列介质出现，而这些介质会导致患者关节滑膜的通透性提升，最终导致关节炎急性发作及关节红肿的出现，从而使患者痛风性关节炎发病。

（3）单核巨噬细胞也是痛风性关节炎患者发病的一类重要因素。单核巨噬细胞会合成以及分泌诸多炎性因子，如肿瘤坏死因子、单核细胞趋化蛋白-1 和白细胞介素（IL）-1 等。这些物质通过作用能够导致患者发生炎症，并会对其身体组织造成破坏。尤其是单核巨噬细胞能够抑制炎症细胞的凋亡，最终导致这种炎症症状持续性进行。在关节液内部可发现吞噬尿酸盐结晶的单核巨噬细胞，通过这些细胞能够和患者病灶内的相关物质发生反应，导致患者出现痛风性关节炎的很多症状。

（4）肥大细胞和单核巨噬细胞的活化主要发生在患者发病的炎症早期，并且相比中性粒细胞的活化，肥大细胞的起源往往会更早。通过反应最终会导致患者腺体分泌、细胞聚集、血凝状态等诸多症状。此外常见的细胞因子 IL-8、IL-1β和肿瘤坏死因子α（TNF-α）等物质，以及转基因β1 等都与痛风性关节炎发病症状有较大的关系。

（二）辨证分型

1. 中医分型

（1）风寒湿痹证：关节痛或部分肌肉酸重麻木，延日可致肢体拘急，甚则关节肿大。治以祛风散寒，除湿通络。方用蠲痹汤加减。药用当归、羌活、姜黄、黄芪、白芍、防风、生姜、甘草。

（2）风湿热痹证：关节红肿疼痛，喜凉恶热，得热痛甚，遇凉痛减，关节活动不利。治以清热除湿，祛风通络。方用白虎加桂枝汤加减。药用石膏、知母、粳米、甘草、桂枝。

（3）痰瘀痹阻证：肌肉关节刺痛，固定不移，或肌肤紫黯、肿胀、胸闷；舌质紫黯或有瘀斑，舌苔白腻。治以活血祛瘀，化痰通络。方用桃红饮合二陈汤加减。药用桃仁、红花、川芎、当归尾、威灵仙、半夏、茯苓、陈皮。

（4）肝肾两虚证：腰酸背痛，两膝无力，腿脚转筋，四肢麻木，精神疲倦。治以调补肝肾，祛风除湿，活络止痛，补益肝肾。方用独活寄生汤加减。药用独活、桑寄生、秦艽、防风、细辛、当归、白芍、川芎、干地黄、杜仲、牛膝、人参、茯苓、甘草、桂心。

2. 西医三期

（1）早期表现：主要为关节的急性炎症反应，病变早期常累及手足小关节，尤易见于第 1 跖趾关节，而后才逐渐侵及腕关节、踝关节、肘关节等大关节。此时只显示关节周围软组织肿胀，呈偏侧性肿胀，密度增高而无明显骨破坏。软组织内可见钙化或未钙化的痛风石造成的软组织结节样增厚。早期病变往往呈可逆性，即发作时出现，间歇期及经治疗后可消失。

（2）中期表现：病变进一步发展，多骨受累及，尤其多个跖趾关节由中央性、边缘性或关节周围骨侵蚀，逐渐发展为骨破坏。骨破坏以出现关节端边缘锐利的小囊状或穿凿样圆形骨质破坏为典型表现，骨破坏区边缘部翘起且突起颇具特征。病灶周围无骨质增生硬化及骨质破坏，邻近骨质结构基本保持正常。间歇期可为数月或数年之久，随病情反复发作，间期变短、病期延长、病变关节增多，渐转成慢性关节炎。

（3）晚期表现：病变发展至晚期，软组织肿块更加增大，多个肿块相连，呈分叶状，表面粗糙。骨干可进行性变细呈锥状，在伴有继发性退行性骨关节病时，关节面骨赘形成，关节间隙可变窄，甚至出现关节脱位或强直，手足可同时受累及。

（三）综合诊断治疗

1. 诊断标准　痛风性关节炎的诊断具备以下三点，并排除继发性痛风者，即可确诊。①急性关节炎发作一次以上，在一天内即达到发作高峰。②急性关节炎局限于个别关节，整个关节呈暗红色。第一跖趾关节肿痛。③单侧骨关节炎急性发作。④有痛风石。⑤高尿酸血症。⑥非对称性关节肿痛。⑦发作可自行停止。

影像学检查：

（1）X线一般用于评价痛风性关节炎的晚期病变，在早期仅表现为关节肿胀。软组织肿块或骨内肿块（痛风结节），骨皮质破坏可伴硬化边或边缘翘起突出（骨质缺损），关节间隙逐渐变窄或消失。其他特征还包括：骨膜新生骨的形成，关节外的骨破坏，骨内的钙化，关节间隙增宽，软骨下的骨质破坏等。痛风性关节炎X线的异常最常发生在足部，尤其第一跖趾关节。

（2）CT检查痛风结节为形态不规则的肿块，CT值为70～250HU，密度高于软组织，但低于骨骼。双能量CT检查能够对痛风结节中尿酸盐成分进行特异性的分析，鉴别尿酸及非尿酸结节沉积，而且能运用伪彩色标记清晰地显示出痛风结节，发现更多、更小的病灶。因此CT检查可以对痛风结节进行特异性诊断。

（3）在MRI检查中，尿酸盐沉积沿着肌肉筋膜面分布，而非放射状分布。慢性痛风性关节炎表现为关节周围软组织肿块，边缘锐利的骨侵蚀、悬挂边缘的骨破坏及滑膜增厚。痛风石在T1加权像（T1WI）呈统一的低信号，在T2加权像（T2WI）信号强度不定。其中低至中等混杂信号最常见。

2. 治疗　痛风性关节炎在治疗上除内服中药外还可用：

（1）中药外敷：清热解毒，消肿止痛散结。可用大黄、黄柏、姜黄、白芷、天南星、天花粉、陈皮、苍术、厚朴、甘草等以凡士林作为赋型剂混合制成，冷敷治疗，每日1次，1周为1个疗程。

（2）中药熏洗：三妙散合白虎汤加减（生石膏、赤芍、山慈菇、忍冬藤、连翘、知母、防己、桑枝、秦艽、木瓜、黄柏、苍术、川牛膝），足浴外洗，每次30分钟，每日1次。

（3）针灸治疗：针灸治疗可疏通经脉，调和气血经络。湿热偏重者，在针灸治疗过程中取阳明经曲池、足三里、督脉的大椎可达到清热效果；配以足太阴脾经的阴陵泉起到利水的作用；痹证久延可致阳气衰惫，取关元、肾俞益火之源，振奋阳气而驱散寒邪。

刺络放血：阿是穴刺血轻症每周1次，重症3天1次，2次为1个疗程。

（4）手术治疗：痛风性关节炎在保守治疗无效形成明确痛风石的情况下，手术切除病灶是一种有效的治疗方法。

（四）预防调护

1. 低嘌呤饮食　多吃低嘌呤食物，如水果、谷物，以及油菜、白菜、胡萝卜等黄、绿色蔬菜，避免食用动物内脏、海产品、肉汤、菠菜等含有丰富嘌呤的食物。注意低嘌呤饮食中碳水化合物供能比例过高，容易引起胰岛素抵抗，进而减少尿酸排泄，引起血尿酸升高。因此食物对高尿酸血症和痛风患者的危害，不能单纯以嘌呤含量来界定。目前，强调每日饮食嘌呤含量控制在200mg以下，避免摄入高嘌呤动物性食品（如动物内脏、甲壳类、浓肉汤和肉汁等），同时限制或减少红肉摄入。

2. 戒除不良嗜好　避免辛辣刺激的食物，少饮浓茶、咖啡，同时尽量避免饮酒。

3. 多饮水　养成多喝水的习惯，每天的饮水量最好控制在 2L 以上，以便促进尿酸排出。

4. 合理规划运动　急性期应当避免运动，注意卧床休息，可将肢体疼痛的一侧适当抬高；症状控制后，可以从轻量运动开始，逐渐恢复运动，但仍应避免剧烈运动，可以选择太极、慢跑等方式，每周锻炼 4~5 次，每次活动半小时左右。

骨 关 节 炎

骨关节炎是由多种因素引起的关节软骨纤维化、皲裂、溃疡、脱失而导致的以关节疼痛为主要症状的退行性疾病。本病病因尚不明确，其发生与年龄、肥胖、炎症、创伤及遗传因素等有关。其病理特点为关节软骨变性破坏、软骨下骨硬化或囊性变、关节边缘骨质增生、滑膜病变、关节囊挛缩、韧带松弛或挛缩、肌肉萎缩无力等。

本病属中医学痹证、颈肩腰腿痛的范畴。按照病因学分类，骨关节炎分为原发性骨关节炎和继发性骨关节炎。原发性骨关节炎多发生于中老年人群，无明确的全身或局部诱因，与遗传和体质有一定的关系。继发性骨关节炎可发生于青壮年，继发于创伤、炎症、关节不稳定、积累性劳损或先天性疾病等。

（一）病因病机

临床上骨关节炎可以分为原发性骨关节炎和继发性骨关节炎，原发性骨关节炎的原因尚未完全阐明。如各种各样的遗传因素、环境因素，特别是衰老过程、正常的磨损、慢性损伤、肥胖、饮食等都可能是发病因素。后者引起软骨退行性变的直接原因为结构改变、炎症、代谢等。现代生物学研究表明：细胞因子、生长因子、免疫因素等都与骨关节炎的发病有关。

骨关节炎早期病理是软骨超负荷表面的变薄和破坏，软骨碎片和凹陷，直至软骨完全裸露。垂直的裂隙可以渗入到软骨的深处，软骨细胞的增生通常围绕着裂隙边缘成串。软骨退变和修复可以看作细胞和基质两者的修复和退变：细胞增生形成软骨细胞群；基质修复出现杂乱的胶原。损害关节的修复可来自受损软骨本身，称为固有的内在修复。也可来自软骨以外的组织（如滑膜、软骨下骨），称为外在的修复。骨关节炎不仅是关节软骨的疾病，还是一种累及骨、滑膜及关节周围支持结构的疾病。在骨关节炎的治疗过程中，既有退行性变的改善，也有关节形态学的修复，包括关节形状的修复、负重表面的重新分布和稳定的重建。

肝、脾、肾亏虚，筋骨失养是发病之本。因膝为肝、脾、肾三经所系，筋、骨、肉之大会。肝藏血主筋，肾藏精主骨，脾主运化合肉。膝骨关节炎的发生多为中老年人，男子七八，女子七七，肝肾渐亏，筋骨懈惰；筋失血养，无以柔韧；骨失髓养，无以强壮；肉失脾主，虚羸无力。所以膝骨关节炎的发病与肝、脾、肾三脏的关系最为密切。气滞血瘀痰凝是膝骨关节炎发病的重要环节。《素问·阴阳应象大论》曰："气伤痛，形伤肿。"由于膝关节的扭、闪、挫伤致膝关节内外组织损伤，脉络受损，血溢于外，阻塞经络，致气滞血瘀，经络受阻。或肝、脾、肾亏虚，气血运行不畅、痰凝经络、膝关节及周围组织失养，从而引起关节软骨的退变，导致膝骨关节炎的发生与发展。风寒湿外邪侵袭、痹阻经络是膝骨关节炎发病的重要因素。膝骨关节炎属于中医学"骨痹""膝痛"的范畴。《三因极一病证方论》载"三气侵入经络"，又载"在骨则重而不举，在脉则血凝不流，在筋则屈而不伸，在肉则不仁"。可见本病由中年以后肝肾两亏、气血不足，复受风、寒、湿外邪乘虚而入所致。临床常见于久居寒湿之地者，长期劳损，腠理空虚，寒湿之邪杂至，凝滞血脉，致两膝脉络不通，以致疼痛重着，迁延难愈。

（二）临床表现

骨关节炎在我国发病率非常高，尤其是中老年患病率达一半以上。女性稍多于男性。最常受累部位是全身的滑膜关节，多见于膝关节、髋关节、踝关节和手部指间关节。骨关节炎的临床表现为受累关节的疼痛、压痛，骨性隆起或肥大，活动时有骨擦音，关节肿胀或积液，晨僵，功能障碍或畸形，常见症状为关节疼痛。好发在负重大的关节，如膝关节、髋关节、脊柱等。初始较轻微后逐渐加重，活动时痛休息后好转。稍活动后减轻，活动过量疼痛加重，与天气受凉、受潮等有关，关节活动时可有摩擦音。后期可出现关节畸形、半脱位及肌肉萎缩。主要体征包括关节活动范围减小和肌力的减弱，应注意辨别主动与被动活动、静力与动力活动，如膝骨关节炎时，其研髌试验、挺髌试验均为阳性。

（三）诊断与鉴别诊断

1. 诊断　根据病史、症状、体征及 X 线片特征表现及实验室辅助检查等来诊断骨关节疾病，但应该注意的是，临床症状并不总是与 X 线检查结果相吻合，且 X 线呈现典型表现时，骨关节炎已远远超出早期阶段，故临床诊断时，应该以症状为主，X 线检查为辅。X 线检查可以为临床诊断和治疗提供重要的依据。骨关节炎早期 X 线检查观察不到病理变化，但随着病情的进展，可以观察到关节间隙变狭窄，软骨下骨质硬化，关节边缘有唇样骨质增生，关节面不光整，软骨面下可见散在的囊性变透亮区及关节内游离体；后期可出现关节半脱位、骨端变形和对线不佳。另外，随着微焦摄影、CT、MRI 和关节镜等影像学新技术在诊断和鉴别诊断中的应用，更有利于骨关节炎的病变进展的诊断及药物的治疗。实验室检查：血常规、血沉和 C 反应蛋白正常或轻度增高，无特殊发现，对排除其他原因引起的关节疼痛有一定价值。根据关节穿刺和滑液检查进一步明确关节液的特点。

2. 鉴别诊断

（1）类风湿关节炎：与骨关节炎相似，具有起病缓慢，偶为急性，关节疼痛、肿胀、畸形，活动受限等特点，但与骨关节炎不同的是，类风湿关节炎 30～50 岁为发病高峰，以多发性、对称性、四肢大小关节受累为特征，类风湿因子（RF）（+），抗链球菌溶血素"O"（ASO）（+），X 线检查有特有征象。

（2）骨关节结核：起病也比较缓慢，但发病年龄较轻，而且多为单关节发病，常伴有低热、盗汗、恶心、厌食等全身结核中毒症状，患部伴有脓肿，关节穿刺为渗出液，PCR-TB（+），X 线片示骨关节破坏。

（3）痛风性关节炎：多累及第一跖趾关节，发病时关节红肿热痛，缓解后症状消失，不留畸形。晚期 X 线片示骨端关节面虫蚀样或穿凿样骨质破坏，实验室检查血尿酸浓度增高。

（4）血红蛋白沉着绒毛结节性滑膜炎：常见于成人，且以膝关节居多，膝关节周围出现结节状柔韧肿块，甚至侵蚀骨组织，因而引起疼痛、活动受限或有弹响声与交锁现象，关节腔内有积液征，穿刺有血性液体，病理检查显示滑膜增厚，常为棕褐色苔藓状绒毛。侵犯骨质时，X 线检查可见关节面毛糙。

（四）治疗

1. 手法治疗　六步手法：是在陈正光、杜自明、刘道信、葛云彬四位骨伤科专家手法的基础上形成的，以"刮髌、推髌、弹拨刮揉、分筋、镇定、整理"为主治疗膝骨关节炎的手法。

动态拔伸手法：具体操作如下。①股四头肌放松；②拔伸；③依次点按伏兔、梁丘、犊鼻、膝眼、血海、阳陵泉、阿是穴；④最后揉、拿髌骨。

石氏手法：石氏伤科认为，传统手法是骨伤科的特点，重视手法在骨伤科疾病诊疗中的应用，并以十二字手法"拨、伸、捺、正、拽、搦、端、提、按、揉、摇、抖（转）"来归纳。

推髌按膝法：具体操作如下。拿法或擦法施于下肢后侧约 2 分钟；推、揉或一指禅推腘窝部 2 分钟；先以擦法施于患肢阔筋膜张肌、股四头肌、内收肌群约 2 分钟；然后摩、揉或一指禅推法施于内外膝眼、阿是穴，每穴操作约 40 秒；体位：患者仰卧，下肢伸直放松，移去垫枕；推髌骨；膝关节拔伸牵引；按压、屈伸膝关节至极限位。手法力量要求均匀柔和，以患者舒适能耐受为度。

2. 中药治疗

（1）中药内服

1）气滞血瘀证：采用活血化瘀、通络止痛法，通常选用血府逐瘀汤等加减方治疗。

2）寒湿痹阻证：采用温经散寒、养血通脉法，通常选用蠲痹汤等加减方治疗。

3）肝肾亏虚证：采用滋补肝肾法，通常选用左归丸等加减方治疗。

4）气血虚弱证：采用补气养血法，选用八珍汤等加减方治疗。

5）肝肾亏虚证：关节隐隐作痛，腰膝酸软，活动不利，动作牵强；伴有头晕，耳鸣，目眩，身疲乏力。舌质淡红，苔薄白，脉细弦或弱。治宜滋补肝肾，舒筋止痛，方用左归丸加减。上肢痛加桑枝，下肢痛加木瓜、威灵仙，寒重者加附子、五加皮。

6）劳伤瘀滞证：骨节疼痛，肥厚畸形，活动受限，痿弱无力；兼腰弯背驼，神情倦怠，面色晦暗。舌质淡暗或舌胖质红，苔薄或薄腻，脉沉涩或弦细。治宜补肾壮筋，活血止痛，方用补肾活血汤加当归、鸡血藤、白花蛇舌草。

7）阳虚寒凝证：肢体关节疼痛，肿胀积液，屈伸不利，天气变化加重，遇寒痛增，得热稍减；伴形寒肢冷，神倦懒动。舌淡胖，苔白滑，脉沉细缓。治宜温补肾阳，通络散寒，方用金匮肾气丸加枸杞子、杜仲、仙茅、巴戟天、桑寄生、白花蛇舌草等。

（2）中药外用：中草药外用主要通过熏洗、熏蒸、敷贴、热熨和离子导入等方式发挥药效。而中成药通常制作成各种贴膏、膏药及药膏等方便携带及使用。外用药主要包括中药熏洗法、熏蒸法、中药离子导入法或药膏敷贴法，多用于祛风除湿散寒、活血通络止痛类中药组方。

3. 针灸治疗

（1）针灸：包括毫针针刺法、刺络拔罐法、温针灸等。一般采用局部取穴和循经取穴相结合的方法。常用穴位包括血海、膝眼、委中、阳陵泉、阴陵泉、梁丘、足三里等，配穴可选用阿是穴及痛处所属经脉络穴。

（2）针刀：可在髌上囊、髌下脂肪垫、内膝眼、外膝眼、胫侧副韧带、髂胫束、膝前囊（鹅足囊）等膝关节周围部位实施针刀疗法。

4. 运动治疗 在医师指导下进行直腿抬高、慢跑、骑车、游泳、太极拳、八段锦等运动、练功疗法。

5. 物理治疗 物理治疗常用方法包括热疗、冷疗、电疗、磁疗、红外线照射、水疗、蜡疗、超声波及离子导入法等。

6. 其他疗法

（1）教育患者：认识疾病，树立信心，医患合作，合理锻炼，适当减肥。

（2）矫形支具：具有矫形作用的支具和鞋垫可以根据膝关节内外翻的情况选择，在疾病发作期也可以借助拐杖、助行器等，以减少受累关节的负重。

（五）预防与调护

做好患者的科普与咨询工作，以消除其不必要的思想负担，并使其积极配合医师进行系统规范化、个性化治疗。防止过度劳累及关节受凉，避免超强度劳动和运动，以免造成损伤，可以做适当体育锻炼，以增强体质，改善关节的稳定性，防止畸形。对患者的关节应妥善保护，防止再度损伤。若身体过胖者，应适当减轻体重；若发病与职业有关，应调整工种。要避免长期使用或滥用皮质类固醇激素，在防治骨关节炎的同时还应重视并发性疾病的预防，如骨质疏松症的防治。

肱骨外上髁炎

肱骨外上髁炎（external humeral epicondylitis）是一种由急、慢性损伤引起的肘关节外侧疼痛、乏力、前臂旋前功能受限为主的疾病，是最常见的肘部慢性损伤性疾患之一。本病常发生于肘关节伸直、前臂反复内外旋转用力的工作者及网球运动员，故又称为"网球肘"（tennis elbow）。急性发作者常为年轻的网球、羽毛球、乒乓球运动员，以及钳工、厨师和家庭妇女等人群，好发年龄为 30～50 岁青壮年，男女比例为 3∶1，在 50 岁以上的人群中发病率最高。

（一）病因病理

现代医学认为，在肘关节组成中，肱骨小头与桡骨小头上端的凹陷关节面相连接，形成肱桡关节，以肱桡韧带相连。桡侧腕短伸肌位于伸肌的最深层，与肱桡关节环状韧带等组织有密切关系。肱骨外上髁是前臂伸肌群起点腱的附着部，这些肌肉有桡侧腕长伸肌、桡侧腕短伸肌、指总伸肌、小指固有伸肌、肱桡肌、旋后肌和尺侧腕伸肌，它们主要具有伸腕、伸指功能，其次是使前臂旋后运动和协助屈肘。

当肘关节伸直、前臂旋前位时，腕关节突然猛力背伸，前臂伸肌强力收缩，导致肘外侧的伸肌附着部受强力牵拉而出现急性损伤，部分组织撕裂、出血，形成血肿，继之渗出、粘连；而长期、反复用力做手和腕部运动的工作者，或长时间提携重物等，前臂及腕部过度用力，腕、指伸肌经常反复收缩及牵拉，在其肌腱起点部产生应力，反复应力造成慢性损伤，均可引起伸肌群及其起点腱受伤。损伤导致腱纤维在肱骨外上髁部发生撕裂、出血，形成骨膜下血肿，促使机体修复，反复损伤—修复，机体产生粘连、瘢痕、硬化、骨化，导致骨膜炎、肱骨外上髁骨质增生（多呈一锐边或结节状）。当肱骨外上髁处发生无菌性慢性炎性变、渗出、粘连，形成筋束或筋结时，卡压到该处来源于桡神经的细小血管神经束，就会产生疼痛。肱骨外上髁炎的基本病理变化是慢性损伤性炎症，病理基础为肌腱组织的病变，有些病例还累及到关节囊。病变的肌腱在显微镜下呈现"血管纤维增生性肌腱病变"。有学者认为本病的病因就是桡侧腕短伸肌起点发生部分撕裂，也可涉及桡侧腕长伸肌腱和指总伸肌腱。

（二）临床表现

1. 症状　本病常有明显损伤或劳损史，肘关节外侧疼痛，前臂桡侧肌肉紧张，前臂乏力，握拳无力，手掌向下不能负重平举，以致影响用手劳动。

2. 体征　本病重要的体征有两个：一是抗阻力伸腕试验阳性；二是 Mills 试验（即伸肌腱牵拉试验）阳性。在肱骨外上髁到桡骨小头之间可扪及局限而敏感的压痛点，不同的压痛点位置提示不同的病变部位。查体时压痛点在肱骨外上髁上方，提示为桡侧腕长伸肌腱损伤；压痛点在肱骨外上髁处则提示为桡侧腕短伸肌腱起点损伤；压痛点位于桡骨小头附近，提示可能为环状韧带损伤；肱骨外上髁远侧 3～4cm 处压痛，提示可能为桡管综合征。

3. 影像学检查

（1）X 线片：可常规做检查，一般无骨质异常改变。病程较长者可偶见肱骨外上髁钙化影、骨膜反应或肱骨外上髁粗糙等。拍 X 线片可以排除肘关节的合并疾患，如骨关节炎。

（2）超声诊断：肱骨外上髁肌腱附着点炎症时，在二维图像显示肌腱回声减低，可伴有不均，彩色多普勒血流成像（CDFI）时急性期可见血流信号，慢性期可不出现血流信号。

（3）肌电图：用于检查桡神经。

（4）MRI 片：肱骨外上髁的桡侧腕短伸肌在 T_1、T_2 信号增强，提示肌腱肥厚。

4. 体格检查

（1）腕伸肌紧张试验：患肘屈曲 90°、前臂旋前位、掌心向下、半握拳、屈曲腕关节，医者于患者手背部施加阻力，嘱患者主动用力伸腕，如出现肱骨外上髁处疼痛，则为阳性体征。

（2）Mills 试验（即伸肌腱牵拉试验）：将患肢屈肘、屈腕、握拳，然后将前臂完全旋前并伸直肘，此时如果出现肘外侧疼痛，则为阳性体征。

（3）检查颈椎：因为颈 5、6 神经根病变可引起肘外侧疼痛，可能误诊为肱骨外上髁炎。可通过检查患者颈椎活动、行椎间孔挤压试验，观察是否会引起肘关节外侧疼痛。

（4）检查肩关节功能：包括肩关节的力量测试，可评估肩关节各肌肉的收缩力是否平衡，如果没有一个稳定的肩袖肌群作用力点，肩关节功能将明显受限。

（5）检查肘内、外侧肌力：肘部疼痛也可能与肘内、外侧肌力不平衡有关。

（6）肱骨外上髁触诊：通过触诊可发现外上髁和前臂的前面有触痛和压痛点。另外，患者经常肱骨外上髁的疼痛导致握力下降，是网球肘的稳定和敏感诊断指标，所以还需要通过手持握力计测量患肢的握力。

（7）检查神经：桡神经卡压综合征和骨间后神经压迫，都可以引起肘关节外侧疼痛，应当引起临床关注。

（8）评估颈神经根是否受压：颈部局部触发点或慢性肌肉痉挛也可引起患者网球肘样疼痛，有研究指出严重的慢性颈神经受压可使重复的腕伸肌强度测试阴性。

5. 鉴别诊断

（1）颈椎病：颈椎旁有明显压痛，可扪及结节、条索，X 线正侧位片示：颈椎有骨性改变，如椎体边缘骨刺形成、钩椎关节狭窄、颈椎间盘退行性改变等，导致颈椎 4～6 节段病变引起颈 5、6 神经根受卡压，其分出的桡神经微小神经束受累，而使肱骨外上髁部疼痛，但患者常常不能确切指出肘部疼痛处，检查无明显压痛点。前斜角肌病变、冈下肌病变也可引起肘外侧疼痛，扶突穴（喉结旁开三寸、当胸锁乳突肌前、后缘之间）、天宗穴（肩胛冈下窝中央的凹陷处）可有明显的压痛。

（2）肱桡关节滑囊炎：表现为肘关节酸胀不适，在夜间或休息时加重，在桡骨粗隆处有明确的压痛点。

（3）肘关节外伤性骨化性肌炎：以肘关节活动障碍为主要症状，X 线片见肌间隙有钙化影。

（4）肱骨内上髁炎：疼痛的部位表现在肘内上髁部，在肱骨内上髁处可扪及明显的压痛点。

（三）辨证分型

1. 中医分型　中医学将"肱骨外上髁炎"称为"肘劳""肘痹"等，认为本病多因慢性劳损及外邪阻滞经络所致，即虚、寒、瘀、痹兼夹致病。素体肝肾不足、气血虚弱致筋肉经脉失于濡养，加之风寒湿邪侵袭肘部经络，且前臂因反复做拧、拉、旋转等动作引致损伤而瘀血留内，从而导致血阻气滞，气血运行不畅，气滞血瘀寒凝，痹阻经脉；或陈年旧伤导致瘀血痹阻经脉，经络不通，终致肘部经筋不通则痛，其病理特点为本虚标实。

在 2020 年《中医病证诊断疗效标准》的中医骨伤科病证诊断疗效标准中，将本病辨证分为三型：

（1）风寒阻络型：肘外侧部酸痛、麻木，肘关节屈伸不利，受寒疼痛加重、得温则减轻。舌质淡红，舌苔薄白或白滑，脉弦紧或浮紧。

（2）湿热内蕴型：肘外侧疼痛拒按，局部压痛敏锐，活动后疼痛减轻，伴口渴不欲饮。舌质红，苔黄腻，脉濡数。

（3）气血亏虚型：肘部酸痛，病程较长，反复发作，提物无力，肘外侧压痛轻微，且喜按喜揉，常伴见少气懒言，面色、唇色苍白。舌质淡红，苔白，脉沉细。

2. 西医分型 本病分为三期：

Ⅰ期：肘关节外侧轻度疼痛，劳累后诱发。

Ⅱ期：活动后疼痛明显，有时有静息痛，经休息可恢复日常功能。

Ⅲ期：静息痛、夜间痛，日常功能受限。

（四）肱骨外上髁炎的综合治疗

肱骨外上髁炎是手工劳作者的一种常见病、多发病，具有反复复发、逐渐加重的特点。本病的治疗目的是减缓疼痛、松解肌腱间的粘连、改善组织血供、促进组织修复，恢复肘关节的活动功能。保守治疗对绝大多数患者有效，应当以预防、康养为主，对患者进行健康宣教、指导功能锻炼；对于病情较重者，可以选择综合治疗的策略；如保守治疗无效应当考虑选择手术治疗的方式。

治疗原则：Ⅰ期：康复治疗，休息，患肘制动，避免过度活动；Ⅱ期：受累肌腱小于1/2时可采取保守治疗，促进组织愈合，也可进行手术治疗以彻底消除症状；Ⅲ期：肌腱超过一半受到撕裂，经过保守治疗无效者，需手术治疗。

1. 自我康复疗法

（1）控制局部活动度：肱骨外上髁炎是劳损导致的疾病，出现症状后一定要减少能让自己出现疼痛的活动，好好休息，避免肘腕指关节做重复性活动，让受伤的肌肉能够得到恢复，必要时加用支具、辅具固定患肢，限制以用力握拳、伸腕为主要动作的腕关节活动，这是治疗和预防复发的关键。

（2）急性期冷疗：在急性疼痛时的前一、两天，将冰袋置于疼痛处，每次5～20分钟，每天数次，注意勿将皮肤冻伤，以达到止血、消炎、消肿的目的。

（3）慢性期热疗：在慢性或急性疼痛第3天起，热敷肌肉紧绷疼痛处，每次20～30分钟，每天数次，注意温热适宜即可，勿把皮肤烫伤，达到增加血液循环，以提供充分的养分，加快带走代谢物，缓解肌肉痉挛，减轻疼痛，促进组织愈合的目的。

（4）贴敷膏药：对于发病时间不长、疼痛较轻者，可选择具有温经通络止痛的膏药贴于痛处，注意贴敷时间在6～12小时即可取下，需间隔一定的时间再贴，注意观察皮肤会不会出现红、肿、痒、痛、丘疹、水疱等过敏反应。

（5）耳穴按摩：网球肘在耳朵耳廓上可取肘、神门、肝、脾等穴，在敏感点穴位按摩，常用按摩手法有手摩耳轮法、全耳按摩法、全耳腹面按摩法。在耳廓上取肘穴按摩可使肘外侧部消肿止痛、缓解疼痛症状，取神门穴能有镇静止痛之功，取肝、脾穴可达营养筋肌、祛除寒湿、通利关节的作用。

（6）刮痧治疗：在上肢患肘外侧，刮痧部位可重点选取手阳明大肠经、手少阳三焦经，可兼顾选手少阴肺经、手太阳小肠经。

（7）手法治疗：在阿是穴、曲池穴、手三里穴、合谷穴、外关穴等穴及肱骨外上髁、上肢外侧肌肉部位，采用点按法、拿法、揉法、擦法、指推法、按揉法、弹拨法等手法，有理气通络、疏经镇痛的作用。

（8）练功疗法：缓解疼痛后，一定要加强前臂肌肉力量训练。

2. 药物治疗

（1）中医辨证论治

1）风寒阻络：肘部酸痛麻木，肘关节屈伸不利，受寒疼痛加重，得温则减轻。舌质淡红，舌苔薄白或白滑，脉弦紧或浮紧。治法：祛风胜湿、宣痹止痛。方药：羌活胜湿汤加减，处方如下：羌活9g，白芷9g，姜黄6g，白芷6g，川芎9g，防风12g，威灵仙15g，鸡血藤15g，青风藤12g，炙甘草6g。

2）湿热内蕴：肘外侧疼痛拒按，局部压痛敏锐，活动后疼痛减轻，伴口渴不欲饮。舌质红，苔黄腻，脉濡数。治法：清热利湿、通络止痛。方药：当归拈痛汤加减，处方如下：羌活、茵陈（酒炒）各12g，防风、苍术、当归身、知母（酒洗）、泽泻各9g，白术、黄芩（炒）各3g，葛根、苦参（酒浸）、生甘草各6g。

3）气血亏虚：肘部酸痛，病程较长，反复发作，提物无力，肘外侧压痛轻微，且喜按喜揉，常伴见少气懒言，面色、唇色苍白。治法：补气养血、柔筋止痛。方药：八珍汤合桂枝加葛根汤加减，处方如下：葛根20g，羌活9g，姜黄9g，桂枝15g，白芍15g，当归15g，川芎12g，熟地黄12g，党参12g，茯苓12g，白术12g，生姜6g，炙甘草6g。

（2）中药熏蒸疗法：是把药疗与热疗相结合，作用于病痛局部，以达到温通经络、散寒止痛的一种外治方法，该方法操作简便，可扩张局部血管，促进血液循环，更好地吸收药物，配合局部手法按摩，更能增加疗效。内服方药在煎好药后，亦可用布包药渣趁热敷熨痛处。张廷模等用当归四逆汤加生黄芪、骨碎补、川椒，加水煎煮，待药液温度适宜后将患肢浸洗，每天早、中、晚各洗1次，每次外洗40～60分钟，每剂药可连续应用2天，7天为1个疗程，2个疗程后判断疗效。共治疗120例，其中治愈82例、好转31例、无效7例，总有效率达94.17%。

（3）西药治疗：常用非甾体类消炎止痛剂、肌肉松弛剂、镇静剂或药膏等，使用时间不宜过长，应注意防止出现胃肠反应、皮肤过敏反应等副作用。

3. 局部注射治疗　局部注射药物的配方有：

1）2%利多卡因2ml+地塞米松5mg+维生素 B_{12} 注射液1ml。

2）2.2%利多卡因2ml+醋酸泼尼松龙或醋酸氢化可的松12.5mg。

3）3.2%利多卡因2ml+曲安奈德（痛息通注射液）10mg。

4）4.2%利多卡因2ml+复方倍他米松1ml，用无菌注射器抽吸药物后混合均匀。

注射方法：严格消毒后，在肌腱止点压痛处深面做多点注射，每周1次，不超过3次。注射点偏浅及多次注射可造成局部皮下组织萎缩，皮肤变白，还可能出现继发的肌腱细胞坏死。局部药物注射治疗本病急性期有很好的短期疗效，不推荐长期或多次使用。

4. 针灸治疗　目前临床上采用针灸治疗肱骨外上髁炎的病位在肘外侧部，据《灵枢·经脉》《灵枢·经筋》载：手阳明经"循臂上廉，入肘外廉"，手阳明经筋"结于肘外"，手少阳经"出臂两骨之间，上贯肘"，手少阳经筋"上循臂，结于肘"，所以本病的病位属于手阳明经、手少阳经。根据"经脉所过，主治所及"的选穴原则，治疗时选取手阳明经、少阳经二经所属的穴位为主。常选用曲池、阿是穴为主穴，辨证选取尺泽、手三里、合谷、肘髎、肝俞、肾俞、足三里、三阴交等穴位。针具可选择：毫针、火针、水针、蜂针、杵针、钩针等。灸法是用艾条施以温和灸，选取局部经穴、压痛点、皮下硬结等部位为治疗点，通过患处传递热感，对人体起到温经散寒、调和气血、通络止痛的作用，达到防病、治病的目的；也可运用隔姜灸、温针灸和温灸器灸等灸法，都能对肱骨外上髁炎有效镇痛，疗效显著，操作方便。

5. 针刀治疗　对症状严重、病程较长的肱骨外上髁炎患者，手法检查局部组织变硬，可采用小针刀治疗。小针刀通过闭合性手术，采用纵形疏通、横形铲剥的刀法，直接针对肌腱与肌腱之间的粘连、瘢痕、硬化组织，有效解除粘连，剥除瘢痕组织，从而解除病痛。方法：患肘屈曲 90°位，术者以左手拇指在肱骨外上髁部寻找压痛点，用记号笔标记，以碘伏液常规消毒患肘 3 遍，铺无菌洞巾，不需局部麻醉，选择 4 号小针刀，右手持刀从标记点进针，使针刀刀口线与伸腕肌纤维走向平行，将小针刀快速刺入直达肱骨外上髁骨面，以疏通、剥离刀法松解粘连、变硬的组织 3~5 刀，然后退至皮下"十"字法切开深筋膜 3 刀后退出，无菌纱布压迫针孔后，握拳屈腕状态下患肘旋转屈伸数次，以拉伸前臂伸肌群，松解残余的粘连。创可贴覆盖针孔 3 天。一周复诊尚未痊愈，可根据情况再用针刀施治 2~3 次。

6. 手术治疗

（1）关节镜：贝克（Baker）等将损伤分为三类：第 Ⅰ 类为关节囊完整；第 Ⅱ 类为关节囊线性撕裂；第 Ⅲ 类为关节囊完全撕裂与退缩，桡侧腕短伸肌腱止点损伤。先在近端的内侧建立观察通道，镜下可探查外侧关节囊的完整情况和桡侧腕短伸肌腱磨损情况；然后在近端外侧建立工作通道，用刨刀或射频消融刀头去除病变肌腱及修整撕裂的关节囊，直到显露出桡侧腕长伸肌腱；用刮匙或刨刀去除部分肱骨外上髁骨皮质，注意避免损伤外侧副韧带；通过外侧通道和后外侧通道观察肱桡关节的后方，如存在增生退变的骨赘一并去除。

（2）手术治疗：适用于极少数症状严重，或多次激素注射、第Ⅲ期病变、经长时间保守治疗无效者。术式可选用伸肌腱起点剥离松解、环状韧带部分切除、桡侧腕短伸肌腱延长、肌皮神经血管术切除或旋后肌浅层筋膜弓切开，使用桡神经深支松解术，或结合关节镜手术。

经典的手术方法：做肘外侧切口，于外上髁前方向远端肱桡关节切开约 5cm，逐层切开皮肤、皮下组织，自桡侧腕长伸肌和伸肌总腱之间切开进入，显露其深方的桡侧腕短伸肌。术中应完全切除病变的肌腱组织。病变组织通常在桡侧腕短伸肌腱起点部分，偶尔也累及伸指总肌腱筋膜的前内部分，累及桡侧腕长伸肌腱深层的情况少见。切除了桡侧腕短伸肌腱的起点后，与之紧密相连的环状韧带及远端的伸肌筋膜可以防止桡侧腕短伸肌的回缩不超过 1~2mm，从而维持了正常的肌肉长度及力臂，保证术后伸腕肌力的恢复。切除桡侧腕短伸肌腱起点病变组织后，可以在骨皮质上钻 2~3 个深达松质骨的孔，目的是使局部形成血肿，促进血管及健康的肌腱纤维长入，修复桡侧腕短伸肌腱起点切除后的缺损部分。然后将桡侧腕长伸肌腱的后外缘与伸指总肌腱筋膜的前缘进行缝合，这样才不会影响肘关节的活动。由于各个组织层次均为纵形切开，所以不会影响外上髁上的伸肌腱筋膜的附隶，加上术中的牢固修复，可以满足术后早期功能锻炼。

（五）经典撷粹

1. 国医大医孙树椿治疗经验 孙树椿治疗肱骨外上髁炎讲求"内外同治"。

（1）内治法：根据本病的病因、发病时期都有自己独特的认识及对证方药，认为早期急性期患肘肿痛重，属血瘀气滞证，方用血府逐瘀汤加伸筋草、透骨草、乳香、没药；慢性期正虚邪袭，迁延难愈，当补虚扶正、祛邪外出，以补阳还五汤合穿山甲、水蛭、桑枝、续断、桑寄生、牛膝。

（2）外治法

1）用清宫正骨拔戳揉捻手法治疗，在治疗早期就能缓解疼痛，远期治疗更能松解粘连、缓解肌肉痉挛，助肘恢复功能。主张练功防复发，上肢练功法有：屈肘挎篮、双手举鼎、左右开弓、砍肘、仙人摇扇、捶拳、弹拳等。

2）配合外洗方活血通络止痛，外治方如下：伸筋草 10g，海桐皮 10g，艾叶 15g，透骨草 15g，千年健 15g，威灵仙 15g，鸡血藤 20g，路路通 15g，苍术 15g，黄柏 30g，牛膝 15g，乳香 15g，没药 15g，桑寄生 15g，生杜仲 15g，地龙 12g。本方多用舒筋活络、祛风除湿，佐以滋养肝肾的药物，应用时如热象不甚者可去黄柏，体虚不甚者酌情减量或去千年健及杜仲；亦可用药渣热敷患肢。

2. 全国名中医郭剑华治疗经验 全国名中医郭剑华认为本病为"肘劳"病，气血亏虚、血不荣筋是本病内因，肘部外伤或劳损、外感风寒湿邪是其外因。他认为筋伤是一种迁延难愈的顽固性疾病，单一方法往往难以根除，应当选择综合方法治疗，使用"中医三宝"——针灸、推拿、中药杂合以治。

（1）针法：常以扬刺法为基础，采用围针配合温针和电针治疗，以达到温经散寒、活血化瘀、舒筋通络止痛的目的。

（2）推拿：采用拿揉法、点按弹拨法、牵拉法，讲究用力均匀、深透力强。

（3）中药

1）中药内服：采用郭剑华经验方"肘舒汤"加减，基本方药组成有：当归12g，丹参12g，乳香6g，没药6g，桑枝15g，狗脊15g。对于风寒阻络型，基本方加桂枝、羌活、防风以增强祛风散寒止痛的作用；湿热内蕴型加黄柏、薏苡仁、土茯苓以加强清热利湿之功；气血亏虚型加党参、熟地黄、白芍以补益气血而扶正。水煎三次取汁约450ml混合，分三次服，每天1剂，5剂为1个疗程，每个疗程间隔2天。

2）中药外敷：采用郭剑华经验方活血膏（药物组成：红花、三棱、土鳖虫、泽兰、防风、狗脊、木香）；以及上海合成制药厂生产的止痛消炎膏（药物组成：生南星、生草乌、独活、冰片、北细辛、皂荚、冬绿油、硫酸钠、甘油、滑石粉），将两种药物各以等份混合后，在肘部疼痛处贴敷12～24小时，每日或隔日更换1次。

3. 林如高手法治疗经验 肱骨外上髁炎，林如高称之为"肘轮痛"，以手法治疗方法分三步：

（1）患肘部涂擦"麝香正骨水"，医者站于伤肢后外侧，一手握住腕部，另一手托住肘部，拇趾指腹按揉患处2～3分钟。

（2）屈时90°并做顺、逆时针划圆运动，同时拇趾在患处配合拨筋，各5～10次；继将前臂旋前、旋后5～10次后在旋前位时迅速拔直肘关节。

（3）屈伸患肘，同时用拇趾在患处上、下推筋2～3分钟，然后以双手掌面挟住患侧上肢快速搓揉5～10次。隔日1次，10次为1个疗程。

林如高的治疗手法：

（1）准备手法：以静以柔为主，有舒筋通络、活血止痛之功。

（2）松解手法：动静结合、刚柔兼施，有松解软组织粘连之功。

（3）结束手法：以静以柔为主，有舒松筋肉、调和气血之功。诸法共奏舒筋活血、松解粘连、减轻慢性炎症之功，再配有活血化瘀、解痉镇痛的麝香正骨水涂擦。手法用力须由轻到重，循序渐进，切忌粗暴，双手动作要协调配合，需辨证施术，发作期以柔以静为主，缓解期以刚以动为主。

股骨头坏死

股骨头坏死（femoral head necrosis，FHN），又称为股骨头缺血性坏死，指由多种病因造成股骨头动脉血供中断或受损、静脉淤滞，造成股骨头血供减少，致使骨细胞及骨髓成分的死亡，引起骨组织的坏死和修复同时出现，继而出现股骨头塌陷，引起关节疼痛及功能障碍的疾病。依照病因分类可分为创伤性股骨头坏死和非创伤性股骨头坏死，创伤为主要诱因的股骨头坏死发生率达15.2%，其中股骨颈骨折是最常见的病因，我国非创伤性股骨头坏死患者达812万，其中男、女患病率分别为1.02%、0.51%，其高风险因素分别有糖皮质激素的使用、酒精中毒、髋关节创伤等。

（一）病因病机

1. 中医病因病机 一般认为股骨头坏死是一类本虚标实的疾病，其中肝肾亏虚为本，气滞血瘀为标，夹杂正虚邪侵，其发病具有多虚多瘀、虚中有实、多因多果的特点。

（1）肝肾亏虚：肝肾亏虚在股骨头坏死的发病过程中具有重要影响。肾藏精，主骨生髓，是先天之本，肾气充盛、肾精充足可以濡养骨骼，生化骨髓，则健壮有力；肾气不足、肾精亏虚使骨骼失于濡养，骨髓生化乏源；肝气生发，主藏血，主疏泄，主筋，司运动，肝气运行正常、肝血充足则可濡养筋骨，促进其生长发育，发挥正常生理机能；"肝肾同源""乙癸同源"，若肝血不足，失于疏泄，则无法濡养筋骨，肢体屈伸不利，发展为肾精亏虚，则髓枯筋燥，痿废失用，最后出现骨痿。

研究表明，肾虚可影响骨骼的代谢：肾虚会出现内分泌功能的紊乱，下丘脑-垂体-靶腺（性腺、甲状腺、肾上腺）轴功能紊乱，免疫力下降，参与骨代谢的局部调节因子功能紊乱；此外，肾虚会出现人体微量元素的改变，影响人体的生长发育，进而造成骨骼及人体组织的结构功能变化，最终出现股骨头坏死。张琳等研究发现，钙、磷等元素含量降低会导致骨微结构的改变，进而出现股骨头塌陷。刘文刚等发现肝细胞色素 P450 3A 酶活性与股骨头坏死面积及坏死率均呈负相关。

（2）气滞血瘀：气为血之帅，血为气之母，气血互根互用，气血充足、运行畅通，精髓充沛，则可以濡养骨骼，强健有力；若气血亏虚、气血失和，则百病由生。气滞可致血瘀，血瘀则使气运行不畅，气滞血瘀，经脉闭塞不通，致使骨骼失养，致使股骨头坏死的发生。研究表明，血液流变学、血液黏度的异常等血瘀的表现，引起骨内微循环障碍，影响成骨细胞和破骨细胞的代谢，减慢旧骨吸收与新骨合成的速率，出现骨重建失衡，最终造成骨痿。

（3）正虚邪侵：人体平素体虚，气血阴阳不足，易受外邪侵袭，风、寒、湿外邪杂至，寒湿内侵，聚而为痰，痰湿阻滞，气血瘀滞，出现骨骼失于濡养，合而为痹；而正虚同时也会造成气血运化乏力，血停则瘀，瘀血涩滞，水停聚为痰湿，痰湿内生，与瘀血相搏，阻滞经络，筋骨失于濡养，筋脉萎废，骨痹挛直，最终发为本病。

2. 西医病因病机 股骨头坏死的病因可多达 60 余种，通常分为外伤性、非外伤性两大类，其中最常见的三大病因是糖皮质激素、创伤和酒精，其中，外伤性病因包括股骨颈骨折或髋关节脱位等，非外伤性病因包括激素类药物使用过度、酒精中毒等，另外，很多无明确病因的患者归类为特发性股骨头坏死。目前对股骨头坏死的发病机制提出的学说主要有：供应股骨头的主要血管外压增高学说、血管栓塞学说、二次碰撞学说等。

（1）血管外压增高学说：正常成年人当中，骨髓间充质干细胞能同时分化为成骨细胞和脂肪细胞，且两者处于一种动态平衡状态中，当成骨细胞分化增多时，则脂肪细胞分化减少，反之，当成骨细胞分化减少时，则脂肪细胞分化就增多。在受到激素和酒精的刺激时，股骨头发生脂肪变，骨髓内脂肪细胞肥大增生，出现骨内压力增高，股骨头主要供血血管外压增高，继而引起血管阻塞，出现股骨头坏死；同时成骨细胞分化减少，使股骨头修复变缓，又加快了股骨头坏死的发生发展。类似的，股骨颈骨折也会引起关节内压增高，进而出现股骨头主要供血血管外压增高，出现股骨头坏死。

（2）血管栓塞学说：有学者认为，各种因素导致血管内凝血机制的激活引起血管栓塞可引起股骨头坏死的出现，血红蛋白病、高脂血症、肾上腺皮质功能亢进等疾病以及超敏反应、内毒素反应、组织因子释放、低纤溶作用等反应能引起血管内凝血机制的激活。也有学者发现，膜微粒、血小板和内皮细胞源性微粒与血液高凝有密切相关性。因此，用凝血功能的标志物来筛查股骨头坏死的高危人群正变得具有可行性。

（3）二次碰撞学说：是指部分人群在易感基因的基础上，又遭受其他致病因素，两者相互"碰撞"，综合作用导致微循环栓塞，进而引发股骨头坏死出现。其中遗传易感病因有遗传性凝血功能障碍、Ⅱ型胶原基因突变等，股骨头坏死的高危因素有激素过度使用、酒精中毒等。危险因素长期作用于人体，导致人体基因突变，出现血液高凝状态或者加重原有高凝基因的作用，进而出现或加重血管内凝血，股骨头血供受阻，发展为股骨头坏死。

（4）病理变化：股骨头坏死病理形态学上可分为血运变化早期、中期及晚期。

1）早期（静脉瘀滞期）：此期表现为小静脉的血栓，静脉血管扩张、静脉窦充血、间质出现水肿，引起血液回流受阻，出现骨内静脉淤滞和高压。出现部分细胞坏死，部分骨髓坏死；骨髓干细胞分化为直径达 $10\mu m$ 以上的肥大脂肪细胞。

2）中期（动脉缺血期）：此期表现为静脉血栓进展，动静脉血管均可出现受压狭窄或动脉血栓等，动脉系统出现缺血，出现软骨下骨骨折，坏死面积扩大，部分股骨头区域出现囊性变，甚至塌陷，坏死骨组织进入主要修复期，开始出现肉芽组织，新生血管及新生纤维组织长入坏死区。

3）晚期（动脉闭塞期）：此期表现为完全动脉闭塞，动脉内皮增生增厚、管径变小，甚至动脉结构缺失加重；出现股骨头塌陷加重，髋关节骨关节炎等表现。

上述血运变化的病理改变不同的是创伤性股骨头坏死在初期便表现为动、静脉血运受阻或中断，病理上出现缺血状态，而后逐渐出现血运变化中期、晚期相似的组织学变化。

（二）辨证分型

1. 中医分型 目前，股骨头坏死中医辨证分型尚无统一标准，《中医骨伤科学》（新世纪第二版）将其分为肝肾亏虚、正虚邪侵、气滞血瘀 3 种分型。何伟等将股骨头坏死分为气滞血瘀、肝肾亏虚、脾虚失运、心阳不足四型。于潼等认为股骨头坏死以痰瘀阻络证居多，其次为肝肾亏虚证，最后为气滞血瘀证。鲁超等认为股骨头坏死早期以脾气亏虚、痰瘀阻络为主，中期以气虚血瘀、经脉痹阻为主，后期以气血不足、肝肾亏虚为主。

2. 西医分期与分型 2019 年国际骨微循环研究协会（ARCO）发布分期系统升级版，我国于2015 年制订了股骨头坏死中国分期，并于《2020 中国成人股骨头坏死临床诊疗指南》中进行了补充更新。

3. 分型 根据 MRI 和 CT 冠状面正中层面图像，根据圆韧带前缘及后缘划线将此平面分成内侧、外侧、中央三柱（分别占 30%、30%、40%）。根据坏死灶占据三柱情况，中国分型（中日友好医院分型）分为 M、C、L 三型（坏死灶占据内侧柱为 M 型；坏死灶占据中央柱、内侧柱为 C型；坏死灶占据全部三柱为 L 型）。L 型根据坏死灶占据外侧柱的状态又可分为 L_1、L_2、L_3 型（L_1型：坏死灶占据部分外侧柱，尚有部分外侧柱存留；L_2 型：坏死灶占据全部外侧柱，部分占据中央柱，内侧柱未受累；L_3 型：坏死灶占据整个股骨头）。

（三）股骨头坏死的综合治疗

股骨头坏死的预防与治疗

（1）股骨头坏死的预防：应根据不同病因针对性采取不同的预防措施，对于创伤性股骨头坏死，应注意创伤治疗过程中对血运的保护，同时可行 DSA 或 CT 血管造影和 X 线片等检查进一步了解股骨头血运情况，对于股骨头支持带血供欠佳的创伤可通过支持带血管探查吻合、带血管蒂的骨瓣移植恢复血供；对于接受激素治疗的患者，可使用活血化瘀中药或者扩张血管药联合抗凝活血药物预防骨坏死的发生；对其他高危因素的人群，也应积极祛除致病诱因，如戒酒、戒烟等。

（2）非手术治疗

1）保护性负重：避免对抗性和撞击性运动，使用双拐避免负重，不建议使用轮椅。

2）药物治疗：建议抗凝、扩张血管、增加纤溶与降脂药物联用，或联用抑制破骨和增加成骨的药物。

3）中医药治疗：以中医整体观为指导，遵循"动静结合、筋骨并重、内外兼治、医患合作"的基本原则，强调早期诊断、病证结合、早期规范治疗，力求达到髋关节局部及整体稳定。积极采取预防措施，尤其高危易感人群（如长期大剂量使用激素）可应用活血化瘀、补肾健骨中药预防坏死的出现。

对早期髋部无痛、塌陷风险较低的患者，运用活血化瘀通络为主，加以祛痰化湿、补肾健骨等中药，可促进坏死修复；塌陷风险较大的患者，则要进行保护性负重。当出现髋部疼痛者，则说明塌陷已经出现或股骨头软骨下骨板出现断裂。根据股骨头坏死塌陷的程度，选择不同的治疗方案，如果塌陷程度轻（小于 2mm）且未累及股骨头前外侧壁，髋关节功能良好、再塌陷风险较低者，可行保护性负重并运用活血化瘀通络、补肾健骨等中药治疗；而对于对塌陷明显（2～4mm）、累及前或外侧壁、塌陷时间短（不超过 6 个月）者，可行保髋手术并应用活血化瘀通络、补肾健骨中药治疗。

4）物理治疗：包括体外冲击波治疗、电磁场治疗、高压氧治疗等。

5）制动与牵引：对大范围坏死（面积＞30%）患者，塌陷早期可使用制动与牵引；对坏死面积＜30%者，不需要牵引治疗。

（3）手术治疗：对于股骨头坏死病情发展快，非手术治疗效果不佳者，可行手术治疗。手术方式包括保留股骨头的修复重建术和人工髋关节置换术两大类。对于股骨头坏死早期（ARCO 1 期）或中期（ARCO 2～3B 期），且坏死体积在 15%以上的患者，可采取髓芯减压术、截骨术、带或不带血运的骨移植术等保留股骨头的手术。

1）髓芯减压术：DSA、MRI 提示血运变化呈早期静脉淤滞表现（ARCO 1 期～2A 期），可选择髓芯减压术。

2）不带血运骨移植术：应用较多的术式有经股骨转子减压植骨术、经股骨头颈灯泡状减压植骨术等。

3）截骨术：目的是将坏死区移出股骨头负重区。截骨术包括内翻或外翻截骨、经股骨转子旋转截骨以及经外科脱位入路股骨颈基底部旋转截骨等。

4）带血运自体骨移植术：DSA、MRI 提示血运变化为动脉缺血（ARCO 2B～3B 期）选择该方法，可分为髋周带血管蒂骨瓣移植及腓骨移植两类。

髋周带血管蒂骨瓣移植包括：①带旋股外侧血管升支髂骨（膜）瓣转移术；②旋股外侧血管升支臀中肌支大转子骨瓣转移术；③带旋股外侧血管横支的大转子骨瓣转移术；④带旋髂深血管蒂的髂骨（膜）瓣转移术；⑤股方肌蒂骨柱移植术；⑥对于整个股骨头甚至部分股骨颈受到累及者采用横支大转子骨瓣联合升支髂骨（膜）瓣再造股骨头（颈）；⑦髋关节后方入路旋股内侧血管深支大转子骨瓣、臀上血管深上支髂骨瓣等。

人工关节置换术：股骨头塌陷较重，血运变化表现为晚期动脉闭塞表现（ARCO-3C 期、4 期），出现关节功能严重丧失或中度以上疼痛，应选择人工关节置换术。

（四）经典撷粹

在祖国医学典籍中未发现有股骨头缺血性坏死的病名记载，该病常做"痹证"论治，最早可见于《黄帝内经》，常属"骨痹""骨痿""骨蚀""髋骨痹"等范畴。《黄帝内经》中对骨的生理、病理、症候、病因、病机都有详细阐述。

（1）生理、病理上：《黄帝内经》中总结为，肾主骨、少阳主骨、脾主肌肉；其中，《素问·宣明五气》曰："肾主骨。"《素问·六节脏象论》谓："肾者，主蛰，封藏之本，精之处也；其华在发，其充在骨。"《素问·阴阳应象大论》曰："肾生骨髓……其充在骨。"《素问·上古天真论》曰："三八，肾气平均，筋骨劲强，故真牙生而长极。四八，筋骨隆盛，肌肉满壮。"故认为肾气主骨生髓，肾精是骨生长的必要条件。《素问·六节脏象论》曰："凡十一藏，取决于胆也。"《素问·诊要经终论》曰："少阳终者，耳聋、百节皆纵，目寰绝系。"《素问·热论》曰："三日少阳受之，少阳主骨，其脉循胁络于耳，故胸胁痛而耳聋。"故认为少阳生发之性，影响骨的生长之能。《素问·太阴阳明论》曰："四肢皆禀气于胃而不得至经，必因于脾乃得禀也。今脾病不能为胃行其津液，四肢不得禀水谷气，气日以衰，脉道不利，筋骨肌内皆无气以生，故不用焉。"脾主肌肉，而肌肉附着于骨，维系肌骨的功能，胃为水谷之海，脾主升清运化，能为人体提供精微物质，既能充养肌肉，又能充养骨骼，为骨骼的弹性提供精微物质。

（2）症候、病因、病机上：《素问·长刺节论》曰："病在骨，骨重不可举，骨髓酸痛，寒气至，名曰骨痹。"《素问·痿论》曰："肾气热，则腰脊不举，骨枯而髓减，发为骨痿。"《灵枢·刺节真邪》曰："虚邪之于身也寒，寒与热相搏，久则内著，寒胜其热，则骨痛而肉枯，热胜其寒，则烂肉腐肌为脓，内伤骨为骨蚀。"有学者认为"骨痹""骨痿""骨蚀"是股骨头坏死的不同发展阶段、不同病理改变、不同证候表现的相应病名，即早期以瘀血、气血闭阻为基本病机，称之为"髋骨痹""骨痹"，晚期有股骨头塌陷、缺损，称之为"骨蚀"，而早期与晚期之间有髓减骨枯，筋骨痿软，则称之为"骨痿"。

骨质疏松症

骨质疏松症是一种全身性骨病，其特点是骨量低，骨组织微观结构受损，导致骨脆性增加，易发生骨折等。中医属"骨痿"范畴，是阴液热灼伤或长期劳累过度、肾虚、肾火旺盛，减少骨髓所致的一种病证。症状包括背痛、站立困难、下肢无力、面部变黑和牙齿干燥。绝经或老年后，因体质疾病、外热、旅行疲劳等原因引起的病理变化，主要是肾气肾精的虚损，逐渐发展为骨干的骨髓流失和骨质疏松症与衰老有关的骨骼疾病。2018 年，国家卫生健康委员会公布了我国骨质疏松症流行病学调查结果：40～49 岁人群骨质疏松症患病率为 3.2%，男性为 2.2%，女性为 4.3%，女性是男性的两倍。50 岁以上人群的骨质疏松症患病率为 19.2%，男性为 6.0%，女性为 32.1%。65 岁以上人群骨质疏松症患病率为 32.0%，男性为 10.7%，女性为 51.6%。

（一）病因病机

1. 中医病因病机 我国历代医家在论述"骨枯""骨痿"等中医病证时，均对绝经后骨质疏松症的相关症状和病因病机进行了阐释。《素问·上古天真论》曰："女子七岁肾气盛，齿更发长。二七而天癸至，任脉通，太冲脉盛，月事以时下，故有子。七七任脉虚，太冲脉衰少，天癸竭，地道不通，故形坏而无子也。"女子七七之后的体质，有以"任脉虚，太冲脉衰少，天癸竭"之"虚"象和"地道不通"之"瘀"象为主的生理病理特点。

（1）肾虚：肾藏精，精生骨髓，髓养骨。《素问·阴阳应象大论》阐述了肾与骨、髓的关系"肾生骨……在体为骨……"肾之精、气为肾主骨的基本要素。肾之精气盛，骨髓得养则自强。如肾之精、气虚则骨髓不生，髓减骨枯，必然导致骨痿的发生。

（2）脾虚：脾为后天之本，先天之精气需后天之精气所养。《素问·五脏生成论》明确指出："肾之合骨也，其荣发也，其主脾也。"脾气为脾主骨的基本要素；如脾气虚，运化失常，气血津液生化无源，肾精虚，则骨髓失后天之养而痿。肾之精、气和脾之气功能的发挥是脾肾生养骨髓的根本，中医辨证重在"谨察气血阴阳之所在而调之"。《素问·调经论》曰"血气不和，百病乃变化而生"，故中医重在调理脏腑气血，在整体水平上辨治骨痿。

（3）除了"虚"，绝经后女性体质的另一个生理特征是"瘀"，即"不通之道"。瘀血是骨痿的关键病机。脾主血，脾阳气足，血液畅通；脾阳虚，不能运行血液导致瘀血；脾阳气虚，无气血生化之源，气血虚，虚则气滞血瘀。心主血，行气血；心气不足时，会出现气滞血瘀；久病致气血耗，血不足则血瘀。血瘀的主因仍是气血不足，治疗应以药养血行气、活血化瘀药方能见效。

2. 现代医学对骨质疏松症的病因及发病机制的认识

（1）激素调控与骨质疏松症的关系：随着年龄的增长，性激素分泌减少是中老年人骨质疏松症的重要原因。骨质疏松症的主要发病机制是雌激素缺乏导致骨代谢失衡，骨吸收超过骨形成，导致骨质流失。博伊文（Boivin）等学者从临床观察可以得出结论，使用雌激素治疗绝经后妇女骨质疏松症，可显著提高女性骨密度，加速骨再矿化，有效缓解骨质疏松症。经典观点认为，雌激素主要通过钙调节激素（甲状旁腺激素、骨化三醇、降钙素）影响骨代谢。然而，放射性配体检测最近已被用于检测人和大鼠成骨细胞、人原代成骨细胞、从婴儿骨膜分离的破骨细胞和禽类破骨细胞中的雌激素受体 1，这表明雌激素可能直接作用于骨细胞上的 ER1 以诱导影响骨代谢。骨吸收和骨形成都需要甲状腺素。甲状腺素分泌增加导致 $1,25(OH)_2D_3$ 产生不足，从而导致肠道钙吸收减少。这伴随着老年人牙齿脱落和消化功能下降，导致营养不足，导致蛋白质、钙、磷、维生素和微量营养素摄入不足。

（2）相关细胞因子与骨质疏松症的关系：不同部位的骨质疏松症细胞因子可能不完全相同，提示细胞因子在骨质疏松症的发病机制中起重要作用。调节骨代谢的细胞因子有很多，如 TGF-β、白细胞介素、肿瘤坏死因子等。其中，TGF-β对骨形成和类骨质矿化的作用已得到证实。TGF-β可促进破骨细胞骨样物质的形成，抑制破骨细胞的骨吸收。研究表明，TGF-β存在于骨基质中，在大鼠和长骨细胞中，TGF-β可减少基础骨吸收并抑制维生素 D 介导的骨吸收。雌激素对骨量的作用是通过调节与骨代谢相关的细胞因子来实现的，其中 TGF-β是最重要的调节因子之一，可抑制关节软骨破坏，促进软骨细胞合成代谢，修复受损软骨。FGF 和 FGFR 是骨组织发育和骨折愈合的重要调节剂。在体内，局部注射 FGF-1 可促进骨形成并增加骨密度。FGF-1 是一种由淋巴细胞、巨噬细胞和其他细胞（如软骨细胞和骨髓细胞）产生的白细胞介素，在造血、炎症和免疫调节中起重要作用。肿瘤坏死因子除了直接影响骨代谢外，还具有促进骨吸收的作用。当雌激素缺乏失去其对 TNF 的调节作用时，就会发生骨质疏松症。

（3）生活习惯、环境、衰老、营养因素、运动、遗传因素等与骨质疏松症发生的关系：骨质疏松症患者多与吸烟、过量饮酒、大量饮用咖啡和软饮料、过多摄入维生素 A、缺乏运动以及服用某些药物有关。有效的运动对骨骼和肌肉、心血管系统，以及血流、呼吸功能、代谢功能、免疫功能和心理健康都有积极的影响。尤其是规律的体育锻炼、充足的钙摄入和正常的激素水平是预防骨质疏松症的三个重要因素。根据骨生物力学原理，应力引起的肌肉张力和机械应力作用于骨，改变骨内压力，刺激成骨细胞的形成，促进骨的形成。美国学者弗罗斯特教授发现，激素、钙和维生素 D 对骨强度和骨量的作用仅占 3%～10%，而机械负荷对骨强度和骨量的作用则超过 40%。这表明如果骨负荷不足，补充更多的钙是徒劳的。贝利（Bailey）等人的研究证实，进入青春期并定期进行身体活动三年的男孩和女孩的骨密度（BMD）值分别比对照组高 9%和 7%。在青春期的前三年，最大骨量自然增加高达 30%。根据沃里（Vuori）的说法，30～50 岁的女性在进行有氧或举重训练后，骨矿物质密度会适度增加。转化生长因子-β/Smads 信号通路在骨形成中起重要作用。加文（Gavin）和瓦格纳（Wagner）研究了训练早期 TGF-β的变化，发现 TGF-pmRNA 的表达在早期急剧增加。多种研究表明，适度的体育锻炼可以显著增加人体的骨密度，对调节骨代谢和增加整体骨量有有益的作用，可以有效延缓与年龄有关的骨质疏松症。

在美国，原发性骨质疏松症的发病率随着年龄的增长每 10 年增加一次。全身骨密度、腰椎骨密度、侧位骨密度与年龄呈负相关，与身高、体重呈正相关，与体重指数（BMI）无显著相关。从

55 岁开始，骨质疏松症的检出率显著提高。70 岁以后，骨质疏松症的检出率达 70%以上。50 岁之前，全身骨密度、正常腰椎骨密度和侧腰椎骨密度均低于围绝经期，骨密度降至接近绝经后水平。姚金荣等研究了 1500 名中老年妇女的骨密度。结果显示，中老年女性 50 岁以后骨密度逐年下降。自 1960 年诺迪提出缺钙与骨质疏松学说以来，钙代谢与骨质疏松症的关系得到了长足的发展。希尼（Heaney）进行的一项为期 14 年的研究发现，当每日钙摄入量超过 765mg 时，50～60 岁的男性和女性的髋部骨折减少了 60%。因此，钙可以增加骨密度，减少骨折，而钙对老年人来说非常重要。然而，许多科学家认为，骨质疏松症的病因不仅是钙摄入不足引起的缺钙，还有维生素 C、蛋白质和胶原蛋白合成障碍引起的骨基质形成不良。此外，许多不健康的生活方式是主要原因，吸烟会导致骨质流失，是骨质疏松性骨折的重要危险因素。过量饮酒会抑制成骨细胞增殖并损害骨骼形成。慢性压力、血糖升高、蛋白质摄入过多、兴奋剂长期摄入过量（如吸烟、喝茶、喝咖啡、酒精摄入或吃巧克力等）、缺乏运动、减少日晒、骨骼营养素摄入不足，如维生素矿物质缺乏（包括镁、硼、锌、硅、维生素 B、维生素 C 和维生素 D）会导致骨质疏松症增加。因此，养成良好的生活习惯，例如，合理的饮食、大量补充多种维生素和矿物质、补充充足的钙质是预防骨质疏松症最重要的方法。衰老是必然的自然规律，但随着生产力模式的发展以及生活条件和饮食习惯的改变，骨质疏松症不再被视为妇科疾病或更年期疾病，而是会出现更多"少年"和"男性"的骨质疏松症病例。随着年龄的增长，遗传因素对原发性骨质疏松症的影响越来越小，而环境因素变得越来越重要。不同地区、不同家庭条件和营养状况对原发性骨质疏松症的发生影响较大。

（二）辨证分型

1. 中医分型 根据《绝经后骨质疏松症（骨痿）中医药诊疗指南》（2019 年版）分型如下：

（1）脾肾阳虚证：脾肾阳虚，骨失温煦。症见：腰背冷痛，酸软乏力，甚则驼背弯腰，活动受限，畏寒喜暖，遇冷加重，尤以下肢为甚；或小便不利，小便频多；或大便久泄不止，五更泄泻；或浮肿，腰以下为甚，按之凹陷不起；舌淡或胖，苔白或滑，脉沉细弱或沉弦迟。治法：滋补肝肾，填精壮骨。方剂：右归丸或金匮肾气丸加减。组成：熟地黄、山药、山茱萸、茯苓、牡丹皮、泽泻、骨碎补、续断、淫羊藿等。加减：虚寒明显者，加肉苁蓉等。

（2）肝肾阴虚证：肝肾亏虚，阴精不足，骨骼失养，或外伤致血瘀脉络。症见：腰膝酸软无力，下肢抽筋，驼背弯腰；形体消瘦，眩晕耳鸣；或五心烦热，失眠多梦；舌红少津，少苔，脉沉细数。治法：温补脾肾，强筋壮骨。方剂：右归丸或六味地黄丸加减。组成：熟地黄、肉桂、鹿角胶、山药、山茱萸、枸杞子、当归、杜仲、菟丝子、巴戟天、骨碎补、三棱等。加减：阴虚火旺明显者，可加知母、黄柏等。

（3）肾虚血瘀证：肾阴阳两虚，血滞经络，骨骼失养。症见：腰背及周身疼痛，痛有定处，痛处拒按，筋肉挛缩，骨折，多有外伤或久病史；舌质紫暗，有瘀点或瘀斑，脉涩或弦。治法：补肾活血，化瘀止痛。方剂：补肾活血汤加减。组成：熟地黄、补骨脂、菟丝子、杜仲、枸杞子、当归、山茱萸、肉苁蓉、没药、独活、红花等。加减：骨痛以上肢为主者，加桑枝、姜黄；以下肢为甚者，加独活、防己以通络止痛。

2. 西医分型

（1）第一类原发性骨质疏松症：Ⅰ型绝经后骨质疏松症、Ⅱ型老年性骨质疏松症。

（2）第二类继发性骨质疏松症：内分泌性疾病、骨髓增生性疾病、药物性骨量减少、营养缺乏性疾病、慢性疾病明显的实质器官疾病、结缔组织疾病、先天性疾病、废用性骨丢失、其他能引起骨质疏松的疾病和因素。

（3）第三类特发性骨质疏松症。包括：特发性青少年骨质疏松，特发性成年骨质疏松。

（三）骨质疏松症的综合治疗

1. 治疗　如前所述，骨质疏松症在骨折之前通常是无症状的，因此提前识别患者的危险因素并采取适当的预防措施非常重要，由于药物只能增厚骨小梁并修复穿孔，而不能重新连接断裂的骨小梁，即不能完全修复受损骨组织的微观结构。因此，预防这种疾病比治疗更现实和重要，主要是通过实现最佳最大骨量和解决骨质疏松症的危险因素以减少骨质流失。最大骨量由遗传和环境因素共同决定。遗传因素是主要因素，约占 75%，但目前还没有有效的干预措施，环境因素是可以调控的。因此，应从儿童和青少年开始预防环境因素，包括充足的钙摄入、适度的体育锻炼，尤其是身体压力，可增加峰值骨量。消除危险因素也是预防骨质疏松症的有效方法，例如：烟酒过量、过量咖啡因、低体重、长期不动、过度运动。对于必须服用皮质类固醇和其他骨质疏松症危险因素的患者，应采取某些预防措施，尽可能使用最低有效剂量，尽可能每隔一天吸入皮质类固醇或皮质类固醇治疗，并进行锻炼。有效的预防措施如下：

（1）运动：经常锻炼的儿童和青少年的骨量高于不经常锻炼的儿童和青少年。负重运动是增加骨密度的最佳运动，尽管确切的机制尚不清楚。在成年期，各种类型的运动有助于维持骨量。围绝经期女性坚持每周运动 3 小时，以增加体内总钙水平，适度运动。运动还可以提高敏感性和平衡性，并降低老年人跌倒和骨质疏松性骨折的风险。鼓励骨质疏松症患者进行户外活动。

（2）营养：良好的营养对预防骨质疏松症很重要在日常饮食中加入足够的钙摄入量，因为钙会影响骨尖的形成。欧洲科学家建议青少年每日钙（元素钙）摄入量为 1000～1200mg，成人为 800～1000mg，绝经后女性为 1000～1500mg，人类为 1500mg/d。对于蛋白质摄入量低的小个体和人群，钙摄入量可能略低于上述量。碳酸钙、氯化钙、乳酸钙和葡萄糖酸钙分别占 40%、27%、13% 和 9%。饭后补钙，同时服用 200ml 液体，可以促进钙的吸收，多次服用有效。可服用柠檬酸钙促进吸收。维生素 D 的摄入量为 400～800U/d。

（3）预防摔跤：骨质疏松症患者应尽量减少跌倒，以减少髋部骨折和科利斯（Colles）骨折。老年人跌倒的频率随着年龄的增长呈指数增长。适度的运动可以提高敏感性和平衡性，防止老年人跌倒。对容易跌倒的人应及时有效地进行治疗。避免服用影响平衡的药物。

（4）药物治疗：预防和治疗骨质疏松症的有效药物包括雌激素替代疗法、降钙素、选择性 ESR1 调节剂和双膦酸盐，它们可防止骨吸收但对骨形成几乎没有影响。经验疗法表明，持续释放氟化钠和低剂量甲状旁腺激素可增加雌激素缺乏女性的骨形成并防止骨丢失。前者还可以减少椎体骨折的发生。研究表明，这些药物可以改善 BMI，睾酮治疗可以保护患有骨质疏松症和性腺功能减退症男性的骨量。补充钙和维生素 D 是一项重要的预防措施。用于治疗和预防骨质疏松症的药物分为两大类。第一类是抑制骨吸收的药物，包括钙、维生素 D 和活性维生素 D、降钙素、双膦酸盐、雌激素和异黄酮；第二类是促进骨吸收的药物，包括氟化物、合成代谢类固醇、甲状旁腺激素和异黄酮。迄今为止，所有治疗方法都在女性身上进行了测试，假设除雌激素和选择性 ESR1 之外的所有治疗方法对男性都有相同的效果。

激素替代疗法被认为是绝经后妇女骨质疏松症的最佳选择和最有效的治疗方法。问题是 HRT 会对其他系统产生不良影响。避免对有乳腺疾病的患者和不能耐受其副作用的患者进行激素替代治疗。上述患者可选用其他药物。激素替代疗法中使用的药物是雌激素。可使用孕马雌激素（联合雌激素），0.3～0.625mg/d。对于没有做过子宫切除术的人，建议使用雌激素一个周期，即每天一次，连续使用 3 周，再服用一周。

雌激素治疗可降低绝经后妇女患心血管疾病的风险，这可能是通过改善血浆脂质浓度（高密度脂蛋白、胆固醇和低密度脂蛋白）和药物对动脉的直接影响实现的。停用雌激素后，骨丢失会在 1～

2 年内迅速复发，从而失去雌激素诱导的心血管保护作用。药物过敏、乳腺癌、未确诊的阴道或子宫出血、活动性血栓性静脉炎、血栓性疾病以及之前使用会引起类似症状的激素是禁忌证。雌激素可降低抗凝剂的作用，可与巴比妥类、利福平等引起微粒体肝酶降低血清雌激素水平的药物合用。雌激素还会降低肝脏中 P450 酶的活性，与雌激素合用会影响糖皮质激素及其毒性。一些服用雌激素的患者可能会出现雌激素过度刺激的症状，例如，异常或过多的子宫出血、胸痛，有的还可能有液体潴留。长期雌激素治疗会增加子宫内膜增生的风险，这可以通过添加黄体酮来抵消，而黄体酮不是子宫切除术所必需的。服用雌激素的患者应定期进行全面的身体检查，包括盆腔检查、乳房检查和摄影。如果出现黄疸和不受控制的高血压，请停止服药。应在术前 2 周停药，以免发生血管栓塞。

尽管激素替代疗法已被证明对治疗骨质疏松症有效，但 2002 年 7 月在美国进行的一项研究表明，雌激素加孕激素替代疗法在预防心血管疾病方面弊大于利（建议停用）。美国国立卫生研究院的国家心肺血液研究所开展了一项名为"女性健康倡议"的研究（GHI），该研究使用雌激素和黄体酮进行激素替代疗法进行预防。该研究是一项 1993 年开始的随机对照一级预防研究，最初设计持续 8.5 年，于 2002 年 3 月结束。出于安全原因，该研究在平均随访 5.2 年后于 2005 年 5 月 31 日终止。共有 16 608 名 50～79 岁且子宫完整的绝经后妇女参加了 GHI，其中 8506 名被随机分配接受雌激素-孕激素联合治疗，8102 名接受安慰剂。该研究在美国的 40 个临床中心进行。这些患者每天服用一次雌激素和孕激素（每天服用雌激素 0.625mg，每天服用醋酸甲羟孕酮 2.5mg）。迄今为止的 GHI 结果显示，与安慰剂组相比，卒中增加 4%，心脏病发作增加 29%，静脉血栓形成增加一倍，所有心血管疾病增加 22%，乳腺癌增加 22%。结肠癌减少 37%，髋部骨折减少三分之一，总骨折减少 24%。两组间的全因死亡率无差异。这些终点的收益-风险比与慢性病一级预防干预的需要不相符。GHI 结果表明，这种治疗心血管疾病和乳腺癌的方法的实际缺点可能超过预防骨质疏松症的好处。考虑到这一点，选择雌激素加黄体酮治疗骨质疏松症应慎重，根据患者情况权衡利弊。

雌二醇：减少骨吸收并增加成骨细胞活性。一些研究表明，雌二醇可以防止脊柱和髋关节的骨质流失。建议患者在绝经后开始服用雌二醇，如果可以接受，终身服用。每周给成人 0.1mg/d，持续 3 周，休息 1 周。可用作皮肤贴剂，每天释放的雌二醇量不少于 0.05mg，必要时可调整剂量以控制更年期症状。不推荐用于患有过敏症、乳腺癌、血栓性静脉炎和未确诊阴道失血的患者。另一种炔雌醇和炔诺酮是用于治疗与更年期相关的中度至重度血管舒缩症状的孕激素，每天 1 片。雄激素：研究表明，睾酮替代疗法可以增加脊柱骨密度，但它似乎对严重性激素缺乏导致的骨质疏松症患者的髋骨无效，因此雄激素可以被认为是一种抗骨吸收药物。睾酮：每 2～4 周肌内注射 200mg，可用于治疗 BMD 降低的性腺功能减退症患者。使用睾酮可增加亚临床前列腺癌的生长，必须监测前列腺肝功能 KLK3（PSA），还应监测血常规和胆固醇，如果出现水肿和黄疸，应停止药物治疗。用药期间应保证钙和维生素 D 的供应。额外使用睾酮是可选的。

这些药物在某些器官中具有弱的雌激素样作用，而在其他器官中具有雌激素拮抗作用。SERM 可预防骨质疏松症并降低心血管病、乳腺癌和子宫内膜癌的发病率。这些药物包括雷洛昔芬（商品名 Evista），一种非甾体苯并噻吩，一种雌激素激动剂，可抑制骨吸收，增加脊柱和髋部的骨密度，并可将椎体骨折的风险降低 40%～50%，虽然效果不如雌激素。该药适用于因疾病而不愿或不能服用雌激素的中度骨质疏松症女性，尤其是患有潮热等更年期血管舒缩综合征的女性，以及有胃灼热、血管疾病和乳腺癌风险的女性。绝经前妇女，不推荐雌激素替代疗法。Evista 的剂量为每天 60mg。该药是华法林的拮抗剂。勿与可林酰胺及其他离子交换树脂如地西泮、二氮嗪、利多卡因等蛋白质结合率高的药物同服。长期制动，术前 3 天停止，以免血栓形成。

双膦酸盐是在骨骼中发现的羟基磷灰石二磷酸盐的合成类似物。它们特异性地抑制破骨细胞介导的骨吸收，增加骨密度，并被认为与破骨细胞功能和活性的调节有关。孕妇和计划受孕的妇女禁止使用。第一代称为羟乙基膦酸钠依替膦酸钠。治疗剂量具有抑制骨矿化的副作用。因此，建议间歇和定期给药，并在每个周期开始时连续服用羟乙基膦酸盐。每天服用 400mg 的钠，持续 2 周，然后在 12 周的周期中停药 10 周。服用羟乙基膦酸钠需要同时摄入钙，如果连续服用 3 年，骨质疏松症患者的椎体质量可增加 5.7%，而股骨颈骨量的增加相对较小。骨活检结果表明，这一治疗周期不影响骨矿化。近年来，新一代膦酸盐已应用于临床，如帕米膦酸盐等，对骨吸收抑制作用特别强，治疗时不影响骨矿化。阿仑膦酸盐已被证明可减少骨吸收，将脊柱、髋部和腕部骨折的发生率降低多达 50%，并预防绝经前糖皮质激素骨质疏松症。预防剂量为 5mg/d，治疗剂量为 10mg/d 或 70mg/w。服用此药后需站立或坐 30 分钟，低钙血症或食管功能异常，会影响药物经食管排空。与含钙药物和其他多价阳离子一起服用时，建议分开服用，至少间隔 30 分钟。同时使用阿司匹林和非甾体抗炎药会增加胃肠道反应。患有上消化道疾病和肾衰竭（肾功能<35ml/min）的患者慎用，并确保在给药期间摄入足够的钙和维生素 D。如果出现严重的胃肠道反应，如吞咽困难、胸骨后疼痛和胃灼热恶化，请停止服药。

目前国内双膦酸盐有固态法，正在采用辛伐他汀-阿仑膦酸盐法。利塞膦酸可防止骨吸收并增加 5%的脊柱和 1.6%的股骨颈的骨矿物质密度。绝经后妇女服用利司膦酸盐 3 年后，椎体骨折和外骨折的发生率分别下降了 41%和 39%。利沙膦酸的剂量为 5mg/d，新推出的 35mg 剂型每周服用一次，效价相当于 5mg/d。骨膦酸主要作用于骨组织，阻止羟基磷灰石的溶解，直接抑制破骨细胞的活性，从而抑制骨吸收。骨膦会引起破骨细胞的形态变化，例如，细胞内容物（如溶酶体）的消耗和褶皱边界的收缩。研究表明，骨膦还可以抑制产酸、前列腺素合成和溶酶体释放等多种介质的产生，从而间接降低破骨细胞活性。骨膦酸盐具有与羟乙基膦酸二钠相似的理化性质，但其抑制破骨细胞活性的潜力是 EHDP 的 10 倍，而对骨吸收没有影响。骨膦对钙和矿物质有很强的吸附作用，主要存在于骨骼中。骨膦有胶囊、片剂和注射剂的形式。帕米膦酸盐是一种破骨细胞溶解抑制剂，它与骨小梁表面紧密黏附，形成一层保护膜，防止破骨祖细胞附着在骨上并随后转化为成熟的破骨细胞。

降钙素是一种肽类激素，能快速抑制破骨细胞活性，缓慢减少破骨细胞数量，缓解疼痛，增加活性，改善钙平衡，对骨折患者有镇痛作用，适用于对双膦酸盐类药物有禁忌证或雌激素不耐受的患者。常用的家用补充剂包括降钙素。降钙素可以肠胃外或鼻内给药，作用持续时间可在肠胃外给药后长达 20 个月。每天交替向两个鼻孔喷 200U 降钙素，或肌内、皮下或静脉内注射 100U。接受鼻内降钙素治疗的患者应定期检查鼻道，如有严重鼻溃疡应停止治疗；接受长期静脉给药的患者应避免因低钙血症引起的手足抽搐，应定期检查尿液中的沉淀物。

维生素 D 及其代谢物促进小肠中的钙吸收和骨矿化。活性维生素 D 促进骨形成，增加骨钙素生成和碱性磷酸酶活性。与单独使用钙相比，活性维生素 D 摄入可降低骨质疏松症患者椎体和体外骨折的发生率。维生素 D 和钙的其他组合可用于更可靠的治疗。

氟化物是一种促进骨形成的强效化合物，可以增加椎骨和臀部的骨密度，并降低椎骨骨折的发生率。小剂量的氟化物（15～20mg/d）可以有效刺激骨骼形成，副作用更少。单氟磷酸盐通过水解酶在小肠中缓慢释放 12 小时。三聚氰胺的活性成分是谷氨酰胺—氟磷酸盐和葡萄糖酸钙。每片含 5mg 氟化物和 150mg 钙，每天随餐咀嚼 3 次。该药物不适用于儿童和发育期间的人群。

建议正在接受治疗的骨质减少和骨质疏松症患者每 1～2 年重新评估一次 BMD。如果骨转换率高，应减少药物用量。为防止长期骨质流失，绝经后妇女应开始雌激素替代治疗至少 5 年，最好 10～15 年。如果已知患者的疾病会导致骨质疏松症或已知他们的处方药会导致骨质疏松症，则建议使用钙、维生素 D 和双膦酸盐。

（5）外科治疗：只有骨质疏松性骨折后，才需要手术治疗，尽快恢复正常功能。

2. 预后　最重要的预后因素是骨折后并发症，在美国每年约有 37 500 名患者死亡。虽然骨质疏松症不能完全预防，但某些预防措施，如摄入充足的钙、维生素 D，运动等，大大减少了骨质疏松症的发生，预防严重并发症。此外，对于有骨质疏松症高危因素、引起骨质疏松症的高危疾病、服用可导致骨质疏松症药物的患者，及时排除高危因素，进行适当的预防性治疗尤为重要。骨质疏松症的危险因素包括年龄、性别和种族、家庭中与骨质疏松症相关的骨折、生殖系统因素，尤其是更年期提前、生活方式因素（如吸烟、酗酒、缺乏运动、剧烈运动、饮食因素）对钙和维生素 D 的摄入（两者都缺乏会增加患骨质疏松症的风险）和饮食失调（如神经性厌食症、其他疾病和药物，尤其是糖皮质激素）有特别的影响；为降低骨折的发生率，应注意老年人跌倒的危险因素，包括失去平衡、直立性低血压、下肢肌肉无力、反应迟钝、药物（如镇静剂）、视力障碍和认知障碍。

后 记

　　余自幼慕医之起瘝兴疴，寿跻天下。长则幸入岐黄，从事伤科业医二十余载。然常苦于见识浅陋，每遇重疴陈疾唯楚囚对泣。医关民命，其道尚矣。医家载籍无虑数千种之多，读之偶有所悟，未能穷而反之，罔得其说而会通也。大国复兴，中医气象万新。举国之力，培育中医药人才。自洪荒以至今日，天地开辟于斯，是为盛举。因缘际会，丁酉年，余有幸入选四批国优。修学中，中医之博大精深与大师们的执着情怀令吾感慨系之，力学不倦，始窥中医之门径。十二位骨伤同窗来自大江南北，渠等功底之深，学术渊源之广，令余眼前世界豁然。更有幸者，余能与同窗们一道，拜于国医大师施杞先生门下，施师尽授绝学。石氏伤科百年硕果，已是流芳于世；传世伤科流派，亦如璀璨星河。当余提及探源整理历代骨伤流派，名家之学术思想、临床精华，同门竟一呼百应。群策群力，深研原典，走访名医，历经两载，出是编，为寿诸梓，传播宇内，以惠后学。尤其华南教授鼎力相助，事必躬亲。施师更是悉心指导，意见深中肯綮。感激万分！所望贤者能士弃短取长，俾骨伤之学尽美尽善矣。

癸卯年乙卯月甲子日

姜　波